Die konfessionelle Kriegskrankenpflege im 19. Jahrhundert

Medizin, Gesellschaft und Geschichte

Jahrbuch
des Instituts für Geschichte der Medizin
der Robert Bosch Stiftung

herausgegeben von
Robert Jütte

Beiheft 47

Die konfessionelle Kriegskrankenpflege im 19. Jahrhundert

von Annett Büttner

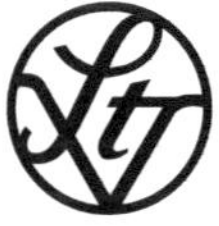

Franz Steiner Verlag Stuttgart
2013

Gedruckt mit freundlicher Unterstützung der Robert Bosch Stiftung GmbH

Umschlagabbildung: „Im Kriegslazarett“, Christlicher Volkskalender, hg. von der Diakonissenanstalt Kaiserswerth, Kaiserswerth 1866, S. 115

Bibliografische Information der Deutschen Nationalbibliothek:
Die Deutsche Nationalbibliothek verzeichnet diese Publikation in der Deutschen Nationalbibliografie; detaillierte bibliografische Daten sind im Internet über <http://dnb.d-nb.de> abrufbar.

Diss. Univ. Düsseldorf D 61
Druck: Laupp & Göbel GmbH, Nehren
Gedruckt auf säurefreiem, alterungsbeständigem Papier.
Printed in Germany
ISBN 978-3-515-10462-3

Die Autorin möchte sich bei Herrn Prof. Dr. Robert Jütte für die Aufnahme der Arbeit in die Schriftenreihe des Instituts für Geschichte der Medizin der Robert Bosch Stiftung bedanken. Gedankt sei ebenfalls dem Vorstand der Kaiserswerther Diakonie und dem Generalsekretariat des Johanniterordens für ihre finanzielle Unterstützung der Drucklegung.

Inhalt

Einleitung ... 11
Thema ... 11
Forschungsstand ... 14
Forschungsinteresse und -methoden ... 15
Die Quellen und ihre Besonderheiten ... 18

1. Die Versorgung verwundeter und erkrankter Soldaten bis zu den Reichseinigungskriegen ... 29
1.1 Das Militärsanitätswesen ... 29
1.2 Die Konfessionelle Krankenpflege ... 43
1.2.1 Katholische Organisationen ... 43
1.2.1.1 Katholische Schwesternschaften ... 43
1.2.1.2 Der Malteserorden ... 48
1.2.2 Evangelische Organisationen ... 51
1.2.2.1 Die Mutterhausdiakonie ... 51
1.2.2.2 Diakonenanstalten ... 57
1.2.2.3 Der Johanniterorden ... 59
1.3 Internationale Initiativen zum Aufbau der freiwilligen Krankenpflege im Krieg ... 64
1.3.1 Florence Nightingale als Reformerin des britischen Militärsanitätswesens ... 64
1.3.2 Henry Dunant und die Gründung des Internationalen Roten Kreuzes ... 69
1.4 Die Gründung regionaler Rotkreuzgesellschaften ... 76
1.5 Fazit ... 80

2. Die freiwillige Krankenpflege während der Reichseinigungskriege ... 81
2.1 Der Deutsch-Dänischer Krieg 1864 ... 81
2.1.1 Vorgeschichte und Verlauf ... 81
Exkurs: Das Rot-Kreuz-Zeichen ... 87
2.1.2 Schwesternschaften ... 91
2.1.3 Bruderschaften ... 108
2.1.4 Fazit ... 121
2.2 Der Preußisch-Österreichische Krieg 1866 ... 123
2.2.1 Kriegsverlauf und Stand der freiwilligen und militärischen Krankenpflege ... 123
2.2.2 Schwesternschaften ... 135
2.2.2.1 Katholische Schwesternschaften ... 135
2.2.2.2 Evangelische Schwesternschaften ... 141
2.2.3 Bruderschaften ... 166
2.2.4 Folgen des Krieges von 1866 ... 186
2.2.5 Fazit ... 192

2.3 Der Deutsch-Französische Krieg 1870/71 194
2.3.1 Vorgeschichte, Verlauf und Organisation der freiwilligen Krankenpflege 194
2.3.2 Verwundungen und Krankheiten 211
2.3.3 Nachweisungsbüro für Verwundete und Verstorbene 220
2.3.4 Das Problem der französischen Kriegsgefangenen 222
2.3.5 Schwesternschaften 225
2.3.5.1 Katholische Schwesternschaften 225
2.3.5.2 Evangelische Schwesternschaften 235
2.3.6 Bruderschaften 259
Exkurs: „Wer lange nicht gebetet, hier lernt er es wieder“: Seelsorge und Schriftenverteilung 271
2.3.7 Sonstige Freiwilligenverbände 281
2.3.8 Fazit 287
2.4 Vom „halb ausgebildeten Wärter“ zum Pflegeprofi – Die fachliche Qualifikation der Pflegekräfte 289
2.4.1 Militärische Krankenpfleger 289
2.4.2 Die konfessionellen und weltlichen Genossenschaften 291
2.4.3 Fazit 299
2.5 Der „Weg aus der Hölle durch's Fegefeuer bis zum Himmel“ – Der Transport von verwundeten und erkrankten Soldaten 300
2.5.1 Die Bergung der Verwundeten vom Schlachtfeld 301
2.5.2 Eisenbahntransport 306
2.5.3 Transport per Schiff 316
2.5.4 Zwischenkriegszeit 317
2.5.5 Fazit 319
2.6 „Immer standen die Züge der Sterbenden mir vor der Seele“ – Die Haltung der freiwilligen Krankenpfleger zum Krieg und die Bewältigung der Kriegserlebnisse 320
2.6.1 Kriegsdeutungen 320
2.6.2 Bewältigungsstrategien und Motivationen der freiwilligen Krankenpfleger 329
2.6.3 Der Umgang mit dem Tod 337
2.6.4 Fazit 343
2.7 „Kamerad Schwester“? – Geschlechterhierarchien in der Kriegskrankenpflege des 19. Jahrhunderts 344
2.7.1 Frauen im militärischen Sanitätswesen 345
2.7.2 Geschlechterspezifische Tätigkeiten in der Kriegskrankenpflege 352
2.7.3 Das Verhältnis der männlichen Patienten zu den Pflegekräften 361
2.7.4 Fazit 371

2.8 „Mannschaften der Barmherzigkeit“ – Konvergenzen und Divergenzen zwischen Militär und konfessionellen Genossenschaften ... 372
2.8.1 Organisatorische und inhaltliche Analogien ... 373
2.8.2 Das Verhältnis der konfessionellen zu den militärischen Krankenpflegern ... 389
2.8.3 Fazit ... 394

3. Der Ausbau der freiwilligen Krankenpflege bis zum Ersten Weltkrieg ... 396
3.1 Der Kaiserliche Kommissar und die Organisationen des Roten Kreuzes ... 396
3.2 Die Weiterentwicklung der weiblichen konfessionellen Kriegskrankenpflege ... 403
3.3 Die Genossenschaft freiwilliger Krankenpfleger im Kriege ... 412
3.4 Ausblick auf den „Großen Krieg“ ... 417
3.5 Fazit ... 423

4. Resümee ... 425

5. Anhang ... 431
5.1 Biogramme/Biographische Skizzen ... 431
5.2 Instruktionen und Verträge ... 440
5.3 Quellenabschriften ... 448

6. Quellen- und Literaturverzeichnis ... 458
Archivalien ... 458
Gedruckte Quellen ... 461
Literatur ... 466

Abkürzungsverzeichnis ... 481

„Der Krieg mit seinem Elend will nicht in den Geschichtsbüchern,
sondern in den Spitälern studirt sein, und ich habe oft in mir gedacht:
Wer aus Ehrgeiz oder kriegerischem Muthwillen Krieg anfängt,
müsste zuerst angeschossen und in's Spital gelegt sein,
ihm würde dann ein anderes Licht über den Krieg aufgehen."[1]

Einleitung

Thema

Die Aufgabe eines Soldaten im Krieg besteht darin, den gegnerischen Kämpfer zu töten oder durch Verwundung kampfunfähig zu machen.[2] Im Lauf der Geschichte entwickelten die Armeen verschiedene Organisationsformen zur Versorgung ihrer verwundeten oder im Krieg erkrankten Soldaten. Nach einer Periode des allmählichen Aufkommens des militäreigenen Sanitätswesens ab dem 17. Jahrhundert erforderten die Massenschlachten des 19. Jahrhunderts umfassendere Maßnahmen: die freiwillige Krankenpflege entstand. Deren Hauptakteure, von den antinapoleonischen Befreiungskriegen bis zum Vorabend des Ersten Weltkrieges, sind Gegenstand der vorliegenden Arbeit.[3] Sie konzentriert sich auf das Gebiet des (späteren) deutschen Kaiserreichs unter besonderer Berücksichtigung Preußens.[4] Die sogenannten Reichseinigungskriege[5] bilden als größte kriegerische Ereignisse dieser Periode den Schwer-

1 O. A. [ein freiwilliger Seelsorger in den schleswig-holsteinischen Militärlazaretten], Sonntags-Blatt für katholische Christen, 15/1864, Münster 10.04.1864, S. 228–229.

2 Auf diese simple, aber auch in der Militärgeschichte oft verdrängte Tatsache, machten zuletzt Sönke Neitzel und Harald Welzer aufmerksam. Vgl. Sönke Neitzel; Harald Welzer, Soldaten. Protokolle vom Kämpfen, Töten und Sterben, Frankfurt/M. 2011.

3 Der freiwilligen Krankenpflege im Ersten Weltkrieg widmet sich eine Dissertation von Astrid Stölzle, die momentan am Institut für Geschichte der Medizin der Bosch-Stiftung Stuttgart entsteht.

4 Das preußische Militär und sein Sanitätswesen wurden im 19. Jahrhundert zum Vorbild der Entwicklung in den anderen deutschen Staaten, die einige Verordnungen zum Teil wörtlich übernahmen. Nach dem Sieg Preußens über Österreich und der Auflösung des deutschen Bundes unterstellten die süddeutschen Staaten in geheimen Schutzbündnissen ihre Armeen dem Oberbefehl Preußens. Vgl. dazu: Thomas Nipperdey, Deutsche Geschichte 1866–1918, Bd. II, München 1998, S. 29f.; Dieter Riesenberger, Das Deutsche Rote Kreuz, Eine Geschichte 1864–1990, Paderborn u. a. 2002, S. 53. Darüber hinaus sind auf dem Gebiet des ehemaligen preußischen Staates die meisten Überlieferungen konfessioneller Genossenschaften erhalten, die sich in der freiwilligen Krankenpflege engagierten.

5 Der Deutsch-Dänische (1864), der Preußisch-Österreichische (1866) und der Deutsch-Französische Krieg (1870/71) wurden nachträglich zu den „Reichseinigungskriegen" zusammengefasst und hochstilisiert Vgl. Nikolaus Buschmann, „Im Kanonenfeuer müssen die Stämme Deutschlands zusammen geschmolzen werden". Zur Konstruktion nationaler Einheit in den Kriegen der Reichsgründungsphase, in: Ders./Dieter Langewiesche (Hg.), Der Krieg in den Gründungsmythen europäischer Nationen und der USA. Frankfurt/M. u. a., 2003, S. 99–119.

punkt der Betrachtung. Da die weltlichen Organisationen der freiwillige Krankenpflege bis dahin erst ansatzweise entstanden waren, gilt das Hauptinteresse den in diesen Kriegen tätigen konfessionellen Schwestern und Diakonen.

Die Studie nähert sich dem Thema aus einer multiperspektivischen Sicht und ist an der Schnittstelle zwischen Krankenpflege- und Militärgeschichte angesiedelt. Auch die Geschlechtergeschichte und religionshistorische Aspekte finden Beachtung. Den strukturgeschichtlichen Rahmen bilden die organisatorische Entwicklung des Militärsanitätswesens und der freiwilligen Krankenpflege.

Nach einem Abriss der Entwicklung des Militärsanitätswesens, der konfessionellen Krankenpflege und der ersten Initiativen zur Herausbildung der freiwilligen Krankenpflege bis zur Mitte des 19. Jahrhunderts wird der Einsatz der konfessionellen Pflegekräfte in den Reichseinigungskriegen nachgezeichnet. Weitere Kapitel untersuchen die Krankenpflegeausbildung der verschiedenen Akteure, den Verwundetentransport und die Geschlechterrollen im Krieg. Ein Abschnitt beschäftigt sich mit den Konvergenzen von Militär und konfessionellen Organisationen, denn die anfängliche Skepsis seitens des Militärs wich zunehmend der Akzeptanz der Brüder und Schwestern. Am Ende der Arbeit steht ein Ausblick auf die Weiterentwicklung der weltlichen und konfessionellen freiwilligen Krankenpflege bis zum Ersten Weltkrieg.

In den hier untersuchten Quellen sind, bedingt durch das Selbstverständnis der Schwestern und Diakone, nur wenige konkrete Angaben über Verletzungsarten, Krankheitsbilder und Behandlungsmethoden enthalten. Lediglich schlimmste Verwundungen wurden knapp beschrieben und nur junge Probeschwestern äußerten ihr Entsetzen über deren Anblick direkt.[6] Die meisten schrieben nur pauschal über das große Elend und hofften auf ein baldiges Ende des Krieges. Dieses Verhalten diente zweifelsohne der Beruhigung der Daheimgebliebenen, denen die Briefe lediglich als Lebenszeichen dienen sollten.[7] Auch nach gezielter Aufforderung des Mutterhauses, über einzelne Kranke zu berichten, antwortete eine Schwester lediglich, dass sie nichts zu erzählen wüsste.[8] Für andere war das Erleben offenbar so bedrückend, dass es aus Selbstschutz nicht thematisiert wurde. Über eine Niederbronner Schwester heißt es in ihrem Lebensbild: „Nur selten und höchst ungern konnten ihr über das dort Erlebte einige Worte entlockt werden. Die Szenen traten zu grauenhaft vor ihre Seele."[9]

6 Vgl. u. a.: Archiv der Fliedner-Kulturstiftung Kaiserswerth (künftig: AFKS), 2-1 DA 1193, Brief der Probeschwester Cathinka Guldberg aus Dresden vom 30.07.1866.

7 Zur vergleichbaren Praxis in den Soldatenbriefen vgl. Michael Epkenhans, Stig Förster, Karen Hagemann, Einführung: Biographien und Selbstzeugnisse in der Militärgeschichte – Möglichkeiten und Grenzen, in: Dies.(Hg.), Militärische Erinnerungskultur. Soldaten im Spiegel von Biographien, Memoiren und Selbstzeugnissen, Paderborn 2006, S. XIII.

8 AFKSK, 2-1, 1199 Schwesternbriefe aus den französischen Kriegslazaretten 1870–1871, Brief von Marie Krause vom 18.10.1870.

9 Diese Ausführungen beziehen sich auf den Einsatz im Krimkrieg. Vgl. Luzian Pfleger, Die Kongregation der Schwestern vom Allerheiligsten Heilande, genannt: „Niederbronner Schwestern": Freiburg i. B. 1921, S.124. In diesem Sinne auch die Dresdner Diako-

Darüber hinaus hat die Krankenpflege gegenüber der mit Fachbegriffen operierenden Medizin im Wesentlichen Assistenzcharakter; oft handelte es sich bei den Diakonen nicht um ausgebildete Krankenpfleger und die Schwestern hatten in ihrer Mehrzahl keine Erfahrung in chirurgischer Assistenz und im Umgang mit Schussverletzungen. Daher nimmt die Begrifflichkeit der vorgefundenen Verletzungen und Krankheiten keinen bedeutenden Platz in ihrer Berichterstattung ein. Es ging in den Briefen viel mehr um die organisatorischen Umstände des Lazaretteinsatzes und Mitteilungen über das eigenen Befinden. Im Mittelpunkt der vorliegenden Darstellung steht daher nicht die medizinhistorische Analyse der zeitgenössischen Lazarettpraxis. Nur ansatzweise wird auf die vorkommenden Verletzungen und Infektionskrankheiten und ihre Behandlung eingegangen.

In der vorliegenden Arbeit nimmt auch die Seelsorge an den Patienten einen großen Raum ein, da sie im behandelten Zeitraum wegen der geringen Möglichkeiten einer kurativen medizinischen Behandlung eine bedeutende Rolle spielte. Häufig konnte das Pflegepersonal den Heilungsprozess kaum unterstützen, sondern nur noch Schmerzen lindern, trösten und die Sterbenden in den Tod begleiten. Dass die Schwestern ihre Arbeit ganz aus einer christlichen Berufung heraus versahen und sogar als priesterlichen Dienst verstanden, erhöhte die Bedeutung der seelsorgerlichen Begleitung ihrer Patienten.[10] Den konfessionellen Schwestern diesen Aspekt ihres Wirkens als reines Missionierungsbestreben vorzuwerfen, wie es vereinzelt auch im 19. Jahrhundert schon von den Zeitgenossen getan wurde, geht jedoch an ihrem Selbstverständnis vorbei, sahen sie doch die religiöse Betreuung ihrer Patienten als Teil der krankenpflegerischen Tätigkeit an.[11] Den aus der Aufklärung stammenden Ansatz, die Krankenpflege lediglich als Pflege des Körpers zu betrachten, konnten die religiösen Genossenschaften ihrer Natur nach nicht teilen, denn beides gehörte für sie zu den Grundpfeilern ihres Berufsverständnisses.

nisse Friederike Leithold, die sich erst mit einigen Jahren Abstand zu ihren Kriegserlebnissen äußerte. Vgl. Friederike Leithold, Erinnerungen aus meinem Diakonissenleben, hg. von Luise von Ketelhodt, Leipzig 1899, S. 273.

10 Ute Gause, „Aufbruch der Frauen“ – das vermeintlich ‚Weibliche‘ der weiblichen Diakonie, in: Jochen-Christoph Kaiser, Rajah Scheepers (Hg.), Dienerinnen des Herrn, Leipzig 2010, S. 57–71, hier S. 65 f.

11 Vgl. dazu: Clemens Droste zu Vischering, Ueber die Genossenschaften der barmherzigen Schwestern, insbesondere über die Einrichtung Einer derselben, und deren Leistungen in Münster, Münster 1838, S. 3 f. und S. 89 ff. Der Gründer des ersten Diakonissenmutterhauses Theodor Fliedner, hat sich bei der Erarbeitung seiner Hausordnungen eng an das Vorbild der Clemensschwestern in Münster angelehnt und der seelsorgerlichen Betreuung der Kranken ebenfalls einen hohen Stellenwert eingeräumt. Vgl. Sticker, Die Entstehung der neuzeitlichen Krankenpflege, S. 280 ff.

Forschungsstand

Zu den Eigentümlichkeiten der Militärgeschichte gehört die Tatsache, dass sie sich bisher nur selten mit dem unmittelbaren Produkt von Kriegen, den verwundeten und erkrankten Soldaten, beschäftigt hat. Lediglich zwei (ost-) deutsche Monographien widmeten sich in den letzten Jahrzehnten dem Militärsanitätswesen. Die Überblicksdarstellung von Friedrich Ring zur Geschichte der Militärmedizin vom Mittelalter bis zur Zeit nach dem Zweiten Weltkrieg wurde in der westdeutschen Geschichtswissenschaft bisher kaum zur Kenntnis genommen, obwohl sie, von ideologischen Versatzstücken befreit, eine Fülle von Detailinformationen zu diesem Sachgebiet liefert.[12] Seine Forschungen konzentrierten sich besonders auf die Organisation des Militärsanitätswesens sowie die Entwicklung des Berufsstandes der Militärärzte und weniger auf die an der eigentlichen Kranken- und Verwundetenpflege beteiligten Berufsgruppen. Gleiches gilt für die Arbeit von Peter Kolmsee, der den Bogen von der Versorgung Verwundeter im Altertum bis zum Ende des Ersten Weltkrieges spannt.[13] Zwar stellte er richtig fest, dass „der Arzt nicht mehr ohne sachkundige Helfer auf dem Verbandplatz und im Lazarett wirken" konnte, als „Arzthelfer" nannte er jedoch nur die in chirurgischer Assistenz ausgebildeten Lazarettgehilfen und die Krankenträger.[14] Von Krankenpflegern und -schwestern ist dagegen keine Rede, was die offenbar bis heute fortbestehende Unterschätzung einer professionellen Pflege für den Heilungsprozess deutlich macht.

Die Pflegegeschichte widmete sich in den vergangenen Jahren verstärkt dem Thema Kriegskrankenpflege, richtete ihren Fokus aber vor allem auf die großen Kriege des 20. Jahrhunderts.[15] Johanna Bleker und Heinz-Peter Schmiedebach brachten eine Aufsatzsammlung zum Thema Krieg und Krankenpflege heraus, die auch das 19. Jahrhundert einbezog.[16] Lediglich Gerd Stolz beschäftigte sich in regionalgeschichtlichen Studien mit dem ersten der drei Reichseinigungskriege.[17]

12 Friedrich Ring, Zur Geschichte der Militärmedizin in Deutschland, Berlin 1962.

13 Peter Kolmsee, Unter dem Zeichen des Äskulap. Eine Einführung in die Geschichte des Militärsanitätswesens von den frühesten Anfängen bis zum Ende des Ersten Weltkrieges, Bonn 1997.

14 Kolmsee, Unter dem Zeichen des Äskulap, S. 126.

15 Vgl. Birgit Panke-Kochinke, Monika Schaidhammer-Placke, Frontschwestern und Friedensengel: Kriegskrankenpflege im Ersten und Zweiten Weltkrieg; ein Quellen- und Fotoband, Frankfurt/M. 2002; Birgit Panke-Kochinke, Unterwegs und doch daheim: (Über-)Lebensstrategien von Kriegskrankenschwestern im Ersten Weltkrieg in der Etappe/, Frankfurt/M. 2004; Hilde Steppe, Franz Koch, Herbert Weisbrod-Frey, Krankenpflege im Nationalsozialismus, Frankfurt/M. 1986; Melissa Larner u.a. (Hg.): Krieg und Medizin, Göttingen 2009.

16 Johanna Bleker, Heinz-Peter Schmiedebach (Hg.), Medizin und Krieg. Vom Dilemma der Heilberufe 1865 bis 1985, Frankfurt/M. 1987.

17 Gerd Stolz, Die freiwillige Verwundetenpflege im dänisch-deutschen Krieg von 1864, in: Sabine Braunschweig (Hg.), Pflege-Räume, Macht und Alltag, Zürich 2006, S. 247–260; Ders.: Das deutsch-dänische Schicksalsjahr 1864: Ereignisse und Entwicklungen, Husum 2010.

Die allgemeine Entwicklung der Krankenpflege im 19. Jahrhundert wurde in den vergangenen Jahren umfassend untersucht, stellvertretend seien hier nur die Arbeiten von Anna Sticker, Jutta und Horst-Peter Wolff, Eduard Seidler, Karl-Heinz Leven und Sylvelyn Hähner-Rombach genannt.[18]

Im Bereich der Politik- und Kulturgeschichte erfolgte in den letzten Jahren eine verstärkte Hinwendung zu den Reichseinigungskriegen und insbesondere zum Deutsch-Französischen Krieg. Frank Becker stellte seine Rezeption in der bürgerlichen Öffentlichkeit dar[19], Frank Kühlich widmete sich den Soldaten in diesem Krieg[20] und Alexander Seyfert untersuchte seine Auswirkungen auf die Heimatfront.[21] Einen erfahrungsgeschichtlichen Ansatz verfolgten die Arbeiten von Christian Rak und Heidi Mehrkens.[22]

Die freiwillige Krankenpflege wurde bisher im Wesentlichen aus weltlicher Perspektive dargestellt. Dieter Riesenberger hat die Geschichte der deutschen und internationalen Organisationen des Roten Kreuzes umfassend aufgearbeitet.[23] Mehrere Publikationen liegen ebenfalls zur Entstehungsgeschichte der Genfer Konvention und deren Auswirkungen vor.[24]

Der Einfluss der konfessionellen Pflegeorganisationen auf die Entstehung und Entwicklung der freiwilligen Kriegskrankenpflege war bisher noch nicht Gegenstand wissenschaftlicher Untersuchungen.

Forschungsinteresse und -methoden

Nachdem lange Zeit sozial- und strukturhistorischen Theorien die kriegsgeschichtliche Forschung bestimmten, hat seit den achtziger Jahren eine zunehmende Hinwendung zu einer erfahrungsgeschichtliche Perspektive stattgefun-

18 Anna Sticker, Die Entstehung der neuzeitlichen Krankenpflege, Stuttgart 1960; Jutta und Horst-Peter Wolff, Geschichte der Krankenpflege, Basel/Eberswalde 1994; Eduard Seidler, Karl-Heinz Leven, Geschichte der Medizin und der Krankenpflege, Stuttgart 2003[7]; Sylvelyn Hähner-Rombach (Hg.): Quellen zur Geschichte der Krankenpflege, Frankfurt/M. 2008.

19 Frank Becker: Bilder von Krieg und Nation. Die Einigungskriege in der bürgerlichen Öffentlichkeit 1864–1913, München 2001.

20 Frank Kühlich, Die deutschen Soldaten im Krieg von 1870/71. Eine Darstellung der Situation und der Erfahrungen der deutschen Soldaten im Deutsch-Französischen Krieg, Frankfurt/M. 1995.

21 Alexander Seyferth, Die Heimatfront 1870/71. Wirtschaft und Gesellschaft im deutsch-französischen Krieg, Paderborn u. a., 2007.

22 Christian Rak, Krieg, Nation und Konfession. Die Erfahrung des deutsch-französischen Krieges, Paderborn 2004; Heidi Mehrkens, Statuswechsel: Kriegserfahrung und nationale Wahrnehmung im Deutsch-Französischen Krieg 1870/71, Essen 2008.

23 Dieter Riesenberger, Für Humanität in Krieg und Frieden. Das Internationale Rote Kreuz 1863–1977, Göttingen 1992; Ders., Das Deutsche Rote Kreuz, Paderborn 2002.

24 Vgl. u. a.: Willy Heudtlass, J. Henry Dunant. Eine Biographie in Dokumenten und Bildern, Stuttgart 1977[2]; Wolfgang U. Eckart, Philipp Osten (Hg.), Schlachtenschrecken, Konventionen. Das Rote Kreuz und die Erfindung der Menschlichkeit im Kriege, Freiburg 2011.

den.[25] Im Zuge der Alltagsgeschichte wandte sich die Historiographie nun verstärkt dem „Kriegserlebnis", den Menschen in der Extremsituation zu. Aber auch die meisten explizit erfahrungsgeschichtlich angelegten Studien haben das unmittelbare Ergebnis kriegerischer Aktivitäten, nämlich verwundete, erkrankte und sterbende Soldaten und deren Versorgung durch militärische und freiwillige Krankenpfleger nur am Rande wahrgenommen. Dies gilt für den bis zum Jahr 2008 an der Universität Tübingen tätigen Sonderforschungsbereich „Kriegserfahrungen – Krieg und Gesellschaft in der Neuzeit" ebenso, wie für entsprechende Publikationen über den Ersten Weltkrieg.[26] Das Desiderat mag zu einem großen Teil durch die nicht unproblematische Quellenüberlieferung bedingt sein, auf die im folgenden Abschnitt eingegangen wird. Die vorliegende Arbeit möchte einen Beitrag dazu leisten, diese Forschungslücke zumindest für die zweite Hälfte des 19. Jahrhunderts zu schließen. Aus den persönlichen Überlieferungen der freiwilligen konfessionellen Krankenpflegerinnen und -pfleger sollen in einer quellenorientierten Erfahrungsgeschichte der Alltag in den Lazaretten, die Auswirkungen dieser Tätigkeit auf das einzelne Individuum einschließlich seiner Verarbeitungs- und Sinnstiftungsstrategien sowie die Formung des kommunikativen und kulturellen Gedächtnisses der religiösen Gemeinschaften rekonstruiert werden.[27]

Das Forschungsinteresse richtet sich hier explizit auf das „Individuell-Konkrete", auf die „Menschen und Gesellschaften im Ausnahmezustand"[28] der Kriegssituation. Die Einsatzbedingungen in den Reichseinigungskriegen

25 Vgl. Gerd Krumeich, Kriegsgeschichte im Wandel, in: Gerhard Hirschfeld, Gerd Krumeich (Hg.): Keiner fühlt sich hier mehr als Mensch…: Erlebnis und Wirkung des Ersten Weltkrieges, Essen 1993, S. 11–24. Zur Vielschichtigkeit und Wandlung des Erfahrungsbegriffs vgl. Nikolaus Buschmann, Horst Carl, Zugänge zur Erfahrungsgeschichte des Krieges, in: Dies. (Hg.), Die Erfahrung des Krieges. Erfahrungsgeschichtliche Perspektiven von der Französischen Revolution bis zum Zweiten Weltkrieg, Paderborn 2001, S. 11–26, hier S. 15 ff. sowie bei Rak, Krieg, Nation und Konfession, S. 22 ff. Vgl. auch den Forschungsüberblick in: Jörg Echternkamp, Wolfgang Schmidt, Thomas Vogel (Hg.), Perspektiven der Militärgeschichte. Raum, Gewalt und Repräsentation in historischer Forschung und Bildung, München 2010.

26 Vgl. dazu: Buschmann/Carl (Hg.), Die Erfahrung des Krieges; Georg Schild (Hg.), Kriegserfahrungen, Paderborn u.a. 2009; Hirschfeld/Krumeich (Hg.): Keiner fühlt sich hier mehr als Mensch…: Erlebnis und Wirkung des Ersten Weltkrieges, Essen 1993 sowie Gerhard Hirschfeld, Gerd Krumeich, Dieter Langewiesche, Hans-Peter Ullmann (Hg.), Kriegserfahrungen. Studien zur Sozial- und Mentalitätsgeschichte des Ersten Weltkrieges, Essen 1997. Eine Ausnahme bilden die bereits erwähnte Studien von Panke-Kochinke, Unterwegs und doch daheim. (Über-) Lebensstrategien von Kriegskrankenschwestern im Ersten Weltkrieg in der Etappe, Frankfurt 2003 sowie Dies./Schaidhammer-Placke, Frontschwestern und Friedensengel, Frankfurt 2002. Sie behandeln das Thema überwiegend aus der Sicht der Krankenschwestern.

27 Vgl. Epkenhans/Förster/Hagemann, Einführung: Biographien und Selbstzeugnisse in der Militärgeschichte, in: Dies.(Hg.), Militärische Erinnerungskultur, S. XIV.

28 Krumeich, Kriegsgeschichte im Wandel, S. 13. In diesem Sinne auch Ute Daniel, Der Krieg der Frauen 1914–1918. Zur Innenansicht des Ersten Weltkrieges in Deutschland, in: Hirschfeld/Krumeich (Hg.): Keiner fühlt sich hier mehr als Mensch…, S. 131–150, hier S. 158.

gestalteten sich von Genossenschaft zu Genossenschaft sehr unterschiedlich, so dass eine differenzierte Beschreibung einer summarischen vorgezogen wurde.

Die Arbeit steht in der Tradition der „Geschichte von unten", dem „Krieg des kleinen Mannes"[29] wird in Gestalt der erstmals in den Reichseinigungskriegen eingesetzten Frontschwestern[30], der „Krieg der kleinen Frau" gegenüber gestellt. Diese Sichtweise bedeutet aber keineswegs die strikte Abkehr von Prozessen und Strukturen, die immer mit gedacht werden müssen, um nicht im Anekdotischen stehen zu bleiben und das „Typische im Einzelnen" herauskristallisieren zu können.[31] Wie die neueren Forschungsansätze gezeigt haben, müssen Alltags- und Sozialgeschichte aufeinander bezogen bleiben, denn das Individuum agiert in gesellschaftlichen und sozialen Zusammenhängen.[32] Der Alltag der freiwilligen Krankenpfleger, der hier in mikrohistorischer Perspektive nachgezeichnet werden soll, ist ohne den makrohistorischen Hintergrund des Militärsanitätswesens als Handlungsrahmen nicht zu verstehen, beide Perspektiven müssen daher miteinander kombiniert und auf einander bezogen werden.[33]

Auf die Gefahr der vermeintlichen unbedingten Authentizität von privaten Zeugnissen aus Kriegszeiten ist in der Forschungsliteratur bereits hingewiesen worden.[34] Zu Recht wurde betont, dass sie stets ein Ergebnis von Konstruktionsprozessen sind und dass bei ihre Bewertung und Interpretation der Entstehungszusammenhang und persönliche Kontext der Autoren berücksichtigt werden müssen. Reinhart Koselleck hat dafür den Begriff „Erfahrungsraum" eingeführt, der durch „sedimentierte" Erfahrung Einfluss auf die Wahrnehmung und Deutung gegenwärtigen Geschehens hat.[35] Daher wird im ersten Kapitel der Arbeit auf die Gründung und die innere Ausrichtung der kon-

29 Wolfram Wette (Hg.), Der Krieg des kleinen Mannes. Eine Militärgeschichte von unten, München 1992.

30 Der Mythos der „Frontschwestern", auf den hier nicht näher eingegangen werden soll, wurde in der Zeit des Nationalsozialismus rückblickend für den Ersten Weltkrieg als ideologisches Konstrukt entwickelt, als Schwestern direkt an der Front kaum noch im Einsatz waren. Vgl. Elfriede Pflugk-Harttung (Hg.), Frontschwestern: Ein deutsches Ehrenbuch, Berlin 1936. Vgl. auch: Panke-Kochinke/Schaidhammer-Placke, Frontschwestern und Friedensengel, S. 28 ff.

31 Krumeich, Kriegsgeschichte im Wandel, S. 16.

32 Buschmann/Carl, Zugänge zur Erfahrungsgeschichte des Krieges, in: Dies. (Hg.), Die Erfahrung des Krieges, S. 11–26, hier S. 17 f.

33 In diesem Sinne auch Richard van Dülmen, Historische Anthropologie. Entwicklung, Probleme, Aufgaben, Köln 2000, S. 96 f.

34 Buschmann/Carl, Zugänge zur Erfahrungsgeschichte des Krieges, S. 13 ff. Die Ausführungen beziehen sich überwiegend auf Feldpostbriefe, die als Quellengattung den Briefen der Schwestern und Brüder aus den Kriegslazaretten durchaus vergleichbar sind. Vgl. auch: Christian Rak, Kriegsalltag im Lazarett. Jesuiten im deutsch-französischen Krieg 1870/71, in: Buschmann/Carl(Hg.), Die Erfahrung des Krieges, S. 125–145, hier S. 127 f. sowie die Ausführungen zu den konfessionellen Quellen in diesem Kapitel.

35 Reinhart Koselleck, Vergangenen Zukunft. Zur Semantik geschichtlicher Zeiten, Frankfurt/M. 1976, S. 354.

fessionellen Genossenschaften eingegangen, um die Lebenswelt der Schwestern und Brüder und die dadurch bedingten Sinndeutungen des Kriegsgeschehens zu kontextieren.[36] Deren überwiegend religiöser Interpretation des Kriegsalltags wird im Kapitel 2.6. nachgegangen.

Die Quellen und ihre Besonderheiten

Militärische Quellen

Mit der Gründung des Norddeutschen Bundes 1866 ging die Militärhoheit der Mitgliedsstaaten auf Preußen über.[37] Lediglich Sachsen behielt ein eigenes Kriegsministerium, gliederte seine Truppen aber als XII. Armeekorps in die preußische Armee ein. Alle übrigen lösten ihre Ministerien einschließlich der Sanitätsressorts auf. Ein analoger Prozess vollzog sich nach der Reichsgründung mit den süddeutschen Staaten. Sachsen, Bayern, Baden und Württemberg unterhielten weiterhin eigene Ministerien, für alle übrigen deutschen Staaten war das preußische Kriegsministerium zuständig, da es im Deutschen Reich kein übergeordnetes Kriegsministerium gab. Dies hat auch Auswirkungen auf die Überlieferungslage. Die Landesarchive von Sachsen, Bayern und Württemberg verfügen über eine eigene Überlieferung des Militärsanitätswesens und dessen Zusammenarbeit mit der freiwilligen Krankenpflege, die für die vorliegende Arbeit ausgewertet wurden. Im badischen Generallandesarchiv in Karlsruhe sind dagegen nur Überlieferungen zum Ersten Weltkrieg vorhanden. Die Bestände des preußischen Militärsanitätswesens und damit der Reichsebene, sind mit dem Militärarchiv in Potsdam gegen Ende des Zweiten Weltkrieges fast vollständig vernichtet worden.[38] Für den administrativen Rahmen wurden die gedruckten preußischen Instruktionen für das Militärsanitätswesen insbesondere hinsichtlich ihrer Aussagen zur Krankenpflege analysiert.

36 Auf den Zusammenhang von lebensweltlich bedingten Erfahrungen und den daraus resultierenden Deutungen hat zum ersten Mal Klaus Vondung hingewiesen. Er betonte, dass die Interpretationen des Kriegsgeschehens maßgeblich auf vor dem Krieg erworbene Deutungsmuster zurückgreifen. Klaus Vondung, Propaganda oder Sinndeutung?, in: Ders. (Hg.), Kriegserlebnis. Der Erste Weltkrieg in der literarischen Gestaltung und symbolischen Deutung der Nationen, Göttingen 1980, S. 11–40, hier S. 18f. Vgl. dazu auch: Buschmann/Carl, Zugänge zur Erfahrungsgeschichte des Krieges, in: Dies. (Hg.), Die Erfahrung des Krieges, S. 11–26, hier S. 13f.

37 Vgl. die Angaben in Anm. 4 sowie Manfred Messerschmidt, Die politische Geschichte der preußisch-deutschen Armee, in: Handbuch zur deutschen Militärgeschichte 1648–1939, Bd. IV: Militärgeschichte im 19. Jahrhundert, München 1975, 5. Lieferung, S. 205–217.

38 Dies betrifft auch die Akten der preußischen Heeresverwaltung und des Königlichen Kommissars für die Freiwillige Krankenpflege, Vgl. dazu: Sven Uwe Devantier, Das Heeresarchiv Potsdam, in: Archivar. Zeitschrift für Archivwesen 4/2008, S. 361–369, hier S. 368.

Weitgehende Kriegsverluste sind auch bei den Quellen zur Geschichte der Rot-Kreuz-Organisationen zu verzeichnen. Die umfassenden Darstellungen Dieter Riesenbergers zu ihrer Geschichte basieren im Wesentlichen auf gedrucktem Quellenmaterial und der Überlieferung in Staatsarchiven.[39]

Publizierte Quellen

Die Kriege der Jahre 1864–870/71 waren die ersten militärischen Ereignisse im deutschen Raum, die von einer regen publizistischen Tätigkeit begleitet wurden.[40] Teilweise illustrierte Druckmedien informierten das interessierte Publikum über den Ablauf der Kämpfe.[41] Diesem Trend schlossen sich auch die diakonischen Einrichtungen mit ihren periodischen Publikationen an. Dem evangelischen Lesepublikum wurden hier Informations- und Orientierungsangebote gemacht, die mit handlungsleitenden Empfehlungen versehen waren.[42] Diese reichten von Spendenaufrufen bis hin zu Aufforderungen zur Beteiligung an der freiwilligen Krankenpflege. Ein legitimatorischer Charakter ist insbesondere diesen publizierten Quellen nicht abzusprechen. Die Nützlichkeit der für die evangelische Kirche so neuartigen Tätigkeit sollte damit herausgestellt und die Spendenfreudigkeit des Publikums erhöht werden. Die retrospektiven Darstellungen trugen zur Ausprägung eines kollektiven kulturellen Gedächtnisses innerhalb der Genossenschaften und in deren gesellschaftlichen Umfeld bei. Die Veröffentlichungen dienten ebenso zur Abgrenzung gegen andere, insbesondere weltliche Hilfsorganisationen, deren Angehörige teilweise als „Schlachtenbummler“ in Verruf gekommen waren.

Darüber hinaus erhofften sich die Mutterhausvorsteher durch den Krieg einen gesellschaftlichen Missions- und Werbeeffekt, der auch zu Neueintritten junger Probeschwestern führen sollte. Der Kaiserswerther Vorsteher Pfarrer Disselhoff resümierte 1886: „Gegen 700 Brüder und Schwestern, und zwar über 200 evangelische und 500 katholische standen [1866] fertig, die Kranken zu

39 Riesenberger, Für Humanität in Krieg und Frieden. Das Internationale Rote Kreuz 1863–1977, Göttingen 1992, S. 12; Ders., Das Deutsche Rote Kreuz, Paderborn 2002.

40 Becker, Bilder von Krieg und Nation, S. 7; Horst Tonn, Medialisierung von Kriegserfahrungen, in: Schild, Kriegserfahrungen, S. 109–134, hier S. 114 f.

41 Dies traf sogar auf die amerikanische Presse zu, die über die Vorgänge in Europa ausführlich berichtete. Vgl. Jean H. Quataert, „Damen der besten und besseren Stände“. „Vaterländische Frauenarbeit“ in Krieg und Frieden 1864–1890, in: Karen Hagemann, Ralf Pröve (Hg.), Landsknechte, Soldatenfrauen und Nationalkrieger, S. 247–275, hier S. 248. Für Deutschland sei hier nur das folgende Beispiel genannt: Illustrierte Kriegs-Berichte aus Schleswig-Holstein, Leipzig 1864.

42 Vgl. u. a. Der Armen- und Krankenfreund. Eine Zeitschrift für d. Diakonie d. evangelischen Kirche (künftig: AuKF), Kaiserswerth 1864–1871; Christlicher Volkskalender und Jahrbuch für christliche Unterhaltung, hg. von der Diakonissen-Anstalt zu Kaiserswerth, Kaiserswerth 1864–1871; Fliegende Blätter aus dem Rauhen Hause zu Horn bei Hamburg. Organ des Central-Ausschusses für die Innere Mission der Deutschen Evangelischen Kirche, Agentur des Rauhen Hauses, Hamburg 1864–1871; Correspondenzblatt der Diaconissen von Neuendettelsau 1866–1871.

pflegen, die Verwundeten zu verbinden, eine Thatsache, die, solange die Welt steht, noch nicht dagewesen war, und kräftig bezeuget, daß das Reich Jesu Christi in unseren Tagen trotz Feindes Macht und List mächtig wächst."[43] Im Kapitel 3 werden die Gründe näher beleuchtet, warum diese Erwartung nicht erfüllt wurde.

Die katholischen Genossenschaften legten trotz ihrer weltzugewandten Tätigkeit auf vielen Gebieten der Sozial- und Schularbeit großen Wert auf ein abgeschiedenes, klösterliches Leben und brachten in der Regel keine Periodika für ein größeres Publikum heraus. Im gesamten katholischen Milieu finden sich nur wenige zeitgenössische Publikationen im nationalstaatlichen Kontext der Einigungskriege.[44]

Die Fülle der Erinnerungsliteratur über die Kriege von 1864 bis 1870/71 macht ihren Stellenwert für das Leben der Zeitgenossen deutlich und ließ diese Kriege im Nachhinein zur Trias der nationalen Einigungskriege zusammenwachsen.[45] Auf die erneute Heranziehung dieser bereits in anderen Arbeiten ausgewerteter gedruckter Quellen wurde weitgehend verzichtet, um Redundanzen zu vermeiden.[46] Bisher unbekannte Publikationen, wie sie etwa von Diakonissen verschiedener Mutterhäuser vorliegen, wurden dagegen berücksichtigt.[47]

Quellen konfessioneller Krankenpflegerinnen und -pfleger und ihre Besonderheiten

Für die vorliegende Arbeit wurden überwiegend Quellen konfessioneller Genossenschaften ausgewertet, die bisher noch nicht im Blickfeld der sanitätsgeschichtlichen Forschung gestanden haben. Die fehlende Gegenüberlieferung auf staatlicher Seite macht sie um so wertvoller für die Geschichte der freiwilligen Kriegskrankenpflege. Ausschlaggebend für die Auswahl der Archive der Mutterhäuser, Bruderschaften und Diakonenanstalten waren ihre Überlieferungslage, die Zugänglichkeit und der Erschließungszustand der Bestände. Wegen zum Teil totaler Kriegsverluste konnten wichtige Diakonissenmutterhäuser, wie etwa Bethanien/Berlin oder die Diakonissenanstalt Dresden, nicht

43 Julius Disselhoff, Die Arbeit unserer Diakonissen im Krieg, in: Jubilate! Denkschrift zur Jubelfeier der Erneuerung des apostolischen Diakonissen-Amtes und der fünfzigjährigen Wirksamkeit des Diakonissen-Mutterhauses zu Kaiserswerth a. Rhein, Kaiserswerth 1886, S. 211.

44 Vgl. beispielsweise Sonntags-Blatt für katholische Christen, Münster 1864–1871. Vgl. auch Kap. 2.6.5.

45 Dierk Walter, Preußische Heeresreformen 1807–1870, Paderborn 2003, S. 82 ff. sowie Becker, Bilder von Krieg und Nation, S. 488.

46 Vgl. die Literaturangaben in Anm. 19–22, besonders die umfangreiche Quellenaufstellung bei: Kühlich, Die deutschen Soldaten, S. 453 ff. und Mehrkens, Statuswechsel, S. 257 ff.

47 Vgl. u. a. Leithold, Erinnerungen aus meinem Diakonissenleben, Leipzig 1899; Amalie Luley, An Gottes Hand. Erinnerungen aus einem Diakonissenleben, Zürich 1891[2]; Therese Stählin, Meine Seele erhebet den Herrn. Briefe von Frau Oberin Therese Stählin 1854–1883, Neuendettelsau 1957.

hinzugezogen werden. Andere Archive sind aus den verschiedensten Gründen momentan nicht zugänglich, wie beispielsweise das der Alexianer-Brüdergemeinschaft[48] in Aachen oder der Deutschen Ordensprovinz der Töchter vom Heiligen Kreuz.[49] In einigen Fällen wurde auf die Chroniken oder Übersichtswerke zur Geschichte der Genossenschaft verwiesen, die für die vorliegende Arbeit ausgewertet wurden. Andere genossenschaftliche Bestände enthielten trotz der Tätigkeit der Schwestern in der Kriegskrankenpflege keine relevanten Unterlagen.[50]

Bei den gesichteten Beständen handelt es sich um den Schriftwechsel der Genossenschaftsleitungen mit staatlichen und militärischen Dienststellen, um gedruckte Jahresberichte der Anstalten und um Briefe und Berichte von Schwestern und Diakonen an ihre Mutterhausleitungen.

Insbesondere die letztgenannten Quellen weisen einige Besonderheiten auf, die sie von Überlieferungen staatlicher Provenienz unterscheiden. Sie sind durch ihren Entstehungskontext eher den persönlichen Frontbriefen von Soldaten vergleichbar. Neuere Forschungen wandten sich diesen Selbstzeugnissen von Militärangehörigen als historischen Quellen zu, die jenseits der herkömmlichen Eliten- und Regimentsgeschichten durch die Anwendung eines kulturhistorischen Instrumentariums für die Alltagsgeschichte Relevanz erlangt haben.[51] Für den offensichtlich eindeutigen und selbstredenden Begriff „Selbstzeugnis“ gibt es bisher keine Definition. Benigna von Krusenstjern hält die Selbstthematisierung für das wichtigste Kriterium: „Um ein Selbstzeugnis handelt es sich also dann, wenn die Selbstthematisierung durch ein explizites Selbst geschieht. Mit anderen Worten: die Person des Verfassers bzw. der Verfasserin tritt in ihrem Text selbst handelnd oder leidend in Erscheinung oder nimmt darin explizit auf sich selbst Bezug.“[52] Selbstzeugnisse sind also nicht automatisch identisch

48 Der Provinzial der Alexianer-Brüdergemeinschaft in Aachen teilte im Januar 2009 mit, dass das Archiv auf Grund von Ordnungsarbeiten für längere Zeit nicht zur Benutzung zur Verfügung stehen wird. Hinweise auf die Betätigung der Alexianer an der Kriegskrankenpflege im Jahr 1864 finden sich im Archiv des Erzbistums Köln (künftig: AEB Köln), Erzbischöfliche Cabinets-Registratur CR 25.13,1 Krankenpflege in den Feldlazaretten sowie die Tätigkeit des Johanniter- und Malteser-Ordens 1859–1934, Bl. 10, 17f. und 360f.

49 Von Seiten dieses Ordens erfolgte trotz mehrmaliger Versuche der Kontaktaufnahme keine Antwort. Zu seiner Beteiligung an der Kriegskrankenpflege im Jahr 1864 finden sich im AEB Köln, Erzbischöfliche Cabinets-Registratur CR 25.13,1, Bl. 39. Aus weiteren Archiven katholischer Mutterhäuser kam die pauschale Absage, dass sie auf Grund von Ordnungs- oder Umstrukturierungsmaßnahmen momentan nicht zugänglich seien.

50 Vgl. Findbuch der Cellitinnen Köln im Archiv des Erzbistums Köln. Zur Beteiligung der Cellitinnen an der Kriegskrankenpflege vgl.: AEB Köln, Erzbischöfliche Cabinets-Registratur CR 25.13,1, Bl. 32. Ähnlich verhält es sich mit dem Diakonissenmutterhaus in Stuttgart, in dessen Archiv trotz der Beteiligung an der Kriegskrankenpflege im 19. Jahrhundert ebenfalls keine Unterlagen überliefert sind.

51 Vgl. dazu: Epkenhans/Förster/Hagemann, Einführung: Biographien und Selbstzeugnisse in der Militärgeschichte, in: Dies.(Hg.), Militärische Erinnerungskultur, S. IX–XVI.

52 Beningna von Krusenstjern, Selbstzeugnisse der Zeit des Dreißigjährigen Krieges, Berlin 1997, S. 463.

mit autobiographischen Texten, sondern schließen Briefe, Tagebücher, Erinnerungen und Autobiographien ungeachtet ihrer verschiedenen Form mit ein. Für diese Quellen wird ebenso der Begriff „Egodokumente“ benutzt.[53] Damit werden nun auch scheinbar abgelegene und wenig beachtete Quellen sozialer Schichten, „die üblicherweise nicht zu denen gehörten, die sich häufig artikulierten, sondern die schweigende Masse bildeten,“[54] in den Mittelpunkt der historischen Forschung gerückt. Zu dieser Quellengattung gehören auch die Briefe, Berichte und Erinnerungen von Schwestern und Diakonen, die während oder nach ihrem Einsatz in Kriegslazaretten entstanden sind. Die Mutterhausleitung erwartete von den Schwestern und Diakonen regelmäßige Berichte von ihren Einsatzorten, um stets über die Verhältnisse vor Ort unterrichtet zu sein.[55] Dieser Anweisung ist zu verdanken, dass es überhaupt archivalische Quellen im von der Fliedner-Kulturstiftung verwalteten Archiv der Kaiserswerther Diakonie sowie in weiteren Mutterhausarchiven gibt.[56] Die Berichte wurden jedoch unter weit schwierigeren Bedingungen verfasst als in Friedenszeiten. Häufig kamen die übermüdeten Pflegekräfte nur während der Nachtwachen dazu, einige Zeilen zu Papier zu bringen, unterbrochen von den Wünschen der Patienten.[57] Trotz aller Ähnlichkeit mit Soldatenbriefen weichen sie aber durch einige in der Struktur der Mutterhäuser begründete Besonderheiten davon ab. Während Soldatenbriefe in der Regel nur für einen Empfänger oder einen kleinen familiären

53 Bereits 1958 führte Jacob Presser den Begriff in die Fachsprache ein als Beschreibung für „historische Quellen persönlichen Charakters“, in denen „ein Ich schreibendes und beschriebenes Subjekt“ zugleich ist. Vgl.: Jacob Presser, Memoires als geschiedsbron, in: Algemene Winkler Prins Encyclopedie, Bd. 7, Amsterdam–Brussel 1958, S. 208–210; Wiederabdruck in: Ders., Uit het werk, Amsterdam 1969, S. 277, zitiert nach: Benigna von Krusenstjern, Was sind Selbstzeugnisse?, in: Historische Anthropologie 2(1994), S. 462–471, hier S. 469. Rudolf Dekker griff diesen Terminus in den siebziger Jahren wieder auf. Vgl.: Egodokumenten van Noord-Nederlanders uit de zestiende tot begin negentiende eeuw. Een chronologische lijst. Samengesteld door Ruud Lindemann, Yvonne Scherf en Rudolf Dekker, Rotterdam 1993. Schulze machte den Begriff „Egodokument“ in der deutschen geschichtswissenschaftlichen Forschung bekannt und erweiterte ihn auf unfreiwillig und „von Staats wegen“ entstandene Schriftstücke in Form von Examensunterlagen, Suppliken und Armenbriefen sowie Verhörprotokollen. Vgl.: Winfried Schulze (Hg.), Ego-Dokumente: Annäherung an den Menschen in der Geschichte?, Berlin 1996.

54 Schulze, Ego-Dokumente, S. 13.

55 Vgl. § 41 der Hausordnung des Kaiserswerther Diakonissenmutterhauses, Diakonissenanstalt Kaiserswerth (Hg.): Hausordnung und Dienst-Anweisung für die Diakonissen und Probeschwestern, Kaiserswerth o.J. (um 1864), S. 42.

56 Die meisten in der Mitte des 19. Jahrhunderts entstandenen Diakonissenmutterhäuser lehnten sich in ihrer inneren Ordnung eng an das Kaiserswerther Vorbild an. Der Kaiserswerther Vorsteher Fliedner war nicht selten an der Ausarbeitung der Satzungen beteiligt oder bildete die ersten Vorsteherinnen und Diakonissen in Kaiserswerth aus. Vgl. Annett Büttner, Das internationale Netzwerk der evangelischen Mutterhausdiakonie, in: Women in Welfare – Soziale Arbeit in internationaler Perspektive, Kassel 2006, S. 64–71.

57 Vgl. u. a. die „im Telegrammstil“ gehaltenen Briefe einer Schwester nach der Erstürmung der Düppeler Schanzen, in: Angela Berlis, Eine Borromäerin im Deutsch-Dänischen Krieg (1864): Amalie Augustine von Lasaulx und die Pflege Verwundeter, in: Schriften des Vereins für Schleswig-Holsteinische Kirchengeschichte, 54 (2009), S. 87–112, hier S. 104.

Kreis bestimmt waren und damit ohne Rücksicht auf die Öffentlichkeit formuliert wurden[58], mussten die Schwestern der Diakonissenmutterhäuser und die Brüder der Diakonenanstalten damit rechnen, dass Auszüge daraus in den Periodika ihrer Anstalten veröffentlicht werden. Aus dem Bereich der katholischen Schwesternschaften sind dagegen kaum zeitgenössische Publikationen der Briefe bekannt.[59] Alle konfessionellen Autoren und Autorinnen sahen sich aber einem „normativer Erwartungsdruck"[60] durch ihre Leitungen ausgesetzt und versuchten, wenn auch unbewusst, dem Idealbild einer christlichen Persönlichkeit zu entsprechen.[61] Dies beeinflusste das Schreibverhalten und lässt den konstruierten Charakter dieser Quellen, auf den bereits hingewiesen wurde, besonders hervortreten.[62] In oft gleichförmigem Ausdruck versicherten die Schwestern regelmäßig ihre Anhänglichkeit an „das liebe Mutterhaus", ihren christlichen Hilfsimpuls und ihre Fürsorglichkeit angesichts schwieriger äußerer Bedingungen, um so dem von ihnen erwarteten Selbstentwurf einer konfessionellen Schwester zu entsprechen.[63] In sicher oft unbewusster Erkenntnis, dass durch die Krisenerfahrungen des Krieges „religiöse Routinen gestört", und „Glaubensbereitschaft und Glaubensfähigkeit destruiert"[64] werden können, versicherten die Autorinnen ihren Vorgesetzten wiederholt die Unversehrtheit ih-

58 Vgl. Erika Stubenhöfer, „Mit Gott für König und Vaterland!" Soldatenbriefe aus dem Deutsch-Französischen Krieg, in: Militärgeschichtliche Zeitschrift 63(2004), S. 79–113, hier S. 80. Nicht selten wurden Soldatenbriefe ohne Wissen der Absender von den Empfängern an die Lokalpresse weiter gegeben und dort abgedruckt. Vgl. Becker, Bilder von Krieg und Nation, S. 52.

59 Eine Ausnahme stellte die unautorisierte Weitergabe eines Schwesternbriefes an die Presse durch den Empfänger, einen Professor der Rechtswissenschaften und Vorsitzender des Hospitals-Kuratoriums dar. Vgl. Berlis, Eine Borromäerin im Deutsch-Dänischen Krieg, S. 99.

60 Karen Nolte, Quellenkommentar, in: Hähner-Rombach (Hg.): Quellen zur Geschichte der Krankenpflege, S. 298.

61 Im Kaiserswerther Diakonissenmutterhaus wurden die Schwestern beispielsweise verpflichtet, sich regelmäßig „Selbstprüfungsfragen" vorzulegen, um ihr Verhalten an den Normen der Genossenschaft auszurichten. Dieser Fragenkatalog war Teil der Hausordnung, die jeder Probeschwester bei Eintritt ausgehändigt wurde. Vgl. Hausordnung und Dienst-Anweisung für die Diakonissen und Probeschwestern, Kaiserswerth o.J. (um 1864), Anhang 12, S. 83–86.

62 Rak wertete die Authentizität der Soldatenriefe folgendermaßen: „Auch Ego-Dokumente wie Feldpostbriefe können nach diesem Verständnis keinen direkten Zugang zur Realität des Krieges vermitteln, sondern vor allem Aufschluß darüber geben, wie über Krieg kommuniziert wird, welche Deutungen des Krieges die Autoren ihren Adressaten vermitteln, wobei die Bedingungen dieser Kommunikation immer schon gesellschaftlich präfiguriert sind." Rak, Jesuiten im deutsch-französischen Krieg, S. 138. Zur Ähnlichkeit der Berichte von freiwilligen Krankenpflegern mit Soldatenbriefen vgl. wiederum Epkenhans/Förster/Hagemann, Einführung: Biographien und Selbstzeugnisse in der Militärgeschichte, in: Dies.(Hg.), Militärische Erinnerungskultur, S. XIII.

63 Beate Eulenhöfer-Mann hat diese Formulierungen treffend als „beinahe redundante Beschreibungen von Fürbitte und Wirkung" bezeichnet. Vgl. Beate Eulenhöfer-Mann, Frauen mit Mission, Leipzig 2010, S. 279.

64 Andreas Holzem, Krieg und Christentum – Motive von der vormoderne zur Moderne, in: Rottenburger Jahrbuch für Kirchengeschichte 25(2006), S. 15–30, hier S. 25.

res Glaubens. Nur selten und eher unbewusst wurde die Selbstzensur aufgegeben und die Individualität der einzelnen Schwester wird erkennbar.[65] In jedem Fall waren die Briefe ein Element zur Reproduktion und Vergewisserung nicht nur der persönlichen, sondern auch der sozialen und religiösen Identität insbesondere der Schwestern, denen es nur auf diese Weise möglich war, Kontakt zu ihrem Mutterhaus als ihrem heimatlichen Umfeld zu halten.[66] Sie halfen, den Lazaretteinsätzen neben der direkten Hilfe für die Patienten einen höheren Sinn zu geben. Andererseits war dies bei den im Verhältnis zum Leben in den Mutterhäusern sehr reduzierten Form der Seelsorge und dem völligen Fehlen psychologischer Betreuung, wie sie heute in Krisenfällen für die Helfer üblich ist, eine Notwendigkeit zu eigenen Belastungsbewältigung.

Vielen der zum Teil auch aus unterbürgerlichen Schichten stammenden Verfasserrinnen fiel es schwer, ihre Erlebnisse in adäquate Worte zu fassen, die Briefe weisen orthografische Fehler und unbeholfene Formulierungen auf.[67] Darin gleichen sie wiederum den Briefen von Soldaten, die ebenfalls häufig aus dem Milieu der „kleinen Leute" kamen und eher mündlichen Erzählungen als literarischen Abhandlungen gleichen. Daher wurde für sie in der Sprachwissenschaft der Begriff „Written Oral History" geprägt, in der sich „die enge Verwobenheit von Schriftlichem und Mündlichem" wiederspiegelt.[68] Deutlich heben sich hinsichtlich des Reflexionsniveaus und der sprachlichen Gestaltung Briefe von Schwestern aus dem Überlieferungskorpus heraus, die einen adligen oder bildungsbürgerlichen familiären Hintergrund hatten.

Eine weitere Gemeinsamkeit mit den Frontbriefen der Soldaten besteht in der Verbrämung des wahren Kriegsgeschehens, um die Daheimgebliebenen nicht zu beunruhigen, denn die Zensur spielte in den Reichseinigungskriegen, anders als im Ersten Weltkrieg, noch keine Rolle.[69] Aribert Reimann hat diesen Vorgang als „diskursives Schweigen" über das Kriegserlebnis bezeichnet, durch das auch Soldaten versuchten, eine Distanz zur gewaltgeprägten Realität herzustellen.[70] Sowohl Soldaten als auch Pflegekräfte flüchteten sich regelrecht in einen konventionellen Plauderton, reihten „eine Unzahl von alltäglichen

65 Vgl. die Ausführungen zur „Konstruktion der Diakonissin", in: Silke Köser, Denn eine Diakonisse darf kein Alltagsmensch sein. Kollektive Identitäten Kaiserswerther Diakonissen 1836–1914, Leipzig 2006, S. 189–444.

66 Vgl. Klaus Latzel, Kriegsbriefe und Kriegserfahrung: Wie können Feldpostbriefe zur erfahrungsgeschichtlichen Quelle werden?, in: Werkstatt Geschichte 22(1999), S. 7–23, hier besonders S. 10f.

67 Zur überwiegenden Herkunft der Diakonissen aus unterbürgerlichen Schichten vgl. Jutta Schmidt, Beruf Schwester, Mutterhausdiakonie im 19. Jahrhundert, Frankfurt 1995 sowie Karen Nolte, Vom Umgang mit Tod und Sterben in der klinischen und häuslichen Krankenpflege des 19. Jahrhunderts, in: Sabine Braunschweig (Hg.), Pflege-Räume, Macht und Alltag, Zürich 2006, S. 165–174, hier S. 165.

68 Ilse-Angelika Jones, „Ja, wir sind arme Schweine geworden…" Feldpostbriefe aus dem Ersten und Zweiten Weltkrieg, in: Osnabrücker Beiträge zur Sprachtheorie, 64(2002), S. 125–160, hier S. 125.

69 Stubenhöfer, „Mit Gott für König und Vaterland!", S. 80.

70 Aribert Reimann, Die heile Welt im Stahlgewitter: Deutsche und englische Feldpost aus dem Ersten Weltkrieg, in: Hirschfeld, Kriegserfahrungen, S. 129–145, hier S. 130.

Banalitäten"[71] und formelhafte Formulierungen aneinander, um die „überwältigenden Destruktionserlebnisse"[72] in den Kriegslazaretten zu kompensieren.

Der Aussagewert der überlieferten Quellen ist eng mit der Subjektkonstruktion innerhalb der jeweiligen Genossenschaft verbunden. Während es von männlichen Teilnehmern an den Reichseinigungskriegen, seien es nun Soldaten, Offiziere, Ärzte oder Geistliche, eine Fülle von Erinnerungspublikationen und Würdigungen ihrer Leistungen gibt, ist von weiblichen Teilnehmerinnen, bei denen es sich in den meisten Fällen um freiwillige Krankenpflegerinnen gehandelt hat, kaum etwas derartiges überliefert.[73] Die einzelne Schwester hat in der zeitgenössischen Publizistik kaum eine Rolle gespielt. Auch „die bisherige Forschung räumte der individuellen Subjektkonstruktion einer Diakonisse keinen Platz ein", wie Ute Gause und Cordula Lissner kritisch bemerken.[74] Die dem Demutsideal verpflichtete „Unternehmenskultur" der evangelischen Mutterhäuser unterband konsequent die außenwirksame Konstruktion von Selbstbildern und insbesondere die Entwicklung eines vom Stolz auf die eigene Leistung geprägten Lebensgefühls zu Gunsten der Ausprägung einer kollektiven Identität der Diakonissen.[75] So wurden den Kaiserswerther Diakonissen die staatlichen Auszeichnungen für den Lazaretteinsatz in den Reichseinigungskriegen nicht ausgehändigt, sondern zu den Akten genommen.[76] Die Mutterhausleitung belies es bei einer Mitteilung an die Schwestern, um keine von ihnen herauszuheben. Ein weiteres Indiz dafür ist im Jubiläumsband der Kaiserswerther Diakonissenanstalt von 1886 zu finden, die im Kapitel „Die Arbeit unserer Diakonissen im Krieg" lediglich die Namen der in Ausübung ihres Dienstes verstorbenen Diakonissen nennt, um ihre Vita als vorbildlich für die kollektive Identität der Schwesternschaft anzuführen.[77] Die Arbeit der Überlebenden wird dagegen summarisch erwähnt, etwa um persönliche Eitelkeiten von vorn herein zu unterbinden. Dem gleichen Zweck diente die ausführliche Darlegung des heiligmäßigen Lebens verstorbener Diakonissen in ihren Nachrufen.[78]

Ähnliches lässt sich für die katholische Seite konstatieren, denn „das primäre Interesse der Ordensfrauen und Schwestern galt nicht der Anerkennung durch die Welt".[79] Handlungsleitend war vielmehr eine transzendente Orientie-

71 Ebd.

72 Peter Knoch, Einleitung, in: Ders. (Hg.), Kriegsalltag, Stuttgart 1989, S. 1–12, hier S. 6.

73 Auf das Problem der schwierigen Quellenlage für die historische Frauenforschung wies bereits Gisela Bock hin. Vgl. Gisela Bock: Geschichte, Frauengeschichte, Geschlechtergeschichte, in: Geschichte und Gesellschaft 14(1988), S. 364–391, hier S. 387.

74 Ute Gause, Cordula Lissner: Einleitung. Auf der Suche nach dem Alltagsgedächtnis einer Institution, in: Dies. (Hg.), Kosmos Diakonissenmutterhaus. Geschichte und Gedächtnis einer protestantischen Frauengemeinschaft, Leipzig 2005, S. 17.

75 Vgl. dazu: Köser, Denn eine Diakonisse darf kein Alltagsmensch sein.

76 AFKSK, Bestand 2-1, 1201 Aussendung von Diakonissen auf den Kriegsschauplatz 1870–1871, Brief von Pf. Disselhoff an den Bürgermeister von Kaiserswerth vom 23.01.1872.

77 Disselhoff, Die Arbeit unserer Diakonissen im Krieg, in: Jubilate!, S. 207–221.

78 Vgl. dazu Köser, Denn eine Diakonisse darf kein Alltagsmensch sein, S. 342–372.

79 Relinde Meiwes, „Arbeiterinnen des Herrn". Katholische Frauenkongregationen im 19. Jahrhundert, Frankfurt/M. 2000, S. 20 sowie dies., Von Ostpreußen in die Welt. Die Geschichte der ermländischen Katharinenschwestern (1772–1914), Paderborn 2011, S. 16.

rung auf das Jenseits, da erst dort Rechenschaft über das irdische Leben abzulegen war. Die Anerkennung der eigenen Leistung durch Gott genoss absolute Priorität vor weltlicher Würdigung, was sowohl autobiographisches Schreiben als auch die Überlieferungsbildung katholischer Schwesternschaften nicht befördert hat.[80] Dies betrifft zum einen die geringe Menge der produzierten Dokumente und zum anderen ihre oft mangelhafte Ordnung und Verzeichnung in den institutionseigenen Archiven. Hinzu kommen die aktuellen Schwierigkeiten, die sich innerhalb der Genossenschaften durch deren Altersstruktur ergeben, da häufig kein Personal zur Verwaltung der Archive und deren Öffnung für Historiker vorhanden ist.

Beiden Konfessionen gemeinsam ist die aktive Beeinflussung der Überlieferung durch Vernichtung von Unterlagen mit Interna der Organisationen.[81] Ebenso kontrollierten beide den schriftlichen Austausch ihrer Mitglieder, der sich häufig auf kurze Berichte an das Mutterhaus beschränkte. Aufgrund des hohen Arbeitsanfalls in den Lazaretten blieb ohnehin wenig Zeit für eine ausführliche Korrespondenz.

Die relative gute Überlieferung der evangelischen Diakonenanstalten und ihre rege publizistische Tätigkeit während der Reichseinigungskriege bedingt eine verstärkte Heranziehung dieser Quellen, die bei genauerer Betrachtung ihrem tatsächlichen Anteil an der freiwilligen Krankenpflege nicht entspricht und sie überrepräsentiert erscheinen lassen könnte. Andererseits ermöglichen die Eigenarten der Texte männlicher Repräsentanten, Rückschlüsse auf das gesamte System der militärischen und freiwilligen Krankenpflege zu ziehen, die diesen Umstand vertretbar erscheinen lässt. Grund sind ein allgemein höherer Bildungsstand der Diakone[82], aus dem ein reflektierter und schreibgewandter Stil resultierte. Im Gegensatz zu den Feldpostbriefen der Soldaten und den Berichten der Schwestern, in denen Schlachtenszenen oder Verwundungen häufig der Selbstzensur unterlagen, um die Familien und Vorgesetzten nicht zu beunruhigen, berichteten die oft nur nur temporär tätigen Felddiakone sehr offen über bedrückende Vorkommnisse, die sich in den Lazaretten und auf den Transporten abspielten. Ihre Briefe waren ja an die Einsatzleitungen gerichtet, die Aufschluss über die geleistete Arbeit erwarteten und die interessierte und spendenwillige Öffentlichkeit informieren wollten. Auf den Begriff des „Erfahrungs-

80 Meiwes, „Arbeiterinnen des Herrn, S. 20 und 74.

81 Ebd., S. 21ff. Ähnliches kann auch für den Bereich der evangelischen Diakonissenmutterhäuser vermutet werden. So differiert beispielsweise der Umfang der Schwesternakten des Kaiserswerther Diakonissenmutterhauses erheblich. Ein reguläres Archiv wurde im Jahr 1931 eingerichtet. Es umfasste zunächst nur den Nachlass der Gründerfamilie Fliedner. Erst ab den 1980er Jahren sammelten Schwestern anstaltseigene Akten. Ein die gesamte Überlieferung einschließlich der Schwesternakten umfassendes Archiv wurde im Jahr 2002 eingerichtet. Vgl. dazu: Annett Büttner, Das Archiv der Kaiserswerther Diakonie in der Fliedner-Kulturstiftung, in: Die Bilker Sternwarte. Zeitschrift des Heimatvereins Bilker Heimatfreunde, 53(2007)8, S. 238–240.

82 Die hauptamtlichen Diakone hatten beim Eintritt in eine Anstalt eine abgeschlossene Handwerksausbildung nachzuweisen, die ehrenamtlichen Diakone stammten in vielen Fällen aus dem akademisch gebildeten Bürgertum. Vgl. Kap. 1.2.2.2. und 2.2.3.

raums" wurde bereits eingegangen. Er erstreckte sich bei den Schwestern im Wesentlichen nur auf den engen Kreis der Schwesternschaft und des Mutterhauses einschließlich der von ihnen besetzten Außenstationen, während er bei den freiwilligen Diakonen den viel größeren Bereich ihres beruflichen und gesellschaftlichen Umfeldes umfasste. Dies führte naturgemäß zu einem größeren Erfahrungshorizont.[83] Ein weiteres Merkmal ist der geringere Grad von Konstruiertheit der Briefe zumindest der freiwilligen Felddiakone, die sich nicht bemühen mussten, einem vermeintlichen Idealbild eines berufsmäßigen christlichen Helfers zu entsprechen.

Auch die Aussagekraft der protestantischen Quellen ist auf Grund ihres narrativen Charakters größer, während die katholischen eher statistischen Berichten nahe kommen. Dies liegt zum großen Teil im bereits erwähnten Selbstverständnis der konfessionsverschiedenen Genossenschaften begründet. In einem Dankesbrief des katholischen Feldgeistlichen Hofmann an die Oberin der Dillinger Franziskanerinnen schrieb er: „Was sie [die Schwestern] geleistet haben in den vier schrecklichen Monaten ihres Spitaldienstes, das wird die Welt verschweigen, aber das werden ihnen hoffentlich die Soldaten erzählen [...]".[84] Ihrem klösterlichen Selbstverständnis nach verschwiegen es aber eben auch die Schwestern und äußerten sich, wie bereits erwähnt, in ihren Briefen an die Mutterhausleitungen nicht selten in sehr allgemein gehaltenen, fast standardisierten Formulierungen über ihre Arbeit.

Die in den hauseigenen Publikationen veröffentlichten Briefe der Schwestern und Diakone wurden mit unterschiedlicher Intensität redaktionell bearbeitet. Die meisten Vorsteher beließen es bei einigen stilistischen Änderungen.[85] Am stärksten geschah dies durch den Kaiserswerther Pfarrer Julius Disselhoff, der zunächst als Mitarbeiter des Vorstehers Fliedner und später als sein Nachfolger tätig war. Er hatte selbst literarische Ambitionen[86] und bearbeitete die veröffentlichten Briefausschnitte zwar nicht sinnentstellend, aber doch so, dass der persönliche Stil einer Schwester unkenntlich und die erwünschte patriotische und christlich-erbauliche Wirkung beim Leser sicherer erreicht wurde. So änderte er beispielsweise „Kranke" in „Krieger" oder fügte Sätze an, die die christliche Gesinnung der Soldaten demonstrieren sollten.[87]

83 Vgl. Reinhart Koselleck, Vergangenen Zukunft. Zur Semantik geschichtlicher Zeiten, Frankfurt/M. 1976, S. 354.

84 Lioba Schreyer, Geschichte der Dillinger Franziskanerinnen. Vol. 2.: 19. Jahrhundert seit der Restauration, Reimlingen 1980, S. 614.

85 Heinrich Fröhlich, Die Thätigkeit des Dresdner Diakonissenhauses in dem deutsch-französischen Kriege 1870/71, Dresden o.J., S. 26.

86 Allein der NRW-Verbundkatalog enthält einschließlich der Nachauflagen 110 Titel von Julius Disselhoff. Dabei handelte es sich neben wenigen theologische Publikationen überwiegend um Lebensbildern von biblischen Gestalten, bedeutenden Persönlichkeiten des Protestantismus und Angehörigen des preußischen Königshauses.

87 Vgl. beispielsweise Jubilate 1886, S. 217: „Die meisten haben ein rechtes Verlangen nach dem Worte Gottes, das ich ihnen vorlesen darf." Dieser letzte Satz befindet sich nicht im Original, sondern wurde von Disselhoff einem Schwesternbrief hinzugefügt. Vgl. AFKSK, 2-1, 1199 Schwesternbriefe aus den französischen Kriegslazaretten 1870–1871,

Bei der Veröffentlichung wurden selbstverständlich kritische Passagen über Personen oder Strukturen, in denen etwa die Tätigkeit des Johanniterordens problematisiert oder ein deutscher Soldat wenig heldenhaft dargestellt wurde, ausgelassen.[88] Wie bereits erwähnt, war das Ziel der Publikationen die Information der Öffentlichkeit und des Freundes- und Unterstützerkreises, die Popularisierung der eigenen Arbeit und die Einwerbung weiterer Spendenmittel. Insbesondere bei den protestantischen Genossenschaften in Preußen ist die starke Affinität zum Staat augenfällig, die in den Publikationen, unterstützt durch Illustrationen, bereits die Grenze zur Kriegspropaganda erreichten.[89] Andererseits wurden auch Schilderungen des blutigen Lazarettalltags aufgenommen, die einen realistischen Blick auf die Kriegsfolgen gestatteten, so dass diesen Publikationen eine gewisse Ambivalenz zu eigen ist.[90] Einen besonderen Schwerpunkt bildeten von Schwestern geschilderte Bekehrungsszenen von Schwerverletzten und Sterbenden, die dem christlichen Leser zur Erbauung und Stärkung der persönlichen Frömmigkeit dienen sollten, gleichzeitig aber den missionarischen Eifer der Institution dokumentieren.

Die Eigenarten der dieser Arbeit zu Grunde liegenden Quellen bedingten einen relativ großen Arbeitsaufwand und analytische Anstrengungen bei ihrer Auswertung, um zum Kern der Aussagen vorzudringen. Andererseits machten sie aber auch ihren besonderen Reiz aus.

Brief von Luise von Trotha aus Vionville vom 3.09.1870. Im Archiv der Kaiserswerther Diakonie fehlen beispielsweise die Briefe der dem Lazarett in Pont-à-Mousson im Herbst 1870 vorstehenden Schwester Sophie Wagner, aus denen der Vorsteher des Mutterhauses aber offenbar intensiv zitierte. Deren redaktionelle Bearbeitung kann somit nicht mehr nachvollzogen werden. Bei den noch vorhandenen Briefen, aus denen zitiert wurde, wird jedoch deutlich, dass die Bearbeitung im Wesentlichen durch Auswahl einzelner Passagen und Glättung des Sprachstils erfolgte, so dass das Zitieren aus den Schriften Disselhoffs aus quellenkritischer Sicht vertretbar erscheint. Vgl. AFKSK, 2-1, 1199 Schwesternbriefe aus den französischen Kriegslazaretten 1870–1871.

88 Vgl. u.a. den kritischen Brief eines Diakons in: Archiv des Rauhen Hauses, 81 Ab Nr. 2 Diakon Clauer, Brief vom 10.04.1864 aus dem Lazarett im Schulhaus in Nübel.

89 Vgl. Kapitel 2.6.5.

90 Vgl. beispielhaft AuKF, Juli/Aug. 1866, S. 122 sowie Brief eines unbekannten Felddiakons aus Gravelotte vom 2.09.1870, in: Fliegende Blätter aus dem Rauhen Hause, 8/1870, S. 267f.

„Jeder Krieg kann als eine traumatische Epidemie betrachtet werden.
Wie bei großen Epidemien [...], so fehlt es auch immer im Kriege
an der Zahl der Hilfe leistenden Hände
und noch mehr an denkenden Köpfen."[1]

1. Die Versorgung verwundeter und erkrankter Soldaten bis zu den Reichseinigungskriegen

1.1 Das Militärsanitätswesen

Bemühungen um verwundete und erkrankte Krieger lassen sich seit der Antike nachweisen.[2] Gesicherte Erkenntnisse liegen über die christlichen Ritterorden vor, denen auch heilkundige Ordensbrüder angehörten. Der bekannteste von ihnen ist der bis heute existierende Johanniterorden, der im 11. Jahrhundert aus den Reihen der Bruderschaft der Hospitaliter des Heiligen Johannes in Jerusalem hervorging.[3] Weitere krankenpflegerisch tätige Orden entstanden, von denen hier nur der mit der Versorgung von Leprakranken befasste Lazarusorden genannt werden soll. Der Heilige Lazarus wurde durch Jesus von den Toten auferweckt und avancierte zum Schutzpatron der Krankenhäuser und zum Namensgeber der Lazarette.[4]

Der Weiterentwicklung der Chirurgie stellten sich im europäischen Mittelalter verschiedenste Hemmnisse in den Weg, zu denen neben dem Kontinuitätsbruch im chirurgischen Wissen zwischen Altertum und christlichem Abendland auch religiöse Vorbehalte zählten. Mehrere Konzile bestätigten den 1163 im französischen Tours festgelegten Grundsatz „Ecclesia abhorret a sanguine" (dt. „Die Kirche schreckt vor Blut zurück") der allen Geistlichen die Durchführung blutiger Eingriffe in den menschlichen Körper untersagt.[5] Dennoch fanden weiterhin Kranke und Verwundete Aufnahme in konfessionell geführten Hospitälern, die sich aber nun vornehmlich auf die leibliche Versorgung und den geistlichen Beistand beschränkten. Der Altar im Krankensaal

1 Nikolai I. Pirogov, Grundzüge der Allgemeinen Kriegschirurgie, Leipzig 1864, S. 27.

2 Die folgenden Ausführungen beziehen sich im wesentlichen auf Peter Kolmsee, Unter dem Zeichen des Äskulap. Eine Einführung in die Geschichte des Militärsanitätswesens von den frühesten Anfängen bis zum Ende des Ersten Weltkrieges (Beiträge Wehrmedizin und Wehrpharmazie 11), Bonn 1997, hier S. 14f. Dort finden sich weiterführende Literaturhinweise. Vgl. auch: Friedrich Ring, Zur Geschichte der Militärmedizin in Deutschland, Berlin 1962 sowie Wolfgang U. Eckart, Geschichte der Medizin, Heidelberg 2009[6].

3 Vgl. Kap. 1.2.2.3.

4 Fritz Dross, Lazarett, in: Enzyklopädie der Neuzeit, Bd. 7, Stuttgart 2008, Sp. 670–673. Erst im 19. Jahrhundert bezeichnete man damit überwiegend militärische Sanitätseinrichtungen.

5 Vgl. Adolph Leopold Richter, Geschichte des Medizinal-Wesens der Königlich Preussischen Armee bis zur Gegenwart, Erlangen 1860, S. 1ff.

gehörte im Mittelalter zu den unverzichtbaren Einrichtungsgegenständen.[6] Das kirchliche Dogma hatte auch Auswirkungen auf die überwiegend mit Angehörigen geistlicher Orden besetzten Universitäten, die gemäß dem scholastischen Weltbild lediglich die innere, „gelehrte Medizin" unterrichteten und die Chirurgie bis zum 19. Jahrhundert aus ihren Mauern verbannten. Außeruniversitäre Chirurgenschulen entstanden lediglich in Italien und Frankreich, in ganz Europa war es nun Sache der zum Handwerk gehörenden Bader und Barbiere, chirurgische Eingriffe auszuführen. Synonym wurde auch der Begriff Scherer gebraucht, aus dem im Kriegsdienst der Feldscherer wurde.[7]

Im Spätmittelalter hatte eine stärker differenzierte Entwicklung der Verwundetenversorgung begonnen, die sich von Kriegsherr zu Kriegsherr unterschied. Die Städte verpflichteten bei kriegerischen Auseinandersetzungen ihre in Zünften zusammengefassten Barbier-Chirurgen. Deren Gehilfen waren für das Wegtragen oder -schleifen der Verwundeten von den Schlachtfeldern zuständig, ein geregeltes Transportwesen gab es nicht. Bei den Söldnerheeren oblag den für die Dauer eines Feldzuges angestellten Feldscherern die chirurgische Wundbehandlung und den im Tross mitreisenden Frauen und Kindern die Verwundetenpflege.[8] Letztere unterstanden dem Hurenweibel oder Spittelmeister, dem Pendant zum Feldwebel der Soldaten. Hatte der Söldner keine Familie bei sich, überließ man ihn nicht selten der Pflege von Bewohnern nahe gelegener Städte und Dörfer, die häufig unter Androhung von Gewalt zu deren Aufnahme gezwungen wurden. Die ohnehin geringen Heilungschancen dieser Patienten verschlechterte sich dadurch nochmals.[9] Die Genesung von großflächigen Geschosswunden war selten, Amputationen endeten wegen des großen Blutverlustes meist tödlich. Unterließ man sie jedoch, setzte fast unweigerlich Wundbrand ein, der ebenfalls zum Tod führte. Diese Kriegsfolgen wurden allgemein als alleiniges Berufsrisiko der Söldner angesehen. Gegen die häufig grassierenden Seuchen, gegen Magen- und Darmerkrankungen und venerische Krankheiten war man ohnehin machtlos. Die in den Städten bereits umgesetzten hygienischen und Quarantänemaßnahmen waren in den Heerlagern noch weitgehend unbekannt, so dass Seuchen nicht selten durch

6 Philipp Osten, Krankenhäuser, in: Thorsten Noack, Heiner Fangerau, Jörg Vögele, Querschnitt Geschichte, Theorie und Ethik der Medizin, München u. a., 2007, S. 98–108, hier S. 102.

7 Der Ausdruck Feldscherer wurde 1542 erstmals für einen Bader verwandt, der Schweizer Söldner zum Dienst in ein anderes Land begleitete. Vgl. Kolmsee, Unter dem Zeichen des Äskulap, S. 40 sowie Richter, Geschichte des Medizinal-Wesens, S. 2ff. Viele der bekannten Chirurgen der frühen Neuzeit hatten jahrelange Erfahrungen in militärischen Diensten gesammelt. Vgl. Fritz Dross, Militärmedizin, in: Enzyklopädie der Neuzeit, Bd. 8, Stuttgart 2008, Sp. 510–514.

8 Zum Verschwinden der Frauen aus den frühneuzeitlichen Heeren nach dem Dreißigjährigen Krieg vgl. John A. Lynn, Women, Armies, and Warfare in Early Modern Europe. Cambridge 2008. Zur sozialen Situation der anschließend in den Garnisonsstädten zurückbleibenden Frauen vgl. Beate Engelen, Soldatenfrauen in Preußen: eine Strukturanalyse der Garnisonsgesellschaft im späten 17. und 18. Jahrhundert, Münster 2005.

9 Ring, Geschichte der Militärmedizin, S. 21. Zum zeitgenössischen Disput über die künstliche Wundeiterung vgl. Kolmsee, Unter dem Zeichen des Äskulap, S. 38 und 48ff.

die Soldaten über weite Landstriche verbreitet wurden. Bis in das 19. Jahrhundert hinein forderten Krankheiten in den Heeren mehr Menschenleben, als die Kampfhandlungen selbst.[10] „Der niedrige Entwicklungsstand der Medizin, das Fehlen von Kenntnissen über die konkreten Entstehungsursachen und die Wege der Übertragung von Infektionskrankheiten sowie das Fehlen einer wirksamen Diagnostik, Therapie, geschweige denn Prophylaxe, bedingten die hohe Morbidität und Mortalität in den Heeren."[11]

Einen allgemeinen Niedergang erlebte die gesundheitliche Versorgung im Dreißigjährigen Krieg, in dem auch die zivilen Strukturen vielerorts zusammenbrachen und ganze Landstriche entvölkert wurden. Erst die stehenden Heere des Absolutismus machten die ständige medizinische Betreuung der Soldaten zu einer staatlichen Aufgabe, das Militärmedizinalwesen entstand.[12]

Die Entwicklung begann in den meisten deutschen Territorien in der zweiten Hälfte des 17. Jahrhunderts und verlief auf Grund mangelnder finanzieller Ausstattung und des Unverständnisses der Souveräne für die Notwendigkeit sanitärer und medizinischer Maßnahmen nur schleppend. Als Vorbild diente der französische „Service de Santé", der unter Ludwig XIV. (1638–1715) entstand. Sein Baumeister Sébastian de Vauban (1633–1707) errichtete entlang der französischen Ostgrenze und in den Küstenorten eine Kette von Festungen mit angeschlossenen Militärlazaretten, die nach den damaligen Erkenntnissen der Medizin und Hygiene errichtet wurden. Bewegliche Feldlazarette sollten im Krieg die Erstversorgung der Verwundeten gewährleisten, bevor sie in die stehenden Einrichtungen abtransportiert wurden. Das ab 1708 einem eigenen Reglement unterworfene festangestellte Personal, der Service de Santé, übernahm die Betreuung der Patienten. Erstmals wurden Maßnahmen zur Verhütung von Infektionskrankheiten festgelegt. Obwohl diese hoffnungsvollen Ansätze nach dem Tod Ludwig XIV. nicht in gleicher Weise auf ganz Frankreich ausgedehnt wurde, erlangte das französische System Vorbildwirkung für die europäischen Mächte und insbesondere für Preußen.[13] Aufbauend auf Vorarbeiten seines Militärberaters Fürst Leopold I. von Anhalt-Dessau (1676–1747) erließ König Friedrich Wilhelm I. (1688–1740) 1726 das „Reglement vor die Königlich Preußische Infanterie", in dem auch die Grundzüge des Militärmedizinalwesens geregelt waren. Der König ließ sich dabei weniger von humanitären, als vielmehr von staatsmännischen Überlegungen leiten, denn nur eine gesunde Truppe garantierte das Funktionieren der Armee. Bei jedem Regiment wurde ein gut ausgebildeter und examinierter Regimentsfeldscherer mit ärztlichen Funktionen eingesetzt, dem Kompaniefeldscherer

10 Dross, Militärmedizin, Sp. 512.

11 Kolmsee, Unter dem Zeichen des Äskulap, S. 52.

12 Vgl. zum Folgenden: Kolmsee, Unter dem Zeichen des Äskulap, S. 57 ff. und Ring, Geschichte der Militärmedizin, S. 31 ff. Für Preußen auch: Richter, Geschichte des Medizinal-Wesens, S. 10 ff. In der zweiten Hälfte des 19. Jahrhunderts bildeten sich die Begriffe Militärsanitätswesen und -sanitätsdienst heraus.

13 Auf Anweisung des preußischen Königs Friedrich Wilhelm I. wurden ab 1716 regelmäßig Medizinstudenten zur Ausbildung als Militärchirurg nach Paris entsandt. Vgl. Richter, Geschichte des Medizinal-Wesens, S. 109.

für die eigentliche Krankenpflege unterstellt wurden. Beide unterstanden den jeweiligen militärischen Vorgesetzten.

Das Lazarettwesen als Kern des Militärmedizinalwesens entstand in Form von Garnisons- und Hauptlazaretten sowie Krankenstuben. Jedem Armeekorps wurde die Ausstattung für ein Feldlazarett bewilligt. Das Preußische Feldlazarettreglement von 1787 behielt die beiden Lazaretttypen, das stehende Haupt- und das bewegliche Feldlazarett bei.[14] Neue Erkenntnisse der Medizin veranlassten die Trennung der Patienten nach Krankheitsarten und eine gute Belüftung der Krankenzimmer.

Die Leitung des Lazarettwesen hatte zwar ein Stabsoffizier, der Haupt-Feldlazarett-Direktion gehörten aber auch die Oberstabsärzte und Generalchirurgen an, so dass ihre fachlichen Anliegen zumindest gehört wurden. Die bisherigen Feldscherer wurden in Preußen 1788 offiziell von der Pflicht des Rasierens und Bartscherens befreit und ab 1790 ausschließlich als Chirurgen bezeichnet.[15] Ihre fachliche Ausbildung erfolgte in Berlin am „Collegium medico-chirurgum" und umfasste neben anatomischen auch medizinische, chirurgische, botanische und chemische Lehrveranstaltungen. Die strenge Trennung in Ärzte und chirurgisch tätige Wundärzte wurde allmählich aufgehoben. 1727 folgte die Gründung der Berliner „Charite" zur Aufnahme kranker Bürger und als Ausbildungsstätte für die Studenten des Collegiums. Sie garantierte eine praxisnahe und umfassende Ausbildung der künftigen Regimentsfeldscherer und wurde zum Vorbild ähnlicher Einrichtungen in Düsseldorf, Dresden, Braunschweig und München. 1795 schließlich gründete Friedrich Wilhelm II. (1744–1797) auf Grund der schlechten Erfahrungen mit seinem Militärmedizinalwesen bei der Kanonade von Valmy die „Königlich Preußische medizinisch-chirurgische Pépinière" in Berlin, die bis in das 20. Jahrhundert hinein den militärärztlichen Nachwuchs über Preußens Grenzen hinaus ausbildete.[16]

Diese Erfolge bei der Ausbildung des quasi ärztlichen Personals dürfen aber nicht über die sonstigen Mängel des preußischen und des Militärmedizinalwesens anderer europäischer Länder hinwegtäuschen, die schon in den geringen Kapazitäten der Lazaretteinrichtungen zum Ausdruck kamen. Defizite gab es darüber hinaus bei der Ausrüstung der Soldaten, die mehr auf Repräsentation als auf Wetterfestigkeit ausgerichtet war, was sich insbesondere bei Winterfeldzügen durch einen erhöhten Krankenstand bemerkbar machte. Maßgebliches Merkmal der militärischen Strategie waren lange Fußmärsche, die die Soldaten erschöpften und zu Ausfällen auf Grund von Fußerkrankungen, Flüssigkeitsdefiziten oder Sonnenstich führten. In den Quartieren, seien

14 Ring, Geschichte der Militärmedizin, S. 67 f.

15 Ebd., S. 72.

16 An der Pépinière (dt. „Pflanzschule") wurden u. a. Rudolf Virchow, Friedrich Loeffler, Hermann von Helmholtz und Gottfried Benn ausgebildet. Vgl.: Dietrich Pellnitz, Beiträge zur Geschichte der Pépinière, Berlin 1993 sowie Horst-Peter Wolff, Zu chirurgischen und medizinisch-chirurgischen Lehranstalten in deutschsprachigen Ländern vom 18. bis zur Mitte des 19. Jahrhunderts, Fürstenberg/Havel 2009.

es Biwaks, Feldlager oder Winterunterkünfte, herrschten völlig unzureichende sanitäre Bedingungen, die nicht selten zum Ausbruch von Seuchen führten, die dann auf den Märschen in andere Landesteile verschleppt wurden. Ein weiteres Defizit war der Transport von Verwundeten vom Schlachtfeld, der in einigen Armeen während der Schlacht sogar verboten war. Auch nach deren Beendigung blieben die Verwundeten oft zu Hunderten tagelang ohne Hilfe liegen. Kaum ein Militär schenkte jedoch den Auswirkungen dieser Art von Kriegsführung auf den Gesundheitszustand der Soldaten ernsthafte Beachtung, die zahlreichen Publikationen von Militärärzten wurden von den Kommandostellen kaum rezipiert.[17] Wie die folgenden Kapitel zeigen werden, trafen diese für das 18. Jahrhundert konstatierten Mängel auf Grund der schleppenden und halbherzigen Reform des Militärmedizinalwesens auch noch auf die Kriege des 19. Jahrhunderts zu. In diese Lücke sollte die freiwillige Kriegskrankenpflege treten.

Durch die in vielen Ländern zu Beginn des 19. Jahrhunderts eingeführte allgemeine Wehrpflicht waren mehr Menschen vom Krieg betroffen als je zuvor. Der Einsatz neuer Waffensysteme verursachte größere Verluste. Die drei Tage dauernde Völkerschlacht bei Leipzig im Oktober 1813, die bis zum Ersten Weltkrieg als die größte Feldschlacht in der Geschichte galt, forderte annähernd 100.000 Opfer. Allein die Stadt Leipzig hatte 34.000 Patienten zu versorgen, von denen 11.000 starben.[18] Die Pflege erfolgte durch die Zivilbevölkerung in öffentlichen Gebäuden und Privatwohnungen, es kam zur Gründung von Frauenvereinen zum Zweck der Krankenpflege. Im April 1813 hatten einige Prinzessinnen des Hauses Hohenzollern in einem „Aufruf an die Frauen im Preußischen Staate" zur Bildung dieser Vereine aufgerufen, die daraufhin in mindestens 300 deutschen Städten entstanden.[19] Ihre Gründung war nötig geworden, weil das Preußische Heer im März 1813 lediglich über sechs mobile und drei Hauptlazarette verfügte und auch das Sanitätswesen der übrigen beteiligten Armeen den kolossalen Anforderungen eines langen Krie-

17 Kolmsee, Unter dem Zeichen des Äskulap, S. 70 f.

18 Herbert Grundhewer, Von der freiwilligen Kriegskrankenpflege bis zur Einbindung des Roten Kreuzes in das Heeressanitätswesen, in: Johanna Bleker, Heinz-Peter Schmiedebach (Hg.): Medizin und Krieg. Vom Dilemma der Heilberufe 1865 bis 1985, Frankfurt/M. 1987, S. 29–44, hier, S. 30 sowie Christopher Clark, Preußen, München 2008^2, S. 429. Die Angabe der genauen Verwundetenzahlen ist schwierig, da in der Literatur nicht zwischen gefallenen und verwundeten Soldaten unterschieden wird.

19 Der Aufruf erschien am 1.04.1813 in der „Königlich Privilegierten Berlinischen Zeitung von Staats- und gelehrten Sachen" und wurde nochmals abgedruckt in: Paul Philippi, Die Vorstufen des modernen Diakonissenamtes 1789–1848, Neukirchen-Vluyn 1966, S. 48 f. Vgl. dazu auch: Dirk Alexander Reder, Frauenbewegung und Nation: patriotische Frauenvereine in Deutschland im frühen 19. Jahrhundert (1813–1830), Köln 1998 sowie Karen Hagemann, Heldenmütter, Kriegerbräute und Amazonen. Entwürfe „patriotischer" Weiblichkeit zur Zeit der Freiheitskriege, in: Ute Frevert (Hg.), Militär und Gesellschaft im 19. und 20. Jahrhundert. Stuttgart 1997, S. 174–200, hier S. 192 ff. sowie Dieter Riesenberger, Das Deutsche Rote Kreuz. Eine Geschichte 1864–1990, Paderborn u. a. 2002, S. 19–27.

ges mit massenhaften Verlusten nicht gewachsen war.[20] Die Frauenvereine hatten Aufgaben in der Krankenpflege übernommen, die in der Frühen Neuzeit von den bereits erwähnten Trossfrauen erledigt wurden. Dieser sollte im Zeitalter der Massenheere aus taktischen Gründen möglichst klein gehalten werden und umfasste keine Familienangehörigen mehr.[21] Trotz einiger Arbeitsperspektiven für die Friedenszeit lösten sich die meisten dieser Frauenvereine nach Beendigung des Krieges wieder auf, weil ihr national-patriotischer Impetus von den Behörden zunehmend argwöhnisch bewertet wurde und das aufkommende bürgerliche Bild von „Weiblichkeit" keine aktive Teilnahme von Frauen am öffentlichen Leben vorsah.[22]

Der Militärmedizinhistoriker Friedrich Ring unterteilte den Zeitraum von 1815 bis 1871 in zwei Etappen: 1. von 1815 bis 1859/60 und 2. von 1859/60 bis 1871.

Wie die folgenden Ausführungen zeigen werden, war die erste Phase zwar von einer weitgehenden Stagnation, aber nicht vom völligen Entwicklungsstillstand des Militärmedizinalwesens geprägt.[23] Durch die staatliche Zersplitterung Deutschlands „hatte jeder deutsche Teilstaat ein eigenes militärisches und ziviles Gesundheitswesen mit andern Organisationsformen, Einrichtungen und Arbeitsmethoden".[24] Die Tatsache, dass die Präsenz von Heilpersonen und deren fachliche Qualifikation ein wichtiger Stimulus für die militärische Einsatzbereitschaft und Pflichterfüllung der Soldaten war, fand in den meisten deutschen Armeen bis weit in das 19. Jahrhundert hinein nicht die nötige Aufmerksamkeit der militärischen Führungen.[25] Ärztliches Personal wurde nicht zu den Kombattanten gezählt und ihm wurden Offiziersrechte verwehrt, Krankenpfleger im eigentlichen Sinne existierten bis in die 1850er Jahre überhaupt nicht. Ebenso desolat war der Rechtsstatus des Sanitätspersonals und der Verwundeten im Falle eines Krieges. Seit dem 16. Jahrhundert wurden Verträge zwischen kriegführenden Parteien über die Unantastbarkeit und Pflege von Verwundeten abgeschlossen. Zwischen 1581 und 1864 sind in Europa und Amerika insgesamt 291 solcher Vereinbarungen bekannt, die jeweils zu Beginn eines Krieges unterzeichnet wurden und nur für dessen Dauer

20 Die preußischen Provinzen wurden verpflichtet, auf eigene Kosten Provinziallazarette zur Unterstützung einzurichten, von denen es im Herbst 1813 schließlich 51 gab. Vgl. Riesenberger, Das Deutsche Rote Kreuz, S. 20.

21 Gottfried Friedrich Franz Loeffler, Das Preußische Militär-Sanitätswesen und seine Reform nach der Kriegserfahrung von 1866, 1. Teil, Berlin 1868,S. 28.

22 Ausnahmen, wie das unter dem Protektorat der Großherzogin Maria Paulowna (1786–1859) stehende „Weimarische patriotische Fraueninstitut", waren selten. Riesenberger, Das Deutsche Rote Kreuz, S. 22f. sowie Philippi, Die Vorstufen des modernen Diakonissenamtes, S. 59f.

23 Diese Einschätzung deckt sich mit dem Befund von Dierk Walter, der für die preußische Armee insgesamt für diesen Zeitraum eine „Fähigkeit zur Anpassung an veränderte Rahmenbedingungen" konstatiert. Vgl. Walter, Preußische Heeresreformen 1807–1870, S. 609.

24 Ring, Geschichte der Militärmedizin, S. 118.

25 Kolmsee, Unter dem Zeichen des Äskulap, S. 10.

galten.[26] In der ersten Hälfte des 19. Jahrhunderts wurden diese Verträge immer seltener, gleichzeitig waren nach den Erfahrungen der Befreiungskriege erste Rufe nach Humanität im Krieg zu vernehmen. August Ferdinand Wasserfuhr, preußischer Regimentsarzt und späterer Generalarzt des II. Armeecorps forderte 1820: „Sollte man die erste aller menschlichen Pflichten – Mitleiden mit dem verwundeten, hülflosen Bruder, – sollte man diese nicht zu einem Völkerrechte erheben wollen? Welchem Feind kann denn der blutende und erschöpfte Krieger noch schaden?“[27] Bei den beschränkten Möglichkeiten der Medizin kam der Widereinsatz in einem Krieg nach ausgeheilter Verwundung kaum vor. Durch die Einführung der allgemeinen Wehrpflicht im Jahr 1814 gingen nun nicht wie bisher bezahlte Söldner, von der Öffentlichkeit weitgehend unbeachtet, ihrem Beruf nach, sondern Vertreter (fast) aller Volksschichten, die auf Grund ihrer Jugend die materiellen Stützen ihrer Familien waren.[28]

Trotzdem stagnierte aber aus finanziellen Gründen und aus Desinteresse der konservativen Ministerialbürokratie nach den Befreiungskriegen die Entwicklung zu einem Militärsanitätswesens, dass im Kriegsfall in der Lage gewesen wäre, seine Aufgaben umfassend zu erfüllen. Die lange Friedensperiode ließ dieses Thema in Deutschland für lange Zeit aus dem Blickfeld der Öffentlichkeit verschwinden. Der führende preußische Militärarzt Gottfried Friedrich Franz Loeffler (1815–1874), der später für Preußen die Genfer Konvention unterzeichnen sollte, resümierte rückblickend: „Nur der Krieg selbst pflegt durch die ihn begleitende Spannung der Geister und durch die Unmittelbarkeit des Eindrucks, welchen sein blutiges Gesicht auf die Herzen macht, die rechte Schätzung des Bedarfs an Hülfe zu sichern und das Interesse für die zulängliche Deckung desselben ausreichend zu beleben. Je ferner – rückwärts oder vorwärts – der Krieg liegt oder zu liegen scheint, desto schwächer wird

26 Vgl. Sanitäts-Bericht 1870/71, Bd. 1, S. 420 sowie Grundhewer, Von der freiwilligen Kriegskrankenpflege, S. 33. Beide beziehen sich auf Ernst Julius Gurlt, Zur Geschichte der internationalen und freiwilligen Krankenpflege im Kriege, Leipzig 1873. Im ersten Teil „Historische Studien über internationale Kriegs-Krankenpflege in den letzten 300 Jahren vor Abschluss der Genfer Konvention“ listete Gurlt die ihm bekannten Verträge auf. Vgl. auch: Hans Peter Tüscher, Die völkerrechtliche Regelung des Loses der Kriegsopfer vor Abschluss der Genfer Konvention von 1864, Zürich 1969.

27 Zit. nach: Carl Lueder, Die Genfer Convention, Erlangen 1876, S. 41. Vgl. dazu und zu weiteren Initiativen Riesenberger, Das Deutsche Rote Kreuz, S. 29f.

28 Zur allgemeinen Wehrpflicht vgl. Roland G. Foerster (Hg.), Die Wehrpflicht, München 1994, besonders Heinz Stübig, Die Wehrverfassung Preußens in der Reformzeit, ebd., S. 39–53. Stübig stellte heraus, dass die mit der Einführung der Wehrpflicht intendierten egalisierenden Absichten nicht umfassend realisiert wurden. Zwar wurde 1813 der Versuch, sich der Dienstpflicht zu entziehen, unter Strafe gestellt, die allmähliche Aushöhlung der Wehrpflicht durch systematische Degradierung und schließlich die Quasi-Auflösung der Landwehr durch Kriegsminister von Roon, unterminierte die liberalen Forderungen nach einer Verbürgerlichung des Militärs. Vgl. auch Michael Sikora, Militarisierung und Zivilisierung. Die preußischen Heeresreformen und ihre Ambivalenzen, in: Peter Baumgart u. a. (Hg.), Die preußische Armee. Zwischen Ancien Régime und Reichsgründung, Paderborn u. a. 2008, S. 164–195.

die Wirkung jener Hebel. Ein langer Friede pflegt die Frage des Hülfebedarfs im Kriege den nicht berufsmässig auf dieselbe gerichteten Augen zu entrücken."[29]

In Preußen, dass hier stellvertretend betrachtet werden soll, waren lediglich kleinere Fortschritte zu verzeichnen. In den Provinzen leiteten Generalkommandos und die dort eingesetzten Divisionsgeneralchirurgen das militärische Sanitätswesen. Die Behandlung in den Lazaretten erfolgte durch Angehörige verschiedener, aus der frühen Neuzeit herrührender medizinischer Berufe, zu denen neben den an Universitäten oder eigenständigen militärärztlichen Bildungsanstalten geschulten praktischen Ärzten immer noch Wundärzte zählten, die in einem Dreijahreskurs an einer medizinisch-chirurgischen Lehranstalt ausgebildet worden waren.[30] 1825 erfolgte eine Neuordnung der medizinischen Standesorganisation in Preußen, die aber nur die Konservierung der alten Berufsverhältnisse zur Folge hatte.[31] Wegen des Mangels an wissenschaftlich ausgebildeten Ärzten wurde mit den chirurgischen Wundärzten dauerhaft eine „weitere Kategorie mit einer für die ärztliche Tätigkeit nicht vollausreichenden Bildung" zugelassen.[32] Ein anderes Problem stellten die Reibereien zwischen den Vertretern der verschiedenen ärztlichen Berufe dar, da die an den militärärztlichen Bildungsanstalten für den Einsatz in leitenden Funktionen ausgebildeten Mediziner bei Beförderungen bevorzugt wurden. Die Verfügung von 1825 führte die Bezeichnungen Regiments- und Bataillonsarzt ein, 1828 erhielten die bei den Generalkommandos tätigen Ärzte die Bezeichnung „Generalarzt des Korps". Die unteren Dienstgrade wurden weiterhin als Chirurgen bezeichnet.[33] Obwohl das Ansehen der Regiments- und Bataillonsärzte durch die Instruktion gehoben worden war, blieb ihre militärische Stellung praktisch unverändert. Sie waren trotz ihrer Offiziersdienstgrade Militärbeamte und standen als solche immer noch hinter dem jüngsten Offizier desselben Ranges, d. h. der alte erfahrene Regimentsarzt hinter dem jüngsten Hauptmann.[34]

1832 wurde die Position der Lazarett- oder Chirurgengehilfen eingeführt, um dem empfindlichen Mangel an unterem medizinischen Personal abzuhel-

29 Loeffler, Das Preußische Militär-Sanitätswesen, 2. Teil, Berlin 1869, S. 4.

30 Weitere, gegeneinander schwer abgrenzbare medizinische Berufe waren: ärztliche Licentiaten, Zahnärzte, Augenheiler, Bruch- und Steinschneider. Zur Einteilung der medizinischen Berufe in Preußen vgl. Ring, Geschichte der Militärmedizin, S. 343, Anm. 24.

31 Rundschreiben hinsichtlich der Klassifikation des ärztlichen und wundärztlichen Personals des Ministeriums der geistlichen Angelegenheiten und des Ministeriums des Innern und der Polizei vom 24.8.1825, abgedruckt in: Magazin für die gesamte Heilkunde mit besonderer Rücksicht auf das Militair-Sanitäts-Wesen im Königl. Preußischen Staate, Bd. 23, Berlin 1826, S. 482–483.

32 Ring, Geschichte der Militärmedizin, S. 120.

33 Auf den Mangel an Nachwuchs für die unteren ärztlichen Laufbahnen, der insbesondere durch die Schließung der Chirurgen-Bader-Stuben im Jahr 1815 noch drastischer wurde, soll hier nicht näher eingegangen werden. Vgl. dazu: Ring, Geschichte der Militärmedizin, S. 120f.

34 Ebd., S. 122f.

fen.[35] Aus den Reihen der Soldaten sollte bei jeder Kompanie ein Mann in einer dreijährigen praktischen Unterweisung ohne verbindlichen Lehrplan so weit ausgebildet werden, dass er in der Lage war, niedere Chirurgendienste zu übernehmen und die Chirurgen dadurch zu entlasten. Auch die dem damaligen Kenntnisstand entsprechenden Kenntnisse in der Krankenpflege wurden diesen Gehilfen vermittelt. Den fähigsten von ihnen sollte die Weiterbildung zum Chirurgen offen stehen.[36]

Auf dem Gebiet des Sanitätsdienstes im Kriegsfall wurden die Erfahrungen der Befreiungskriege bei der Ausarbeitung der 1834 erlassenen preußischen „Vorschriften über den Dienst der Krankenpflege im Felde" umgesetzt[37]. Sie lösten das 1787 erlassene preußische Feldlazarettreglement ab. Die wesentlichsten Änderungen betrafen die Zuordnung der Lazaretteinrichtungen zu den Armeekorps, von denen jedes nun drei schwere und drei leichte Feldlazarette in seinem Bestand hatte, während im 18. Jahrhundert eine zentrale Verwaltung der beweglichen Feldlazarette und der stehenden Hauptlazarette für die gesamte Armee erfolgte.[38] Der schnellen Versorgung und dem Abtransport der Verwundeten vom Schlachtfeld widmete die Vorschrift besondere Aufmerksamkeit, da die Befreiungskriege hier besonderen Handlungsbedarf gezeigt hatten. Zum einen sollten die leichten Feldlazarette aus einer „fahrbaren Abteilung" und einem Depot bestehen. Die fahrbare Abteilung arbeitete unter der Leitung eines Stabsarztes unmittelbar auf dem Schachtfeld und eröffnete dort einen Verbandsplatz in einem Gebäude oder einem zu diesem Zweck mitgeführten Zelt, in dem Verbände angelegt und erste Behandlungen durchgeführt werden konnten. Das Depot sollte in der Nähe des Schlachtfeldes zur Aufnahme der ankommenden Verwundeten dienen. Dem Abtransport von nichtgehfähigen Verwundeten dienten von nun an besondere Krankenträger, von denen zwölf jeder fahrenden Abteilung zugeordnet waren. Sie waren mit Krankentragen und frischem Trinkwasser versehen.[39] Zu jedem

35 Loeffler bezeichnete sie als „Lazareth-Gehülfen". Diese Bezeichnung hat sich ab 1852 auch offiziell durchgesetzt. Vgl. Loeffler, Das Preußische Militär-Sanitätswesen, 1. Teil, S. 30 und 2. Teil, S. 5 sowie Richter, Geschichte des Medizinal-Wesens, S. 107 ff. Vgl. dazu auch: Riesenberger, Das Deutsche Rote Kreuz, S. 35 sowie Ring, Geschichte der Militärmedizin, S. 121.

36 Adolph Leopold Richter, Das Institut der Chirurgen-Gehülfen oder Krankenpfleger, Düsseldorf 1847, S. 93 ff. Der 1864 als Beobachter nach Schleswig-Holstein entsandte Oberstabsarzt Dr. Klein fällte über die Tätigkeit der Gehilfen ein vernichtendes Urteil, da ihre Kenntnisse für die vorgesehene Tätigkeit als chirurgische Unterärzte nicht ausreichten. HSA Stuttgart, E 271 c Kriegsministerium Nr. 2153, Bericht von Dr. Klein vom August 1864.

37 Vorschriften über den Dienst der Krankenpflege im Felde bei der Königlich Preußischen Armee, Berlin 1834.

38 Ring, Geschichte der Militärmedizin, S. 127.

39 1854 wurden das Amt der Krankenträger in einer speziellen Verordnung neu geregelt. Der schnelle Abtransport der Verwundeten galt als entscheidende Voraussetzung für eine baldige Genesung. Sie sollten den Verwundeten auf dem Schlachtfeld erste Hilfe leisten und sie zu den Verbandsplätzen transportieren. Im Kriegsfall waren sie nun den Sanitätseinrichtungen zugeordnet oder befanden sich als Hilfskrankenträger bei der Truppe.

Feldlazarett gehörten zudem acht Pferdefuhrwerke für den Transport der Verwundeten. Die schweren Feldlazarette sollten die weitere stationäre Behandlung der Kranken und Verwundeten übernehmen. Patienten mit längerer Verweildauer wurden in rückwärtige stehende Lazarette überführt.

Diese geringfügigen Entwicklungen können nicht darüber hinwegtäuschen, dass das Militärsanitätswesen mit den rasanten Fortschritten sowohl der Medizin als auch der Waffentechnik nicht Schritt gehalten hatte. Auch Dieter Riesenberger konstatiert im Vormärz eine fast durchgängige Vernachlässigung desselben durch die Länder des Deutschen Bundes. „In dieser vier Jahrzehnte dauernden Friedensperiode widmete man der sog. ‚Heeressanität', d.h. der Bergung und Versorgung der im Krieg verwundeten und erkrankten Soldaten, nur wenig Beachtung. Es schien den Grundsätzen einer ‚weisen Staatswirtschaft' zu widersprechen, bereits in Friedenszeiten den Sanitätsdienst der Heere zu fördern, wie es ‚in jeder Hinsicht den Erfordernissen des Krieges entspricht.'"[40] Hemmend auf alle Reformbestrebungen wirkten sich stets die finanziellen Bedürfnisse eines funktionierenden Sanitätswesens aus, die zwar im Verhältnis zu den Rüstungsausgaben gering ausfielen, aber bei großen Heeren immer noch groß genug waren, „um vom staatsökonomischen Standpunkte Bedenken zu erregen."[41] Nicht zuletzt durch die interne Ausbildung und schlechtere Bezahlung genossen die Militärärzte ein geringeres öffentliches Ansehen als Zivilärzte. Der Militärchirurg Theodor Billroth schrieb 1859 über die Behandlung der preußischen Militärärzte: „Noch im Siebenjährigen Kriege glaubte man den Unterärzten bei der Armee keinen höheren Rang als den der Tambours anweisen zu dürfen; wenn einem dieser ‚Feldscherer' einer der Garde-Grenadiere starb, so wartete seiner unausbleiblich die Fuchtel. Diese Anschauungen liegen noch immer sehr tief in den Köpfen des preußischen Officierscorps, und die Stellung der Aerzte ist daher in der preußischen Armee eine unwürdige; ein gehöriger Krieg, eine blutige Schlacht, wo Hunderte von hochadligen Officieren jammervoll daliegen und sehnsuchtsvoll jeden Morgen den Arzt erwarten, wird das schon ändern. Alle anderen Nationen wetteifern in verlockenden Anerbietungen für tüchtige Feldaerzte; in Preußen steht der Militärarzt jetzt so schlecht wie bei keiner anderen Nation Europas."[42] Einige Militärärzte wiesen in Publikationen auf die Mängel des Militärsanitätswesens hin und machten konkrete Vorschläge zu seiner Reform,

Ring, Geschichte der Militärmedizin, S. 134 sowie Friedrich-Wilhelm Eggert-Vockerodt, Das Militärsanitätswesen im späten Deutschen Bund. Das bayrische Heersanitätswesen unter Einfluß der Reformen aus Preußen und Österreich in der Zeit 1848–1866, Neuried 1997, S. 22 und 172ff.

40 Dieter Riesenberger: Für Humanität in Krieg und Frieden. Das Internationale Rote Kreuz 1863–1977, Göttingen 1992, S. 14. Das interne Zitat stammt von einem „Wortführer des preußischen Generalstabs".

41 Loeffler, Das Preußische Militär-Sanitätswesen, 2. Teil, S. 2.

42 Theodor Billroth, Historische Studien über die Beurtheilung und Behandlung der Schusswunden vom 15. Jahrhundert bis auf die neueste Zeit, Berlin 1859, S. 56. Der Stellenwert des Sanitätswesens im Militär lässt sich u.a. auch an der Besoldung der Ärzte ablesen. So wurden dem Chef des Militärmedizinalwesens der über 120.000 Mann starken preußi-

die sich in den meisten Fällen aber auf die Verbesserung der eigenen ärztlichen Positionen bezogen.[43] Dabei stand die Herauslösung der Ärzte aus der lebenslangen Bindung an ein Regiment und die Schaffung eigenständiger Sanitätskorps sowie die Gleichstellung der Ärzte mit dem Offiziersstand im Vordergrund. Im Hinblick auf das medizinische Hilfspersonal stand vor allem der Lazarettgehilfe im Blickpunkt der kritischen Diskussion, von Krankenpflegern war dagegen nicht die Rede.[44] Die eigentliche Pflege in den Garnisonlazaretten lag nach den Befreiungskriegen bei angestellten Zivilisten oder Invaliden.

Im Jahr 1848 wurde eine Kommission zur Einleitung der Reform des Militärmedizinalwesens in Preußen eingesetzt, deren Beratungen sich bis 1851 hinzogen.[45] In typisch konservativer Manier wurde sie der Leitung eines Reformgegners, des Subdirektors der preußischen militärmedizinischen Akademie Pépinière Generalarzt Dr. Eck, unterstellt. Das Resultat ihrer Beratungen war das „Reglement für die Friedens-Lazarethe" von 1852, das geringfügige Verbesserung brachte. Es regelte die nun ausschließliche Anstellung universitär ausgebildeter Ärzte und schaffte den aus der frühen Neuzeit überkommenen Wundarzt endgültig ab. An ihrer dienstrechtlichen Position als Beamte änderte sich vorerst nichts.[46] Ein eigenständiges Sanitätskorps wurde nicht geschaffen.

Der Beruf des Militärkrankenwärters als Angehöriger des Hilfspersonals für die Garnisonslazarette wurde mit dieser Verordnung erstmals eingeführt.[47]

Während in der Bestimmung über eine etwa für diesen Dienst notwendige Ausbildung keine Festlegungen getroffen wurden, finden die dienstrechtlichen Belange um so ausführlichere Erläuterung. Die Wärter wurden nicht zu den

schen Armee nur die Einkünfte eines Regimentskommandeurs zugebilligt. Vgl. Ring, Geschichte der Militärmedizin, S. 123.

43 Vgl. u.a. den bereits erwähnten August Ferdinand Wasserfuhr, Beitrag für die Reform der Königlich Preussischen Militär-Medizinal-Verfassung, Koblenz 1820 sowie Adolph Leopold Richter, Welche Maßregeln hat Preußen in militärärztlicher Beziehung in diesem Augenblick zu ergreifen?, Düsseldorf 1848. Sprachrohr der Reformbewegung deutscher Militärärzte wurde die in Braunschweig erscheinende „Allgemeine Zeitung für Militair-Aerzte". Vgl. dazu: Kolmsee, Unter dem Zeichen des Äskulap, S. 101f. Geheimes Staatsarchiv Preußischer Kulturbesitz Berlin, I. HA Rep. 76 Kultusministerium VIII B 4415 Reorganisation des Militärmedizinalwesens 1848–1875.

44 Kolmsee, Unter dem Zeichen des Äskulap, S. 101ff.

45 Geheimes Staatsarchiv Preußischer Kulturbesitz Berlin, I. HA Rep. 76 Kultusministerium VIII B 4415 Reorganisation des Militärmedizinalwesens 1848–1875 sowie Bericht der vom Kriegs-Ministerium am 16.08.1848 zur Einleitung einer Reform des Militair-Medizinalwesens niedergesetzten Kommission, Berlin 1848.

46 Ring, Geschichte der Militärmedizin, S. 133. Die Oberärzte hatten nun den Rang eines Sekonde-Lieutenants, der Stabsarzt den eines Premier-Lieutenants, der Oberstabsarzt den eines Hauptmanns und der Generalarzt den Rang eines Majors. Lediglich der Generalstabsarzt der Armee konnte den Rang eines Oberst erreichen.

47 Reglement für die Friedens-Lazarethe der Preußischen Armee vom 5. Juli 1852, Berlin 1852. Die Bestimmungen für die Wärter wurden in den §82 bis 85, §550 bis 561 sowie in Anlage B des Reglements festgelegt. Bayern folgte erst 1859 mit der Ausbildung von Militärkrankenwärtern. Vgl. Eggert-Vockerodt, Das Militärsanitätswesen im späten Deutschen Bund, S. 73f.

Staatsbeamten gezählt, sondern in einem kurzfristig kündbaren Angestelltenverhältnis beschäftigt. Vorzugsweise sollten sie aus den Reihen der „mit der erforderlichen Rüstigkeit versehenen Invaliden“ rekrutiert werden, um deren Pensionszahlungen zu sparen. Ihr monatlicher Lohn betrug je nach Größe des Lazaretts zwischen 6 und 10 Reichstalern und war damit ebenso hoch wie der der Hausknechte.[48]

Bei Verstoß „gegen Gehorsam und Treue“ drohte die sofortige Kündigung. §552 regelte, dass „die Zulassung von Frauen zur Verrichtung der Wärterfunktionen [...] unter allen Umständen unstatthaft“ war. Die Unterbringung der Krankenpfleger erfolgte bei unverheirateten Personen „auf einer Lagerstätte in einer Krankenstube“ oder bei verheirateten Wärtern in einer „besonderen heitzbaren Wohnung im Lazareth“ selbst. Zu den Aufgaben der Wärter gehörte die Bedienung und Pflege der Kranken sowie die Reinhaltung der Krankenzimmer. Wie aus den einzelnen Bestimmungen der im Anhang abgedruckten „Instruction für die Krankenwärter bei den Garnison-Lazarethen“ von 1852 hervorgeht, hatte ihr Status eine Zwitterstellung zwischen dem eines Dieners oder Knechtes und eines mit der tatsächlichen Pflege der Kranken betrauten. So folgen auch die Anweisungen zur Krankenpflege erst nach längeren Passagen über die hauswirtschaftlichen Pflichten.

Gleichzeitig waren mit der schlechten Bezahlung und dem niedrigen sozialen Status aber hohe moralische und charakterliche Anforderungen verbunden. Die eigentliche fachliche Ausbildung in der Krankenpflege erfolgte auf Grund mehrerer Kabinettsorder durch ärztlichen Unterricht in den Garnisonslazaretten. Einen festgelegten Lehrplan gab es dafür nicht.[49]

Bis 1866 gelang es Preußen, sich ein Potential von 342 Krankenwärtern heranzubilden. Die Lazarett-Gehilfen wurden 1852 zur Entlastung der Chirurgen beibehalten.[50] Auf diese Art sollte der permanente und durch die neuen Bestimmungen über die universitäre Ausbildung der Ärzte von 1852 noch verstärkte Mangel an unterem Sanitätspersonal abgeholfen werden.

Diese Entwicklung korrespondiert mit der allmählichen Professionalisierung der zivilen Krankenpflege durch Barmherzige Schwestern und Diakonissen. In einem sich über Jahrzehnte hinziehenden Prozess gelang es diesen Schwesternschaften im 19. Jahrhundert, die bis dahin überwiegend in der Krankenpflege tätigen und auf der untersten sozialen Stufe stehenden sogenannten „Lohnwärter und -wärterinnen“ abzulösen und die Krankenpflege zu

48 Ebd., §551. Im Vergleich dazu betrug das Jahresgehalt einer Diakonisse in der Mitte des 19. Jahrhunderts 30 Taler. Dazu kamen allerdings noch freie Kost, Wohnung und Bekleidung. Damit entsprach es insgesamt etwa 110 bis 120 Talern, die auch als Mindesteinkommen für eine vierköpfige Arbeiterfamilie anzusehen sind. Da es aber später nicht der allgemeinen Preisentwicklung angepasst wurde, sank es im Laufe der Jahre auf die Höhe eines Taschengeldes ab. Vgl. Anna Sticker, Die Entstehung der neuzeitlichen Krankenpflege, Stuttgart 1960, S. 369.

49 Kabinettsorder vom 12.02. und 29.04.1852 sowie 21.12.1854. Vgl. Eggert-Vockerodt, Das Militärsanitätswesen im späten Deutschen Bund, S. 22.

50 Anhang I zum Reglement für die Friedens-Lazarethe der Preußischen Armee vom 5. Juli 1852, S. 501 ff.

einem seriösen, auch bürgerlichen Frauen offen stehenden Beruf zu entwickeln.[51]

Lediglich der persönlichen Initiative einiger Militärärzte ist es zu verdanken, dass der medizinische Fortschritt nicht gänzlich am Militärmedizinalwesen vorbeiging. Während der räumlich und zeitlich begrenzten deutsch-dänischen Auseinandersetzungen in Schleswig-Holstein in den Jahren 1848 bis 1851 konnten die dort tätigen preußischen Militärchirurgen Dr. Bernhard von Langenbeck (1810–1887) und Dr. Louis Stromeyer (1804–1876) sowie dessen Adjutant Friedrich Esmarch (1823–1908) wertvolle Erfahrungen sammeln, die sich in einer Reihe von Publikationen niederschlugen.[52] Erstmalig kamen Chloroform und Äther zum Einsatz, wodurch größere Operationen, wie z.B. Gelenkresektionen möglich wurden. Dr. Stromeyer schuf 1855 als Generalstabsarzt der Hannoverschen Armee die erste deutsche Sanitätskompanie, die in der Lage war, Verbandsplätze und Feldlazarette selbstständig einzurichten. Friedrich Esmarch wurde später zum Begründer des zivilen Rettungs- und Sanitätsdienstes. Erst der Krimkrieg und die Schlacht von Solferino im Italienisch-Österreichischen Krieg von 1859 zeigten deutlich, wie schlecht die europäischen Nationen auf die massenweise Versorgung von verwundeten und erkrankten Soldaten vorbereitet waren. Die wenigen auf österreichischer und französischer Seite eingesetzten Barmherzigen Schwestern konnten angesichts der Masse an Verwundeten keine flächendeckende freiwillige Kriegskrankenpflege organisieren.

Mit der Reorganisation des Preußischen Heeres von 1859/60 begann auch für das Sanitätswesen eine neue Entwicklungsetappe, da es sich den neuen strategischen Bedingungen anpassen musste.[53] Helmuth von Moltke, ab 1857 Chef des Generalstabes, plante in einem künftigen Krieg schnelle Manöver getrennt marschierender Einheiten zur Umgehung und Überraschung des Feindes.[54] Im Jahr 1860 berief der preußische Kriegsminister von Roon auf Anweisung des Prinzregent Wilhelm I. eine Kommission militärmedizinischer Experten ein, die das „Reglement über den Dienst der Krankenpflege im Felde" von 1863 erarbeitete.[55] Er selbst stand den Reformbemühungen reser-

51 Eduard Seidler, Karl-Heinz Leven, Geschichte der Medizin und der Krankenpflege, Stuttgart 2003[7], S. 179ff.; Anna-Paula Kruse, Krankenpflegeausbildung seit Mitte des 19. Jahrhunderts, Stuttgart 1995[2], Hans-Peter Schaper, Krankenwartung und Krankenpflege, Opladen 1987.

52 Vgl. u.a.: Louis Stromeyer, Maximen der Kriegsheilkunst, Hannover 1861; Ders., Erfahrungen über Schusswunden im Jahre 1866 als Nachtrag zu den Maximen der Kriegsheilkunst, Hannover 1867; Stromeyer rezipierte auch die Arbeiten seiner englischen Kollegen und übersetzte sie ins Deutsche, vgl. William Mac Cormac, Notizen und Erinnerungen eines Ambulanz-Chirurgen, übers. und Bemerkungen versehen von Louis Stromeyer, Hannover 1871; Friedrich Esmarch, Der erste Verband auf dem Schlachtfelde, Kiel 1869.

53 Walter Dierk, Preußische Heeresreformen 1807–1870. Militärische Innovation und der Mythos der „Roonschen Reform", Paderborn u.a. 2003.

54 Kolmsee, Unter dem Zeichen des Äskulap, S. 115.

55 Reglement über den Dienst der Krankenpflege im Felde bei der Königlich Preußischen Armee, Berlin 1863. Vgl. auch: Loeffler, Das Preußische Militär-Sanitätswesen, 2. Teil,

viert gegenüber. Die an gesundheitspolitischen Fragen interessierte preußische Königin Augusta (1811–1890), die kurze Zeit darauf auch an der Gründung und dem Ausbau des „Vaterländischen Frauenvereins“ maßgeblich beteiligt war, befürwortete sie dagegen. „Das Reglement hatte die zahlenmäßige Zunahme der Heere, die taktischen Veränderungen in der Kriegführung, die durch die Waffen verursachten massenhaften und zumeist schweren Verwundungen und die Fortschritte auf den Gebieten der Heilkunde zu berücksichtigen.“[56] Aufgeschreckt durch die Erfahrungen der jüngsten europäischen Kriege, hatte sich nun endlich auch in militärischen Kreisen die Erkenntnis durchgesetzt, dass das Militärmedizinalwesen seine großen Aufgaben nur lösen konnte, „wenn das Prinzip der ärztlichen Leitung überall durchgesetzt wurde“[57] und dass ohne ein gut funktionierendes Sanitätswesen dauerhafte militärische Erfolge nicht zu erringen waren. Die Umsetzung dieser Einsichten lag den Bestimmungen des Reglements von 1863 zu Grunde, das in dieser Form im damaligen Europa einzigartig war. Durch diese Vorarbeiten war der Boden für die Vorschläge Dunants zur Gründung einer internationalen Hilfsorganisation, die er während seiner Reise durch verschiedenen Länder im Jahr 1863 machte, bereits geebnet. Der Gedanke, auch die Heeressanität durch Einbeziehung der gerade im Entstehen begriffenen Hilfsorganisationen zu reformieren und sie eng miteinander zu verbinden lag nahe.[58]

Der Inhalt des Reglements soll im Folgenden kurz wiedergegeben werden. Die wichtigste Veränderung betraf die Auflösung der schwerfälligen zentralen Hauptfeldlazarette und den Einsatz von je drei schweren Korps- und drei leichten Divisionslazaretten unter der einheitlichen Leitung eines Chefarztes. Während letztere für die Versorgung der Verwundeten in der Nähe der Verbandsplätze zuständig waren, oblag ersteren die Betreuung der Abtransportierten im Rücken der operierenden Armee bis zu ihrer Heilung oder Transportfähigkeit in Etappenlazarette. Die leichten Feldlazarette hatten eine Aufnahmekapazität von 200 Personen, die schweren Feldlazarette von 400 Personen teilbar in drei Sektionen, die selbständig arbeiten konnten. Damit standen einem Armeekorps 1800 Lazarettplätze zur Verfügung. Insbesondere mussten die zahlenmäßigen Voraussetzungen bei den Ärzten, dem Pflegepersonal, der Verwaltung und Versorgung mit Medikamenten geschaffen werden, um die im Kriegsfall zu erwartende große Anzahl von Verwundeten bergen und versorgen zu können.

S. 6ff., Ring, Geschichte der Militärmedizin, S. 135, Riesenberger, Das Deutsche Rote Kreuz, S. 36 und Kolmsee, Unter dem Zeichen des Äskulap, S. 115. Der Kommission gehörten führende Militärmediziner wie der Generalstabsarzt Heinrich Gottfried Grimm (1804–1884) und die Generalärzte von Langenbeck und Loeffler an. Die Kommission bestand bis 1873 fort und arbeitete die neuen Erkenntnisse aus den Reichseinigungskriegen in ihre Vorschläge ein. Ein neues Reglement trat erst 1878 in Kraft.

56 Ring, Geschichte der Militärmedizin, S. 134f.

57 Ring, Geschichte der Militärmedizin, S. 135.

58 Vgl. die Ausführungen zur Reform von 1859 im Kap. 1.1.2. sowie Riesenberger, Das Internationale Rote Kreuz, S. 37 und Nipperdey, Deutsche Geschichte 1800–1866, S. 750.

Zuständig für den Verwundetentransport waren neben den lazaretteigenen Kräften die Krankenträgerkompanien, die nicht zu den Lazaretten gehörten, sondern selbständige militärische Einheiten bildeten, die den Anweisungen der leichten Feldlazarette unbedingt Folge zu leisten hatten.

Die Chirurgie hatte sich noch nicht in einzelne Fachgebiete geteilt, daher reichte es aus, zur besseren Versorgung der Verwundeten, einfach die Anzahl der Chirurgen zu erhöhen. Das „Reglement entsprach im großen und ganzen den neuen Erfordernissen“[59], seine Schwäche bestand in der Vernachlässigung des Sanitätsdienstes bei der Truppe und der Nichtberücksichtigung der neuen Transportmöglichkeiten für Verwundete durch die Eisenbahn.

Die Gründung einer eigenen Medizinalabteilung im preußischen Kriegsministerium im Jahr 1868 war ein erster Schritt zu einer vollständigen Gleichstellung der Mitarbeiter der verschiedenen Berufsgruppen des Militärsanitätswesens mit den kämpfenden Truppen.

1.2 Die Konfessionelle Krankenpflege

1.2.1 Katholische Organisationen

1.2.1.1 Katholische Schwesternschaften

In diesem Kapitel sollen diejenigen konfessionellen Organisationen in ihrer Entwicklung vorgestellt werden, die in der freiwilligen Kriegskrankenpflege in den Reichseinigungskriegen und darüber hinaus eine entscheidende Rolle gespielt haben.

Die Entstehung der Krankenpflege als eigenständiger Aufgabenbereich hängt ursächlich mit dem Christentum und seinen Geboten der Nächstenliebe und Barmherzigkeit zusammen.[60] Seit dem Hochmittelalter widmeten sich zahlreiche Orden dieser Tätigkeit, sie nahmen Kranke in ihre „Infirmarium“ genannte Krankenstube auf oder gründeten eigenständige Hospitäler.[61] Von Frankreich ausgehend verbreiteten sich die ab dem 17. Jahrhundert neu entstandenen katholischen krankenpflegenden Schwesternschaften wie die Vinzentinerinnen oder die Borromäerinnen auf nahezu alle europäische und außereuropäische Länder christlicher Prägung. Obwohl es sich um eine Vielzahl verschiedener Organisationen handelt, werden sie umgangssprachlich meist unter dem Begriff „Barmherzige Schwestern“ subsummiert.[62] Die Französische Revolution und die Säkularisation im Deutschen Reich unterbrachen diese Entwicklung nur kurzzeitig. Das 1790 in Frankreich verhängte Verbot

59 Ring, Geschichte der Militärmedizin, S. 137.

60 Sünje Prühlen, Mittelalter und frühe Neuzeit, in: Sylvelyn Hähner-Rombach (Hg.), Quellen zur Geschichte der Krankenpflege, Frankfurt/M., S. 35 bis 42, hier S. 37.

61 Seidler/Leven, Geschichte der Medizin und der Krankenpflege, S. 30 ff.

62 Karl Suso Frank, Barmherzige Schwestern, in: Lexikon für Theologie und Kirche, Freiburg i. Br. 2006³, Bd. 2, Sp. 12 f.

christlicher Orden wurde 1807 durch Napoleon I. wieder aufgehoben, um die drückenden Verhältnisse in den Hospitälern auch im französisch besetzten Rheinland zu verbessern. In Preußen erfolgte dagegen in Folge des Reichsdeputationshauptschlusses durch ein Edikt aus dem Jahr 1810 die Aufhebung aller Orden und Kongregationen und der Einzug ihres Vermögens.[63] Diese Verfügung wurde durch eine Kabinettsorder des preußischen Königs 1816 in der Form abgemildert, dass die noch bestehenden Genossenschaften nicht säkularisiert werden sollten. Allerdings war es ihnen verboten, neue Mitglieder aufzunehmen, was ein langsames Aussterben nach sich ziehen sollte. Den wenigen, die diese Säkularisierungswelle als „nützliche"[64] Organisationen mit dem Hauptarbeitsgebiet der Krankenpflege überstanden hatten, traten in der ersten Hälfte des 19. Jahrhunderts zahlreichen Neugründungen zur Seite, so dass von einem regelrechten „Kongregationsfrühling" gesprochen wird.[65] Da es sich dabei überwiegend um Frauenkongregationen handelte, korrigierte Relinde Meiwes den Begriff in „Frauenkongregationsfrühling" und definierte sie wie folgt: „Frauenkongregationen sind religiöse Gemeinschaften, deren Mitglieder, ohne an die strengen päpstlichen Klausurvorschriften – wie sie in den traditionellen Frauenklöstern vorgeschrieben waren – gebunden zu sein, religiöses Leben mit weltlicher Arbeit zu kombinieren suchten."[66] Sie waren vor allem auf dem Gebiet der Krankenpflege, darüber hinaus auch in der Bildung und Erziehung oder in der Sozialarbeit tätig. Der Gründungsboom hat vielfältige Ursachen, von denen hier vor allem der mit der Frühindustrialisierung verbundenen extreme Pauperismus, der eine starke Nachfrage nach sozialen Unterstützungsangeboten nach sich zog, genannt werden soll.[67] Durch mehrere Choleraepidemien ab den 1830er Jahren machte sich der Mangel an qua-

63 Unter Orden werden in der katholischen Kirche die seit dem Mittelalter bestehenden Organisationen verstanden, zu denen Mönchs- und Nonnenorden ebenso gehören wie Bettelorden und geistliche Ritterorden. Neuzeitliche Gründungen wie die hier zu behandelnden werden dagegen meist als Kongregationen bezeichnet. Sie haben keinen kontemplativen, sondern einen auf praktische Tätigkeit gerichteten Charakter und unterscheiden sich auch hinsichtlich des kirchlichen Genehmigungsverfahrens, der Gelübde und der inneren Organisation des klösterlichen Lebens. Während die einem Orden angehörenden Klöster wirtschaftlich und organisatorisch selbständig sind, stehen Kongregationen länderübergreifend unter der zentralen Leitung einer Generaloberin. Vgl. dazu: Relinde Meiwes, „Arbeiterinnen des Herrn": Katholische Frauenkongregationen im 19. Jahrhundert, Frankfurt u.a. 2000, S. 55 ff. In dieser Arbeit wird um der besseren Lesbarkeit Willen der Terminus synonym gebraucht.

64 Vgl. dazu: Meiwes, „Arbeiterinnen des Herrn", S. 68 f.

65 Zur schwierigen Quantifizierung der Neugründungen vgl. Meiwes, „Arbeiterinnen des Herrn", S. 74 ff. und die Übersicht S. 76. Weltweit erhielten im 19. Jahrhundert 571 Kongregationen die päpstliche Anerkennung, Vgl. ebd., S. 73.

66 Relinde Meiwes: Katholische Frauenkongregationen und die Krankenpflege im 19. Jahrhundert. In: L'Homme. Europäische Zeitschrift für Feministische Geschichtswissenschaft 1, 2008, S. 39–60, hier S. 41.

67 Franz Josef Stegmann, Peter Langhorst, Geschichte der sozialen Ideen im deutschen Katholizismus, in: Helga Grebing (Hg.), Geschichte der Sozialen Ideen in Deutschland, Essen 2000, S. 599–712.

lifiziertem Pflegepersonal besonders bemerkbar, denn die nicht ausgebildeten und auf der untersten sozialen Stufe stehenden Lohnwärter konnten ihre Aufgabe nur ungenügend wahrnehmen.[68]

Nicht zuletzt führte das preußische „Gesetz über die Verpflichtung zur Armenpflege" von 1842 zur Aufgabe der kommunalen Gemeinden, verarmte und erkrankte Einwohner zu versorgen. Dies hatte nicht nur die Funktionstrennung zwischen Kranken- und Armenhaus zur Folge, sondern auch einen stärkeren Zustrom armer Patienten in die Hospitäler, der wiederum einen erhöhten Personalbedarf nach sich zog.[69] Die im Zuge der Romantik einsetzende Renaissance des katholischen Glaubenslebens nach dem Verlust der weltlichen Herrschaft der katholischen Kirche führte ebenfalls zu einer Zunahme religiöser Aktivitäten.[70] Nach der Konfrontation zwischen katholischer Kirche und preußischem Staat in den 1830er Jahren[71], setzte mit dem Regierungsantritt Friedrich Wilhelm IV. ab 1840 eine Phase der Entspannung und Annäherung ein. Sie hielt bis zur Gründung des Deutschen Kaiserreiches an und wurde erst durch die Ereignisse des Kulturkampfes beendet. Der Staat erkannte die systemstabilisierende und beruhigende Wirkung der Sozialarbeit der katholischen Kirche auf die zunehmend zum Unruhefaktor werdenden Unterschichten an, sah auch in dieser Kirche nun eine Verbündete im Kampf gegen sozialdemokratische und liberale Bestrebungen und gewährte ihr im Gegenzug weitgehende Handlungs- und Assoziationsfreiheit.[72] Die katholische Kirche profitierte insbesondere von der revidierten preußischen Verfassung von 1850, die bisherige Restriktionen abbaute und die Gründung neuer Genossenschaften ohne staatliche Genehmigung zuließ. Diese Konstellation sollte auch für den Einsatz katholischer Schwestern in den Reichseinigungskriegen von Bedeutung werden. Die Verfestigung des katholischen Milieus insbesondere nach dem Übergang des katholischen Rheinlandes an das evangelische Preußen hat Olaf Blaschke zur These des 19. Jahrhundert als dem zweiten konfessionellen Zeitalter bewogen, die zwar in der Forschung nicht unwidersprochen blieb, aber wichtige Anstöße zur Neubewertung der Rolle der Religion für die Gesellschaftsentwicklung dieser Zeit gegeben hat.[73] Un-

68 Zur Berufsgruppe der „Lohnwärter" vgl. Sticker, Die Entstehung der neuzeitlichen Krankenpflege, S. 16ff. u. S. 71ff.

69 Vgl. dazu: Meiwes, „Arbeiterinnen des Herrn", S. 158f. sowie Seidler/Leven, Geschichte der Medizin und der Krankenpflege, S. 210.

70 Anton Rauscher (Hg.), Der soziale und politische Katholizismus. Entwicklungslinien in Deutschland 1803–1963, 2 Bd., München u. a. 1981; Erwin Gatz, Kirche und Krankenpflege im 19. Jahrhundert, München u. a. 1971 sowie Meiwes, „Arbeiterinnen des Herrn", S. 69f.

71 Die als „Kölner Wirren" bezeichneten Ereignisse entzündeten sich am Streit um konfessionelle Mischehen. Vgl. dazu: Friedrich Keinemann, Das Kölner Ereignis, sein Widerhall in der Rheinprovinz und in Westfalen, 2 Bd., Münster 1974.

72 Vgl. Meiwes, „Arbeiterinnen des Herrn", S. 70f. sowie Eduard Hegel, Das Erzbistum Köln zwischen der Restauration des 19. Jahrhunderts und der Restauration des 20. Jahrhunderts: 1815–1962, Köln 1987, S. 266.

73 Olaf Blaschke, Das 19. Jahrhundert: Ein Zweites konfessionelles Zeitalter? In: Geschichte und Gesellschaft 26 (2000), S. 38–75 sowie die Replik von Martin Friedrich, Kirche im

zweifelhaft ist die prägende Rolle der Kongregationen für die religiöse Erneuerungsbewegung und für die stark weiblich geprägte Außenwirkung des Katholizismus in der Gesellschaft.[74]

In Deutschland waren als erste Kongregation die Vinzentinerinnen im Jahr 1805 aus Frankreich kommend zunächst in Freiburg im Breisgau tätig. Bald übernahmen sie Krankenhäuser in Bayern, wo König Ludwig I. die Neuordnung der Krankenpflege durch Barmherzige Schwestern beschlossen hatte. Ihre erste selbständige Niederlassungen gründeten sie 1832 in München, es folgten weitere Orte in Deutschland und Österreich.[75]

Ab 1811 begannen vom Mutterhaus in Nancy entsandte Borromäerinnen in Trier zu arbeiten. Im damals französisch besetzten Rheinland folgten weitere Niederlassungen in Köln und Aachen, nach Abzug der Franzosen auch in Koblenz. Einen großen Beitrag zur wachsenden Popularität dieser Kongregation leistete der romantische Autor Clemens Brentano mit seiner Publikation „Die barmherzigen Schwestern in Bezug auf Armen- und Krankenpflege".[76] Sie fand insbesondere in bürgerlichen Kreisen weite Verbreitung, rehabilitierte das seit der Aufklärung diskreditierte „Nonnenleben" und führte zum Eintritt junger Frauen in die Genossenschaft.[77] 1849 wurde ein eigenes Provinzialmutterhaus

gesellschaftlichen Umbruch. Das 19. Jahrhundert, Göttingen 2006. Friedrich führte den Begriff der „Kirchwerdung" in die Diskussion ein. Zur Bedeutung der Religion im 19. Jahrhundert vgl. auch: Nipperdey, Deutsche Geschichte 1800–1866, S. 404 ff.

74 Zur kontroversen Diskussion um die Feminisierung der Religion im 19. Jahrhundert vgl. Meiwes, „Arbeiterinnen des Herrn", S. 15 ff. Die Befürworter vertreten die These, dass sich die Männer in der bürgerlichen Gesellschaft zunehmend der Politik und Ökonomie zuwandten, während Frauen der Bereich des Häuslichen und der Religion zur eigenen Gestaltung überlassen wurde. Meiwes betont zu Recht den großen Anteil von Frauen am Projekt der „Rechristianisierung" der Gesellschaft, das sich nicht nur die katholische Kirche seit der Mitte des 19. Jahrhunderts zur Aufgabe gemacht hatte. Um 1900 stellten Frauen zwei Drittel des kirchlichen Personals, so dass sie zu Recht als tragende Säule des Katholizismus anzusehen sind. Ebd., S. 312 f.

75 Auf die Geschichte der zahlreichen in der Krankenpflege tätigen katholischen Kongregationen soll im Weiteren nicht detailliert eingegangen werden. Vgl. dazu: Gatz, Kirche und Krankenpflege im 19. Jahrhundert, München 1971, S. 266 ff. Auf den französischen Priester Vinzenz von Paul (1581–1660) gehen mehrere Kongregationen zurück. Dazu zählt die 1633 unter der Bezeichnung „Töchter der christlichen Liebe" gegründete Genossenschaft, die im Deutschen umgangssprachlich auch als „Barmherzige Schwestern" bezeichnet werden und sich in der Mitte des 19. Jahrhunderts in Köln niederließen. „Barmherzige Schwestern vom Heiligen Vinzenz von Paul" oder kurz „Vinzentinerinnen" ist der Name mehrerer Genossenschaften, die auf eine Gründung im Elsass im Jahr 1734 zurückgehen und sich an Vinzenz von Paul orientieren. Die für Deutschland bedeutendste Neugründung der Vinzentinerinnen erfolgte 1841 mit einer eigenen Kongregation in Paderborn. Vgl. dazu: Geschichte der Genossenschaft der Barmherzigen Schwestern des hl. Vincenz von Paul aus dem Mutterhause in Paderborn, Paderborn 1909 sowie Meiwes, „Arbeiterinnen des Herrn", S. 93 f.

76 Clemens Brentano, Die barmherzigen Schwestern in Bezug auf Armen- und Krankenpflege; nebst einem Bericht über das Bürgerhospital in Coblenz und erläuternden Beilagen, Koblenz 1831.

77 Meiwes, „Arbeiterinnen des Herrn", S. 90. Das Buch befand sich beispielsweise auch im Besitz des Pfarrers Theodor Fliedner, der nach dem Vorbild der katholischen Mutterhäu-

in Trier errichtet, das bereits seit 1815 zu Preußen gehörte. Diese Niederlassung beförderte die Ausbreitung in Preußen, 1846 folgte eine weitere in Berlin, 1886 schließlich ein Generalmutterhaus in Trebnitz (Schlesien).

Die erste eigenständige deutsche Gründung einer Kongregation stellen die 1808 in Münster durch den Vikar und späteren Erzbischof von Köln, Clemens Droste zu Vischering (1773–1845), nach dem Vorbild der französischen Vinzentinerinnen organisierten Clemensschwestern dar.[78] Ihre Mitglieder widmeten sich unter der Leitung der Hamburger Konvertitin Maria Alberti (1767–1812) vor allem der Krankenpflege.[79] Sie wirkten besonders beispielhaft und attraktiv, da sie auf Gelübde verzichteten, nicht in Klausur lebten, sich ganz auf ihre Aufgaben in der Krankenpflege konzentrierten und dennoch den kirchlichen Vorstellungen eines kontemplativen Lebens im Dienst der Nächstenliebe entsprachen. Gatz bezeichnete sie daher als „Urtyp der neuzeitlichen karitativ tätigen Frauengenossenschaften".[80] Die meisten Kongregationen entwickelten sich überwiegend aus eigener Initiative von Frauen, Männer waren lediglich beratend und in der Seelsorge tätig. Zu ihnen zählen auch die verschiedenen Kongregationen der Franziskanerinnen. In Aachen gründete Franziska Schervier (1819–1876), die Tochter eines Nadelfabrikanten, im Jahr 1845 die „Armen Schwestern vom Hl. Franziskus".[81] Neben der aus dem Eltern-

ser das erste evangelische Diakonissenmutterhaus in Kaiserswerth gründete, worauf an späterer Stelle noch eingegangen wird.

78 Vgl. zur Geschichte dieses 1808 gegründeten Mutterhauses: Viktor Huyskens, Die Klemensschwestern zu Münster. Münsterische Heimatblätter, 1.1913/14, S. 162–167 sowie Bernhard Wilking, Genossenschaft der Barmherzigen Schwestern von der allerseligsten Jungfrau und schmerzhaften Mutter Maria „Klemensschwestern", Münster 1927. Eine kirchliche Anerkennung der als „Krankenwärterinnen-Institut" gegründeten Gemeinschaft erfolgte erst 1858. Vgl. dazu: Meike Wagener-Esser, Organisierte Barmherzigkeit und Seelenheil. Das caritative Sozialnetzwerk im Bistum Münster von 1803 bis zur Gründung des Diözesancaritasverbands 1916, Altenberge 1999 sowie Meiwes, „Arbeiterinnen des Herrn", S. 91 f., dort auch weitere Literaturhinweise. Die Bezeichnung Clemensschwestern entstand in Anlehnung an das erste Krankenhaus der Genossenschaft, das nach Papst Clemens I. (ca. 50–97 n. C.) benannt war.

79 Die ausgebildete Malerin Alberti war die Tochter eines liberalen Hamburger Pfarrers, die im Jahr 1800 zum Katholizismus konvertierte und im Kreis bekannter Romantiker, wie Novalis, Schlegel und Tieck verkehrte. In Münster lernte sie Clemens Droste zu Vischering kennen, der ihren Wunsch, sich einer katholischen Gemeinschaft anzuschließen, kannte und ihr 1808 die Position der Oberin der von ihm ins Leben gerufenen Kongregation antrug. Sie verstarb nach nur kurzer Tätigkeit an den Folgen einer Infektionskrankheit. Eine umfassende Biographie Maria Albertis steht bis heute aus. Es gibt lediglich biographische Skizzen: Heinz Jansen (Hg.), Briefe aus dem Stolberg- und Novalis-Kreis, nebst Lebensbild u. ungedruckten Briefen von Tiecks Schwägerin, der Malerin u. Ordensoberin Maria Alberti, Nachdruck der Ausgabe 1932, Münster 1969 sowie Anna Sticker, Maria Alberti, 150 Jahre Barmherzige Schwestern in Deutschland, in: Deutsche Schwesternzeitung, 12/1959, S. 60–62.

80 Gatz, Kirche und Krankenpflege im 19. Jahrhundert, S. 264.

81 Die kirchliche Anerkennung erfolgte 1851. Ignatius Jeiler, Die gottselige Mutter Francisca Schervier, Stifterin der Genossenschaft der Armenschwestern vom hl. Franciscus, dargestellt in ihrem Leben und Wirken, Freiburg i. Br. 1927[4], sowie Meiwes, „Arbeiterinnen des Herrn", S. 99 f. Dort auch weitere Literaturangaben. Meiwes weist auf das für

haus übernommenen katholischen Religiosität war ihr das sichtbare Elend in der frühindustrialisierten Stadt Aachen ein Anlass, eigene konstruktive Hilfskonzepte für verarmte Kranke und ehemalige Prostituierte zu entwickeln. Viele der alten und neu gegründeten Kongregationen standen miteinander in informeller Verbindung und unterstützten sich gegenseitig bei der Ausbildung von Schwestern.

Mit den katholischen Genossenschaften fasste auch das hierarchische, nach dem Familienmodell des 19. Jahrhunderts organisierte und auf Gehorsam beruhende Mutterhaussystem in Deutschland Fuß. Seine Bezeichnung leitet sich von der Anrede der Oberin als „Mutter" her. Von dort aus wurden alle Angelegenheiten der Schwestern geregelt, angefangen von der Aus- und Weiterbildung, über die Aussendung an einen Arbeitsplatz, auf dessen Auswahl die einzelne Schwester im Allgemeinen keinen Einfluss hatte, bis hin zur Versorgung in Krankheit und Alter. Seine Effektivität begünstigte das schnelle Ausbreiten der katholischen Kongregationen und wurde schließlich nicht nur zum Vorbild für die evangelischen Diakonissenmutterhäuser, sondern auch für die weltlichen Schwesternschaften, die in der zweiten Hälfte des 19. Jahrhunderts vom Roten Kreuz oder Kommunen gegründet wurden.[82]

1.2.1.2 Der Malteserorden

Malteser- und Johanniterorden gehen auf den gemeinsamen Ursprung des 1099 in Jerusalem gegründeten Ritterordens der Johanniter bzw. Hospitaliter zurück.[83] Sein Zweck bestand zunächst in der Beherbergung und Pflege von Pilgern und Kreuzfahrern im Johannesspital in Jerusalem, das von Kaufleuten der italienischen Stadt Amalfi gegründet und dem Orden überlassen worden war.[84]

Im 12. Jahrhundert vollzog sich die Erweiterung der Aufgaben von einer reinen Spitalbruderschaft zu einem geistlichen Ritterorden zur Verteidigung des christlichen Glaubens. Militärisches und karitatives Handeln griffen hier ineinander, die Organisation errichtete entlang der Aufmarschwege von Westeuropa nach Palästina Burgen mit angeschlossenen Hospitälern, die den Angehörigen aller geistlichen und militärischen Gemeinschaften offen standen. Niederlassungen in ganz Europa folgten, so gründete der Orden 1154 in Duisburg seine erste deutsche Kommende, der im Jahr 1200 die Errichtung des

Kongregationsgründungen besonders fruchtbare katholische Milieu dieser Industriestadt hin. Das Archiv dieser Genossenschaft wurde mit Hilfe des Landschaftsverbandes Rheinland in vorbildlicher Weise geordnet und steht der Forschung zur Verfügung.

82 Zur kontroversen Beurteilung dieser Organisationsform vgl. Meiwes, „Arbeiterinnen des Herrn", S. 171 ff.

83 Zur umfangreichen Literatur zur Geschichte des Ordens vgl. u. a.: Ernst Staehle, Die Hospitaliter im Königreich Jerusalem, Weishaupt 2002 sowie Adam Wienand (Hg.), Der Johanniterorden; Der Malteserorden, Köln 1988[3].

84 Im Jahr 1177 wurden im Johanneshospital in Jerusalem 900 Kranke und 750 Verwundete versorgt. Ihnen standen vier Ärzte, mehrere Chirurgen und Pfleger zur Verfügung. Vgl. Kolmsee, Unter dem Zeichen des Äskulap, S. 37.

Großpriorats Deutschland folgte. Nach der Vertreibung aus Palästina 1291 verlegten die Johanniter ihren Hauptsitz nach Rhodos. Die Eroberung dieser Insel durch die Osmanen hatte nach mehreren Zwischenstationen 1530 die endgültige Niederlassung auf Malta zur Folge. Seitdem bürgerte sich auch die Bezeichnung „Malteserorden" ein. Die im Deutschen Reich besonders autonome Ballei[85] Brandenburg konvertierte mit ihrem Landesherrn Kurfürst Joachim II. 1538 zum evangelischen Glauben und nannte sich weiterhin Johanniterorden. Beide Genossenschaften haben als Zeichen das achtspitzige Hospitaliterkreuz auf rotem Grund, das nicht nur an den Opfertod Christi erinnern soll, sondern auch die acht Seligpreisungen der Bergpredigt symbolisiert.[86]

Die Malteser wurde 1798 durch napoleonische Truppen von ihrem Stammsitz vertrieben, ihre europäischen Niederlassungen mit Ausnahme von Böhmen-Österreich und dem Hauptsitz in Rom in den Folgejahren aufgelöst.

Die mit der Säkularisation und der Romantik in Deutschland in der ersten Hälfte des 19. Jahrhunderts einsetzende katholische Erneuerungsbewegung hatte auch die Wiederbelebung des Ordens zur Folge.[87] Sie ist im Kontext der bereits dargestellten Neugründung von katholischen Kongregationen zu sehen. Sein Hauptzweck bestand in der Verteidigung der Religion und der Ausübung von Werken der Barmherzigkeit, wie z. B. der Krankenpflege und Armenfürsorge.[88]

Bemühungen zur Neugründung erfolgten von verschiedener Seite. Der preußische König Friedrich Wilhelm IV. wollte nach der Wiedererrichtung des evangelischen Zweiges in Preußen auch die katholischen Malteser erneut ins Leben rufen. Sein Gesandter in Rom signalisierte 1858 der Ordensleitung diesen Wunsch, der dort auf die größte Bereitschaft traf.[89] In Westfalen und im Rheinland fanden sich mehrere Adlige zusammen, die bereit waren, die Organisation in die Hand zu nehmen und die notwendigen finanziellen Verpflichtungen einzugehen. Ihre Bemühungen wurden vom Großmeister des Ordens in einem Erlass vom 31. Dezember 1859 bestätigt, der als die Gründungsurkunde der Rheinisch-Westfälischen Malteser-Genossenschaft gilt. Der nun gebildete ständige Patronatsrat traf unterdessen bei der Beantragung der Korpo-

85 Ballei (auch Balley geschrieben) leitet sich vom lat. ballivus = Aufseher her und bezeichnet die Provinz eines Ritterordens.

86 Adam Wienand, Das Ordenskreuz der Johanniter-Malteser, in: Wienand, Der Johanniterorden; Der Malteserorden, S. 22–26.

87 Zum Folgenden vgl.: Maximilian von Twickel, Die nationalen Assoziationen des Malteserordens in Deutschland. Die rheinisch-westfälische Malteser-Genossenschaft, in: Wienand, Der Johanniterorden; Der Malteserorden, S. 453–481. Es soll im Folgenden nur auf die rheinisch-westfälische Maltesergenossenschaft eingegangen werden. Das Archiv der 1867 wiedererrichteten schlesischen Malteserritter wurde im Zweiten Weltkrieg vernichtet. Daher gibt es kaum wissenschaftlichen Ansprüchen genügende Darstellungen zur Geschichte dieses Zweiges. Vgl.: Alexander von Schalcha, Der Verein der schlesischen Malteserritter, in: Ebd., S. 482–499. Auch auf die Arbeit des bayrischen St. Georgs-Ordens soll im weiteren nicht eingegangen werden.

88 Artikel 1 der vom Papst bestätigten Regel des Malteserordens vom 12.08.1867, in: Archiv des Bistums Köln, Erzbischöfliche Cabinets-Registratur CR 25.13,1, Bl. 163.

89 Twickel, Die nationalen Assoziationen des Malteserordens in Deutschland, S. 454.

rationsrechte in Berlin auf weniger günstige Umstände. Wilhelm I., der für seinen erkrankten Bruder regierte, zeigte sich deutlich reservierter, sowohl gegenüber dem Johanniter- als auch dem Malteserorden. Die zu diesem Zweck im September 1860 verfasste Petition durchlief ein fünfmonatiges Verfahren innerhalb der Ministerialbürokratie, bevor sie im Februar unter Vermittlung der der katholischen Kirche wohlgesonnenen Königin Augusta dem König vorgelegt wurde. Erst im Juni 1861 erließ der preußische Kultusminister einen abschlägigen Bescheid. Insbesondere der den deutschen Katholizismus zunehmend beherrschende Ultramontanismus und die enge Verbindung des Ordens zu seiner Zentrale nach Rom, die eine zu starke kirchliche Opposition gegen den preußischen Staat befürchten ließ, wurde als Begründung für die endgültige Ablehnung durch den König am 10. Februar 1862 angegeben.[90] Daraufhin erfolgte ein zweiter Versuch, die staatliche Anerkennung zu erreichen. Einige Malteserritter hielten sich zur Beschleunigung ihrer Angelegenheit zu Beginn des Jahres 1864 in Berlin auf. August Freiherr von Haxthausen, der führende Kopf dieser Gruppe, erließ am 4. Februar 1864 einen Aufruf an seine Ordensbrüder, sich mit Geldspenden und anderen Leistungen an der Versorgung von Verwundeten des gerade ausgebrochenen Krieges gegen Dänemark zu beteiligen. Die Mitarbeit an dieser Aktivität diente neben dem rein karitativen Zweck unzweifelhaft auch der Demonstration von Staatstreue. Die ministeriellen Änderungsvorschläge am Statutenentwurf griffen jedoch so tief in das Selbstverständnis des Ordens als einer internationalen Organisation ein, dass ihre Annahme durch die Mitglieder abgelehnt wurde. Auch die erfolgreiche Beteiligung am Deutsch-Dänischen Krieg beschleunigte die Angelegenheit nicht, so dass die Malteser gemeinsam mit päpstlichen Beamten einen juristischen Ausweg suchten und fanden. Die Genossenschaft wurde nun in eine gänzlich von der Leitung in Rom unabhängige und selbständige religiöse Korporation von Devotionsrittern in Form einer Sodalität[91] überführt, die lediglich der päpstlichen, nicht aber der staatlichen Anerkennung bedurfte. Die Bestätigung durch den Heiligen Stuhl erfolgte am 12. August 1867 und im Folgejahr räumte die Ordensleitung der neuen Genossenschaft größtmögliche Freiheiten in der Ausgestaltung ihrer Angelegenheiten ein.[92] Einen gewissen Schlusspunkt in dem jahrzehntelangen Ringen um staatliche Anerkennung bildete die Eintragung in das im Jahr 1900 eingerichtete staatliche Vereinsregister.[93] Hierbei wurden die

90 Ebd., S. 458. Zum Begriff des Ultramontanismus, der die starke Ausrichtung der katholischen Kirche am römischen Papsttum bezeichnet vgl.: Gisela Fleckenstein, Joachim Schmiedl (Hg.), Ultramontanismus. Tendenzen der Forschung (Einblicke 8), Paderborn 2005.

91 Eine Sodalität, abgeleitet vom lateinischen sodalitas = Freundschaft oder Kameradschaft, ist eine Personenvereinigung die zum Zweck der Religionsausübung, der Wissenschaftspflege oder des Brauchtums gegründet wird.

92 Archiv des Erzbistums Köln, Erzbischöfliche Cabinets-Registratur CR 25.13,1, Bl. 57–63: Genehmigung der Statuten des Malteserordens durch den Papst im Aug. 1867.

93 Damit waren dem Orden die Rechte einer juristischen Person und damit das Vermögens- und Erwerbsrecht eingeräumt. Twickel, Die nationalen Assoziationen des Malteserordens in Deutschland, S. 462.

Ziele des Ordens, die Verteidigung der Religion und die Ausübung der Werke der Barmherzigkeit, noch einmal explizit festgelegt. In Friedenszeiten gehörten dazu die Einrichtung von Krankenhäusern, Kinderheimen und anderen sozialen Einrichtungen, im Krieg die Krankenpflege durch katholische Schwestern und Seelsorge an Militärangehörigen.

1.2.2 Evangelische Organisationen

1.2.2.1 Die Mutterhausdiakonie

Werke des „praktischen Christentums" waren in der ersten Hälfte des 19. Jahrhunderts eine der großen Leistungen der neupietistischen Erweckungsbewegung. „Wichtig ist dabei, daß diese Aktivitäten sich nicht mehr obrigkeitlich, kirchenamtlich entfalten, sondern frei, in der bürgerlichen Form der Vereine, die auch eine solche Traditions- und Institutionsmacht wie die Kirche, und ihren antiliberalen Flügel gar, durchdringt und ein starkes Engagement der Laien entfesselt."[94] Angeregt durch seine dieser Bewegung nahestehende theologische Ausrichtung[95] und motiviert durch den in Folge der Frühindustrialisierung auch in kleinen Orten wie Kaiserswerth bei Düsseldorf auftretenden drastischen Pauperismus, gründete Pfarrer Theodor Fliedner (1800–1864) zusammen mit seiner ersten Frau Friederike (1800–1842) [96] im Jahr 1836 die weltweit erste evangelische Diakonissenanstalt.[97] Sie sollte eine Ausbildungsstätte für evangelische Krankenpflegerinnen und Lehrerinnen sein und ihnen zugleich eine geistlich-spirituelle Heimat bieten.

94 Nipperdey, Deutsche Geschichte 1800–1866, S. 427.

95 Theodor Fliedner fand durch seine Reisen nach England und in die Niederlande von der ursprünglich rationalistischen zu einer erweckten Theologie und stand sowohl der rheinischen als auch der Berliner Erweckungsbewegung nahe. Vgl. dazu: Martin Gerhardt, Theodor Fliedner. Ein Lebensbild, Bd. 1, Düsseldorf 1933, S. 332 ff. Zur Erweckungsbewegung vgl. u. a.: Thomas Kuhn, Religion und neuzeitliche Gesellschaft, Tübingen 2003. Jutta Schmidt betonte zu Recht das soziale Handeln als unmittelbare Folge einer „erwecklichen" religiösen Ausrichtung. Jutta Schmidt, Beruf Schwester. Mutterhausdiakonie im 19. Jahrhundert, Frankfurt u. a., 1995, S. 30 ff.

96 Zu den Fliedners vgl.: Norbert Friedrich, Der Kaiserswerther: Wie Theodor Fliedner Frauen einen Beruf gab, Berlin 2010 sowie die ältere Literatur: Gerhardt, Theodor Fliedner, 2 Bd., Düsseldorf 1933,1937; Anna Sticker, Friederike Fliedner und die Anfänge der Frauendiakonie. Ein Quellenbuch, Neukirchen-Vluyn 1963[2].

97 Eine Seidenweberei, die der kleinen evangelischen Diasporagemeinde als Hauptarbeitgeber diente, war kurz vor Fliedners Dienstantritt bankrott gegangen, die Mehrheit der Gemeindemitglieder daraufhin arbeitslos. Vgl. zur Geschichte der Kaiserswerther Diakonie: Ruth Felgentreff, Das Diakoniewerk Kaiserswerth 1836–1998. Von der Diakonissenanstalt zum Diakoniewerk – ein Überblick. Düsseldorf 1998, Dies., Die Anfänge der Mutterhausdiakonie, in: Pietismus und Neuzeit. Ein Jahrbuch zur Geschichte des neueren Protestantismus, Bd. 23, 1997, S. 69–79, Dies., Die Diakonisse. Beruf und Religion im 19. und frühen 20. Jahrhundert, in: Frank-Michael Kuhlemann/Hans-Walter Schmuhl (Hg.), Beruf und Religion im 19. und 20. Jahrhundert. Stuttgart 2003, S. 195 –209.

Dabei griff er auf verschiedene bereits bestehende Ideen zurück, die er zu einer neuartigen Synthese verband. Ein wichtiger Ansporn kam von Seiten der zahlreichen katholischen Schwesternschaften, denen Fliedner ein evangelisches Pendant entgegensetzen wollte.[98] Ihre karitative Arbeit wurde in der evangelischen Öffentlichkeit teilweise sehr positiv besprochen, so u. a. in der von Ernst Wilhelm Hengstenberg in Berlin herausgegebenen Evangelische Kirchen-Zeitung (Organ der Evangelisch-Lutherischen innerhalb der Preußischen Landeskirche) und hatte auch schon Nachahmer gefunden, die Ähnliches für den protestantischen Bereich umzusetzen versuchten.[99] Von katholischer Seite übernahm Fliedner das bereits vorgestellte Mutterhaussystem, das er in einigen Punkten den protestantischen Bedürfnissen anpasste. So verpflichteten sich Diakonissen nicht zu einer lebenslangen Tätigkeit für die Anstalt, sondern nur auf jeweils fünf Jahre, wenngleich das Diakonissenamt von vorn herein als Lebensberuf aufgefasst wurde.[100]

Ein anderer Impuls kam aus einem mit den antinapoleonischen Befreiungskriegen in Zusammenhang stehenden Kontext, den bereits erwähnten Frauenvereinen zur Versorgung verwundeter und erkrankter Soldaten. Fliedner war u. a. durch eine Publikation seines niederrheinischen Amtsbruders Friedrich Klönne (1795–1834) auf diese Vereine aufmerksam geworden.[101] Klönne verband damit die Idee, den Krankenpflegeberuf im Sinne des altkirchlichen Diakonissenamtes als ein Frauenamt in der Kirche zu etablieren und einen Verein als Organisationsform zu Grunde zu legen. Er beklagte das Fehlen „helfender Liebe" von Seiten evangelischer Frauen in den sozialen Nöten seiner Zeit.[102] Anders als Theodor Fliedner warf Klönne aber keinen Blick auf die katholischen Schwestern, sondern leitet das Diakonissenamt direkt von

98 Zum Vorbild und Ansporn der katholischen Genossenschaften für Fliedners Neugründung vgl. Philippi, Die Vorstufen des modernen Diakonissenamtes, S. 100–128.

99 Amalie Sieveking (1794–1859) plante in Hamburg die Einrichtung einer evangelischen Schwesternschaft nach katholischem Muster, konnte dies aber aus verschiedenen Gründen nicht umsetzten und rief schließlich im Jahr 1832 den „Weiblichen Verein für Armen- und Krankenpflege" ins Leben. Vgl. dazu: Inge Mager, Sieveking, Amalie, In: Neue Deutsche Biographie (NDB). Band 24, Berlin 2010, S. 389. Einen weiteren Versuch unternahm in Düsselthal bei Düsseldorf Graf Adalbert (oder Adelberdt)von der Recke-Volmarstein (1791–1878), der für seine 1819 gegründete Rettungsanstalt für verwahrloste Jungen eine Diakonissenschwesternschaft anstrebte. Aus finanziellen und sonstigen Gründen kam zumindest die Schwesternschaft nicht über die Gründungsphase hinaus. Vgl. dazu: Gerlinde Viertel, Anfänge der Rettungshausbewegung unter Adelberdt Graf von der Recke-Volmerstein (1791–1878). Köln 1993 sowie Philippi, Die Vorstufen des modernen Diakonissenamtes, S. 185–201.

100 Haus-Ordnung und Dienst-Anweisung für die Diakonissen-Anstalt zu Kaiserswerth, Kaiserswerth 1864, § 14, S. 26. Wesentliche Punkte der Hausordnung übernahm Fliedner wörtlich von den Clemensschwestern in Münster. Vgl. dazu: Sticker, Die Entstehung der neuzeitlichen Krankenpflege, S. 26 f.

101 Vgl.: Friedrich Klönne, Über das Wiederaufleben der Diakonissinnen der altchristlichen Kirche in unseren Frauenvereinen, Leipzig 1820 sowie Philippi, Die Vorstufen des modernen Diakonissenamtes, S. 58 ff.

102 Klönne, Über das Wiederaufleben der Diakonissinnen, S. 59.

den apostolischen Zeugnissen altchristlicher Zeit, etwa von „Schwester Phöbe, die Dienerin der Gemeinde von Kenchreä“ (Röm. 16,1) war, her. Klönne traf insbesondere in adligen und kirchlichen Kreisen auf viel Interesse an seinen Plänen, jedoch keinen Mitstreiter, der geholfen hätte, sie in konkrete Taten umzusetzen. Im Hinblick auf die unbefriedigenden Zustände in den Krankenhäusern seiner Zeit schrieb Fliedner: „Und sollten unsre evangelischen Christinnen nicht zu christlicher Krankenpflege fähig und willig sein? Hatten doch in den Befreiungskriegen 1813–15 so manche dieser Christinnen in den Militärlazaretten ihrer Städte Wunder von Liebe und Aufopferung in der Krankenpflege bewiesen? Ja einzelne waren selbst in die Lazarette ferner Städte gereist und hatten da geholfen!“[103] Somit wurde die freiwillige Krankenpflege in den Befreiungskriegen zu einem wichtigen Impuls für die Gründung von Diakonissenschwesternschaften und die Vereinsform ist bis heute grundlegendes Organisationsprinzip des Kaiserswerther Mutterhauses.[104] Hauptsächlich verfolgte Fliedner damit das Ziel, die brach liegenden Kräfte der unverheirateten Frauen für die Arbeit der Inneren Mission[105] nutzbar zu machen, indem er eine „heilige Schar einheimische Missionarinnen“ ausbildete.[106] Mit dem erstmaligen Angebot einer qualifizierten Berufsausbildung für ledige evangelische Frauen und der Professionalisierung der Krankenpflege in den von ihnen betreuten Krankenhäusern setzte Fliedner damit quasi nebenbei wichtige Meilensteine in der Frauen- und Pflegegeschichte.[107]

Wie ein Blick auf die patriarchalischen Strukturen der Diakonissenmutterhäuser zeigt, lag ein emanzipatorischer Akt zur Lösung der Frauenfrage allerdings nicht in Fliedners Absicht. Philippi und Köser haben festgestellt, dass

103 Theodor Fliedner, Aus der Entstehungsgeschichte der ersten evangelischen Liebesanstalten zu Kaiserswerth, hg. zur Hundertjahrfeier der Diakonissenanstalt, Kaiserswerth 1936, S. 4.

104 Der „Rheinisch-westfälische Verein für Bildung und Beschäftigung evangelischer Diakonissen“ ist bis heute Träger der Kaiserswerther Diakonie.

105 Der Begriff der Inneren Mission wurde als Pendant zur Äußeren Mission entwickelt, die in den evangelischen Kirchen zu Beginn des 19. Jahrhunderts große Aufmerksamkeit genoss. Damit wurde die soziale und missionarische Arbeit mit den der Kirche weitgehend entfremdeten proletarisierten Unterschichten bezeichnet. Eine Rede des Hamburger Theologen und Sozialreformers Johann Hinrich Wichern auf dem ersten evangelischen Kirchentag in Wittenberg im Jahr 1848 führte zu einer Bündelung dieser Aktivitäten im „Centralausschuß für Innere Mission“. Vgl. dazu den Überblick bei: Ursula Röper, Carola Jüllig (Hg.), Die Macht der Nächstenliebe: Einhundertfünfzig Jahre Innere Mission und Diakonie 1848–1998, Berlin 1998, S. 14–79.

106 Seine Intentionen hat Fliedner in einem Brief an Amalie Sieveking näher dargelegt, der er 1837 das Amt der Vorsteherin angeboten hat. Das Original befindet sich im Staatsarchiv Hamburg, Bestand 622-1 Familienarchiv Sieveking III, Sign. I B, Briefe an Amalie Sieveking, Nr. 553. Vgl. dazu: Annett Büttner, Quellenedition und Kommentar: Brief des Pfarrers Theodor Fliedner (1800–1864) aus Kaiserswerth an Amalie Sieveking (1794–1859) vom 8.2.1837, in: Walburga Hoff (Hg.), Religion und Soziale Arbeit (erscheint 2011).

107 Vgl. dazu: Norbert Paul, Zwischen „christlichem Frauenamt“ und professioneller Krankenversorgung. Zur Entstehung der institutionellen Krankenpflege am Beispiel der Diakonissenanstalt in Kaiserswerth, in: Medizin-historisches Journal 33 (1998), S. 143–160 sowie Seidler/Leven, Geschichte der Medizin und der Krankenpflege, S. 214.

bereits wenige Jahre nach der Gründung eine weitgehende „Veranstaltlichung“ des Kaiserswerther Mutterhauses erfolgte.[108] Genossenschaftliche Elemente traten hinter Strukturen zurück, die ganz auf die alleinige Leitung durch den Vorsteher angelegt waren.

Durch intensive Kommunikation bildete sich bald ein grenzüberschreitendes informelles Netzwerk mit Kaiserswerth im Mittelpunkt heraus, das neben den katholischen Genossenschaften als eines der ersten auf dem Gebiet der sozialen Arbeit gelten kann. Das evangelische Mutterhausmodell breitete sich rasant aus, so dass an einer ersten internationalen Zusammenkunft in Kaiserswerth im Jahr 1861 bereits 28 Mutterhäuser mit insgesamt 1207 Diakonissen teilnahmen, die „Kaiserswerther Generalkonferenz“ traf sich fortan in ca. dreijährigem Abstand.[109] Bei zahlreichen Mutterhausgründungen im In- und Ausland war Fliedner beratend tätig oder bildete die künftigen Vorsteherinnen in Kaiserswerth aus.[110]

Auch nach der Gründung konkurrierender Organisationen nahm das Kaiserswerther Mutterhaus bis in die Mitte des 20. Jahrhunderts seine Rolle als „Mutter der Mutterhäuser“ in Anspruch.[111] Dass diese Entwicklung nicht konfliktfrei verlief, zeigen die folgenden Ausführungen des Gründers der Evangelisch-lutherischen Diakonissenanstalt im fränkischen Neuendettelsau, Pfarrer Wilhelm Löhe (1808–1872): „Und eine solche Anerkennung haben diese Anstalten allenthalben gewonnen, dass man schier kein Bedenken trägt, nicht bloß unierte Diakonissen, sondern auch den römischen Schwestern die Pflege protestantischer Kranken und Spitäler der verschiedenen Confessionen anzuvertrauen. Davon gar nicht zu reden, dass viele in den luth. Landeskirchen von Deutschland die Gaben ihrer Hände zu nichts Besserem glauben anwenden zu können, als zur Unterstützung der unierten Diakonissenanstalten. Da man nun auch in unseren lutherischen Spitälern die Miethlinge satt ist, die sich zur Krankenpflege hergeben, wenn sie keinen anderen Erwerbszweig mehr erlangen zu können glauben, und da auch unter uns allenthalben zugleich mit dem geistlichen ein tiefes leibliches Elend verbreitet ist, zu dessen

108 Philippi, Die Vorstufen des modernen Diakonissenamtes, S. 221 ff. sowie Silke Köser, Denn eine Diakonisse darf kein Alltagsmensch sein. Kollektive Identität Kaiserswerther Diakonissen 1836–1914, Leipzig 2006. Zur Herausbildung des Anstaltscharakters vgl. auch: Norbert Friedrich, Mutterhaus- und Anstaltsdiakonie. Zu einer spezifischen Form der protestantischen Vereinsbildung im 19. und 20. Jahrhundert. In: Korrespondenzblatt der diakonischen Gemeinschaften von Neuendettelsau, 10/2004, S. 144–154.

109 Ruth Felgentreff, 125 Jahre Kaiserswerther Generalkonferenz, Düsseldorf 1986. 1916 folgte die Gründung des auf Deutschland beschränkten Kaiserswerther Verbandes. Über den Stand der Arbeit in den deutschen und internationalen Mutterhäusern informierten regelmäßig die Kaiserswerther Publikationen, wie z. B. der „Armen- und Krankenfreund. Eine Zeitschrift für die Diakonie der evangelischen Kirche“ und der „Christliche Volkskalender“.

110 Vgl. dazu: Annett Büttner, Das internationale Netzwerk der evangelischen Mutterhausdiakonie, in: Women in Welfare – Soziale Arbeit in internationaler Perspektive. Kassel 2006, S. 64–71.

111 FKSK, 2-1 DA, Sign. 360, Werbebrief der Mutterhausleitung für den Eintritt von Probeschwestern vom 23.3.1949.

Hebung viele Menschen ihre gesamte Kraft und Zeit anwenden dürfen; so regt sich in uns oftmal der Wunsch, dass auch aus der Mitte der luth. Kirche Leute möchten ausgesendet werden können, die um Gottes und seines Christus willen sich zum Dienst der leidenden Menschheit verordneten."[112] Hier schildert er nicht nur das Elend in den herkömmlichen Krankenhäusern, in denen auf der untersten sozialen Stufe stehende „Miethlinge" sich als Krankenwärter versuchten, sondern er benennt auch seine religiösen Motive innerhalb des konfessionell zerfallenen Protestantismus. Hatte Fliedner nur das Vorbild der katholischen Pflegeorden und das völliges Fehlen ähnlicher Institutionen in der evangelischen Kirche vor Augen, war für Löhe auch die Konkurrenz der „unierten" Diakonissen ein Grund, eine eigenen, explizit lutherisch ausgerichtete Diakonissenanstalt ins Leben zu rufen. Bei der fachlichen Qualifizierung der Diakonissen kam es zunächst weniger auf die medizinischen Fachkenntnisse, als auf ihre Motivation zur Pflege an.[113]

Trotz des unbestrittenen Bedürfnisses nach sozialen Angeboten von Seiten der evangelischen Kirchen wurde die Gründung der klosterähnlichen Diakonissenmutterhäuser auch aus den eigenen Reihen vielfach misstrauisch beobachtet. Der hohe äußere Druck, der auf den neugegründeten Anstalten lag, machte, verbunden mit einer knappen finanziellen Ausstattung, eine enge Verbindung zur bürgerlichen und adligen Oberschicht überlebensnotwendig. Insbesondere die über den Tod Fliedners hinaus anhaltende Fühlungnahme mit dem Hause Hohenzollern diente der Diakonissenanstalt als Mittel zur gesellschaftlichen Akzeptanz ihres karitativen Unternehmens in protestantischen Kreisen, die bald den sozialdisziplinierender Charakter der Diakonissen in den Krankenhäusern, als Gemeindeschwestern oder Kindergärtnerinnen erkannten.[114] Daher unterstützte das preußische Innenministerium und insbesondere König Friedrich-Wilhelm IV. die neue Anstalt mit erheblichen finanziellen Mitteln, die insbesondere zum Immobilienerwerb genutzt wurden.[115] Bereits als Kronprinz hatte letzterer die Idee der Wiederbelebung des Diakonissenamtes lebhaft unterstützt, als König gründete er später das Berliner Mutterhaus Bethanien.[116] Das Verhältnis zum protestantischen preußischen Staat

112 1. Jahresbericht der Diakonissenanstalt Neuendettelsau, 1854/55, S. 3–4.

113 Vgl. dazu: Harald Jenner, Von Neuendettelsau in alle Welt, Neuendettelsau 2004, S. 78f.

114 In diesem Sinne schrieb Fliedner mit der Bitte um Unterstützung am 17.8.1848 an den Preußischen Ministerpräsident: Geheimes Staatsarchiv Preußischer Kulturbesitz Berlin, I HA Rep. 90A Staatsministerium Nr. 1744: Diakonissen-Anstalten 1848–1939.

115 Vgl. dazu den Schriftwechsel der Diakonissenanstalt mit dem König und verschiedenen Regierungsstellen in: Geheimes Staatsarchiv Preußischer Kulturbesitz Berlin, I. HA Rep. 89 Geh. Zivilkabinett Nr. 24390, Verein zu Düsseldorf für christl. Krankenpflege in der Rheinprovinz und in Westfalen 1836–1843.

116 Vgl. Gerhardt, Theodor Fliedner, Bd. 2, S. 44f., S. 106f. sowie S. 224ff. Mit Friedrich Wilhelm IV. verband Fliedner ein enges persönliches Verhältnis. Er hatte bereits als Kronprinz mehrfach die Kaiserswerther Anstalt besucht. Wiederholt konnte Fliedner ihm in persönlichen Gesprächen in Berlin und Potsdam seine Ideen darlegen und der König scheute sich seinerseits nicht, theologischen Rat von Fliedner anzunehmen. Vgl. dazu Ebd., S. 270f. Die religiösen Motive Friedrich Wilhelm IV. werden von Röper näher dargelegt. Vgl. Ursula Röper, Mariane von Rantzau und die Kunst der Demut. Fröm-

kann also geradezu als konstitutiv für die erfolgreiche Gründung und Entwicklung der Kaiserswerther Anstalt angesehen werden. Beide betrachteten die 1848er Revolution als „Sünde“, als ein „Werk des Satans“, „kirchlicher und politischer Konservatismus sind eins, stützen und tragen sich. Revolution, Vernunft und Unglaube werden als ein Komplex gegen Legitimität, Reich Gottes, Glaube gestellt.“[117] So ist es nur folgerichtig, dass die Diakonissenanstalt diesem Staat in einem vermeintlichen oder tatsächlichen Bedrohungsfall zu Hilfe kam. Am 7. Mai 1848 bot Fliedner dem preußischen König sechs Diakonissen und zwei männliche „Hilfswärter“ der Duisburger Diakonenanstalt zur Pflege der auf dem schleswig-holsteinischen Kriegsschauplatz verwundeten Soldaten an.[118] Bereits am 15. Mai lehnte das Kriegsministerium mit Dank „für die Teilnahme an dem Ergehen der kranken Krieger“ ab, da für ihre Pflege anderweitig gesorgt sei.[119] Im darauffolgenden Jahr erging es der Vorsteherin Caroline Fliedner, die in Abwesenheit ihres Mannes ebenfalls Diakonissen und Diakone zur Pflege der bei der Niederschlagung des Badischen Aufstandes verwundeten preußischen Soldaten abgeboten hatte, ebenso.[120] Der kommandierende General und Freund der Kaiserswerther Anstalt Graf von der Gröben lehnte das Anerbieten vorläufig ab, da die vorhandenen Kräfte ausreichten.[121] Die rasche Niederschlagung des Aufstandes erübrigte eine weitere Kontaktaufnahme. Julius Disselhoff (1827–1896), der Nachfolger Fliedners im Vorsteheramt bemerkte dazu rückblickend: „Wiewohl König Friedrich Wilhelm IV. in jeder Weise ein Freund und Beförderer der Diakonissensache war, so hatte sich dieselbe – sie zählte auch noch nicht einmal volle 13 Jahre – doch noch nicht in dem Maße Bahn gebrochen, daß man den ganz neuen Gedanken, Diakonissen auch in den Krieg zu senden, hätte fassen können. Das blieb auch so bis in den Anfang der sechziger Jahre.“[122]

migkeitsbewegung und Frauenpolitik in Preußen unter Friedrich Wilhelm IV., Stuttgart u. a. 1997.

117 Thomas Nipperdey, Deutsche Geschichte 1800–1866. Bürgerwelt und starker Staat, München 1998, S. 436.

118 Gerhardt, Theodor Fliedner, Bd. 2, S. 261. Zur Wahrnehmung der preußischen Armee als Symbol des Obrigkeitsstaates vgl.: Sabrina Müller, Soldaten in der deutschen Revolution von 1848/49, Paderborn u. a. 1999.

119 Gerhardt, Theodor Fliedner, Bd. 2, S. 261.

120 AFKSK, Nachlass Fliedner Rep. IV a Vol. 2 Briefe Caroline Fliedners an Theodor Fliedner vom 10. und 22. Juli 1849. Vgl. auch Gerhardt, Theodor Fliedner, Bd. 2, S. 475.

121 Diese Begründung zog Caroline in Zweifel, weil sie von bekannten Militärärzten erfahren hatte, dass durchaus Pflegekräfte gebraucht wurden. Da man auch Duisburger Diakone abgelehnte, vermutete sie die Ursachen in der religiösen Ausrichtung beider Organisationen vgl. AFKSK, Nachlass Fliedner Rep. IV a Vol. 2 Brief Caroline Fliedners an Theodor Fliedner vom 22.07.1849.

122 Julius Disselhoff, Die Arbeit unserer Diakonissen im Krieg, in: Jubilate! Denkschrift zur Jubelfeier der Erneuerung des apostolischen Diakonissen-Amtes und der fünfzigjährigen Wirksamkeit des Diakonissen-Mutterhauses zu Kaiserswerth a. Rhein, Kaiserswerth 1886, S. 207.

1.2.2.2 Diakonenanstalten

Parallel zu den Diakonissenmutterhäusern und aus der gleichen gesellschaftlichen Quelle, der Inneren Mission gespeist, entstanden in der ersten Hälfte des 19. Jahrhunderts Ausbildungsanstalten für männliche Diakone. Johann Hinrich Wichern (1808–1881) hatte 1833 in dem zu Hamburg gehörenden Horn das „Rauhe Haus“ gegründet, Theodor Fliedner folgte 1844 mit der „Pastoralgehülfenanstalt“ in Duisburg. Die Mitarbeiter wurden als Brüder bzw. Gehilfen bezeichnet und entstammten überwiegend dem Handwerkerstand.

Ihr Tätigkeitsschwerpunkt war zum einen die von Wichern begründete sozialfürsorgerliche Arbeit mit verwahrlosten Kindern, Gefangenen und wandernden Handwerksgesellen, zum anderen die auf Fliedner zurückgehende armen- und krankenpflegerische Tätigkeit, die auch die Unterstützung des Gemeindepfarrers in seiner seelsorgerlichen Arbeit sowie die Betreuung von Suchtkranken mit einschloss.[123] Lange Zeit standen sie im Schatten der Diakonissenschwesternschaften, deren Mitgliederzahl zu Beginn des 20. Jahrhunderts das Zehnfache der Diakonenschaften betrug.[124] Dennoch ist ihre Außenwirkung weitaus größer, als ihre Zahl vermuten lässt, denn sie stellten „fast die gesamte qualifizierte männliche Mitarbeiterschaft im kirchlich-diakonischen Bereich“ auf der mittleren, nicht akademisch gebildeten Leitungsebene und hatte eine erhebliche Multiplikatorenfunktion bei der Umsetzung der von den leitenden Funktionären erarbeiteten „volksmissionarischen und sozialpädagogischen Konzeptionen“.[125] In Abgrenzung zur „Weiblichen Diakonie“ der Diakonissenmutterhäuser bildete sich für ihre Arbeit der Begriff der „Männlichen Diakonie“ heraus, der alle in den Diakonenanstalten der evangelischen Landeskirchen ausgebildeten Mitarbeiter umfasste. Bis zum Ersten Weltkrieg war die Zahl dieser Institutionen auf etwa zwanzig angewachsen.[126] Ebenso wie die Diakonissen waren auch die Diakone in traditionelle Gehorsamsstrukturen zum Vorsteher ihres Brüderhauses eingebunden und hatten bei der Ausgestaltung ihres Arbeitsgebietes wenig persönlichen Spielraum.[127] Wie im Kapitel 2.8. noch zu sehen sein wird, machte diese selbstgewählte Ein- und Unterordnung verbunden mit einem christlich-missionarischen Arbeitsideal sie zu geeigneten Mitarbeitern in der freiwilligen Kriegskrankenpflege. Auch das nach Vorbild der Mutterhäuser funktionierende „Entsendungsprinzip“ auf einen Arbeitsplatz ohne Mitspracherecht erleichterte die Verwendung beim Mi-

123 Zur unterschiedlichen Ausrichtung der Diakonenanstalten vgl. Michael Häusler, „Dienst an Kirche und Volk“. Die Deutsche Diakonenschaft zwischen beruflicher Emanzipation und kirchlicher Formierung (1913–1947), Stuttgart u. a. 1995, S. 23. ff.

124 In dem von Michael Häusler bearbeiteten Zeitraum betrug die Anzahl der Diakone in Deutschland 3000 bis 4000. Vgl. dazu: Ebd., S. 8 und S. 11.

125 Ebd., S. 11.

126 Ebd., S. 12. Auf die konfessionellen und organisatorischen Unterschiede kann hier nicht näher eingegangen werden. Vgl. dazu ebd., S. 21–29.

127 Zum Dienstbegriff und -ideal der Diakone vgl. ebd., S. 14. Die von Fliedner gegründete Duisburger Diakonenanstalt wurde sogar als „Mutterhaus“ der Brüder bezeichnet.

litärsanitätswesen, war es doch mit der ständigen vorbehaltlosen Einsatzbereitschaft von Soldaten vergleichbar.

Die Stiftung „Das Rauhe Haus“ wurde am 12. September 1833 in der Hamburger Börsenhalle gegründet.[128] Der damals 25-jährige Theologe Johann Hinrich Wichern (1808–1881) hatte führende Hamburger Politiker und Kaufleute davon überzeugen können, dass es für die verwahrlosten und verwaisten Kinder aus den Elendsvierteln nur eine Hoffnung geben könnte, eine christliche Erziehung fernab der schädlichen Einflüsse des Lebens in den Unterschichten einer Großstadt.

Hier wird eine seiner grundlegenden Eigenschaften deutlich, das Gespür für die sozialen Nöte seiner Zeit und die Entwicklung neuer Ideen zu ihrer Behebung, verbunden mit der Fähigkeit, die dafür nötigen Finanzmittel zu beschaffen.

1858 entstand durch Abordnung von zwölf Brüdern des Rauhen Hauses nach Berlin der Stamm des Evangelischen Johannesstiftes.[129] 1872 umfasste die gemeinsame Brüderschaft, die bis 1882 institutionell verbunden blieb, insgesamt 346 Mitglieder.[130] Neben der Leitung der von ihm gegründeten Anstalten hatte Wichern auch Staats- und Kirchenämter inne. Von 1857 bis 1872 war er als „Vortragende Rat der Strafanstalten und des Armenwesens“ im Preußischen Innenministerium tätig, womit auch der Posten des Direktors des Mustergefängnisses Moabit verbunden war, ab 1857 gehörte er dem Evangelischen Oberkirchenrat in Berlin an. Auf die Stehgreifrede Wicherns auf dem ersten evangelischen Kirchentag in Wittenberg im Jahr 1848 die zur Bündelung schon bestehender Aktivitäten unter der Leitung eines „Central-Ausschusses für die innere Mission“ führte, wurde bereits hingewiesen.[131] Somit gilt Wichern zu Recht als einer der Begründer des sozialen Protestantismus.[132]

Ähnlich wie Riesenberger dies für die Organisationen des Roten Kreuzes beschrieben hat, erfolgte auch bei den Einrichtungen der Evangelischen Diakonie eine ständige ideologische Annäherung an den christlich-protestantischen Staat, die bis zum ersten der Reichseinigungskriege schon weit fortgeschritten war.[133]

Die Tätigkeit Wicherns in Berlin brachte ihn in persönliche Berührung mit führenden Politikern, Militärs und geistlichen Amtsträgern. Dies hatte auch Anfragen zur Beteiligung von Diakonen am Militärsanitätswesen zur Folge.

128 Zur Geschichte des Rauhen Hauses vgl.: Hans-Walter Schmuhl, Senfkorn und Sauerteig. Die Geschichte des Rauhen Hauses zu Hamburg 1833–2008, Hamburg 2008.

129 Helmut Bräutigam, Mut zur kleinen Tat. Das Evangelische Johannesstift 1858–2008, Berlin 2008.

130 Jahresbericht des Rauhen Hauses 1868–1871, S. 106.

131 Helmut Talazko, Märzrevolution und Wittenberger Kirchentag, in: Röper/Jüllig, Die Macht der Nächstenliebe, S. 58–67, hier S. 64 ff.

132 Zum sozialen Protestantismus vgl.: Traugott Jähnichen und Norbert Friedrich, Geschichte der sozialen Ideen im deutschen Protestantismus, in: Helga Grebing (Hg.), Geschichte der sozialen Ideen in Deutschland, Essen 2000, S. 867–921 sowie Norbert Friedrich, Sozialer Protestantismus im Kaiserreich, Münster 2005.

133 Riesenberger, Das Deutsche Rote Kreuz.

Schon 1859 wurde Wichern wegen der akuten Kriegsgefahr durch den oberitalienischen Konflikt vom Kommandeur des Gardehusarenregiments Potsdam, Alexander Bismarck-Bohlen (1818–1894) nahegelegt, die Brüder im Kriegsfall für die freiwillige Krankenpflege zur Verfügung zu stellen.[134] Wichern schickte daraufhin einige der normalerweise in der Sozialarbeit tätigen Brüder zu kurzen Krankenpflegekursen. Während der Heeresreorganisation diskutierte der Zentralausschuss für Innere Mission 1862 auf Antrag des Rheinisch-Westfälischen Provinzialausschusses die Fürsorge für Soldaten durch die Innere Mission. Das vom Provinzialausschuss gesammelte Material über die sittlichen Zustände und Gefahren des Garnisonslebens arbeitete der Zentralausschuss zu einer Denkschrift an den preußischen Kriegsminister aus. Grundtenor war das Bemühen des Zentralausschusses um die Stärkung des christlichen Einflusses auf Militärangehörige. „Roon versicherte ihm in einer wohlwollenden Antwort, daß ihr Inhalt ‚nicht unbeachtet' bleiben würde."[135]

Aus Kreisen der Berliner Offiziersfrauen war zudem im Dezember 1862 die Anregung gekommen, Brüder aus dem Johannesstift in Militärlazaretten einzusetzen.[136] Alle diese Anregungen waren bis zum Ausbruch des Deutsch-Dänischen Kriegs 1864 noch nicht in die Praxis umgesetzt worden.

1.2.2.3 Der Johanniterorden

Die Johanniter sind der in der Reformation zum evangelischen Glauben übergetretene Zweig des Ordens, während die Malteser katholisch blieben.[137]

Als sein Ziel bezeichnet der Orden bis heute „die Mithilfe bei der Behebung des menschlichen Elends und der menschlichen Not in der Erfüllung des

134 Martin Gerhardt, Johann Hinrich Wichern. Ein Lebensbild, Bd. 3: Ausbau und Ende 1857–1881, Hamburg 1931, S. 314f.

135 Martin Gerhardt, Ein Jahrhundert Innere Mission. Die Geschichte des Central-Ausschusses für die Innere Mission der deutschen Evangelischen Kirche, 1. Teil: Die Wichernzeit, Gütersloh 1948, S. 277, sowie Archiv des Diakonischen Werkes der EKD, CAZ 212 Mission unter den Soldaten 1861–1890, Protokoll der Sitzung des Central-Ausschusses vom 6. Mai 1862. Zu dieser Sitzung waren der Kommandeur des Kadettencorps Oberst von Ollech und Feldpropst Thielen geladen, die ausführlich referierten. Überlegungen, künftig einen in militärischen Angelegenheiten bewanderten Sachverständigen regelmäßig zu den Sitzungen des Zentralausschusses hinzuzuziehen, wurden bereits im Januar 1862 angestellt. Die Akte enthält ebenfalls die Denkschrift und die Antwort des Kriegsministers. Konkrete Schritte, wie etwa die Einrichtung von Bibliotheken oder regelmäßige Militärgottesdienste wurden jedoch nicht eingeleitet.

136 Gerhardt, Johann Hinrich Wichern, Bd. 3, S. 314f.

137 Zur Geschichte des Johanniterordens vgl.: Henning Floto, Der Rechtsstatus des Johanniterordens: eine rechtsgeschichtliche und rechtsdogmatische Untersuchung zum Rechtsstatus der Balley Brandenburg des ritterlichen Ordens St. Johannis vom Spital zu Jerusalem, Berlin 2002. Vgl. zum vorliegenden Kapitel: Walter Hubatsch, Die Geschichte der Ballei Brandenburg bis zur Säkularisation, in: Wienand, Der Johanniterorden; Der Malteserorden, S. 303–311 sowie Christoph von Imhoff, Der Johanniterorden im 19. und 20. Jahrhundert, in: ebd., S. 500–533.

Gebotes Christi ‚Was du dem geringsten meiner Brüder getan hast, das hast du mir getan'."[138] Insbesondere die relativ selbständige Ballei Brandenburg, die ihren Sitz in Sonnenburg (heute pol. Słońsk) hatte, prägte die Johanniter, die stets eng mit den regierenden Fürsten Nord- und Ostdeutschlands verbunden waren.[139] Seit der Wahl der Söhne Carl und Albrecht des großen Kurfürsten Friedrich Wilhelm von Brandenburg (1620–1688) hatten stetes Hohenzollernprinzen das Amt des Herrenmeister inne.[140]

Die nach der militärischen Niederlage Preußens gegen Napoleon zu zahlenden Kriegskontributionen und die daran anschließende preußische Finanzreformen trafen den Orden in seiner Substanz. Am 30. Oktober 1810 ordnete König Friedrich Wilhelm III. die Auflösung aller geistlichen Güter und die Umwandlung in Staatdomänen an. Damit waren den Johannitern die materiellen Existenzgrundlagen entzogen. Als Kompensation errichtete der preußische König im Mai 1812 den königlich-preußischen Johanniterorden, der alle bisherigen Mitglieder umfasste und künftig als königlicher Verdienstorden fungieren sollte.[141] Das Ordensschloss in Sonnenburg wurde vorübergehend als Vorratsmagazin und Gefängnis benutzt, bevor die in der Romantik und dem Neupietismus fußende Wiederbelebung evangelischer Glaubensinhalte auch zu einem Neubeginn der Ordensarbeit führte.[142] Insbesondere von den durch Johann Hinrich Wichern ins Leben gerufenen Einrichtungen der Inneren Mission sowie den auf Theodor Fliedner zurückgehenden Diakonissenmutterhäusern gingen wichtige geistige Impulse aus, die von den verbliebenen Ordensmitgliedern aufgenommen wurden.[143]

Durch Kabinettsorder des preußischen Königs Friedrich Wilhelm IV. vom 15. Oktober war die Ballei Brandenburg 1852 wieder ins Leben gerufen worden. Kurz vor ihrem Tod waren darin nun die acht noch lebenden Rechtsritter vereint worden, die vor der Säkularisierung des Ordens den Ritterschlag emp-

138 Carl Wolfgang von Ballestrem, Einleitung, in: Wienand, Der Johanniterorden; Der Malteserorden, S. 13.

139 Eine Dependance entstand in den 1780er Jahren mit dem Ordenspalais am Wilhelmsplatz in Berlin. Nach Auflösung des Ordens wurde es dem Bruder des Königs, Prinz Carl von Preußen als Wohnung zugewiesen. Dort erfolgte 1852 unter seiner Leitung auch die Restituierung des Johanniterordens. In der Zeit des Nationalsozialismus beherbergte es das Reichspropagandaministerium und wurde in den letzten Kriegstagen vollständig zerstört. Vgl. Imhoff, Der Johanniterorden im 19. und 20. Jahrhundert, S. 505.

140 Wolfgang Stribny, Der Johanniter-Orden und das Haus Hohenzollern, Nieder-Weisel 2004.

141 Imhoff, Der Johanniterorden im 19. und 20. Jahrhundert, S. 502 f. Der Orden wurde somit zu einem reinen Repräsentationsorgan, zumal er nach dem Roten Adler-Orden und dem Pour-le-Mérite in der Rangfolge an letzter Stelle stand. Ebd., S. 504.

142 Das Schloss wurde auf die Privatinitiative des Kreisrichters von Sonnenburg aus den Mitteln einer Sammlung wieder renoviert und das Berliner Stadtpalais durch Friedrich von Schinkel umgebaut. Vgl. ebd., S. 505.

143 Carl Herrlich, Die Balley Brandenburg des Johanniter-Ordens von ihrem Entstehen bis zur Gegenwart und in ihren jetzigen Einrichtungen, Berlin 1874; Imhoff, Der Johanniterorden im 19. und 20. Jahrhundert, S. 504 und 509 sowie Ruth Felgentreff, Die Kaiserswerther Diakonie und der Johanniter Orden, o. O., o. J. (Düsseldorf–Kaiserswerth, 2005).

fangen hatten. Die Träger des Verdienstordens wurden zu Ehrenrittern ernannt. Als neuer Herrenmeister fungierte ab dem darauffolgenden Jahr der Bruder des Königs, Prinz Carl von Preußen (1801–1883), der König selbst wurde Protektor des Ordens.

Zum katholischen „Bruderorden" in Italien bestanden von Beginn an informelle Kontakte.[144] Die in großer Zahl neu eintretenden Ordensmitglieder steuerten erhebliche Beträge für den Ordenszweck, den Kampf gegen den Unglauben und die Errichtung von Krankenhäusern insbesondere in ländlichen, bisher unterversorgten Gebieten bei.[145] Als Musterkrankenhaus diente dabei das 1858 in Sonnenburg auf einem vom König zur Verfügung gestellten Grundstück errichtete Johanniterkrankenhaus. Im Jahr 1868 betrieb der Orden neunzehn Krankenhäuser in Preußen, vier außerhalb Preußens und eins in Beirut.[146]

Diese Gründungen dienten vor allem der verarmten Landbevölkerung.[147] Gleichzeitig unterstützte der Orden bereits bestehende Krankenhäuser und knüpfte insbesondere enge Beziehungen zu den evangelischen Diakonissenanstalten.[148]

Die Pflege in den neu errichteten Krankenhäusern sollte nicht durch Lohnwärter und -wärterinnen, sondern durch Pfleger und Pflegerinnen geschehen, die sich „diesem Dienst in freier Liebestätigkeit widmen" und als dienende Brüder und Schwestern in den Orden aufgenommen werden sollten.[149] In den Anfangsjahren nach der Restituierung war der Johanniterorden aber zunächst mit der Einrichtung eigener Krankenhäuser beschäftigt, die Krankenpflege erfolgte überwiegend durch Diakonissen. Der Orden unterstützte deren Mutterhäuser nicht nur finanziell, sondern beteiligte sich auch an deren Leitung.[150] In den Reichseinigungskriegen wurden die Schwestern un-

144 Twickel, Die nationalen Assoziationen des Malteserordens in Deutschland, S. 453.

145 Unmittelbar nach Wiederaufrichtung der Ballei umfasste der Orden 155 rechts- und 738 Ehrenritter, die in Provinzialgenossenschaften zusammengefasst waren. Ebd., S. 508.

146 Riesenberger, Das Deutsche Rote Kreuz, S. 39. Vgl. auch zu den einzelnen Anstalten: Imhoff, Der Johanniterorden im 19. und 20. Jahrhundert, S. 509f.

147 Röper/Jüllig, Die Macht der Nächstenliebe sowie Riesenberger, Das Deutsche Rote Kreuz, S. 31f.

148 Vgl. dazu: AFKSK, Bestand 2-1, 516 und 517 Zusammenarbeit mit dem Johanniterorden 1852–1909.

149 § 19 der Ordensstatuten von 1853. Vgl. dazu: Imhoff, Der Johanniterorden im 19. und 20. Jahrhundert, S. 508 sowie Dieter Waßmann, Die Johanniterschwestern in Hessen. Ein Bindeglied zwischen der Hessischen Genossenschaft und den hessischen Diakonissenhäusern (1853–1933). In: JB der Hessischen Kirchengeschichtlichen Vereinigung 59/2008, S. 293–318, hier S. 295.

150 Felgentreff, Die Kaiserswerther Diakonie und der Johanniter Orden, S. 8f. u. S. 18f. Diese Zusammenarbeit bezog sich nicht nur auf deutsche Häuser, sondern auch auf Niederlassungen in Bukarest, Beirut und Jerusalem. Ein Höhepunkt der Zusammenarbeit war die „Bewirtschaftung" der Auguste-Victoria-Stiftung auf dem Ölberg in Jerusalem, dessen Schirmherrschaft der Orden übernommen hatte. Die Kaiserswerther Diakonissen versorgten die Hauswirtschaft und die Gästebetreuung. Vgl. auch: Ernst von Mirbach, Die deutschen Festtage im April 1910 in Jerusalem. Die Einweihung der Kaiserin Auguste

ter der Obhut des Ordens in dessen eigenen und in Militärlazaretten eingesetzt. Auf die Errichtung einer eigenen Schwesternschaft durch den Orden im Jahr 1885 wird in Kapitel 3.2. näher eingegangen.

Bereits in den mittelalterlichen Hospitälern des Ordens wurden Kranke verschiedener Konfession und Nationalität einschließlich der gegnerischen Kämpfer gepflegt und diese Haltung auch von den gegnerischen Truppen eingefordert.[151] Daher fiel auch die Anfrage Österreichs an Preußen, dass 1859 Hilfe bei der Versorgung von in Italien verwundeten Soldaten erbat, beim Orden auf fruchtbaren Boden. Das Kaiserswerther Mutterhaus hatte für diesen Fall bereits einige Diakonissen zugesagt, die aber nicht zum Einsatz aufgefordert wurden.[152]

In der Forschung wenig bekannt ist auch die Tatsache, dass der Johanniterorden bereits Anfang 1857, und damit einige Jahre vor Henry Dunant, eine eigene Initiative zur Unterstützung des Militärsanitätswesens im Falle eines Krieges durch freiwillige Kräfte unternahm.[153] Der Herrenmeister der Ballei Brandenburg, Carl Prinz von Preußen, bot in einem Schreiben an den Innenminister von Westphalen vom 2. Januar 1857 an, im Kriegsfall Sach- und Geldspenden für den Lazarettbedarf zu sammeln und die Offiziersstellen in den Sanitätskompanien mit qualifizierten Johanniterrittern zu besetzen.[154] Aufschlussreich ist die Begründung der Initiative im Anschreiben des preußischen Innenministers an alle Oberpräsidenten mit der Empfehlung, dieses Anliegen in ihren Provinzen zu fördern, zeugt sie doch von einer tieferen Einsicht in den Charakter und die Ausmaße kommender Kriege, als sie im Kriegsministerium und seiner Medizinalabteilung anzutreffen waren: „Bei der Natur der heutigen Kriegführung in Bezug auf verbesserte Waffen und zur größten

Victoria-Stiftung mit der Himmelfahrt-Kirche auf d. Oelberge u. d. Kirche Mariä Heimgang auf d. Zion, Potsdam 1911. Johanniterritter hatten ab 1909 einen ständigen Sitz im Kuratorium der Kaiserswerther Diakonissenanstalt bzw. waren dessen Vorsitzende. Zur Zusammenarbeit der hessischen Diakonissenmutterhäuser mit dem Orden vgl. Linda Braun, „Im Rücken der Armee“: Der Johanniterorden im Lazarettwesen von den Einigungskriegen bis zum Ersten Weltkrieg. In: JB der Hessischen Kirchengeschichtlichen Vereinigung 59/2008, S. 265–292, sowie Waßmann, Die Johanniterschwestern in Hessen, S. 293–318.

151 Imhoff, Der Johanniterorden im 19. und 20. Jahrhundert, S. 512.

152 Gerhardt, Theodor Fliedner, Bd. 2, S. 795 sowie GehStA Berlin, I. HA Rep. 77, Ministerium des Innern Abt. I Generalabteilung Sect. 27 Tit. 530 Nr. 6: Tätigkeit des Johanniterordens im Falle eines Krieges 1857–1871, S. 24 ff. Schreiben des Herrenmeisters Prinzen Carl von Preußen an einen unbekannten Empfänger vom 5.07.1859 in dem die Planung eines eigenen Ordenslazaretts auf dem Kriegsschauplatz skizziert wird, in dem Diakonissen die Pflege ausüben.

153 Unmittelbarer Anlass war die Krise um die preußische Exklave Neuenburg/Neuchâtel in der Schweiz. Sie war seit 1707 in Personalunion mit Preußen verbunden, stand jedoch nur in lockerer Verbindung mit dem Kernland. Als die Schweiz diese Union einseitig aufhob, kam es zum Neuenburger Konflikt, der auf Druck der europäischen Großmächte durch Verzicht des preußischen Königs beigelegt wurde. Vgl.: Wolfgang Stribny, Die Könige von Preußen als Fürsten von Neuenburg-Neuchâtel (1707–1848), Berlin 1998.

154 GehStA Berlin, I. HA Rep. 77, Ministerium des Innern Abt. I Generalabteilung Sect. 27 Tit. 530 Nr. 6: Tätigkeit des Johanniterordens im Falle eines Krieges 1857–1871, S. 10 ff.

Eile in allen Bewegungen drängende Communications-Mittel, wird die Masse der Verwundeten und Kranken gegen sonst eine vielfache sein. Diese in den letzten Kriegen im Orient gemachten Erfahrungen können selbst dem gemeinen Mann im Heere und seinen Angehörigen nicht entgangen sein und wenn auch nach dem kriegerischen Geist unseres Volkes nicht daran zu denken ist, daß hierdurch der militärische Muth gebeugt und niedergeschlagen werden könnte, so rechtfertigt sich dagegen eine fürsorgliche Unterstützung der bisherigen Einrichtungen des Militärmedizinalwesens, damit im Falle der Noth für die Verwundeten und Kranken, sei es auf dem Schlachtfelde selbst oder in den Lazarethen, auf eine von hingebender Hand geübten Beistand zu rechnen sei. Je mehr in dieser Beziehung gerechte Bedenken wegfallen, desto mehr wird sich im Heere [...] nächst dem militärischen auch der moralische Muth verstärken und dadurch die Tapferkeit und Selbstverleugnung im Handeln und Dulden eine noch bessere Bahn gebrochen werden. [...] Indem nunmehr der Johanniter-Orden das von des Königs Majestät sanktionierte Organ bildet, um unter freiwilligen Opfern und Uebernahme von Pflichten dem Heere seine dienende Hilfe zu widmen [...] dürfte es sich empfehlen, aus Männern und Frauen Vereine zu bilden, welche sich im Falle eines Krieges mit dem Orden in Verbindung setzen und von demselben von den vorhandenen Bedürfnissen des Heeres Kenntnis erhalten werden.“[155]

Auch wenn aus dieser Initiative wegen der schnell vorübergehenden Kriegsgefahr zunächst keine konkreten Schritte erwuchsen, ist sie nicht nur hinsichtlich ihrer Weitsicht, sondern auch durch die Tatsache von Interesse, dass der Johanniterorden bereits wenige Jahre nach seiner Restitution sein Augenmerk auf die Unterstützung des Heeres richtete. Daher stieß die Initiative Henri Dunants zur Errichtung einer Institution zur Pflege von kranken und verwundeten Soldaten auch bei den Johannitern auf breites Interesse. Bereits während des ersten Besuchs Dunants in Berlin im September 1863 nahmen Ordensmitglieder regen Anteil an seinem Vorschlag der Neutralisierung der Verwundeten, der Lazarette und des Sanitätspersonals.

Bei einem weiteren Besuch Dunants in Berlin nach Beendigung des Deutsch-Dänischen Krieges wurde der Ordenskanzler Graf Eberhard zu Stolberg-Wernigerode (1810–1872) ihm von Königin Augusta als persönlicher Begleiter zugeteilt.[156] Mitglieder des Johanniterordens waren in der Folgezeit maßgeblich an der Gründung und dem Ausbau des Preußischen Vereins zur Pflege im Felde verwundeter in erkrankter Krieges beteiligt.[157] Dessen Zentralkomitee gehörte als Leiter der spätere Ordenskanzler Graf Otto zu Stolberg-Wernigerode (1837–1896) an. Weitere Mitglieder aus den Reihen des Ordens waren Heinrich XIII. Prinz Reuß, der preußische Innenminister Graf

155 Ebd., S. 9. Schreiben des preußischen Innenministers Westphalen an die Oberpräsidenten der Provinzen vom 6.01.1857.

156 Vgl. Imhoff, Der Johanniterorden im 19. und 20. Jahrhundert, S. 514.

157 Der Verein konstituierte sich am 6.02.1864 und war einer der ersten nationalen Rot-Kreuz-Verbände, deren Gründung im Herbst 1863 in Genf beschlossen worden war. Vgl. Riesenberger, Das Deutsche Rote Kreuz, S. 37.

Eulenburg, der Generalarzt der Armee Dr. Gottfried Friedrich Franz Loeffler sowie der Militärarzt Bernhard von Langenbeck (1810–1887). Prinz Reuß wurde im Oktober 1863 in Genf zum Vizepräsidenten des Internationalen Komitees gewählt, da er als Vertreter einer neutralen, auf christlicher Grundlage stehenden Körperschaft dazu besonders prädestiniert erschien. „Damit hat der Orden in einem historisch wahrscheinlich entscheidenden Augenblick eine sehr wichtige Funktion übernommen: Er hat dem Roten Kreuz an seiner Wiege etwas von jener geistigen Haltung weitergegeben, die seit der letzten Jahrtausendwende ungebrochen bis zu diesem Augenblick [...] gepflegt worden war“[158], ohne jedoch die Unterschiede zwischen der alten geistlichen und der neuen weltlichen Institution nivellieren zu wollen. Einige Protagonisten sehen den Johanniterorden sogar als „Gründungspaten“ des Roten Kreuzes[159], während die Geschichtswissenschaft die weltanschaulichen Unterschiede beider Institutionen klar herausgearbeitet hat. [160] Unzweifelhaft ist jedoch, dass die Johanniter den Ideen Dunants in Deutschland bei den politischen und militärischen Entscheidungsträgern Gehör verschafft und damit zu ihrer schnellen Rezeption und Umsetzung wesentlich beigetragen haben.

1.3 Internationale Initiativen zum Aufbau der freiwilligen Krankenpflege im Krieg

1.3.1 Florence Nightingale als Reformerin des britischen Militärsanitätswesens

Florence Nightingale (1820–1910) ist besonders durch ihre Tätigkeit im Krimkrieg bekannt geworden. Darüber hinaus gilt sie als Reformerin der Krankenpflege und Gründerin der ersten systematischen Ausbildungsstätte für Krankenpflegerinnen in Großbritannien. Obwohl ihre Bedeutung unbestritten ist, gibt es bis heute keine wissenschaftlichen Ansprüchen genügende deutsche Biographie.[161]

158 Imhoff, Der Johanniterorden im 19. und 20. Jahrhundert, S. 513.

159 Stribny, Der Johanniter-Orden und das Haus Hohenzollern, S. 24 sowie Ernst Eugen Staehle, Die Johanniter und Malteser der deutschen und bayrischen Zunge. International und überregional, Gnas 2002, S. 212.

160 Riesenberger, Das Deutsche Rote Kreuz, S. 29. Zur Diskussion dieser Bewertung vgl.: Braun, „Im Rücken der Armee“, S. 267.

161 Die englischsprachige Literatur über Nightingale ist dagegen unüberschaubar. Daher seien hier nur einige Beispiele genannt: Lynn Mc Donald, The collected works of Florence Nightingale. Vol. 1, Waterloo 2001 bis Vol. 13, Waterloo 2009; Sue M. Goldie, „I have done my duty“: Florence Nightingale in the Crimean War 1854–56, Manchester 1987; Adelaide Nutting, Lavinia L. Dock, übers. von Agnes Karll, Geschichte der Krankenpflege, Berlin 1911, S. 109–329. Aus der deutschsprachigen Literatur seien erwähnt: Seidler/Leven, Geschichte der Medizin und der Krankenpflege, S. 217–220; Florence Nightingale, Bemerkungen zur Krankenpflege. Die „Notes on Nursing“ neu übersetzt und kommentiert von Christoph Schweikardt und Susanne Schulze-Jaschok, Frankfurt/M., 2005.

Florence Nightingale, benannt nach ihrem Geburtsort Florenz, stammte aus einem sehr wohlhabenden Elternhaus und erhielt ihre umfassende humanistische Bildung überwiegend durch ihren Vater. Ungewöhnlicherweise interessierte sie sich trotz ihrer gesellschaftlichen Herkunft für Fragen der Krankenpflege. Diese galt bis in die Mitte des 19. Jahrhunderts ausschließlich als Beschäftigung der Unterschicht, die keinerlei Ausbildung erforderte und von schlecht bezahlten und beleumundeten „Lohnwärtern" ausgeführt wurde.[162] Als Gründe gab sie selbst eine Erkrankung in der Kindheit und die Pflege kranker Familienangehöriger an.

Von ihrer Familie nur widerwillig geduldet, begann sie mit autodidaktischen Studien über Krankenhauswesen und -statistik.[163] Auf ihren Reisen besichtigte sie Krankenhäuser in Paris und anderen europäischen Orten. Wesentliche Impulse erhielt sie während ihrer Besuche in der Diakonissenanstalt von Pfarrer Theodor Fliedner in Kaiserswerth. Im Jahr 1850 weilte sie dort für zwei Wochen und im darauffolgenden Jahr für drei Monate.[164] Sie hospitierte und arbeitete auf allen Stationen des Krankenhauses und der übrigen Anstaltsteile und verfasste auf Bitten Fliedners einen der Werbung für die noch junge Institution dienenden wohlwollenden Bericht in englischer Sprache.[165] Später äußerte sie sich kritischer, insbesondere über die hygienischen Verhältnisse im Krankenhaus. Die geistliche Betreuung der Kranken durch die Diakonissen hob sie dagegen lobend hervor.[166] Ihren Aufenthalt in Kaiserswerth erklärte sie mit der Tatsache, dass Kaiserswerth zu dieser Zeit die einzige Möglichkeit geboten habe, überhaupt etwas über Pflege zu lernen, da in England hierzu keine Gelegenheit bestanden habe.[167] Zeit ihres Lebens hielt sie jedoch Kontakt zur Familie Fliedner.[168]

162 Vgl. dazu die zeitgenössische Beschreibung der Krankenwärterin Sarah Gump bei: Charles Dickens, The life and adventures of Martin Chuzzlewit, übers. von Gustav Meyrink, Waltorp 2004, S. 478 ff.

163 Sie führte als Erste statistische Verfahren in der Krankenpflege ein, entwickelte das „Tortendiagramm" und wurde als erste Frau in die Royal Statistical Society aufgenommen. Vgl. dazu: Klaus Peter Wahner, Die Bedeutung Anna Stickers (1902–1995) für die Traditionsbildung und die Geschichtsschreibung der Kaiserswerther Diakonie: das Beispiel Florence Nightingale, Bochum, Ruhr-Univ. Diss., 2008, S. 10.

164 Anlässlich ihres Eintritts in die Anstalt verfasste sie 1851 einen Lebenslauf mit einer Darstellung ihres bisherigen Lebens, vgl. Anna Sticker (Hg.), Florence Nightingale. Curriculum Vitae, Düsseldorf-Kaiserswerth 1965. Das Original befindet sich im Archiv der Fliedner-Kulturstiftung Kaiserswerth (AFKSK), Nachlass Fliedner, Rep. II Kb3. Zum Verhältnis Nightingales zur Kaiserswerther Diakonissenanstalt vgl. Kaiserswerther Diakonie (Hg.), Florence Nightingale. Kaiserswerth und die britische Legende, Düsseldorf 2001.

165 Florence Nightingale, The institution of Kaiserswerth on the Rhine, London 1851.

166 Wahner, Die Bedeutung Anna Stickers (1902–1995) für die Traditionsbildung, S. 99.

167 Brief von Florence Nightingale an Charles Roundell vom 4. August 1896, in: Mc Donald, Nightingale, Collected Works, Bd. 6, Waterloo 2004, S. 307.

168 Anlässlich des Todes von Theodor Fliedner schrieb sie 1864 an dessen Tochter: „Es ist mir, als hätte ich einen Vater verloren." AFKSK, Nachlass Fliedner, Rep. II Mb 6. Brief vom 18.10.1864. Weitere Briefe an verschiedene Familienmitglieder befinden sich im

Wenige Jahre nach ihrem Aufenthalt in Kaiserswerth organisierte sie die Krankenpflege im Krimkrieg, den Russland gegen eine Allianz aus Frankreich, England, die Türkei und Sardinien-Piemont zwischen 1854 und 1856 führte. Dabei starben von den 97.800 britischen Soldaten 2.000 direkt auf dem Schlachtfeld und 1.800 später an ihren Verwundungen. 17.600 jedoch erlagen den verschiedensten Infektionen.[169] Zeitweise war fast die Hälfte der englischen Expeditionsarmee wegen Krankheit kampfunfähig und die Sterblichkeitsrate in den Lazaretten lag höher als 40%.[170] Die britische Armee hatte ihr Sanitätswesen jahrzehntelang vernachlässigt und die Ausstattung der Soldaten weder auf einen langen Krieg noch auf die besonderen klimatischen Verhältnisse eingerichtet. Die Belagerer von Sewastopol mussten ohne zweckdienliche Ausrüstung, Ernährung und medizinischer Versorgung monatelang in den feuchtkalten Schluchten der südwestlichen Krimküste ausharren. Da keine Lazaretteinrichtungen mit übergesetzt worden waren, wurden die Kranken und Verwundeten auf schlecht ausgerüsteten Schiffen an die Basis am Bosporus gebracht. Infektions- und Mangelkrankheiten wie die Cholera, Typhus und Skorbut grassierten.[171]

Der Krimkrieg war auch die Geburtsstunde der modernen Kriegsberichterstattung.[172] Informationen über das ungenügende britische Sanitätswesen in der London Times löste Empörung aus, denn „ein pflegerisch schlecht versorgtes Heer war zur nationalen Schade geworden."[173] Damit wurde er zum Wendepunkt in der Militärmedizin und -krankenpflege. Am 14.10.1854 wandte sich Nightingale an den mit ihr bekannten Kriegsminister Sidney Herbert (1810–1861) und bot ihm an, mit einer Gruppe von Krankenschwestern in den Hospitälern von Skutari (heute ein Stadtteil Istanbuls am asiatischen Ufer des Bosporus) zu arbeiten. Am 21. Oktober 1854 reiste sie mit einer ersten Gruppe von 38 Krankenpflegerinnen, davon zehn katholische Schwestern, ab. Eine zweite mit 48 Schwestern folgte im Dezember. Auch eine Kaiserswerther Diakonisse, die im Deutschen Hospital in Konstantinopel im Dienst war, half vierzehn Tage im englischen Lazarett, ehe sie wegen ihrer mangelhaften Englischkenntnisse und der auch im Deutschen Hospital auf Grund des Krieges erhöhten Patientenzahl ihren Dienst wieder aufgeben musste. Der Vorsteher der Kaiserswerther Anstalt bot Nightingale daraufhin brieflich sechs bis sieben Diakonissen an, von denen wenigstens drei der englischen Sprache mächtig waren. Trotz der mittlerweile auf etwa 5000 angewachsenen Zahl der Kranken

Nachlass Fliedner. Die Kaiserswerther Diakonie hat in Erinnerung an Nightingale ihr 1975 eingeweihtes Krankenhaus nach ihr benannt.

169 Nightingale, Bemerkungen zur Krankenpflege, S. 10.

170 Riesenberger, Das Internationale Rote Kreuz, S. 14.

171 Kolmsee, Unter dem Zeichen des Äskulap, S. 108f. Dort auch weitere Angaben über die verheerenden Zustände bei den auf einen Winterfeldzug nicht vorbereiteten englischen und französischen Truppen.

172 Vgl. Ute Daniel, Der Krimkrieg 1853–1856 und die Entstehungskontexte medialer Kriegsberichterstattung, in: Dies. (Hg.), Augenzeugen. Kriegsberichterstattung vom 18. bis zum 21. Jahrhundert, Göttingen 2006, S. 40–67.

173 Grundhewer, Kriegskrankenpflege, S. 31.

und Verwundeten lehnte Nightingale das Angebot dankend ab, da sie keine Unterkünfte für die Pflegerinnen bieten könne.[174] Der eigentliche Grund war dagegen, dass sie in der Krankenpflege ihren eigenen Weg gehen wollte. Dem Einfluss Florence Nightingales ist es zu verdanken, dass Barackenlazarette auf der Krim und am Bosporus errichtet und erträgliche hygienische Bedingungen geschaffen wurden. Die Sterblichkeit der erkrankten Soldaten sank von 25 % im Winter 1854/55 auf 2,21 % in den folgenden Monaten.[175] Dies gelang ihr vor allem Dank ihres hohen gesellschaftlichen Ranges und der persönlichen Bekanntschaft mit Kriegsminister Herbert. Beides versetzte sie in die Lage, über die Köpfe der befehlshabenden Offiziere hinweg zu handeln.[176] Sie selbst pflegte die Soldaten und sah nachts mit einer Lampe in der Hand nach ihnen. Daher ist sie als „Lady with the lamp" in die Geschichte des Lazarettwesens eingegangen. In ihr Tagebuch notierte sie: „Ich stehe am Altar der ermordeten Männer, und solange ich lebe, kämpfe ich für ihre Sache."[177] Aus dem Brief eines englischen Arztes wird das emotionale Verhältnis der Soldaten zu den Schwestern deutlich: „Unsere Soldaten sind voll Dankbarkeit gegen ihre Pflegerinnen. Einer derselben weinte vor Freude, als er mir sagte: ‚Begreifen Sie nur, Herr Doctor, die Güte dieser lieben Engländerinnen, die so weit herkommen, uns zu pflegen! Ihr Anblick schon bringt uns Trost, und erinnert uns an die heimathlichen Heerde!'"[178] In protestantischen Publikationen in Deutschland wurde Nightingale als Vertreterin der Protestanten und als evangelischer Vorposten unter den von Frankreich gesandten barmherzigen Schwestern im Krimkrieg angesehen.[179] In einer Zeitschrift des Diakonissenmutterhauses Kaiserswerth heißt es dazu: „Wir haben in den Zeitungen gelesen von den *katholischen barmherzigen Schwestern,* daß sie zu Hunderten nach dem *Morgenlande* geschifft sind, um dort *die verwundeten Soldaten*, besonders die *französischen*, zu pflegen. Da sind wir brieflich und mündlich gefragt worden: ‚Was thun die evangelischen Schwestern und andere Pflegerinnen auf diesem Feld der Barmherzigkeit, wo noch lange nicht Hülfe genug vorhanden ist? Und wie wird sonst noch in *seelsorgerlicher Hinsicht für die verwundeten Protestanten unter diesen Soldaten gesorgt*?' Da freut es uns antworten zu können, daß auch unsere *evangelische Kirche* nicht säumig gewesen ist, ihre Mannschaften der

174 AFKSK, Nachlass Fliedner Rep. IV b2, Brief von Nightingale an Caroline Fliedner vom 18.01.1855.

175 Kolmsee, Unter dem Zeichen des Äskulap, S. 109.

176 Mark Harrison, Krieg und Medizin im Zeitalter der Moderne, in: Melissa Larner (Hg.): Krieg und Medizin, Göttingen 2009, S. 12–29, hier S. 16.

177 Nightingale, Bemerkungen zur Krankenpflege, S. 11.

178 Die protestantische Pflege der kranken und verwundeten Soldaten in den Hospitälern der Türkei in leiblicher und geistlicher Hinsicht, in: Der Armen- und Krankenfreund (künftig: AuKF), Nov./Dez. 1854, S. 4.

179 Die französische Heeresverwaltung gewann bis zum November 1854 62 Ordensschwestern für ihre Feldlazarette. Dabei handelte es sich um u. a. um Vinzentinerinnen und Niederbronner Schwestern. Vgl. dazu: Luzian Pfleger, Die Kongregation der Schwestern vom Allerheiligsten Heilande, genannt: „Niederbronner Schwestern", Freiburg i. B. 1921, S. 124 ff.

Barmherzigkeit auf die Felder des Bluts und der Thränen zu senden."[180] Der Beitrag hebt insbesondere die kurzzeitige Tätigkeit Nightingales im Krankenhaus der Diakonissenanstalt Kaiserswerth und ihre protestantischen Tugenden „Bescheidenheit, Demut, Selbstverleugnung, Umsicht und Liebe" hervor, die auch von einer Diakonisse als vorherrschende Eigenschaften gewünscht wurden.

Unter Florence Nightingales aktiver Mitwirkung wurde nach dem Krimkrieg eine Reform des britischen Militärsanitätswesens durchgeführt, der hygienische Standard in den Kasernen verbessert und eine Sanitätsschule sowie ein statistisches Amt in der Armee eingerichtet.[181]

Ein zu ihren Ehren gesammelter „Nightingale Fund" ermöglichte 1860 die Einrichtung der Krankenpflegeschule am St. Thomas Hospital in London, der ersten ihrer Art in Großbritannien. Die Ausbildung war unabhängig von kirchlichen Strukturen, nachdem Nightingale im Krimkrieg negative Erfahrungen im Umgang mit den Vertretern religiöser Gemeinschaften machte. Für ihr Pflegesystem ist wichtig gewesen, dass die Pflege „zwar von einem christlichen Ethos geprägt, aber nicht konfessionell ausgerichtet sein sollte".[182] Darüber hinaus setzte sie sich in zahlreichen Veröffentlichungen für eine Reform der Hospitäler und die Umsetzung hygienischer Standards in Krankenhäusern, der Armee und in den Familien ein. Letzterem Zweck diente ihre Schrift „Notes on Nursing: What it is, and what it is not" aus dem Jahr 1859, die in viele europäische Sprachen übersetzt wurde.[183] Es ist das erste von einer Frau verfasste Lehrbuch der Krankenpflege.

Florence Nightingales Verdienst ist es, als eine der ersten auf die in allen europäischen Ländern herrschenden Missstände in der Versorgung von Kriegsverwundeten international aufmerksam gemacht und gleichzeitig Wege zu ihrer Behebung aufgezeigt zu haben. Ihre Priorität lag dabei auf der Verbesserung des Militärsanitätswesens und nicht auf dem temporären Einsatz von Freiwilligen.[184] Sollten diese aber dennoch zum Einsatz kommen, empfahl sie eine enge Anbindung an die militärischen Sanitätsstrukturen, damit sich keine nachteiligen Auswirkungen auf die Qualität der Arbeit und das Ansehen der freiwilligen Pflege in der Öffentlichkeit ergäben.[185]

180 Die protestantische Pflege der kranken und verwundeten Soldaten in den Hospitälern der Türkei in leiblicher und geistlicher Hinsicht, in AuKF, Nov./Dez. 1854, S. 2. Hervorhebung im Original.

181 Kolmsee, Unter dem Zeichen des Äskulap, S. 109.

182 Christoph Schweikardt, Die Entwicklung der Krankenpflege zur staatlich anerkannten Tätigkeit im 19. und frühen 20. Jahrhundert. Das Zusammenwirken von Modernisierungsbestrebungen, ärztlicher Dominanz, konfessioneller Selbstbehauptung und Vorgaben der preußischen Regierung, München 2008, S. 58.

183 Nightingale, Bemerkungen zur Krankenpflege. Die „Notes on Nursing" neu übersetzt und kommentiert von Christoph Schweikardt und Susanne Schulze-Jaschok, Frankfurt/M. 2005.

184 Florence Nightingale, Army sanitary administration and its reform under the late Lord Herbert, London 1862.

185 Loeffler, Das Preußische Militär-Sanitätswesen, 1. Teil, S. 17.

1.3.2 Henry Dunant und die Gründung des Internationalen Roten Kreuzes

Unmittelbarer Anlass für die Gründung einer Organisation zur „Verbesserung des Loses der im Felddienst verwundeten Militärpersonen“ in Genf war die blutige Massenschlacht zwischen der Armee Österreichs sowie den Truppen Piemont-Sardiniens und Frankreichs beim oberitalienischen Ort Solferino am 24.6.1859, an der 300.000 Soldaten beteiligt waren. Am Abend des Kampftages lagen 40.000 Tote und Verwundete auf dem Schlachtfeld, dazu kamen noch ca. 40.000 Soldaten, die an Überanstrengung am Schlachttag selbst und an den vorhergehenden und nachfolgenden Tagen oder an durch die Hitze bedingten Krankheiten verstorben waren.[186] Henry Dunant (1828–1910), ein Genfer Geschäftsmann und Humanist mit christlicher Prägung war aus geschäftlichen Gründen Napoleon III. nachgereist und kam eher zufällig in die Nähe des Schlachtfeldes, wo er vom Elend der hilflos daliegenden Verwundeten erschüttert war.[187] Die völlig überforderten Sanitätsdienste[188], waren nicht ansatzweise in der Lage, die in der Sommerhitze liegenden Opfer zu versorgen. Daher versuchte Dunant mit Unterstützung der Bevölkerung, die verletzten und kranken Soldaten in Privathäusern und in öffentlichen Gebäuden zu behandeln. In Briefen und Aufrufen nach Genf bat er um Sachspenden und Entsendung freiwilliger Helfer. Innerhalb weniger Wochen gelangten durch Vermittlung von Dr. Louis Appia, einem Chirurgen und führenden Philanthropen des Genfer Bürgertums, über 830 Sendungen an oberitalienische Krankenhäuser.

Im Jahr 1861 erschien Dunants Buch „Eine Erinnerung an Solferino“. Darin schilderte er nicht nur das Leid der Verwundeten, die Hilflosigkeit der Sanitätsdienste und die Hilfsbereitschaft der Bevölkerung, er stellte auch seinen Plan vor, wie man den Kriegsopfern künftig besser helfen könne: „Das Personal der Militärlazarette ist stets ungenügend, und wird es bleiben, auch wenn es verdoppelt und verdreifacht würde. Man ist durchaus auf die Mitwirkung des Publikums angewiesen, und so wird es immer sein. Nur so kann man hoffen, die Leiden des Krieges zu mildern.“[189]

Dunant empfahl vor allem den Einsatz christlich motivierter Freiwilliger, denn „zur Erfüllung einer so edlen Aufgabe taugen eben keine Mietlinge, die sich bald angeekelt fühlen und durch die Ermüdung gefühllos, hartherzig und träge werden. Hier ist sofortige Hilfe nötig, denn was heute noch den Verwun-

186 J. Henry Dunant, Eine Erinnerung an Solferino, Nachdruck in: Rudolf Müller, Entstehungsgeschichte des Roten Kreuzes und der Genfer Konvention, Stuttgart 1897, S. 1–63, hier S. 49.

187 Aus der Fülle biographischer Abhandlungen sei hier nur erwähnt: Dieter und Gisela Riesenberger, Rotes Kreuz und weiße Fahne: Henry Dunant 1828 – 1910, der Mensch hinter seinem Werk, Bremen 2010.

188 Der österreichischen Armee stand der größte Teil ihrer Sanitätstruppen nicht zur Verfügung, da er bereits zu Beginn der Schlacht durch Gefangenschaft oder den Rückzug mit anderen Feldeinrichtungen nicht mehr anwesend war. Vgl. Kolmsee, Unter dem Zeichen des Äskulap, S. 110.

189 Dunant, Eine Erinnerung an Solferino, S. 60.

deten retten kann, rettet ihn morgen nicht mehr; beim geringsten Zeitverlust kann der Brand[190] eintreten, der den Verwundeten dem sicheren Tode entgegenführt. Darum brauchen wir freiwillige Krankenpfleger, die im voraus geschult und mit ihrer Aufgabe vertraut sind, und die von den Befehlshabern der kriegführenden Heere öffentlich anerkannt und auf jede Weise in ihren Aufgaben unterstützt werden."[191] Dunant schlug einen internationalen Kongress zur Schaffung der vertragsmäßigen Grundlagen der Hilfeleistung für Verwundete vor. Sein Hauptziel war eine „Humanisierung" des Krieges durch völkerrechtlichen Schutz der Verwundeten und des Sanitätspersonals.

Seit dem Erscheinen der „Erinnerung an Solferino" waren zwei Strategien zur Linderung des Schicksals der Kriegsverwundeten im Gespräch.[192] Dunant zog aus seinen Erfahrungen in Solferino andere Konsequenzen, als beispielsweise die von ihm sehr verehrte Florence Nightingale, die, wie bereits erwähnt, nach dem Krimkrieg eine Reform des englischen Sanitätsdienstes eingeleitet hatte. Während Dunant der Meinung war, dass nur im Frieden geschulte freiwillige Krankenpfleger in der Lage seien, das Massenelend im Krieg zu lindern, plädierte sie für die alleinige Verantwortung der staatlichen und militärischen Verwaltungen für den Heeressanitätsdienst. Nightingale hielt freiwillige Sanitätsorganisationen für fragwürdig, weil sie Verpflichtungen übernehmen würden, die „der Regierung jedes Landes zukommen; wenn man den Regierungen diese Verantwortung abnimmt, die ihnen tatsächlich zusteht, so hieße das, ihnen größere Möglichkeiten zu geben, neue Kriege zu entfachen."[193] Trotz dieser berechtigten Einwände setzte sich Dunants Entwurf durch.

Viele Zeitgenossen begrüßten Dunants Plan, weil sie davon überzeugt waren, in einer Epoche unvermeidbarer kriegerischer Entwicklungen zu leben oder ihn im christlichen Sinn als Strafe Gottes interpretierten. Als ein Beispiel sei hier der Brief des Grafen Adolphe de Circourt an Dunant zitiert: „... nach dieser Zeit, die so vielen ausgezeichneten Geistern das Trugbild eines ewigen Friedens vorgetäuscht hat, stehen wir vor einem allgemeinen Appell an die Waffen, die die endgültigen Entscheidungen herbeiführen sollen, die weder das Recht noch die Diplomatie zu erreichen imstande ist. Es ist nur allzu wahrscheinlich, daß eine Reihe von gigantischen Kriegen ausbrechen und ... die Lösung der Probleme übernehmen werden, bei denen die Gewalt nach dem Geheiß der menschlichen Natur die getreue Begleiterin des Rechtes ist. So kommen Sie gerade zum rechten Augenblick."[194]

Zustimmung kam auch von Seiten der Militärs und der Militärärzte, die bald die entlastende Rolle freiwilliger Hilfsorganisationen für das militärische

190 Damit ist der damals weit verbreitete Wundbrand gemeint, der bei mit Bakterien infizierten Wunden auftritt und häufig zu einer Blutvergiftung führt.

191 Ebd., S. 59.

192 Riesenberger, Das Internationale Rote Kreuz, S. 16 f.

193 Willy Heudtlass, J. Henry Dunant. Eine Biographie in Dokumenten und Bildern, Stuttgart u. a. 1977[2], S. 70.

194 Ebd., S. 53.

Sanitätswesen erkannten. „Die Kongruenz von humanitärem Anliegen und militärischem Zweckinteresse ist charakteristisch für die Gründungsjahre der Rotkreuzbewegung und erklärt ihre überraschend schnelle Ausbreitung in den europäischen Staaten.“[195] Die Friedensbewegung kritisierte dagegen schon früh die Bemühungen zur „Humanisierung des Krieges“, so dass sich General Dufour und Gustave Moynier in ihren Eröffnungsreden zur Internationalen Konferenz in Genf im Jahr 1863 zu ausführlichen Erwiderungen auf diese Vorwürfe genötigt sahen.[196]

Die Idee der Gründung von Hilfsgesellschaften zur Rettung und Pflege von Kriegsverwundeten war keine spontane Reaktion Dunants auf die Schlacht von Solferino, wie es seine Erinnerungen vielleicht zu suggerieren scheinen. Schon Ende der 1840er Jahre verfolgte er die Idee der Gründung einer überkonfessionellen, internationalen und klassenunabhängigen Gemeinschaft von „Samaritern des Friedens“, die er unter dem Eindruck der Schlacht zu einem „Samaritertum im Kriege“ umwandelte. In diesen Kontext gehört auch die von ihm mit vorbereitete Gründung des „Weltbundes christlicher junger Männer“ (YMCA) im Jahr 1855, die bereits den Grundgedanken einer internationalen Organisation vorwegnahm.[197]

Die Gründung des Roten Kreuzes vollzog sich mit ungeheurer Schnelligkeit durch Mitglieder der Genfer „Gemeinnützigen Gesellschaft“[198], die sich für die Verbesserung der Lebensverhältnisse sozial Benachteiligter einsetzte. Diese sozial sehr homogene Gruppe von Vertretern des philanthropisch orientierten Genfer Großbürgertums verfügte neben den finanziellen Mitteln durch ihre geschäftlichen Verbindungen auch über die notwendigen internationalen Kontakte. In der Folgezeit kam es innerhalb des zur Gründung gebildeten „Fünferkomitees“ zu Diskussionen um das richtige Konzept zur Umsetzung der Ideen Dunants. Während dieser ein international agierendes, selbständiges „Korps freiwilliger Helfer“ unter der Leitung eines Zentralkomitees und dem Slogan „Nächstenliebe, Gehorsam und Unentgeltlichkeit“ rekrutieren wollte, plädierte General Dufour für eine Anbindung der freiwilligen Hilfsgesellschaften an die nationalen militärischen Verbände, ohne in die Kompetenz der Militärkrankenpflege überzugreifen.[199]

Sein pragmatisches Konzept konnte sich in den Sitzungen vom 17. Februar und 17. März 1863 durchsetzen und die wesentlichsten Strukturen der Vereinigung prägen. Dazu gehören:

„1. Das Komitee und seine Mitglieder sollen offiziell von den Behörden anerkannt werden.

195 Riesenberger, Das Internationale Rote Kreuz, S. 18.

196 Die Eröffnungsreden sind abgedruckt bei Müller, Entstehungsgeschichte des Roten Kreuzes und der Genfer Konvention, S. 118–130.

197 Ebd., S. 19 sowie Heudtlass, J. Henry Dunant, S. 31 ff.

198 Zur Genfer „Gemeinnützigen Gesellschaft“ vgl. Bernard Lescaze, La societé genevoise d'utilité publique, Genf 1973.

199 Willy Heudtlass, Acht Dokumente aus der Gründungszeit des Roten Kreuzes, in: Deutsches Rotes Kreuz 1963, H. 5, Nr. 1.

2. Die Korps freiwilliger Krankenpfleger sollen der Gerichtsbarkeit der Militärbehörden unterstellt sein, deren Weisung sie zu Beginn eines Feldzuges genau zu befolgen haben.

3. Diese Korps von Helfern sollen sich in die Nachhut der Armeen eingliedern, ohne die geringste Störung oder irgendwelche Unkosten zu verursachen.

Kurz gesagt, die freiwilligen Helfer werden nichts kosten, man wird sie rufen und entlassen, wann immer es beliebt [...]; die leitenden Komitees werden die Krankenpfleger den Heerführern zur Verfügung stellen und das erforderliche Personal bereithalten“[200]

Diese bis heute im wesentlichen geltenden Grundsätze entsprachen dem Bedürfnis nach staatlicher und militärischer Souveränität. Das Gründungskomitee ging so weit, dass den nationalen Hilfsgesellschaften das Recht zugebilligt wurde, sich entsprechend den Sitten und Bräuchen der verschiedenen Völker selbständig zu organisieren, was sowohl eine föderative Struktur der Gesamtorganisation als auch die Integration der Nationalverbände in die Streitkräfte ihres Landes ermöglichte.

In Vorbereitung der 1. Internationalen Konferenz, die am 26. Oktober 1863 in Genf stattfinden sollte, reiste Dunant im Auftrag des Fünferkomitees zum Weltkongress für Statistik, der Anfang September in Berlin veranstaltet wurde, um für die Tagung zu werben. Seiner Reise war voller Erfolg beschieden, da er nicht nur die Kongressteilnehmer, sondern auch das preußische Königspaar und den preußischen Kriegsminister von Roon sowie auf seiner weiteren Reise die Könige von Sachsen und Bayern sowie Mitglieder des kaiserlichen Hofes in Wien für das Vorhaben gewinnen konnte.[201] Beflügelt von seinem unerwarteten Erfolg, lies er in Berlin eigenmächtig eine Denkschrift drucken, in der er insbesondere der Frage der Neutralität und der völkerrechtlichen Anerkennung der Sanitätsdienste nachging. Darin heißt es:

„1. Jede Regierung in Europa geruht, ihren besonderen Schutz und ihre Gönnerschaft dem in jeder Hauptstadt Europas zu bildenden Generalkomitee, zusammengesetzt aus den ehrenwertesten und am meisten geachteten Persönlichkeiten, zuzubilligen.

2. Dieselben Regierungen erklären, daß künftig das militärische Arztpersonal und diejenigen, die von ihm anhängen, einschließlich der anerkannten freiwilligen Helfer, durch die kriegführenden Mächte als neutrale Personen angesehen werden.

3. Im Kriegsfalle verpflichten sich die Regierungen, den Transport von Personal und mildtätigen Gaben in die vom Krieg betroffenen Länder zu erleichtern.“[202]

200 Protokoll der Sitzung 17.03.1863, zit. nach Riesenberger, Das Internationale Rote Kreuz, S. 23.

201 Für Preußen vgl.: GehStA Berlin, I. HA Rep. 76 Kultusministerium, VIII B Nr. 1681 Rotes Kreuz 1864–1869.

202 Denkschrift vom 15.09.1863, Abdruck in: Heudtlass, J. Henry Dunant, S. 58f.

Dieses Prinzip Dunants sollte, entgegen den Auffassungen seiner Genfer Kollegen, zum Grundprinzip des Roten Kreuzes und zu einem Grundpfeiler seiner erfolgreichen Tätigkeit werden.[203]

Eine besondere Vermittlerrolle bei staatlichen Stellen und den Monarchen spielten Militärs und insbesondere Militärärzte. In Preußen überzeugten die Doktoren Loeffler, Lauer und Boeger Kriegsminister von Roon von der Bedeutung einer freiwilligen Sanitätsorganisation. Ähnlich war es in Dresden, München und Wien. Neben humanitären Erwägungen gaben auch praktische Gründe den Ausschlag für das Interesse dieser Kreise. „Der Vorschlag, die Lage der Kriegsverwundeten ohne eigene finanzielle und organisatorische Anstrengungen zu verbessern, mußte das Interesse kluger und weitsichtiger Militärs finden. Darüber hinaus bot die Gründung von Hilfsorganisationen eine willkommene Gelegenheit, Teile der Zivilbevölkerung bereits in Friedenszeiten auf den Krieg vorzubereiten.“[204] An der internationalen Konferenz im Oktober 1863 in Genf nahmen 36 Vertreter aus 16 Ländern teil, unter ihnen 18 Delegierte von 14 Regierungen.[205] Die Vizepräsidentschaft wurde dem Vertreter des Johanniterordens, Prinz Heinrich XIII. von Reuß (j. L.) übertragen, der von Prinz Karl von Preußen, dem Großmeister des Ordens, entsandt worden war. Auf die Vorreiterrolle der Johanniter in der freiwilligen Krankenpflege wurde bereits hingewiesen. Die in Genf formulierten zehn Leitsätze bestimmten die Arbeit des Roten Kreuzes in der Folgezeit.[206] Zu den wichtigsten Festlegungen gehörte die Einrichtung von nationalen Ausschüssen, deren Aufgabe darin bestand, „in eintretenden Kriegszeiten mit allen in ihrer Macht stehenden Mitteln bei dem Sanitätsdienst der Heere mitzuwirken“ (Art. 1). Die Ausschüsse sollten sich bereits in Friedenszeiten „mit dem was nötig ist, um sich im Kriege wahrhaft nützlich machen zu können“ beschäftigen (Art. 4), die freiwillige Krankenpflege im Kriegsfall organisieren (Art. 5) und ihre Dienste den nationalen Militärbehörden unterstellen (Art. 6). Diese Unterordnung und die damit verbundene staatliche Förderung ermöglichte die rasche Etablierung von Hilfsgesellschaften in zahlreichen europäischen Ländern. Innerhalb eines Jahres entstanden zehn Gesellschaften mit unterschiedlichen Bezeichnungen in Europa: in Württemberg, im Herzogtum Oldenburg, in Mecklenburg, Hamburg und Preußen sowie in Italien, Frankreich und Spanien.[207] Sie nannten sich wie in Württemberg beispielsweise „Sanitätsverein“[208],

203 Zu den internen Auseinandersetzungen im Gründungskomitee in Genf und zum weiteren Lebensweg Dunants vgl. Heudtlass, J. Henry Dunant, S. 59 ff. sowie Müller, Entstehungsgeschichte des Roten Kreuzes und der Genfer Konvention.

204 Riesenberger, Das Internationale Rote Kreuz, S. 25.

205 Ebd., S. 26. Die Namen der Delegierten sind abgedruckt bei Müller, Entstehungsgeschichte des Roten Kreuzes und der Genfer Konvention, S. 116 ff.

206 Der Wortlaut der Beschlüsse findet sich bei Heudtlass, J. Henry Dunant, S. 66 f. sowie bei Müller, Entstehungsgeschichte des Roten Kreuzes und der Genfer Konvention, S. 178 ff.

207 Zur weiteren Entwicklung in den deutschen Teilstaaten vgl. Müller, Entstehungsgeschichte des Roten Kreuzes und der Genfer Konvention, S. 187 ff.

208 Erst 1896 erfolgte in Württemberg die Umbenennung in „Württembergischer Landesverein vom Roten Kreuz“. Vgl. dazu ebd., S. 188.

in Baden „Internationaler Hilfsverein“ oder wie in den meisten Staaten „Vereine zur Pflege im Felde verwundeter und erkrankter Krieger“ (Societés de secours aux militairs blessés). In Deutschland hieß die Dachorganisation „Zentralkomitee der deutschen Vereine vom Roten Kreuz“ und auch international setzte sich die Bezeichnung „Rotes Kreuz“ in den folgenden Jahrzehnten immer mehr durch.

Zu den augenfälligsten Beschlüssen der Genfer Konferenz gehörte die Einführung der weißen Armbinde mit einem roten Kreuz als einheitlichem Erkennungszeichen der freiwilligen Helfer (Art. 8).[209]

Auf Drängen Dunants wurde nicht nur die Neutralität des Sanitätspersonals, sondern auch der freiwilligen Helfer sowie der Kranken und Verwundeten selbst als Wunsch im Anschluss an die zehn Leitsätze formuliert, ohne die eine Verbesserung der Hilfe für die Betroffenen nicht möglich gewesen wäre. „Allein die Anerkennung der Neutralisation von Helfern und Opfern eröffnete die Möglichkeit, wirksamer als die traditionelle Heeressanität für die Kriegsopfer zu sorgen.“[210] Später ergab sich aus der Rolle des Hüters dieser Neutralität ein Zuwachs an moralischer Kompetenz für das Internationale Komitee in Genf, das dieser Forderung zunächst skeptisch gegenüber gestanden hatte. Der Erfolg der Konferenz vom Oktober 1863 ermutigte es nun zu den entsprechenden Schritten, das heißt zur Vorbereitung einer internationalen diplomatischen Konferenz mit dem Ziel eines verbindlichen Staatsvertrages.

In einer Zeit, in der es noch nicht einmal ein vertraglich festgelegtes Kriegsrecht gab, war das eine Novität. Bereits am 15. November 1863 sandte das Komitee eine Denkschrift an die europäischen Staaten, in der deren Bereitschaft zur „Neutralisierung der Ambulanzen und Hospitäler, des Sanitätspersonals, der freiwilligen Krankenpfleger, der helfenden Bewohner des Landes und der Verwundeten“[211] erfragt wurde. Fünfzehn europäische Staaten äußerten sich zustimmend, so dass mit der schwierigen Aufgabe der Organisation eines Kongresses von diplomatischen „Abgeordneten, welche mit den nötigen Vollmachten versehen sein mussten, um diesen internationalen, gesetzliche Kraft besitzenden und die vertretenen Regierungen bindenden Vertrag abzuschliessen“ begonnen werden konnte.[212] Begünstigt durch die staatliche Neutralität der Schweiz, übernahm es ihr Bundesrat, zu einer solchen völkerrechtlichen Tagung im August 1864 nach Genf einzuladen. Deutschland war nicht durch Vertreter des Deutschen Bundes, sondern lediglich durch Delegierte der Einzelstaaten Baden, Hessen-Darmstadt, Preußen, Sachsen und Württemberg vertreten. Weitere zehn europäische Staaten und die USA hatten Vertreter geschickt. Die Abgesandten berieten über den Entwurf, der vom Internationalen Komitee erarbeitet worden war und billigten die Vorschläge in den wesentlichen Punkten.

209 Vgl. den Exkurs zum Zeichen des Roten Kreuzes in Kap. 2.1.1.
210 Riesenberger, Das Internationale Rote Kreuz, S. 28.
211 Ebd., S. 29.
212 Müller, Entstehungsgeschichte des Roten Kreuzes und der Genfer Konvention, S. 193.

Die „Konvention zur Verbesserung des Schicksals der verwundeten Soldaten der Armeen im Felde", kurz Genfer Konvention genannt, wurde zunächst von zwölf Staaten unterzeichnet.[213] Die USA, Großbritannien, Schweden–Norwegen und Sachsen traten ihr später bei.[214] Dem Ziel, „die vom Kriege unzertrennlichen Leiden zu mildern, unnötige Härten zu beseitigen und das Los der auf dem Schlachtfelde verwundeten Soldaten zu verbessern"[215], sollten folgende Vereinbarungen dienen:[216] Anerkennung der Neutralität der Feldlazarette (Art. 1)[217], Ausdehnung der Neutralität auf das militärische Sanitätspersonal und die Feldprediger (Art. 2), freies Geleit für Verwundete und Sanitätspersonal (Art. 3), Neutralität für die Landesbewohner, die den Verwundeten helfen und deren Befreiung von Truppeneinquartierungen (Art. 5), Aufnahme der verwundeten oder erkrankten Militärs ohne Unterschied der Nationalität, Rücksendung der als dienstunfähig geheilten in ihre Heimat, ebenso der übrigen Militärs mit der Maßgabe, während der Dauer des Krieges die Waffen nicht wieder zu ergreifen (Art. 6), Kennzeichnung der Lazarette, Verbandsplätze und Depots sowie des Personals durch eine Fahne und eine Armbinde mit rotem Kreuz auf weißem Grund, wobei neben der Rotkreuzfahne die Nationalflagge benutzt werden muss und die Verabfolgung der Armbinde im Ermessen der zuständigen Militärbehörde liegt (Art. 7), Regelung der Einzelheiten der Ausführung der Konvention durch die Oberbefehlshaber nach Anweisung ihrer Regierungen (Art. 8), Einladung zu späterem Beitritt zur Konvention an nicht anwesenden Regierungen (Art. 9), Ratifizierung der Konvention innerhalb von vier Monaten (Art. 10).

Bemerkenswert ist die Tatsache, dass die freiwillige Krankenpflege im Wortlaut der Genfer Konvention nicht auftaucht. An ihrer Einbeziehung drohte das Zustandekommen der Konvention auf Grund des Widerstandes einzelner Staaten zu scheitern.[218] Vor allem Frankreich verhinderte mit seinen Bedenken die Ausweitung auf die freiwilligen Sanitätshelfer, da es Eingriffe in seine Souveränitätsrechte befürchtete. Dies gelang erst auf der diplomatischen Konferenz im Jahr 1906.[219] Freiwillige Hilfsverbände konnten bis dahin aber schon unter dem Schutz des Roten Kreuzes arbeiten, wenn eine Regierung oder deren militärische Führung dies zuließen. Dass die Schutzbestimmungen in den Reichseinigungskriegen stillschweigend auch auf diese Anwendung fanden, wertet der offizielle Sanitäts-Bericht über den Deutsch-Französischen

213 Die Genfer Konvention befindet sich in ihrem Wortlaut im Anhang.

214 Zur Chronologie der Beitritte vgl. Riesenberger, Das Internationale Rote Kreuz, S. 264.

215 Heudtlass, J. Henry Dunant, S. 77.

216 Ebd., S. 77–79. Vgl. Abdruck der Genfer Konvention im Anhang.

217 Die Neutralität erstreckte sich aber zunächst nur auf mit Patienten besetzte Lazarette und nicht auf leere Sanitätseinrichtungen auf dem Transport, die weiterhin als Kriegsbeute behandelt werden konnten. Vgl. Erfahrungen aus dem Krieg von 1866 über die Organisation der freiwilligen Hülfsthätigkeit und die Genfer Uebereinkunft von 1864 zur Verbesserung des Looses der im Felddienst verwundeten Militärpersonen, Darmstadt u. a. 1867, S. 17, 85.

218 Karl Lueder, Die Genfer Konvention, Erlangen 1876.

219 Riesenberger, Das Internationale Rote Kreuz, S. 30f.

Krieg als Folge der „organischen Einfügung der freiwilligen Krankenpflege in die Heeres-Organisation".[220]

Mit der Unterzeichnung der Genfer Konvention fand die Organisation des Roten Kreuzes nur zwei Jahre nach Erscheinen der „Erinnerung an Solferino" ihre diplomatische Anerkennung und die strukturelle Form, die bis in die Gegenwart Bestand hat.[221] Damit ist die Konvention zum „Ausgangspunkt für das gesamte konventionelle Kriegsrecht und das gesamte humanitäre Völkerrecht"[222] geworden. Die Genfer Konvention war jedoch in der Öffentlichkeit und bei führenden Militärkreisen nicht unumstritten. Die Standpunkte reichten von völliger Ablehnung über kritische Diskussion ihrer Durchführbarkeit bis hin zur Verherrlichung als „zivilisatorische Hochleistung der Humanität".[223] Ablehnung kam insbesondere von führenden Offizieren und Militärärzten, die die Bildung eines Bereiches befürchteten, auf den sie keinen Einfluss hatten und der zu Missbrauch durch Spionage, Desertion und Unordnung herausfordere.[224]

1.4 Die Gründung regionaler Rotkreuzgesellschaften

Auf die bereits zu Beginn des Kapitels erwähnten Frauenvereine, die während der Befreiungskriege gegen Napoleon das völlig überforderte Militärsanitätswesen ergänzten, konnten sich viele spätere Initiativen, wie die Diakonissenmutterhäuser oder die Frauenvereine des Roten Kreuzes berufen. „Wenn im Deutschen Reich die Rotkreuzbewegung mit gezielter Unterstützung der Herrscherhäuser und der führenden Militärs sich besonders schnell entwickelte, dann sicherlich auch deshalb, weil in diesen Kreisen die Erinnerung an die freiwillige Pflege und Unterstützung der verwundeten und erkrankten Soldaten in den Befreiungskriegen lebendig war."[225] Aufgeschreckt durch den Krieg in Oberitalien, konstituierten sich unter dem Protektorat der bayrischen Königin Marie und der badischen Großherzogin Luise bereits vor der Gründung der Rot-Kreuz-Gesellschaften wieder Frauenvereine.[226] Auch die nach

220 Sanitäts-Bericht 1870/71, Bd. 1, S. 421.

221 Riesenberger, Das Internationale Rote Kreuz, S. 32. Zu den wichtigsten Strukturen zählt Riesenberger das Internationale Komitee, die nationalen Rotkreuzgesellschaften als Träger der praktischen Arbeit, die Internationalen Rotkreuzkonferenzen, die diplomatischen Konferenzen zur völkerrechtlich verbindlichen Regelung der von humanitären Organisationen empfohlenen Maßnahmen und die Institution der Delegierten des Internationalen Komitees vom Roten Kreuz. Letztere entsendet Beobachter, die die Einhaltung der Genfer Konvention überwachen sollen und so zum wirkungsvollsten Instrument zur Durchsetzung der humanitären Prinzipien geworden sind.

222 Pierre Boissier, Henry Dunant, Genf 1977, S. 16.

223 Grundhewer, Kriegskrankenpflege, S. 39.

224 Ebd., S. 40.

225 Riesenberger, Das Deutsche Rote Kreuz, S. 27.

226 Ebd., S. 33. Der badische Frauenverein ist der erste langfristig bestehende seiner Art. Er konzentrierte sich nicht nur auf die Hilfstätigkeit im Kriegsfall, sondern auf Hilfe in allgemeinen Notfällen. Vgl. Kerstin Lutzer, Der Badische Frauenverein 1859–1918, Stuttgart 2002.

1863 erfolgten Gründungen gehen in den meisten Fällen auf die Initiativen der Ehefrauen der regierenden Fürsten zurück. Ihnen und den weiteren beteiligten Damen aus Adel und Großbürgertum bot sich hier eine standesgemäße Form des sozialen Engagements, welches den üblichen Geschlechterrollen entsprach. Die Rotkreuzvereine gewannen ihrerseits dadurch an gesellschaftlichem Ansehen, was in Verbindung mit den in kurzem Abstand stattfindenden Reichseinigungskriegen ihr schnelles Wachstum erklärt.[227]

Die ab 1863 einsetzende Entwicklung und Konsolidierung nationaler Rot-Kreuz-Gesellschaften war nicht nur in den deutschen Staaten von einer engen Verbindung von Militär und Rotem Kreuz geprägt. Wie bereits ausgeführt wurde, war Preußen einer der ersten Staaten, der die Bedeutung einer freiwilligen Sanitätsorganisation für die Verbesserung und auch Entlastung der Heeressanität erkannte.[228] In diesem utilitaristischen Sinn ist das starkes Interesse des preußischen Kriegsministers von Roon und der Generalärzte an der neuen Organisation zu verstehen, von Roon empfing Dunant schon am 17. September 1863 und billigte seine Pläne, für die er auch die Zustimmung des Königs erreichte.[229] Die Landesverbände wurden zunächst relativ unabhängig voneinander und häufig unter verschiedenen Namen gegründet. Dem am 13. November 1863 als erstem deutschem Landesverband in Württemberg gegründeten folgte im Januar 1864 der „Verein zur Pflege verwundeter Krieger" im Großherzogtum Oldenburg. Kurz nach Beginn des Deutsch-Dänischen Krieges trat am 6. Februar 1864 der „Central-Hilfs-Verein für kranke und verwundete Krieger" unter Leitung von Prinz Heinrich XIII. von Reuß ins Leben, am selben Tag entstand das „Centralkomitee des Preußischen Vereins zur Pflege im Felde verwundeter und erkrankter Krieger".[230] Dessen personelle Zusammensetzung verdeutlicht das Interesse des Staates. Ihm gehörten u. a. Innenminister Graf von Eulenburg, Bismarcks enger Mitarbeiter Heinrich Abeken, Graf Otto von Stolberg-Wernigerode, Heinrich XIII. Prinz Reuß, Bankier Gerson Bleichröder, Fürst Boguslav Radziwill als prominenter Katholik, sowie Generalsuperintendent von Hoffmann und die Generalärzte Dr. Boeger und Dr. Loeffler an.[231] Bereits zu Kriegsbeginn am 1. Februar 1864 war der preußische „Central-Hülfsverein für Lazarette" entstanden, in dem vor allem der Jo-

227 Riesenberger, Das Deutsche Rote Kreuz, S. 36f. Der preußische König Wilhelm und Königin Augusta übernahmen am 1.04.1865 das Patronat über den Preußischen Centralverein. Die führende Rolle des Adels bei der Gründung der Rotkreuzorganisationen ist noch weitgehend unerforscht.

228 Auf Anregung des preußischen Kultusministeriums sollten alle Landräte die Bildung von Zweigvereinen fördern. GehStA Berlin, I. HA Rep. 76 Kultusministerium, VIII B Nr. 1681 Rotes Kreuz 1864–1869 sowie Riesenberger, Das Internationale Rote Kreuz, S. 37.

229 Müller, Entstehungsgeschichte des Roten Kreuzes und der Genfer Konvention, S. 195ff. sowie Riesenberger, Das Deutsche Rote Kreuz, S. 31f.

230 Zu seinen Aufgaben vgl. Riesenberger, Das Deutsche Rote Kreuz, S. 37. Zu den Landes- und Lokalvereinen vgl. auch: Eva-Cornelia Hummel, Krankenpflege im Umbruch (1876–1914), Freiburg i. Br. 1986, S. 17. ff.

231 Willy Heudtlass, Preußens Anteil an der Gründung des Roten Kreuzes und der Genfer Konvention von 1864, in: Deutsches Rotes Kreuz, 5/1963, S. 18.

hanniterorden aktiv mitarbeitete.[232] Die neuen Rotkreuzverbände hatten mit ihrer dynastisch-militärischen Orientierung auch politische Parallelen zu Diakonissenanstalten. Ihre Arbeit galt der „Versöhnung der sozialen Gegensätze“[233] durch karitative Arbeit unter Beteiligung verschiedener gesellschaftlicher Schichten und war damit ein wichtiger Träger des monarchischen Gedankens und dessen Verankerung im Volk. „So erfüllten die Rotkreuzverbände im Deutschen Reich – aber auch in anderen Staaten – wichtige Aufgaben beim Ausbau der militärischen Sanitätsdienste und bei der Stabilisierung des bestehenden politischen Systems.“[234]

Die weitere organisatorische Entwicklung der Organe des Roten Kreuzes soll hier nur insofern behandelt werden, als sie für die konfessionelle freiwillige Krankenpflege von Interesse ist.[235] Die deutschen Frauenvereine des Roten Kreuzes bildeten sich mehrheitlich erst nach dem Preußisch-Österreichischen Krieg heraus. Eine führende Rolle übernahm der am 11. November 1866, dem Tag der Siegesfeier in Berlin, unter dem Protektorat der preußischen Königin Augusta aus den weiblichen Mitgliedern des preußischen Vereins zur Pflege im Felde verwundeter und erkrankter Krieger entstandene „Vaterländische Frauenverein“. „Der Zeitpunkt der Gründung hätte nicht günstiger gewählt werden können, und ‚die Lage war fürwahr eigenartig! Vor dem Jahre 1866 hätten politische Spaltungen der engen Zusammenarbeit von Fürsten und Volk hindernd im Wege gestanden. Der erste Krieg nach dem endgültigen Abschlusse der Genfer Konvention brachte die Notwendigkeit eines Vaterländischen Frauen-Vereins in einsichtigen Kreisen überall zu Bewußtsein, ermöglichte aber auch durch den Ausgleich zwischen Krone und Volk einer klugen und zielstrebigen Fürstin, der gärenden Bewegung Ziel und Form zu geben.‘“[236]

Bereits 1868 hatten sich ihm 250 Zweigvereine angeschlossen.[237] Sie trugen das Rote Kreuz als Vereinszeichen, verstanden sich also trotz anderslautender Bezeichnung als Teil dieser Organisation. Sie sahen ihre Aufgabe nicht nur in der Pflege verwundeter und erkrankter Soldaten, sondern auch in der sozialen Arbeit in Friedenszeiten. Zu diesem Zweck wurden zahlreiche Kran-

232 Braun, „Im Rücken der Armee“, S. 265–292, hier S. 269f. sowie GehStA Berlin, I. HA Rep. 76 Kultusministerium, VIII B Nr. 1681 Rotes Kreuz 1864–1869.

233 Carl Misch, Geschichte des Vaterländischen Frauen-Vereins vom Roten Kreuz 1866–1916, Berlin 1917, S. 53.

234 Riesenberger, Das Internationale Rote Kreuz, S. 40f.

235 Am Ende des Deutsch-Französischen Krieges umfasste allein der Preußische Landesverein neun Provinzialvereine mit 313 Zweigvereinen, denen über 60.000 Mitglieder angehörten. Vgl. dazu u.a.: Johannes Wichern, Die freiwillige Pflege im Felde verwundeter und erkrankter Krieger durch die deutschen Vereine vom roten Kreuz, Hamburg 1886, S. 27 sowie Riesenberger, Das Deutsche Rote Kreuz, S. 48ff.

236 Riesenberger, Das Internationale Rote Kreuz, S. 40. Internes Zitat aus dem Gründungsaufruf. Weitere Frauen-, Lazarett- und Invalidenunterstützungsvereine sind aufgeführt im Sanitäts-Bericht über die Deutschen Heere im Krieg gegen Frankreich 1870/71, Bd. 1, S. 401.

237 Wichern, Die freiwillige Pflege im Felde verwundeter und erkrankter Krieger, S. 16 sowie Riesenberger, Das Deutsche Rote Kreuz, S. 48.

ken-, Siechen- und Armenhäuser, Kindergärten und Armenspeisungen eingerichtet. Darüber hinaus begannen die Vereine mit der Ausbildung eigener Krankenpflegerinnen. Dadurch entzogen sie jedoch den konfessionellen Mutterhäusern Teile des potentiellen Schwesternnachwuchses.[238]

Die Männervereine waren zahlenmäßig geringer und arbeiteten in militärisch strukturierten Kolonnen, deren Aufgabe vor allem der Krankentransport war.

Während die Zusammenarbeit der Frauen- und Männervereine in Preußen nur eine sehr lockere, insbesondere auf den Kriegsfall beschränkte war, verschmolzen in den meisten anderen deutschen Bundesstaaten die Männer- und Frauenvereine im Lauf der 1870er Jahre zu gemeinsamen Landesverbänden.[239]

Am 20. April 1869 hatten sich bereits die Vereine von sechs großen deutschen Staaten zu einer Gesamtorganisation zusammengeschlossen und unter die Leitung des „Zentralkomitees der deutschen Vereine zur Pflege im Felde verwundeter und erkrankter Krieger" gestellt, das ab Dezember 1879 den Namen „Zentralkomitee der deutschen Vereine vom Roten Kreuz" trug und seinen Sitz in Berlin hatte.[240] Das Präsidium des Zentralkomitees und die Führung der laufenden Geschäfte wurden dem preußischen Hilfsverein übertragen, dem sich nach anfänglichen Bedenken auch die süddeutschen Staaten unterstellten. Damit vollzog man auf dem Gebiet der freiwilligen Krankenpflege den Schulterschluss auf militärischem Gebiet nach, der nach Beendigung des Krieges von 1866 zwischen Preußen und den süddeutschen Ländern Bayern, Baden, Württemberg und Hessen-Darmstadt durch den Abschluss von Schutz- und Trutzbünden erfolgt war.[241] Die Bedeutung dieses engen Zusammengehens wurde auch von Seiten des preußischen Königs und der obersten preußischen Staatsbehörden anerkannt, die dem Roten Kreuz nun eine gewisse Vorzugsstellung unter den Organisationen der freiwilligen Krankenpflege einräumten. Ein königlicher Erlass an das Kriegsministerium vom 12. Mai 1870 sprach nicht nur die Erwartung einer umfassenden Wirksamkeit des Roten Kreuzes im Falle eines eintretenden Krieges aus, sondern machte es auch zum ausführenden Organ des Königlichen Kommissars für die freiwillige Krankenpflege.[242] Die nationalen Organisationen des Roten Kreuzes tra-

238 Zur Gründung eigener Rot-Kreuz-Schwesternschaften vgl. Kap. 3.1.

239 Wichern, Die freiwillige Pflege im Felde verwundeter und erkrankter Krieger, S. 17 f.

240 Weitere deutsche Zweigvereine schlossen sich in den kommenden Jahren an. Der Wortlaut der Übereinkunft vom 20.04.1869 ist abgedruckt in: Wichern, Die freiwillige Pflege im Felde verwundeter und erkrankter Krieger, S. 20 ff. Siehe dazu auch Riesenberger, Das Deutsche Rote Kreuz, S. 53.

241 Dem preußischen König wurde mit diesen Bündnissen der Oberbefehl über die Truppen der teilnehmenden Länder eingeräumt. Vgl. Riesenberger, Das Deutsche Rote Kreuz, S. 53.

242 Wichern, Die freiwillige Pflege im Felde verwundeter und erkrankter Krieger, S. 23. Das preußische Kriegsministerium verfügte am 22.07.1870, dass sich der Königliche Kommissar in dem nun ausgebrochenen Deutsch-Französischen Krieg der Organe des Roten Kreuzes zu bedienen habe.

ten damit neben den Johanniterorden, ohne ihn in diesem Krieg schon aus seiner führenden Rolle verdrängen zu können, die er auf Grund seiner längeren Erfahrungen verteidigen konnte.

1.5 Fazit

In der frühen Neuzeit übernahmen im Tross mitreisende Frauen und handwerklich ausgebildete Chirurgen, die sogenannten Feldscherer, die Versorgung verwundeter und erkrankter Soldaten. Ein eigenständiges Militärsanitätswesen entstand erst in der zweiten Hälfte des 17. Jahrhunderts. Geldmangel und Unverständnis der Staats- und Armeeführungen verhinderten über lange Zeit seine bedarfsgerechte Entwicklung. Seuchen und Infektionskrankheiten forderten daher bis ins 19. Jahrhundert hinein mehr Opfer in den Armeen, als die Kampfhandlungen selbst.

In den antinapoleonischen Befreiungskriegen traten mit den Frauenvereinen erstmals freiwillige Krankenpflegerinnen an die Seite des völlig überforderten Sanitätswesens. Die darauf folgende lange Friedensperiode in Europa ließ dieses ungelöste Problem wieder in den Hintergrund des öffentlichen Interesses treten.

In Preußen wurden nur kleine Schritte zu seiner Verbesserung in die Wege geleitet, wie etwa die Einführung neuer Berufsgruppen in Form der Lazarettgehilfen und der Militärkrankenwärter sowie der erhöhten formalen Bildungsanforderungen an das ärztliche Personal. Auch die Sanitätsdienste der übrigen europäischen Armeen hielten mit der Entwicklung der zivilen Krankenpflege in Form konfessioneller Genossenschaften nicht Schritt.

Erst Florence Nightingale und Henry Dunant machten als international bekannte Protagonisten der freiwilligen Krankenpflege zu Beginn der zweiten Hälfte des 19. Jahrhunderts auf die gravierenden Defizite bei der Versorgung kranker und verwundeter Soldaten aufmerksam und boten neue Lösungsansätze. In der Folge setzte sich mit der Gründung nationaler Rot-Kreuz-Gesellschaften Dunants Idee temporär tätiger Freiwilliger durch. Bis zu den Reichseinigungskriegen waren diese Organisationen jedoch noch nicht in der Lage, professionelle Pflegekräfte in ausreichender Zahl auszubilden, so dass die konfessionellen Schwestern- und Bruderschaften als erste freiwillige Kriegskrankenpfleger tätig wurden. Gleichzeitig trat mit den Genfer Konferenzen der Jahre 1863 und 1864 der Gedanke der Neutralität des gesamten Feld-Sanitätswesens auf die internationale Tagesordnung.

Alle Kriege sind miteinander verwandt.
Einer zieht den anderen nach sich wie eine ansteckende Krankheit,
die einmal hier ausbricht und einmal da.[1]

2. Die freiwillige Krankenpflege während der Reichseinigungskriege

2.1 Der Deutsch-Dänischer Krieg 1864

2.1.1 Vorgeschichte und Verlauf

Der Deutsch-Dänische Krieg war vordergründig ein Kampf der verbündeten Staaten Preussen und Österreich gegen das Königreich Dänemark mit dem Ziel der Neuordnung der staatlichen Zugehörigkeit Schleswigs und Holsteins.[2]

Gleichzeitig war es aber auch das Ringen Österreichs und Preußens um die Vorherrschaft im Deutschen Bund, der durch die gemeinsame Verwaltung der Herzogtümer nach Kriegsende zunächst unentschieden blieb. Den äußeren Anlass bildete der Bruch des Londoner Protokolls von 1852 durch den jungen, im November 1863 auf den Thron gekommenen dänischen König Christian von Glücksburg. Dort war die Zugehörigkeit der Herzogtümer Schleswig, Holstein und Lauenburg zu Dänemark in der Weise geregelt, dass Schleswig weiterhin ein dänisches und Holstein sowie Lauenburg ein deutsches Lehen war. Schleswig genoss relative Eigenständigkeit unter dänischer Oberhoheit, während Holstein zum Deutschen Bund gehörte. Beide Herzogtümer waren historisch eng verbunden und durch den Ripener Freiheitsbrief von 1460 „auf ewig ungeteilt."[3] Die vom neuen König unter dem Druck nationalistischer Kreise erlassene Verfassung gliederte Schleswig in den dänischen Gesamtstaat ein. Die deutsche Nationalbewegung sammelte sich daraufhin hinter Prinz Friedrich von Augustenburg, der über seine müt-

1 Arno Surminski, Vaterland ohne Väter, München 2004, S. 10.

2 Zu Vorgeschichte und Verlauf des Krieges, die hier nicht näher vorgestellt werden sollen, vgl.: Heinz Helmert, Hansjürgen Usczeck, Preußischdeutsche Kriege von 1864 bis 1871. Militärischer Verlauf, Berlin 1975, S. 47–90; Handbuch zur deutschen Militärgeschichte: Militärgeschichte im 19. Jahrhundert, Bd. IV, Abschn. 1, München 1975, S. 31–33; Grundkurs deutsche Militärgeschichte, Bd. 1: Die Zeit bis 1914, München 2006, S. 358–363; Christopher Clark, Preußen. Aufstieg und Niedergang 1600–1947, München 2008[2], S. 598–607; Gerd Stolz, Das deutsch-dänische Schicksalsjahr 1864: Ereignisse und Entwicklungen, Husum 2010, sowie als zeitgenössische Beschreibung: Theodor Fontane, Der schleswig-holsteinische Krieg im Jahre 1864. Reprint der Erstausgabe Berlin 1866, Düsseldorf 1978. Die politischen Hintergründe dieses Krieges sind u. a. in der folgenden Quelle dokumentiert: GehStA Berlin, I. HA Rep. 90 A Staatsministerium Nr. 4589, Krieg gegen Dänemark 1857–1866.

3 So lautete in plattdeutscher Ausführung der Leitspruch der Schleswig-Holsteinischen Einheitsbewegung. Vgl. Gerd Stolz, Die freiwillige Verwundetenpflege im dänisch-deutschen Krieg von 1864, in: Sabine Braunschweig (Hg.): Pflege-Räume, Macht und Alltag. Beiträge zur Geschichte der Pflege, Zürich 2006, S. 247–260, hier S. 250.

terliche Linie ebenfalls Ansprüche auf den dänischen Thron erhob und die Eingliederung beider Herzogtümer als neues Bundesland in den Deutschen Bund anstrebte. Im Dezember 1863 beschlossen Hannover, Österreich, Preussen und Sachsen die Bundesexekution[4] für den Deutschen Bund in den Herzogtümern Holstein und Lauenburg mit anschließendem Aufmarsch der österreichischen und preußischen Truppen an der schleswig-holsteinischen Grenze, der sogenannten Eiderlinie, gegen das zahlenmäßig unterlegene dänische Heer. Der eigentliche Krieg begann in der Nacht zum 1. Februar 1864 mit dem Überschreiten dieser Grenze nach Norden.

Nach schnellen Anfangserfolgen der österreichischen Truppen am Königshügel bei Schleswig und bei Oversee setzte eine längere Phase der Belagerung der Düppeler Schanzen ein, die mit ihrer Erstürmung durch preußische Truppen am 18. April 1864 beendet wurde.[5] Am 29. Juni 1864 erfolgte der Übergang zur Insel Alsen, auch der gesamte Festlandsteil Dänemarks befand sich im Juni in der Hand der Alliierten. Der Krieg endete mit einem Waffenstillstand am 20. Juli 1864, dem am 30. Oktober 1864 der Frieden von Wien folgte. Dänemark musste die Herzogtümer Holstein, Lauenburg und Schleswig an Österreich und Preussen abtreten, damit verlor es 40 % seines Territoriums und 33 % seiner Bevölkerung. Im Vertrag von Gastein vom 14. August 1865 wurde die Verwaltung der Herzogtümer in der Form geregelt, dass Preussen die Herzogtümer Schleswig und Lauenburg und Österreich Holstein übernahm. Diese Regelung führte bald zu starken Spannungen zwischen beiden Ländern, die 1866 in einen neuen Krieg mündeten, in dessen Folge der Deutsche Bund aufgelöst und Schleswig-Holstein als Provinz in das Königreich Preussen eingegliedert wurde.

Die geringe räumliche und zeitliche Ausdehnung dieses Krieges und das Fehlen einer großen Feldschlacht hatte relativ geringe Opferzahlen zur Folge. Die verbündeten Armeen von Preußen und Österreich umfassten ca. 60.000 Mann, wobei auf ersteres zu Kriegsbeginn etwa zwei Drittel entfielen. Bis Anfang Juli erhöhte sich die preußische Kopfstärke auf 63.500. Für sie betrug der Verlust 1048 Mann, davon 738 durch Verwundung und 310 durch Krankheiten und Unglücksfälle.[6] Dies entspricht zwischen 1,2 und 1,6 % der wechseln-

4 Die Bundesexekution beinhaltete das Recht des Deutschen Bundes gegen die Regierung eines Mitgliedes vorzugehen, die gegen Bundesrecht oder andere Verträge verstoßen hatte.

5 Zum Verlauf der Schlacht vgl. Tom Buk-Swienty, Schlachtbank Düppel. 18. April 1864. Die Geschichte einer Schlacht, Berlin 2011.

6 Friedrich Loeffler, Generalbericht über den Gesundheitsdienst im Feldzuge gegen Dänemark, Berlin 1867, S. 1–4 u. 10. Loeffler war in diesem Krieg die ärztliche Oberleitung bei der Feldarmee übertragen. Vgl. Biogramm im Quellenanhang. Abweichende Zahlen nennt ein Bericht des württembergischen Arztes Dr. Klein. Er spricht von nur 422 gefallenen preußischen Soldaten, davon allein 306 bei der Erstürmung der Düppeler Schanzen. Verletzt wurden 2021, davon 1474 vor Düppel. Allerdings erstellte er seinen Bericht in unmittelbarer zeitlicher Nähe zum Krieg, als noch nicht alle statistischen Angaben zusammengetragen waren. Vgl. HSA Stuttgart, E 271 c Kriegsministerium Nr. 2153, Bericht von Dr. Klein vom August 1864.

den Kampfstärke. Der Verlust wurde vom leitenden Feldarzt Dr. Loeffler als „unverhältnismässig, ja über alles Erwarten gering gegenüber der militärischen Leistung" eingeschätzt.[7] Als Gründe wurden neben dem „Kriegsglück" und der großen Effektivität der preußischen Waffen auch die neue Organisation des Feldlazarettwesens und die freiwillige Krankenpflege genannt, obwohl sich letztere noch in der Aufbauphase befand. Das Reglement über den Dienst der Krankenpflege im Felde bei der Königlich Preußischen Armee von 1863 hatte sich im Krieg von 1864 erstmals bewährt. Dieser „war für Preußen seit langen Jahren die erste größere practische Probe nicht bloß auf die Zweckmäßigkeit der auf Steigerung der Schlagfähigkeit der Armee berechneten und energisch durchgeführten Reformen, sondern auch auf die Stichhaltigkeit der Principien, welche der Vervollkommnung des Militair-Medicinalwesens zu Grunde gelegt, und auf die Zugänglichkeit der Einrichtungen, welche zu deren Verwirklichung getroffen wurden."[8] Zumindest einigen Militärärzten war durchaus bewusst, dass „die Sorge für den kranken und verwundeten Soldaten von der Bedeutung einer ökonomischen Angelegenheit zu der einer Frage der Humanität und Wissenschaft"[9] wurde. Dennoch stand das Primat der militärischen Strategie in den Reichseinigungskriegen unverändert vor den humanitären Erfordernissen der Kriegsverwundetenfürsorge und die meisten Ärzte teilten diese Ansicht uneingeschränkt.[10] Erst in der zweiten Hälfte des 20. Jahrhundert maß man der Sanitätsversorgung, nicht zuletzt auf Druck der Öffentlichkeit, ein so großes Gewicht bei, das militärische Operationen dadurch beeinträchtigt wurden.[11]

Der Deutsch-Dänische Krieg fiel mitten in die Vorbereitung der zweiten Genfer Konferenz, die im August 1864 einberufen werden sollte. Die Frage der Neutralität der Verwundeten, des Sanitätspersonals und der Hospitäler wurde zwar schon seit der ersten Konferenz vom Oktober 1863 lebhaft diskutiert, die Genfer Konvention war jedoch noch nicht unterzeichnet. Der Beginn des Krieges traf Preußen, die übrigen deutschen Staaten und Österreich hinsichtlich der freiwilligen Krankenpflege völlig unvorbereitet. Wie bereits im

7 Loeffler, Generalbericht, S. 2.

8 Loeffler, Generalbericht, S. VIII.

9 Ebd.

10 Zu Beginn dieses Krieges standen die Feldlazarette noch nicht zur Verfügung, da sie nicht zur gleichen Zeit ausgerückt waren, wie die übrigen Militäreinheiten. Erst Anfang März kamen sie in Jütland an. Vgl. Richard Biefel, Tagebuch und Bemerkungen aus dem Feldzuge 1864, Breslau 1865, S. 6 ff. In einer Studie des Oberarztes Kratz aus dem Jahr 1872 wurde festgestellte, dass der Arzt nur von der einen Grundidee auszugehen habe, die Schlagfertigkeit der Armee zu erhöhen. „Das Individuum darf nicht berücksichtigt werden, sobald es sich um die Existenz des Ganzen handelt." Vgl. Friedrich Kratz, Recrutirung und Individualisirung. Eine militärärztliche Studie, Erlangen 1872, S. 2 f., zit. nach Bleker, Medizin im Dienst des Krieges, S. 16. Vgl. auch die Äußerungen des Chirurgen Theodor Billroth, der es als eine „wahnsinnige Verdrehung des Humanitätsprinzips" ansah, wenn eine Siegeschance mit Rücksicht auf die Schonung von Menschenleben nicht genutzt werden würde. Zit. nach Bleker, Medizin im Dienst des Krieges, S. 14.

11 Kühlich, Die deutschen Soldaten im Krieg von 1870/71, S. 411. Kühlich führt dort Beispiele aus dem Vietnamkrieg an.

ersten Kapitel dargestellt wurde, waren die nationalen und regionalen Rot-Kreuz-Gesellschaften zum Teil erst in der Gründung begriffen. Daher fehlte zur Ordnung der von allen Seiten ankommenden Hilfsgüter und zur Koordinierung des Einsatzes der freiwilligen Pflegekräfte die „dirigierende Hand.“[12] Der Johanniterorden übernahm diese Funktion, richtete fünf eigene Lazarette in Altona, Flensburg, Nübel und Wester-Satrup sowie mehrere Depots ein und koordinierte durch seine Delegierten den Einsatz der Krankenpfleger.[13] Parallel dazu arbeiteten neu gebildete Lazarетthilfsvereine in Flensburg, Kiel, Rendsburg, Altona und Hamburg, die erhebliche Geldsummen und Naturalspenden sammelten.[14] Darüber hinaus waren noch verschiedene Landesverbände des Roten Kreuzes mit der Sammlung von Zuwendungen beschäftigt.[15] Erst im März war die unter dem Namen „Verein zur Pflege im Felde verwundeter und erkrankter Krieger“ gegründete preußische Organisation des Roten Kreuzes und deren Zentralkomitee in Berlin soweit arbeitsfähig, dass Delegierte nach Schleswig-Holstein entsandt werden konnten. Sie stellten den Bedarf der einzelnen Lazarette fest und richteten ein zentrales Depot zur Sammlung der privaten Hilfslieferungen in Flensburg ein.[16]

Von Seiten dieser weltlichen Hilfsorganisationen kamen noch keine freiwilligen Krankenpfleger zum Einsatz. Lediglich das schwedische Rote Kreuz schickte einige Pflegerinnen, die übrigen stammten ausschließlich aus christlichen Genossenschaften, ergänzt durch örtliche Hilfskräfte. Insgesamt arbeiteten von deutscher, österreichischer und schwedischer Seite 550 bis 800 pflegende Personen in den Kriegslazaretten, die 10.000 bis 12.000 kranke und verwundete Dänen, Österreicher und Preußen an etwa 31 Lazarettstandorten betreuten.[17]

12 Johannes Wichern, Die freiwillige Pflege im Felde verwundeter und erkrankter Krieger durch die deutschen Vereine vom roten Kreuz, Hamburg 1886, S. 3.

13 Carl Herrlich, Die Balley Brandenburg des Johanniter-Ordens von ihrem Entstehen bis zur Gegenwart und in ihren jetzigen Einrichtungen, Berlin 1874, S. 173ff.

14 Riesenberger, Das Deutsche Rote Kreuz, S. 38f.

15 Vgl. auch den Rückblick auf 1864, in: Wilhelm Brinkmann, Die freiwillige Krankenpflege im Kriege, Berlin 1867, S. 5ff.

16 Unter anderem wurde der Chirurg Prof. Dr. Ernst Julius Gurlt (1825–1899) auf den Kriegsschauplatz entsandt, um Erfahrungen in der Ausgestaltung der freiwilligen Krankenpflege zu sammeln. Als ständige Vertreter des Preußischen Zentralkomitees fungierte zunächst Obrist a.D. Malachowski und später Major Wittje. Vgl. dazu: Ernst Gurlt, Zur Geschichte der internationalen und freiwilligen Krankenpflege im Kriege, unveränd. Neudr. d. Ausg. von 1873, Wiesbaden 1972 sowie Rechenschaftsbericht des Preußischen Central-Comitees des Vereins zur Pflege im Felde verwundeter und erkrankter Krieger, Berlin 1865.

17 Die in der Literatur und den zeitgenössischen Quellen genannten Zahlen der zu versorgenden Kranken und Verwundeten können nur schwer miteinander verglichen werden. Die hier von Stolz entnommenen Angaben beziehen sich nur auf die Patienten, die durch die freiwillige Krankenpflege betreut wurden. Vgl. Stolz, Die freiwillige Verwundetenpflege, S. 252 sowie Ders., Das deutsch-dänische Schicksalsjahr 1864, S. 116–122. Der offizielle Sanitätsbericht spricht allein für Preußen von über 28.000 Verwundeten und Kranken, von denen 154 in Lazaretten des Johanniterordens gepflegt wurden. Vgl. Loeffler, Generalbericht, S. 12f.

Dass es bei der Vielzahl konkurrierender Organisationen zu Missmanagement kam, blieb auch den Zeitgenossen nicht verborgen. Johannes Wichern (1845–1914), ab 1873 Vorsteher des Rauhen Hauses in Hamburg, resümierte rückblickend: „Nicht zu leugnen ist […], daß namentlich im Anfang des Krieges die Thätigkeit der freiwilligen Hilfe vielfach noch eine planlose war, und nicht allein auf dem Kriegsschauplatz."[18] Die im Militärsanitätswesen tätigen Ärzte betrachteten die konfessionellen Schwestern zunächst skeptisch, stellte doch die Tätigkeit von Frauen auf dem Männern vorbehaltenen Kriegsschauplatz ein Novum dar.[19] Darüber hinaus herrschte Misstrauen, da sich Parallelstrukturen zu entwickeln schienen und die Entwicklung einer externen Kontrollinstanz über das Sanitätswesen befürchtet wurde.[20]

Der eigenmächtige Abzug von freiwilligem Personal aus den Militärlazaretten durch die Johanniter löste Unmut beim zuständigen Militärinspektor aus, da er auf die Schnelle Ersatzpersonal beschaffen musste, denn eine zentrale Steuerung des Einsatzes der freiwilligen Krankenpfleger gab es, wie bereits erwähnt, nicht und die freiwillige Krankenpflege arbeitete unverbunden neben der amtlichen.[21] Das Problem der selbständigen Disponierung des freiwilligen Personals zog sich durch alle drei Reichseinigungskriege.[22] Auch an anderer Stelle wurde von Seiten der Militärärzte Unmut über die Johanniter geäußert, die es ihrerseits nicht versäumten, über ihre Arbeit medienwirksam in der Kreuzzeitung zu berichten.[23]

Doch auch das militärische Sanitätswesen hatte Probleme bei der Organisation der Lazaretteinrichtungen. Obwohl die Kriegsoperation vor den Düppeler Schanzen langfristig geplant war und in einem Halbkreis im Hinterland Feldlazarette und auf dem Schlachtfeld selbst Verbandsplätze installiert wurden, unterstanden sie keinem zentralen Kommando.[24] Daher waren einige der Lazarette überfüllt und andere hatten kaum Patienten zu versorgen.[25] Ein besonderes Problem stellte die Nachrichtenübermittlung insbesondere zu Beginn des Krieges dar, die sich natürlich auch auf die Logistik der Krankenpflege auswirken musste. Pfarrer Julius Disselhoff (1827–1896) aus Kaisers-

18 Wichern, Die freiwillige Pflege, S. 4.
19 Vgl. die Ausführungen in Kap. 2.7.
20 Friedrich Loeffler, Das Preußische Militär-Sanitätswesen und seine Reform nach der Kriegserfahrung von 1866, 1. Teil, Berlin 1868, S. 18.
21 Archiv des Rauhen Hauses, 81 Ab Nr. 7, Diakon Jahnke, Brief vom 25.03.1864 Archiv des Rauhen Hauses, 81 Ab Nr. 7, Diakon Jahnke, Brief o. D. (Anfang Mai 1864) aus dem Lazarett in Nübel. Vgl. auch: Loeffler, Das Preußische Militär-Sanitätswesen, 1. Teil, S. 27.
22 Vgl. dazu u. a.: Loeffler, Das Preußische Militär-Sanitätswesen, 1. Teil, S. 32.
23 AFKS, 2-1 DA, 1194 Schwesternbriefe aus den Militärhospitälern in Schleswig-Holstein 1864. Brief von Schwester Sophie Gräff an Fliedner aus Hadersleben vom 19. Juni 1864. In dem in Rede stehenden Artikel wurden darüber hinaus unwahre und übertriebene Angaben zu den verpflegten Patienten gemacht und die Arbeit der Militärkrankenwärter blieb unerwähnt.
24 Vgl. Beschreibung der Verbandsplätze in: Biefel, Tagebuch, S. 65 f.
25 HSA Stuttgart, E 271 c Kriegsministerium Nr. 2153, Bericht von Dr. Klein vom August 1864.

werth berichtete beispielsweise, dass selbst der preußische König zu dieser Zeit vier Tage lang keine Nachricht des preußischen Oberbefehlshabers Wrangel oder der Prinzen erhalten hat.[26]

Ein weiteres Problem stellte die nicht ausreichende Lebensmittelversorgung dar, denn die vom Militär festgelegten Rationen wurden von ärztlicher Seite als zu gering beanstandet.[27] Darüber hinaus fehlte es an Winterbekleidung für die Soldaten. Auf Grund der ungünstigen Wetterverhältnisse mit bis zu -20 °C und mangelnder Hygiene kam es verstärkt zu Typhus, Lungenentzündungen sowie einigen Pockenfällen.[28] Dank der relativ schnellen Versorgung durch Militärlazarette und Einrichtungen der freiwilligen Krankenpflege lag die Sterblichkeit durch Krankheiten bei nur 280 Fällen.[29]

Wie die folgenden Ausführungen verdeutlichen, waren das preußische und österreichische Sanitätswesen auf Grund der zu geringen personellen Ausstattung nach größeren Gefechten nicht immer in der Lage, die dann massenhaft anfallenden Verwundeten fachlich qualifiziert zu versorgen[30], so dass die freiwilligen Krankenpflege im Interesse der schnellen Versorgung der Verwundeten hier eine sinnvolle Ergänzung bildete. Ihr Einsatz hatte zwar sehr schnell ihre Nützlichkeit zweifelsfrei erwiesen, ebenso aber die Erkenntnis erbracht, das sie von zentraler Stelle organisiert und koordiniert werden musste. Durch Kabinettsorder des preußischen Königs vom 17. und 20. April 1864 wurden dem Zentralkomitee des Vereins zur Pflege im Felde verwundeter und erkrankter Krieger drei Staatskommissare beigeordnet, „damit die Thätigkeit derselben im Anschluß an die staatlichen Einrichtungen geregelt werde."[31] Eine Koordinierung war schon aus dem Grund dringend erforderlich, weil die

26 AFKS, 2-1 DA 1195, Disselhoff an Fliedner aus Schleswig vom 19.02.1864.

27 Loeffler, Generalbericht, S. 23f. Insbesondere Fleisch sollte verstärkt ausgegeben werden, um die mit dem Krieg verbundenen Strapazen besser kompensieren zu können. Unterschiedliche Ansichten zu den heutigen bestanden in der Verabreichung von Genussmitteln. So plädierte Dr. Loeffler mit folgender Begründung für die Ausgabe von Bohnenkaffee: „Der Kaffee macht den Branntwein nicht ganz überflüssig; aber er gestattet, die Menge des letzteren so einzuschränken, dass die namentlich im Winter drohenden Nachwirkungen seines Genusses – Erschlaffung und Schlafsucht – nicht eintreten." Ebd., S. 24. Auch Biefel berichtete mehrfach über die Verabreichung alkoholischer Getränke in großen Mengen.

28 Auf die Behandlung der einzelnen Krankheiten wird im Kap. 2.3.1. zusammenfassend eingegangen.

29 Loeffler, Generalbericht, S. 10f. Loeffler zweifelte aber die Korrektheit dieser Zahlen selbst an, da viele Kranke nicht in Lazaretten, sondern im Truppenquartier behandelt wurden.

30 Vgl. Erfahrungen aus dem Krieg von 1866 über die Organisation der freiwilligen Hülfsthätigkeit und die Genfer Uebereinkunft von 1864 zur Verbesserung des Looses der im Felddienst verwundeten Militärpersonen, Darmstadt u. a. 1867, S. 27. Dr. Dettweiler berichtete darin rückblickend über seine Erfahrungen bei der Erstürmung der Düppeler Schanzen, bei der nicht einmal 1/3 der erwarteten Verwundeten angefallen waren, aber die ärztliche Hilfe trotzdem nicht im Entferntesten ausgereicht hätte.

31 Wichern, Die freiwillige Pflege, S. 4f. Die staatliche Vertretung wurde ab 1875 durch den Kaiserlichen Kommissar und Militärinspekteur der freiwilligen Krankenpflege allein wahrgenommen. Ebd., S. 7.

von den verschiedenen Organisationen gesammelten Spenden in Höhe von 720.000 preußischen Talern die Ausgaben von 519.000 Talern erheblich überstiegen. Der Überschuss wurde nach Kriegsende der preußischen Kronprinz-Stiftung und lokalen Unterstützungsvereinen für Invalide und Kriegshinterbliebene überwiesen.[32]

In Anerkennung der Verdienste der freiwilligen Krankenpflege übernahm das preußische Königspaar im darauffolgenden Jahr das Protektorat für den preußischen Verein zur Pflege im Felde verwundeter und erkrankter Krieger. Am 3. April 1866 erhielt er mit seinen Zweigvereinen Korporationsrechte. Das Statut wurde in Anlehnung an die zehn Punkte der Genfer Konvention erarbeitet. Als seinen Hauptzweck bezeichnete er in Kriegszeiten die Mitwirkung bei der Pflege verwundeter und erkrankter Krieger im Anschluss an die militärische Lazarettverwaltung sowie in Friedenszeiten die Vorbereitung derartiger Einsätze.[33]

Exkurs: Das Rot-Kreuz-Zeichen

Auf der internationalen Konferenz im Oktober 1863 in Genf wurden zehn Leitsätze formuliert, die die Arbeit des Roten Kreuzes in der Folgezeit bestimmten.[34] Zu den augenfälligsten Beschlüssen gehörte die Einführung der weißen Armbinde mit einem roten Kreuz als einheitlichem Erkennungszeichen der freiwilligen Helfer (Art. 7). Als Wunsch wurde auch die Anbringung auf Fahnen an den Ambulanzwagen und Spitälern formuliert. Wie dieses Symbol zum Zeichen der Hilfsgesellschaften wurde, ist ungeklärt. Dunant erwähnt es in seiner „Erinnerung an Solferino“ nicht.[35] Das Kreuz als christliches Symbol findet sich beispielsweise auf dem schweizerischen und dem kaiserlich-deutschen Staatswappen sowie bei christlichen Ritterorden. Der Zusammenhang mit der schweizerischen Flagge, deren farbliche Umkehrung das rote Kreuz auf weißem Grund ist, wurde offiziell erst auf einer Tagung im Jahr 1906 hergestellt. Die Zeitgenossen deuteten es allerdings schon früher als Entlehnung aus der Schweizer Flagge.[36]

Die Durchsetzung und allgemeine Anerkennung dieses Zeichens gestaltete sich schwierig. Im Deutsch-Dänischen Krieg verwendete man im Allgemeinen noch weisse Fahnen zur Kennzeichnung der Verbandsplätze und Lazarette.[37] Die Diakone des Rauhen Hauses trugen eine Armbinde mit Hanseatenkreuz.[38]

32 Vgl. dazu auch Riesenberger, Das Deutsche Rote Kreuz, S. 39.

33 Wichern, Die freiwillige Pflege, S. 54; Riesenberger, Das Deutsche Rote Kreuz, S. 40ff. Auf Einzelheiten des Statuts soll hier nicht näher eingegangen werden, da sich die vorliegende Arbeit mit den konfessionellen Pflegeorganisationen befasst.

34 Der Wortlaut der Beschlüsse findet sich bei Heudtlass, J. Henry Dunant, S. 66f. sowie bei Müller, Entstehungsgeschichte des Roten Kreuzes und der Genfer Konvention, S. 178ff.

35 Riesenberger, Das Internationale Rote Kreuz, S. 27.

36 Vgl. Heinrich Fröhlich, Die Thätigkeit des Dresdner Diakonissenhauses in dem deutsch-französischen Kriege, Dresden o.J. (um 1880), S. 9.

37 Biefel, Tagebuch, S. 42 u. 90.

38 Vgl. dazu: Eva Susanne Fiebig, Hanseatenkreuz und Halbmond. Die hanseatischen Konsulate in der Levante im 19. Jahrhundert, Marburg 2005, S. 100 und 312. Im Ersten Welt-

Bei dieser Kreuzform verdicken sich die Kreuzarme nach außen hin. Die Johanniterritter, ihre Lazarette und die von ihnen eingesetzten Diakonissen wurden mit dem achtzackigen Johanniterkreuz gekennzeichnet.[39] Der erste nachweisliche Einsatz des in Genf entwickelten Kreuzes erfolgte durch die vom Internationalen Komitee als Beobachter nach Dänemark entsandten Dr. Appia und Dr. van de Velde, die die Einhaltung der Grundsätze der Konferenz von 1863 auf preußischer und dänischer Seite sicher stellen sollten.[40] In der Schlacht bei Langensalza am 27. Juni 1866 wurden erstmals Feldlazarette mit dem Rot-Kreuz-Zeichen versehen, auch Verbandsstationen in Bahnhöfen trugen eine Rot-Kreuz-Flagge, während die weiße Fahne und das Johanniterkreuz ebenfalls an vielen Orten noch Verwendung fanden.[41] Die einmalige Verwendung auf dem Deckblatt des üblicherweise unverzierten Jahresberichtes der Duisburger Diakonenanstalt verdeutlicht die besondere Faszination, die von diesem neuen Symbol ausging.[42]

Mit der allmählichen Durchsetzung trat zeitgleich auch der Missbrauch dieses Zeichens durch Schlachtenbummler auf. Bereits 1866 hatten moralisch zweifelhafte Pflegekräfte, die unter dem Zeichen des Roten Kreuzes reisten, zu einer Diskreditierung aller Freiwilligen geführt.[43]

Vor einem Felddiakon mit Rot-Kreuz-Binde am Arm wurde in Brünn durch dem Bürgerstand angehörende Herren auf offener Straße ausgespuckt. Es war eine nicht zu übersehende Tatsache, „daß eine Menge Gesindel, mit

krieg wurde daraus der einzige von Hamburg geschaffene Orden, der für Kriegsverdienste im Feld und in der Heimat vergeben wurde. Vgl. dazu: Klaus-Joachim Lorenzen-Schmidt, Orden, in: Franklin Kopitzsch und Daniel Tilgner (Hg.), Hamburg Lexikon, Hamburg 1998, S. 361.

39 Diese Zeichen wurden von einem zeitgenössischen Autor fälschlicherweise auch schon als „rote Kreuze“ bezeichnet. Vgl. Arnold Wellmer, Anna Gräfin zu Stolberg-Wernigerode. Oberin von Bethanien, Bielefeld 1868, S. 106 ff.

40 Heudtlass, J. Henry Dunant, S. 79. Vgl. auch: Louis Appia, Les Blessés dans le Schleswig pendant la guerre de 1864: rapport présenté au comité international de Genève, Genf 1864.

41 So arbeiteten beispielsweise Kaiserswerther Diakonissen Anfang Juli 1866 im Bahnhof Löbau in einem Gebäude mit Rot-Kreuz-Flagge. Vgl. Der Armen- und Krankenfreund (künftig AuKF), 18. Jg., Juli/Aug. 1866, S. 120 f. Vgl. auch: Erich Neuß, Klaus Pfeifer, Die Schlacht bei Langensalza am 27. Juni 1866 und der weltweit erste Einsatz des Roten Kreuzes auf dem Schlachtfeld, Bad Langensalza 2007[2], S. 59 ff. Auch die ersten Rot-Kreuz-Helfer, die überwiegend aus Gothaer Turnern rekrutiert wurden, trugen selbst angefertigte Rot-Kreuz-Armbinden. In Bayern wurde weiterhin die weiße Fahne zur Kennzeichnung von Verbandsplätzen benutzt. Vgl. VO-Blatt des Bayr. Kriegsministeriums Nr. 11, 27.04.1866, S. 55 f. Das Dresdner Diakonissenmutterhaus benutzte 1866 vorsichtshalber eine weiße und eine Rot-Kreuz-Fahne zur Kennzeichnung seiner Gebäude. Vgl. Gustav Molwitz, Jubiläums-Bericht der evangelisch-lutherischen Diakonissenanstalt zu Dresden, Dresden 1894, S. 158. In Hessen gelangten 1866 das Rote Kreuz und das Johanniterkreuz zur Anwendung. Vgl. Erfahrungen aus dem Krieg von 1866, S. 88.

42 21./22. Jahresbericht der Rheinisch-Westphälischen Diakonenanstalt Duisburg, Duisburg 1865/1866.

43 Armbinden mit diesem Zeichen wurden zum freien Verkauf angeboten. Vgl. Erfahrungen aus dem Krieg von 1866, S. 37.

der Genfer Binde versehen, hinter den Schlachtfeldern her marodirt hat und es wurde von österreichischen Offizieren berichtet, der Kaiser habe, ehe er selber der Genfer Konvention beitrat, ausdrücklich den Befehl ertheilt gehabt, auf alle rothen Kreuze zu schießen."[44]

Auch die Neutralität des Sanitätspersonals wurde 1866 noch nicht allgemein anerkannt, in mehreren Fällen berichteten Schwestern und Johanniter- bzw. Malteserritter von ihrer zeitweiligen Verhaftung durch preußische oder bayrische Truppen trotz der offiziellen Kennzeichnung.[45] Auch die Opferzahlen unter dem Sanitätspersonal sprechen für sich. Allein in der preußischen Armee wurden 47 Ärzte bzw. Krankenpfleger verwundet, 15 von ihnen fielen oder erlagen ihren Wunden.[46]

Im Deutsch-Französischen Krieg hatte sich das Rot-Kreuz-Zeichen schon allgemein durchgesetzt, was allerdings auch seinem noch stärkeren Missbrauch durch unbefugte Personen Vorschub leistete. Wieder hatten sich zahlreiche Schlachtenbummler und Abenteurer seiner bedient, um unter seinem Schutz Reisen nach Frankreich zu unternehmen. Johann Hinrich Wichern schrieb dazu nach einer Reise auf den Kriegsschauplatz: „Zunächst ist nicht zu verschweigen, daß im Laufe des Krieges von immer mehr Seiten her Stimmen laut geworden über den Unfug, der sich an den Missbrauch des Abzeichens der Genfer Convention geschlossen. Das rothe Kreuz auf weißem Felde ist auf dem Kriegsschauplatze zum Theil so diskreditiert, daß viele der Unsern und viele Andere mir bezeugt, wie sie, um sich vor Mißhelligkeiten zu schützen, das Abzeichen ganz oder eine Zeitlang haben ablegen müssen."[47] Um weiterem Missbrauch vorzubeugen, mussten die Armbinden ab August 1870 zusätzlich mit einem Stempel des Zentralkomitees oder des Königlichen Kommissars für die freiwillige Krankenpflege versehen sein.

Eine zusätzliche Legitimation durch dasjenige Militärkommando, dessen Heeresabteilung der Betreffende zugeteilt war, wurde vorgeschrieben.[48] Auch

44 Fliegende Blätter aus dem Rauhen Hause (künftig: Fliegende Blätter), Beiblatt 9/1866, S. 142f.

45 Archiv des Bistums Köln (künftig: AEB Köln), Erzbischöfliche Cabinets-Registratur CR 25.13,1, Bl. 128, Bericht des Malteserritters Freiherr von Droste-Hülshoff vom 25.11.1866, S. 35 sowie Luzian Pfleger, Die Kongregation der Schwestern vom Allerheiligsten Heilande, genannt: „Niederbronner Schwestern": Freiburg i. B. 1921, S. 127f.

46 Vgl. Loeffler, Militär-Sanitätswesen, 2. Teil, S. 15. Bei der Beurteilung dieser Zahlen ist jedoch zu berücksichtigen, dass die Ärzte und Lazarettgehilfen zum großen Teil mit auf den eigentlichen Kampfplatz geschickt wurden und dort eher zufällig Opfer feindlicher Geschütze wurden. Die Instruktionen über das Sanitätswesen der Armee im Felde von 1869 modifizierte dieses Vorgehen dahin, dass nur noch die Hälfte der Ärzte und Gehilfen mit nach vorn ging und der Rest auf dem Verbandsplatz hinter der Kampflinie tätig wurde.

47 Fliegende Blätter, 9/1870, S. 278. Weiter berichtete Wichern von ca. 2000 Personen, die das rote Kreuz zu Recht oder unrecht getragen, aber in der Krankenpflege nicht tätig geworden sind und des Landes verwiesen worden seien. Vgl. Kap. 2.3.

48 Vgl. Sanitäts-Bericht 1870/71, Bd. 1, Beilage 102, S. 275* sowie HSA Stuttgart E 271c Kriegsministerium Nr. 873, Bestimmungen des Hauptquartiers der III. Armee betreffend die freiwillige Krankenpflege vom 22.08.1870 sowie Befehl vom 25.10.1870 über die An-

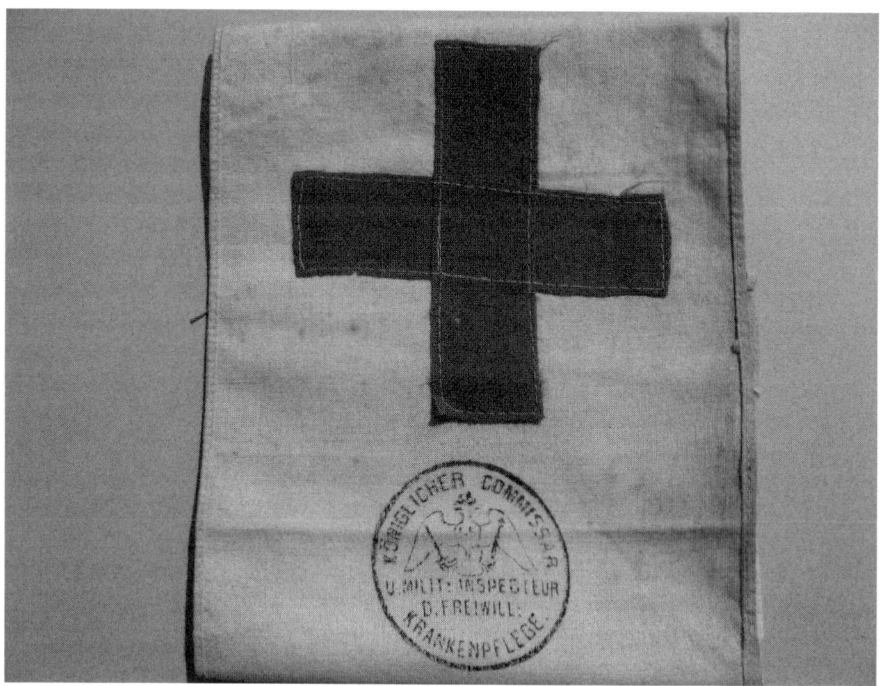

Rot-Kreuz-Armbinde aus dem Deutsch-Französischen Krieg mit dem Stempel des Königlichen Kommissars für die freiwillige Krankenpflege, Foto: Büttner

französische Privatpersonen versuchten mit diesem Zeichen sich und ihr Eigentum zu schützen. Die Frankfurter Zeitung schrieb dazu im November 1870: „Der Missbrauch, der von der hiesigen Einwohnerschaft mit dem Genfer Kreuz getrieben wird, übersteigt alle Begriffe. Jedes Pferd eines Arztes trägt an der Stirn das rothe Kreuz im weißen Felde; jeder Bäcker und Metzger, der einem Hospital oder einem Arzt Lebensmittel liefert, schmückt sich mit demselben Zeichen [...].“[49]

Dieser Anfangsschwierigkeiten ungeachtet hat sich das Rote Kreuz auf weißem Grund in den folgenden Jahrzehnten zu einem anerkannten Zeichen der Neutralität von Verwundeten, Pflegepersonal und Sanitätseinrichtungen entwickelt. Verlässlich geregelt wurde seine Benutzung im Deutschen Reich allerdings erst 1902.[50] Die bisher lediglich gewohnheitsmäßige Anwendung

bringung des roten Kreuzes und den freien Verkehr auf besetzten französischen Gebietsteilen; August Ebrard, Bericht des Erlanger Vereins für Felddiakonie über seine Thätigkeit im Kriege 1870–1871, Erlangen 1871, S. 14.

49 Frankfurter Zeitung Nr. 306, 4.11.1870, S. 1, zitiert nach: Heidi Mehrkens, Statuswechsel: Kriegserfahrung und nationale Wahrnehmung im Deutsch-Französischen Krieg 1879/71, Essen 2008, S. 58.

50 Gesetz betreffend die Grundsätze für die Erteilung der Erlaubnis zum Gebrauche des Roten Kreuzes“ vom 22.03.1902, in: Felix Grüneisen, Das Deutsche Rote Kreuz in Ver-

auf das Personal der freiwilligen Krankenpflege fand nun eine gesetzliche Regelung.

2.1.2 Schwesternschaften

Katholische Schwestern

Im Unterschied zu den Johannitern hatten sich die Malteser als katholischer Zweig des alten Kreuzfahrerordens in Preußen auf Grund des Widerstandes der Behörden bis zum Jahr 1864 noch nicht rechtswirksam konstituieren können. Seine Gründer sahen in diesem Krieg eine Gelegenheit, sich vor den Augen der Öffentlichkeit zu bewähren und antikatholische Vorurteile in Preußen auszuräumen, indem sie den Einsatz katholischer Pflegekräfte koordinierten.[51]

Im ersten Bericht des Ordens aus Schleswig-Holstein heißt es dazu, man werde darauf hinwirken, dass „das Wirken des Malteser-Ordens mit und durch jene Schwestern und Brüder ein möglichst großartiges werde."[52]

August Freiherr von Haxthausen, einer der führenden Malteserritter, hielt sich bei Ausbruch des Deutsch-Dänischen Krieges gerade in Berlin auf, um die Erteilung der Korporationsrechte bei der preußischen Regierung zu erwirken. Von dort aus erließ er gemeinsam mit der Gattin des preußischen Zeremonienmeisters Gräfin Stillfried am 4. Februar 1864 einen Aufruf an seine Ordensbrüder, sich mit Geldspenden und anderen Leistungen an der Versorgung von Verwundeten zu beteiligen und veranlasste die Entsendung von zunächst zwölf Borromäerinnen aus Trier auf den Kriegsschauplatz. Damit waren unter der Schirmherrschaft von Maltesern erstmals in Deutschland katholische Schwestern in der Kriegskrankenpflege eingesetzt.[53] Der Orden bewilligte am 16. Februar zunächst 10.000 Taler für die Kriegswohlfahrt und entsandte drei Ordensritter als Kommissare in das Kriegsgebiet.[54] Sie sahen ihre Aufgabe darin, „alle katholischen Pflege-Kräfte auf dem Kriegsschauplatz zu schützen, zu dirigiren, aber auch nach Kräften materiell zu unterstützen."[55] Ihr Leiter, Graf Schmising-Kerssenbrock hatte seinen Sitz in Flensburg ge-

gangenheit und Gegenwart, Berlin 1939, Anlage 10, S. 259f. Vgl. auch: Riesenberger, Das Deutsche Rote Kreuz, S. 106.

51 Johannes Mertens, Geschichte der Kongregation der Schwestern von der heiligen Elisabeth 1842–1992, 2 Bd., Reinbek 1998, hier Bd. 1, S. 94.

52 AEB Köln, Erzbischöfliche Cabinets-Registratur CR 25.13,1, Bl. 7ff.: 1. Bericht der Kommissare des St. Johanniter-Malteser-Ordens vom Kriegsschauplatz 3.03.1864, S. 5.

53 Stolz, Die freiwillige Verwundetenpflege, S. 255. sowie Maximilian von Twickel, Die nationalen Assoziationen des Malteserordens in Deutschland. Die rheinisch-westfälische Malteser-Genossenschaft, in: Adam Wienand (Hg.), Der Johanniterorden; Der Malteserorden, Köln 1988[3], S. 453–481, hier S. 463.

54 AEB Köln, Erzbischöfliche Cabinets-Registratur CR 25.13,1, Bl. 7–9: Berichte der Kommissare des St. Johanniter-Malteser-Ordens vom Kriegsschauplatz 1864.

55 Ebd., 3. Bericht vom 5.04.1864, S. 1.

nommen.[56] Ihm gelang es sogar, im Hauptquartier der alliierten Truppen in Hadersleben vom Kronprinz, dem Prinzen Albrecht und General Wrangel empfangen zu werden, die Arbeit des Ordens vorzustellen und um weitere Unterstützung zu bitten.

In diesem Krieg kamen 157 Pflegekräfte beiderlei Geschlechts aus 11 katholischen geistlichen Kongregationen sowie 56 Seelsorger in 14 Lazaretten zum Einsatz.[57] Anders als die Johanniter, errichteten die Malteser keine eigenen Lazarette, sondern beschränkten sich auf die Entsendung von Personal in Militärlazarette.

Der Einsatz der konfessionellen Schwestern- und Bruderschaften erfolgte 1864 fast gänzlich aus eigener Initiative der Mutterhäuser. Ähnlich wie für den Malteserorden boten sich für die katholischen Orden und Kongregationen hier Möglichkeiten, eine sowohl ihrem karitativen Grundanliegen als auch dem Staatsinteresse entsprechende Tätigkeit zu entfalten. Daher offerierten sie den Behörden auf verschiedensten Wegen von sich aus ihre Dienste in der Kriegskrankenpflege. Die Vincenzschwestern aus Paderborn beispielsweise wurden unter Vermittlung des zuständigen Weihbischofs mit einem Telegramm vom 10. Februar 1864 an den preußischen Kriegsminister von Roon aktiv.[58] Bei den Clemensschwestern in Münster standen auf Wunsch des Bischofs Johann Georg Müller (1798–1870) schon einige Schwestern zur Abreise bereit, als sie am 6. Februar 1864 der Ruf von Berlin nach Schleswig-Holstein erreichte.[59] Die ersten fünf reisten am 7. Februar 1864 in Begleitung des Direktors Pfarrer Kappen nach Hamburg, von dort am 9. Februar 1866 nach Kiel und am nächsten Tag nach Schleswig. Weitere acht folgten nach und pflegten in fünf Hospitälern überwiegend österreichische Soldaten. Andere Genossenschaften, wie die Aachener Franziskanerinnen, zögerten dagegen, ihre Mitglieder in ein von antikatholischen Vorurteilen geprägtes Land und noch dazu auf einen Winterfeldzug zu schicken.[60] Hier beugte sich die Oberin den wiederholten Bitten der Malteser und der preußischen Königin Augusta, die Mutter Franziska Schervier zunächst nach Berlin einlud, wo sie mit Geldgeschenken und Verbandsmaterial versehen wurde.

56 Er wurde Mitte Mai durch Alfred Graf zu Stolberg-Stolberg abgelöst. Er war ein Vetter des leitenden Johanniterritters Graf zu Stolberg-Wernigerode. Dieses Verwandtschaftsverhältnis förderte die ohnehin schon gute Zusammenarbeit der Orden nochmals.

57 Twickel, Die nationalen Assoziationen des Malteserordens, S. 464. Die Zahl der Pflegetage und der betreuten Verwundeten kann nicht mehr ermittelt werden. Insgesamt wandte der Orden 20.000 Taler für diesen Einsatz auf, zuzüglich der Materialspenden in Form von Verbandszeug und Lebensmitteln.

58 Geschichte der Genossenschaft der Barmherzigen Schwestern des hl. Vincenz von Paul aus dem Mutterhause in Paderborn, Manuskriptdruck, Paderborn 1909, S. 31. Ein Brief aus dem Kriegsministerium beorderte sie schon am Folgetag nach Rendsburg zum 3. Preußischen Feldlazarett, in dem v. a. Schwerverwundete versorgt wurden. Am 16.02.1864 reisten zwölf Schwestern ab.

59 Viktor Huyskens, Die Klemensschwestern zu Münster. Münsterische Heimatblätter, 1(1913/14), S. 162–167, hier S. 163.

60 Ignatius Jeiler, Die gottselige Mutter Franziska Schervier, Freiburg i. B. 1927, S. 301 f.

Nicht zuletzt hofften einige auf die noch ausstehende staatliche Anerkennung ihrer Organisation. Besonders deutlich tritt der legitimatorische Charakter des Kriegseinsatzes bei den „Grauen Schwestern von der heiligen Elisabeth" zu Tage.[61] Bereits einen Tag nach dem Aufruf des Malteserordens fuhren fünf Graue Schwestern von Neisse nach Berlin, um sich mit Papieren und Freifahrscheinen zu versorgen. Am 7. Februar 1866 reisten sie von dort aus nach Kiel. Während eines Lazarettbesuches des preußischen Kronprinz sprachen sie ihn auf die noch fehlende Legitimation an und erhielten eine wohlwollende Antwort, der schließlich nach Kriegsende die Verleihung der Korporationsrechte folgte.[62]

Die in diesem Krieg am stärksten vertretenen Genossenschaften waren die Clemensschwestern, Borromäerinnen und Nancy-Schwestern aus Trier und Bonn, Paderborner Vinzentinerinnen, Aachener, Münsteraner und St. Mauritzer Franziskanerinnen, Graue Schwestern sowie Angehörige mehrerer in den Quellen nicht namentlich genannter Männerorden. Sie kamen in Lazaretten in Hamburg, Schleswig, Rendsburg, Flensburg, Kiel und Eckernförde, ab März auch in Veile, Hadersleben, Kolding und nach der Eroberung der Insel Alsen dort und in weiteren Lazaretten in Jütland zum Einsatz.

Die militärischen Dienststellen mit dem Kriegsminister an der Spitze hießen die Schwestern zwar verbal willkommen, ebneten ihnen aber kaum den Weg in die Lazarette, so dass sie teilweise gezwungen waren, sich ihre Einsatzorte selbst zu suchen. Da keine Instanz einen Überblick über alle Lazarette besaß, wurden die Schwestern auch an Orte geschickt, an denen gar kein Bedarf mehr bestand. Wie bereits erwähnt, betrachteten die Ärzte sie zunächst mit Misstrauen oder schickten sie wieder fort, da sie vom Wert einer qualifizierten Krankenpflege nicht überzeugt waren und den Schwestern lediglich Missionseifer unterstellten.[63] Die freiwilligen Pflegekräfte standen außerhalb der militärischen Struktur und Organisation und „das Schlachtfeld stand nach damaliger Auffassung allein dem Waffen tragenden Mann zu."[64] Daher herrschte häufig Chaos, einige Schwestern reisten wieder ab, weil sie keine

61 Die Grauen Schwestern von der heiligen Elisabeth waren 1842 in Neisse/Schlesien gegründet worden und erlangten 1859 vom Breslauer Bischof die Anerkennung als Gemeinschaft, jedoch noch nicht die staatlichen Korporationsrechte als Wohltätigkeitsanstalt. Diese folgte am 23. Mai 1864. Zur Ordensgeschichte vgl.: Mertens, Geschichte der Kongregation der Schwestern von der heiligen Elisabeth sowie Bernhard Jungnitz, Von Andalusien nach Schlesien. Entwicklung neuzeitlicher Krankenpflege am Beispiel der schlesischen Kongregation der Schwestern von der heiligen Elisabeth, in: Historia Hospitalium, 26 (2008–2009), S. 13–56.

62 AEB Köln, Erzbischöfliche Cabinets-Registratur CR 25.13,1, 3. Bericht der Kommissare des St. Johanniter-Malteser-Ordens vom Kriegsschauplatz vom 5.04.1864, S. 1.

63 In Publikationen der ev. Diakonissenmutterhäuser finden sich beispielsweise Berichte darüber, das Ärzte die Verteilung christlicher Literatur verbaten und den Patienten diese sogar wegnahmen. Vgl. AuKF, März–April 1864, S. 43.

64 Stolz, Verwundetenpflege, S. 255. Zum Bereich der katholischen Schwestern vgl. Angela Berlis, Eine Borromäerin im Deutsch-Dänischen Krieg (1864): Amalie Augustine von Lasaulx und die Pflege Verwundeter, in: Schriften des Vereins für Schleswig-Holsteinische Kirchengeschichte, 54 (2009), S. 87–112, hier S. 102.

Arbeit fanden. Mitunter bedurfte es erst des energischen Einschreitens der mitreisenden Vorsteher, um den Schwestern Eingang in die Lazarette zu verschaffen.[65] Insbesondere in den österreichischen Lazaretten in Rendsburg und auf Schloss Gottorf in Schleswig fanden viele katholische Schwestern Arbeit, weil diese noch nicht mit Pflegepersonal aus der Heimat versorgt waren. Allerdings fehlte es hier zunächst sowohl den Patienten als auch den Schwestern an Betten, Heizmaterial, Lebensmitteln und anderen Dingen. Erst im Laufe des Einsatzes änderte sich die Einstellung der Ärzte und Militärs, so dass die Schwestern zunehmend freundlicher empfangen wurden.[66] Anerkennung erhielten die Schwestern durch ihren unermüdlichen Einsatz, der sich deutlich von der Arbeit der Militärwärter unterschied. Ihnen bescheinigte ein unanhängiger Beobachter dagegen weitgehende Untätigkeit. Der württembergische Oberstabsarzt Dr. Klein schrieb über sie: „Noch unbrauchbarer [als die Lazarettgehilfen] sind ihre Krankenwärter, das Meiste in den Spitälern haben, was Pflege betrifft, die Schwestern und Brüder geleistet, was aber freilich auf die Krankenwärter den Einfluß hatte, daß sie vollends nichts thaten.“[67]

Des Chefarztes der Flensburger Lazarette bemerkte am Kriegsende über die Clemensschwestern: „Sie haben sämtlich die übernommenen Pflichten im Bereiche der Krankenpflege mit gewissenhafter Pflichttreue, ihren Kräften und ihrer Applikationsfähigkeit entsprechend, erfüllt. Ihr darin bewiesener Eifer, der Zeugnis von ihrer Aufopferung gibt, ist über alles Lob erhaben. Nicht unerwähnt kann ich lassen, daß die katholischen Schwestern, weil ihr Lebensberuf ausschließlich dieser edlen christlichen Mission gewidmet ist, nicht bloß bei der Lagerung der Kranken, sondern auch bei den leichten Verbänden eine anerkennenswerte Geschicklichkeit und Anstelligkeit bekundet haben. Genügsam, vor keiner Arbeit sich scheuend, Tag und Nacht zum Dienste bereit, haben sie die zum Theil ekelhaftesten Geschäfte mit Freudigkeit und ohne Missbehagen ausgeführt. Als Lohn wurde ihnen die wahrhaft rührende Anhänglichkeit der Kranken und Verwundeten zu Theil, welche sich sogar bei den Schwerkranken durch Expektorationen[68] in den Delirien manifestierte.“[69]

Der preußische Oberbefehlshaber Feldmarschall von Wrangel veranlasste sogar, die Schwestern wie Offiziere zu grüßen.[70] Zur seelsorgerlichen Betreu-

65 ACS Münster, Chronik Bd. 13, S. 119 ff. sowie Jeiler, Franziska Schervier, S. 303.

66 AEB Köln, Erzbischöfliche Cabinets-Registratur CR 25.13,1, 3. Bericht der Kommissare des St. Johanniter-Malteser-Ordens vom Kriegsschauplatz vom 5.04.1864, S. 1. Insbesondere der Generalarzt der preußischen Armee Dr. Grimm äußerte sich lobend über die Arbeit der katholischen Schwestern. Lediglich aus Sandberg auf der Insel Alsen wurden die Schwestern auf Grund des schlechten Benehmens der Ärzte und des übrigen Personals wieder abgezogen. Ebd., 5. Bericht vom 17.07.1864, S. 2.

67 HSA Stuttgart, E 271 c Kriegsministerium Nr. 2153, Bericht von Dr. Klein vom Aug. 1864, S. 12. Vgl. auch Kap. 2.8.2.

68 Expektoration wird hier im Sinne von unwillkürliche oder unbewusste Äußerungen benutzt.

69 Huyskens, Die Klemensschwestern zu Münster, S. 163, S. 164.

70 Mertens, Geschichte der Kongregation der Schwestern von der heiligen Elisabeth, hier Bd. 1, S. 95 sowie Berlis, Eine Borromäerin im Deutsch-Dänischen Krieg, S. 102.

ung der Verwundeten und der Schwestern wurden mehrere Pastoren und Kapläne in die Lazarette entsandt, deren Tätigkeit bei der ungenügenden Anzahl von Feldgeistlichen sogar der protestantische preußische Feldpropst als besonders sinnvoll und notwendig würdigte.[71] Nicht ohne Stolz wurde wiederholt auf die flächendeckende geistliche Versorgung der katholischen Truppenteile und die rege Teilnahme am Abendmahl insbesondere vor großen Schlachten hingewiesen, was angesichts der geringen Zahl angestellter Feldgeistlicher eine besondere Leistung des Malteserordens darstellte. Die Geistlichen agierten gleichzeitig als Agenten der Malteser, um so eine „Ordens-Etappen-Straße" entlang der Lazarette einzurichten. Dort kümmerten sie sich um die Einsatzorte sowie die Versorgung mit Lebensmitteln und Ausstattungsgegenständen, wie Betten, Matratzen oder auch Putzmitteln. Dabei wurde Wert auf die möglichst gleichmäßige Präsenz der Schwestern in österreichischen und preußischen Lazaretten gelegt und nach Möglichkeit darauf geachtet, nur Angehörige eines Ordens pro Lazarett wirken zu lassen.

Die konkreten Einsatzbedingungen gestalteten sich je nach den örtlichen Gegebenheiten sehr unterschiedlich. In den preußischen Lazaretten erfolgte zunächst keine Versorgung der Schwestern und Brüder mit Lebensmitteln, während sie in den österreichischen Lazaretten an der Truppenversorgung teilnehmen konnten. Allerdings bevorzugten die freiwilligen Krankenpfleger und -pflegerinnen zunächst die Selbstversorgung, um ihre unabhängige Stellung zu wahren und Konflikten mit den ihnen häufig nicht wohlgesonnenen unteren Bediensteten des Sanitätswesens aus dem Wege gehen zu können. Diese Regelung hatte sich im Laufe des Krieges als unpraktikabel herausgestellt, so dass gegen Ende alle Pflegekräfte von den Lazarettverwaltungen oder lokalen Hilfsvereinen mitversorgt wurden. Während die Paderborner Vinzentinerinnen in den preußischen Lazaretten von Rendsburg zunächst kaum das zum Überleben Notwendigste hatten, auf dem Holzfußboden schlafen mussten und auch für die Patienten wenig Lebensmittel und Verbandsstoffen vorhanden waren,[72] berichteten die in Schleswig bei der Versorgung österreichischer Truppen eingesetzten Franziskanerinnen und Clemensschwestern nicht von derartigen Engpässen. Einige der Paderborner Schwestern taten unter Gefahr für das eigene Leben in unmittelbarer Nähe des Schlachtfeldes Dienst beim Sturm auf die Düppeler Schanzen und ertrugen dort im Vertrauen auf Gott den Anblick von Szenen, „die erfahrungsgemäß nach der Schlacht oft selbst abgestumpftesten Kriegern bittere Tränen entlocken."[73]

Der leitende Ordenskommissar Graf Schmising-Kerssenbrock forderte auf zunehmende Bitten von Seiten der Ärzte und sogar des Kriegsministers insbe-

71 Twickel, Die nationalen Assoziationen des Malteserordens, S. 464.

72 Geschichte der Genossenschaft der Barmherzigen Schwestern des hl. Vincenz von Paul, S. 32. Die Grauen Schwestern berichteten davon, dass sie sich in den ersten Wochen von den Resten der Krankenkost ernährten. Vgl. Mertens, Geschichte der Kongregation der Schwestern von der heiligen Elisabeth, hier Bd. 1, S. 95.

73 Geschichte der Genossenschaft der Barmherzigen Schwestern des hl. Vincenz von Paul, S. 32.

sondere vom Mutterhaus der Clemensschwestern in Münster noch weitere Schwestern an, da sich die Angehörigen dieser Kongregation in den österreichischen Lazaretten in Schleswig bewährt hatten und auch in preußischen Einrichtungen vertreten sein sollten.[74] Zwischen Juni und Oktober 1864 kehrten die letzten Schwestern in ihre Mutterhäuser zurück.[75]

In den Quellen des Malteserordens und der Borromäerinnen wurde insbesondere die gute interkonfessionelle Zusammenarbeit der evangelischen und katholischen Schwestern betont.[76] „So versäumten z. B. die Diakonissen nie, bei katholischen Schwerverwundeten gleich einen Geistlichen zu rufen; es herrschte eine vorbildliche Rücksichtnahme des einen auf den anderen."[77] Bei Abwesenheit des entsprechenden Pfarrers, erfolgte die Sterbebegleitung in ökumenischer Weise: „Waren die Verwundeten auch zum bei weitem größten Teil katholische Österreicher und Steiermärker, so nahmen sie doch ohne Ausnahme ein tröstendes, stärkendes Gotteswort aus dem Munde der evangelischen Diakonissen gern mit in die große, ernste Ewigkeit."[78] Vom Kronprinz erhielt der Orden als Anerkennung der Leistungen in Seelsorge und Krankenpflege vom Papst gesegnete Rosenkränze für jede vertretene Genossenschaft.

Das Bild der fast vollkommenen Eintracht in diesem Krieg reichte bis in die höchsten Gesellschaftskreise. Die Hilfsbereitschaft der zahlenmäßig überlegenen Johanniterritter für ihre katholischen Brüder führte zur gemeinsamen Bewältigung dieser gänzlich neuen Aufgabe in der Kriegskrankenpflege.[79] Der Johanniterorden gab die ihm zahlreich zugegangenen Spenden auch an katholisch geführte Lazarette weiter und unterstützte die katholischen Brüder und Schwestern nach Kräften. Die Zusammenarbeit gedieh so weit, dass zwei

74 AEB Köln, Erzbischöfliche Cabinets-Registratur CR 25.13,1, 3. Bericht der Kommissare des St. Johanniter-Malteser-Ordens vom Kriegsschauplatz vom 5.04.1864, S. 2. Insgesamt kamen 29 Schwestern dieses Mutterhauses zum Einsatz. Huyskens, Die Klemensschwestern zu Münster, S. 163.

75 ACS Münster, Chronik Bd. 13, S. 128 sowie Geschichte der Genossenschaft der Barmherzigen Schwestern des hl. Vincenz von Paul, S. 34.

76 In diesem Sinne betätigte sich die Borromäerin Schwester Augustine, die sich insbesondere der verwundeten protestantischen Dänen annahm, und von der freundlichen Aufnahme der katholischen Österreicher durch die holsteinische Bevölkerung berichtete, vgl.: Berlis, Eine Borromäerin im Deutsch-Dänischen Krieg, S. 87–112 Vgl. dazu auch: Annett Büttner, Pflege über Grenzen: Die Konfessionelle Krankenpflege in den Deutschen Reichseinigungskriegen, in: Vlastimil Kozon (Hg.): Geschichte der Pflege – Der Blick über die Grenzen, Wien 2011, S. 233–244.

77 Twickel, Die nationalen Assoziationen des Malteserordens in Deutschland, S. 464 sowie AEB Köln, Erzbischöfliche Cabinets-Registratur CR 25.13,1, Bl. 7 ff.:4. Bericht der Kommissare des St. Johanniter-Malteser-Ordens vom Kriegsschauplatz vom 17.05.1864, S. 1.

78 Julius Disselhoff, Die Arbeit unserer Diakonissen im Krieg, in: Jubilate! Denkschrift zur Jubelfeier der Erneuerung des apostolischen Diakonissen-Amtes und der fünfzigjährigen Wirksamkeit des Diakonissen-Mutterhauses zu Kaiserswerth a. Rhein, Kaiserswerth 1886, S. 207–221, hier S. 208.

79 AEB Köln, Erzbischöfliche Cabinets-Registratur CR 25.13,1, Bl. 7 ff.:4. Bericht der Kommissare des St. Johanniter-Malteser-Ordens vom Kriegsschauplatz vom 17.05.1864, S. 1 sowie 5. Bericht vom 17.07.1864, S. 1.

katholische Brüder im Johanniter-Lazarett in Wester-Satrup zum Einsatz kamen. Auch in der protestantisch geprägten Zivilbevölkerung wurden die katholischen Schwestern, die in ihrer fremdartig anmutenden Tracht sofort erkennbar waren, nach Überwindung der ersten Scheu meist freundlich aufgenommen.[80] Dazu mag die Tatsache nicht unwesentlich beigetragen haben, dass sie auf der Seite der „Befreier" ins Land kamen.[81]

Bereits der erste Bericht des Malteserordens aus Schleswig-Holstein nahm die dauerhafte Ansiedlung katholischer Geistlicher sowie Ordensschwestern für Schul- und Krankenpflegezwecke in Flensburg in Angriff, da die dort ansässigen 80 katholischen Bewohner weitgehend unversorgt waren.[82] Den Aachener Franziskanerinnen gelang es in der Folge des Krieges, dort eine dauerhafte Niederlassung in dem ehemals rein protestantischen Schleswig-Holstein zu gründen. In Hamburg förderte der Malteserorden die auch vom Senat gewünschte Gründung eines katholischen Krankenhauses mit erheblichen finanziellen Mitteln. Aus dem kleinen Militärlazarett in der Langen Reihe in der Vorstadt St. Georg mit nur 20 Betten entstand das bis heute existierende Marienkrankenhaus.[83] In Berlin hatten die Grauen Schwestern zwar schon seit 1863 eine Niederlassung, aber nach dem Deutsch-Dänischen Krieg wurden ihnen dazu das Garnisonslazarett des Garde Corps übertragen.[84] Ähnlich verhielt es sich mit den Clemensschwestern in Münster und den Borromäerinnen in Koblenz.[85] Ihre krankenpflegerische Tätigkeit überzeugte selbst König Wilhelm I. in der Weise, dass er 1866 die Anstellung barmherziger Schwestern in allen Garnisonslazaretten nach dem Muster der Clementinerinnen genehmigte.

80 AEB Köln, Erzbischöfliche Cabinets-Registratur CR 25.13,1, Bl. 7ff.:4. Bericht der Kommissare des St. Johanniter-Malteser-Ordens vom Kriegsschauplatz vom 17.05.1864, S. 3.

81 Beitrag eines katholischen Geistlichen, in: Sonntags-Blatt für katholische Christen. 10/1864, Münster 6.3.1864, S. 149.

82 AEB Köln, Erzbischöfliche Cabinets-Registratur CR 25.13,1, Bl. 7ff.: 1. Bericht der Kommissare des St. Johanniter-Malteser-Ordens vom Kriegsschauplatz 3.03.1864, S. 8 sowie Jeiler, Franziska Schervier, S. 310ff.

83 Die Kongregation der Barmherzigen Schwestern vom hl. Karl Borromäus – Mutterhaus Trier, die seit 1861 ein Waisenhaus in Hamburg betrieben, übernahmen dieses Krankenhaus am 18.03.1864 und sind bis heute dort präsent. Vgl. http://www.smcb-trier.de/de/index.php?s=hamburg, gesehen am 2.03.2011 sowie AEB Köln, Erzbischöfliche Cabinets-Registratur CR 25.13,1, 3. Bericht der Kommissare des St. Johanniter-Malteser-Ordens vom Kriegsschauplatz vom 5.04.1864, S. 2.

84 Mertens, Geschichte der Kongregation der Schwestern von der heiligen Elisabeth, hier Bd. 1, S. 96f. Die Vertragsverhandlungen zwischen den Grauen Schwestern bzw. dem Breslauer Bischof und der Militärintendantur zogen sich wegen Differenzen über einige Passagen und des Widerstandes der Lazarettverwaltung vom April bis zum Sommer 1866 hin. Der nun ausbrechende neue Krieg wirkte wie ein Katalysator. Da man nun dringend mehr Krankenpflegerinnen benötigte, wurden die Schwestern sofort im größten Berliner Garnisonslazarett in der Scharnhorststraße angestellt. Der förmliche Vertragsabschluß erfolgte erst 1867. Weitere Lazarette in Neisse, Potsdam, Breslau, Glatz und Berlin folgten in den folgenden Jahren.

85 Als erste Kongregation schlossen die Clementinerinnen am 14.03.1865 ein Abkommen zur Übernahme des Garnisonslazaretts in Münster. Vgl. Huyskens, Die Klemensschwestern zu Münster, S. 163.

Dazu dürfte der Einfluss der Kaiserin Augusta (1811–1890) nicht unerheblich beigetragen haben. Sie hatte ihre wohlwollende Haltung durch zahlreiche Besuche in katholischen Ordensniederlassungen und Ehrengeschenke zum Ausdruck gebracht.[86] Während ihrer Koblenzer Jahre ließ sie sich lieber von Clemensschwestern als von Diakonissen pflegen und auch nach ihrer Rückkehr an den Berliner Hof lebte bis zu ihrem Tod eine Clemensschwester in einem Zimmer neben der Patientin, um für ihre Pflege ständig verfügbar zu sein.[87]

Die meisten der in diesem Krieg eingesetzten Schwestern erhielten die von König Wilhelm und dem österreichischen Kaiser Franz Joseph I. gemeinsam gestiftete Kriegsmedaille.[88] Kaiser und Kaiserin von Österreich übersandten außerdem den Clemensschwestern ein kostbares Messgewand, was sich bis heute im Museum des Mutterhauses befindet.

Evangelische Schwesternschaften

Die familiären und gesellschaftlichen Kontakte des Johanniterordens zu leitenden Mitarbeitern diakonischer Einrichtungen erlaubten ihm einen schnellen Einsatz von ausgebildetem Pflegepersonal in den Kriegslazaretten. So begleitete beispielsweise die Vorsteherin des Diakonissenmutterhauses Bethanien in Berlin, Anna zu Stolberg-Wernigerode (1819–1868), ihren Bruder, den Ordenskanzler Eberhard zu Stolberg-Wernigerode, bereits am 31. Januar 1864 nach Altona.[89]

In Begleitung mehrerer Diakonissen und Krankenwärter richtete sie in der Palmaille ein vom Orden finanziertes Lazarett ein, in dem ab dem 6. Februar 1864 Verwundete aller am Krieg beteiligten Armeen in 19 Zimmern mit 55 Betten gepflegt wurden. Ein zeitgenössischer Berichterstatter feierte sie als

86 Vgl. Biogramm im Quellenanhang. Die Kaiserin hatte offenbar nicht nur eine persönliche Affinität zum Katholizismus, sondern ging auch auf dessen besonderen Frömmigkeitsformen ein. Im Lazarett in Schloss Glücksburg überbrachte der Kronprinz Friedrich am 13.4.1866 den Clemensschwestern Gruß und Dank seiner Mutter und hörte mit Genugtuung die Geschichte des Kreuzes, welches sie als Gnadenerweis bei ihrem Besuch in Münster im Jahr 1857 geschenkt hatte und was jetzt auf dem Feldaltar stand. Vor seiner Abreise ins Hauptquartier am 26. April übergab er dem Kommissar des Malteserordens Graf von Schmising-Kerssenbrock eine Anzahl vom Papst Pius IX. geweihter Rosenkränze zur Verteilung unter die geistlichen Genossenschaften. Vgl. Huyskens, Die Klemensschwestern zu Münster, S. 163.

87 Kaiserin Augusta musste sich 1881 einer Operation in Koblenz, ihrem Residenzort unterziehen, in deren Folge sie abwechselnd von Kaiserswerther Diakonissen und Clemensschwestern versorgt wurde. Unzufrieden mit dieser Regelung, veranlasste sie die ausschließliche Pflege durch Clemensschwestern, die sie aus dem Garnisonslazarett in Koblenz kannte. Vgl. Bernhard Wilking, Genossenschaft der Barmherzigen Schwestern von der allerseligsten Jungfrau und schmerzhaften Mutter Maria „Klemensschwestern", Münster 1927, S. 39f.

88 Vgl. Kap. 2.8.

89 Das Mutterhaus wurde 1847 von König Friedrich Wilhelm IV. gegründet und finanziell unterstützt. Sein Archiv ging größtenteils im 2. Weltkrieg verloren. Zur Geschichte des Hauses vgl.: Wilhelm Langer, 1847–1947. Hundert Jahre Central-Diakonissenhaus Bethanien zu Berlin, Berlin 1947.

die „erste Diakonissin, die je auf einem Kriegsschauplatze thätig gewesen.“[90] Im Ersten Weltkrieg wurde sie sogar zur ersten „Kriegsschwester“ stilisiert.[91]

Das weitere Vordringen der Truppe nach Norden macht die Einrichtung von Lazaretten in Flensburg nötig, in denen schließlich 20 Diakonissen aus Bethanien und sechs freiwillige Berlinerinnen tätig waren. Drei Diakonissen waren in einem dänischen Lazarett für die Versorgung von Schwerverwundeten zuständig. Zuvor war die Oberin mit einigen Schwestern trotz Aufforderung durch den preußischen Kriegsminister vergeblich nach Rendsburg gereist, wo bereits genügend Militärwärter und barmherzige Schwestern vorhanden waren. Im Berliner Mutterhaus wurden noch bis nach Kriegsende verwundete und kranke Soldaten gepflegt, deren Zustand diesen weiten Transport gestattet hatte.

Der Johanniterorden unterhielt in diesem Feldzug über das Altonaer Lazarett hinaus auf eigene Kosten zwei in Flensburg sowie Feldlazarette in Wester-Sarup und Nübel. Sie waren überwiegend für Offiziere gedacht und mit Zivilärzten und -wärtern sowie Angehörigen geistlicher Gemeinschaften besetzt.[92]

In diesem Krieg kamen 21 Ritter, 9 Ärzte, 15 Brüder des Rauhen Hauses und 38 Diakonissen aus dem Berliner Mutterhaus Bethanien zum Einsatz.[93] Vor Ort organisierten die Johanniterritter nicht nur die Einrichtung und Ausstattung der Lazarette sowie den Einsatz der Pflegekräfte, sondern sie kümmerten sich beispielsweise auch um deren Versorgung und die Beerdigung einer verstorbenen Diakonisse.[94]

Angesichts des Berliner Vorbildes wollte sich auch das Kaiserswerther Mutterhaus schnellstmöglich an der Pflege kranker und verwundeter Soldaten beteiligen, nachdem es sich im Januar zunächst auf die Sammlung von Winterbekleidung und Verbandsmittel für die ausrückenden Truppen beschränkt hatte. Da keine offizielle Anforderung von Schwestern erfolgte, reiste der Mitarbeiter und Schwiegersohn des Vorstehers Fliedner, Pfarrer Julius Disselhoff, versehen mit einem Empfehlungsschreiben der Direktion an den preußischen Kriegsminister von Roon, am 8. Februar 1864 nach Berlin, um Diakonissen und männliche Wärter anzubieten.[95] Auch der Johanniterorden wurde von

90 Wellmer, Anna Gräfin zu Stolberg-Wernigerode, S. 106. Vgl. auch: Bethanien. Die ersten fünfzig Jahre und der gegenwärtige Stand des Diakonissenhauses Bethanien, Berlin 1897, S. 97 ff.

91 E. Bruhn, Die erste Kriegsschwester, in: Der Reichsbote. Deutsche Wochenzeitung für Christentum und Volkstum, Sonntagsblatt 14.5.1916, S. 79 f.

92 Vgl. dazu: Julius Ressel, Die Kriegs-Hospitäler des St. Johanniter-Ordens im dänischen Feldzuge von 1864, Breslau 1866; Sanitäts-Bericht 1870/71, Bd. 1, S. 403. Zur Einrichtung des für Offiziere vorgesehenen Lazaretts in einem ehemaligen Tanzlokal in Flensburg vgl. auch: AFKS, 2-1 DA, 1195 Schreiben Disselhoffs an Fliedner aus Flensburg vom 24.02.1864. In späteren Kriegen richtete der Orden keine eigenen Lazarette mehr ein.

93 Riesenberger, Das Deutsche Rote Kreuz, S. 39.

94 Kurzer Lebenslauf der Diakonissin Elise Hepp, in: AuKF, Mai/Juni 1864, S. 98–104, hier S. 100 f. In Schleswig bemühte sich Graf Botho von Stolberg, der Bruder des Johanniterkanzlers, persönlich um das Wohlergehen der Kaiserswerther Schwestern.

95 AFKS, 2-1 DA 1195 Krankenpflege durch Diakonissen im Deutsch-Dänischen Krieg 1864. Darin Berichte Disselhoffs an Fliedner von seinem Aufenthalt in den schleswig-

diesem Angebot unterrichtet. Mit „verbindlichsten Danke für den hierdurch bekundeten Patriotismus“ nahm der Minister das Angebot an und bat um die Entsendung von zehn Pflegerinnen und zwei Pflegern in die Militärlazarette nach Kiel, wo weitere Anweisungen zu erwarten seien.[96] Der schon deutlich von seiner schweren Lungenkrankheit gezeichnete Fliedner konnte die Diakonissen noch persönlich verabschieden. Pfarrer Disselhoff begleitete sie nach Schleswig-Holstein und besuchte dabei das von den Johannitern in Altona eingerichtete Hospital. Dort erhielt er verlässliche Informationen, dass die angewiesenen Lazarette bereits von Barmherzigen Schwestern und Diakonen besetzt waren, im österreichischen Lazarett in Schloss Gottorf in Schleswig dagegen noch großer Mangel herrschte. Mit der Eisenbahn gelangten Disselhoff, die Diakonissen und Pfleger am 12. Februar in Schleswig an. Am selben Abend erfolgte die Einweisung in das noch nicht eingerichtete Lazarett. Dort herrschte ein Durcheinander „wie in einem plötzlich zerstörten Ameisenhaufen“[97], ca. 500 Patienten, Österreicher, Dänen und einige Preußen lagen in ihren blutigen Kleidern an der Erde auf Strohsäcken, nur mit ihren Mänteln zugedeckt und ohne Pflege, so dass die Schwestern reichlich Arbeit vorfanden. Am 14. Februar folgten weitere acht Diakonissen und zwei Hilfswärter, die im Gasthof Lorenzen und in weiteren Lazaretten in Schleswig eingesetzt wurden. Disselhoff betätigte sich als Seelsorger und verfasste Briefe an die Angehörigen der verwundeten Soldaten. Auf seiner Rundreise über Flensburg nach Apenrade gelang es Disselhoff, auch in letztgenannter Stadt und in Hadersleben noch zehn Diakonissen in preußischen Lazaretten unterzubringen.[98] Die Anreise, die von den Schwestern oder den sie begleitenden Leitungspersonen oder Johanniterrittern selbst organisiert werden musste, gestaltete sich angesichts der winterlichen Bedingungen und der fehlenden Transportmittel häufig schwierig, nicht selten ging es mit offenen Bauernwagen durch die schneidende Kälte.

Die mangelnde zentrale Steuerung der freiwilligen Krankenpflege und deren Zersplitterung in eine Vielzahl von Aktivitäten von Vereinen und Privatpersonen spiegelt sich im Schriftwechsel des Kaiserswerther Mutterhauses wider. So hatten Berliner Damen die Finanzierung der Ausrüstung von Diakonissen angeboten und das Missionshaus Barmen wollte die Finanzierung des Einsatzes von Diakonissen oder Duisburger Diakonen übernehmen. Täglich ging eine Vielzahl von privaten Hilfslieferungen in Kaiserswerth ein und musste von dort aus weiter transportiert werden.[99]

holsteinischen Lazaretten. Vgl. auch: Martin Gerhardt, Theodor Fliedner. Ein Lebensbild, Bd. 2, Düsseldorf–Kaiserswerth 1937, S. 795 f. sowie „Züge aus der Reise des Herausgebers in die schleswig-holsteinischen Feldlazarethe“, in: AuKF, März–April 1864, S. 37–48.

96 AFKS, 2-1 DA 1195 Schreiben von Roons an die Direktion vom 11. Fberuar 1864.

97 Disselhoff, Jubilate 1886, S. 207.

98 AuKF, März–April 1864, S. 41 sowie AFKS, 2-1 DA 1195, Briefe von Disselhoff an Fliedner.

99 AFKS, 2-1 DA 1195.

Waren die Schwestern bei ihrer Ankunft in Schleswig-Holstein von den militärischen und Sanitätsdienststellen noch misstrauisch empfangen und zum Teil wieder abgewiesen worden, hatte die Qualität ihrer Arbeit diese Skepsis bald überwunden. Im Laufe des Krieges wurden sie wiederholt von Militärstellen per Telegramm zu neuen Einsatzorten gerufen worden, so zum Beispiel Mitte März in ein preußisches Lazarett in die dänische Stadt Kolding. In den Militärlazaretten wurden die Schwestern von Militärwärtern in ihrer Arbeit unterstützt, wobei letzteren die einfachen und groben Arbeiten übertragen wurden.[100] Ihre Unterbringung erfolgte entweder in den Lazaretten selbst oder mittels Einquartierung bei der Bevölkerung[101], wodurch sich auch persönliche Kontakte zur deutschen und dänischen Bewohnern ergaben. Bereits hier kam eine in allen drei behandelten Kriegen anzutreffende Eigenart zum Tragen, das weitgehende Fehlen persönlicher Feindschaft zwischen den Angehörigen verschiedener Nationalitäten.[102] Im Lazarett Lorenzen in Schleswig gingen vier gefangene dänische Soldaten den Diakonissen zur Hand, „muntere, flinke Burschen, welche ihren Wärterdienst an den Österreichern treuer versahen als die österreichischen Landsleute."[103] Auch die Internationalität der Mutterhausdiakonie erleichterte Schwestern und Patienten den Lazarettaufenthalt, und machte sie weniger anfällig für nationales Pathos, wie die folgenden Anekdoten verdeutlichen.[104] In Hadersleben lag ein afrikanischer Diener des preußischen Prinzen Adalbert im Lazarett, der von Diakonisse Sophie, die bereits in Alexandria, Sidon und Beirut gearbeitet hatte, auf arabisch angesprochen wurde. „Wie war der Sohn des Südens freudig erstaunt, plötzlich im kalten Norden die süßen heimischen Laute zu hören. Und wie noch freudiger erstaunt war die Schwester Sophie, als sie fünf Jahre später im Johanniterhospital in Beirut von dem Kronprinzen bei dessen dortigem Besuch plötzlich gefragt wurde: ‚Haben wir uns nicht schon im Kriegslazarett in Hadersleben getroffen?'"[105]

Die nach dem 12. Mai einsetzende Waffenruhe nutzten zwei in Kolding stationierte Kaiserswerther Diakonissen dazu, um, wie mit zeittypischem Pathos berichtet wurde, „wie Friedenstauben von Kolding nach Kopenhagen zu fliegen, wo sie die dänischen Diakonissen begrüßten und selbst von der däni-

100 Vgl. Kap. 2.7.

101 Die Unterbringung war häufig desolat, in Kolding herrschte beispielsweise eine Ratten- und Mäuseplage. Einer Schwester fraßen die Tiere nachts den halben Mantel auf.

102 Nur selten wurde über Spannungen unter den verschiedenen Nationalitäten berichtet. Vgl. Büttner, Pflege über Grenzen, S. 234 f. sowie AuKF, März–April 1864, S. 47.

103 Disselhoff, Jubilate 1886, S. 208.

104 Zur internationalen Ausrichtung der Mutterhausdiakonie vgl. Annett Büttner, Das internationale Netzwerk der evangelischen Mutterhausdiakonie, in: Ariadne. Forum für Frauen- und Geschlechtergeschichte, 49 (2006), S. 64–71 sowie dies. Pflege über Grenzen, S. 233 ff. Für die katholischen Schwesternschaften vgl. Gertrud Hüwelmeier, Negotiating Diversity. Catholic Nuns as Cosmopolitans. Schweizerische Zeitschrift für Religions- und Kulturgeschichte, 102 (2008), S. 105–117.

105 Disselhoff, Jubilate 1886, S. 208.

schen Königin eine huldvolle Audienz erhielten.“[106] Dänische Diakonissen waren in diesem Krieg nicht im Einsatz, da ihr Mutterhaus noch nicht lange genug bestand. Die erste Vorsteherin war jedoch erst vor kurzer Zeit von ihrer Ausbildung in Kaiserswerth nach Dänemark zurück gekehrt. Dänische Verwundete wurden unter anderem von Diakonissen aus Stockholm gepflegt, die ihre Ausbildung ebenfalls teilweise in Kaiserswerth erhalten hatten und die Kaiserswerther Schwestern begrüßten.[107]

Nach dem Sturm auf die Düppeler Schanzen am 18. April kamen Kaiserswerther Diakonissen auf Wunsch des Preußischen Kriegsministeriums in improvisierten Lazaretten im benachbarten in Broacker zum Einsatz. Die mit der Pflege verbundene psychische Belastung und deren religiöse Umdeutung verdeutlicht folgender Briefausschnitt: „Es ist heute Bußtag, und kein Gottesdienst, keine Glocken oder irgend eine Zusammenkunft zeigt dies an, wohl aber andere Dinge. Das blutige Schlachtfeld, in seiner ganzen Natur liegt hier vor Augen, und ruft laut zur Buße. [...] Der Anblick der vielen Verwundeten ist grausig. Hier in dem kleinen Dörfchen sind 6–7 Lazarethe. Die Kirche lag ganz voll, bis auf den Glockenturm hinauf wurden sie geschafft. [...] Todte lagen mitten in den [für die Verwundeten] eingerichteten Lagerstätten, die Arbeit war zu groß und mächtig, die Leute konnten es nicht [be]zwingen.“[108]

Nach der Einnahme der Insel Alsen am 29. Juni 1864, gingen von Boacker zwei Diakonissen nach Sonderburg, ihrer Hauptstadt, und fanden dort eine halb zerstörte, vom Feind hart mitgenommene, von den Einwohnern verlassene Stadt. Disselhoff schrieb dazu: „In den öden Straßen ein buntes Gewühl von Soldaten, Reitern, Pferden, Wagen und dazwischen das Gestöhne der blutenden Schwerverwundeten. Diese wurden in fünf Lazarette, in drei Windmühlen und zwei Häuser der oberen Stadt gebracht. Die Arbeit der Ärzte war ungeheuer. Über drei Tage kamen sie nicht vom Operationstische fort, unsere Schwestern ihnen immer zur Seite.[109] Aber der letzteren waren zu wenige. Von Apenrade und Hadersleben wurde durch ein Telegramm Hilfe herbeigerufen. Nach einigen Tagen waren fünf Diakonissen in Sonderburg. Jeder wurde eines der fünf Lazarette übergeben. Nachts lagen die, welche nicht zu wachen brauchten, auf Strohsäcken. In der ersten Zeit kamen sie nicht

106 Disselhoff, Jubilate 1886, S. 209. Die dänische Königin Louise (1817–1898) war eine geborene Prinzessin von Hessen-Kassel.

107 Gerhardt, Fliedner, Bd. 2, S. 796f. sowie AuKF, Juli–Aug. 1864, S. 102 und 112f. Zur Tätigkeit schwedischer Diakonissen und Ärzte vgl. Tomas Gustafsson, Svenska läkare vid fronten i dansk-tyska kriget 1864 (Swedish doctors at the front in the second Schleswig war in 1864), in: Läkartidningen. Newspaper for the Swedish medical association paper, 18/2010, S. 1249–1251.

108 AFKS, 2-1 DA, 1194 Schwesternbriefe aus den Militärhospitälern in Schleswig-Holstein 1864. Brief von Barbara Eckhard aus Broacker vom 20.04.1864. Zur Verarbeitung der Kriegserlebnisse vgl. auch Kap. 2.6.

109 Im Original heißt es: „Die Ärzte haben 3 Tage lang von Morgen bis Abend Arme und Beine abgeschnitten und zerschossene Knochen herausgenommen, u. ich bin vom Operationstisch nicht hinweg gekommen, fertig sind die Ärzte noch nicht.“ AFKS, 2-1 DA 1194, Brief von Wilhelmine Hesse an die Mutterhausleitung vom 5.07.1864.

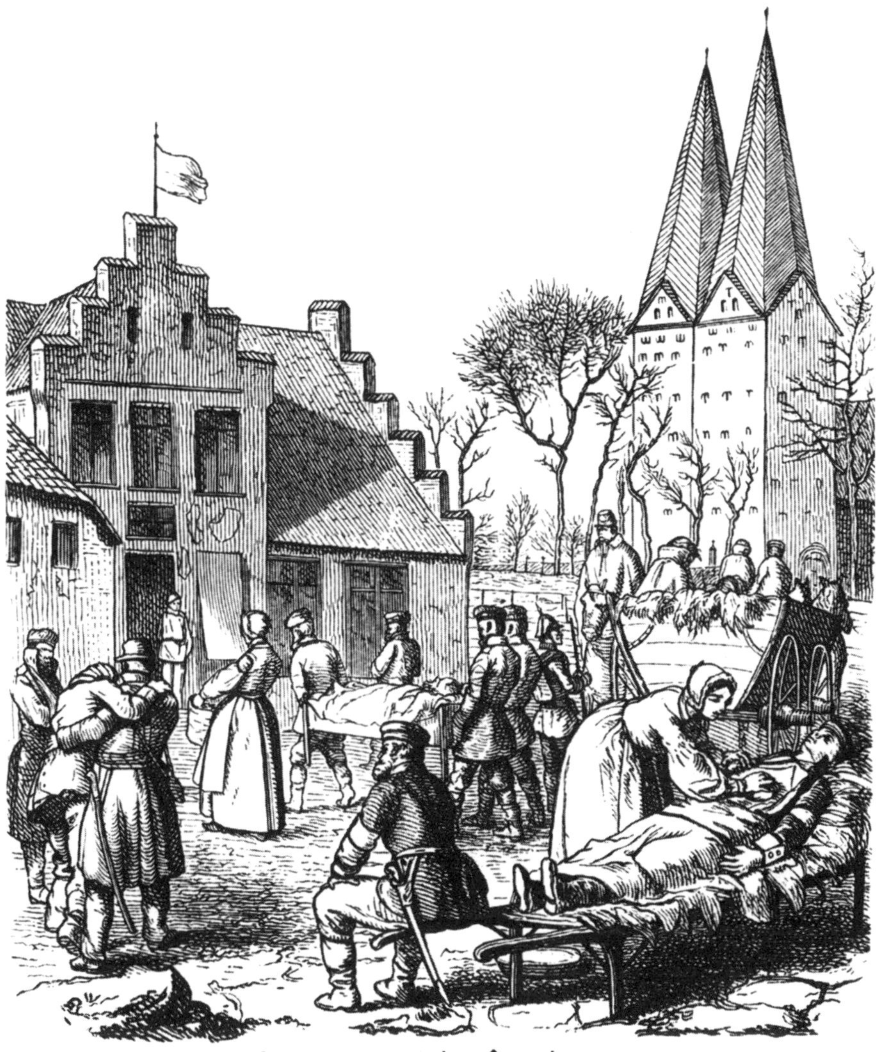

Kriegslazarett in Broacker.

Lazarett in Broacker 1864 (Quelle: Christlicher Volkskalender, Kaiserswerth 1866, S. 117)

aus den Kleidern. Tische, Bänke, Stühle waren nicht vorhanden. Die bei Tage aufeinander gelegten Strohsäcke dienten als Tisch und Stuhl zugleich. Zwischen den Windmühlen wurden, wie man auf dem Bilde sieht, zwei Leinwandzelte[110] für die Verwundeten aufgerichtet. Die Dankbarkeit der Elenden für jeden Liebensdienst war wahrhaft rührend. Ihre Wunden waren meist le-

110 In diesem Krieg wurde erstmals in Deutschland mit Zelten und Krankenbaracken gearbeitet. Vgl. u.a.: HSA Stuttgart, E 271 c Kriegsministerium Nr. 2153, Bericht von Dr.

bensgefährlich. Dem einen war die Kugel durch den Kopf, dem andern durch die Brust, dem dritten durch den Leib gegangen. Anderen waren Arme oder Beine, oder beides zerschmettert, noch andere waren von vielen Kugeln zugleich getroffen.“[111]

Die zunehmende Medialisierung von Kriegserfahrungen seit dem Aufkommen moderner Massenmedien ist schon verschiedentlich in der historischen Forschung thematisiert worden. Niklas Luhmann hat zu Recht auf die Mechanismen der Wirklichkeitsaneignung hingewiesen als er schrieb: „Was wir über unsere Gesellschaft, ja über die Welt, in der wir leben, wissen, wissen wir durch die Massenmedien.“[112] Horst Tonn, Frank Becker und Susanne Parth haben diese Aussage hinsichtlich der Kriegserfahrungen um den Aspekt der künstlerischen Medien ergänzt und auch bildliche Darstellungen und Fotografien mit in die Betrachtung einbezogen.[113] Insbesondere anhand der Publikationen des Kaiserswerther Diakonissenmutterhauses ist deutlich abzulesen, dass dieser Aneignungsprozess in den Einigungskriegen schon in vollem Gange war und sie zu Recht als die ersten „Pressekriege“ in der deutschen Geschichte gelten.[114]

Auf die propagandistischen Zwecken dienenden ausführlichen und teilweise mit Illustrationen versehenen Berichte über die Einsätze der Schwestern in den Lazaretten ist bereits in der Einleitung hingewiesen worden.[115] Zum einen wurde dadurch die Nützlichkeit der auch durch Spendenmittel unterstützten freiwilligen Krankenpflege dargestellt, ohne die das Militär nicht so hervorragend funktioniert hätte.[116] Andererseits ließ der Tenor der schriftlichen Ausführungen und der Illustrationen keinen Zweifel an der Legitimität der Kriegführung durch den protestantischen preußischen Staat aufkommen, zumal die etwaigen negativen Folgen durch die Schwestern abgemildert und der Krieg dadurch in humanere und „klinisch reine“ Bahnen gelenkt wurde.

Klein vom August 1864, S. 16ff. Vgl. auch: Johannes Höß, Geschichte der Militärlazarette in den südlichen deutschen Staaten (1631–1870), Diss. Med., Köln 1995, S. 86f.

111 Disselhoff, Jubilate, S. 210. Vgl. auch die Schwesternbriefe aus Sonderburg in: AFKS, 2-1 DA, 1194 Schwesternbriefe aus den Militärhospitälern in Schleswig-Holstein 1864.

112 Niklas Luhmann, Die Realität der Massenmedien, Opladen 1996², S. 9.

113 Vgl. Horst Tonn, Medialisierung von Kriegserfahrungen, in: Georg Schild (Hg.), Kriegserfahrungen, Paderborn u.a. 2009, S. 109–123, hier S. 111ff.; Frank Becker, Bilder von Krieg und Nation. Die Einigungskriege in der bürgerlichen Öffentlichkeit 1864–1913, München 2001, S. 377ff; Susanne Parth, Zwischen Bildbericht und Bildpropaganda. Kriegskonstruktionen in der deutschen Militärmalerei des 19. Jahrhunderts, Paderborn 2010.

114 Stig Förster, Jörg Nagler, Introduction, in: dies. (Hg.), On the road to total war, Cambridge, S. 5.

115 Vgl. auch das Bildbeispiel im Kap. 2.7.3.

116 Dieser Aspekt korrespondiert mit dem Anteil bürgerlicher Kräfte an den Erfolgen der Armee, die publizistische gegen die Übermacht der alten adligen Eliten im Militär herausgestellt wurde. Vgl. Becker, Bilder von Krieg und Nation, S. 489f. Leider unterschlägt er die bedeutenden Anteilnahme der protestantischen Kirchen am Reichsgründungsprozess, wenn er den Staat ausschließlich als ein „gemeinsames Projekt von Krone und Volk, Adel und Bürgertum“ darstellt.

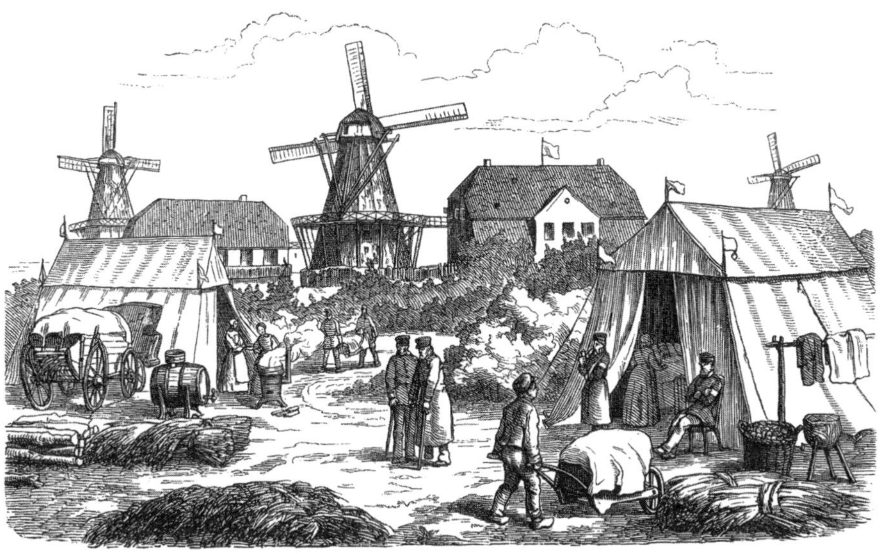

Zeltlazarett in Sonderburg 1864 (Quelle: Christlicher Volkskalender, Kaiserswerth 1866, S. 118)

Von der tatsächlichen Brutalität auf den Schlachtfeldern und in den Lazaretten war trotz der vermeintlichen Authentizität auf den Illustrationen nichts zu erkennen. Die Arbeit der Schwestern wurde dagegen idealisiert, die Verrichtungen der Militärs heroisiert. Ebenso wie auf den für die Kriegsmalerei typischen Genrebildern zeigten sich die männlichen Kriegsteilnehmer hier stets als gemütvolle, biedere Familienmenschen.[117] Dieser Befund deckt sich mit den Kriegsberichten in allgemeinen Zeitungen und Zeitschriften über den Deutsch-Französischen Krieg. „Die Bilder des Krieges blieben, was die Darstellung von Blut und Verletzungen angeht, verharmlosend und damit gänzlich den bürgerlichen Konventionen der Zeit verpflichtet," stellte Heidi Mehrkens im Hinblick auf den Deutsch-Französischen Krieg fest.[118] Dies ist um so bedeutsamer, als damit das Bild des Krieges für die meisten Zeitgenossen, die

117 Becker, Bilder von Krieg und Nation, S. 498. Becker bezeichnete diesen Typus als ideal „zum preußisch-deutschen Mischsystem aus aristokratisch-konservativen und bürgerlich-nationalen Komponenten" passend. Ebd., S. 496. Das 1890 auf dem Gelände der Kaiserswerther Diakonie aufgestellte Denkmal für Kaiser Friedrich III. zeigte ihn zwar in ziviler Pose beim Besuch des Kinderkrankenhauses, aber in Offiziersuniform mit Pickelhaube. Mit diesem Denkmal sollte die bereits vom Anstaltsgründer Theodor Fliedner geknüpften engen Verbindungen zum Hause Hohenzollern demonstriert werden.

118 Mehrkens, Statuswechsel, S. 52. Eine der seltenen Ausnahmen stellen die Illustrierten Kriegs-Berichte aus Schleswig-Holstein, Leipzig 1864 dar, in der die Folgen des Krieges in Form von ungeordneten Leichenhaufen und Massengräbern in grafischen Darstellungen gezeigt werden.

ihm nur in Gestalt seiner „medialen Inszenierung“[119] begegneten, für lange Zeit geprägt wurde. Das Kaiserswerther Mutterhaus stellte sich ganz in den Dienst der „industriell betriebenen Mythenproduktion“ und begann durch die mehrfache fast wortgleiche Wiederholung der Berichte in späteren Publikationen das kulturelle Gedächtnis der Erinnerungsgemeinschaft in der Nachkriegszeit zu prägen. Die Beiträge des Vorstehers Julius Disselhoff aus den Jahresberichten und periodischen Publikationen zur Zeit der Reichseinigungskriege, wie dem Christlichen Volkskalender[120] oder dem Armen- und Krankenfreund, wurden in den 1886 und 1911 herausgegebenen Jubiläumsbänden des Kaiserswerther Mutterhauses sowie in Separatpublikationen zu Kriegsjubiläen mehrfach mit großem zeitlichen Abstand reproduziert. Sie leisteten damit einen wichtigen Beitrag zur generationenübergreifenden „Sedimentierung von Erfahrungen“[121] über die Intentionen und die Art der Anteilnahme der Kaiserswerther Anstalt an den Einigungskriegen. Disselhoff betätigte sich in allen drei Reichseinigungskriegen quasi als Kriegsberichterstatter nach dem Vorbild von William Howard Russell, der für die Londoner Times aus dem Krimkrieg berichtet und die Öffentlichkeit über die katastrophalen Zustände in den Lazaretten informiert hatte.[122] Ausführlich beschrieb er seine Reisen an die Front, die ihn zum stellvertretenden Augenzeugen für die Lesergemeinde machten. Seine nationalprotestantischen Wertungen und Deutungsmuster flossen selbstverständlich in die Texte mit ein und er scheute sich nicht, Diakonissenbriefe aus den Lazaretten vor der Veröffentlichung in seinem Sinne zu redigieren und sie einem Alles-wird-Gut-Grundtenor zu unterwerfen. Die Tatsache, dass er sowohl 1866 als auch 1870/71 Waffenstücke und Uniformteile von den Schlachtfeldern aufsammelte, machte ihn vollends zu einem Schlachtfeldtouristen.[123] Auch der Tod von Schwestern, die sich während ihres Lazaretteinsatzes mit ansteckenden Krankheiten infiziert hatten, wurde öffentlichkeitswirksam in den Publikationen des Mutterhauses bekannt gegeben. Als erstes Kriegsopfer unter den Schwestern erlag die Kaiserswerther Diakonisse Elise Hepp einer Typhusinfektion, die sie sich im Lazarett im dänischen Ha-

119 Becker, Bilder von Krieg und Nation, S. 9. Becker betonte zu Recht, dass die Wahrnehmung der Ereignisse nun tendenziell stärker von ihrer öffentlichen Präsentation als von ihrer faktischen Gestalt abhängig wurden.

120 Der Christliche Volkskalender erreichten 1870 eine Auflagenhöhe von 88.000 Exemplaren und war, trotz seines dezidiert evangelischen Grundtons, den damals sehr beliebten Familienzeitschriften, wie der Gartenlaube, in Inhalt und Gestaltung verwandt. Die in diesem Kapitel eingefügten Illustrationen erschienen erstmals im Christlichen Volkskalender für das Jahr 1866. Vgl. Diakonissen-Anstalt zu Kaiserswerth (Hg.), Christlicher Volkskalender und Jahrbuch für christliche Unterhaltung, Kaiserswerth 1866.

121 Tonn, Medialisierung von Kriegserfahrungen, S. 114. Vgl. u.a.: Julius Disselhoff, Der große Krieg zwischen Frankreich und Deutschland in den Jahren 1870 und 1871, Kaiserswerth 1895[7] sowie den Beitrag: Vor 25 Jahren. Erinnerungen aus dem großen Kriege, in: Christlicher Volkskalender, Kaiserswerth 1896, S. 3–92.

122 Vgl. Kap. 1.3.1.

123 AFKS, 2-1 DA 1193, Brief von Disselhoff vom Kriegsschauplatz vom 11. Juli 1866 (Abschrift), S. 10 f. Über den Verbleib der Gegenstände ist nichts bekannt.

dersleben zugezogen hatte.[124] Besonders ausführlich ging der Nachruf auf die Beerdigung mit militärischen Ehren ein, die die einzelne Schwester und ihr Mutterhaus in die weltliche Kriegsopfersymbolik einband.[125]

Eine Konstante, die sich durch alle Reichseinigungskriege zieht, ist die interkonfessionelle Konkurrenz um die Arbeitsgebiete. Der Dualismus der christlichen Konfessionen war auch auf dem Kriegsschauplatz ein wichtiger Impuls für karitative Aktivitäten.[126] Die evangelischen Helfer sahen in den katholischen Kollegen, die vielfach von Geistlichen zur seelsorgerlichen Betreuung der katholischen Truppenteile begleitet wurden, „keineswegs in der Aufgabenstellung gleichgesinnte Personen, sondern eine Konkurrenz“[127] mit Hang zum Missionieren. Die zahlenmäßige Überlegenheit der katholischen Orden und Kongregationen spiegelte sich naturgemäß auch in der Präsenz auf dem Kriegsschauplatz wieder, so dass es bei der Besetzung der Lazarette zu einem regelrechten Wettbewerb kam. Disselhoff schrieb in diesem Sinne an Fliedner: „Da die katholischen Schwestern so auf dem Plan sind, dürfen doch unsere hier im Lande nicht fehlen.“[128] Das sich die Situation im Laufe des Krieges verschärfte, ist auch am Ton der Berichterstattung abzulesen, wenn Disselhoff schrieb: „Nach Apenrade an Dr. Schilling habe ich gestern schon telegraphiert, daß wir heute noch in Flensburg, Sonnabend in Apenrade eintreffen würden, damit dorthin nicht etwa vor uns sich barmherzige Schwestern einnisten, und die Arbeit uns reserviert bleibt.“[129] Auch in den Briefen der Schwestern ist immer wieder davon zu lesen, dass sie sich von katholischen Schwestern vertrieben fühlten und ihrerseits diese Schwestern wenn möglich verdrängten.[130] Diese Einschätzung steht nur in scheinbarem Gegensatz zur fast euphorischen Aussage des katholischen Geistlichen über das gute interkonfessionelle Einvernehmen der Schwestern im ersten Teil dieses Kapitels, denn aus einer Situation der Überlegenheit ergibt sich eine andere Perspektive als aus der des „Zuspätgekommenen“, zumal statt der erwarteten frontalen Konfrontation mit der einheimischen protestantischen Bevölkerung ein

124 Kurzer Lebenslauf der Diakonissin Elise Hepp, in: AuKF, Mai/Juni 1864, S. 98–104. Zur Bedeutung der Nachrufkultur für die Herausbildung der kollektiven Identität der Schwestern vgl. Köser, Denn eine Diakonisse darf kein Alltagsmensch sein, S. 342–371. Vgl. auch Lebensbild Elise Hepp im Quellenanhang sowie Gerd Stolz, Diakonisse Elise Hepp – das einzige Kriegsgrab von 1864 für eine Frau, in: Natur- und Landeskunde. Zeitschrift für Schleswig-Holstein, Hamburg und Mecklenburg 4–6(2011), S. 96–99.

125 Vgl. Annett Büttner, „Der Herr ist meines Lebens Kraft, vor wem sollte ich mich fürchten?“ Die religiöse Deutung des vorzeitigen Todes durch evangelische Diakonissen im 19. Jahrhundert, in: Silke Fehlemann, Jörg Vögele (Hg.), Vorzeitiger Tod: Identitäts- und Sinnstiftung in historischer Perspektive, (= Historische Sozialforschung 34/2009, H. 4), S. 133–153.

126 Vgl. dazu die Ausführungen in Kap. 1.2.

127 Stolz, Verwundetenpflege, S. 256. Während des gesamten Krieges waren 56 katholische Seelsorger in 14 Lazaretten tätig.

128 AFKS, 2-1 DA, 1195, Schreiben Disselhoff an Fliedner aus Schleswig vom 13.02.1864.

129 Ebd., Schreiben Disselhoff an Flieder aus Schleswig vom 19.02.1864.

130 AFKS, 2-1 DA, 1194 Schwesternbriefe aus den Militärhospitälern in Schleswig-Holstein 1864.

relativ tolerantes Verhalten angetroffen wurde. In der konkreten seelsorgerlichen Situation am Krankenbett wurde die Konkurrenz in diesem Krieg noch weitgehend problemlos bereinigt.[131] Nachdem die evangelischen Soldaten zunächst von den Ortsgeistlichen notdürftig mit versorgt werden mussten, sandte auch diese Kirche im Laufe des Krieges Seelsorger an die Front.

Selbst die Leitungen der Genossenschaften derselben Konfession waren auf möglichst separate Arbeitsfelder bedacht, um möglichen Konflikten aus dem Weg zu gehen. Pfarrer Disselhoff sorgte beispielsweise in Apenrade dafür, dass Kaiserswerther Diakonissen nicht längere Zeit mit Duisburger Diakonen in einem Lazarett arbeiteten, sondern getrennte Räumlichkeiten zugewiesen bekamen. Gründe dafür wurden leider nicht genannt, es ist aber zu vermuten, dass Disselhoff es nicht passend schien, die Diakone noch länger den Diakonissen zu unterstellen.[132] Ein ähnlicher Fall wiederholte sich später in Sonderburg. Als die Diakone dort ankamen, gab es eigentlich keine Arbeit mehr für sie, sie drängten sich aber dennoch in die Lazarette und nahmen den Militärwärtern die Arbeit aus den Händen. Nach der energischen Intervention einer Kaiserswerther Schwester bekamen sie vom Arzt einen Lazarettraum zur eigenständigen Versorgung zugewiesen. Die Oberaufsicht lag aber auf Wunsch des Arztes weiterhin bei der Diakonisse.[133]

Insgesamt kamen 28 Kaiserswerther Diakonissen in etwa 20, in Gast- und Privathäusern, Schulen und Scheunen untergebrachten Lazaretten in sechs Orten zum Einsatz.[134] Die letzten Schwestern kehrten erst am 7. Oktober 1864, dem Tag der Beerdigung Fliedners, wieder aus den Lazaretten zurück. Offenbar in Unkenntnis über den Organisationsstatus evangelischer Diakonissen dankte der österreichische Kaiser im Juni den „Schwestern des Ordens der Diaconissen" für ihre Pflege österreichischer Soldaten.[135]

2.1.3 Bruderschaften

Im folgenden soll der Kriegseinsatz der Brüder des Rauhen Hauses sowie des Johannesstifts Berlin und der Duisburger Diakonenanstalt beispielhaft für die Betätigung männlicher freiwilliger Krankenpfleger vorgestellt werden. Die Felddiakonie als temporäre, selbständige Organisation, entstand erst im Krieg von 1866.

131 Auf Grund ihres christlichen Arbeitsethos und der geringen Heilungsmöglichkeiten der zeitgenössischen Medizin stellte die Seelsorge für Diakonissen ein wesentliches Arbeitsfeld innerhalb der Krankenpflege dar. Vgl. die Instruktion für die erste Seelenpflege der Kranken, in: Anna Sticker, Die Entstehung der neuzeitlichen Krankenpflege, Stuttgart 1960, S. 280f.

132 AFKS, 2-1 DA, 1195, Schreiben Disselhoff an Fliedner aus Flensburg vom 24.02.1864.

133 AFKS, 2-1 DA 1194, Wilhelmine Hesse an die Mutterhausleitung vom 6.07.1864.

134 Disselhoff, Jubilate 1886, S. 210.

135 AFKS, 2-1 DA, 1195, Schreiben des Kaiserlichen ersten Generaladjutanten vom 5.06.1864.

Rauhes Haus und Johannesstift

Obwohl Hamburger von Geburt, war Wichern „innerlich schon zu sehr Preuße geworden, als dass ihm nicht das sittliche Recht dieses Feldzuges von vornherein festgestanden hätte, und damit auch die Verpflichtung, mit seinen Kräften den Kriegsnöten zu begegnen."[136] In den „Fliegenden Blättern aus dem Rauhen Hause" veröffentlichte er im Februar 1864 umfangreiche Beiträge zu den Aktivitäten Henry Dunants und der russischen Großfürstin Helene sowie Florence Nightingales auf dem Gebiet der Kriegskrankenpflege.[137] Unter dem Titel „Noth und Hülfe auf dem Schlachtfelde" berichtete Wichern über das vorläufige Statut des in Berlin gegründeten „Central-Commitees zur Pflege der im Felde verwundeten und erkrankten Krieger" vom 17.2.1864 unter der Leitung des Prinzen Heinrich XIII. Reuß j. L. und bedauerte, dass das Komitee sich nicht vor oder gleich zu Beginn des Krieges gebildet hatte. [138] Zugleich wies er auf ein bisher unbeachtetes Arbeitsfeld, die Unterstützung für noch nicht verwundete oder erkrankte Krieger, hin. Seine persönlichen Beziehungen zu führenden Repräsentanten des preußischen Staates und der freiwilligen Krankenpflege befähigten ihn zu einem schnellen und effektiven Einsatz seiner Brüder auf dem Schleswig-Holsteinischen Kriegsschauplatz, der wie bei den Schwesternschaften noch ganz aus eigener Initiative erfolgte. Nach Kriegsbeginn erschien ein Aufruf Wicherns, mit der Bitte um „Liebesgaben" in der Presse, der ein großes Echo fand. Mit Zustimmung des Kriegsministers von Roon und seines unmittelbaren Berliner Vorgesetzten, des preußischen Innenministers Friedrich Albrecht Graf zu Eulenburg (1815–1881), reiste er mit vier Johannesbrüdern, die gerade einen Krankenpflegekurs an der Charité besucht hatten, und acht Brüdern des Rauhen Hauses nach Flensburg und organisierte deren Einsatz. Vier von ihnen wurden im Militärhospital in der lateinischen Schule Flensburg tätigt, mit den anderen verteilte Wichern die Sammlungsgüter an durchziehende gesunde Soldaten. Nach Wicherns Rückkehr nach Hamburg am 6. März übernahmen die Prediger Meyringh und Oldenberg vom Zentralausschuss für Innere Mission gemeinsam mit Diakon Grimm die Einsatzleitung.[139] Am 2. April folgten noch je drei Brüder aus Hamburg und Berlin. Alle hatten sich freiwillig gemeldet. Vor Ort arbeiteten die Brüder nicht nur eng mit den Johannitern zusammen, sondern unterstellten sich insbesondere in den ordenseigenen Lazaretten ganz deren Leitung. Nach Rücksprache mit Graf Eberhard zu Stolberg-Wernigerode und dem preußischen Zivilkommissar von Zedlitz wurde ein „Liebesgabendepots" in der Flensburger Löwenapotheke unter der Verwaltung von zwei Brüdern eingerichtet, von dort aus erfolgte die Verteilung der Johanniterspenden und derjenigen des großen

136 Martin Gerhardt, Johann Hinrich Wichern. Ein Lebensbild, Bd. 3: Ausbau und Ende 1857–1881, Hamburg 1931, S. 362.

137 Fliegende Blätter, 2/Febr. 1864, S. 44–52.

138 Fliegende Blätter, 3/März 1864, S. 80.

139 Ernst Grimm trat 1861 in die Brüderschaft ein und war ab 1868 als Helfer in der evangelischen Gemeinde Bonn tätig. Vgl. Archiv des Rauhen Hauses, Brüderbuch: Verzeichnis der Brüder des Rauhen Hauses, Hamburg 1869, Nr. 259.

Hamburger Freundeskreises des Rauhen Hauses. Besonders beliebt war warme Unterwäsche, die nicht zur standardmäßigen Militärausrüstung gehörte[140], aber im Winterfeldzug unentbehrlich war, dazu kamen sonstige Kleidungsstücke, Nahrungsmittel, Tabak und Zigarren sowie Briefpapier.[141] Zur Verteilung kam ebenfalls Unterhaltungs- und christliche Erbauungsliteratur. Pfarrer Disselhoff hatte bereits aus eigener Initiative Bücher in deutscher und dänischer Sprache gekauft und sie unter den begierig herandrängenden Patienten der Lazarette verteilt.[142] Durch einen Aufruf des Rauhen Hauses an Buchhandlungen und Privatpersonen waren später über 9000 Publikationen gespendet worden.[143] Dem etwaigen Vorwurf der Verweichlichung der Soldaten durch diese Zuwendungen begegnete Wichern offensiv. Als Motivation für die Hilfslieferungen nannte er die „mütterliche Liebe, die den im Felde stehenden Sohn begleitet, ihm dienen und behülflich sein will, ohne dadurch die militairische Ordnung oder soldatische Tapferkeit zu verletzen; vielmehr belebt solche Liebe den Muth und führt ihn in die tiefren sittlichen Gründe des Lebens zurück.“ [144] Auf Anregung des Hamburger Kaufmanns Magnussen[145], der selbst mit einem Wagen zu den Soldaten hinausfuhr, versorgten die Brüder vorrangig die Soldaten auf den Vorposten, hierfür hatte Wichern am 25. Februar im Hauptquartier die Erlaubnis des preußischen Oberbefehlshabers Prinz Friedrich Carl und des Stabschefs Oberst von Blumenthal bekommen, die per Korpsbefehl die Kommandostellen auf diese spezielle Mission aufmerksam machten. Bis Anfang Mai kamen dreiunddreißig Wagenladungen zur Verteilung. Bereits am 7. März hielt Wichern eine öffentliche Rede im Rauhen Haus, um weitere Unterstützung zu mobilisieren, anschließend fuhr er nach Berlin, wo er am 10. März den Oberkirchenrat veranlasste, Feldpropst Thielen nach Schleswig zu senden, um die unbefriedigende Seelsorgesituation in den Lazaretten zu inspizieren.[146] Auf einer Versammlung, die am 16. März 1864 in der Berliner Singakademie unter Teilnahme der Königin Augusta stattfand, trat Wichern dem Zentralkomitee zur Pflege der im Felde verwundeten und erkrankten Krieger bei, dem er aber die Versorgung der nicht verwundeten Soldaten als Aufgabenfeld nicht näher bringen konnte.

140 Kriegsminister von Roon hatte diesen Umstand mit dem unerwartet schnellen Kriegsausbruch begründet, der eine rechtzeitige Etatplanung und Beschaffung von Winterkleidung unmöglich machte und die Sammlungen von Kleidung etc. begrüßt. Vgl. Auszug aus der Elberfelder Zeitung, 8.01.1864, in: AFKS, 2-1 DA 1195 Krankenpflege durch Diakonissen im Deutsch-Dänischen Krieg 1864.

141 Gerhardt, Wichern, Bd. 3, S. 363.

142 AuKF, März–April 1864, S. 43.

143 Gerhardt, Wichern, Bd. 3, S. 363.

144 Die Evangelische Johannes-Stiftung und das Johannes-Stift in Berlin, 7. Nachricht, Berlin 1864, S. 6–26, hier S. 9.

145 Er war geborener Schleswiger und versorgte seit Anfang Februar die Soldaten auf den Vorposten fast täglich mit Lebensmitteln, Büchern und Zigarren. Vgl. AuKF, März–Apr. 1864, S. 40.

146 Gerhardt, Wichern, Bd. 3, S. 365.

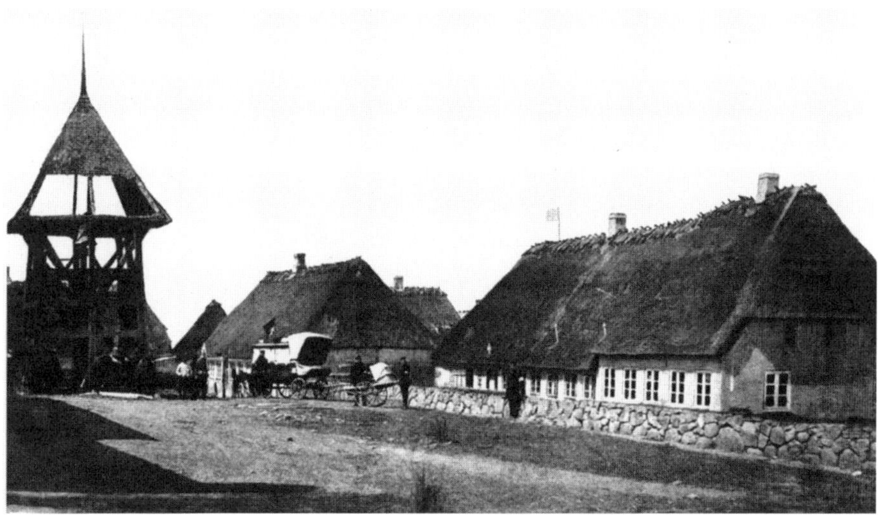

Hospital des Johanniter-Ordens in der Schule in Nübel (dän: Nybol) mit weisser Fahne und Transportkarren, Foto von Friedrich Brandt 1864, Quelle: Schleswig-Holsteinische Landesbibliothek Kiel

Mit der Märzoffensive des preußischen Heeres und dem Beginn der Belagerung der Düppeler Schanzen erfolgte am 21. März 1864 die Versetzung der in der Krankenpflege tätigen Brüder aus Flensburg in ein Feldlazarett in Nübel in unmittelbarer Nähe zum Kriegsschauplatz. Es war im Schulhaus des Ortes vom Johanniterorden zur Versorgung verwundeter Offiziere eingerichtet worden.[147]

Bereits ab dem 5. April leistete Bruder Clauer Nachtdienst auf dem Verbandsplatz der Johanniter hinter den Schanzen. Auf diesem und dem benachbarten militärischen Verbandplatz mussten allein in dieser Nacht 17 Verwundete versorgt werden, was ihn zu grundlegenden Gedanken über seine Arbeit veranlasste. An seinen Vorsteher Pfarrer Wichern schrieb er: „Ich kann Ihnen unmöglich beschreiben wie viel es bei so wenigen schon zu thun gibt, wie es nur erst werden soll, wenn einmal ein großes Gefecht oder ein Hauptangriff stattfindet, das macht mir manchmal bange Sorgen. Wenn ich mir z.B. denke, daß man eine Anzahl jammernder Menschen um sich liegen hat und gern allen helfen möchte aber doch immer nur Einen nach dem Anderen vornehmen kann. Da wird man dann erst recht erleben müssen was die Schrecken eines Krieges zu bedeuten haben."[148] Sein Dienst war morgens gegen 5 Uhr beendet. Nach dem Morgenkaffee und ein paar Stunden Schlaf auf dem Heuboden ging dann die Arbeit im Lazarett weiter. Auch andere Brüder, die

147 Vgl. Abbildung des Schulgebäudes in: Stolz, Das deutsch-dänische Schicksalsjahr 1864, S. 118.

148 Archiv des Rauhen Hauses, 81 Ab Nr. 2 Diakon Clauer, Brief vom 10.04.1864 aus dem Lazarett im Schulhaus in Nübel.

nachts gearbeitet hatten, wurden für den nächsten Tag eingeteilt, da einzelne schwer verwundete Patienten eine individuelle „Bedienung“ bekommen sollten. Das Lazarett in Nübel diente ausschließlich der Aufnahme von Offizieren, während in Flensburg auch Soldaten verpflegt wurden, die nach Meinung des Bruders Clauer des geistlichen Zuspruchs viel mehr bedurft hatten. Er äußerte gegenüber Wichern seine Kritik an der gegenwärtigen Arbeit ausschließlich für die gesellschaftliche Oberschicht: „Dort [in Flensburg] konnte ich es versuchen den Armen in meiner Weise Trost zu spenden und mit ihnen verkehren, wie es mich von Innen heraus darnach verlangte. Ich bin zwar weit davon entfernt mir einzubilden dadurch besonders viel Gutes gestiftet zu haben, das aber glaube ich doch mit Bestimmtheit annehmen zu dürfen, daß, so Gott seinen Segen dazu giebt unter solchen Umständen wie dort den Zwecken der inneren Mission ein erheblicher Dienst geleistet werden konnte. Was kann ich aber dagegen bei den leidenten [sic] Herrn Offizieren thun? – Nicht viel mehr, als Sie mit der größten Aufmerksamkeit bedienen, in ihren verschiedenen äußeren Bedürfnissen. Dies alles bin ich ohne Zweifel so lange der Krieg währt mit größter Freude bereit zu thun. Ich muß Ihnen aber gestehen, daß ein solcher Dienst mich für die Dauer nicht befriedigen könnte. Wenn ich unter leidenden Menschen bin dann möchte ich Ihnen auch außer dem äußeren Beistand gern inneren Trost spenden, so gut ich dies mit Gottes Beistand vermag. […] So will ich denn am Schlusse dieses Briefes den Wunsch gegen Sie aussprechen, daß ich für die Zukunft den Armen und Ärmsten der Menschen im Sinne der inneren Mission ein Diener sein möchte, gleichviel ob als Krankenpfleger oder in einer anderen Weise, je nach dem als Gott gefällt.“[149]

Diese Darstellung deckt sich mit Berichten anderer Brüder, die, wenn es keine Einsätze an der Front gab, sozusagen als Burschen die Johanniterritter bei Tisch bedienen oder deren Kleidung reinigen mussten.[150] Bruder Clauer war jedoch der einzige, der Wichern gegenüber seinen Unmut über den Einsatz für das Offizierskorps aussprach, der seiner Meinung nach mit dem eigentlichen seelsorgerlichen und sozialen Auftrag der Inneren Mission nicht im Einklang stand. Andere waren weniger kritisch, ja geradezu begeistert über die Selbstlosigkeit der „hohen Herren“, wie sein Mitbruder Teßmer, der aus dem überfüllten Lazarett in Nübel nach Erstürmung der Düppeler Schanzen schrieb, dass viele Verwundete nach Flensburg transportiert werden mussten, obwohl selbst „die hohen Herren“, unter ihnen Prinz Reuss und die Doktoren, ihre Betten geräumt und sich eine andere Lagerstatt gesucht hätten, sie behielten auch kein eigenes Wohn- oder Speisezimmer, sondern nahmen „mit unserer stänkrigen unsauberen Lazareth-Küche, die man eher einen Schweinestall,

149 Ebd. Nach seinem Kriegseinsatz kam Bruder Clauer in das Johanniterhospital nach Beirut, wo er wiederum überwiegend für wohlhabende europäische Pilger und das Missionspersonal zuständig war. So ist es nur folgerichtig, dass er Anfang 1866 aus dem Dienst des Rauhen Hauses austrat. Vgl. dazu: Johann Hinrich Wichern: Sämtliche Werke, Bd. 8: Der Briefwechsel, Berlin 1980, S. 142.

150 Archiv des Rauhen Hauses, 81 Ab Nr. 10, Diakon Pfeiffer, Brief vom 9.04.1864 aus Nübel.

als Küche nennen könnte vorlieb. Ist das nicht rechte wahre christliche Liebe? Ich glaube, daß sich mancher von unsern Brüdern, hinter diesen Herren weit verstecken muß, mir zum wenigsten ist es so."[151] Auch in Briefen anderer Brüder ist von Unstimmigkeiten in der Brüderschaft die Rede, ohne das dies näher konkretisiert würde. Die angeführten Beispiele verdeutlichen jedoch, dass nur ein geringer Teil der Brüder an dem propagandistischen Zweck, den Wichern mit dem Kriegseinsatz nicht zuletzt verfolgte, Anstoß nahm.

Beim Sturm auf die Düppeler Schanzen kam ein großer Teil von ihnen als „Blessiertenträger" direkt auf dem Schlachtfeld zum Einsatz.[152] Mit dem 23. Psalm „Der Herr ist mein getreuer Hirt" auf den Lippen, zogen sie am Morgen des 18. April unter der Leitung des Johanniterritters Graf von Stolberg in Richtung der Schanzen ins Feld und arbeiteten dort bis zur körperlichen Erschöpfung.[153] Weitere versorgten Verwundete auf einem von österreichischen Pionieren aus Schanzkörben, Erde und einem Bretterdach errichteten Verbandsplatz, der allerdings nicht kugel- und granatsicher war. Bereits zu Beginn des Sturms waren viele Militärärzte anwesend, ein Krankenlager aus Strohsäcken und Decken wurde vorbereitet und auch zwei Amputationstische waren vorhanden. Binnen kurzem füllte sich die Hütte mit verletzten Preußen und Dänen, die teilweise verstümmelt waren. Der Anblick solcherart Verwundeter stellte für die in der Krankenpflege relativ ungeübten Diakone eine große psychische Belastung dar. In einem Brief an Wichern heißt es etwa: „Es ist nicht möglich, diesen Jammer zu beschreiben, der auf dem Verbandplatze war. Das Klagen der armen Verwundeten, deren man schon um 11 Uhr vielmehr als 200 zählte, brach einem das Herz."[154] Da der Beschuss des Verbandsplatzes durch Erstürmung der entsprechenden Schanze aufhörte, konnte auch der mit Stroh belegte Vorplatz für die Lagerung benutzt werden. Trotz der großen Anzahl von Hilfsbedürftigen lehrte sich der Platz schnell und ein langer Zug von mit Stroh belegten Bauernwagen für die Leichtverwundeten und von militärischen Wagen und den von den Johannitern bereitgestellten Pferdeomnibussen für die Schwerverwundeten zog in Richtung der Feldlazarette davon. Einige gefangen genommene Dänen hatten offenbar schon lange kein Wasser mehr bekommen, da sie anfingen, aus den im Laufgraben stehenden Pfützen zu trinken. Ihnen und den eigenen Soldaten wurde von den Diakonen Wasser aus ihren Feldflaschen angeboten. Das offensichtliche Wohlwollen gegenüber den besiegten Dänen, das aus Bruder Zellers Brief an Wichern sprach, veranlasste den „Wahlpreußen" zu der handschriftlichen Bemerkung: „ist offenbar ein Freund der D[änen]."[155]

151 Archiv des Rauhen Hauses, 81 Ab Nr. 14, Diakon Teßmer, Brief vom 2.05.1864 aus dem Lazarett in Nübel.
152 Vgl. auch: Biefel, Tagebuch, S. 65.
153 Bericht eines ungenannten Diakons von seinem Einsatz bei der Erstürmung der Düppeler Schanzen, in: Die Evangelische Johannes-Stiftung und das Johannes-Stift in Berlin, 7. Nachricht, Berlin 1864, S. 23ff.
154 Archiv des Rauhen Hauses, 81 Ab Nr. 13, Diakon Scurla, Brief vom 22.4.1864 aus Nübel.
155 Archiv des Rauhen Hauses, 81 Ab Nr. 15, Diakon Zeller, Brief vom 27.04.1864 o.O. Wilhelm Zeller (geb. 1833) trat im September 1862 ins Rauhe Haus ein. Nach seinem Kriegs-

Eine der Marketenderinnen, die diesen Feldzug begleiteten, verteilte unentgeltlich Wein, der als Stärkungsmittel galt. Auch der von den Johannitern mitgebrachte Wein war innerhalb kürzester Zeit verbraucht: „Es waren dies aber auch größtenteils sehr starke und ächte Weine, von welchen die Armen sich gewiß recht gestärkt fühlten."[156] Nach Beendigung der Arbeit wurden an die zurückkehrenden Soldaten und auch an die Träger und Lazarettgehilfen Zigarren verschenkt. Das Jammern der Verwundeten wich nach und nach dem Siegesjubel der Unverletzten, doch Diakon Clauer, der den ganzen Tag aus christlicher Nächstenliebe Verwundete versorgt hatte, konnte nicht unbeschwert darin einstimmen: „Wie leicht finden die Fröhlichen Solche die sich mit ihnen freuen, aber wer will freiwillig mit den Leidenden Leid tragen? Die beste Antwort auf diese Frage wird jedenfalls die sein: ‚Er ist's der mit mir lacht und weint, Mein Jesus ist der beste Freund!' Doch ach, wie viele Tausende kennen diesen Freund nicht oder wissen ihn nicht zu schätzen. – O daß Sie doch Alle, so lange es noch nicht zu spät ist zur Erkenntnis der Wahrheit kommen möchten!"[157]

Im Lazarett in Nübel waren bei Ankunft der zahlreichen Verletzten von den Schanzen nur ein Bruder und ein Assistenzarzt anwesend, die des Ansturms kaum Herr werden konnten: „Wir hatten noch nicht zwei verbunden und zu Bett, als unsere Stube schon überfüllt voll war von verwundeten Offizieren, wir wussten nicht, welchen wir zuerst verbinden sollten. Jeder lag da stöhnte und wimmerte über seine Schmerzen; Alles wo man hinsah war voll Blut. Nach dem Verbinden trieb das Blut bei Manchen noch so, daß es durch die dicke Seegrasmatratze in den Strohsack floß. Bei mehreren mussten wir die Kugel noch herausschneiden. Es war Abend, als wir mit dem Verbinden fertig waren. [...] sogar der Lehrer wurde noch aus seiner letzten kleinen Stube gejagt, worin die dänischen Offiziere gebracht wurden."[158] Hier wie auf allen Kampfplätzen der Reichseinigungskriege galt das Prinzip der Hilfe für alle Bedürftigen, unabhängig von Nationalität und Religionszugehörigkeit, denn „der verwundete und kranke Feind hat aufgehört Feind zu sein."[159] Nach dem Sturm auf die Düppeler Schanzen trugen Krankenpfleger der alliierten Armeen verstorbene dänische Soldaten zusammen, die am folgenden Tag von dänischen Schiffen abgeholt wurden.[160] Allerdings war es nicht ganz gleichgültig, zu welchem gesellschaftlichen Stand der Verwundete gehörte, denn wie

einsatz 1864 war er als Gefängnisaufseher in Berlin tätig. Vgl. Brüderbuch: Verzeichnis der Brüder des Rauhen Hauses, Hamburg 1879, S. 33f.

156 Archiv des Rauhen Hauses, 81 Ab Nr. 2 Diakon Clauer, Brief vom 23.04.1864 aus dem Lazarett im Schulhaus in Nübel.

157 Ebd.

158 Archiv des Rauhen Hauses, 81 Ab Nr. 7, Diakon Jahnke, Brief o.D. (Anfang Mai 1864) aus dem Lazarett in Nübel.

159 Während des gesamten Feldzuges wurden 1222 verwundete Dänen in preußischen Lazaretten gepflegt. Loeffler, Generalbericht, S. 7. Vgl. auch: Ders., Das Preußische Militär-Sanitätswesen und seine Reform nach der Kriegserfahrung von 1866, 1. Teil, Berlin 1868, S. 12. Vgl. dazu auch: Büttner, Pflege über Grenzen, S. 233ff.

160 O.A., Sonntags-Blatt für katholische Christen. 18/1864, Münster 01.05.1864, S. 279.

bereits erwähnt, wurden in das Johanniterlazarett nur Offiziere und keine Soldaten aufgenommen.[161] Dort erhielten sie eine medizinische Betreuung, die weit über dem Standard der Militärlazarette lag. Der bereits mehrfach zu Wort gekommene Bruder Clauer, einer der am reflektiertesten berichtenden Diakone des Rauhen Hauses, schrieb über die Pflege des schwerverwundeten Leutnant Freiherr von Ekhardstein, zu der auch Nachtwachen an seinem Bett gehörten. Mehrere ranghohe Militärärzte hatten sich um ihn bemüht und seine Lage als hoffnungslos diagnostiziert, und dies auch der Frau des Verwundeten, die zur Pflege ihres Gatten angereist war, sowie ihm selbst mitgeteilt. In den Berichten Clauers spiegeln sich sowohl der Lazarettalltag als auch die Behandlungsmethoden und der professionelle Umgang mit dem Tod des Patienten wieder: „So musste denn dieser Arme daliegen und mit vollem Bewußtsein unter schrecklichen Schmerzen die Stunde des Todes erwarten. Dabei hatte er aber doch noch etwas Hoffnung, denn er äußerte sich einmal, so lange er noch athme, stehe leben und sterben noch in Gottes Hand. Er sollte aber den kommenden Tag nicht mehr erleben. Sobald seine Schmerzen zu stark wurden, wünschte er sich übrigens auch, recht bald zu sterben. – Als es Abend war wünschte er nichts sehnlicher als schlafen zu können, trotzdem aber daß er in kurzen Zwischenräumen 5 Morphium Pulver einbekommen hatte, war es ihm doch nicht möglich einzuschlafen, obgleich ein solches Pulver gewöhnlich schon festen Schlaf bewirkt. So sollte denn seine letzte Nacht voll Unruhe und reichen Schmerzen sein. Er sprach sehr häufig irre, verbesserte seine Rede aber immer sogleich wieder indem er sagte: ‚Das kommt von den [sic] Pulver, die machen mich ganz verwirrt!‘ Ein Zeichen daß er bei klarem Bewusstsein war. – Mit Außnahme daß er sich einige mal in lautem Klagen aussprach, war er im Ganzen, im Verhältniß zu seinen großen Schmerzen ziemlich ruhig. Was konnte ich nun bei alle dem anderes thun als stille beten: ‚Herr erbarme dich seiner, erleichtere ihm seine Schmerzen und nimm seine Seele in Gnaden an.‘ Wenn er sich manchmal durch ein Geräusch bemerkbar machte und ich ihn fragte ob er etwas wünsche, dann war gewöhnlich seine Antwort: ‚Ich habe nichts gesagt, sondern nur aus Schmerzen gestöhnt.‘“[162] Die Leiche dieses Offiziers wurde von seinem Burschen und Diakon Clauer gewaschen und sauber angezogen. Der Lehrer besorgte einen Efeukranz, der ihm auf die Brust gelegt wurde, „[…] und so sah er dann recht schön und friedlich, wie schlafend aus, als seine Frau kam um ihn noch einmal zu sehen.“[163]

161 Die Offiziere befanden sich darüber hinaus meist in Begleitung ihres Burschen auf dem Schlachtfeld, der sie im Verwundungsfall versorgen und beim Transport zum Verbandsplatz behilflich sein konnte. Vgl. dazu u.a.: Die Evangelische Johannes-Stiftung und das Johannes-Stift in Berlin, 7. Nachricht, Berlin 1864, S. 24. Dort finden sich ebenfalls Beispiele für die gezielte Suche nach verletzten Offizieren auf dem Schlachtfeld der Düppeler Schanzen. Zu berücksichtigen ist aber auch die Tatsache, dass die Zahl der Verwundeten Offiziere prozentual über der der Mannschaften lag. Während sich das Zahlenverhältnis zur Mannschaft auf 1:50 belief, lag es bei den Gefallenen bei 1:18 und bei den Verwundeten bei 1: 15. Vgl. Loeffler, Generalbericht, S. 4.

162 Archiv des Rauhen Hauses, 81 Ab Nr. 2 Diakon Clauer, Brief vom 10.04.1864 aus Nübel.

163 Ebd.

Am folgenden Tag erfolgte der Transport der Leiche nach Berlin. „Es war dies der erste Sterbefall welchen wir in unserem Lazareth hatten, Gott gebe daß es auch der letzte sein möge. Ich kann zwar seit meinem Aufenthalt in der Chartitèe ziemlich kaltblütig mit Todten umgehen, aber ich wünschte doch von ganzem Herzen, daß die Schrecken des Krieges, die ich hier so vielfach mit eigenen Augen zu sehen bekomme, bald ein Ende nehmen möchten."[164] Dies ist eine der wenigen kritischen Äußerungen zum Krieg, der ansonsten meist fatalistisch als Gottes Wille hingenommen wurde. Auch die Leiche eines verstorbenen dänischen Offiziers wurde von seinem aus Kopenhagen angereisten Vater nach Hause gebracht.[165] Diese persönlichen Kontakte zu den Angehörigen gaben dem Krieg einen fast familiären Charakter, erschwerten aber auch die professionelle Distanz zu den Patienten, wie aus dem Brief des Bruders Teßmer hervorgeht: „Wollte doch der liebe Gott geben, daß diese Leiden des Krieges bald ein Ende nähmen, denn die Schmerzen der Verwundeten sind zum Theil herzzerbrechend. Es thut mir immer bis in das innerste der Seele weh, wenn ich solche jungen rüstigen Männer so leiden und hinsterben sehe. Ich freue mich aber auch wiederum herzlich, daß es mir vergönnt ist, diesen Leidenden zu dienen und ihnen eine Erleichterung oder Erquickung zu reichen."[166]

In der Annahme, dass der am 12. Mai 1864 in Kraft getretene Waffenstillstand das Ende des Krieges bedeutete, wurde am 20. Mai das Lazarett in Nübel aufgelöst und Bruder Grimm besprach das weitere Vorgehen mit dem Kanzler des Johanniterordens. Am folgenden Tag kehrten die meisten Brüder nach Hamburg zurück. Nur drei blieben im Depot in Flensburg zur Verwaltung der noch vorhandenen Spenden zurück. Die von den Vorposten zurückkehrenden Truppen verlangten dringend nach frischer Kleidung und Lebensmitteln. Die Mitarbeiter des Depots kamen mit dem Austeilen kaum noch hinterher, sogar Graf von Stolberg, seine Frau und Baron von Zedlitz beteiligten sich an der Ausgabe, innerhalb weniger Stunden wurden über 500 Hemden und 500 Paar Strümpfe verteilt. Nach dem wochenlangen Aufenthalt auf dem Schlachtfeld war auch geistliche Literatur besonders willkommen. „„Es wird Zeit' sagte einer der Soldaten; ‚Es wird Zeit, daß wir endlich wieder anfangen, ein ordentliches Leben zu führen, sonst verwildern wir ganz; geben sie mir ein neues Testament.'"[167]

Ende Juni begannen die Kämpfe erneut und die noch in Flensburg anwesenden Brüder mussten ein Feldlazarett im Sundewitt einrichten und die Verwundetentransporte in den Kämpfen um Alsen übernehmen. Nach Einnahme dieser Insel reiste Wichern selbst am 30. Juni für eine Woche auf den Kriegsschauplatz, am 4. August sandte er Bruder Rhiem nach Schleswig zur Vertei-

164 Archiv des Rauhen Hauses, 81 Ab Nr. 2 Diakon Clauer, Brief vom 10.04.1864 aus Nübel.

165 Archiv des Rauhen Hauses, 81 Ab Nr. 14, Diakon Teßmer, Brief vom 2.05.1864 aus Nübel.

166 Ebd.

167 Archiv des Rauhen Hauses, 81 Ab Nr. 6, Diakon Grimm, Brief o. O., o. D. (vor dem 20.05.1864).

lung von 1000 Talern an notleidende Schwerverwundete und ihre Angehörigen, ohne Unterschied von Freund und Feind.

Der Einsatz der Brüder erfolgte ohne Lohn, von Graf Stolberg erhielten sie lediglich ein Taschengeld von 37 Silbergroschen wöchentlich.[168] Nach Kriegsende schenkte der Orden jedem Bruder zum Dank eine Uhr mit Namen und Widmung.[169]

Zum Bedauern der Brüder war ein regelmäßiger Gottesdienstbesuch nicht möglich. In Flensburg war die Kirche kurz vor Ostern zum Munitionsdepot umfunktioniert worden und in Nübel hielt sie die Arbeit oft davon ab. Nach Möglichkeit nahmen sie an den täglichen Morgenandacht für die Kranken teil. Eine wichtige moralische Unterstützung waren die Briefe ihres Vorstehers und die beigelegten „Fliegenden Blätter aus dem Rauhen Haus."[170]

Der Einsatz von achtzehn Brüdern konnte in einem Krieg mit Tausenden Verwundeten allein auf Preußischer Seite nur eine lindernde Wirkung, aber keine grundlegende Verbesserung des Sanitätswesens zum Ziel haben. Unverkennbar ist dagegen die propagandistische Absicht auf Seiten Wicherns, der „den Einsatz in der Öffentlichkeit als patriotische Tat der Brüderschaft zugunsten der deutschen Sache" herausstellte.[171] So erwähnten die Brüder in ihren Berichten aus den Lazaretten jeden Besuch des preußischen Königs oder der Prinzen mit besonderem Stolz, vor allem, wenn sie den Herren persönlich vorgestellt worden waren. Auch der preußische König Wilhelm I., der im Gegensatz zu seiner Frau Augusta die Arbeit des Rauhen Hauses bisher kaum zur Kenntnis genommen hatte, wurde so auf Wicherns Arbeit aufmerksam. Er schenkte dem Johannesstift, das in Berlin-Plötzensee gerade ein eigenes Grundstück erworben hatte, ein Gebäude und erteilte bei der Audienz am 23. April 1865 die Genehmigung, diesem Haus den Namen „Düppelschanze" zu geben. Es wurde im Stil eines kleinen Festungsforts gebaut und mit zwölf Geschossen verziert, die von der Armee dafür zur Verfügung gestellt worden waren.[172]

168 Archiv des Rauhen Hauses, 81 Ab Nr. 6, Diakon Grimm, Brief vom 30.05.1864.

169 Auch während des Einsatzes achteten die Johanniter auf das persönliche Befinden der Diakone. So schenkte beispielsweise Frau von Stolberg dem in Flensburg an Typhus erkrankten Bruder Löhr, der von Barmherzigen Schwestern gepflegt wurde, ein Federkopfkissen und eine Steppdecke für sein langes Krankenlager. Archiv des Rauhen Hauses, 81 Ab Nr. 9, Diakon Löhr, Brief aus Flensburg vom 17.05.1864; Wichern, Die freiwillige Pflege, S. 111.

170 Monatsblatt Fliegende Blätter aus dem Rauhen Hause zu Horn bei Hamburg. Organ des Central-Ausschusses für die Innere Mission der Deutschen Evangelischen Kirche, Agentur des Rauhen Hauses, Hamburg 1864.

171 Helmut Bräutigam, Mut zur kleinen Tat. Das Evangelische Johannesstift 1858–2008, Berlin 2008, S. 65.

172 Ebd. Das Äußere des als Knabenwohnhaus genutzten Neubaus wurde mit Reliefs des Bildhauers Bernhard Afinger, welche die Arbeit der Brüder auf dem Schlachtfeld darstellen, verziert.

Die Duisburger Diakonenanstalt im Krieg von 1864

Angeregt durch einen Besuch des Rauhen Hauses, beschäftigte sich der Gründer des ersten Diakonissenmutterhauses Pfarrer Theodor Fliedner, ab 1843 näher mit dem Plan der Ausbildung männlicher Krankenpfleger.[173] Durch Beratung mit einigen Amtskollegen wurde die Idee erweitert zu einer Pastoralgehilfen- oder Hilfsdiakonenanstalt, welche die Ausbildung junger Männer für die verschiedensten sozialen Dienste in der Kirche zum Ziel hatte. Mit dem Erwerb eines ehemaligen Gasthauses in Duisburg waren geeignete Räumlichkeiten für diese neue Anstalt gefunden, deren Einweihung am 31. Oktober 1844 stattfand. „Man hat seitens der Anstalt in der Zeit des Kaiserreiches immer wieder auf den protestantisch-monarchieverbundenen Charakter von Anstaltseröffnung und -einweihung hingewiesen, wenn man betonte, daß die Eröffnung zum Geburtstag König Friedrich Wilhelms IV. und die Einweihung am evangelischen Reformationsfest erfolgt sei."[174] Anders als im Rauhen Haus mit dem Arbeitsschwerpunkt im sozialpädagogischen Bereich, bildete die Krankenpflege ein wichtiges Teilgebiet des Aufgabenspektrums der Duisburger Diakonen. Sie erfolgte nach einer Ausbildung im 1847 gegründeten anstaltseigenen Krankenhaus für männliche Patienten.[175] Von den im Jahr 1865 zur Duisburger Anstalt gehörenden 125 Brüdern waren ca. 50 in der Krankenpflege eingesetzt.

Am 3. Februar 1864 offerierte der Vorsteher der Diakonenanstalt, Pfarrer Heinrich Engelbert, in einem Brief an das preußische Kriegsministerium „aus tiefem patriotischen wie christlichen Liebesdrange" die in der männlichen Krankenpflege geübten Diakonen für die Kriegskrankenpflege.[176] „Als Vorsteher eines Brüderhauses, das männliche Kräfte in der Krankenpflege anleitete und sich das Ziel stellte, auf diesem Wege christliche Einflüsse ins Volk zu bringen, konnte er nicht tatlos beiseite stehen, sondern musste die Not lindernd mitzuarbeiten suchen."[177] Bereits am 7. Februar kam die zustimmende Antwort, so dass die ersten Diakonen drei Tage darauf abreisen konnten. Die Einsätze mussten wie bei allen anderen Freiwilligen selbst organisiert werden.

173 Vgl. Ferdinand Magen, Die Duisburger Pastoralgehilfen- und Diakonenanstalt von der Gründung im Jahr 1844 bis zum Ende des Ersten Weltkrieges, in: Klaus D. Hildemann, Uwe Kaminsky, Ferdinand Magen: Pastoralgehilfenanstalt – Diakonenanstalt – Theodor Fliedner Werk. 150 Jahre Diakoniegeschichte, Köln 1994, S. 3–108, hier S. 4. Dort auch weitere Literaturangaben.

174 Ebd.

175 Magen, Pastoralgehilfenanstalt, S. 12. Dauer und Inhalt der Ausbildung können auf Grund der schlechten Quellensituation nicht mehr nachvollzogen werden.

176 20. Jahresbericht der Rheinisch-Westphälischen Pastoralgehülfen- oder Diakonen-Anstalt, Duisburg o.J., S. 12. Pfarrer Engelbert (1820–1910) leitete die Duisburger Anstalt von 1847 bis 1906. Bedingt durch Kriegsverluste, liegen aus der Duisburger Diakonenanstalt für die drei Reichseinigungskriege keine Originalquellen mehr vor. Die Tätigkeit der Brüder kann daher lediglich durch die zeitgenössischen Publikationen nachvollzogen werden.

177 Jakob Engelbert, Richard Engelbert der Diakonenvater. Ein Lebensbild, Duisburg 1920, S. 84.

Die Finanzierung erfolgte teilweise über Spenden, beispielsweise von verschiedenen Barmer Vereinen.[178] Die Duisburger hatten sich zunächst nicht der Leitung des Johanniterordens unterstellt, sondern verhandelten selbst mit den einzelnen Kommandeuren, was für sie, als nicht mit den örtlichen Gegebenheiten Vertraute, nicht immer zum Erfolg führte. Obwohl vom Preußischen Kriegsministerium nach Kiel und Rendsburg gesandt, fanden die Diakonen dort keine Tätigkeit, in Schloss Gottorf in Schleswig lagen dagegen über 250 verwundete Österreicher und Dänen, für deren krankenpflegerische und sonstige Versorgung die Brüder willkommen waren. Sie arbeiteten gemeinsam mit Kaiserswerther Diakonissen unter schwierigen Verhältnissen, da die meisten Räume nicht beheizt werden konnten und die eiternden Wunden üble Gerüche verbreiteten. Ein Bruder musste stets zur Bewachung der persönlichen Gegenstände abgestellt werden, weil die Türen nicht verschlossen werden konnten und mehrere Diebstähle vorgekommen waren. Nach einigen Tagen wurden sie durch militärisches Pflegepersonal und durch österreichische barmherzige Schwestern abgelöst. Auch in der folgenden Zeit halfen sie überwiegend in österreichischen Lazaretten in Apenrade, Hadersleben und Kolding aus, da dort größerer Mangel an Ärzten und Pflegepersonal herrschte als in den preußischen. Zwei Brüder hatten sich schon im Februar in die Nähe von Düppel begeben, um die in den dortigen Gefechten Verwundeten zu versorgen. Das preußische Militär-Ökonomie-Department forderte im März und April noch je zwei Diakone für die Heimatlazarette in Potsdam und Brandenburg sowie den unmittelbaren Kriegseinsatz vor den Düppeler Schanzen an. Lediglich drei verblieben in den österreichischen Lazaretten.

Zur Inspektion ihrer Arbeit und zur Aufmunterung der Diakone reiste ihr Vorsteher vom 23. März bis zum 5. April selbst nach Schleswig-Holstein. Dort sah er sich gezwungen, mehrere Tage nach ihnen zu suchen. Fünf traf er im Lazarett in Schleswig an. Die übrigen fand er nach über einwöchiger Irrfahrt, die ihn auch nach Flensburg zum Oberkommandierenden der freiwilligen Krankenpflege führte, im leichten Feldlazarett in Schnabeck.[179] Erst durch Engelbert kamen die Brüder in Verbindung mit Graf zu Stolberg-Wernigerode, der sich für ihre Verwendung einsetzte. Trotzdem hatte Engelbert „gerade an speziellen Kampftagen (29. März u. 2. April), besondere Gelegenheit, die Wichtigkeit des Dienstes der Diakonen in der unmittelbaren Nähe des Kampfes kennen zu lernen."[180] Der bestand schon vor der Schlacht im religiösen Zuspruch für die oft sehr jungen Soldaten und während der Schlacht auf den Verbandsplätzen und in den leichten Feldlazaretten in der ersten Versorgung durch fachkundige Kräfte, die in der Lage waren, Menschenleben zu retten. Ein Diakon schrieb über seinen Einsatz ab dem 19. April 1864: „Es war 5 Uhr Nachmittags, als ich in St.[enderup bei Düppel] ankam. Von ferne sah ich schon 5 weiße Flaggen. Ich trat in das erste Lazareth; Jammer und Schmer-

178 AFKS, 2-1 DA 1195, Beilage zum Sonntagsblatt für innere Mission vom 6.03.1864 und Schriftwechsel mit der Barmer Mission.

179 Engelbert, Lebensbild, S. 85.

180 20. Jahresbericht der Rheinisch-Westphälischen Pastoralgehülfen-Anstalt, S. 15.

zensschrei an allen Enden. Der Stabsarzt R., dem ich mich vorstellte, wies mich sofort in einen Pferdestall, der voll Verwundeter lag. Ich sollte die Wunden abwaschen und leichte Wunden verbinden. Hier lagen an 40 Mann auf Stroh. [...] Einem Dänen war der Kopf zerschlagen, vor Blut konnte man das Gesicht nicht erkennen, den reinigte ich zuerst. Einem anderen Dänen waren durch Kartätschen beide Beine abgeschossen. [...] Die Aerzte übergaben mir besonders die Dänen, weil ich mit denselben gut zurecht kommen konnte. So hatte ich einen Dänen in Pflege, welcher durch den Mastdarm geschossen war; nach 4 wöchentlichem Leiden ist er gestorben. Es war ein Jammer, diesen armen Menschen anzusehen, wie man sich bei solchen schweren Verletzungen nicht anders denken kann."[181] Eine besondere Schwierigkeit des Einsatzes in diesem Krieg bestand in der Versorgungslage, insbesondere in Stenderup. Die Diakonen waren nicht in die Proviant- und Unterbringungspläne der Armee einbezogen und vor Ort gab es Lebensmittel kaum oder nur zu überhöhten Preisen zu kaufen. Wie aus dem Brief eines Diakons zu entnehmen ist, führte die tagelange ununterbrochene Tätigkeit bei Schwerstverwundeten und Sterbenden schließlich zu akuten Erschöpfungszuständen: „Als ich am 19. April in Stenderup eintraf, bekam ich vom Lazareth keine Verpflegung, sondern musste in der schweren Arbeit große Noth leiden. Ich habe dort in 48 Stunden nichts zu essen gehabt und habe so lange gearbeitet, bis ich zusammen sank; da brachte mich Dr. H. in seine Stube und erquickte mich. Auch für Geld war nichts zu kaufen; dazu war bei der furchtbaren Noth der Verwundeten keine Zeit. Aber der Herr hat mir geholfen in der schweren Zeit."[182] Anders sah die Verpflegung in unmittelbarer Nähe der Düppeler Schanzen aus. So beschreibt einer der Brüder seine Aufgabe vom 18. April folgendermaßen: „Gegen 2 Uhr Nachmittags kamen wir mit Lazareth- und Bauernwagen, die Krankenträger-Compagnie vorausmarschierend, in Rackebüll's Ruinen an. Ein leer stehendes Bauerngehöft war zum Verbindeplatz ausgewählt worden und durch weiße Flaggen markirt. Der Hof wurde mit Stroh und Strohsäcken belegt, und kaum war der Bandagewagen geöffnet, Instrumente und Verbandzeug zur Hand gelegt, so kam auch ein Wagen nach dem andern an und brachte Feind und Freund zusammenliegend, jetzt beide hülflos und von gleichen Schmerzen gequält, sich nach Linderung und Erquickung sehnend, zum verbinden herbei. – Sehr schwer Verwundete brachten die Krankenträger auf Bahren an, vom Schweiße triefend, denn der Weg war ein langer und saurer gewesen. Nachdem der auf dem Kampfplatze nothdürftig angelegte Verband erneuert, oder der erste Verband besorgt war, wurden die Leute mit Wein, den die Aerzte bei sich führten, mit Apfelsinen und sonstigen Erfrischungen, die ich reichlich in einem großen Korbe bei mir hatte, erquickt und dann weiter zu unserm Lazareth gefahren. Ich sah wie ein Packesel aus, zu beiden Seiten eine große Umhängetasche mit Verbandzeug, auf dem Rücken an einem Riemen zwei wollne Decken für Nothfälle, in den Knopflöchern des Rockes Scheeren, Pincette, daneben Nadeln und kreuz-

181 Ebd., S. 18f.
182 Ebd., S. 19.

weise über der Brust zwei Trinkflaschen mit Wein. So ging es von einem Verwundeten zum andern. Ein Offizier sagte scherzend zu mir: Bei Ihnen heißt's auch wohl Alles in Allem, omnia sua secum portans; glaub aber, daß sie ein nothwendiges Stück Möbel vergessen haben. Und das wäre? fragte ich; die Cigarren, erwiederte er. Auch damit kann ich dienen, erwiderte ich ihm, und zog aus meiner Brusttasche einige hervor. Ein dänischer verwundeter Offizier war soeben verbunden, hatte schwere Verletzung und große Schmerzen, aber eine angebotene Cigarre gefiel ihm und mit den Dampfwolken schien er auch einen Theil seiner Schmerzen fortzublasen."[183] Die Arbeit im Feldlazarett wurde bis zum Abend fortgesetzt, anschließend ging der Diakon mit einigen Ärzten noch bis direkt in die Schanzen hinein, um liegen gebliebene Verwundete, insbesondere Dänen, aus den entlegendsten Winkeln und sogar vom Strand zu bergen. Die Bergung erfolgte unter Beschuss aus dänischen Geschützen von der Insel Alsen und war erst gegen 1.00 Uhr beendet.[184]

Im weiteren Kriegsverlauf waren die Duisburger Diakone bis zum Juli in den preußischen Lazaretten von Flensburg, Glücksburg, Schleswig, Kiel und beim Übergang auf die Insel Alsen beschäftigt. In Kiel blieben sie bis in den Dezember hinein als Lazarettaufseher. Insgesamt waren die 16 Diakone an 2301 Pflegetagen tätig. Eine besondere Dienstkleidung trugen die Diakone nicht. Ihre Kennzeichnung bestand lediglich in einer weißen Binde mit einem schwarzen Kreuz. Außer den in Potsdam und Brandenburg tätigen Diakonen bekam keiner von ihnen eine Entlohnung für seinen Kriegseinsatz, lediglich in den meisten Fällen die übliche Naturalverpflegung von Seiten der Armee. Im Februar 1865 übersandte das Preußische Kriegsministerium der Diakonenanstalt die Summe von 200 Talern als Beitrag für die während des Kriegseinsatzes entstandenen Kosten.[185]

Der Dienst auf dem Kriegsschauplatz diente nicht nur der Fortführung der im Frieden erprobten Tätigkeit der Krankenpflege im Felde und der Demonstration der Treue zum preußischen Staat. Er war gleichzeitig ein Einsatzgebiet der Inneren Mission, „um den verwundeten und sterbenden Brüdern zu dienen und Zeuge zu sein einer Liebe, die nicht von der Erde ist, die auch aus den Wolken von Pulverdampf strahlend leuchtet, Zeuge zu sein von der Liebe Christi, von der durchdrungen sie ins Feld auszogen."[186]

2.1.4 Fazit

Der Deutsch-Dänische Krieg fiel in mehrfacher Hinsicht in eine Übergangsphase. Zum einen wurde durch das preußische Reglement über den Dienst der Krankenpflege im Felde von 1863 eine neue Ära des Militärsanitätswesens

183 Ebd., S. 19.
184 Archiv des Rauhen Hauses, 81 Ab Nr. 13 Diakon Scurla, Brief vom 22.4.1864 aus Nübel.
185 20. Jahresbericht der Rheinisch-Westphälischen Pastoralgehülfen-Anstalt, S. 22.
186 Hermann Giese (Hg.), Evangelische männliche Felddiakonie 1914–16 der Duisburger Diakonen-Anstalt, Duisburg 1916, S. 1.

eingeleitet. Zeitgleich hatte die internationale Entwicklung der freiwilligen Krankenpflege Aspekte der Humanität und Fürsorgepflicht der Staaten und Privatorganisationen für ihre Soldaten in die öffentliche Diskussion gebracht. Der Umdenkungsprozess vollzog sich zwar langsam, aber stetig und wurde durch die Vorbereitung der Genfer Konvention stärker in das öffentliche Bewusstsein gerückt. Zu einer Verschiebung des Primats der militärischen Strategie und Taktik zu Gunsten humanitärer Belange, wie sie sich etwa im zeitgleichen Vorrücken von Militär- und Sanitätseinheiten gezeigt hätte, kam es weder in diesem, noch in den darauffolgenden Konflikten.

Im wesentlichen wurde das Militärsanitätswesen im Deutsch-Dänischen Krieg seinen Aufgaben gerecht, wobei die räumliche und zeitliche Begrenzung der Kampfhandlungen, die geringe Stärke der kämpfenden Truppen, das Fehlen einer größeren Feldschlacht und die damit geringe Zahl von Verwundeten berücksichtigt werden müssen. Die freiwilligen Krankenpfleger reisten in den meisten Fällen aus eigener Initiative an und wurden von den Militärbehörden zunächst nur geduldet. Nachdem sich im Verlauf des Krieges ihre Brauchbarkeit herausgestellt hatte, baten auch Sanitätsdienststellen um ihren Einsatz. Dieser erfolgte zwar mehr aus Patriotismus als aus medizinischer Notwendigkeit, andererseits konnte den betroffenen Verwundeten und Erkrankten durch die Tätigkeit der Freiwilligen oftmals schnellere Hilfe zuteil werden, als sie insbesondere von dem vom heimatlichen Nachschub weit entfernten österreichischen Militärsanitätswesen geleistet wurde. Die konfessionellen Pflegekräfte reagierten flexibler auf die für aktiven Kampfhandlungen typische Differenz zwischen den Gefechtsverlusten einzelner Kampfverbände und unterstützten das schwerfällige Militärsanitätswesen durch ihre Präsenz. Die freiwillige Krankenpflege machte darüber hinaus öffentlichkeitswirksam auf Mängel in der Militärverwaltung aufmerksam, wie sie etwa in der fehlenden Ausrüstung der kämpfenden Truppe mit Winterbekleidung und der schlechten Lebensmittelversorgung an der Front deutlich geworden waren. Auch der Verwundetentransport wurde durch den Einsatz der Johanniter wesentlich beschleunigt und professionalisiert.

Die konfessionellen Schwestern bemühten sich stets darum, Kranke ihrer eigenen Kirche zu pflegen, was in diesem räumlich und zeitlich begrenzten Krieg nach anfänglichen Schwierigkeiten relativ einfach zu organisieren war. Der Einsatz der katholischen Orden in den Kriegslazaretten diente neben der medizinischen Versorgung von Glaubensbrüdern auch der Verbesserung des Ansehens bei den in Preußen protestantisch dominierten Staatsbehörden. Beide Konfessionen verbanden damit nicht zuletzt missionarische Zwecke.

Angesichts der Leistungen der konfessionellen Brüder und Schwestern auf dem Kriegsschauplatz wurde ihr erstmaliger Einsatz in der Kriegskrankenpflege von den Zeitgenossen als geglückt und sinnvoll bewertet und konnte so Vorbildcharakter für die kommenden Kriege und die Entstehung der weltlichen freiwilligen Krankenpflege gewinnen. Auch von militärischer Seite wurde anerkannt, dass insbesondere die öffentlichkeitswirksame Arbeit des Johanniterordens und der ihm unterstellten Kräfte zu einer allgemeinen Anerkennung der freiwilligen Krankenpflege geführt hatte, die nun nicht mehr in den Bereich der humanitären Utopie verbannt werden konnte.[187] War das Bild der Frau auf dem Kriegsschauplatz in der frühen Neuzeit von der im Tross mitreisenden Marketenderin geprägt, so trat nun die aufopferungsvolle Krankenschwester an ihre Stelle. Ein neuer Mythos entstand.[188]

2.2 Der Preußisch-Österreichische Krieg 1866

2.2.1 Kriegsverlauf und Stand der freiwilligen und militärischen Krankenpflege

Der auch als „Bruderkrieg" bezeichnete Konflikt zwischen Preußen und Österreich entzündete sich vordergründig an der unterschiedlichen Auffassung über die gemeinsame Verwaltung der Herzogtümer Schleswig und Holstein.[189] Hintergrund war jedoch wiederum der Kampf um die eigene Machtposition im Deutschen Bund. Seit dem Frühjahr 1866 mobilisierten beide Staaten ihre Streitkräfte und suchten Verbündete. Preußen schloss einen befristeten Vertrag mit Italien, um Österreich auch von Süden her in die Zange zu nehmen. Österreich vereinbarte mit Frankreich dessen Neutralität und Mitspracherechte bei der Reorganisation des Deutschen Bundes. Zu seinen Mitkämpfern gehörten die Königreiche Sachsen, Bayern, Hannover und Württemberg sowie weitere Länder des Deutschen Bundes. Nachdem Österreich die Verwaltung der Herzogtümer offiziell in die Hände des Deutschen Bundes gelegt hatte, marschierte Preußen in der ersten Juniwoche in Holstein ein, ohne auf Widerstand zu treffen. Daraufhin beantragte der österreichische Gesandte bei der Bundesversammlung die Bundesexekution gegen Preußen. Dieser Antrag wurde am 14. Juni 1866 mehrheitlich angenommen, da sich die süddeutschen Staaten auf die Seite Österreichs gestellt hatten. Preußen erklärte den Deutschen Bund daraufhin für erloschen.

Der „Deutsche Krieg" dauerte nur wenige Wochen, vom 15. Juni 1866 bis zum 26. Juli 1866, und unterschied sich von seinem Vorgänger erheblich, sowohl hinsichtlich der räumlichen Ausdehnung als auch in der schnellen Folge von Schlachten. Es handelte sich nicht um einen Stellungskrieg, sondern um

187 Vgl. Loeffler, Generalbericht, S. IX f.

188 Der Begriff der Frontschwester wurde durch die stark ideologisierte Publikation von Elfriede von Pflugk-Harttung über den Ersten Weltkrieg geprägt. Vgl. Elfriede von Pflugk-Harttung (Hg.), Frontschwestern, Berlin 1936. Zur Auseinandersetzung mit diesem Topos vgl. Birgit Panke-Kochinke; Monika Schaidhammer-Placke, Frontschwestern und Friedensengel, Frankfurt/M. 2002, S. 28 ff. Zu den Geschlechterrollen im Krieg vgl. Kap. 2.7.

189 Zu Gründen und Verlauf vgl.: Der Feldzug von 1866 in Deutschland, redigiert von der kriegsgeschichtlichen Abteilung d. Grossen Generalstabes, Berlin 1867; Helmert;Usczeck, Preußischdeutsche Kriege von 1864 bis 1871, S. 91–171; Handbuch zur deutschen Militärgeschichte: Militärgeschichte im 19. Jahrhundert, Bd. IV, Abschn. 1, S. 33–38; Grundkurs deutsche Militärgeschichte, S. 366–371; Clark, Preußen, S. 607–624 sowie als zeitgenössische Beschreibung: Theodor Fontane, Der deutsche Krieg von 1866. Reprint der Erstausgabe Berlin 1870;71, 2 Bd. Düsseldorf 1979.

einen Bewegungskrieg mit weit auseinander liegenden Kampfplätzen, die auch eine schnelle Bewegung der freiwilligen Krankenpflege im Gefolge der Armeen nötig machte. Er begann mit dem Einmarsch preußischer Truppen in Sachsen, Hannover und Kurhessen. Die sächsische Armee verließ am 17. Juni kampflos das Land in Richtung Böhmen, um sich dort mit österreichischen Truppen zu vereinen. Das größte Gefecht Preußens gegen hannoversche Truppen fand am 27. Juni 1866 bei Langensalza statt. Preußen verlor zwar unverhofft, die hannoverschen Truppen kapitulierten aber bald darauf vor der anrückenden Verstärkung. Wie bereits im vorangegangenen Kapitel erwähnt, wurden in dieser Schlacht erstmals Lazarette und überwiegend aus Turnervereinen rekrutierte freiwillige Helfer mit dem Rot-Kreuz-Zeichen versehen.[190] Die Versorgung der Verwundeten gestaltete sich nach diesem Zusammentreffen besonders schwierig. Die prozentualen Verlustzahlen waren höher als in der Schlacht von Solferino, viele von ihnen konnten in den hohen Getreidefeldern nicht gefunden werden und mussten bis zu drei Tage auf ihre Versorgung warten.[191]

Hauptkriegsschauplatz war allerdings Böhmen, wohin das preußische Militär mit drei getrennt marschierenden Armeen vorgestoßen war, um die österreichischen Truppen nach einigen heftigen Vorgefechten am 3. Juli 1866 in der Schlacht bei Königgrätz vernichtend zu schlagen.[192] Gegen Ende des Krieges war auch Nordbayern betroffen. Bei Kissingen und entlang des Mains trafen preußische auf bayrische und württembergische Truppen. Die Kämpfe endeten nach dem Vorfrieden von Nikolsburg am 26. Juli 1866.

Entscheidend für den überragenden preußischen Sieg war der Einsatz des modernen Zündnadelgewehrs.[193] Dieses Hinterladergewehr ermöglichte eine Folge von bis zu sieben aus dem Liegen abgegebenen Schüssen, während die österreichischen Vorderlader nur zweimal pro Minute schießen konnten und umständlich neu geladen werden mussten.[194] Die eingleisige österreichische Eisenbahn verhinderte den rechtzeitigen Aufmarsch der auch im Süden gebundenen Truppen. Taktische Fehler der Heerführung beim Kampf gegen die preußische Armee räumten letzterer eine große Überlegenheit ein. Hinzu ka-

190 Neuß;Pfeifer, Die Schlacht bei Langensalza am 27. Juni 1866.

191 Die Zahl der Verwundeten betrug auf hannoverscher Seite 1059 und auf preußischer 634. Vgl. Neuß;Pfeifer, Die Schlacht bei Langensalza, S. 58f. Die preußische Armee hatte ihrerseits alle Sanitätseinrichtungen nach Böhmen beordert. Vgl. Friedrich Loeffler, Das Preußische Militär-Sanitätswesen und seine Reform nach der Kriegserfahrung von 1866, Berlin 1868, 2. Teil, S. 107.

192 Tschechisch: Hradec Králové. In französischen und englischen Quellen wird wegen der Unaussprechlichkeit des Namens Königgrätz diese Schlacht häufig nach dem benachbarten Ort Sadowa benannt.

193 Rolf Wirtgen [Bearb.], Das Zündnadelgewehr, Herford u. a. 1991; Georg Ortenburg, Waffe und Waffengebrauch im Zeitalter der Einigungskriege, Koblenz 1990 sowie Clark, Preußen, S. 614f.

194 Die schnellere Schussfolge erklärt auch die weitaus höheren österreichischen Verluste. Beim Kampf um Nachod wurden am 27. Juni 1866 1200 Preußen und 5700 Österreicher getötet oder verwundet, beim böhmische Dorf Podol am folgenden Tag 500 Österreicher, aber nur 130 Preußen. Vgl. dazu: Clark, Preußen, S. 617.

men Verständigungsprobleme zwischen der deutsch sprechenden habsburgischen Generalität und den teilweise aus Polen, Ungarn, der Ukraine, Rumänien und Venetien stammenden Mannschaften, die am Krieg auch emotional nicht beteiligt waren und zum Desertieren neigten.[195]

Die immer noch in der Entwicklung begriffenen Organe der freiwilligen Krankenpflege und die bis dahin geringen Möglichkeiten, Erfahrungen im direkten Kriegseinsatz zu sammeln, führten dazu, „daß namentlich zu Anfang des Krieges die freiwillige Krankenpflege nicht voll und ganz das zu leisten im Stande war, was sie sollte und wollte. Und dennoch hat sie trotz aller Mängel und Hindernisse Großes gethan“[196], wie Johannes Wichern rückblickend feststellte. Die Bildung von Provinzial- und Ortsvereinen des preußischen Hauptvereins zur Pflege im Felde verwundeter und erkrankter Krieger war mit Ausnahme der Provinzen Schlesien und Sachsen sowie von etwa 80 Lokalvereinen noch nicht vorangekommen, das Vereinsleben drohte in Friedenszeiten in Lethargie zu versinken.[197] Männervereine bestanden unter verschiedenen Namen außer in Preußen lediglich in Württemberg, im Großherzogtum Oldenburg, in Mecklenburg-Schwerin, Hamburg, im Großherzogtum Hessen, in Sachsen und Baden. Die im Frühjahr 1866 drohende Kriegsgefahr hatte eine Bitte des Zentralkomitees an die preußischen Oberpräsidenten um ihre Hilfe bei der Bildung von Provinzial- und Lokalvereinen veranlasst. Dies löste einen wahren Gründungsboom von Organisationen bis in die kleinsten Ortschaften aus, die zum Zentralverein aber meist nur in lockerer Verbindung standen.

Die Lehre aus dem Krieg von 1864 war die Notwendigkeit einer straffen und zentralen Leitung, denn bis dahin bestanden ihre einzelnen Elemente unverbunden nebeneinander. In Würdigung der bisherigen Verdienste des Johanniterordens wurde am 31. Mai 1866 dessen Kanzler, Graf Eberhard zu Stolberg-Wernigerode (1810–1872), zum Königlichen Kommissar und Militär-Inspekteur der freiwilligen Krankenpflege ernannt.[198] Die Einrichtung dieser zentralen Leitung der freiwilligen Krankenpflege bewährte sich in der Folgezeit und wurde bis zum Zweiten Weltkrieg beibehalten. Zu ihren Aufgaben gehörten die Rekrutierung und die Einsatzplanung der Pflegekräfte sowie die Verwaltung von Geld- und Sachspenden.[199]

Der Kommissar stellte nicht nur rasch eine Verbindung zu den evangelischen Diakonissenmutterhäusern und Diakonenanstalten her, sondern auch

195 Clark, Preußen, S. 618.

196 Johannes Wichern, Die freiwillige Pflege im Felde verwundeter und erkrankter Krieger durch die deutschen Vereine vom roten Kreuz, Hamburg 1886, S. 7.

197 Loeffler, Das Preußische Militär-Sanitätswesen, 1. Teil, S. 11 sowie Wichern, Die freiwillige Pflege, S. 8. Der Bericht über den darauffolgenden Krieg spricht von „120 Special-Vereinen“ zu Beginn des „Deutschen Krieges“, vgl. Bericht über die Thätigkeit der vom Militair-Inspecteur geleiteten Deutschen freiwilligen Krankenpflege während des Krieges 1870–1871, Berlin 1871,S. 4.

198 Vgl. Biogramm im Anhang.

199 Vgl. Abschrift der Instruktion betr. die Wirksamkeit des Königlichen Kommissars im Anhang.

zum katholischen Malteserorden sowie den Barmherzigen Schwestern und Brüdern. Dies sicherte in den Augen der Zeitgenossen „sofort einen festgeschlossenen, streng disciplinierten, stets bereiten und erfahrenen Stamm für die eigentliche Krankenpflege."[200] Wie im Folgenden zu sehen sein wird, führte dieses erst kurz vor Kriegsausbruch installierte neue Amt jedoch noch nicht zu einer effektiven Organisation der freiwilligen Krankenpflege. Nach wie vor bemühten sich verschiedene Regierungs- und Armeestellen sowie sonstige Organisationen parallel bei den geistlichen Genossenschaften um Schwestern und Brüder zur Krankenpflege.[201] Zu den bereits genannten Funktionen übernahm Stolberg noch die eines Generalbevollmächtigten des preußischen Vereins zur Pflege im Felde verwundeter und erkrankter Krieger um seine koordinierenden Aufgaben optimal erfüllen zu können. Der Johanniterorden mit seinen Delegierten, die gleichzeitig im Auftrag des Königlichen Kommissars tätig waren, bildete daher den organisatorischen Mittelpunkt der freiwilligen Krankenpflege.[202] Bereits am 15. Mai 1866 hatte Prinz Carl von Preußen, der Herrenmeister des Ordens, einen Aufruf an alle preußischen Mitglieder erlassen, sich im Kriegsfall für die Koordination der Lazarette und für die Sammlung und Verteilung von Spenden zur Verfügung zu stellen. Insgesamt 200 Mitglieder kamen zum Einsatz und 150.000 Mark brachte der Orden für die freiwillige Krankenpflege auf.[203] Eigene Lazarette in Frontnähe unterhielten die Johanniter nicht, allerdings waren die Ritter oftmals die ersten, die eine Lazaretteinrichtung vor Ort in die Hand nahmen und mit Pflegekräfte besetzten, bevor sie später vom Militär übernommen wurden.[204] Darüber hinaus stellte der Orden seine Krankenhäuser unentgeltlich für Soldaten zur Verfügung, auf Gütern von Johanniterrittern entstanden Privatlazarette.[205]

200 Fontane, Der deutsche Krieg von 1866, Bd. 2, S. 312.

201 Archiv des Erzbistums Köln (künftig: AEB Köln), Erzbischöfliche Cabinets-Registratur CR 25.13,1 Krankenpflege in den Feldlazaretten, Schreiben von Dr. Kraetzig, Geh. Regierungsrat und Abteilungs-Dirigent im Kultusministerium Berlin an den Erzbischof vom 26.05.1866 mit der Bitte um Nennung der kath. Orden, die Pflegepersonen im Kriegsfall stellen können sowie Schreiben gleichen Inhalts von Prinz von Reuß für das Zentralkomitee des Preußischen Vereins zur Pflege verwundeter und erkrankter Krieger an den Erzbischof vom 30.5.1866. Die zustimmende Antwort erfolgte am 6.06.1866. Erst vom 17.06.1866 datiert ein Schreiben gleichen Inhalts des Königlichen Kommissars und Militärinspekteurs der freiwilligen Krankenpflege Graf zu Stolberg-Wernigerode, vgl. ebd., Bl. 44.

202 Zur Konkurrenz zu den Rot-Kreuz-Vereinigungen, die v. a. in der langen Zwischenkriegszeit bis 1914 virulent werden sollte vgl. Sanitäts-Bericht 1870;71, Bd. 1, S. 406 sowie Kap. 3.1.

203 Wichern, Die freiwillige Pflege, S. 11; Dieter Riesenberger, Das Deutsche Rote Kreuz, Eine Geschichte 1864–1990, Paderborn u. a. 2002, S. 43.

204 302 Pflegerinnen und Pflegern versorgten im Auftrag des Ordens insgesamt 1200 verwundete und erkrankte Soldaten. Vgl. O. A., Erfahrungen aus dem Krieg von 1866 über die Organisation der freiwilligen Hülfsthätigkeit und die Genfer Uebereinkunft von 1864 zur Verbesserung des Looses der im Felddienst verwundeten Militärpersonen, Darmstadt u. a. 1867, S. 50 f.

205 Wilhelm Brinkmann, Die freiwillige Krankenpflege im Kriege, Berlin, S. 82 f.

Seine Hauptaufgabe sah er darüber hinaus im Transport der Verwundeten vom Schlachtfeld in die Lazarette und in der ersten Versorgung der Hilfsbedürftigen mit Lebensmitteln aus den gemeinsam mit dem preußischen Verein zur Pflege verwundeter und erkrankter Krieger unterhaltenen Depots. Den Ordensmitgliedern wurde häufig ihre selbständige Verwaltung übertragen.

Auf katholischer Seite wirkten die rheinisch-westfälischen und schlesischen Malteserritter, die auf dem Kriegsschauplatz eng mit dem Johanniterorden zusammen arbeiteten. Der schlesische Zweig unterhielt auf eigene Kosten zahlreiche Lazarettbetten in verschiedenen Orten. Insgesamt kamen 731 katholische Schwestern verschiedener Mutterhäuser und 45 Brüder zum Einsatz, zwanzig evangelische Diakonissenhäuser stellten 282 Schwestern.[206] Unberücksichtigt sind bei diesen Zahlen die Schwestern, die in den Heimatlazaretten in der Pflege tätig waren. Dazu sind außerdem 65 Duisburger, 110 der preußische sowie 21 Erlanger Felddiakone zu zählen. Der Johanniterorden stellte darüber hinaus weltliche Pfleger ein, 41 weibliche und 86 männliche.[207] Dennoch reichten diese Kräfte insbesondere in Böhmen nicht aus, was zum Einsatz weiterer, aus Turnern und Studenten gebildeten Freiwilligenkolonnen führte.[208]

Das preußische Militärsanitätswesen stellte in diesem Krieg 621 Lazarett-Gehilfen und 1296 Krankenwärter, die überwiegend in den mobilen Feldlazaretten zum Einsatz kamen.[209] Das in Friedenszeiten als optimal angesehene Verhältnis von einer Pflegekraft auf fünf Schwerverwundete konnte in den Feldlazaretten in Frontnähe trotzdem nicht annähernd erreicht werden. Quantitativ nicht erfassbar ist die Zahl der Zivilärzte, die vorübergehend in den Etappen- und Feldlazaretten tätig waren.[210] Eigene Schwesternschaften der Rot-Kreuz-Organisationen existierten bis auf wenige Ausnahmen noch nicht, so dass die freiwillige Krankenpflege in den Feldlazaretten in Frontnähe wie schon 1864 im Wesentlichen von den religiösen Genossenschaften unter Leitung der Ritterorden getragen wurde.

In der Etappe beteiligten sich außerdem zahlreiche Damen der oberen Gesellschaftskreise an der Lazarettarbeit. Die im Laufe des Krieges in jedem

206 Wichern, Die freiwillige Pflege, S. 12; Brinkmann, Die freiwillige Krankenpflege im Kriege, S. 89ff. sowie Riesenberger, Das Deutsche Rote Kreuz, S. 43. Zu etwas davon abweichenden Zahlen kommt der Kaiserswerther Vorsteher Disselhoff. Er berichtete von insgesamt ca. 800 Mitgliedern religiöser Gemeinschaften in den Lazaretten, davon 500 katholische Schwestern und Brüder sowie knapp 300 evangelische Diakonissen, Diakone, Felddiakone, dazu noch zahlreiche Privatpersonen. Vgl. Julius Disselhoff, in: Der Armen- und Krankenfreund (künftig: AuKF), 18. Jg., Juli;Aug. 1866, S. 119. Über die Einsätze der verschiedenen Diakonissenmutterhäuser vgl. AuKF, Sept.;Okt. 1866, S. 161–179 sowie S. 215.

207 Wichern, Die freiwillige Pflege, S. 12f.

208 Vgl. Hinweise dazu in: Wichern, Die freiwillige Pflege, S. 14; Brinkmann, Die freiwillige Krankenpflege im Kriege, S. 95ff. sowie Riesenberger, Das Deutsche Rote Kreuz, S. 43.

209 Loeffler, Das Preußische Militär-Sanitätswesen, 1. Teil, S. 31.

210 Vgl. dazu u. a.: HSA Stuttgart, E 271 c Kriegsministerium, Nr. 873 Aufnahmespital Mergentheim 1866; SHSA Dresden, MdI 02126 h Lazarette in Zittau und Bautzen 1866.

größeren Ort entstandenen Zweigvereine des Roten Kreuzes unterhielten teilweise eigene Vereinslazarette oder ihnen wurde die Leitung von temporär eingerichteten Militärspitälern übertragen. Sie kümmerten sich dort um den Einsatz der konfessionellen und sonstigen Krankenpfleger, für die sie in den meisten Fällen später staatliche Mittel erhielten.[211]

Durch Aufrufe des Zentralkomitees des Roten Kreuzes und des Kriegsministers in der Presse befördert, ergoss sich ab Juni 1866 ein Strom von Hilfslieferungen und Geldspenden über die weltlichen und konfessionellen karitativen Organisationen. Die Sachspenden mussten zu bestimmten zentralen Sammelpunkten geleitet und von dort mit der Bahn bzw. Pferdefuhrwerken weiter an die Front transportiert werden.[212] Die außerordentliche Spendenbereitschaft erbrachte allein für das Zentralkomitee Einnahmen von fast 500.000 Taler.[213] Alle Sendungen an die kämpfenden Truppen und an die Lazarette wurden durch das Handelsministerium von Beförderungskosten befreit. Die Bevollmächtigten der verschiedenen Gesellschaften der freiwilligen Krankenpflege und die Schwestern und Brüder konnten auf allen Verkehrsmitteln kostenlos reisen und erhielten zumindest theoretisch freie Verpflegung in den Lazaretten.[214] Die deutschen Länder gewährten darüber hinaus die freie Nutzung der Telegrafen und Zollbefreiung für Hilfssendungen aus dem Ausland.

Der Krieg traf nicht nur die freiwillige Pflege relativ unvorbereitet, auch das preußische Militärsanitätswesen befand sich in einer Phase der Umstrukturierung und konnte mit der rasanten Entwicklung des Heeres nach der Militärreform nicht Schritt halten.[215] Ihm fehlte eine einheitliche Führung, die Koordination zwischen den Lazaretten, die Medikamentenversorgung und der Abtransport waren mangelhaft. Die Leitung verteilte sich auf drei Behörden, das Allgemeine Kriegs-Departement, das Militärökonomie-Departement und

211 HSA Stuttgart E 40;72 MfaA Bü 409, darin: Bericht des Hauptcomités des Hülfsvereins für Unterstützung und Pflege kranker und verwundeter Krieger in Würzburg 1866.

212 Da Hilfsvereine und Privatpersonen ihre Spenden auch weiterhin direkt an die Lazarette oder Depots schicken konnten, wurde hier die Einheitlichkeit der Leitung nicht erreicht. Vgl. Riesenberger, Das Deutsche Rote Kreuz, S. 42 f. Zudem ließ die Qualität der Sachspenden häufig zu wünschen übrig. So rügte beispielsweise die Neuendettelsauer Diakonissenanstalt: „Doch möchten wir darauf aufmerksam machen, daß im J. 1866 zwar sehr viel gegeben wurde, zum Theil aber in solchem Zustand, daß die Sendung oftmals das Porto nicht werth war." Correspondenzblatt Neuendettelsau, 7;Juli 1870, S. 25.

213 Wichern, Die freiwillige Pflege, S. 10.

214 Allerdings verhandelte jede Anstalt einzeln mit dem Königlichen Kommissar bzw. den Eisenbahngesellschaften. Vgl. u. a.: 21./22. Jahresbericht der Rheinisch-Westphälischen Diakonenanstalt Duisburg, Duisburg 1865/1866, S. 4; ZADN, Mutterhausregistratur B IX, Dienst der Diakonissen in den Lazaretten des bayerischen Heeres 1866, Brief des Rektors Löhe an die Kommandantschaft Regensburg vom 4.07.1866; Gerhardt, Johann Hinrich Wichern. Bd. 3, S. 425.

215 Loeffler betonte die rasche Mobilmachung von mehr als 600.000 preußischen Soldaten, räumte aber gleichzeitig die im Verhältnis dazu unzulängliche Entwicklung des Militärsanitätswesens ein. Loeffler, Das Preußische Militär-Sanitätswesen, 2. Teil, S. 10 f. Zur preußischen Militärreform vgl. Dierk Walter, Preußische Heeresreformen 1807–1870. Militärische Innovation und der Mythos der „Roonschen Reform, Paderborn u. a. 2003.

den Medizinalstab der Armee.[216] Es fehlte teilweise die militärärztliche Fachkompetenz und die Kommandobehörden waren nicht befähigt, Anweisungen für das Militärsanitätswesen und die freiwillige Krankenpflege nach einheitlichen Gesichtspunkten zu erlassen.[217]

Gemäß eines gemeinsamen Beschlusses gingen die Mitgliedsländer des Deutschen Bundes von einer Ausfallquote im Feld von 10–12 % aus.[218] Das bedeutete in konkreten Zahlen ausgedrückt, das Preußen sich auf etwa 28.000 Verwundete einzustellen hatte, für die jedoch nur 20.400 Bettstellen bereit standen.[219] Tatsächlich betrug die Ausfallquote aber nur 19.536 Soldaten, so dass sogar rein rechnerisch Überkapazitäten bestanden.[220] In der Praxis erwiesen sich diese Vorkehrungen insbesondere in Böhmen dennoch als ungenügend, da die Hauptlazarette aus logistischen Gründen erst einige Tage nach den Hauptschlachten ankamen und dem dortigen Arbeitsanfall organisatorisch und personell nicht gewachsen waren.[221] In Bayern, das 6.679 Betten bereitstellen musste, wurden nur 4000 geschaffen, die jedoch dem tatsächlichen Anfall von Kranken und Verwundeten von 3.828 Soldaten (= 5,7 %) theoretisch genügten.[222] Österreich hingegen hatte für die 24.500 zu erwartenden Verwundeten und Kranken nur 11.550 Plätze geschaffen, die dem Ansturm von 30.113 Patienten in keiner Weise entsprachen.[223] Es versuchte diesen Missstand durch die Einrichtung von provisorischen Lazaretten in Schlössern, Schulen u. a. Lokalen sowie durch Unterbringung in Zivilkrankenhäusern zu beheben. Eine fatale Folge der Nichtanerkennung der Genfer Konvention durch Österreich war allerdings die Tatsache, dass österreichische Lazaretteinrichtungen aus Angst vor der Übernahme durch Preußen samt Material und Personal evakuiert wurden, sobald sich der Feind näherte. Über die Hälfte der zurückgelassenen verwundeten Österreicher wurde von Lazaretten seines Kriegsgegners und der freiwilligen Krankenpflege aufgenommen, denn Preußen hatte bei Kriegsausbruch erklärt, daß es die Genfer Konvention trotz der fehlenden österreichischen Anerkennung auch auf sie anwenden würde.[224] Es

216 Loeffler, Das Preußische Militär-Sanitätswesen, 2. Teil, S. 42.

217 Kolmsee, Unter dem Zeichen des Äskulap, S. 117 ff.

218 Loeffler, Generalbericht über den Gesundheitsdienst im Feldzuge gegen Dänemark, S. 8 sowie Friedrich-Wilhelm Eggert-Vockerodt, Das Militärsanitätswesen im späten Deutschen Bund. Das bayrische Heersanitätswesen unter Einfluß der Reformen aus Preußen und Österreich in der Zeit 1848–1866, Neuried 1997, S. 94.

219 Vgl. auch: Loeffler, Das Preußische Militär-Sanitätswesen, 2. Teil, S. 34. Preußen hatte mit einem Ausfall von nur 6–8 % der Kampfstärke geplant. Der tatsächlich anfallende Verlust variierte aber sehr stark zwischen des einzelnen Korps zwischen 0,9 und 8,9 %. Zwischen den Divisionen lagen sogar Differenzen von nahe 0 bis 14 %.

220 Eggert-Vockerodt, Das Militärsanitätswesen im späten Deutschen Bund, S. 96 f.

221 Vgl. dazu den Bericht eines österreichischen Arztes über die Zustände der preußischen Lazerette zum Zeitpunkt ihrer Übernahme durch österreichisches Personal: Zur Lazarethfrage. Erwiderung von Prof. Dumreicher an Prof. von Langenbeck, Wien 1867.

222 Eggert-Vockerodt, Das Militärsanitätswesen im späten Deutschen Bund, S. 94.

223 Ebd., S. 95.

224 Die Genfer Konvention legte die Neutralität der Sanitätseinrichtungen auch nach Besetzung eines Territoriums durch den Kriegsgegner und die spätere Auslieferung an die Be-

bleibt zu konstatieren, dass die österreichische Armee in diesem Krieg am wenigsten auf den zu erwartenden Ansturm von Verwundeten und Kranken vorbereitet war und 23,4 % von ihnen keine ordnungsgemäße und rechtzeitige Hilfe erhielten.[225]

Nach den ersten preußischen Siegen rollte im Juli eine Begeisterungswelle durch Preußen, die zur Gründung weiterer Ortsvereine der Rot-Kreuz-Gesellschaften führte. Aus regionalem Patriotismus ereignete sich Ähnliches auf gegnerischer Seite, die Bevölkerung der süddeutschen Staaten und Sachsens wetteiferte in der Errichtung von Vereinslazaretten in der Etappe und der Bereitstellung von Lebens- und Verbandmitteln. Dies führte zu einem enormen Überangebot an Lazarettbetten in deutschen Orten, die wegen fehlender Patienten nicht belegt werden konnten, und einer zu großen Anzahl von freiwilligen Krankenpflegern und –pflegerinnen für eine relativ kleine Zahl von Patienten.[226] Andererseits mangelte es insbesondere in Böhmen und unmittelbar nach den bayrischen Gefechten häufig am Notwendigsten.

Über 26.000 Bedürftige wurden in Preußen bis zum 21. Juli 1866 von Militär- und Vereinslazaretten verpflegt, davon 18.585 Verwundete und 8000 an inneren Erkrankungen Leidende.[227] Unter den Verwundeten befanden sich 5812 Preußen und 12.773 Kriegsgegner, insbesondere Österreicher, die gemeinsam versorgt wurden, denn „zwischen Freund und Feind wird kein Unterschied gemacht. Wer Hülfe bedarf, dem widerfährt Hülfe."[228] Aber mehr als doppelt so viele, nämlich 27.501 Lagerstätten waren noch bereit, ohne dass Kranke dafür zu finden gewesen wären.[229] Dies hatte bei Privatpersonen und Vereinen natürlich Frustration und Unverständnis zur Folge. Die individuellen Hilfeleistungen, die losgelöst von der militärischen Krankenpflege oder den schon existierenden Organisationen der freiwilligen Krankenpflege in Form von Privatlazaretten oder Hilfslieferungen erfolgten, führten zu einer

siegten fest. Das Problem der zurückgelassenen Verwundeten und die Frage, ob ihre weitere Versorgung durch das eigenen Sanitätswesen möglich und wünschenswert sei, wurde in den 1860er Jahren international diskutiert. Vgl. Loeffler, Generalbericht über den Gesundheitsdienst im Feldzuge gegen Dänemark, S. XI; Ders. Militär-Sanitätswesen, 2. Teil, S. 98f. sowie Eggert-Vockerodt, Das Militärsanitätswesen im späten Deutschen Bund, S. 89f. und Kolmsee, Unter dem Zeichen des Äskulap, S. 117.

225 Eggert-Vockerodt, Das Militärsanitätswesen im späten Deutschen Bund, S. 96.

226 Im Dresdner Lazarett im Kadettenhaus waren am 14.07.1866 beispielsweise 77 Krankenwärter einschließlich 36 barmherziger Schwestern und weiteres Haushaltspersonal für nur 362 Verwundete tätig. SHSA Dresden, MdI 02126 d Lazarett im Kadettenhaus 1866.

227 AuKF, 18. Jg., Juli;Aug. 1866, S. 119.

228 Ebd. Die Hilfsleistungen gingen soweit, dass einem verwundeten österreichischen Offizier, der während der Schlacht seine Geldbörse verloren hatte, durch einen Malteserritter eine Summe auf Treu und Glauben überlassen wurde. AEB Köln, Erzbischöfliche Cabinets-Registratur CR 25.13,1, Vorgang 128, Bericht des Malteserritters Freiherr Fritz von Ketteler vom 9.08.1866.

229 Die im Kaiserswerther Diakonissenkrankenhaus bereitgestellten 30 Betten blieben ungenutzt. Vgl. AuKF Sept./Okt. 1866, S. 162. Das Überangebot an Lazaretteinrichtungen machte sich auch im Johannesstift Berlin bemerkbar. Dem für Rekonvaleszenten vorgesehen Haus „Düppelschanze" wurden keine Patienten zugeteilt.

ungleichmäßigen und willkürlichen Verteilung der Angebote. „An Luxus streifender Reichthum der Hülfe und Mangel des Unentbehrlichen waren denn auch wirklich mitunter ganz nahe bei einander zu finden.“[230] Ebenso herrschte bei den amtlichen Stellen Unsicherheit über Art, Umfang und Dauer der privaten Hilfe, die eine Integration in den Gesamtorganismus der Krankenpflege erschwerten. Diese Tatsache, verbunden mit der teilweise anzutreffenden fachlich unqualifizierten Betreuung der Patienten und mangelnder militärischer Disziplinaraufsicht veranlasste Vertreter des Sanitätswesens zu einer kritischen Bewertung der Privatpflege.[231]

Die bisher aufgezeigten Organisationsmängel gipfelten am 3. Juli 1866 in der Schlacht von Königgrätz im größten Fiasko des Militärsanitätswesens in diesem Krieg. Dort trafen die drei preußischen Hauptarmeen auf die österreichische Streitmacht. Allein auf Seiten der Österreicheicher belief sich die Verwundetenzahl auf 16.865, auf preußischer Seite wurden 9240 Soldaten verletzt.[232] Wie aus den Berichten der Diakone und Schwestern vom Kriegsschauplatz zu ersehen sein wird, war das Sanitätswesen beider Armeen diesem ungeheuren Ansturm noch nicht einmal ansatzweise gewachsen, denn etwa 20.000 dieser Verwundeten mussten durch die freiwillige Krankenpflege versorgt werden.[233] Dies lag zumindest bei der preußischen Armee nicht an der mangelnden etatmäßigen Planung des Sanitätswesens.[234] Wegen Transportschwierigkeiten[235], der Verwendung bereits im deutschen Aufmarschgebiet im Inland[236] und dem erst in der Nacht vom 2. auf den 3. Juli erteilten Angriffsbefehl waren aber die schweren Feldlazarette größtenteils nicht vor Ort.[237]

230 Loeffler, Das Preußische Militär-Sanitätswesen, 1. Teil, S. 19.

231 Ebd., S. 42 ff.

232 Vgl. Eggert-Vockerodt, Das Militärsanitätswesen im späten Deutschen Bund, S. 90 f. Zu den Problemen bei der exakten Erfassung der Opferzahlen vgl. Loeffler, Das Preußische Militär-Sanitätswesen, 2. Teil, S. 102 ff.

233 Vgl. Brinkmann, Die freiwillige Krankenpflege im Kriege, S. 92; Loeffler, Das Preußische Militär-Sanitätswesen, 2. Teil, S. 17 und 46 ff.

234 Vgl. Loeffler, Das Preußische Militär-Sanitätswesen, 2. Teil, S. 29 ff. u. 106.

235 Einige preußische Eisenbahnlinien endeten kurz vor der schlesisch-böhmischen Grenze und die einzige durchgehende ging nur bis Königinhof, etwa zwei bis drei Meilen (= ca. 15–22 km) vom Schlachtfeld entfernt. Der Transport dorthin musste mit Pferdewagen erfolgen, die nicht in ausreichender Zahl zur Verfügung standen. Vgl. Kap. 2.5.2.

236 Preußen hatte im besetzten Sachsen, insbesondere in Dresden, Zittau, Löbau und Bautzen Lazarette eingerichtet. Im Juli wurden alle preußischen Militärärzte nach Böhmen beordert und deren Arbeit in Sachsen von Zivilärzten übernommen. Die Krankenpflege in den sächsischen Lazaretten erfolgte sowohl durch verschiedene konfessionelle Schwesternschaften, in Zittau beispielsweise durch Vincentinerinnen aus Kulm bei Danzig, sowie durch freiwillige Damen. Vgl. SHSA Dresden MdI 02126 h Lazarette in Zittau und Bautzen 1866. Auch für Rekonvaleszenten richtete die sächsische Lazarettverwaltung auf Bitten der preußischen Besatzungsbehörde Hospitäler ein, in denen sowohl preußische, als auch österreichische und sächsische Soldaten gepflegt wurden. Vgl. SHSA Dresden MdI 02126 m Das Lazarett in Augustusbad bei Radeberg 1866. Die meisten Lazarette in Sachsen bestanden bis zum Oktober 1866.

237 Um der zahlreichen nach den langen Märschen erkrankten Soldaten und der Verwundeten der ersten Schlachten in Böhmen Herr zu werden, wurde beispielsweise ein schweres

Die fahrenden Abteilungen der Divisionslazarette konnten diese Verwundetenzahl nicht allein versorgen, zumal einige von ihnen ihre Materialreserven bereits in den ersten Gefechten dieses Krieges verbraucht hatten und kein Nachschub aus Preußen kam. Erst im Laufe des Krieges waren die Reserve-Sanitätsdienste in der Lage, die rückwärtige Versorgung der Verwundeten zu übernehmen und die Feldlazarette für den Dienst unmittelbar an der Front frei zu machen.[238] So war das Sanitätswesen noch nicht einmal in der Lage, die damalige ärztliche Empfehlung der Wundversorgung in den ersten 48 Stunden zu erfüllen.[239] Kommunikations- und Organisationsprobleme erschwerten zudem einen Ausgleich der unterschiedlichen Bedürfnisse unter den Divisionen. Erst ab dem 8. Juli war der Chef des Militärmedizinalwesens in Böhmen vor Ort anwesend, um die Einsätze zu koordinieren.[240] Der nächtliche Angriffsbefehl vor Königgrätz konnte den Lazaretten nicht durch Telegrafen[241] weiter gegeben werden und reitende Ordonanzen standen den Sanitätseinrichtungen nicht zur Verfügung. Dies machte nicht nur die rechtzeitige Heranführung der schweren Feldlazarette unmöglich, sondern erschwerte auch die Disposition der leichten Divisionslazarette während der Schlacht. Der preußische Militärarzt Loeffler bewertete diese „reglementarische Lücke“ rückblickend als „eine der verhängnisvollsten Ursachen der Unzulänglichkeit des Sanitätsdienstes im Gefechts-Verhältnis.“[242] Die freiwilligen Trägerkolonnen und Krankenpflegerinnen, die entweder den Truppen selbständig gefolgt oder zufällig an die richtige Einsatzstelle gereist waren, konnten teilweise noch vor dem amtlichen Sanitätswesen als erste auf dem Schlachtfeld tätig werden, ihre Arbeit stellte nicht nur eine Ergänzung desselben dar. Dennoch betrachteten einige Militärärzte diese Freiwilligen als unwillkommene und organisationsfremde Eindringlinge.[243]

Nach dem raschen Weiterzug der Armee in Richtung Wien oblag ihnen dennoch die Hauptlast der Versorgung der zurückgebliebenen Verwundeten

Korpslazarett am Einsenbahnknotenpunkt im sächsischen Görlitz stationiert. Erst nach Ersatz durch nachrückende Sanitätskräfte und Freiwillige konnte es sich auf den Weg nach Böhmen machen, wo es am 5. Juli in Horsitz eintraf. Eine Sektion desselben erhielt aber sogleich den Befehl zum Weitermarsch mit den Truppen in Richtung Brünn. Zum Einsatz der einzelnen Korpslazarette vgl. Loeffler, Das preußische Militärsanitätswesen, 2. Teil, S. 109f.

238 Loeffler, Das Preußische Militär-Sanitätswesen, 2. Teil, S. 41 und 45.

239 Ebd., S. 40.

240 Ebd., S. 35.

241 Zum militärischen Telegrafenwesen vgl.: Militärtelegraphie, in: Meyers Konversationslexikon, Bd. 11, Leipzig 1888, S. 622. Erst um 1900 entstanden dauerhafte Telegrafenbataillone, in den Reichseinigungskriegen wurden nur vorübergehend aus Zivilbeamten bestehende Telegrafenformationen gebildet. Die technische Realisierung der notwendigen Leitungen lag bei den Pionierbataillonen, die bei einem schnellen Kriegsfortschritt wie in Böhmen Schwierigkeiten hatten, den Anforderungen zu genügen.

242 Loeffler, Das Preußische Militär-Sanitätswesen, 2. Teil, S. 49. Dr. Loeffler, der das Kommando über die schweren Feldlazarette führte, sprach von einem peinlichen Gefühl der Unwissenheit über das rechtzeitige Eintreffen der schweren Feldlazarette.

243 Vgl. Riesenberger, Das Deutsche Rote Kreuz, S. 47.

und Kranken, da die Militärlazarette mit ihren Truppenteilen vorgerückt waren.[244] Auch die Versorgung der Lazarette mit Lebensmitteln und Verbandstoffen erfolgte im Wesentlichen durch die Ritterordensdepots und nicht durch die Armee selbst.[245] Eine besondere Schwierigkeit bestand in den geographischen Gegebenheiten rings um das Schlachtfeld von Königgrätz, das sich in einer zerklüfteten, von Schluchten durchzogenen und von Wald bedeckten Landschaft befand, was den Transport und die Sammlung der Verwundeten erschwerte. Anders als beispielsweise in Solferino, war die einheimische Bevölkerung in Böhmen entweder geflohen oder kaum bereit, sich an der Pflege und Versorgung der Soldaten auch aus dem eigenen Land zu beteiligen.[246]

Ein weiteres Problem dieses Krieges stellte der Ausbruch der durch preußische Soldaten nach Böhmen und Niederösterreich eingeschleppten Cholera ab Mitte Juli 1866 dar. Die Seuchenlazarette befanden sich vor allem in Brünn[247], Lundenburg[248], Prag und den jeweils umliegenden Orten. Um die Ausbreitung der Cholera zu verhindern, schickte das Preußische Zentralkomitee Ärzte zur Durchführung von Desinfektionsmaßnahmen zu den wichtigsten Eisenbahnknotenpunkten und Etappenstraßen und der Kriegsminister verhängte eine achttägige Quarantäne über alle betroffenen Orte und Truppenteile. Doch alle diesbezüglichen Bemühungen schlugen fehl. Rückkehrende Soldaten nahmen die Krankheitserreger im Herbst 1866 in ihre Heimatgebiete mit.[249] Dies lag mit hoher Wahrscheinlichkeit auch an den mangelnden Erkenntnissen über die Verbreitungswege der Cholera durch Trinkwasser und den Glauben, die Erreger würden durch Miasmen, d.h. schlechte Luft, verbreitet. Schwestern berichteten, dass man die Verwundeten als Schutz vor Ansteckung so viel wie möglich an die frische Luft bringe und ihnen keinen Wein oder konservierte Fruchtsäfte verabreiche, die in Flaschen reichlich vorhanden seien.[250] Eine ganz anders geartete Gefährdung der freiwilligen Kranken-

244 Bereits zwei Tage nach der Schlacht von Königgrätz setzte die preußische Armee ihren Marsch in Richtung Wien fort, die Sanitätseinrichtungen folgten ihr. Vgl. Loeffler, Das preußische Militärsanitätswesen, 2. Teil, S. 108.

245 Die amtlichen Lazarett-Reserve-Depots hatten in Königgrätz keine Verbindung zu den Feldlazaretten, so dass die Versorgung fast ausschließlich bei den Johanniterdepots lag. Vgl. Loeffler, Das Preußische Militär-Sanitätswesen, 1. Teil, S. 19 sowie ebd., 2. Teil, S. 39. Erst am 4. Tag nach der Schlacht von Skalitz konnte die Lebensmittelversorgung der Lazarette durch die Johanniter aufgenommen werden, von militäreigenen Transporten wird nichts berichtet. Mit den Johannitern kamen auch Krankenschwestern, so dass erst jetzt eine geordnete Versorgung der Verwundeten möglich war.

246 Loeffler, Das preußische Militärsanitätswesen, 2. Teil, S. 105.

247 Tschechisch Brno.

248 Tschechisch Břeclav. Die Kleinstadt liegt in Südmähren an der Grenze zu Niederösterreich.

249 Vgl. beispielhaft: Robert Volz, Die Cholera auf dem badischen Kriegsschauplatze im Sommer 1866. Amtlicher Bericht. Erstattet an das Großherzoglich Badische Ministerium des Innern, Karlsruhe 1867.

250 AF Aachen, Mutterhausarchiv 02-045, Briefe von Schwester Elisabeth aus Königinhof vom 21.07.1866 und 25.07.1866. Auch die in den achtziger Jahren von Robert Koch gemachten Entdeckungen von infektionsauslösenden Bakterien wurden in den Schwesternschaften nur mit jahrelanger Verzögerung rezipiert. Vgl. dazu: Annett Büttner, „Nach-

pfleger ging von marodierenden Soldaten aus, die sich unter dem Vorwand krank zu sein, schon vor den Schlachten von ihren Regimentern entfernt hatten oder nach ihrer Entlassung plündernd durch die Orte zogen, während sich einheimische Banden überwiegend mit dem Ausrauben gefallener Soldaten auf dem Schlachtfeld beschäftigten.[251]

Auf dem westlichen Kriegsschauplatz ergaben sich dagegen ganz andere Einsatzbedingungen. In Bayern waren durch die zahlenmäßig stark vertretenen konfessionellen Schwesternschaften überproportional viele Krankenpflegekräfte vor Ort, die sich gegenseitig die Arbeitsfelder streitig machten. Andererseits hatte die preußische Armeeführung alle verfügbaren Korpslazarette nach Böhmen dirigiert, so dass es insbesondere nach der Schlacht von Langensalza zu erheblichen Engpässen in der Verwundetenversorgung gekommen war. Die Öffentlichkeit war durch Zeitungsberichte auf dieses Problem aufmerksam gemacht worden. Daraufhin boten sich beispielsweise Duisburger Diakone zum Einsatz an. Aus Zeitmangel wurde darauf nicht mehr eingegangen, da man schon auf örtliche Kräfte und katholische Schwestern zurück gegriffen hatte.[252] Aber auch letztere wurden erst am Tag nach der Schlacht zu Hilfe gerufen.[253] Bei der Versorgung und dem Abtransport der Verwundeten der preußischen Mainarmee ergaben sich insbesondere für die männlichen Felddiakone später ergiebige Arbeitsfelder.[254]

Wie in allen größeren Kriegen zuvor, überstieg die Zahl der an Krankheiten verstorbenen Soldaten die Zahl der ihren Verwundungen erlegenen. Allein von Juli bis August 1866 erkrankten 57 989 preußische Soldaten, 12 000 von ihnen an der Cholera.[255] Die preußischen Truppen hatten insgesamt Verluste von 10.877 Mann. 40,1 % kamen in der Schlacht um oder erlagen ihren Verwundungen, 59 % starben an Krankheiten.[256] Dieses Verhältnis sollte sich, nicht zuletzt durch den Einsatz der freiwilligen Krankenpflege, erstmals im Deutsch-Französischen Krieg umkehren.

richt aus der Stadt des großen Elends“: Die Pflege von Cholerakranken in Hamburg im Jahr 1892 durch Kaiserswerther Diakonissen, in: Zeitschrift des Vereins für Hamburgische Geschichte, 93 (2007), S. 179–198.

251 Beiblatt der Fliegenden Blätter aus dem Rauhen Hause, 9;1866, S. 140 f.; AuKF 18. Jg., Juli/Aug. 1866, S. 129.

252 21./22. Jahresbericht der Rheinisch-Westphälischen Diakonenanstalt Duisburg 1865/1866, S. 9.

253 Geschichte der Genossenschaft der Barmherzigen Schwestern des hl. Vincenz von Paul aus dem Mutterhause in Paderborn, Manuskriptdruck, Paderborn 1909, S. 41. Ein Telegramm des Malteserordens rief die Vincenzschwestern am Tag nach der Schlacht nach Langensalza. Dort pflegten sie unter völlig unzureichenden Bedingungen in Räumen des schwer zerstörten Kurhauses und holten sogar noch Verwundete vom Schlachtfeld. Vgl. auch: Neuß; Pfeifer, Die Schlacht bei Langensalza, S. 85.

254 Vgl. Kap. 2.2.3. und 2.5.

255 Stefan Winkle, Geißeln der Menschheit, S. 210.

256 Riesenberger, Das Deutsche Rote Kreuz, S. 57; Eggert-Vockerodt, Das Militärsanitätswesen im späten Deutschen Bund, S. 89 f.; Loeffler, Das preußische Militärsanitätswesen, 2. Teil, S. 15. Die Cholera forderte unter dem Militärsanitätspersonal 112 Opfer, für die freiwillige Krankenpflege kann eine zuverlässige Zahl nicht angegeben werden.

2.2.2 Schwesternschaften

2.2.2.1 Katholische Schwesternschaften

Bereits im Mai 1866 erreichten die deutschen Bischöfe Anfragen verschiedener Regierungsstellen und Rot-Kreuz-Vereine, ob im Kriegsfall Schwestern zur Verfügung gestellt werden können.[257] Erst Mitte Juni setzte sich der soeben berufene Königliche Kommissar für die freiwillige Krankenpflege mit ihnen in Verbindung.[258]

Die Mehrzahl der katholischen Schwesternschaften kam wiederum unter der nominellen Oberhoheit des Rheinisch-Westfälischen Malteserordens zum Einsatz, der elf Delegierte entsandte und sich seinerseits dem Königlichen Kommissar unterstellte.[259] Die Leitung hatte Graf von Schmising-Kerssenbrock inne, der in Dresden ein eigenes Zentralbüro einrichtete und von dort aus versuchte, die Berufung und Aussendung der katholischen Pflegekräfte nach Böhmen und zur Mainarmee zu steuern.[260] Die Parallelstrukturen in der freiwilligen Krankenpflege erleichterten ihm diese Arbeit nicht. Der Kölner Erzbischof Dr. Paulus Melcher hatte beispielsweise nach Rücksprache mit seinen Klosterkommissaren in einem Schreiben an das Zentralkomitee des Preußischen Vereins zur Pflege im Felde verwundeter und erkrankter Krieger mit größter Bereitwilligkeit Pflegepersonal unter der Bedingung in Aussicht gestellt, dass die Brüder von der Wehrpflicht befreit und alle Genossenschaften einen finanziellen Ausgleich bekommen würden.[261] Kurze Zeit später wies er seine Klosterkommissare an, der Requisition von Pflegepersonen nicht nur durch das Zentralkomitee des Preußischen Rot-Kreuz-Vereins, sondern auch durch den Grafen zu Stolberg als Königlichem Kommissar und den Malteser-Orden zu entsprechen, denn gleichzeitig hatte sich Graf von Schmising-Kerssenbrock vom Königlichen Kommissar die Zusicherung erbeten, dass die Berufung katholischer Schwestern und Brüder aus der Rheinprovinz und Westfalen nach Mög-

257 AEB Köln, Erzbischöfliche Cabinets-Registratur CR 25.13,1, Bl. 28: Anfrage von Dr. Kraetzig, Geh. Regierungsrat und Abteilungs-Dirigent im Kultusministerium vom 26.05.1866; ebd. Bl. 34: Anfrage von Prinz von Reuß für das Zentralkomitee des Preußischen Vereins zur Pflege verwundeter und erkrankter Krieger an den Erzbischof vom 30.5.1866.

258 AEB Köln, Erzbischöfliche Cabinets-Registratur CR 25.13,1, Bl. 44: Schreiben des Königlichen Kommissars und Militärinspekteurs der freiwilligen Krankenpflege Graf zu Stolberg-Wernigerode vom 17.06.1866.

259 Vgl. Maximilian von Twickel, Die nationalen Assoziationen des Malteserordens in Deutschland. Die rheinisch-westfälische Malteser-Genossenschaft, in: Adam Wienand, Der Johanniterorden; Der Malteserorden, Köln 1988, S. 453–481, hier S. 465f.

260 Der Orden stellte in diesem Krieg 25.000 Taler und weitere Sachspenden für die Kriegsverwundetenfürsorge zur Verfügung. Vgl. Twickel, Die nationalen Assoziationen des Malteserordens, S. 466. Siehe auch: AEB Köln, Erzbischöfliche Cabinets-Registratur CR 25.13,1, Bl. 65.

261 Briefentwurf des Erzbischofs vom 6.06.1866, AEB Köln, Erzbischöfliche Cabinets-Registratur CR 25.13,1, Bl. 36.

lichkeit über ihn erfolgen sollte.[262] Tatsächlich forderten aber das Kriegsministerium und lokale Behörden, wie Bürgermeister, Landräte und lokale Armeekommandanten die meisten Schwestern und Brüder direkt bei den Genossenschaften für die verschiedensten Lazarette an.[263] Dies war insbesondere nach der Schlacht von Langensalza und in Bayern der Fall.

Katholische Stellen ließen sich bereitwillig in das neu entstehende System der freiwilligen Krankenpflege integrieren, auch wenn es noch mit erheblichen Mängeln in der Koordination und Leitung behaftet war.[264] Eine Zersplitterung der Kräfte und ein mehrfacher Verwaltungsaufwand für alle Beteiligten waren die Folge. Darüber hinaus war der Malteserorden nicht in allen deutschen Teilstaaten vertreten. Im nordbayrischen Franken lag die Organisation der freiwilligen Krankenpflege im Wesentlichen in den Händen des hessischen Zweiges des Johanniterordens, der sich auch der katholischen Schwestern und Brüder angenommen hatte, bevor die Lazarette am 9. August vom preußischen Militär übernommen wurden.[265] Der ebenfalls in Böhmen zahlenmäßig stärker vertretende Johanniterorden betreute dort in vielen Fällen die katholischen Pflegerinnen mit und ließ die Verteilung seiner Hilfsgüter teilweise durch sie vornehmen.[266] Der Malteserorden hatte seine Tätigkeit in Dresden erst Ende Juni und damit zu einem Zeitpunkt aufgenommen, an dem schon zahlreiche katholische Pflegekräfte dem Ruf lokaler Behörden in die Lazaretten gefolgt waren. Daher blieb ihm zunächst vor allem die Aufgabe der Bestandsaufnahme. Mehrere Malteserritter reisten von Dresden aus nach Böhmen, Thüringen und Bayern, um die Einsatzorte katholischer Schwestern und Brüder zu ermitteln.[267] Das staatliche Pendant dazu war der sächsische Hofarzt Dr. Brauer, der von der Dresdner Lazarettkommission Anfang September nach Böhmen geschickt wurde, um dort noch verstreute und ohne Betreuung befindliche sächsischen Kranke und Verwundete zu suchen und nach Mög-

262 Anweisung an die Klosterkommissare vom 26.06.1866, AEB Köln, Erzbischöfliche Cabinets-Registratur CR 25.13,1, Bl. 48.

263 Vgl. u. a. das Beispiel der Aachener Franziskanerinnen bei: Ignatius Jeiler, Die gottselige Mutter Franziska Schervier, Freiburg i. B. 1927, S. 319f. sowie Luzian Pfleger, Die Kongregation der Schwestern vom Allerheiligsten Heilande, genannt: „Niederbronner Schwestern", Freiburg i. B. 1921, S. 127ff.

264 Die augenfälligsten Missstände wurden nach dem Krieg vom Malteserorden in einer Denkschrift zusammengetragen, vgl. Referat der Vereinigung westfälischer Edelleute aus Münster betr. die katholische Seelsorge und Krankenpflege bei der kriegführenden Armee vom Januar 1867 in: AEB Köln, Erzbischöfliche Cabinets-Registratur CR 25.13,1, Bl. 141ff.

265 AEB Köln, Erzbischöfliche Cabinets-Registratur CR 25.13,1, Vorgang 128, Bericht des Malteserritters Franz Freiherr von Dalwigk vom 9.08.1866.

266 Vgl. AF Aachen, Mutterhausarchiv 02-045. Briefe aus dem Krieg 1866. In zahlreichen Briefen der Aachener Franziskanerinnen an ihr Mutterhaus, sprachen sie sich lobend über die Johanniter und deren Zusammenarbeit mit den Maltesern aus.

267 AEB Köln, Erzbischöfliche Cabinets-Registratur CR 25.13,1, Vorgang 128, Berichte des Malteserordens, hier: Aufstellung der eingesetzten Schwestern- und Bruderschaften S. 17ff.

lichkeit nach Sachsen zu transportieren.[268] Ähnlich wie das Militärsanitätswesen reagierte der Orden lediglich, statt zu agieren und zu dirigieren und im Vorfeld von zu erwartenden Schlachten entsprechende Vorkehrungen hinsichtlich der Verwundetenversorgung zu treffen. Zur Entschuldigung der Ordensritter kann allerdings angeführt werden, dass es sich bei ihnen nicht um Fachleute im eigentlichen Sinne handelte, sondern um Adlige, die lediglich für die Zeit des Kriegseinsatzes unentgeltlich in der Organisation der freiwilligen Krankenpflege tätig wurden. Eine fundierte organisatorische Vorbereitung des Einsatzes erfolgte vor dem Krieg nicht.

Die Berufung eines großen Teils der katholischen Schwestern durch den Malteserorden selbst war zu einem so späten Zeitpunkt erfolgt, dass sie erst Anfang Juli und damit mehrere Tage nach den ersten großen Schlachten in Böhmen und bei der Mainarmee ankamen.[269] „Statt auf die Verwundeten zu warten, mussten diese warten, bis jene kamen."[270] Trotzdem fanden sie im Allgemeinen zunächst noch reichlich Arbeit vor, da das Militärsanitätswesen mit der ungeheueren Menge an Verwundeten und der zunehmenden Zahl an Cholerakranken völlig überlastet war. Allerdings wurden die Schwesterngruppen teilweise willkürlich auseinandergerissen und in verschiedenen Lazaretten inmitten anderer, auch weltlicher Pflegekräfte zweifelhaften Charakters eingesetzt.[271] Besonders in den ersten Tagen fehlte es an Lebensmitteln, um die in der angestrengten Pflege stehenden Schwestern und Brüder ausreichend ernähren zu können. Das Militär kümmerte sich im Allgemeinen um diesen Aspekt des Einsatzes nicht. Waren Vorräte vorhanden, wurden sie von weltlichen oder Militärpflegern verwaltet, die sie nicht selten selbst verbrauchten oder verderben ließen. Viele Sach- und Naturalienspenden kamen viel zu spät, zum Teil erst nach Auflösung der Lazarette vor Ort an und mussten, sofern ein Absender vorhanden war, wieder zurück expediert werden. Der Malteserorden unterhielt keine eigenen Depots und war auf die des Militärs, der Rot-Kreuz-Verbände und der Johanniter angewiesen. Die aus der Heimat ge-

268 Bericht von Dr. Bauer vom 5.09.1866 in: SHSA Dresden MdI 02126 g Lazarette in Böhmen 1866. Durch die Auflösung der meisten preußischen Feldlazarette blieben im September 1866 zahlreiche Sachsen ohne Betreuung in Böhmen zurück. Am 2.10.1866 wurden noch zwei weitere sächsische Ärzte zur Organisation des Rücktransports aus Hradeck und Gitschin ausgesandt.

269 Erst am 8. Juli 1866 wurden auf Bitten des Malteserordens Aachener Franziskanerinnen nach Böhmen entsandt. Dort fanden sie sehr erschöpfte Franziskanerinnen von Mauritz (bei Münster in Westfalen) bei der Pflege von ca. 2000 schwerverwundeten Österreichern vor, die nun von den Aachenerinnen mit gepflegt wurden. Vgl. Jeiler, Die gottselige Mutter Franziska Schervier, S. 321 f. sowie AF Aachen, Mutterhausarchiv 02-045, Reisebericht der nach Böhmen entsandten Schwestern 1866.

270 Referat der Vereinigung westfälischer Edelleute aus Münster betr. die katholische Seelsorge und Krankenpflege bei der kriegführenden Armee vom Januar 1867 in: AEB Köln, Erzbischöfliche Cabinets-Registratur CR 25.13,1, Bl. 143.

271 AEB Köln, Erzbischöfliche Cabinets-Registratur CR 25.13,1, Vorgang 128, Berichte des Malteserordens 1866 sowie ebd., Bl. 140 ff. Referat der Vereinigung westfälischer Edelleute aus Münster betr. die katholische Seelsorge und Krankenpflege bei der kriegführenden Armee, Jan. 1867.

schickten Spenden türmten sich nicht selten am Ende der Bahnstrecken, von wo aus ein Transport mit Fuhrwerken hätte stattfinden müssen, zu riesenhaften Depots an, wenn die Eisenbahnwaggons überhaupt entladen wurden. Häufig herrschte nur wenige Meilen davon entfernt empfindlichster Mangel an Lebensmitteln und Verbandstoffen. Diese Zustände wurden durch die Presse auch im Inland bekannt. Aachener Bürger hatten beispielsweise Lebensmittel, Kleidung und Anderes für ihre in preußischen Diensten in Böhmen stehenden Angehörigen gesammelt. Sie baten die Oberin der Franziskanerinnen um die Begleitung des Güterwaggons durch eine Schwester, damit er seinen Zielort sicher erreichen würde. Schwester Felicitas, die erst kürzlich von einer Reise zu den amerikanischen Ordensniederlassung zurück gekehrt war und wohl deshalb als besonders durchsetzungsfähig galt, wurde mit dieser Aufgabe betraut. Unter großen Mühen erreichte der Waggon in mehrtägiger Fahrt seinen Bestimmungsort.[272]

Wie bereits erwähnt, war es wieder die Aufgabe sowohl der Johanniter- als auch der Malteserritter, durch Herumreisen in den Kriegsregionen den augenblicklichen Bedarf an Schwestern und Hilfsmitteln festzustellen, was nicht nur zeitaufwendig und uneffektiv war, sondern zu einer erheblichen Verzögerung bei der Versorgung der Patienten führte.[273] Häufig waren dabei Zeitungen und mündliche Berichte anderer Ritter die einzige Informationsquelle, um die Richtung der Erkundungsreisen festzulegen. Hinderlich wirkte sich dabei auch die Tatsache aus, dass etliche Malteser nach kurzer Zeit aus beruflichen oder familiären Gründen wieder nach Hause zurückkehren mussten und die personelle Kontinuität der Betreuung der katholischen Schwestern und Brüder dadurch kaum gegeben war. Ihre Wirksamkeit beschränkte sich im Wesentlichen auf die Verteilung von Spendengeldern an die Lazarettgeistlichen zur besseren Versorgung der Patienten und die gelegentliche Umdirigierung von Schwestern in Lazarette, in denen der Bedarf noch nicht gedeckt war. Nur selten wurden sie offensiv tätig, wie beispielsweise Freiherr von Droste-Hülshoff, der mehrere Schwestern und Brüder aus Düsseldorf und Neuss, die aus eigener Initiative nach Kassel gefahren waren, zum Einsatz nach Kissingen brachte.[274] Er hatte sich Anfang Juli auf Anweisung des Malteserordens nach Kassel begeben und dort alle Lazarette gut versorgt gefunden. Daraufhin schloss er sich mit den dort zufällig angetroffenen überzähligen Schwestern und Brüdern einem Hilfstransport für die preußischen Lazarette in Bayern an, der von einem Vertreter des Kölner Hilfskomitees angeführt wurde. Bei der Abfahrt hörten sie von der Schlacht bei Kissingen und wandten sich nun in

272 AF Aachen, Chronik „ Schervierpost“ (künftig: Schervierpost) 1866, S. 337.

273 AEB Köln, Erzbischöfliche Cabinets-Registratur CR 25.13,1, Vorgang 128, Bericht des Malteserritters Freiherr von Geyr-Schweppenburg vom 6.08.1866.

274 Vgl. AEB Köln, Erzbischöfliche Cabinets-Registratur CR 25.13,1, Vorgang 128, Bericht des Malteserritters Freiherr von Droste-Hülshoff vom 25.11.1866. Da in der Quelle kein Vorname genannt wird kann nur vermutet werden, dass es sich bei ihm um Clemens Friedrich von Droste-Hülshoff (1837–1919), den Neffen der Dichterin Annette von Droste-Hülshoff und späteren Landrat von Büren handelte. Das Recht, sich „Bad Kissingen“ zu nennen, bekam die Stadt erst 1883.

größter Eile dorthin. Die Gruppe traf in der Nacht vom 12. auf den 13. Juli ein. Obwohl die Schlacht bereits am 10. Juli stattgefunden hatte, war dies offenbar die erste Hilfslieferung für das an seine Kapazitätsgrenze gestoßene preußische Militärlazarett unter der Leitung von Oberstabsarzt Dr. Lindner. Die Schwestern und Brüder begaben sich sofort in die Lazarette im Kursaal, im Arkadenbau und der Kegelbahn, in denen die schwerverwundeten und sterbenden Patienten zum Teil ohne Betreuung und ohne Decken auf Stroh die Nacht verbrachten. Die Leitung des Kurhauses übernahm die Oberin der Düsseldorfer Kreuzschwestern, die nun auch die Aufsicht über die wenigen, aus Berlin angereisten freiwilligen Damen hatte. Es spielten sich dramatische Szenen ab, wie die eines amputierten Westfalen, der ganz allein im Musikzimmer des Kursaals untergebracht war und dessen amputiertes Bein neben ihm lag, weil in der Eile niemand Zeit gefunden hatte, es zu entfernen.[275]

Für die Bestattung der in der Sommerhitze schon in Verwesung übergegangenen Leichen und Pferdekadaver wurden erst auf Bitten des Malteserritters Bauern requiriert.

Einige Schwestern übernahmen ein Lazarett in Winkels bei Kissingen, das bis dahin noch völlig ohne Pflegekräfte gewesen war. Die von ihnen mitgebrachten Decken und Verpflegungsgegenstände bildeten den Grundstock für ein Magazin, aus dem das Lazarett versorgt werden konnte. Zur Entlastung der überfüllten Kissinger Lazarette requirierte von Droste das königliche Schloss im benachbarten Brückenau und richtete dort ein weiteres Lazarett ein. Von Kissingen wurde ihm ein Feldwebel als Lazarettinspektor geschickt, die Pflege übernahmen zunächst Damen aus dem Ort, bevor weitere barmherzige Schwestern eintrafen. So bald wie möglich wurden die Leichtverwundeten evakuiert, um sie nicht, wie in Kissingen geschehen, als Kriegsgefangenen in die Hände bayrischer Truppen übergeben zu müssen.[276] Die Schlacht von Kissingen bildet neben denen von Langensalza und Königgrätz ein Schlüsselereignis dieses Krieges, auf sie wird daher noch mehrmals an Hand weiterer Quellen zurück gekommen. In Lohr, wohin sich von Droste-Hülshoff anschließend wandte, wurde er ungeachtet der Neutralität von Sanitätspersonen von bayrischen Truppen als Spion gefangen genommen, aber am folgenden Tag nach deren Abzug wieder auf freien Fuß gesetzt.[277] Auf seiner weiteren Reise durch das preußisch besetzte Nordbayern fand er die meisten Lazarette in befriedigendem Zustand. Lediglich der Mangel an Grundnahrungsmitteln setzte auch den gesunden Soldaten zu. Er sorgte schließlich dafür, dass aus verschiedenen Quellen insbesondere des Rheinlandes und Westfalens Lebensmittel nach Franken transportiert wurden, weil das preußische Militär offenbar logistisch nicht in der Lage war, dieses Problem zu lösen.

275 Ebd., S. 30.

276 Das Brückenauer Lazarett bestand unter der Leitung von Droste-Hülshoffs bis zum 1.10.1866. Anschließend begleitete er die transportfähigen verwundeten Westfalen in einem Gepäckwagen bis nach Münster.

277 Ebd., S. 34. Ähnliches ereignete sich in Aschaffenburg mit hessischen und österreichischen Ärzten. Vgl. Erfahrungen aus dem Krieg von 1866, S. 92.

In einem Bericht vom 13. Juli stellte der Orden bereits die ausreichende Versorgung insbesondere der böhmischen Lazarette mit Personal fest, denn bereits Anfang Juli waren einige Schwestern wieder vom Kriegsschauplatz zurück gekehrt, ohne dort zum Einsatz gekommen zu sein.[278] Die meisten blieben bis Ende August und Anfang September in den böhmischen Lazaretten und reisten dann nach Abzug der Truppen mit Unterstützung des Malteserordens wieder in ihre Mutterhäuser zurück. Lediglich die Choleralazarette in Prag und der Umgebung von Dresden blieben bis Ende September bestehen.

Nach Friedensschluss im September verbreiteten heimgekehrte Soldaten die Cholera im ganzen Rheinland, in Westfalen und anderen preußischen Regionen. Viele Schwestern wurden auf weitere Wochen und Monate durch die Pflege dieser Kranken gebunden und etliche fielen ihr selbst zum Opfer.[279]

Wie die evangelische Seite, hatte auch die katholische ein besonderes Augenmerk auf die geistliche Versorgung ihrer Konfessionsangehörigen in der Truppe gelegt. Bei der preußischen Armee befanden sich in Friedenszeiten lediglich 21 katholische Feldgeistliche, die dem zu erwartenden Arbeitsanfall nicht gewachsen waren. Dem Aufruf des Kölner Erzbischofs zur Meldung von freiwilligen Feldgeistlichen vom 2. Juli 1866 folgte eine Vielzahl insbesondere von jungen Gemeindepfarrern, die von den Malteserrittern nach Bedarf auf die Lazarette verteilt wurden.[280] Ab Mitte Juli diesen Monats häuften sich die Meldungen, dass auch keine Feldgeistlichen mehr benötigt würden, obwohl in den rückblickenden Berichten der große Mangel an seelsorgerlicher Betreuung insbesondere der sterbenden Schwerverwundeten herausgehoben wurde.[281]

Die Konfrontation des dezidiert evangelischen Preußen mit der katholischen Macht Österreich ist Ursache für den starken konfessionellen Aspekt dieses Krieges, in dem die Auseinandersetzungen zwischen protestantischen und katholischen Kreisen sowohl in der öffentlichen Debatte als auch in den Lazaretten weitaus heftiger auftraten als 1864. In einigen protestantischen Gegenden kursierten jeder realen Grundlage entbehrende Gerüchte, barmherzige Schwestern hätten den Verwundeten Vitriol oder Schwefelsäure in die Wunden gegossen und wären daraufhin in Festungshaft genommen wor-

278 AEB Köln, Erzbischöfliche Cabinets-Registratur CR 25.13,1, Randbemerkung des Generalvikars vom 11.07.1866 auf Bl. 77. Vgl. auch: AF Aachen, Mutterhausarchiv 02-045, Brief von Schwester Elisabeth aus Königinhof vom 13.07.1866. Darin berichtet sie über Eupener Franziskanerinnen, die nicht nur ihr aus 33 Koffern und Kisten bestehendes Gepäck verloren hatten, sondern auch unverrichteter Dinge wieder nach Dresden zurück kehren mussten.

279 Jeiler, Franziska Schervier, S. 324f.

280 AEB Köln, Erzbischöfliche Cabinets-Registratur CR 25.13,1, Bl. 56ff. Den freiwilligen Seelsorgern wurde wie den in der Krankenpflege tätigen Personen freie Fahrt auf den Eisenbahnen gewährt.

281 Referat der Vereinigung westfälischer Edelleute aus Münster betr. die katholische Seelsorge und Krankenpflege bei der kriegführenden Armee vom Januar 1867 in: AEB Köln, Erzbischöfliche Cabinets-Registratur CR 25.13,1, Bl. 143.

den.[282] Gegenseitige Verdrängungsversuche waren in den Lazaretten an der Tagesordnung, die jeweils dominierende Konfession versuchte den Einsatz anderer Schwesternschaften zu verhindern.[283] Wenn diese Bemühungen nicht erfolgreich waren, versuchte man zumindest die Qualität der eigenen Arbeit über die der Konkurrenz zu erheben und versicherte sich auf beiden Seiten auch gern der Bestätigung durch übergeordnete Instanzen.[284] So hatte sich das örtliche Hilfskomitee in Frankfurt/Oder vergeblich bis hin zu den höchsten Kommandostellen über den Einsatz Eupener Franziskanerinnen in einem bisher von den Damen der Stadt unterstützten Lazarett beschwert und bezeichnete ihn gar als Beleidigung und Schmach für die evangelische Gemeinde. Die zuvor ordnungsgemäß von der Königlichen Lazarettverwaltung beim Johanniterorden angeforderten Schwestern, die Unterstützung durch das Kriegsministerium und die preußische Königin Augusta erhielten, verblieben jedoch an diesem Standtort.[285] Nicht ohne Triumph meldeten katholische Zeitungen, dass Dresden jetzt voller katholischer Schwestern sei, deren Niederlassung vorher per Gesetz verboten war. Die Übergabe der Cholerastation des städtischen Krankenhauses an Clemensschwestern wurde daher als ein bedeutender Schritt zum Abbau ungerechtfertigter Vorurteile und als ein unmittelbarer Erfolg der Tüchtigkeit und Opferbereitschaft der Schwestern gewertet.[286]

2.2.2.2 Evangelische Schwesternschaften

Die enge Verbindung der protestantischen Mutterhäuser zum preußischen Staat, auf die bereits mehrfach hingewiesen wurde, spiegelte sich auch in diesem Krieg wider.[287] Der König hatte für den 27. Juni 1866 einen allgemeinen Bettag ausgerufen, bei dem nicht nur um göttlichen Beistand, sondern „um

282 ACS Münster, Chronik Bd. 13, S. 165.

283 Vgl. die Ausführungen über die Diakonissenanstalt Neuendettelsau in diesem Kapitel sowie Jeiler, Franziska Schervier, S. 320. Der Kommandant von Köln hatte beispielsweise direkt bei den Aachener Franziskanerinnen Krankenpflegrinnen für seine Truppen in Hessen-Kassel angefordert. Die eilig dorthin gereisten Schwestern fanden aber schon alle Lazarette mit Diakonissen besetzt und konnten nur mit großer Mühe eine Etage in einer Kaserne für sich gewinnen.

284 AEB Köln, Erzbischöfliche Cabinets-Registratur CR 25.13,1, Bl. 126f.: Bericht über die Tätigkeit der Schwestern vom Hl. Kreuz, Düsseldorf über den Einsatz in Münchengrätz und Prag 1866. Nach Aussage der Malteserritter hätten die Kreuzschwestern die schönste und ordentlichste Station, auch besser als die der Diakonissen, dort müssten die Krankenwärter zu viel mitarbeiten. Ähnliche Berichte gibt es auch von protestantischer Seite.

285 GehStA Berlin, I. HA Rep. 76 Kultusministerium Sekt. 1 Tit. XXI Nr. 95, Seelsorge f. d. in den Lazaretten befindlichen Militärpersonen 1864–1919, Schreiben von Staatssekretär Dr. Kraetzig vom 30.07.1866 sowie Breslauer Blätter Nr. 67 vom 22.08.1866, in: AEB Köln, Erzbischöfliche Cabinets-Registratur CR 25.13,1, Bl. 118. Dort auch weitere Pressebeispiele.

286 AEB Köln, Erzbischöfliche Cabinets-Registratur CR 25.13,1, Vorgang 128, Bericht des Malteserritters Freiherr von Heeremann-Zundwick vom 18.09.1866.

287 Vgl. auch Kap. 2.6.1.

den Sieg unserer Waffen und um den Geist der Versöhnlichkeit und Christenliebe auch gegen die Feinde" gebetet wurde.[288] Die Veranstaltung dieses Tages entfachte den in den Gemeinden bereits bestehenden Eifer bei der Beteiligung an der freiwilligen Krankenpflege durch Sammlung von Natural- und Geldspenden und der Einrichtung von Vereinslazaretten aufs Neue. An diesen Aktivitäten hatten selbstverständlich auch die Diakonissenmutterhäuser teil, die die bei ihnen eingehenden Geld-, Bücher- und Naturalspenden in die frontnahen Lazarette versenden mussten, was einen erheblichen zusätzlichen Verwaltungsaufwand bedeutete.

Bereits während der Mobilmachung der preußischen Armee hatte Graf zu Stolberg, der Kanzler des Johanniterordens, bei den Diakonissenmutterhäusern nachgefragt, ob sie bereit wären, im Fall eines Krieges Schwestern unter der Leitung des Ordens für die Armeelazarette zur Verfügung zu stellen.[289] Das Kaiserswerther Mutterhaus sagte sofort eine nicht näher bestimmte Anzahl von Schwestern zu, wollte sich jedoch einige Handlungsoptionen offen halten. Die Direktion bat sich die Bedingungen aus, dass die Schwestern während ihres Einsatzes im Kontakt mit dem Mutterhaus bleiben konnten, sie nicht einzeln, sondern in Gruppen stationiert würden und abgeschlossene Lazarettabteilungen zur alleinigen Betreuung unter der Leitung einer vorstehenden Schwester zugewiesen bekämen. Aus den Erfahrungen des Deutsch-Dänischen Krieges wurde weiterhin die Forderung abgeleitet, dass die männlichen Hilfskräfte nicht aus den Diakonenanstalten stammen dürften, sondern gewöhnliche Hilfswärter oder militärische Lazarettgehilfen sein sollten, da es 1864 Probleme bei der Unterstellung der Diakone unter die Diakonissen gegeben hatte. Darüber hinaus behielt sich die Anstaltsleitung das Recht vor, auch dem Kriegsministerium im Bedarfsfall Schwestern zur Verfügung zu stellen. Der Johanniterorden ging auf diese Bedingungen ein, durfte aber nach Mitteilung des preußischen Kriegsministeriums über alle zur Verfügung stehende Diakonissen disponieren, da von Stollberg auch zugleich zum Königlichen Kommissar für die freiwillige Krankenpflege ernannt worden sei.[290] In der Praxis ließ sich der Monopolanspruch der Johanniter in diesem Krieg noch keineswegs flächendeckend umsetzen, da er nicht in allen deutschen Staaten präsent war und im Inland von Vereinen eingerichteten Lazaretten von den Diakonissenanstalten selbständig Schwestern zur Verfügung gestellt wurden.[291]

288 Aus einem Aufruf des westfälischen Generalsuperintendenten Wiesmann vom 27.06.1866 an die evangelischen Geistlichen Westfalens zur Unterstützung der freiwilligen Krankenpflege als Feldgeistliche, in: AFKS, 2-1 DA 1192.

289 AFKS, 2-1 DA 1193, Anfrage von Graf Stolberg in Kaiserswerth vom 11.05.1866 und Antwort Pf. Disselhoffs vom 14.05.1866.

290 AFKS, 2-1 DA 1193, Schreiben des Preuß. Kriegsministers vom 10.06.1866.

291 Auch andere Mutterhäuser hatten ihre Schwestern direkt beim zuständigen Kriegsministerium angeboten. Vgl. HSA Stuttgart E 271 c Kriegsministerium Nr. 2148 Schreiben von Prälat Kapff im Auftrag der Diakonissenanstalt Stuttgart vom 4.07.1866. Erst im August kamen die Stuttgarter Diakonissen im Lazarett Mergentheim zum Einsatz. Vgl. ebd., Nr. 873, Brief von Prälat Kapff vom 4.06.1866. Der Streit zwischen Sanitätsverein und

Allein aus der Kaiserswerther Anstalt waren 56 der insgesamt 305 Diakonissen im Kriegseinsatz, u. a. in den Lazaretten in Preußen, zu denen das im Evangelischen Krankenhaus in Düsseldorf, die Militärlazarette in Hamm, Minden und Bielefeld, das Martinsstift in Erfurt sowie in Berlin das Lazarett des Damen-Vereins in der Köpenickerstraße zählten.[292] Weitere arbeiteten in unmittelbarer Nähe des bayrischen Kriegsschauplatzes in Würzburg und Kissingen sowie in Sachsen in der Dresdner Pionier-Kaserne, im dortigen Kadettenhaus und in Bautzen und Löbau. Einige Schwestern reisten den Verwundeten sogar bis nach Prag, vor die Tore Wiens und ins ungarische Pest hinterher. Der Einsatz in diesen rein katholischen Gebieten wurde mit der Hoffnung verknüpft, auch dort „die Diakonissensache" bekannt zu machen.[293] Wie bereits erwähnt, wurde die schon in Friedenszeiten vorhandene interkonfessionelle Konkurrenz in Kriegszeiten besonders virulent. So reisten Kaiserswerther Diakonissen unverzüglich in das von Königin Augusta protegierte Vereinslazarett in Berlin, als dessen Besetzung mit Grauen Schwestern drohte[294] und die Fürstin zu Wied verwunderte sich in einem Brief vom 3. Juli 1866 über die Anweisung an die Kaiserswerther Diakonissen, in dem dortigen Vereinslazarett nicht gemeinsam mit katholischen Schwestern zu pflegen. Als in der überwiegend aus evangelischen Bewohnern bestehenden Stadt Wetzlar die Übernahme der gesamten Verwundetenpflege durch barmherzige Schwestern und Brüder drohte, wandte sich der evangelische Geistliche mit der dringenden Bitte um Entsendung weiterer Diakonissen nach Kaiserswerth.[295] Je weiter sich die Schwestern aber von ihrem Mutterhaus entfernten, desto mehr lockerten sich unter dem Druck der Verhältnisse auch die konfessionellen Fronten. In dem von Seuchen heimgesuchten Brünn pflegten Kaiserswerther Diakonissen in einem Typhuslazarett, in dem katholische Schwestern die Hauswirtschaft besorgten. Man ging sich nach Möglichkeit aus dem Weg und bemühte sich ansonsten beiderseits um einen freundlichen Umgang miteinan-

Kriegsministerium um die Bezahlung der Unterhaltskosten für Diakonissen und barmherzige Schwestern zog sich noch bis zum März 1867 hin. Vgl. ebd., Nr. 897 Entschädigungsforderungen für Lieferungen an das Militärspital Mergentheim 1866, darin Zahlungen des Kriegsministeriums Stuttgart an den Württembergischen Sanitätsverein für die Vergütung von Diakonissen und barmherzigen Schwestern.

292 Zur Gesamtzahl der Schwestern vgl. Felgentreff, Das Diakoniewerk Kaiserswerth, S. 98. Die Diakonissen wurden auf ihren heimatlichen Arbeitsgebieten teilweise durch weltliche Freiwillige ersetzt. Vgl. AFKS, 2-1 DA, 1192 Freiwillige Krankenpflegerinnen während des Krieges 1866.

293 Vgl. AuKF Sept./Okt. 1866, S. 162.

294 AFKS, 2-1 DA 1193, Telegramm des Vereinsvorsitzenden Illing vom 25.06.1866.

295 Ebd., Brief des ev. Pfarrers von Wetzlar (Unterschrift unleserlich) vom 1.08.1866. Diesem Wunsch wurde mit der Entsendung von drei Schwestern sofort entsprochen. Sie fanden allerdings kaum Arbeit, da es genügend militärische Krankenwärter, Lazarettgehilfen und darüber hinaus katholische Schwestern und freiwillige Damen gab. Die Diakonissen hatten den Eindruck, dass der Pfarrer sie nur gerufen hatte, „um den katholischen gegenüber zu opponieren." Vgl. ebd., Schreiben von Diakonisse Mathilde Borges aus Wetzlar vom 4.08.1866.

der.[296] In anderen Hospitälern übernahmen die verschiedenen Krankenpflegeorganisationen je eine eigene Abteilung, so dass Reibungen weitgehend ausblieben. Auf die fast schon ökumenische Ausmaße annehmende Unterbringung von Diakonissen im Haus des katholischen Geistlichen in Horsitz wird noch an späterer Stelle eingegangen.

Die Ausrüstung der Schwestern bestand aus ihrer gewöhnlichen Diakonissenkleidung, mit der sie reichlich versehen wurden, aus einer Wolldecke zur Verbesserung der häufig nur notdürftigen Nachtlager und aus einem stabilen Taschenmesser. Dazu wurden kleine Verbandtaschen zusammengestellt, die eine Sonde, einen Spatel, eine Pinzette, zwei Scheren, chirurgische Seide, gebogene Nadeln und Pflaster enthielten.[297] Legitimationskarten berechtigten die Schwestern zur freien Fahrt auf den preußischen Eisenbahnen, alle Hilfslieferungen für die Truppe wurden portofrei transportiert.[298]

Die ersten elf Kaiserswerther Schwestern reisten am 23. Juni 1866 auf Anforderung des Königlichen Kommissars ohne Begleitung einer Leitungsperson nach Dresden, wo sie das Lazarett im Kadettenhaus einrichteten. In den letzten Junitagen kamen dort Hunderte von Verwundeten nach den Schlachten in Böhmen an. Außer ihnen pflegten Diakonissen aus dem Elisabeth-Krankenhaus in Berlin und Barmherzige Schwestern: „Kaum waren 150 Verwundete im Saal unserer Diakonissen gebettet, verbunden, erquickt, da hieß es: Weitertransportieren! Denn neue Züge mit Blessierten waren angemeldet. In 18 Stunden war der ganze Saal gefüllt, geleert und wieder gefüllt. Ihre Arbeit überstieg in den ersten Tagen der Noth fast die menschlichen Kräfte. Von Morgens 5 Uhr bis Abends fast 11 Uhr waren sie in ununterbrochener Thätigkeit, mussten von einem Lager zum anderen, von einer furchtbaren Wunde zu einer noch schwereren eilen. Die Aerzte lösten sich ab; aber für die Schwestern gab es keine Ablösung."[299]

In der Nacht des 30. Juni wurden durch Telegramm des Johanniterordens Diakonissen nach Görlitz verlangt. Der Kaiserswerther Vorsteher, Pfarrer Julius Disselhoff, reiste am nächsten Morgen per Bahn mit acht Diakonissen ab. In Görlitz wurde aber nur kurz Rast gemacht, bevor die Fahrt am 3. Juli, dem Tag der Schlacht von Königgrätz, nach Böhmen weiterging. Zu ihnen gesellten sich noch sechs Königsberger Diakonissen, die in Begleitung eines Johanniter-Ritters angereist waren. Unterwegs kam es im Bahnhof Löbau zu einer unverhofften Begegnung mit Kaiserswerther Diakonissen, die beim Verbinden der durchreisenden Verwundeten halfen. Durch die rasche Folge der

296 AFKS, 2-1 DA 1193, Schreiben von Diakonisse S. Cammann aus Brünn vom 4.08.1866.

297 AFKS, 2-1 DA 1193, Schreiben des Kaiserswerther Vorstandes an die Oberin des Darmstädter Diakonissenmutterhauses vom 11.06.1866. Darmstädter Diakonissen waren im hessischen Laufach-Frohnhofen im Einsatz und wurden von den Ärzten für ihr hingebungsvolles und geschicktes Wirken gelobt. Vgl. Erfahrungen aus dem Krieg von 1866, S. 9, 38, 50, 98.

298 Den Schwestern stand eine Fahrt in der 2. Klasse, den männlichen Freiwilligen eine Fahrt 3. Klasse zu. Vgl. AFKS, 2-1 DA 1193, Schreiben der Köln-Mindener Eisenbahngesellschaft vom 22.06.1866.

299 AuKF, Juli/Aug. 1866, S. 120f.

Kriegsereignisse waren die Mutterhausleitungen nicht immer über den aktuellen Aufenthaltsort der Schwestern informiert. Unter den durchreisenden Verwundeten, deren Verbände oft drei bis vier Tage alt waren, befanden sich auch zahlreiche gefangene Österreicher und Sachsen, die in preußische Lazarette transportiert wurden. Die Weiterreise gestaltete sich für die Diakonissen nun schwieriger, da nicht nur stundenlange Wartezeiten auf Grund überfüllter Bahngleise hinzunehmen waren, sondern die deutschen Eisenbahnen kurz hinter der Grenze zu Böhmen endeten oder die eingleisigen Strecken bevorzugt für Militärtransporte genutzt wurden. Der Weitertransport musste mit requirierten Pferdewagen erfolgen, von denen es zu wenige gab. Nach der Ankunft in Horsitz[300] in unmittelbarer Nähe des Schlachtfeldes von Königgrätz trafen die Diakonissen auf Tausende völlig unzureichend versorgte Verwundete. Viele lagen noch so, wie man sie auf dem Schlachtfeld gefunden hatte, in blutigen, schmutzigen Kleidern, unverbunden, oft auch unversorgt mit Lebensmitteln auf Stroh oder auf dem Boden, da selbst Stroh nicht zu haben war. Der dem preußischen Staat nahestehende Kaiserswerther Vorsteher fand schnell eine Begründung für die vorgefundenen Missstände: „Diese unbeschreibliche Noth der ersten Tage hatte ihren Grund keineswegs in dem Mangel an Vorsicht und Theilnahme, sondern einfach darin, daß der verwundeten Preußen, Oesterreicher und Sachsen so viele waren, daß die regelrechte Versorgung Aller innerhalb 24 oder 36 Stunden menschliche Kräfte weit überstieg, zumal wenn man bedenkt, daß wir Preußen in der leeren Stadt nichts fanden, sondern Alles selbst schaffen mussten. – Das Hauptlazareth in der Schule wurde sofort von vier Diakonissen bedient. Die Verwundeten lagen außer in den Zimmern auf den Wagen vor dem Hause, auf der Straße, an den Mauern des Hauses, unten im Corridor, oben in den Gängen. Konnte man ein frisches Bund Stroh erlangen, so war man glücklich. Dazu kamen bei Tag und Nacht neue Transporte Verwundeter, andere wurden weiter transportiert. Dazwischen ertönte das laute Schreien und Wimmern oder dumpfe Aechzen und Seufzen der schwer Blessirten. Für die Schwestern war kein Plätzlein im Hause, um sich nur einen Augenblick auszuruhen. Ich occupierte für sie ein enges einfenstriges Zimmer. Bei Tage wurde hier operirt und amputirt, daß das Blut auf die Dielen floß. Abends reinigten die Schwestern den Boden, legten Stroh und Strohsäcke hin und sich darauf, wie sie waren. Am andern Morgen wurde alles fortgeräumt und die blutige Arbeit begann auf's neue. Erst mehrere Tage später gelang es mir, für die Schwestern in einem schräg gegenüberliegenden Hause ein Zimmer für sie zu erhalten, das mir der katholische Kaplan freiwillig einräumte.[301] Die Kocheinrichtung war auch recht kriegsmä-

300 Tschechisch: Horice. Der Ort liegt nordwestlich von Königgrätz und hatte damals etwa 6000 Einwohner, die aber zum größten Teil geflohen waren. Dorthin hatten mehrere überfüllte Divisionslazarette einen großen Teil der Verwundeten evakuiert. Vgl. Loeffler, Das preußische Militärsanitätswesen, 2. Teil, S. 113f.

301 Disselhoff bedankte sich gegen Kriegsende schriftlich bei den katholischen Geistlichen von Horsitz, die die Schwestern während ihres ganzen Aufenthaltes beherbergt hatten und übersandte ihnen kleine Kreuze zur Erinnerung. Vgl. AFKS, 2-1 DA 1193, Schrei-

ßig. Auf einem engen Hofe hingen über mehr rauchenden, als lustigen Feuern große Kessel. Wenige Schritte davon war der Ort für die Leichen und dabei der Sammelplatz für das blutige, eiterbeflossene, beschmutzte, zerissene und zerschossene Zeug."[302]

Erst in der Nacht vom 3. auf den 4. Juli kamen Teile eines schweren Feldlazaretts in Horsitz an und beteiligten sich an der Krankenpflege bzw. Evakuation der zu zwei Dritteln aus Österreichern bestehenden Patienten.[303] In Lipa, ca. eine halbe Stunde entfernt, hatte man Verwundete in stark stinkenden Ställen untergebracht, teilweise lagen sie in kleinen abgelegenen Räumen und Gehöften, in denen sie aus Personalmangel zwei Tage nicht versorgt wurden. Einige hatten sich seit Tagen von unreifem Obst ernährt. Die wenigen militärischen Krankenwärter reichten nicht aus, um der vorgefundenen Menge an Verwundeten Herr zu werden. Die Tätigkeit der Diakonissen fand die wohlwollende Beachtung durch den preußischen König Wilhelm I., der zu Fuß durch Horsitz lief und alle Lazarette besuchte. Disselhoff vergaß in seiner öffentlichen Berichterstattung nicht darauf hinzuweisen, dass er ihm persönlich mehrmals begegnete.

In noch weit größerem Umfang als 1864 wurden die Gefallenen nicht unmittelbar nach den Kämpfen beerdigt und lagen vor allem in Königgrätz und Umgebung noch mehrere Tage auf dem Schlachtfeld, wo sie häufig von marodierenden Banden ihrer Wertsachen und Bekleidung beraubt wurden. An ein christliches Begräbnis mit Sarg war nicht zu denken. Pfarrer Disselhoff sorgte gemeinsam mit einem Johanniterritter dafür, dass wenigstens einige von ihnen durch Soldaten beerdigt wurden.[304] Nach einem Gang über das Schlachtfeld schätzte er ein, dass viele verstorben waren, weil sie nicht rechtzeitige Hilfe und Versorgung bekommen hatten. Das Elend der unbestattet umherliegenden Toten hinderte aber auch Disselhoff nicht daran, Waffenreste und andere Gegenstände für das Museum der Kaiserswerther Diakonissenanstalt zu sammeln.[305] In Sadowa führte er auch seelsorgerliche Gespräche in den Lazaretten: „So gut es in der Eile ging, sprach ich mit Einzelnen der am schwersten Verwundeten über ihr Seelenheil und den verborgenen Ratschluß Gottes. Die Leute nahmen die Worte gern an. Manche waren recht erfreut; ihre Herzen wurden weich, ihre Augen naß. Ein Unteroffizier aus Wernigerode, der keine Augen mehr hatte, die naß werden konnten, tastete in seiner Blindheit nach meinen Händen und drückte sie mir so soldatisch-preußisch derb, daß ich vor Schmerz hätte aufschreien mögen, und das Drücken wollte gar kein Ende

ben von Diakonisse Wilhelmine Hesse aus Horsitz vom 19.08.1866 sowie AuKF, Juli/Aug. 1866, S. 122.

302 AuKF, Juli/Aug. 1866, S. 122.

303 Loeffler, Das preußische Militärsanitätswesen, 2. Teil, S. 113 ff.

304 AFKS, 2-1 DA 1193, Brief von Disselhoff vom Kriegsschauplatz vom 7.07.1866 (Abschrift), S. 1 f. In einem ersten Schritt wurden die preußischen Gefallenen beerdigt, dann folgten die Österreicher und schließlich die zahlreichen Pferde, die das Schlachtfeld bedeckten und einen unerträglichen Geruch verbreiteten.

305 AFKS, 2-1 DA 1193, Brief von Disselhoff vom Kriegsschauplatz vom 11.07.1866 (Abschrift), S. 10 f. Über den Verbleib der Gegenstände ist nichts bekannt.

nehmen."[306] Als durchweg von Dankbarkeit geprägt erscheint in den Quellen das Verhältnis der Patienten zu den Schwestern, da viele die Befürchtung äußerten, dass die Diakonissen vor ihnen abreisen könnten. Einige blieben dann sogar nach Abzug der Lazarette vor Ort, um die nicht transportfähigen Patienten in Privathäusern weiter zu betreuen. Ein Problem stellte lediglich die Kommunikation mit den zahlreichen des Deutschen nicht mächtigen Patienten dar, da die österreichische Armee besonders Soldaten aus ihren ungarischen, italienischen u.a. südeuropäischen Landesteilen rekrutiert hatte. Mit dem zeittypischen Pathos resümierte Disselhoff: „Rührend ist die Liebe und das Vertrauen der Soldaten zu den Schwestern. Oesterreicher, die kaum ein Wort deutsch sprechen, haben sich das Wort „Mutter" gemerkt, mit welchem sie die Schwestern in ihren Nöthen riefen."[307]

Wie bereits erwähnt, stellten die Cholera- und Typhus-Lazarette in Böhmen und Mähren die Schwestern vor besondere Anforderungen. Eine gute Beschreibung der Zustände enthält ein Brief von Fritz Fliedner (1845–1901), der als freiwilliger Diakon in den Choleralazaretten von Brünn tätig war.[308] Er macht die organisatorischen Schwierigkeiten bei diesem Einsatz deutlich, denn nicht das Militär oder der Delegierte des Johanniterordens, sondern er hatte in Kaiserswerth um weitere Diakonissen gebeten. Keine der beiden genannten Institutionen hatte einen vollständigen Überblick über die Situation in den vom Krieg berührten Gebieten. Demzufolge unterblieben auch zunächst die notwendigen Maßnahmen, um der prekären Lage Herr zu werden.

Die zehn ausgesandten Schwestern trafen in Brünn und Umgebung in provisorisch in Zelten, Schulen, Scheunen, Schlössern und anderen Gebäuden untergebrachten Lazaretten auf katastrophale hygienische Verhältnisse. Sie wurden gerufen, da für diese Krankheiten keine anderen Freiwilligen zu bekommen waren und sie sich durch ihr christliches Berufsethos besonders dazu verpflichtet fühlten, „dem Tode ins Auge zu sehen, um den Todtkranken Christenliebe zu beweisen."[309] Die Kranken lagen zum großen Teil auf etwas verfaultem Stroh gebettet auf dem Boden. Die mit der Cholera verbundenen unwillkürlichen Darmentleerungen wurden von den wenigen Militär- und Zivilwärtern kaum beseitigt, so dass nicht nur ein entsprechender Geruch, sondern auch die größte Ansteckungsgefahr herrschte. Von den dort eingesetzten Kaiserswerther Diakonissen erkrankte keine, während unter den katholischen einige Opfer zu beklagen waren. Militärärzte waren nicht vor Ort, da sie mit ihren Truppenteilen weiter gezogen waren. Lediglich ein junger freiwilliger Arzt aus Gummersbach blieb für längere Zeit dort. Die Versorgungslage war

306 AuKF, Juli/Aug. 1866, S. 124.
307 Ebd., S. 129.
308 Brief von Fritz Fliedner an Julius Disselhoff aus Brünn vom 1.08.1866, in AFKS, 2-1 DA 1193 (Abdruck im Quellenanhang). Fliedner hatte kein Quartier in einem Gasthof oder Privathaus mehr bekommen, so dass er sich von Soldaten ein Privathaus aufbrechen ließ. Vgl. auch: Fritz Fliedner, Aus meinem Leben, Berlin 1901, S. 281 ff. sowie Biogramm im Anhang.
309 AuKF, Juli/Aug. 1866 S. 133.

völlig unzureichend, so dass die Lazarette zum größten Teil aus dem Johanniterdepot mit Lebensmitteln und Verbandsmaterial versorgt werden mussten. Schwester Pauline schrieb am 28. Juli 1866 aus Horsitz: „Die schwerste Zeit liegt doch wohl Gott sei Dank hinter uns. Er [Gott] hat sie uns überwinden helfen, daß wir nicht ermatteten und ernstlich erkrankten; einen kleinen Anstoß haben wir freilich wohl Alle gehabt. Ich selbst fühlte mich Tage lang sehr unwohl. Das unausgesetzte Verbinden an der Erde am Stroh bei meiner Körperlänge, und die Ausdünstungen der schrecklichen Wunden hatten mich sehr angegriffen; doch jetzt bin ich wieder ganz wohl und wache heute bei einem preußischen Offizier. Er hat neben seinen Wunden die Cholera in ziemlich hohem Grade gehabt, doch scheint plötzlich eine Crisis eingetreten zu sein. Die Cholera ist vorüber, und wenn die Ermattung nicht zu groß ist, so dürfen wir doch vielleicht seine Genesung hoffen."[310] In einem späteren Brief beschrieb sie die besonderen Belastungen und ihre Motivation: „Unsere Lazarette werden immer leerer. Die Sterblichkeit ist noch sehr groß; die Cholera rafft manche hinweg, und wir sehen den ganzen Tag den Leichenwagen hin und herfahren. Am schwersten kann ich es überwinden, wenn die armen verstümmelten Menschen, oft 4–5, halb nackt auf einander geworfen werden. Diese Bilder graben sich tief in die Seele ein. An den armen Kranken haben wir viel Freude. Oft hören wir die Frage: ‚Schwester, sie gehen doch nicht weg? Was sollen wir dann anfangen!! Manche leiden unbeschreiblich viel. Ein Kranker, den ich besonders in Pflege habe, ist durch die Brust geschossen, und das Brustbein zersplittert. Er liegt unbeweglich auf einer Stelle. Da der Eiter nicht ordentlich abfließen konnte, senkte er sich in die Brust, daß der arme Mensch Erstickungsanfälle bekam. Die Aerzte machten in der Seite einen Schnitt; da ist eine Menge Unreinigkeit herausgekommen und es läuft noch Tag und Nacht. Endlich heute ist die Kugel gefunden und im Rücken herausgeschnitten, wo sich nun ebenfalls eine Masse Eiter angesammelt hat. Es ist nicht leicht, diese Wunden zu verbinden. Sie können sich denken, wie glücklich ich bin, daß ich da helfen darf."[311]

Angesichts der hohen Mortalität spielte die Seelsorge in den Seuchenlazaretten eine große Rolle. Diese Aufgabe neben der eigentlichen Pflege mit zu verrichten, lag den konfessionellen Schwestern besonders am Herzen und entsprach dem Grundverständnis ihrer religiös motivierten Arbeit und ihrem missionarischen Aspekt.[312] Dementsprechend berichtete Disselhoff über die Arbeit öffentlichkeitswirksam in der anstaltseigenen Zeitschrift und schloss seine Ausführungen mit einem Spendenaufruf: „An den Orten des Todes und der Verwesung offenbart das Wort Gottes seine ganze und volle Kraft. Das neue Testament wird von den Soldaten oft ergriffen, wie ein Hungriger ein Stück Brot nimmt. Beim Verbinden und Pflegen sagt die Diakonissin dem Krieger rasch und leise ein Wörtlein aus der Bibel. Und das Wort wird gar

310 Ebd., S. 129f. Der Brief ist im Original nicht mehr erhalten. Diakonisse Pauline Niemeyer war ab dem 13.07.1866 in einem kleinen Lazarett in Horsitz tätig.

311 Ebd., S. 130.

312 Vgl. dazu auch die Ausführungen in Kap. 2.6.

Manchem ein Licht in dunkler Nacht, ein Anker der Rettung, eine Arzenei für Gewissens-Wunden. Die Lazareth-Geistlichen gehen von Bett zu Bett, lassen, wo der Typhus und die Cholera wüthet, das Wort des Lebens ertönen, spenden das heil. Sakrament und der bußfertige und gläubige Krieger fühlt trotz seiner bittern Schmerzen und dicht am Rande eines elenden Todes, daß er in der Vergebung der Sünden und der Vereinigung mit Christo Leben und Seligkeit besitzt. – So schwebt über dem düstern Grauen des Schlachtfeldes und der Pestilenz die Liebe Gottes und die Gnade Jesu Christi als heller Morgenstern, als ewiger Friedensbogen! Und nun sagt, meine lieben Leser, ist es nicht ein seliges Amt, in den Zeiten solcher allgemeinen Noth berufen zu sein, Barmherzigkeit zu üben an Freund und Feind, und Liebe auszustreuen, wo man der Liebe bedarf?"[313]

Die meisten Kaiserswerther Diakonissen kehrten Ende August in ihr Mutterhaus zurück, einige von ihnen über Prag, um die dort befindlichen preußischen Soldaten bis zu ihrer Transportfähigkeit zu pflegen. Die letzte Schwester blieb bis Ende September in Horsitz, dann hatten sich die Lazarette durch Todesfälle und den Abtransport der Patienten weitgehend geleert. Die übrig gebliebenen österreichischen Patienten wurden vom eigenen Sanitätswesen übernommen.[314]

Das Kaiserswerther Diakonissenmutterhaus erhielt nach Ende des Krieges vom Johanniterorden eine Vergütung in Höhe von etwa 1000 M und vom Berliner Frauenverein für Lazarette 84 M für die Pflegedienste der Schwestern.[315]

Wie bereits im vorangegangenen Kapitel erwähnt, spielte Königin Augusta von Preußen für die freiwillige Krankenpflege sowohl der konfessionellen Häuser als auch der weltlichen Vereine eine bedeutende Rolle als Protektorin von Vereinslazaretten und Fürsprecherin insbesondere für die katholischen Schwesternschaften. Auf seiner Rundreise durch die mit Diakonissen besetzten Lazarette stattete ihr der Kaiserswerther Vorsteher Disselhoff in Berlin einen Besuch ab. Sie ließ sich von ihm ausführlich über seine Erlebnisse berichten und dankte den Diakonissen für ihre Arbeit.[316] Die Tätigkeit der Kaiserswertherinnen in dem von der Königin eingeweihten „Musterlazarett" in der Berliner Köpeniker Straße zielte eindeutig auf die Stärkung der „Diakonissensache" in der preußischen Hauptstadt ab. Von Seiten der Schwestern wurden im Vorfeld große Bedenken über ihre Arbeit in diesem Lazarett geäu-

313 AuKF, Juli/Aug. 1866, S. 135.

314 Das die Übernahme nicht immer komplikationslos verlief ist aus dem Brief von Schwester Wilhelmine Hesse zu ersehen. Sie beschreibt die eigenmächtige Inbesitznahme ihres Lazaretts durch österreichische Ärzte, was die preußische Lazarettverwaltung zum sofortigen Abtransport alles beweglichen Inventars bewog. Da die österreichischen Ärzte ohne Pflegepersonal gekommen waren, blieben die Schwestern als neutrale Personen zunächst dort. Vgl. AFKS, 2-1 DA 1193, Schreiben von Schwester Wilhelmine Hesse aus Horsitz vom 26.08.1866.

315 AFKS, 2-1 DA 1193, Geschäftsführer des Berliner Frauenvereins für Lazarette vom 6.05.1867.

316 AFKS, 2-1 DA 1193, Brief von Disselhoff vom Kriegsschauplatz vom 10.07.1866, S. 4.

ßert, da zahlreiche Damen der Oberschicht an der Organisation beteiligt waren, ohne sich an der praktischen Pflegearbeit beteiligen zu wollen. Dieses Engagement diente ihnen eher als Demonstration ihrer Vaterlandsliebe und als gesellschaftliche Repräsentation. Tatsächlich kam es auch zu Unstimmigkeiten zwischen den Vertreterinnen des Lazarettvereins und der leitenden Schwester, die aber im Interesse der weiteren Präsenz der Kaiserswerther Diakonissen in Berlin vom Mutterhaus möglichst übergangen wurden.[317] Die Einrichtung wurde dann tatsächlich von viel weniger Patienten belegt als geplant, obwohl der Vorsteher des Lazarettvereins nach Görlitz gereist war, um Verwundete „zu erlangen."[318] Erst Ende August füllte es sich soweit, dass vier Diakonissen gut beschäftigt waren. Dieses Lazarett bestand dagegen wesentlich länger als die militärischen, da auch Rekonvaleszenten bis zum Beginn des Jahres 1867 dort gepflegt wurden.

Das sächsische Kriegsministerium hatte das Angebot der Diakonissenanstalt Dresden angenommen, der Armee Schwestern für die sächsischen Militärlazarette zur Verfügung zu stellen.[319] Aufgrund des schnellen Anmarsches der Preußen hatte die sächsische Armee die Stadt in großer Hast verlassen müssen und das Mutterhaus war von weiteren Instruktionen abgeschnitten. Daher beschloss der Rektor Heinrich Fröhlich (1826–1881), den Truppen auf eigene Gefahr hinterher zu reisen.[320] Ausgerüstet durch die Johanniter und die Einwohner Dresdens zogen zwölf Schwestern in einem mit einer Rot-Kreuz-Fahne versehenen Pferdeomnibus am 4. Juli 1866 den sächsischen Truppen nach. Zunächst ging es bis nach Prag, wo sich keine sächsischen Lazarette mehr befanden. Mit der Eisenbahn folgte eine tagelange Irrfahrt über Pilsen, Regensburg und Passau bis nach Wels bei Linz. Unterwegs litten sie Durst und Hunger und hatten mit Ungeziefer zu kämpfen. In Wels fanden sechs von ihnen Arbeit in einem sächsischen Feldlazarett, das nach einigen Tagen nach Wien verlegt wurde. Der Rest der Diakonissen musste auf der Suche nach Arbeit mit einer sächsischen Postkutsche durch ein nächtliches Biwak der preußischen Armee fahren und fürchtete, als Kriegsgegner angehalten und verhört zu werden. In dem in der Wiener Schule Theresianum eingerichteten sächsischen Lazarett fanden endlich alle Schwestern Arbeit, sie mussten sogar noch drei weitere aus Dresden nachkommen lassen. Elf Wochen pflegten sie dort, die Berichterstatterin hatte mit einem Sanitätsgehilfen einen Saal mit 30 Betten zu versorgen. Unterbrochen wurde die Arbeit durch einen Ausflug

317 AFKS, 2-1 DA 1193, Briefwechsel der Berliner Lazarettschwestern mit der Mutterhausleitung. Juli 1866 bis Januar 1867.

318 AFKS, 2-1 DA 1193, Brief von Diakonisse C. Bürger an den Kaiserswerther Vorsteher vom 28.07.1866. Darin bat sie um ihre Ablösung, da sie mit den verworrenen Verhältnissen des Lazarettvereins überfordert war: „Sie können sich gar keinen Begriff machen von dieser complizierten Wirtschaft hier, keiner weiß, wer Koch und wer Kellner ist."

319 Zur Tätigkeit des sächsischen Sanitätswesens in diesem Krieg vgl. Hermann Frölich, Geschichte des Königl. Sächs. Sanitätskorps, Leipzig 1888, S. 109 ff.

320 Amalie Luley, An Gottes Hand. Erinnerungen aus einem Diakonissenleben, Zürich 1891[2], S. 69 ff. sowie Heinrich Fröhlich, Dresdner Diakonissen in den Spitälern der Sächsischen Armee, in: Der Pilger aus Sachsen, 33/1866, S. 261.

nach Schönbrunn, der auf Befehl des sächsischen Kronprinzen unternommen wurde.[321]

Während einer Erkundigungsfahrt des Dresdner Rektors zum evakuierten Sächsischen Kriegsministerium nach Wien besuchte er auch dort in Privatpflege untergebrachte Landsleute. Die Wiener Bevölkerung kümmerte sich in besonderer Weise um die verbündete Armee. „Wenn neue Verwundete ankamen am Nordbahnhof, so standen auch schon Bewohner Wiens und drängten sich, um einen ‚Sachsen' mit nach Hause nehmen zu können."[322] Nach der Begründung für diese Fürsorge fragend, bekam Rektor Fröhlich von einem Wiener die Antwort, dass man sich mit einem Sachsen wenigstens unterhalten könne, während dies mit einem österreichischen Soldaten nicht ohne Weiteres der Fall war, da diese Truppen aus Polen, Tschechen, Ungarn und Italienern bestanden.

Im Anschluss an die Lazarettpflege in Wien folgte für einige Schwestern ohne Pause der Einsatz in sächsischen Cholerahospitälern, denn die Seuche war wie bereits berichtet, in Folge des Krieges von Böhmen nach Sachsen eingeschleppt worden.

Insgesamt waren im Preußisch-Österreichischen Krieg 48 Dresdner Diakonissen tätig, davon allein sechzehn im Mutterhaus selbst, wo insgesamt 263 Patienten versorgt wurden.[323] Der Anstalt wurde von der Lazarettkommission die Aufwendungen für die Verwundetenpflege auf Antrag ersetzt, da „diese Anstalt bei ihrer bekannten Armuth nicht im Stande sei, diesen Aufwand aus eigenen Mitteln zu tragen."[324]

Die Umstände auf dem bayrischen Kriegsschauplatz gestalteten sich in wesentlichen Punkten anders als auf dem böhmischen, weshalb die Arbeit der Neuendettelsauer Schwestern eine gesonderte Betrachtung verdient. In diesem Krieg befand sich die Diakonissenanstalt in einem Dilemma: Bayern kämpfte auf österreichischer Seite, also mit einer katholischen Macht gegen eine preußisch-protestantische Armee. Gerade als evangelische Institution musste sie ihre Staatsloyalität aber besonders unter Beweis stellen.[325] Auch wenn es von Seiten des Mutterhauses keine Quellen über derartige Reflexio-

321 Die Kronprinzessin, die bei einem Lazarettbesuch die Mühe einer Diakonisse mit dem ungezieferbefallenen Haar eines Patienten angesehen hatte, schickte einen Karton mit Seife, Kämmen und Kölnisch Wasser. Die Fürsorge der königlichen Familie erstreckte sich also nicht nur auf huldvolle Besuche, sondern auch auf praktische Unterstützung. Luley, An Gottes Hand, S. 74.

322 Fröhlich, Dresdner Diakonissen in den Spitälern der Sächsischen Armee, in: Der Pilger aus Sachsen, 36/1866, S. 285.

323 23. Bericht der ev.-luth. Diakonissen-Anstalt Dresden vom 1.05.1866 bis zum 30.04.1867, Dresden 1867, S. 71 ff. sowie SHSA Dresden MdI 02126 b Lazarette in der Palais-Kaserne und in der Diakonissenanstalt.

324 SHSA Dresden MdI 02126 a Lazarettkommission 1866–1867, Sitzungsprotokoll der Lazarettkommission vom 7.07.1866, S. 3.

325 Harald Jenner, Von Neuendettelsau in alle Welt. Entwicklung und Bedeutung der Diakonissenanstalt Neuendettelsau/Diakonie Neuendettelsau 1854–1891/1900, Neuendettelsau 2004, S. 224 ff.

nen gibt, bemühten sich einige Diakonissen sowohl auf Anweisung ihres Vorstehers, Pfarrer Wilhelm Löhe (1808–1872), als auch aus eigenem Antrieb, besonders um die Pflege ihrer bayerischen Landsleute.[326] Andere gaben wiederum zu, dass ihnen zumindest protestantische Preußen näher stünden als katholische Preußen oder Bayern.[327] In der einheimischen Bevölkerung machte sich eine deutliche Teilung entlang der Konfessionsgrenzen bemerkbar. Insbesondere die katholischen Christen hielten besondere Bettage zu Gunsten Österreichs ab, während sich die Protestanten mit öffentlichen Willensbekundungen zurückhielten.[328] Die Mehrzahl der lutherischen Bayern war jedoch eher ihrem Königshaus verbunden, als dem preußischen.[329] Wie im weiteren noch zu sehen sein wird, kam die interkonfessionelle Konkurrenz zu den katholischen Schwestern auf dem bayrischen Kriegsschauplatz ungleich deutlicher zum Tragen als auf dem böhmischen.

Ob sich Vorsteher Löhe der zeitgenössischen Bewertung des Krieges als „Bruderkrieg“ anschloss ist nicht aktenkundig. Sein Amtsbruder Müller aus Windsbach schrieb vom Kriegsausbruch betroffen: „So haben wir nun also wirklich den Bruderkrieg in Deutschland! O Jammer und Schande! Wenn ich jünger wäre, könnte ich mich versucht fühlen auszuwandern, nicht um der kommenden Noth zu entgehen, sondern weil man jetzt des deutschen Namens sich zu schämen anfangen muß. Es ist Gottes Heimsuchung über die Sünden der Großen wie der Kleinen und es ist gut, daß das deutsche Volk die Zuchtruthe Gottes fühle, ob es vielleicht Buße thue. Bei unseren Soldaten scheint es in der That schon dazu kommen zu wollen. Ich höre von allen Seiten her, was für schöne Briefe sie nach Hause schreiben […].“[330] Die Interpretation des unfassbaren Geschehens als Strafe Gottes ist typisch für konfessionelle Kreise und in Krisenzeiten die vorherrschende Bewältigungsstrategie.[331]

326 Zentralarchiv der Diakonie Neuendettelsau (künftig ZADN), Mutterhausregistratur B IX, Briefe der auswärtigen Schwestern 1866, Brief von Löhe an Schwester Caroline Rienlein vom 24.07.1866. Darin forderte Löhe die Schwestern im Lazarett in Kissingen auf, die gespendeten Gelder und Materialien hauptsächlich bayrischen Patienten zukommen zu lassen und diese möglichst in einem eigenen Lazarett zusammen zu fassen.

327 ZADN, Mutterhausregistratur B IX, Brief von Sara Hahn an Schwester Marie aus dem Lazarett Würzburg vom 12.08.1866, zit. nach: Correspondenzblatt, 10/Okt. 1866, S. 40.

328 ZADN, Mutterhausregistratur B IX, Brief von Lina Boesbier aus Regensburg vom 21.07.1866.

329 Vgl. Johannes Wischmeyer, Buße, Andacht, patriotische Erhebung. Protestantische Inszenierungen der Reichsgründung 1871, in: Michael Fischer u. a. (Hg.), Reichsgründung 1871, Münster u. a. 2010, S. 15–36, hier S. 15f.

330 ZADN, Mutterhausregistratur B IX, Dienst der Diakonissen in den Lazaretten des bayrischen Heeres 1866, Pf. Müller aus Windsbach an Löhe vom 5.07.1866. Auch Diakonisse Sara Hahn bezeichnete den Kampf als „unseligen Bruderkrieg.“ Vgl. Ebd., Zusammenfassender Bericht über die Lazareth-Tätigkeit der Diakonissen von Neuendettelsau in dem deutschen Bundeskriege 1866, Bl. 114–117, hier Bl. 117.

331 So wurde etwa die letzte Choleraepidemie in Deutschland in Hamburg von Diakonissen auch in dieser Art interpretiert: „Der Herr wolle sich über die von Gott abgefallene Stadt Hamburg erbarmen.“ Vgl. Büttner, „Nachricht aus der Stadt des großen Elends“, S. 191. Vgl. Kap. 2.6.1.

Wie in den bisherigen Ausführungen dieses Kapitels bereits deutlich geworden ist, existierte auch in diesem Krieg noch keine wirklich funktionierende zentrale Steuerung der freiwilligen Krankenpflege, in Bayern noch viel weniger als in Preußen. Schon allein aus der Tatsache, dass eine Diakonisse bei ihrem im Staatsdienst stehenden Bruder um Rat fragen muss, welche Einrichtungsgegenstände für ein Militärspital vorzuhalten seien, lässt die Rat- und Planlosigkeit der Beteiligten überdeutlich zu Tage treten.[332] Dies gilt nicht nur für die in der Retrospektive als Pioniere der freiwilligen Krankenpflege in Bayern erscheinenden Diakonissen des Neuendettelsauer Mutterhauses und die katholischen Schwesternschaften, sondern um so mehr für das bayrische Militär und seine Sanitätsorgane.

Bereits einen Tag nach Kriegsausbruch hatte der Vorsteher der Neuendettelsauer Anstalt schon von sich aus der nächstgelegenen Stadtkommandantschaft Ansbach erklärt, dass die Diakonissenanstalt sich erbiete „in der gegenwärtigen Noth des Vaterlandes die disponiblen unter ihren Diaconissen zum Dienst in den Hospitälern und Lazarethen des bayerischen Heeres verwenden zu lassen."[333] Er bot zunächst acht in der Krankenpflege bereits geübte Diakonissen an.[334] Um sie zur Verfügung stellen zu können, wurden alle außerhalb Bayerns eingesetzten Schwestern zurückgerufen, auch wenn dies für die betroffenen Außenstationen mit Unbequemlichkeiten verbunden sein musste und nicht in jedem Fall befolgt wurde.[335]

Erst nach Kriegsbeginn fragte jeder Festungskommandant einzeln beim Diakonissenmutterhaus sowie bei den katholischen Schwestern nach Pflegerinnen, so z. B. die „Königlich Bayerische Stadt- und Festungs-Kommandantschaft Würzburg" am 24. Juni 1866 in einem Schreiben an die dortige Gemeindestation der Neuendettelsauer Diakonissen, „ob und unter welchen Bedingungen verehrliche Anstalt geneigt wäre, für die Feld- und allenfalls weiter zu errichtenden Landes-Spitäler dem kgl. Heere eine Anzahl ihrer Mitglieder zur Pflege der Kranken zur Verfügung zu stellen, wobei die Anzahl derselben auf die man annähernd rechnen könnte, gefälligst anzugeben wäre."[336] Das Evangelische Stadtpfarramt Würzburg, das diesen Brief an den Anstaltsvorstand weiter geleitet hatte, fühlte sich verpflichtet, besonders auf die Konkur-

332 ZADN, Mutterhausregistratur B IX, Schreiben von Paul Rienlein vom 2.07.1866. Für 30 Patienten waren demnach außer den Betten und dazugehörigen Strohsäcken auch 5–10 Matratzen und Kopfpolster aus Rosshaar für Schwerkranke vorgesehen.

333 Ebd., Brief von Löhe an die Stadtkommandantschaft Ansbach vom 27.06.1866.

334 Zu ihnen gehörte allerdings auch Sara Hahn, die eigentlich seit Jahren für die Paramentenwerkstatt in Neuendettelsau zuständig war und keine Krankenpflege-, wohl aber eine Apothekerausbildung hatte. Dennoch erledigte sie ihre Arbeit in der Krankenpflege zur Zufriedenheit der Ärzte und Patienten. Zu Sara Hahn vgl. Biogramm im Anhang.

335 Die Außenstationen in Hannover, Hildesheim und Dessau baten erfolgreich um Belassung zumindest einer der Neuendettelsauer Diakonissen an ihrem Einsatzort, Ebd., Schreiben der Stationsvorstände bzw. Diakonissen vom 6.07.1866 bis 9.08.1866 nebst Antworten aus Neuendettelsau. Vgl. auch: Correspondenzblatt, 8;Aug. 1866, S. 30.

336 ZADN, Mutterhausregistratur B IX, Dienst der Diakonissen in den Lazaretten des bayrischen Heeres 1866, Brief der Kommandantschaft Würzburg vom 24.06.1866.

renz von katholischer Seite hinzuweisen: „Es ist nothwendig, daß von evangel. Seite etwas geschehe, da schon von katholischer Seite 30 barmherzige Schwestern bereits sich zum Dienst in Feldspitälern gemeldet haben.“[337]

Löhe meldete nach Würzburg, dass er sofort 15 Diakonissen zur Verfügung stellen könnte und stellte die Erhöhung ihrer Anzahl auf 30 in Aussicht. Trotz der angespannten Lage blieb noch Zeit, über den Einsatz zu verhandeln. Löhe schrieb dazu: „Was die Bedingungen anbelangt, so werden wir im allgemeinen sagen dürfen, daß wir das gleiche in Anspruch nehmen, wie die barmherzigen Schwestern der katholischen Kirche, die sich gewiß dem Dienste des Vaterlandes so wenig entziehen wie wir. Die hiesige seit 1854 bestehende Diaconissenanstalt hat zwar eine ausgedehnte Wirksamkeit bis über die Grenzen von Deutschland hinaus, sie ist aber bisher doch nie im Falle gewesen, in Lazarethen des Heeres zu dienen, daher sie ihre Bedingungen nicht ins Einzelne stellen kann.“[338] Bald darauf konkretisierte er jedoch seine Vorstellungen vom Einsatz der Diakonissen, die denen in Friedenszeiten entsprachen, d.h. gemeinsamer Dienst mehrerer Schwestern unter einer Oberschwester, freie Station, Reisegeld, bei Erkrankung freie ärztliche und pflegerische Versorgung, bei Todesfällen freies Begräbnis. Die Besoldung sollte sich nach dem höheren Verbrauch an Kleidung in einem Feldspital oder Krankenhaus des Heeres richten und über dem Friedenssatz von 70 bis 120 Gulden pro Jahr als Berechnungsgrundlage liegen.[339] Auffallend war das Bemühen aller geistlichen Organisationen um Abgrenzung zu anderen, das in der Bedingung zum Ausdruck kam, nur in Gruppen von Angehörigen des eigenen Ordens bzw. Mutterhauses zu arbeiten.[340] Wie noch zu sehen sein wird, konnte diese Forderung in der Praxis nicht immer aufrecht gehalten werden. Löhe erklärte sich auch bereit, 30 Betten in der Anstalt in Neuendettelsau und weitere in der Außenstelle Schloss Polsingen kostenlos als Lazarett zur Verfügung zu stellen, das Militär stellte jedoch eine großzügige Bezahlung in Aussicht.[341] Da dieses Angebot

337 Ebd., Randbemerkung des Ev. Stadtpfarramtes Würzburg.

338 Ebd., Brief des Rektors Löhe an die Kommandantschaft Würzburg vom 29.06.1866.

339 Ebd., Brief von Löhe an die Kommandantschaft Regensburg vom 4.07.1866. Die Schwestern im Würzburger Lazarett erhielten nach Beendigung ihres Dienstes unaufgefordert je 30 Gulden für die Abnutzung ihrer Kleidung und Reisegeld. Vgl. ZADN, Mutterhausregistratur B IX, Brief von Schwester Sara Hahn an Pfarrer Löhe aus dem Lazarett Würzburg vom 20.08.1866.

340 Ebd., Abschrift eines Briefes des Bayerischen Kriegsministeriums an das Generalkommando Nürnberg vom 11.07.1866 mit den Einsatzbedingungen und der Anzahl der zur Verfügung gestellten Krankenpflegerinnen der Barmherzigen Schwestern und der Diakonissenanstalten.

341 Ebd., Brief von Löhe an das Generalkommando Ansbach vom 18.07.1866 und Antwort vom 27.07.1866. Löhe hatte 24 Kreuzer Verpflegungsgeld pro Tag vorgeschlagen, die Generalkommandantur Würzburg war jedoch bereit, einen Tagesatz von 36 Kreuzern zu zahlen. Auch das Generalkommando Regensburg bot diesen Betrag mit der Begründung an, die Diakonissenanstalt habe den Wunsch geäußert, mit den Barmherzigen Schwestern gleichgestellt zu werden. Diese bekämen 36 Kreutzer, die nun „als Norm für alle ihre Dienste anbietenden geistlichen Orden angenommen wurden.“ Ebd., Schreiben des Generalkommandos Nürnberg vom 3.08.1866.

nur von sieben verwundeten Soldaten genutzt wurde, profitierte die Anstalt davon kaum.

Die Konkurrenz zu den katholischen Schwesternschaften war in Bayern ein die Quellen beherrschendes Thema, zumal sie dort zahlenmäßig überlegen, an vielen Orten bereits präsent und mitunter nicht bereit waren, den protestantischen Schwestern Arbeitsfelder abzutreten.[342] Aus den Briefen der Diakonissen im Lazaretteinsatz geht jedoch auch hervor, dass man in vielen Fällen einträchtig miteinander gearbeitet hat, d. h. das es auch auf die persönliche Einstellung jeder einzelnen Schwester oder der katholischen Brüder ankam und keine generelle Anweisung der Ordensleitungen zur Verdrängung protestantischer Schwestern gegeben worden waren.[343] Auch der Neuendettelsauer Jahresbericht rühmte nachträglich die einträchtige Zusammenarbeit mit den katholischen Ärzten und Schwestern insbesondere in den preußischen Lazaretten in Kissingen.[344] Die Patienten wurden in keinem Lazarett nach Konfessionen getrennt und die Schwestern der verschiedenen Konfessionen bemühten sich um die Organisation des zuständigen geistlichen Beistandes bei Sterbefällen.

Auch andere als die bisher genannten Militärstellen bemühten sich, untereinander konkurrierend, um Pflegerinnen für ihre Soldaten. Die Anstalt Neuendettelsau erreichten z. B. Anfragen der Kommandantschaft Regensburg und des Vereins für die Pflege verwundeter Krieger in Bayreuth. Erst zwei Wochen nach Kriegsausbruch stellte das bayerische Kriegsministerium dem Generalkommando Nürnberg eine Liste derjenigen katholischen Orden und evangelischen Diakonissenmutterhäuser zur Verfügung, die bereit waren, in Militär- oder Vereinslazaretten zu arbeiten.[345] Die Vorstände der bereits bestehenden oder noch einzurichtenden Kriegsspitäler sollten sich nun selbst mit den anbietenden geistlichen Gemeinschaften in Verbindung setzen und das benötigte Pflegepersonal anfordern. Die Verpflegung sollte wie von Löhe am 4. Juli 1866 gefordert zuzüglich 30 Gulden Kleidergeld für jede Pflegerin erfolgen. Es mangelte dem bayerischen Militär demnach nicht an der finanziellen Ausstattung, wohl aber an der logistischen Vorbereitung zu einer geordneten

342 Vgl. dazu: Büttner, Pflege über Grenzen, S. 236ff.

343 Vgl. dazu beispielhaft: ZADN, Mutterhausregistratur B IX, Brief von Schwester Cäcilie (?, Unterschrift unleserlich) aus Brückenau vom 29.07.1866 an ihre Mitschwestern in Kissingen. Sie berichtet dort von dem freundlichen Empfang durch eine Kreuzschwester und der reibungslosen Zusammenarbeit mit einer anderen Barmherzigen Schwester. Trotzdem bat sie um Verstärkung aus den eigenen Reihen, um nicht ganz allein mit den katholischen Schwestern arbeiten zu müssen und da es ihr schwer wurde, ohne Kirche „in geistlicher Dürre“ zu leben.

344 13. Jahresbericht der Diaconissen-Anstalt zu Neuendettelsau 1865/66, Ansbach 1867, S. 24f.

345 ZADN, Mutterhausregistratur B IX, Abschrift eines Briefes des Bayerischen Kriegsministeriums an das Generalkommando Nürnberg vom 11.07.1866 mit den Einsatzbedingungen und der Anzahl der zur Verfügung gestellten Krankenpflegerinnen der Barmherzigen Schwestern und der Diakonissenanstalten.

Kriegskrankenpflege. Anders als in Böhmen, wurde nur selten über einen Mangel an Verpflegung und Verbandsmitteln berichtet.

19 Neuendettelsauer Diakonissen waren schließlich überwiegend in Würzburg und Umgebung eingesetzt.[346] Die dortige Diakonissenstation wurde zum Anlaufpunkt der an- und abreisenden Schwestern nicht nur des Neuendettelsauer Mutterhauses, sondern auch der Diakonissen aus Speyer und Augsburg. Die eigene Infrastruktur der Diakonissenmutterhäuser musste also die fehlenden militärische teilweise ersetzen. Zumindest schlug den Schwestern von Seiten des Militärs keine Abneigung entgegen, wie dies noch 1864 in Schleswig-Holstein der Fall war. Die spätere Vorsteherin Therese Stählin beschrieb die freudige Begrüßung in einem Brief an ihre Mutter: „Vielleicht darf ich auch noch die Verwundeten pflegen. Unsere Schwestern wurden neulich mit Hurrageschrei als rettende Engel begrüßt. Und eine Schwester wurde mit einem: „Frau Diakonissin Hoch!!“ von eben vorüberfahrendem Militär empfangen.“[347]

Diakonisse Sara Hahn beschrieb in ihrem zusammenfassenden Bericht die konkreten Umstände des schwierigen Einsatzes.[348] Da zu Beginn des Krieges zunächst kein konkreter Ruf nach Diakonissen erging, hatten sich zwei von ihnen ab dem 12. Juli selbst Arbeit gesucht. Das vom Direktorium der Diakonissenanstalt ausgestellte Reisepapier beauftragte sie, sich den Würzburger „Militärbehörden persönlich für die Krankenpflege in den Feldlazarethen und Landspitälern des baierischen Heeres zu erbieten.“[349] Dort wurden sie zunächst noch nicht benötigt und sie reisten auf abenteuerliche Weise nach Kissingen weiter.[350] Gemeinsam mit einem Franziskaner aus Posen bestritten sie den Nachtdienst im Lazarett, das im Kursaal eingerichtet worden war, der Tagesdienst wurde von Kreuzschwestern aus Westfalen versehen. Bei den Verwundeten handelte es sich überwiegend um katholische preußische Soldaten. Obwohl die katholischen Schwestern und Pfarrer sehr freundlich zu den evangelischen Diakonissen seien, war es denen „aber in dieser katholischen Wirtschaft recht unheimlich.“[351] Sie hofften auf ein Lazarett, was ausschließlich von Diakonissen betreut werden würde. Bald bekamen die Diakonissen Verstärkung von zwei weiteren Neuendettelsauer Schwestern, die gemeinsam mit dem Anstaltsarzt auf der Suche nach zu versorgenden Verwundeten zunächst nach Bamberg, später nach Münnerstadt gefahren waren und dort alles voller

346 13. Jahresbericht der Diaconissen-Anstalt zu Neuendettelsau 1865/66, Ansbach 1867, S. 23ff.

347 Brief von Therese Stählin an ihre Mutter, Polsingen 18.07.1866, in: Therese Stählin, Meine Seele erhebet den Herrn. Briefe von Frau Oberin Therese Stählin 1854–1883, Neuendettelsau 1957, S. 158f.

348 ZADN, Mutterhausregistratur B IX, Der Dienst der Diakonissen in den Lazaretten des bayerischen Heeres 1866, Zusammenfassender Bericht über die Lazareth-Tätigkeit der Diakonissen von Neuendettelsau in dem deutschen Bundeskriege 1866, Bl. 114–117.

349 ZADN, Mutterhausregistratur B IXe, Nachtrag 1866, Reisedokument vom 13.07.1866.

350 ZADN, Mutterhausregistratur B IX, Schreiben von Diakonisse Magdalene Wunner an Löhe aus Würzburg 18.07.1866. Siehe Abschrift des Briefes im Quellenanhang.

351 ZADN, Mutterhausregistratur B IX, Karoline Kienlein an Löhe aus Kissingen vom 17.07.1866.

katholischer Schwestern gefunden hatten. Diakonisse Caroline Kienlein berichtete über den anstrengenden Einsatz in Kissingen an Rektor Löhe, dass die Arbeitszeit täglich von 19.00 Uhr bis 7.30 Uhr dauerte. „Dann gehen wir in unser Quartier, den russischen Hof, frühstücken und legen uns zu Bette, aber vor zu großer Ermüdung können wir gewöhnlich nicht schlafen, denn die Pflege ist sehr angreifend. Die meisten Kranken liegen auf dem Boden, nur die Amputierten haben Bettstellen; wir sind gegen Morgen immer so elend, daß wir uns nur so hinschleppen, alle Viere haben wir Blasen an den Füßen von dem immerwährenden Laufen. [...] Die Soldaten selbst sind recht brav, es kommen keine Rohheiten vor, man findet vielmehr Ergebung, Glauben und Andacht; die meisten sind aus Westphalen, den Rheinlanden und Polen, auch Lippe-Detmolder sind darunter; unsere Bayern aber haben wir doch am liebsten; es sind deren nur 10 hier, die wegen zu schwerer Verwundung nicht transportabel waren, weswegen wir auch anfangs gar nicht gedachten, hier zu bleiben. Welch ein Kontrast, die Pracht des Cursaals und das Elend der armen Kranken! Sie müssen alle viel ausstehen, sämtliche Wunden sind Schußwunden; Einem sind beide Augen ausgeschossen, viele haben Schüsse in's Gesicht, in den Unterleib, in den Beinen, Händen, Armen, Rücken; – ach der Krieg ist fürchterlich! Als wir hier ankamen, war ein Durcheinander von freiwillig pflegenden Personen, davon man sich gar keinen Begriff macht; jetzt ist es doch so ziemlich gesäubert. Freundlich ist Alles mit uns, die Soldaten auch dankbar."[352] In weiteren Briefen kommt die große seelische Belastung durch die Menge der Schwerverwundeten und den massenhaften Tod von Patienten zum Ausdruck, die in ihren üblichen Einsatzorten in zivilen Krankenhäusern in dieser Fülle nicht vorkamen: „ ... das größte Studium ist, wie man den Verwundeten verbindet, ohne ihm Schmerzen zu machen. Lange Charpie[353] ist gar nicht zu gebrauchen, nur ungeordnete und gegitterte. Kataplasmen[354], Camillenwasser und Verbandwasser werden viel angewendet. Die Kranken sind meist ganz wohlgemuth, rauchen und lesen in ihren Betten, manche liegen auch mit gefalteten Händen still da. Anfangs hatten es die Schwestern schwer, sechs Kranke riefen oft zu gleicher Zeit ‚Schwester', daß sie nicht wußten, wohin zuerst sich wenden; jetzt ist's leichter, weil wöchentlich Transporte von Kranken stattfinden; Kissingen bietet auch fast keine Lebensmittel mehr, alles ist aufgezehrt und keine Zufuhr von außen. [...] Es war eine unruhige Nacht gewesen, zwei Blutungen fanden statt, ein Mann starb, der andere, aus der großen Schenkelarterie blutend, wurde, um ihn noch zu retten, schleunigst amputiert, er starb aber während der Amputation. Das Herz im Leibe möchte

352 Correspondenzblatt, 9/Sept. 1866, S. 35: Brief ohne Autorennennung (wahrscheinlich Karoline Kienlein) vom 21.07.1866.

353 Scharpie oder Charpie, abgeleitet vom lateinischen Wort carpere für „zupfen" oder „pflücken", war ein bis zum Anfang des 20. Jahrhunderts gebräuchliches Wundverbandmaterial, das aus Fasern bestand, die durch Zerzupfen von Baumwoll- oder Leinenstoffen gewonnen wurden. Sie wurde durch die Verbandwatte verdrängt.

354 Kataplasma, abgeleitet vom griechischen plassô = streiche, ist ein warmer oder heißer Breiumschlag zur Schmerzlinderung. Er kann aus Kartoffelbrei, Leinsamen o. ä. bestehen.

sich einem umwenden vor Mitleid und Erbarmen, wenn man die armen Menschen in der Fülle ihrer Kraft hingeworfen und elend daliegen sieht; ich dachte sie mir ganz anders, roh, vielleicht fluchend, aber einer wie der andere liegt ruhig, sanft, ja manche heiter. Ich muß eilen, alle Fenster zu schließen, denn ein ganz fataler Geruch strömt herein, es ist Abend und der Leichengeruch der hier Gefallenen, die in Feld und Wald nur zwei Schuh tief unter der Erde liegen, steigt auf. Auf dem Gottesacker, wo der verzweifelte Kampf war, sind ja allein 130 in einer Grube."[355] Nachdem sich das Lazarett im Kursaal wegen Weitertransport und Todesfällen immer mehr geleert hatte, gingen am 30. Juli alle vier Neuendettelsauer Schwestern nach Würzburg und überließen Kissingen den barmherzigen Schwestern. Der Beschuss der dortigen Festung Marienberg ließ sie auf die Möglichkeit der Versorgung bayerischer Soldaten hoffen. Sie trafen in Würzburg auf drei Neuendettelsauer Schwestern denen es in Auseinandersetzung mit barmherzigen Schwestern gelungen war, zwei Lazarette zu übernehmen, eines in der Wiesenbauschule, das andere, Aufnahmespital Nr. 6 der Bayrischen Armee, in der Kommandantschaft in der Residenz.[356] Am 20. August 1866 wurde auch dieses Lazarett aufgelöst, die Ärzte und Sanitätssoldaten zogen nach Neuburg an der Donau ab. Die verbliebenen Patienten verbrachte man in das Schullehrerseminar, wo sie von Diakonissen aus Speyer und katholischen Schwestern gepflegt wurden. Sara Hahn bemerkte dazu: „... uns ist's leid, daß wir sie abgeben müßen, wir hätten sie gern ausgepflegt."[357] Offenbar hatten die Neuendettelsauer Diakonissen ihre Arbeit sehr ernst genommen, denn die Speyerer Schwestern beklagten sich, dass die von den Neuendettelsauer Diakonissen kommenden Patienten „gar nicht zufrieden zu stellen wären, [sie] hätten sie so verwöhnt."[358] Der Regimentsarzt Dr. Würth hatte die Schwestern „schier auf Händen" getragen und hätte sie am liebsten mit zu seinem nächsten Einsatzort genommen.[359]

Drei weitere Schwestern waren eigentlich nach Würzburg bestellt worden, mussten von dort aus aber nach Brückenau und Hammelburg weiter reisen. Auch in Brückenau arbeitete die Diakonisse wieder mit einer barmherzigen Schwester vom „Orden der Dienstmägde Christi" in einem sehr freundlichen Klima im Lazarett im „Königsbau."[360] Die Hammelburger versahen mit einem freiwilligen Wärter aus Bremen das „Siechhaus." In beiden Orten waren überwiegend Preußen zu versorgen. „Zwei Schwestern wurden entsendet zu

355 Correspondenzblatt, 9/Sept. 1866, S. 35, Briefzitat aus Kissingen, ohne Autorin und Datum.

356 Correspondenzblatt, 4/Apr. 1867, S. 15.

357 ZADN, Mutterhausregistratur B IX, Brief von Sara Hahn an Schwester Marie aus dem Lazarett Würzburg vom 12.08.1866, fortgesetzt am 16.08.1866, zit. in: Correspondenzblatt Neuendettelsau, 10/Okt. 1866, S. 40.

358 Vgl. ZADN, Mutterhausregistratur B IX, Brief von Sara Hahn an Löhe aus dem Lazarett Würzburg vom 20.08.1866.

359 Ebd.

360 ZADN, Mutterhausregistratur B IX, Brief von Schwester Cäcilie aus Brückenau vom 29.07.1866 an ihre Mitschwestern in Kissingen. Vgl. auch: ZADN, Mutterhausregistratur B IXe, Zeugnisse für Schwestern 1866.

erforschen, ob irgendwo Mangel an Lazarethgegenständen, Wäsche und Verbandszeug wäre, um auch auf diese Weise vom Mutterhause Hilfe zu bringen, es fehlte aber an den Orten, die sie bereisten, an diesen Dingen nicht."[361]

Wie zufällig und ungeplant die Schwesterneinsätze verliefen, zeigt das folgende Beispiel besonders anschaulich. Die Schwesterngruppe um Sara Hahn, die bis zum 20. August in Würzburg tätig war, wollte nach Kriegsende lediglich vor der Rückreise nach Neuendettelsau ihre im Lustschloss zu Veitshöchheim bei Würzburg untergebrachten ehemaligen Patienten besuchen. Dort war die Rekonvaleszentenanstalt des IV. Bayrischen Hauptfeldspitals untergebracht. Der Regimentsarzt, ein Italiener, der nur gebrochen deutsch sprach und für die Dauer des Krieges in bayerische Dienste getreten war, forderte sie zum Bleiben auf. Die Schwestern versahen schließlich ihren Dienst in Veitshöchheim bis Ende Oktober.[362]

Die in den verschiedenen auswärtigen Krankenhäusern tätigen Diakonissen hatten ebenfalls Soldaten zu verpflegen, so u. a. in Hildesheim, Dessau, Windsheim, Fürth und Hof.[363]

Nur eine Neuendettelsauer Diakonisse kam direkt auf dem Schlachtfeld zum Einsatz. Johanne Ortleb weilte während der Schlacht bei Langensalza gerade zu Besuch bei ihrer Familie in Gotha und eilte von dort aus zu Hilfe. Über ihre Erlebnisse berichtete sie: „Es war am 27. Juni gegen 8 Uhr Morgens, als mir der Vater zurief: willst Du mit nach Langensalza, die Schlacht hat dort begonnen. Der Herzog hatte soeben Befehl gegeben, sämmtliche Aerzte Gotha's sollten sich dorthin verfügen, um mitzuhelfen. Meine Freude war groß. Schon lange bat ich den Herrn, mich anzustellen und mich zu würdigen, helfen zu dürfen, wo der Krieg Wunden und Schmerzen austeilt. Rasch wurde nach Tuch und Hut gegriffen, Frl. Emilie, die Oberwärterin der Irrenanstalt zu Gotha, welche im Schleswig-Holstein'schen Kriege schon äußerst thätig war und dafür decorirt wurde, schloß sich uns an und fort ging es nach dem Wagen. Dort mußten wir einige Zeit warten, die wir benutzten, um uns mit weißen Binden mit rothem Kreuze zu versehen. Nach und nach waren mehrere Aerzte Gotha's versammelt, der Wagen wurde bestiegen und rasch ging es auf der Straße nach Langensalza dahin unter Begleitung eines preußischen Husaren als Ordonnanz. [...] Wir waren vielleicht 2 Stunden gefahren, als wir schon das Dröhnen

361 ZADN, Mutterhausregistratur B IX, Zusammenfassender Bericht, S. 116.

362 ZADN, Mutterhausregistratur B IX, Brief Sara Hahn an Löhe aus Würzburg vom 20.08.1866.

363 Das mit nur drei Diakonissen versehene Krankenhaus im preußisch besetzten Hof war mit erkrankten Soldaten überfüllt. Der preußische Militärarzt forderte am 27. Juli 1866 auf dem Postweg weitere Diakonissen an und versah sein Schreiben auch mit Passierscheinen nach Hof. Bedingt durch die Kriegsumstände gelangte das Schreiben erst am 8. August in das unbesetzte Neuendettelsau. Unterdessen war die Zahl der Patienten in Hof von über 100 auf 20–30 gesunken, so dass der preußische Arzt am 6.08.1866 mitteilte, dass man auf weitere Diakonissen verzichten könne. Löhe hätte selbstverständlich auch den preußischen Truppen Diakonissen zur Verfügung gestellt. ZADN, Mutterhausregistratur B IX, Schriftwechsel zwischen Dr. von Rücker/Hof und Löhe vom 26.07.1866 bis zum 9.08.1866.

der Kanonen hörten, und auf einer Höhe erblickten wir ganz genau den aufwirbelnden Rauch, der dem dumpfen Donner vorherging. Eine kleine Strecke über Henningsleben riethen uns herbeisprengende Offiziere, nicht weiter zu fahren. Die Kugeln schlugen um uns ein, wir waren in Lebensgefahr. Wir konnten nicht weiter und gingen wieder nach Henningsleben zurück. Hier trafen wir noch mehrere Aerzte. Es war uns ärgerlich, hier unthätig und fern zu stehen. Der Versuch, durchzudringen, wurde wieder gewagt, der Wagen bestiegen und abermals ging es auf Langensalza zu. An uns vorüber jagte ein preuß. Lazareth für Leichtverwundete. Nun kam einer der schrecklichsten Momente meines Lebens; der Tod war uns nahe und jeder in sich gekehrt. Die Preußen zogen sich in wilder Flucht zurück, Artillerie, Cavallerie, Infanterie, Verwundete, Verschmachtende, die Hannoveraner hinter ihnen und wir mitten drinnen. Die Batterien feuerten. […] Wir erreichten wieder Hennigsleben. Dort schlugen wir in einer an der Straße gelegenen Scheuer einen Verbandplatz auf. Es kamen Wagen voll Verwundeter, man schleppte sie herbei, manche krochen heran, einige übermannte der Tod, ehe sie uns erreichten. Immer hörte man herzzerreißende Stimmen, nur einen Tropfen Wasser. Die Verwundeten wurden nach raschem Verband nach Gotha dirigirt. Ich hatte den ersten Wagen zu geleiten, diese Fahrt werde ich nie vergessen, kein Durchkommen auf der Landstraße, Wagen und Menschen verwickelt und verfahren, das eine Pferd unseres Wagens krank und todtmüde, alle 10 Schritte sank das arme Thier nieder, und die Verwundeten wehklagten und jammerten. Der eine blutete so stark am Kopfe, daß ich Schürze, Taschentuch, alles von mir gab, um nur das Blut zu stillen; ein anderer lag im Todeskampf, blickte mich an mit gebrochenem Auge, er hatte einen Schuß in den Leib. Endlich erreichten wir Gotha. Mein Wagen war der erste und verkündete die Niederlage der Preußen. Ich fuhr durch die dichtgedrängte laut weinende Menge dem Krankenhause zu. Kaum waren mit Hilfe des Arztes die Kranken hereingeschafft, so kamen andere und andere Wagen voll Verwundeter. Bis 7 Uhr Abends hatten wir außerordentlich gearbeitet. Hier war ich nun weniger nöthig, da Wärter und Wärterinnen genug da waren.“[364] Schwester Johanne wandte sich am Abend desselben Tages zum Schießhaus, in dem ein Feldlazarett für Leichtverwundete stationiert war. Der dortige Stabsarzt, der offenbar nicht über eigenes Krankenpflegepersonal verfügte, nahm ihre Hilfe gern an. Außer der Diakonisse waren nur in der Krankenpflege nicht geübte freiwillige Damen aus der Oberschicht von Gotha vorhanden, so dass Schwester Johanne die Leitung der Krankenpflege übertragen wurde. Es herrschte ein Durcheinander von verschiedensten Verwundungs- und Krankheitsarten, alle Patienten lagen auf Strohsäcken an der Erde. Viele litten unter einem Sonnenstich, an dem auch ein Patient verstarb. Amputationen kamen nicht vor, aber schwere Verwundungen sowie Lungen- und Bauchfellentzündungen. Täglich kamen neue Verwundete an, es wurden aber auch zahlreiche nach Erfurt und Weißenfels weiter transportiert.[365] Vier-

364 Correspondenzblatt, 12/Dez. 1866, S. 45 ff.

365 In Erfurt pflegten u. a. Aachener Franziskanerinnen, die in der Stadt schon vor dem Krieg eine Niederlassung im Kloster zur Hl. Elisabeth hatten. Aus ihrer Sicht versuchten

zehn Tage arbeitete sie in Gotha, als sie ein Ruf ihres Mutterhauses erreichte. Die unterbrochene Bahnverbindung nach Bayern machte eine Reise dorthin aber unmöglich, so dass sie sich beim Berliner Mutterhaus Bethanien nach Arbeit erkundigte. Telegrafisch beorderte sie die dortige Oberin in das Zentrallazarett nach Görlitz. Es befand sich in einem neuen dreistöckigen Gebäude, das ursprünglich als Siechenheim gebaut worden war. Ein Zelt im Garten erweiterte seine Aufnahmekapazität auf insgesamt etwa 300 bis 400 Patienten. Alle am Krieg beteiligten Völker waren im Lazarett vertreten, insbesondere Italiener, Österreicher und Polen, sowie Preußen, Sachsen und Slovaken. Amputationen und Resektionen kamen in diesem Lazarett, das überwiegend mit Schwerverwundeten belegt war, häufig vor, die meisten Amputierten verstarben nach der Operation. Ein Vertreter des Johanniterordens wohnte zum Schutz der Schwestern mit im Hause. Viele hohe Besucher kamen in dieses mustergültig eingerichtete Lazarett, u.a. die preußische Königin, die mit den Kranken sprach und sie mit Blumen beschenkte.

Die bayrischen Zweigvereine des „Hülfsvereins für weibliche Diaconie" bemühten sich vor Ort, Frauen für die freiwillige Krankenpflege zu gewinnen und über Neuendettelsau an die Einsatzorte zu vermitteln sowie Verbandsstoffe und Gelder zu sammeln.[366] Die nur temporär tätigen freiwilligen Krankenpflegerinnen stellten nicht immer eine willkommene Unterstützung dar, da sie außer ihrem guten Willen kaum professionelle Voraussetzungen mitbrachten.[367] „Unsere Schwestern in Würzburg welche dort zwei Säle von Verwundeten zu bedienen haben, berichten bereits über die Hindernisse und Erschwerungen, welche durch die eifrige, aber ungefüge und unverständige Theilnahme dortiger Frauenzimmer entstanden seien," berichtete Löhe dem Hilfsverein in Fürth mit dem ausdrücklichen Hinweis auf die gewünschte Kleiderordnung der freiwilligen Helferinnen, die „keine Crinolinen[368] oder anderen Modeputz, sondern einfache dunkle Kleidung, eben solche Kopfbedeckung und Unterklei-

später dort angekommene Schwestern, sie aus ihrem Lazarett zu verdrängen. AF Aachen, Mutterhausarchiv 02-045, Brief von Schwester Mechthildis aus Erfurt vom 1.07.1866.

366 ZADN, Mutterhausregistratur B IX, Aufruf des Direktoriums der Diakonissenanstalt an die protestantisch-lutherische Bevölkerung Bayerns vom 30.06.1866 und weiterer Schriftwechsel mit den Zweigvereinen des „Hülfsvereins für weibliche Diakonie." Zur Tätigkeit des Vereins, dessen Vorsitzender Pfarrer Löhe war, vgl. Correspondenzblatt, 4/April 1867, S. 15f.

367 Vgl. AFKS, 2-1 DA 1193, Schreiben des Mutterhauses Bethanien an das Kaiserswerther Mutterhaus vom 25.06.1866. Darin berichtete das Berliner Mutterhaus über seine negativen Erfahrungen aus dem Krieg von 1864. Von den damals angemeldeten ca. 400 Freiwilligen waren nur zwölf geeignete ausgewählt worden, aber auch diese waren nicht in der Lage, eine Diakonisse vollständig zu ersetzen. Nur sechs davon wurden 1866 wieder in die Lazarette mitgenommen, einige andere sollten im Mutterhaus die ausrückenden Diakonissen ersetzen.

368 Die Krinoline war ein aus mit Rosshaar verstärktem Gewebe gefertigter Unterrock, der dem Rock eine Kuppelform verlieh, die an den Reifrock aus dem 16. Jahrhundert erinnerte. Er war von ca. 1840 bis 1870 in Mode.

der" tragen sollten.[369] Eine Schwester ergänzte: „In den ersten Tagen haben die Damen mit gepflegt, sie haben aber mit ihren Crinolinen alles umgefegt, nichts gereinigt, so daß es ausgesehen haben soll wie in einem Schweinestall, auch gaben sie den Kranken heimlich Bier und Wein, daß die Patienten kränker wurden."[370] Die Befürchtung, die Damen der Gesellschaft könnten auf die Patienten einen ungünstigen moralischen Einfluss ausüben, teilten die Diakonissen mit einigen katholischen Schwestern, die durch ein „leeres, frivoles Geplauder solcher Besuchenden, welche in dieser Weise einen humanen Zeitvertreib oder Befriedigung ihrer Sentimentalität suchen", ihren eigenen geistlichen Einfluss insbesondere auf die Schwerverwundeten und Sterbenden gefährdet sahen.[371] Mitunter wurden die freiwilligen Helferinnen auch nicht direkt in der Kriegsverwundetenfürsorge eingesetzt, sondern ersetzten im Lazarettdienst befindliche Diakonissen an ihrer bisherigen Arbeitsstätte.[372] Insgesamt hatte es sich aber erwiesen, „daß die freiwilligen, nicht eingedienten Arbeiterinnen mehr Noth als Hülfe bringen", so dass 1870 zumindest in Neuendettelsau auf ihren Einsatz verzichtet wurde.[373] Die vom freiwilligen Einsatz erhofften dauerhaften Neueintritte der jungen Frauen in das Diakonissenamt kamen nur in Einzelfällen vor.[374] Anders als die Mehrzahl der Schwestern stammten sie meist aus dem gehobenen Bürgertum und die aus nationalem und religiösem Überschwang resultierende Meldung zum freiwilligen Dienst in der Krankenpflege führte kaum zu einer dauerhaften Bindung an ein Diakonissenmutterhaus, das von seinen Schwestern die Einordnung in die strengen patriarchalischen Strukturen und die weitgehende Aufgabe persönlicher Wünsche erwartete.

Ortsvereine zur Unterstützung verwundeter Soldaten entstanden in einigen Gemeinden und arbeiteten ebenfalls mit Neuendettelsau zusammen, dem so die Rolle eines Zentraldepots zukam.[375] Die an sich als zweckmäßiger erkannte Überweisung der gesammelten Finanz- und Verbandsmittel an das Generaldepot der freiwilligen Krankenpflege in Nürnberg unterblieb zumindest in Windsbach mit der Begründung, dass der dortige Vorsteher ein „radikaler jüdischer Advokat" sei, der die Diakonissen wo möglich bei der Vergabe des

369 ZADN, Mutterhausregistratur B IX, Schreiben von Löhe an den Hülfsverein für weibliche Diaconie in Fürth vom 16.07.1866.

370 Ebd., Schreiben von Karoline Kienlein aus Kissingen an Löhe vom 17.07.1866.

371 AF Aachen, Mutterhausarchiv 02-045, Brief von Schwester Elisabeth aus Erfurt vom 4.07.1866.

372 ZADN, Mutterhausregistratur B IXe, Freiwillige 1866–1870. Schreiben von Löhe an Marie Hensold vom 20.07.1866. Frl. Marie Hensold aus Gunzenhausen wurde für die anspruchsvolle Arbeit im Neuendettelsauer Rettungshaus für verwahrloste Mädchen eingesetzt, so lange die Hausmutter im Lazarettdienst beschäftigt war.

373 ZADN, Mutterhausregistratur B IXe, Brief von Löhe an Auguste Jakobi 27.08.1870. Zur uneinheitlichen Haltung der Mutterhäuser in dieser Frage vgl. Kap. 3.2.

374 Correspondenzblatt, 8/Aug. 1866, S. 30.

375 ZADN, Mutterhausregistratur B IX, Brief von Pf. Müller aus Windsbach an Löhe vom 5.07.1866. Vgl. zu den Aktivitäten in den ersten Kriegswochen: Correspondenzblatt, 7. Juli 1866, S. 25–27. Eine Auflistung der Geld- und Sachspenden befindet sich in: Correspondenzblatt, 9. Sept. 1866, S. 33. Vgl. auch: ZADN, Mutterhaus-Registratur B IX e, Übersendung von Gaben 1866, 1870.

Sammlungsgutes übergehen könne.[376] Nationalprotestantische Kreise vermuteten sogar hinter dem sozialen Engagement eines jüdischen Bürgers noch Unheil, der Antisemitismus war eine konstante Begleiterscheinung dieser gesellschaftlichen Strömung.[377]

Schwester Sara schloss ihren Abschlussbericht mit der Aufzählung der an die Patienten verteilten geistlichen Literatur, „die gern angenommen, ja erbeten und verlangt" wurde. „Wir hoffen und haben Ursache zu glauben, daß mancher ausgestreute Same ein fruchtbar Land gefunden hat, denn es war durch Schmerz zubereitet und aufgelockert und für viele der armen Verwundeten wird die Leidensschule in Kriegsgetümmel und Schlachtengewühl und hernach im Lazareth gewis nicht vergeblich gewesen sein. Gott sei gedankt für alles!"[378] Mehrfach waren Bitten um gute Literatur an das Mutterhaus gelangt: „Zur Unterhaltung brauchten wir auch mancherlei Lectüre, es sind wohl Bücher da, aber sehr viel schlüpfriges Zeug darunter, wir genieren uns wirklich oft, den Kranken die Sachen zu geben."[379] Wieder spielte also die Seelsorge und ein gewisser Missionseifer eine entscheidende Rolle sowohl bei der Lazaretttätigkeit der Schwestern, als auch bei der Berichterstattung in den Anstaltspublikationen, die den interessierten evangelischen Kreisen Rechenschaft über deren Tätigkeit im Sinne der inneren Mission geben sollte.[380] Allerdings traten dabei auch die liturgischen Unterschiede innerhalb des konfessionell zerfallenen Protestantismus, insbesondere zwischen bayrischen Lutheranern und preußischen Unierten deutlich zu Tage.[381]

Die Genfer Konvention von 1864 wurde aus Anlass des gegenwärtigen Krieges im „Correspondenzblatt" im Wortlaut abgedruckt, ihre Wirksamkeit bei der gegenwärtigen Organisation jedoch bezweifelt, denn es hatte sich zwar gezeigt, „was für ein großer Drang zu helfen sich bei Ungläubigen und Gläubigen und unter den Gläubigen bei allen Confessionen in diesem jammervollen Kriege kund that, aber auch, daß ein ganzes Heer von Helfern so wenig als ein Heer von Soldaten etwas ausrichten, wenn Ordnung und Eintracht der Hülfe fehlt. Die Genfer Konvention und ihre Statuten sind vortrefflich, aber sie bahnen doch nur ein System der Hülfe an, dem, sowie irgendwo die Noth eintritt, ein zweites zur Seite treten muß, durch welches die vorhandenen Hülfskräfte zu friedvoller Ordnung gelangen."[382] Dies war in den seit der Un-

376 ZADN, Mutterhausregistratur B IX, Schreiben von Pf. Müller aus Windsbach an Löhe vom 5.07.1866.

377 Manfred Kittel, „Nationalprotestantismus" in Neuendettelsau 1870–1933, in: Hans Rößler (Hg.), 700 Jahre Neuendettelsau, Neuendettelsau 1998, S. 95–110, hier S. 99f.

378 ZADN, Mutterhausregistratur B IX, Zusammenfassender Bericht, S. 117f.

379 Vgl. ZADN, Mutterhausregistratur B IX, Brief von Sara Hahn an Löhe aus Veitshöchheim vom 27.08.1866.

380 Vgl. u.a.: Correspondenzblatt, 9/Sept. 1866, S. 36.

381 Vgl. die Quellenzitate in Büttner, „Der Herr ist meines Lebens Kraft", S. 145. Hölscher hat auf die religiöse Fremdheitserfahrung zwischen den verschiedenen deutschen Landschaften im Zuge der kulturellen Nationsbildung hingewiesen. Vgl. Lucian Hölscher, Geschichte der protestantischen Frömmigkeit in Deutschland, München 2005, S. 233.

382 Correspondenzblatt, 8/Aug. 1866, S. 30.

terzeichnung der Konvention vergangenen zwei Jahren noch nicht gelungen und sollte ansatzweise erst im Deutsch-Französischen Krieg zur Geltung kommen.

Das Engagement der Neuendettelsauer Diakonissen hatte einen bedeutenden Imagegewinn für die Anstalt zur Folge. Die bayerische Königin Marie (1825–1889), Mutter des seit 1864 regierenden Ludwig II., besuchte nach Kriegsende das Lazarett in Veitshöchheim bei Würzburg und war von der Arbeit der Diakonissen so beeindruckt, das nach seiner Auflösung noch vorhandene Betten, Wäsche und Pflegematerial der Diakonissenanstalt zugesprochen wurden.[383] Weitere Ehrungen folgten, so eine Geldzuwendung, die Verleihung des Michaelsordens an Löhe im Frühjahr 1867 und eine Audienz bei der bayrischen Königin.[384] Von preußischer Seite erfolgte die Würdigung der Diakonissentätigkeit im Krieg durch ein Schreiben der Königin Auguste an die Oberin der Neuendettelsauer Anstalt. Offenbar handelte es sich bei dem Schreiben um einen vorgefertigten Text, der an alle in der Kriegsverwundetenfürsorge tätigen geistlichen Gemeinschaften versandt wurde. Die Königin betonte, dass die Dienste „in ihrem ganzen patriotischen Werthe von des Königs Majestät anerkannt und gewürdigt worden" seien.[385] Diese Formulierung verrät wenig politisches Fingerspitzengefühl, denn die schwierige Rolle eines protestantischen Mutterhauses in einem mehrheitlich von Katholiken bewohnten deutschen Staat, der zu den Verlierern des letzte Krieges gehörte und noch nicht einmal Mitglied des Norddeutschen Bundes war, machte eine öffentlich gezeigte patriotische Einstellung zu Gunsten Preußens zumindest nicht wahrscheinlich. Löhe betonte daher nach Kriegsende, die Anstalt „werde allezeit am liebsten unserem engeren Vaterlande dienen."[386] Ein weiteres positives Resultat für die Diakonissenanstalt Neuendettelsau war der materielle Zugewinn durch die große Spendenbereitschaft der Bevölkerung, da das Material und Geld durch die wenigen nach Neuendettelsau gekommenen Verwundeten nicht aufgebraucht worden war. Als nützlich wurde vor allem auch der Erfahrungsgewinn bei den eingesetzten Schwestern bewertet.[387]

Obwohl etwa zehn Diakonissen des Mutterhauses Speyer im Krieg von 1866 an der Verwundetenpflege beteiligt waren, sind darüber nur gedruckte

383 ZADN, Mutterhausregistratur B IX, Schreiben von Löhe an Königin Marie vom 10.11.1866. Zur weiteren Förderung von Frauenvereinen für die freiwillige Krankenpflege in Bayern durch Königin Marie vgl. Riesenberger, Das Deutsche Rote Kreuz, S. 50f. Die bayrische Königinmutter war eine geborene preußische Prinzession und trat erst 1874 zum katholischen Glauben über.

384 Vgl. Stählin, Meine Seele erhebet den Herrn, S. 162 sowie Jenner, Von Neuendettelsau in alle Welt, S. 227. Der vorherige König Maximilian II. (1811–1864), hatte es noch abgelehnt, Löhe kennen zu lernen.

385 ZADN, Mutterhausregistratur B IXe, Nachtrag 1866, Schreiben der preußischen Königin Auguste vom 11.03.1867 an die Oberin des Diakonissenhauses Neuendettelsau.

386 Ebd., Schreiben Löhes an das Königliche Bezirksamt Heilsbronn 29.04.1867.

387 13. Jahresbericht der Diaconissen-Anstalt zu Neuendettelsau 1865;66, S. 18f.

Quellen vorhanden, Archivmaterial hat sich zu diesem Thema nicht erhalten.[388]

Ähnlich wie das Neuendettelsauer Mutterhaus, hatte auch die Leitung des Speyerischen sofort nach der Mobilmachung dem bayerischen Kriegsministerium Diakonissen angeboten und seine tüchtigsten Diakonissen von den Außenstationen ins Mutterhaus gerufen.[389] Als keine Antwort erfolgte, fragte der Vorstand ein zweites Mal nach und bekam eine freundlich- unverbindliche Antwort. Nachdem die ersten Kampfhandlungen sicher Verwundete in Bayern erwarten ließen, gelang es erst durch Vermittlung eines Freundes der Anstalt beim bayerischen Hauptquartier in Würzburg, einen Ruf nach dorthin zu erlangen. Der bayerische Generalstabschef Ludwig von der Tann hatte persönlich telegrafiert. Am Morgen des 22. Juli 1866 fuhren zehn Diakonissen in Begleitung des Vorstehers, versehen mit Verbandsmaterial, Lebensmitteln und Geldspenden mit dem Pferdeomnibus in Richtung Stuttgart. Von dort ging es mit der Eisenbahn weiter nach Würzburg.

Die Bewertung des Geschehens als Bruderkrieg, die Andeutung religiöser Motive der Kriegsparteien und die vorsichtige Sympathiebekundung für das protestantische Preußen durch den Speyrer Vorstand Pf. Hoffman zeugen von größerem politischen Gespür als in den Neuendettelsauer Verlautbarungen zu diesem Thema, die über katholischen Anwürfe nur in achselzuckende Ahnungslosigkeit flüchteten.[390] Von ihm stammt auch eine der wenigen distanzierten Äußerungen eines Theologen zum Kriegsgeschehen: „Jetzt bist du im bayer. Hauptquartier, du Prediger des Friedens unter lauter Kriegern!“[391]

Von der Tann hatte die Diakonissen gebeten, ins Hauptquartier nach Würzburg zu kommen, obwohl weder er selbst noch einer seiner Mitarbeiter einen Überblick über die tatsächlichen Bedürfnisse hatten. Für die Weitervermittlung war der Oberstabsarzt verantwortlich, der die Diakonissen in zwei Gruppen nach Münnerstadt und Haßfurt dirigierte. Hier setzte sich die Odyssee der Diakonissen fort. Im Lazarett im Augustinerkloster in Münnerstadt waren die evangelischen Diakonissen nicht willkommen, zumal die Pflege hier von Militärsanitätern zufriedenstellend ausgeführt wurde. Sie wandten sich nach Kissingen, das aber schon mit barmherzigen Brüdern und Schwestern sowie Neuendettelsauer Diakonissen versorgt war. Auch die nach Haßfurt gewiesenen Schwestern wurden dort nicht gebraucht und so trafen sich alle Speyerer Diakonissen wieder in Schweinfurt. Gemeinsam kehrten sie nach Würzburg zurück und hofften dort, ein Lazarett besichtigten zu können, „damit die Schwestern doch wenigstens Verwundete zu sehen bekommen

388 Die folgenden Ausführungen basieren auf dem Bericht des Vorstandes Pfarrer Hoffmann, in: Correspondenzblatt, 1/Jan. 1867, S. 3–4, sowie 3/März 1867, S. 9–12 und 4/April 1867, S. 13–15.

389 Zwischen 1816 und 1945 gehörte Speyer zu Bayern und war Sitz der bayrischen Verwaltung der Pfalz.

390 Vgl. u.a.: Correspondenzblatt, 8/Aug. 1866, S. 29 sowie Büttner, Pflege über Grenzen, S. 238f.

391 Correspondenzblatt, 1/Jan. 1867, S. 4.

möchten, wenn sie allenfalls keine zu pflegen bekommen sollten."[392] Die darin beschäftigten barmherzigen Schwestern wiesen sie aber barsch ab. Nach nunmehr viertägiger Irrfahrt schlugen auch weitere, bei kommunalen, kirchlichen und militärischen Stellen angestellten Versuche, den Schwestern doch noch einen Dienst an verwundeten oder erkrankten Soldaten zu verschaffen, fehl. Erst durch Vermittlung eines befreundeten evangelischen Pfarrers und einiger Damen der Würzburger Gesellschaft gelang es Pfarrer Hoffmann, den Kreisphysikus dazu zu bewegen, beim Oberstabsarzt nochmals unter Hinweis auf die telegrafische Anforderung der Diakonissen um eine Einsatzmöglichkeit zu bitten. Dies hatte zumindest den Erfolg, dass den Diakonissen vier Säle im Lazarett im katholischen Schullehrerseminar von den barmherzigen Schwestern abgetreten wurden. Dort pflegten sie vom 27. Juli bis zum 27. September 1866. Doch auch diese Arbeit konnte nicht ohne Komplikationen aufgenommen werden. Bereits zwei Tage zuvor hatte ein Arzt zwei Diakonissen eines anderen Mutterhauses in dieses Lazarett gerufen, die noch am gleichen Tag von den katholischen Schwestern wieder ausgewiesen worden seien. Um einen Auftritt vor den Verwundeten zu vermeiden, hatten sie nachgegeben. Pfarrer Hoffmann berichtete weiter: „Auch später wurden noch leise Versuche zur Verdrängung unserer Diakonissen gemacht, die jedoch erfolglos geblieben sind. Wir schätzen gewiß die Leistungen der barmherzigen Schwestern sehr hoch, und wer müßte das nicht? – Allein das geschilderte Benehmen muß denn doch mißfallen. Wo die christliche Liebe so vollauf zu tun hatte, wo es einen heiligen Wettstreit der Liebe galt, wo die protest. Bewohner Würzburgs, überhaupt die Protestanten unseres engeren Vaterlandes zur Pflege der Verwundeten mit den Katholiken so freudig und reichlich beisteuerten, – was soll es da heißen, protestantischen Diakonissen so gegenüber zu treten und den Ruhm allein haben zu wollen?"[393]

2.2.3 Bruderschaften

Die Hamburg-Berliner oder Preußische Felddiakonie

Von den etwa 300 Brüdern des Rauhen Hauses Hamburg und des Berliner Johannesstifts waren im Preußisch-Österreichischen Krieg 55 als Soldaten eingezogen.[394] Die übrigen konnten in großer Zahl nicht ohne erhebliche Schäden für die betreffenden Institutionen aus den bestehenden Arbeitsverhältnissen in den Erziehungs-, Armen-, Kranken- und Gefangenanstalten abberufen werden.[395] Der Personalmangel erforderte eine neue Organisationsstruktur

392 Ebd.

393 Correspondenzblatt, 4/Apr. 1867, S. 14.

394 Der Einsatz der Preußischen Felddiakonie im Krieg von 1866 kann nur an Hand gedruckter Quellen behandelt werden. Die Briefe der Diakone sind im 2. Weltkrieg vernichtet worden.

395 Wie Wichern mit einem kleinen Seitenhieb auf die Diakonissenmutterhäuser, mit ihrem den katholischen Pflegeorden entlehnten Entsendungsprinzip bemerkte, waren die Dia-

und den Einsatz von Freiwilligen. Wichern, der von Anfang an auf Preußens Seite stand, litt unter der antipreußischen Stimmung in Hamburg. Daher entschied er sich für Berlin als Standort der unter dem organisatorischen Dach des Zentralausschusses für Innere Mission gegründeten evangelischen „Felddiakonie." Der Begriff wurde in Wicherns Aufruf vom 1. Juli 1866 erstmals für den „freiwilligen christlichen Liebesdienst im Felde" verwandt.[396] Darin bat Wichern um freiwillige Kräfte und finanzielle Unterstützung. Es war sein Wunsch, „daß noch mehr als bisher Menschen gefunden werden, die im Geiste des Evangeliums, freiwillig und opferbereit, an denjenigen Stellen dienen, wo es der christlichen Bruderhülfe gerade jetzt am meisten und dringendsten bedarf und zwar vorzugsweise in den Hospitälern und mitten in den Armeen."[397] Die Bitte um Beteiligung richtete sich ausdrücklich über den norddeutschen Raum hinaus auch an die gegenwärtigen Gegner Preußens innerhalb des deutschen Bundes, da „daß Dienen der christlichen Liebe keine Feinde kennt, sondern nur Brüder, die in ihrem Gott und Heilande die Einigung und den Frieden wieder finden müssen […]."[398]

Zum Vorbild nahm sich Wichern die freiwillige Krankenpflege im Nordamerikanischen Bürgerkrieg. Über die zur leiblichen und geistlichen Versorgung der Verwundeten insbesondere in den Nordstaaten entstandenen Organisationen berichtete ein ausführlicher Beitrag in den „Fliegenden Blättern" und sorgte so für einen Wissenstransfer aus den USA nach Deutschland.[399] Die Arbeit der Felddiakone folgte dem Beispiel der dortigen „Sanitary-Commission" für die Krankenpflege und der „Christian-Commission" für die seelsorgerliche Betreuung der Soldaten sowohl in der Auswahl der Arbeitsfelder als auch der Organisation.

Wicherns Aufruf richtete sich nicht an Frauen, sondern ausschließlich an „sittlich zuverlässige Männer" die willens waren, „den Soldaten unter den Wechselfällen und Gefahren des Krieges mit Rath und brüderlicher Hülfe zur Seite zu stehen"[400], das heißt in der eigentlichen Krankenpflege tätig zu werden und den Verwundeten z. B. durch Briefschreiben nützlich zu sein. Sein Erlanger Kollege Konsistorialrat August Ebrard definierte die neue Funktion folgendermaßen: „Unter Felddiakonen versteht man Männer, welche in Kraft christlichen Glaubens und christlicher Liebe – freiwillig und um keinerlei

kone nicht ihrer Anstalt, sondern den sie beschäftigenden Institutionen unterstellt und vertraglich verpflichtet. Vgl. Fliegende Blätter aus dem Rauhen Hause, 8/1870, S. 248, Fußnote 2.

396 Fliegende Blätter, 7/1866, S. 229.

397 Ebd.

398 Ebd., S. 231.

399 Die christliche Liebesthätigkeit in dem letzten nordamerikanischen Bürgerkriege, in: Fliegende Blätter, 7/1866, S. 197–202. Auch das Kaiserswerther Diakonissenmutterhaus berichtete über dieses Thema: AuKF 1863, März/Apr., S. 61–63. Vgl. auch: F. Loeffler, Generalbericht über den Gesundheitsdienst im Feldzuge gegen Dänemark, S. X.

400 Fliegende Blätter, 7/1866, S. 229 f. Den Platz der Frau sah Wichern nicht im öffentlichen Leben, sondern in der christlichen Familie. Vgl. Johann H. Wichern, Der Dienst der Frauen in der Kirche, Hamburg 1880^{3}, S. 15.

Lohn – sich der Sorge für die Rettung und Pflege der Verwundeten im Felde, d.h. auf dem Kriegsschauplatze unterziehen."[401] Ihre meist nur kurzen Einsätze waren dadurch bedingt, „daß die Aufgabe der Felddiakonie nicht zunächst diese ist: städtischen Spitälern Wärter für wochenlange Pflege zu liefern, sondern: dahin, wo eine Schlacht geschlagen wird oder geschlagen worden ist, rasch massenhafte Hülfe für das augenblickliche massenhafte Elend zu werfen."[402]

Entsprechend den Intensionen der Inneren Mission gehörte die Seelsorge als Gehilfe von Militärgeistlichen sowie die Verteilung religiöser Schriften, um „den christlichen Geist in der Armee zu erhalten und zu stärken" zum integrierten Bestandteil der Felddiakonie. Weitere Arbeitsgebiete waren wie schon 1864 die Unterstützung der Johanniter bei der Verwaltung der Spenden und die Begleitung von Verwundetentransporten in die Heimat. Fritz Fliedner bezeichnete die Felddiakonen von 1866 sehr treffend als „kriegerisches Mädchen für alles."[403] Diese Institution kann durchaus als Pendant zur Wehrpflicht angesehen werden. Hier sollten sich in der Tradition der Kriegsfreiwilligen der antinapoleonischen Befreiungskriege, nicht eingezogenen junge Männer aus christlichem Engagement, persönlichem Pflichtgefühl und nationalem Enthusiasmus zum Dienst melden.

Von der zeitgleich in Bayern unter demselben Namen entstandenen Organisation erfuhr Wichern erst am Ende des Krieges, berichtete aber daraufhin ausführlich über deren Tätigkeit in den „Fliegenden Blättern aus dem Rauhen Hause."[404]

Der Berliner Zentralausschuss der Felddiakonie richtete ein eigenes Büro in der Friedrichstraße 175 unter der Leitung des Predigers Oldenberg ein und stellte seine drei „Reiseagenten" für die Verbreitung religiöser Schriften zur Verfügung. Von den eingegangenen 300 Meldungen von Freiwilligen wurden 110 ausgewählt, darunter 16 Brüder des Rauhen Hauses, die eine Art Stamm darstellten und in den meisten Fällen die Leitung der Einsätze übernahmen. Die Meldung von Freiwilligen aus gebildeten Kreisen war besonders erwünscht, dementsprechend wurden überwiegend Studenten, Kandidaten der Theologie, Geistliche u.a. Akademiker sowie junge Kaufleute angenommen.[405] Handwerker kamen seltener zum Einsatz. Um ungeeignete Kandida-

401 August Ebrard, Die evangelische Felddiakonie in Baiern in dem deutschen Bundeskriege 1866, Erlangen 1866, S. 3. Vgl. Kap. 2.2.3.3.

402 Johann Heinrich August Ebrard, Die evangelische Felddiakonie in Baiern in dem deutschen Bundeskriege, 1866, Erlangen 1866, S. 36.

403 Fliedner, Aus meinem Leben, S. 273.

404 Zur evangelischen Felddiakonie in Baiern, in: Fliegende Blätter, 8/1866, S. 232ff.

405 In konkreten Zahlen ausgedrückt gehörten dazu 16 Geistliche, 20 Kandidaten der Theologie, 23 Studenten, 3 Lehrer, 11 Beamte, Kaufleute und Architekten, 37 Handwerker einschließlich 16 gegenwärtige oder ehemalige Brüder des Rauen Hauses. Vgl. dazu: Martin Gerhardt, Johann Hinrich Wichern. Ein Lebensbild, Bd. 3: Ausbau und Ende 1857–1881, Hamburg 1931, S. 423. Unter ihnen befanden sich beispielsweise mit Theodor jun. und Fritz Fliedner auch zwei Söhne des Gründers des Kaiserswerther Diakonissenmutterhauses Theodor Fliedner, die dem Wunsch ihrer Mutter Caroline folgend, in

ten möglichst von vorn herein auszuschließen, war bei der Meldung von persönlich nicht bekannten Personen ein Zeugnis über die sittliche Unbescholtenheit einzureichen, dazu ein kurzer Lebenslauf und beim Einsatz in der Krankenpflege die Erklärung, einen einmonatigen Krankenpflegekurs belegen zu wollen. Für diese Ausbildung hatten sich verschiedene Krankenhäuser, u. a. die Charité in Berlin und das Allgemeine Krankenhaus St. Georg in Hamburg bereit erklärt. Zur Gewährleistung eines reibungslosen Einsatzes wurde die Erklärung des vollen Gehorsams gegenüber den militärischen Vorgesetzten und die Verpflichtung zu mindestens dreimonatigem Dienst verlangt. Den Felddiakonen war kein Lohn, sondern nur freier Unterhalt sowie Verpflegung in Krankheitsfällen gewährt, aber auch Selbstverpflegung wurde dankend angenommen. Die Finanzierung erfolgte ausschließlich durch Sammlungen im Freundeskreis des Rauhen Hauses, wobei insgesamt über 5000 Taler zusammen kamen.[406]

Die Aktivitäten Wicherns begannen 1866 zu einem relativ späten Zeitpunkt, wofür auch die mangelnde Unterstützung von Seiten des Kuratoriums des Rauhen Hauses verantwortlich sein mag.[407] Erst ab dem 25. Juni 1866 holte Wichern in Berlin persönlich die Genehmigungen des Kriegsministers von Roon, des Feldpropstes Thielen und des königlichen Kommissars für die freiwillige Krankenpflege Graf Eberhard Stolberg für seine Aktivitäten ein. Trotzdem stellten sich dem Einsatz Hindernisse in den Weg, die dazu führten, dass in diesem Krieg kein Einsatz direkt auf den Schlachtfeldern stattfand.[408] Ein weites Betätigungsfeld bot sich den Diakonen dagegen in den Choleralazaretten in Böhmen und Mähren. Auch die bei der Mainarmee eingesetzten Diakone nahmen kaum noch als Verwundetenträger an den direkten Kampfhandlungen teil, sondern waren überwiegend in den Lazaretten tätig.

Insgesamt sandte Wichern neun Transporte von 6 bis 15 Personen an die Front, davon sechs nach Österreich mit 58 Mann und drei zur Mainarmee mit 38 Diakonen. Der Rest arbeitete in den Lazaretten von Berlin, Görlitz, Posen und Dresden. Jeder Transport nahm Bücher, Zigarren und Rotwein für die Soldaten mit und jeder Diakon hatte in seiner Tasche Briefpapier und Bleistifte, Seife, Kölnisch Wasser und Verbandszeug. Wie im Krieg von 1864 kam die Arbeit den Kranken und Verwundeten aller Armeen und ohne Unterschied der Konfession zu.

Die erste Kolonne mit zwölf Diakonen reiste unter der Leitung eines Rauhäusler Bruders und versehen mit Legitimationsscheinen des Evangelischen

die Arbeit der Felddiakonie eingetreten waren. Vgl. auch: Fliedner, Aus meinem Leben, S. 271 f.

406 Gerhardt, Johann Hinrich Wichern, Bd. 3, S. 425.

407 Ebd., S. 421. Wicherns Plan einer „Gesellschaft christlicher Soldatenfreunde“, v. a. zur Sicherstellung der seelsorgerlichen Betreuung, wurde vom Kuratorium kühl aufgenommen und ist offenbar nicht umgesetzt worden.

408 Unter anderem hatte das Büro des Königlichen Kommissars die Ausstellung von Freifahrscheinen für die Eisenbahnfahrt verweigert. Erst als Wichern mit dem Gang an die Öffentlichkeit drohte, wurde eingelenkt. Vgl. dazu: Gerhardt, Johann Hinrich Wichern. Bd. 3, S. 425 sowie Fliegende Blätter, 8;1870, S. 249.

Feldpropstes am 11. Juli, und damit erst etwa einen Monat nach Kriegsbeginn, von Berlin in Richtung Böhmen.[409] Diese Scheine berechtigten nicht nur zur kostenfreien Bahnfahrt, sondern auch zur Requirierung von Unterkünften, Lebensmitteln und Futter für die Pferde. Die erste Wegstrecke bis nach Görlitz wurde mit der Bahn zurück gelegt, nach Böhmen gelangten die Diakone mit zwei beschlagnahmten Wagen, einer Kutsche und einem Leiterwagen. Die auf dem weiteren Weg in Reichenberg, Liebenau und Turnau liegenden Lazarette wurden lediglich besichtigt und, wenn nötig, für geistliche Betreuung der Patienten durch die Überlassung eines Felddiakons als Gehilfe der Militärgeistlichen, gesorgt. Die Pflege der verwundeten Österreicher, Preußen und Sachsen war in den meisten Fällen durch ortsansässige Kräfte, das Militärsanitätswesen oder katholische Schwestern und Diakonissen gesichert, die Anfangsschwierigkeiten nach der Schlacht von Gitschin und Königgrätz schienen überwunden. Auch im Tod waren die ehemals feindlichen Soldaten vereint, sie waren beispielsweise nach der Schlacht von Gitschin in der Eile in gemeinsamen Massengräbern bestattet worden.[410]

Wie wichtig auch die „Seelenpflege" gesunder Soldaten gerade nach durchstandenen Schlachten war, zeigte eine Bitte an den Kolonnenführer, ihnen nach drei Wochen Kriegsdienst den ersten evangelischen Gottesdienst zu halten. An diesem, im Schulhaus des Dorfes Wecely improvisierten Gottesdienst, nahmen über 100 Personen teil. Die von den Vertretern der Inneren Mission erhoffte dauerhafte, über den Krieg hinausgehende Hinwendung der Militärangehörigen zu Religion und Kirche erfolgte jedoch nicht.[411]

Einige Felddiakone dieser Kolonne reisten nach Brünn in die dortigen Choleralazarette weiter. Über die konkreten Zustände in diesen Notspitälern berichtete der Leiter einer weiteren Kolonne von Felddiakonen, die auf den böhmischen Kriegsschauplatz ausgesandt wurde. Während die meisten Lazarette in Böhmen Ende Juli weitgehend in geordneter Weise und mit ausreichend Personal arbeiteten, sah es im Hauptlazarett im Schloss der mährischen Kleinstadt Lundenburg ganz anders aus. Der leitende Inspektor sah sich wegen seiner eigenen, allerdings noch leichten Choleraerkrankung, nicht in der Lage, den Diakon durch die Räume zu führen und riet ihm wegen der hohen Ansteckungsgefahr dringend von einem Besuch derselben ab. Über seinen eigenmächtigen Rundgang schrieb der Bruder an den Vorsteher des Rauhen Hauses: „Es waren grässliche Zustände, die ich dort vorfand: mit gläsernen Augen mich anstierend, lagen dort die Cholera- und Typhuskranken, ohne alle Bedeckung außer ihrem Soldatenmantel, mit nackten Beinen, Einzelne sogar auf bloßem Stroh ohne Strohsack, ohne jede Wartung und Pflege, stöh-

409 Eine Expeditionsreise mit Felddiakonen nach dem böhmischen Kriegsschauplatz, o. A., in: Beiblatt der Fliegenden Blätter, 7/1866, S. 114 ff.

410 Beiblatt der Fliegenden Blätter, 7/1866, S. 120.

411 Archiv des Diakonischen Werkes der EKD CAZ 22, Agentenschreiben über den Einfluss des Krieges von 1866 auf die Arbeiten des Reiches Gottes 1866–1868. In diesen Schreiben berichten die Mitarbeiter über einen regen Gottesdienstbesuch durch Soldaten und Zivilisten während des Krieges, der nach dessen Ende wieder merklich nachließ.

nend, in wilden Phantasien irre redend, mitten in allem Koth und Unflath, ohne daß Jemand vorhanden gewesen wäre, sie zu bereinigen."[412] Wagen mit neuen Kranken und schon Verstorbenen fuhren unaufhörlich in den Hof. Die Leichen wurden nicht beerdigt, sondern in zwei Schuppen gelagert, aus denen ein dementsprechender Geruch strömte. Es fehlte an allen Einrichtungsgegenständen und an Lebensmitteln, die auch gegen Bezahlung in der näheren Umgebung nicht zu bekommen waren. In einem zweiten Lazarett in diesem Ort waren die Zustände noch schlimmer, Tote lagen vor dem Eingang und in den Zimmern, delierende Typhuskranke entwichen aus den Sälen und mussten wieder eingefangen werden. Die Zustände glichen denen vieler Seuchenlazarette des 19. Jahrhunderts. Erst 1883 entdeckte Robert Koch das Kommabakterium als Verursacher der Cholera und beschrieb die Ansteckungswege. In den meisten Fällen konnten die einheimischen Krankenhäuser schon in Friedenszeiten den massenhaften Ansturm von Seuchenpatienten nicht bewältigen und mussten zusätzlich konfessionelle Pflegekräfte zu Hilfe rufen.[413] Noch schlimmer traf es erkrankte Soldaten, die vom unzureichend ausgestatteten Militärsanitätswesen nicht betreut werden konnten. Wie im vorliegenden Beispiel deutlich wird, steckten sich die wenigen zur Verfügung stehenden Krankenwärter meist durch Unkenntnis über die Infektionswege selbst an, so dass die Patienten in ihrer Hilflosigkeit sich selbst überlassen blieben.[414] Um den drückendsten Pflegenotständen abzuhelfen, ließ der Kolonnenleiter neun seiner Diakone und den größten Teil der mitgebrachten Lazarettgegenstände und Bücher in Lundenburg zurück und reiste mit den restlichen vier Freiwilligen weiter. Bald darauf wurde von den Johannitern in Lundenburg ein Depot mit Lazarettgegenständen eingerichtet und für die Pflege noch Duisburger Diakone und katholische Brüder herangezogen.[415] Zwei Diakone übernahmen die Büroverwaltung und sorgten insbesondere für die Registrierung der Kranken und Verstorbenen. Viele Leichen waren bereits beerdigt worden, ohne deren Identität festzustellen, so dass die Familien nicht über den Verbleib ihrer Angehörigen benachrichtigt werden konnten. Die vom Berichterstatter angeregte Rundreise eines umsichtigen Johanniterritters durch die Lazarette der Umgebung zur Feststellung des Bedarfs an Personal und Einrichtungsgegenständen, musste aus Personalmangel von einem Felddiakon durchgeführt wer-

412 Beiblatt der Fliegenden Blätter, 9/1866, S. 134f. Vgl.: Fliedner, Aus meinem Leben, S. 291f.

413 Die Erkenntnisse über die Ansteckungswege wurden jedoch von den Schwestern und Krankenpflegern auch dann nur zögerlich rezipiert und umgesetzt. Vgl. dazu: Stefan Winkle, Geißeln der Menschheit. Kulturgeschichte der Seuchen, Düsseldorf 2005[3] sowie Büttner, „Nachricht aus der Stadt des großen Elends", S. 179–198.

414 Fritz Fliedner berichtete über zwei Zivilwärter, die in Brünn für die Cholerapflege rekrutiert worden waren, sich aber aus Angst vor Ansteckung stark betrunken hatten. Fliedner legte daraufhin einen von ihnen in das Bett eines soeben verstorbenen Cholerakranken. Während seiner Arbeit in Brünn drückte er nach eigenen Angaben ca. 400 verstorbenen Cholerapatienten selbst die Augen zu, ohne sich anzustecken. Vgl. Fliedner, Aus meinem Leben, S. 286f.

415 Vgl. Beiblatt der Fliegenden Blätter, 9/1866, S. 138f.

den. Dabei handelte es sich mit großer Wahrscheinlichkeit um den bereits erwähnten Fritz Fliedner.[416] Auf seinen Bericht hin sandte das Büro für Felddiakonie in Berlin weitere Diakone nach Böhmen und in die österreichischen Kerngebiete, die Johanniter versorgten die verstreut liegenden Lazarette mit allem Notwendigen. Eine Koordinierung durch Armeestellen erfolgte nicht, erst am 23. Juli traf eine Sektion eines schweren Korpslazaretts in Lundenburg ein.[417]

In Mistelbach, nur vier Kilometer vor Wien, waren die letzten verbliebenen Diakone im Klosterlazarett St. Barnabas besonders für die Nachtwachen, die evangelische Seelsorge und Beerdigungen willkommen. Die katholischen Patienten wurden seelsorgerlich durch die Klosterbrüder betreut, aber für die evangelischen Soldaten gab es bisher keine geistliche Versorgung. Einer der Felddiakone traf einen Soldaten in einem Psalter lesend an und erfuhr auf seine Nachfrage, dass der Patient dieses Buch und sein Gesangbuch den ganzen Feldzug über mit sich genommen hatte. Während seine Kameraden bei langen Märschen ihre Tornister von sich geworfen und sich über ihn und seine Bücherlast lustig gemacht hatten, fand er nun Trost in ihnen: „Jetzt, sehen Sie, musste ich hier krank werden, nachdem mich der liebe Gott durch alle Schlachten glücklich hindurch geführt hat, und hier kommen mir nun meine Bücher zu gut. Was sollte ich auf meinem Krankenbette anfangen, wenn ich den Trost nicht hätte?“[418] Ein anderer Freiwilliger berichtete von seiner seelsorgerlichen Tätigkeit an den Betten Schwerverwundeter: „Während der Felddiakon … (ein Student) Wunden verband und kühlte, konnte ich von einem zum andern gehen und wurde ihr guter Freund, dem sie Alles sagten und klagten. Vornehmlich waren es die Schwerverwundeten, die es noch wohlthuend fühlen ließen, wie willkommen ich ihnen war. An wie manchem Sterbelager habe ich mit den Armen gebetet und Ruhe und Frieden in die geängstigte Seele einkehren sehen!“[419]

Die Duisburger Diakonenanstalt

Schon während der Mobilmachung der preußischen Armee erfolgte von Seiten der Anstalt das Angebot an das Preußische Kriegsministerium, wiederum Diakone für den Sanitätsdienst zur Verfügung zu stellen. In der Antwort vom 15. Mai 1866 teilte man dankend für die „mit anerkennungswerthem Patriotismus wiederum ausgesprochene Bereitwilligkeit zur Beteiligung an der Krankenpflege bei der mobilen Armee“ mit, dass die freiwillige Krankenpflege in Kürze einer besonderen Behörde übertragen werde.[420] Zeitgleich fragte Graf Eberhard zu Stolberg-Wernigerode im Auftrag des Johanniterordens mit Schreiben vom 11. Mai 1866 nach Felddiakonen. Die schlechten Erfahrungen

416 Fliedner, Aus meinem Leben, S. 291 ff.

417 Loeffler, Das preußische Militärsanitätswesen, 2. Teil, S. 113.

418 Beiblatt der Fliegenden Blätter, 9/1866, S. 137.

419 Wichern, Die freiwillige Pflege, S. 123.

420 21./22. Jahresbericht der Rheinisch-Westphälischen Diakonenanstalt Duisburg 1865/1866, S. 3.

mit der eigenständigen Organisation des Einsatzes im Deutsch-Dänischen Krieg führten nun zur Eingliederung der 40 zur Verfügung stehenden Brüder der Anstalt in die Reihen des Ordens. Die in Aussicht gestellte Behörde war der mit Kabinettsorder vom 31. Mai 1866 installierte Königliche Kommissar und Militär-Inspekteur für die freiwillige Krankenpflege bei der Armee im Felde, zu dem der bereits erwähnte Kanzler des Johanniter-Ordens, Graf zu Stolberg-Wernigerode ernannt wurde. Von ihm wurden die Diakone mit den erforderlichen Legitimationsscheinen versehen, die zur freien Fahrt, Verpflegung und Unterbringung berechtigten. Die Begleitung der ausgesandten Kolonnen durch Johanniter-Ritter sollte für deren schnelle Etablierung in den Lazaretten sorgen.[421]

Die Anzahl der zur Verfügung stehenden Diakone war durch die allgemeine Mobilmachung erheblich dezimiert, so dass man zusätzlich auf Freiwillige zurückgreifen wollte. Nach zwei Aufrufen im anstaltseigenen „Sonntagsblatt für Innere Mission" im Mai und Juni wurden 25 junge Männer aus der großen Zahl der Anmeldungen ausgewählt und in Schnellkursen von älteren Diakonen in der Krankenpflege unterrichtet.[422] Die notwendigen Ausrüstungsgegenstände wie Mäntel und Schuhe stellten die in der Anstalt tätigen Handwerker-Brüder selbst her, geistliche Literatur wurde in ausreichender Anzahl gespendet.[423]

Am 15. Juni 1866 und damit unmittelbar nach Kriegsausbruch erfolgte die Aussendung der ersten Kolonne nach Neisse in Schlesien zur 2. Preussischen Armee unter Leitung des Kronprinzen. Gemeinsam mit dem Militär überschritten die Diakone am 26. Juni 1866 die böhmische Grenze und verblieben bis zum Ende der Kämpfe in dessen Nähe. Damit war die Duisburger Anstalt als erste christliche Genossenschaft auf diesem Kriegsschauplatz präsent. Als Teil der Krankenträgerkolonne des Johanniterordens bestand ihre Aufgabe im Transport von Verwundeten mit den zweirädrigen Karren und den bespannten Krankenwagen, die auch schon in Dänemark zur Anwendung gekommen waren.[424] Zur Kolonne, die unter der Leitung eines Ritters stand, gehörten auch zwei Ärzte. Der Einsatz stellte große Anforderungen an die körperliche Leistungsfähigkeit der Diakone. Sie hatten stundenlange Fußmärsche zu absolvieren, wobei die Karren im Gelände bei hochsommerlichen Temperaturen gezogen oder geschoben werden mussten. Häufig waren die Kräfte schon erschöpft, bevor die eigentliche Arbeit begann. Sie bestand in der Evakuierung der Verwundeten vom Schlachtfeld unter ständigem Beschuss, ihrer Erstversorgung und im Weitertransport in Feldlazarette. In ähnlicher Form verlief

421 Ebd., S. 4.
422 Ebd., S. 4 ff.
423 Die ausgesandten Diakone verteilten 1200 Neue Testamente, 420 Psalmenbücher, 2000 Bibeln, 2000 kleine Traktate in Westentaschenformat, die aus London gespendet worden waren sowie weitere kleinere christliche Schriften, vgl. 21./22. Jahresbericht der Rheinisch-Westphälischen Diakonenanstalt Duisburg 1865/1866, S. 8.
424 Ein schlesischer Ritter hatte die gesamte Ausrüstung dieser Kolonne übernommen. Vgl. Brinkmann, Die freiwillige Krankenpflege im Kriege, S. 81.

auch ihr Einsatz in der Schlacht von Königgrätz. Sechs Stunden lang folgten sie den vorwärtsgehenden Truppen durch aufgewühlten, regennassen Boden, die von je einem Pferd gezogenen 5 Krankenwagen in Balance haltend. Gegen 18.00 Uhr kamen sie auf dem Schlachtfeld an und begannen sofort „obschon auf den Tod ermüdet und ohne sich erst erquicken zu können“[425] mit Verbands- und Transportarbeiten. Im Bericht eines Bruders heißt es über den Einsatz: „Ich mit einem Soldaten holte einen Hauptmann von L., welcher am Fuß verwundet war. Die Fahrt ging sehr beschwerlich über Anhöhen und es war ein Glück, daß ich nicht allein war, sonst wäre ich stecken geblieben. Als ich das Ziel erreicht und ihn auf etwas Stroh gelagert hatte, war er sehr dankbar. Durch unsere Brüder waren 10 Krankenwagen in Bewegung und es wurde Alles benutzt, um die Verwundeten möglichst gut zu lagern. Als ich die anderen Brüder aufsuchen wollte, kam ich an einem Hause vorbei, vor dem ich einen unserer Wagen stehen sah. Ich ging hinein, aber welch ein Elend! Kaum hatten die Verwundeten ein Lager. Ein Jammern, Schreien, Bitten um Hülfe von allen Seiten. Nur Bruder P. war da, der mithelfen konnte. Wir suchten wenigstens den Verwundeten eine ordentliche Lage zu geben, die Schwerst-Verwundeten zu verbinden, bis ich vor Mattigkeit niedersank. An Essen war gar nicht zu denken. Meine letzte Arbeit war bei einem Westfalen, dem ich eine Kugel am Unterschenkel ausschnitt, nach dem ich die Erlaubniß vom Arzt hatte, welcher auch nicht mehr konnte. Harter Lehmboden war unser Nachtlager, unter einem Strohdache, das schon zur Hälfte für die Schwerverwundeten abgedeckt war, und früh am Morgen ging’s wieder rüstig voran in zwei Kolonnen zu den Verwundeten, welche immer lauter stöhnten und jammerten, wenn sie uns sahen. Wer es eben vermochte, kam auf Händen und Füßen herangekrochen. Viele waren schon froh, wenn wir ihnen einen Trunk Wasser reichten, darum trägt jeder von uns eine mit Wasser gefüllte Flasche bei sich.“[426]

Die Tätigkeit wurde an diesem Tag nur durch eine kurze Pause am Nachmittag unterbrochen, an den folgenden Tagen marschierte die Kolonne weiter hinter den Truppen des Kronprinzen her. Bei der enormen körperlichen Belastung verwundert es nicht, dass einige von den Diakonen erkrankten. „Wie wandelnde Leichen kamen sie den Brüdern vor, die bald darauf ihnen auf

425 21./22. Jahresbericht der Rheinisch-Westphälischen Diakonenanstalt Duisburg 1865/1866, S. 4.

426 21./22. Jahresbericht der Rheinisch-Westphälischen Diakonenanstalt Duisburg, S. 13f. Schon während der Fahrt war es schwierig, sauberes Trinkwasser zu bekommen. Nach den Schlachten stellte sich das Problem in noch viel größerem Maße. In Königgrätz wies ein Arzt die Schwestern an, das Verbinden einzustellen und zunächst erst einmal Wasser für die Verwundeten zu holen, die z. T. mehrere Tage nichts bekommen hatten. Vgl. AuKF Sept./Okt. 1866, S. 164. Erst Ende des 1860er Jahre wurde festgelegt, dass alle Lazarettgehilfen und Krankenträger mit Trinkflaschen versehen werden sollten. Sie fassten jedoch nur 0,75 l und waren aus Glas gefertigt, was im Gefechtsfall zu einer besonderen Anfälligkeit geführt haben dürfte. Vgl. Loeffler, Das preußische Militärsanitätswesen, 2. Teil, S. 220.

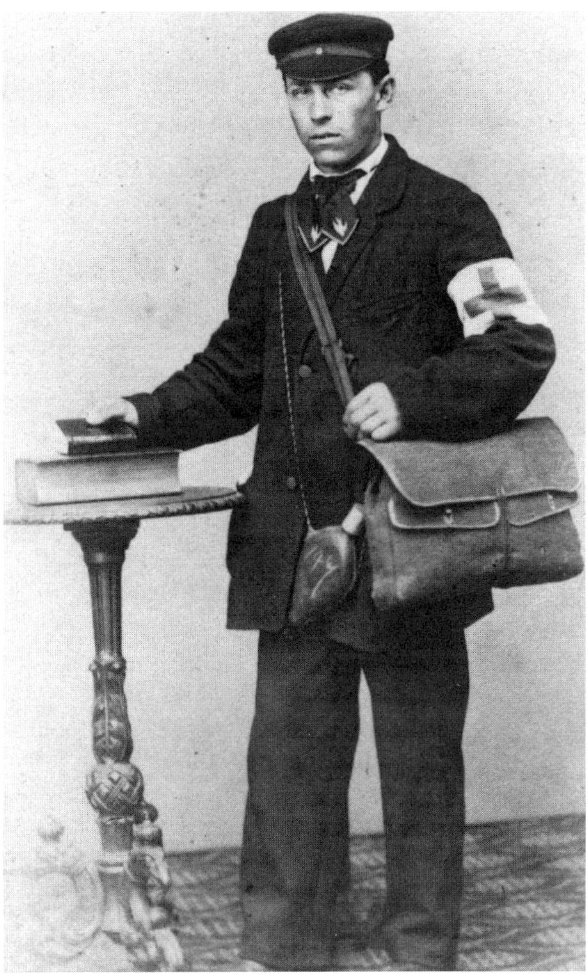

Felddiakon Schäfer aus Gumbinnen 1866 (Quelle: Archiv des Rauhen Hauses Hamburg)

dem Weg von Olmütz nach Brünn begegneten."[427] Einer von ihnen erlag der Cholera, ein anderer starb nach seiner Rückkehr in die Heimat an „Auszehrung." Nach Auflösung der Kolonne am 23. Juli 1866, teilten sich die Brüder auf, um bei der Evakuierung der Lazarette von Horsitz zu helfen und in Brünn in den Choleralazaretten tätig zu werden.

Am 30. Juni 1866 ging die telegrafische Aufforderung des Königlichen Kommissars für die freiwillige Krankenpflege in Duisburg ein, sofort 30 Brüder nach Görlitz zu entsenden. Sie sollten von dort aus unter Leitung des Johanniters Kammerherr von Brauchitsch aus Düsseldorf auf den böhmischen Kriegsschauplatz reisen. Die ersten 13 Brüder reisten am 1. Juli ab, weitere der insge-

427 21./22. Jahresbericht der Rheinisch-Westphälischen Diakonenanstalt Duisburg, S. 14.

samt 28 Ausgesandten folgten am 3., 8. und 13. Juli. Unter ihnen befanden sich auch zwei Kandidaten für das Predigeramt. „Vom Militärdienste als Theologen befreit, wollten sie in dieser Zeit der Noth dem Dienste des Vaterlandes freiwillig sich weihen. Wir haben ihre Mithülfe um so dankbarer angenommen, als die Kandidaten uns nach den in Schleswig gemachten Erfahrungen eine höhere Gewähr für richtige Leitung und zweckmäßige Verwendung der Diakonen darzubieten schienen; und wir haben uns in der Folge in der von ihrer nützlichen Mitwirkung gehegten Erwartung nicht getäuscht gesehen,“[428] schrieb der Vorsteher darüber im Jahresbericht. Einen Tag nach der Schlacht von Königgrätz trafen sie im böhmischen Königinhof ein und pflegten in verschiedenen Lazaretten. Der Ort war wegen seiner zentralen Lage in der Nähe der Gefechte von Trautenau, Königinhof und Königgrätz sowie der guten Erreichbarkeit mit der Eisenbahn ein Hauptknotenpunkt für die Lieferung von Material und für den Rücktransport von Verwundeten nach Deutschland. Deren Lage war Anfang Juli auf Grund ihrer großen Anzahl allerdings besonders schwierig. Die Bewohner der Stadt waren fast vollständig geflohen. Was sie nicht hatten mitnehmen können, wurde nun für die Krankenpflege requiriert. Die zahlenmäßig am stärksten vertretenen Österreicher konnten allerdings nur schleppend abtransportiert werden, da die Bahnstrecke in Richtung Prag kriegsbedingt bis Anfang August gestört war. Die Lazarette wurden in der Schule, im Schützenhaus und in einer Mühle eingerichtet. Von Brauchitsch, der Leiter der Kolonne, blieb zur Pflege des schwer verwundeten Prinzen Anton von Hohenzollern in Königinhof zurück, während ein Teil der Diakone sich nach einigen Tagen in verschiedene Lazarette in Böhmen verteilte.[429] Die Letzten beendeten ihre Arbeit in Königinhof Anfang August.

Der hohe Arbeitsanfall in den Choleralazaretten insbesondere in Brünn machte die Entsendung weiterer zehn Diakone und eines Predigeramtskandidaten dorthin nötig. Über die Zustände in den Choleralazaretten von Lundenburg wurde schon im Zusammenhang mit der Arbeit der Berliner Felddiakone berichtet. In Brünn gestalteten sich die Zustände ähnlich. Ein Feldprediger beschrieb die Arbeit als eine noch viel schwierigere und mühseligere als an den Lagern der Verwundeten. Während letztere empfänglich waren für Unterhaltung und Aufmunterung, und ihre Schmerzen in dem Bewusstsein ertrugen „in ihrem unmittelbaren Berufe und in der Bewährung ihrer Treue bis zum Tode die Wunden empfangen zu haben“[430], waren die Cholerakran-

428 Ebd., S. 10.

429 Als Kammerherr des Erbprinzen von Hohenzollern fühlte er sich verpflichtet, dem Prinzen Anton von Hohenzollern, der durch vier Gewehrkugeln am Bein verletzt war, beizustehen. Von Brauchitsch organisierte eine standesgemäße Unterbringung in der Röhrigschen Mühle, ein in der Krankenpflege erfahrener Diakon wurde für ihn abgestellt, der später durch eine barmherzige Schwester unterstützt wurde. Trotzdem verstarb der Prinz 33 Tage nach seiner Verwundung. Sein Vater dankte der Diakonenanstalt in einem Schreiben, dem auch eine Anerkennungssumme in Höhe von 100 Talern beigegeben war. Vgl. 21./22. Jahresbericht der Rheinisch-Westphälischen Diakonenanstalt Duisburg 1865/1866, S. 18.

430 Ebd., S. 31.

ken verzweifelt über die nach glücklich überstandenen Schlachten über sie hereinbrechende Seuche. „Da hatte das trotzige und verzagte Herz viel mehr Einwände gegen die Führungen des Herrn zu machen, da war die Willigkeit, sich in das auferlegte Kreuz, auch in den Gedanken an den Tod zu finden, eine viel seltenere. Und nun die grässlichen Schmerzen in allen Gliedern! Das ging einem doch ganz anders durch Mark und Bein, wenn ein Cholerakranker bei den furchtbarsten Krämpfen in Schenkel und Wade laut aufschrie, als wenn ein Verwundeter einmal seinem Schmerze in lauten Klagen Luft machte. Dazu kam, daß hier die Zahl derer viel größer war, die schon sehr bald in volle Besinnungslosigkeit versanken als dort. Wie schwer aber hatten es erst die Aerzte und Wärter, die Tag und Nacht in den entweder verpesteten oder zugigen Räumen verweilen mussten, und wie manche von ihnen haben mir gesagt, daß sie hier zur Ausrichtung ihres Berufes viel mehr alle Kräfte anspannen müssten, um sich aufrecht zu erhalten, als auf den Verbandplätzen mitten unter den feindlichen Granaten.“[431]

Wie in den meisten Kriegen, so war auch hier die Versorgung mit Trinkwasser ein großes Problem, da die Brunnen nicht leistungsfähig genug waren.[432] Man hatte allgemein die Bedeutung eines ausgeglichenen Flüssigkeitshaushaltes insbesondere bei Durchfallerkrankungen noch nicht erkannt, und erklärte es zu einer Frage der Selbstbeherrschung, auf frisches Wasser zu verzichten. Von einem Cholerapatienten, der sich als Mitglied eines Turnvereins zu erkennen gegeben hatte, wurde beispielsweise verlangt, er müsse doch als ein solcher in der Lage sein, sich auch einmal etwas zu versagen, und wenn es Trinkwasser sei.[433]

Ende Juli befanden sich in den vierzehn Lazaretten in Brünn etwa 3500 Patienten, die überwiegend an Cholera erkrankt waren.[434] Ihre Zahl stieg im August noch an, so dass die Pflege auch durch die dorthin reisenden freiwilligen Kräfte kaum noch zu leisten war. Viele von ihnen steckten sich bei der Pflege an und verstarben zum Teil binnen weniger Stunden. Allein aus Duisburg waren 30 Pfleger im Einsatz, von denen zahlreiche selbst erkrankten und zwei der Seuche erlagen.[435]

Einige Diakone verwalteten das große Johanniterdepot im Bahnhof von Brünn, von dem aus nicht nur die Lazarette der Stadt und Umgebung mit

431 Vgl. 21./22. Jahresbericht der Rheinisch-Westphälischen Diakonenanstalt Duisburg 1865/1866, S. 32. Dieses Zitat stammte ursprünglich offensichtlich aus dem Bericht des Hofpredigers Rogge über den Einsatz ev. Geistlicher im Feldzug von 1866, denn es wird wörtlich ebenso von Fritz Fliedner mit dieser Quellenangabe zitiert. Vgl. Fliedner, Aus meinem Leben, S. 283ff.

432 In einigen zeitgenössischen Briefen wird die Behauptung aufgestellt, die einheimische Bevölkerung hätte die Brunnen absichtlich verunreinigt, um dem Feind die Versorgung zu erschweren.

433 Fliedner, Aus meinem Leben, S. 286.

434 Vgl. 21./22. Jahresbericht der Rheinisch-Westphälischen Diakonenanstalt Duisburg, S. 31.

435 Vgl. 21./22. Jahresbericht der Rheinisch-Westphälischen Diakonenanstalt Duisburg, S. 34, 40.

Lebensmitteln und Lazarettbedarf beliefert, sondern auch zahlreiche durchreisende Soldaten ausgestattet wurden. Auf einer Inspektionsreise Pfarrer Engelberts nach Böhmen Anfang August, fand er bei seiner Ankunft in Brünn zunächst keinen der Duisburger Diakone, die alle auf der Beerdigung eines Mitbruders weilten. In Königinhof auf der Bahnstation traf er völlig unversorgt wartende Verwundete und rekonvaleszenten Soldaten, die zu ihren Regimentern zurückkehren wollten. Eine Verpflegung war für sie erst bei der Ankunft in ihren Einheiten vorgesehen. Engelbert richtete dort mit logistischer Unterstützung aus Duisburg ein Lebensmitteldepot ein, was von einem Bruder verwaltet wurde und bis zum 10. September in Betrieb war.[436]

Die Unterstellung der freiwilligen Krankenpfleger unter den Königlichen Kommissar und den Johanniterorden schloss den Einsatz aus eigener Initiative offenbar nicht aus. In den bisher bedienten Lazaretten befanden sich zum Bedauern der Diakone keine Landsleute, denen man gern Unterstützung und Pflege zukommen lassen wollte. Diese dienten überwiegend bei der Main-Armee, der es generell an freiwilligen Pflegern fehlte. Anstaltsvorsteher Engelbert reiste daher am 16. Juli 1866 mit sechs Diakonen in das Hauptquartier nach Frankfurt. Generalarzt und Divisionsprediger hießen sie willkommen und bedauerten, dass die Diakonen nicht schon früher gekommen waren. Sie wurden unter Leitung des Johanniterritters Otto zu Stolberg-Wernigerode dem Hauptquartier angeschlossen und nach Tauberbischofsheim in die Militärlazarette begleitet. Dort nahm sie der ihnen schon von Schleswig her bekannte Dr. Vogelsang gern zur Unterstützung der Militärpfleger an. Laut Bericht des Vorstehers fehlte es einen Tag nach der in der Nähe der Stadt erfolgten Schlacht trotz der Anwesenheit der militärischen Sanitätseinrichtungen an fast allen Einrichtungsgegenständen und Verbandsmaterial. Die Kranken lagen auf Stroh auf den Fußböden der Schule und anderer Gebäude und deckten sich mit ihren Mänteln zu. „Die meisten Verwundeten hatten noch ihre Hemden an, die von Blut steif waren. Es musste von den Wenigen für Alles gesorgt werden. Aber welch eine Wohlthat war's nun für die Armen auf ihrem Schmerzenslager, daß diese fremden freiwilligen Pfleger zur rechten Stunde ihnen die nöthige Hülfe leisteten und mit Theilnahme ihre Pflege weiterführen konnten."[437] Mit Unterstützung der Bürger von Tauberbischofsheim wurde die Einrichtung des Lazaretts besorgt und die Verpflegung organisiert. Nach einigen Tagen trafen Sendungen auswärtiger Unterstützungsvereine ein, nach zwei Wochen kamen Diakonissen aus Karlsruhe zu Hilfe, so dass ein geordneter Lazarettbetrieb möglich wurde. Immer wieder berichteten Diakone, dass ihnen geistliche Bücher in großen Mengen abgenommen wurden, deren Lektüre offenbar auch bei Schwerverwundeten zur Linderung der Schmerzen und zur Beruhigung beitrugen. Ein Diakon konstatierte: „Es ist unter den Verwundeten meist ein ernster Sinn; unordentliche Redensarten erlaubt sich keiner. Jeder Kranke hat ein

436 Vgl. 21./22. Jahresbericht der Rheinisch-Westphälischen Diakonenanstalt Duisburg, S. 23.

437 Vgl. 21./22. Jahresbericht der Rheinisch-Westphälischen Diakonenanstalt Duisburg, S. 28.

neues Testament, und ich kann nicht sagen, daß dieselben bloß neben den Betten liegen, vielmehr werden sie fleißig gelesen."[438] Die Anwesenheit der Diakone wirkte offenbar disziplinierend und beruhigend auf die Patienten. Der damit verbundene geistliche Zuspruch hielt die Hoffnung auf eine Genesung wach und aktivierte somit den Lebenswillen.

Nachdem sich die Diakone durch ihre Arbeit selbst in das Bewusstsein der Militärbehörden gebracht hatten, wurden weitere durch den Militärseelsorger und nicht durch Sanitätsbeamte, für die Lazarette in Wertheim, Aschaffenburg und Frankfurt am Main angefordert. Nach Friedensschluss beteiligten sich fünf von ihnen Anfang September, auf Bitten des Lazarettdirektors Dr. Hedinger in Frankfurt, am Rücktransport von Verwundeten rheinabwärts oder ins Landesinnere bis nach Kassel, Wernigerode oder Hannover.

Eine weitere Möglichkeit, zum Einsatz in der Kriegskrankenpflege zu gelangen, war die direkte Anforderung durch einen Feldgeistlichen. Der Süchtelner Pfarrer August Grashof, der bereits 1864 für den Einsatz der Duisburger Diakone vor den Düppeler Schanzen gesorgt hatte, forderte sie Mitte Juli für das 8. Armeekorps der Preußischen Elbarmee für den Dienst in den Choleralazaretten in Niederösterreich an.[439] Nach einer neuntägigen mühsamen Anreise erreichten die ausgesandten vier Diakone am 25. Juli Poisdorf, zwischen Brünn und Wien gelegen. In diesem Ort stand bereits ein Duisburger Bruder, der mit dem 57. Infanterieregiment marschiert war, in angestrengtester Arbeit, da er als einziger Wärter für eine nicht näher benannte große Anzahl von Kranken zuständig war. Erst am Vortag hatte er in einem verzweifelten Brief an seinen Vorsteher um die Entsendung weiterer Brüder gebeten. Ihr so schnelles Erscheinen erschien sogar einem anwesenden General als Gottesgeschenk.[440] Die Zustände im dortigen Lazarett waren noch unorganisierter als in den bisher beschriebenen. Zur Unterbringung der Kranken hatte man einen seit 1859 verlassenen Gasthof gewählt. Ohne den angehäuften Schutt zu beseitigen, wurde lediglich Stroh ausgelegt und die Kranken darauf gebettet. Die Pflege lässt sich nur als Sisyphusarbeit bezeichnen, da fortwährend Patienten starben und neue hinzukamen. Ein Duisburger Bruder schrieb darüber: „Auf dem Kornboden liegen circa 100 Mann. Leider hat bisher für ordentliche Pflege nicht gesorgt werden können und ist daher die Noth unbeschreiblich groß. So habe ich für diese Nacht 17 schwere Kranke gehabt. Die übrigen Wärter, von denen 2 aus hiesigem Orte dazu commandiert sind, machten sich gleich fort, als der Arzt ging. Nun stand ich ganz allein. Die Kranken riefen, der eine nach Wasser, der Andere nach Hülfe, der dritte wollte in der Fieberhitze weglaufen. Einer war schon gestorben. Die Leiche musste weggebracht werden; dann musste ich auch in der Küche sein, nur Glüh-Wein, Kaffee und Thee war zu haben. Da wurde mir bange und ich betete, da half der Herr, und diesen Morgen ist alles in möglichster Ordnung, obschon bereits 4 gestorben

438 Ebd., S. 29.
439 Vgl. 21./22. Jahresbericht der Rheinisch-Westphälischen Diakonenanstalt Duisburg, S. 37f.
440 Ebd., S. 38.

sind und der 5. im Sterben liegt. Auch die Todten habe ich fortgebracht. – Wie mir, so geht es auch den beiden anderen Brüdern hier."[441] Vom Militärsanitätswesen ist außer von einem Arzt in diesem Bericht nicht die Rede. Die Truppen zogen schnellstmöglich in die Heimat zurück und ließen die Kranken in der Obhut der Diakone zurück. Sie beendeten am 3. August ihre dortige Tätigkeit um sich auf die Heimreise zu machen, wurden jedoch schon in Walterskirchen wieder aufgehalten. Das im Schloß untergebrachte Militärlazarett benötigte dringend ihre Dienste, weil die Ärzte, Lazarettinspektoren, Gehilfen und Zivilwärter der Cholera zum Opfer gefallen waren.

Die Berichte von den übrigen Einsätzen gleichen den bereits vorgestellten und sollen hier bis auf einen Vorfall nicht erwähnt werden: Ein Bruder, der sich mit Cholera infiziert hatte, nahm sich selbst die zur Behandlung üblichen Opiumtropfen, um seine Mitbrüder nicht für seine Pflege in Anspruch nehmen zu müssen. Da er jedoch die Dosierung zu hoch gewählt hatte, geriet er in einen lebensgefährlichen Zustand, aus dem er Dank der Fürsorge eines Arztes wieder genas.[442]

Die von Duisburg ausgesandten 65 Diakone pflegten pro Person im Durchschnitt etwa 60 Tage, insgesamt 3950 Tage.[443]

Die Hauptintention der Anstaltsleitung zur Beteiligung an diesem Krieg war neben der christlichen Motivation zur Hilfeleistung wiederum die Demonstration von Staatstreue. Auf einen an den preußischen Kriegsminister von Roon gesandten Tätigkeitsbericht antwortete dieser in einem persönlichen Dankesschreiben, das nicht ohne Stolz im Jahresbericht abgedruckt wurde. Trotz der Verleihung des Eisernen Kreuzes an einige Teilnehmer blieb eine dauerhaft wirksame Anerkennung der Leistungen der Anstalt durch die Behörden aber aus, wie Pfarrer Engelbert mit einiger Verbitterung im Jahresbericht von 1867 konstatierte: „Man sagt gemeinhin, und so ist's ja wohl Kriegsregel: Kriegsjahre zählen doppelt. Wir haben nichts davon erfahren, wenn damit auf Entschädigung und Entlastung oder Belohnung gedeutet ist. Unsere Entschädigung hat darin bestanden, daß es uns um so schwierigen wurde, die Mittel für den Unterhalt unserer Anstalten herbeizuschaffen; unsere Entlastung darin, daß unsere Arbeitskraft um so mehr angespannt und um so viel häufiger begehrt wurde. Das Kriegs-Ministerium anerkannte unsere Leistungen und gewährte uns einen Beitrag von 300 Thlrn.; das Kultus-Ministerium sah sich genötigt, die seit 15 Jahren genossenen drei Kandidatenstipendien im Betrage von jährlich 600 Thlrn. uns zu entziehen, um sie dem zu gründenden Prediger-Seminar in Herborn zuzuwenden."[444] Auch die starke Inanspruchnahme durch die Pflege von Cholerakranken nach Beendigung des Krieges, als diese Seuche in bisher nicht gekanntem Ausmaß im

441 Ebd.

442 Vgl. 21./22. Jahresbericht der Rheinisch-Westphälischen Diakonenanstalt Duisburg, S. 39.

443 Ebd., S. 40.

444 23./24. Jahresbericht der Rheinisch-Westphälischen Diakonenanstalt Duisburg 1867/68, S. 1f.

Rheinland und in Westfalen wütete, erhöhte das Wohlwollen der Behörden nicht, das Recht auf Kollekten in der Rheinprovinz wurde ihnen streitig gemacht und der Norddeutsche Reichstag entzog den milden Stiftungen die Portofreiheit.[445] Die Befürchtungen Florence Nightingales, der Staat würde seine ureigensten Aufgaben im Bereich des Sanitätswesens auf die freiwillige Krankenpflege abwälzen und ihre Dienstleistungen als eine Selbstverständlichkeit auffassen, schienen sich schon 1866 zu bewahrheiten.

Eine Eigentümlichkeit der Arbeit in diesem Krieg bestand in der knappen Ausstattung mit Finanzen und Personal in der relativ langen Vorbereitungsphase und dem Vorgehen auf eigene Verantwortung, dem später ein regelrechter Strom von Spenden folgte, denn erst „beim wirklichen Ausbruch des Krieges erwachte ein Liebeseifer sonder Gleichen im ganzen Vaterlande."[446] Der Johanniterorden beteiligte sich mit dem Betrag von 1000 Talern an den Ausrüstungs- und Unterhaltskosten und von Seiten des Militärs wurde eine „Portionsvergütung" für den Einsatz in Böhmen und Mähren in Höhe von 1405 Talern gezahlt, so dass die Anstalt zumindest ihre unmittelbaren Ausgaben für die Kriegskrankenpflege decken konnte. Dazu kamen noch Spenden in Höhe von insgesamt 3646 Talern.[447] Es wurde sogar ein kleiner Überschuss erwirtschaftet, der für die Erholung der Brüder verwandt werden konnte.[448]

Die Erlanger Felddiakonie

Parallel, aber völlig unabhängig von der preußischen Felddiakonie, entstand 1866 erstmals eine ähnliche Einrichtung in Bayern. Der organisatorische Unterschied bestand darin, dass es sich bei ihr um eine völlige Neugründung ohne Anbindung an eine schon bestehende Institution handelte, die nur zeitlich begrenzt existierte. Die Intentionen ähnelten allerdings denen der preußischen Schwesterorganisation. Ihr Hauptinitiator war der Erlanger reformierte Theologe Konsistorialrat August Ebrard (1818–1888).[449] Neben den Vorbildern Dunant, Nightingale und den Diakonen im Nordamerikanischen Bürgerkrieg, kam für ihn der Ansporn zur Gründung der neuen Institution durch die gerade in Bayern stark präsenten katholischen Pflegeorden in den Feldlazaretten. Es wäre für ihn ein trauriges Armutszeugnis gewesen, wenn die evangelische Kirche in dieser Tätigkeit hinter ihnen zurückgeblieben wäre und die evangelischen Verwundeten „fremden Händen" überlassen hätte.[450]

445 23./24. Jahresbericht der Rheinisch-Westphälischen Diakonenanstalt Duisburg 1867/68, S. 2.
446 Ebd.
447 Ebd., S. 8.
448 Ebd., S. 41.
449 Der aus einer Hugenottenfamilie stammende Ebrard gilt als einer der bedeutendsten reformierten Theologen des 19. Jahrhunderts in Deutschland. Er bekleidete Professuren in Zürich und Erlangen und war ab 1875 Pastor der französisch-reformierten Gemeinde Erlangen. Vgl. Friedrich Wilhelm Bautz, Art. Ebrard, in: Biographisch-Bibliographisches Kirchenlexikon, Bd. 1, Nordhausen 1990, Sp. 1449–1450.
450 August Ebrard, Die evangelische Felddiakonie in Baiern in dem deutschen Bundeskriege 1866, Erlangen 1866, S. 4.

Am 28. Juni 1866 konstituierte sich der „Centralverein für ev. Felddiakonie“ in Erlangen, gebildet aus Geistlichen und Bürgern unter Mitwirkung zweier Brüder des Puckenhofer Rettungshauses.[451] Ihm trat auch die Königinmutter Marie von Bayern, die selbst schon zwei Hospitäler eingerichtet hatte, als förderndes Mitglied bei. Den zwei Tage zuvor veröffentlichten Aufruf „Zur evangelischen Felddiakonie“ hatten Männer aller Stände, unter ihnen die Professoren der Theologischen Fakultät sowie andere Universitätslehrer unterzeichnet.[452] In weiteren Orten der Umgebung kam es zur Bildung von Zweigvereinen. Die Finanzierung erfolgte durch Sammlung von Haus zu Haus mittels Einzeichnungslisten und durch Spenden aus anderen Gemeinden. Das Versammlungslokal und Büro wurde im Sitzungszimmer des reformierten Presbyteriums in Bahnhofsnähe eingerichtet. Wie bei den bisher vorgestellten Einrichtungen der Felddiakonie, bestanden die Aufgaben der Erlanger Institution während der Schlacht in der Unterstützung der militärischen „Blessiertenträger“ bei der Bergung der Verwundeten, in der Arbeit als Gehilfe des Arztes auf dem Verbandsplatz und bei der Krankenpflege in den Feldlazaretten. Dort hatten sie eine doppelte Pflegeaufgabe, zum einen die leibliche, z. B. Reinigung und Verbinden der Wunden, Versorgung mit Lebensmitteln, Bereithaltung und Reinigen der Betten usw. und zum anderen die geistige Pflege durch tröstenden Zuspruch, Vorbeten, Verteilung erbaulicher und unterhaltender Lektüre und Führen der Korrespondenz mit den Angehörigen. Insgesamt wurden 21 Diakone von Erlangen ausgesandt, neben den beiden Puckenhofer Brüdern vier Theologiestudenten, ein Medizinstudent, ein Landwirt, ein Waagenfabrikant und Handwerker verschiedener Berufe.

Obwohl der Kriegsminister sich in mündlicher Unterredung der Sache geneigt gezeigt hatte, kam wegen langwieriger Abstimmungen mit dem Kultus- und Handelsministerium erst am 10. Juli 1866, am Tag der Schlacht bei Kissingen, die halboffizielle Zeitungsmeldung, dass die Felddiakonie genehmigt sei. Ein amtliches Schreiben folgte am 13. Juli, so dass das Erlanger Büro die ersten Freiwilligen zunächst aus eigener Initiative am 11. Juli zum mittags zum Hauptquartier der bayrischen Armee aussandte.[453] Ohne Informationen vom Kriegsministerium über die Tätigkeit der Felddiakone bemühte sich dort niemand um Einsatzmöglichkeiten. Daraufhin reisten einige Diakone selbständig nach Kissingen, wo sie am 16. Juli 1866 ankamen. Ebenso wie die Diakonissen aus Neuendettelsau hatten sie trotz der Fürsprache des bayrischen General von Spruner Mühe, Arbeit zu finden, da alle Lazarette schon von ka-

451 Die Puckenhofer Brüderanstalt wurde als Rettungshaus für verwahrloste Kinder im Jahr 1849 vom evangelischen Stadtvikar Erlangens, Dr. Julius Schunck, gegründet. Zur Geschichte vgl.: Jubiläumsbericht zum 50-jährigen Bestehen des Rettungshauses Puckenhof mit dem 47. Jahresbericht nebst Rechnungsablage, Erlangen 1900 sowie Evangelische Jugendheimstätte Puckenhof 1850–1975, Puckenhof 1975.

452 Zur evangelischen Felddiakonie in Bayern, in: Fliegende Blätter, 8/1866, S. 232.

453 Die Leitung hatte ein Oberdiakon, der zwar durch seine Erfahrungen im amerikanischen Bürgerkrieg dazu prädestiniert erschien, tatsächlich seinen Aufgaben nicht gewachsen war und zu eigenmächtigem und unzweckmäßigem Handeln neigte. Er trat wenig später selbst von seinem Amt zurück. Ebrard, Die evangelische Felddiakonie in Baiern, S. 10.

tholischen Schwestern besetzt waren. Ein Rundgang durch die Kissinger Lazarette ergab jedoch, dass noch viele Patienten unversorgt waren. Nach Rücksprache des die Kolonne begleitenden Erlanger Pfarrers Adelberg mit einem preußischen Stabsoffizier und dem preußischen Generalarzt Geheimrat von Burow wurde ihnen am folgenden Tag Arbeit im Lazarett im Kurgebäude zugeteilt, die sie bis zum 31.07.1866 behielten.[454] Die Leitung der Kolonne lag bei Theologiestudent Sauer, der keinen Unterricht im Verbinden hatte und dem daher neben der Oberaufsicht über die Felddiakone die geistliche Pflege der Verwundeten, die Verteilung von Lektüre und die Korrespondenz der Verwundeten mit ihren Angehörigen übertragen wurde. Um weitere Reibungen mit den katholischen Schwestern auszuschließen, bekam er vom Erlanger Verein für Felddiakonie die Anweisung, möglichst keine geistliche Einwirkung auf katholische Patienten auszuüben. Über seine eigenen seelsorgerlichen Bemühungen in Kissingen berichtete Dr. Ebrard: „Uebrigens blieb auch katholischen Verwundeten gegenüber unsern Diakonen ein Feld geistlicher Thätigkeit offen. Es gibt ja einen Fonds allgemein christlicher Wahrheiten, der von allen Confessionen anerkannt ist, und bei den armen Verwundeten kommt es gar so oft gerade auf die Betonung dieser, über allem Streit liegenden Glaubenssätze an. Ein Beispiel davon habe ich selbst erlebt. Als ich an das Schmerzenslager des armen Joseph Geßler trat, dem der linke Arm bereits abgenommen war, die beiden zerschmetterten Beine aber nicht mehr abgenommen werden konnten, da rief er in seinem verzweifelten Jammer: 's ist unverantwortlich! Wer kann das verantworten, einen jungen Menschen so hinzulegen? Ach Herrgottle, laß mich sterben! Warum sterb' ich denn nicht, wenn's einen Gott gibt? Aber ‚s gibt keinen!' – ‚Ja, es gibt einen Gott', sagte ich sanft zu ihm, ‚auch für dich gibt es einen Gott und einen Heiland.' ‚Nicht wahr?' fügte ich gegen die eben hinzutretende barmherzige Schwester hinzu, und sie bestätigte es mit einem Kopfnicken."[455]

Wie bereits im Zusammenhang mit der Arbeit verschiedener Schwesternschaften berichtet, wurden in diesem Lazarett etwa 130 schwerverwundete, meist katholische, teils aus Bayern, teils aus Preußen stammende Patienten verpflegt. Der Tagesablauf der Diakone gestaltete sich wie folgt: 6.00 Uhr Aufstehen, Morgenandacht, Frühstück; 7.00 Uhr Arbeitsbeginn, dazu gehören: Verwundete waschen, Frühstück reichen, Verbinden, abwechselnd Mittagspause gegen 12.00 Uhr; Dienstende 19.00 Uhr, kurzer Spaziergang, eventuell ein Bier und Abendandacht. In seinem Bericht über den Einsatz in Kissingen hob Dr. Ebrard die sich hier stellenden Probleme hervor: „So schrecklich der Anblick der Verwundeten und Verstümmelten war, so lieblich war der Anblick der treuen Pflege, welche unsere Felddiakonen übten. Es war keine leichte Arbeit, Wochen lang vom frühen Morgen bis zum späten Abend ununterbrochen diese anstrengenden und oft sehr peinlichen Dienste zu verrichten. Ich schweige von den Fällen, wo sie bei Amputationen zu assistieren und das abzunehmende Glied zu halten hatten. Ich will nur an die laufenden Geschäfte

454 Ebd., S. 11.
455 Ebrard, Die evangelische Felddiakonie in Baiern, S. 17.

unten im Saal und in den Arkaden erinnern. Hier nimmt ein Diakon den Verband ab, zieht – wenn die barmherzige Schwester nicht Lust hat, ihre Pincette herzuleihen, mit den Fingerspitzen – die Eiterpropfen aus der Wunde[456], und spritzt die letztere mit einer Auflösung von essigsaurem Aluminium, dann legt er den Verband wieder an. Aber schon wartet ein Zweiter auf den gleichen Dienst. Und kaum ist er hier fertig, so ruft dort aus der Ecke ein Dritter, daß ihn dürste. Flüchtigen Fußes eilt der Diakon dorthin, umschlingt den Oberkörper des Leidenden mit dem linken Arm, hebt ihn sanft, das Haupt an seines schmiegend, vom Lager auf, und gibt ihm zu trinken wie einem Kind; dann lässt er ihn wieder eben so sanft nieder. Aber schon sind die zehn Minuten vorüber, wo einem Vierten die Breiüberschläge erneuert werden müssen; die kommandierten Wärter der Sanitätscompagnie nehmen es damit nicht so genau; sie lassen, wenn kein Arzt in der Nähe ist, wohl halbe und ganze Stunden verstreichen; unsre Felddiakonen nehmen es auch hiermit äußerst gewissenhaft; und das war eben der Grund, weshalb Generalarzt v. Burow drei kommandierte Wärter fortschickte und dafür noch Herrmann und G. Schmidt in Dienst nahm."[457] Er hob besonders die christliche Motivation der Diakone hervor, die sie vom Sanitätspersonal unterschied: „Weder kommandierte noch bezahlte Wärter waren unsre Felddiakonen; was sie thaten, thaten sie aus christlicher Liebe und darum in brüderlicher Liebe."[458] „Ein leiblicher Bruder hätte nicht theilnehmender sich ihrer annehmen können."[459]Äußerer Ausdruck dafür war die Einführung des kameradschaftliche „Du" in der Anrede untereinander und gegenüber den Patienten und der geistliche Zuspruch und Trost.

Einige der beim bayrischen Hauptquartier stationierten Diakone waren als Träger in den Gefechten von Helmstadt, Rossbrunn und Hettstedt eingesetzt. Felddiakon Schmidt konnte nicht zu seinen Kameraden vordringen und schloss sich der zweiten bayrischen Sanitätskompanie an. Ihr Verbandsplatz in einem Tal bei Rossbrunn wurde von preußischen Soldaten angegriffen, da er nicht mit der Rot-Kreuz-Fahne gekennzeichnet war und die Sanitätssoldaten, entgegen der Genfer Konvention Waffen trugen. 21 bayrische Sanitätssoldaten fielen, Schmidt wurde von einem zerschmetterten Sanitätswagen gerissen und unter Erde verschüttet, durch den Luftdruck erlitt er einen Lungenschaden, spuckte Blut und arbeitete dennoch weiter.[460] Er zog sich mit den überlebenden Sanitätssoldaten zurück und traf mit dem 3. bayrischen Sanitätszug zusammen, der zwei Preußen, einen Badenser, einen Nassauer und einen Bayern zu versorgen hatte. Schmidt half beim Verbinden und hielt einen Verwun-

456 Ähnliche Vorwürfe wurden von den Angehörigen verschiedener konfessioneller Organisationen gegenseitig mehrfach erhoben, meist handelte es sich aber um Vorkommnisse bei der geistlichen Betreuung der Verwundeten.

457 Ebrard, Die evangelische Felddiakonie in Baiern, S. 15f.

458 Ebd., S. 16.

459 Ebd., S. 38. Es folgen Zeugnisse von Ärzten und dem preußischen Feldprediger bei der Main-Armee Pf. Ribbeck.

460 Ebd., S. 24f.

deten, während der Arzt die Kugel herauszog; tags zuvor hatte er seine Seitentaschen in Würzburg mit Rosinen gefüllt, die er jetzt den Verwundeten austeilen konnte, die sie teilweise während der Operationen zerbissen.[461]

Es wurde bereits an anderer Stelle auf die Schwierigkeiten der freiwilligen Krankenpfleger bei der Suche nach Einsatzmöglichkeiten hingewiesen. Zum einen gab es ein Überangebot an Lazaretten der verschiedenen Organisationen und Privatpersonen, zum anderen erschwerten konfessionelle Reibereien und die Ignoranz der Militärstellen den Einsatz.[462] Die Organisation des Einsatzes der konfessionellen Kräfte erfolgte häufig durch Pfarrer und nicht durch Militärstellen, von einer zentralen Steuerung durch Rot-Kreuz-Organisationen war 1866 in Bayern nicht die Rede. Auch in Würzburg hatten Felddiakone trotz überfüllter Lazarette Probleme Arbeit zu finden. Gespräche mit Stabsarzt Dr. Rat, Bürgermeister Zürn und in verschiedenen Spitälern brachten kein Ergebnis: „In dem großen Spital der Schrannenhalle waren die Wärter – und vollends die geschulten Wärter – im Verhältnis zu den Verwundeten weit geringerer an Zahl, als dies in Kissingen der Fall war gewesen; nach den dort gemachten Erfahrungen war es nicht wohl zu begreifen, wie man mit diesen Kräften bei solchen Massen von Verwundeten ausreichen wolle. Gleichwohl wurde die Hülfe unsrer ev. Felddiakonen zurückgewiesen. Auch Pf. Hoffmann von Speier, welcher mit einer Anzahl Speirer ev. Diakonissen nach Würzburg gekommen war, brauchte volle acht Tage, bis es ihm endlich gelang, für einige derselben in zwei kleineren Spitälern Verwendung zu finden."[463] Pfarrer Adelberg aus Erlangen bemühte sich auf eigene Faust am 30. Juli zu Fuß auf das Schlachtfeld in der Nähe von Würzburg zu kommen, da dort dem Vernehmen nach unversorgte Verwundete seien. In der 200-Seelen-Gemeinde Uettingen fand er etwa 600 Verwundete, ungefähr 400 Preußen und 200 Bayern im Schloss, in der Kirche, in allen Häusern, Scheunen und Ställen. Alle Bewohner hatten ihre Betten hergeben müssen, die meisten Verwundeten lagen aber auf wenig Stroh auf der Erde. Die Betten waren nach Abzug der Truppen derart von Blut und Eiter verschmutzt, dass sie verbrannt werden mussten.[464] „Pf. Adelberg suchte sogleich den preuß. Oberstabsarzt Dr. v. Neubauer sowie den bair. Regimentsarzt Dr. Ullmann auf, bot ihnen die Hülfe der Diakonen an, stellte dieselben vor, und mit großer Freude und herzlichem Danke wurde diese Hülfe angenommen. Walter und Koch wurden nach Remlingen geschickt, Redenbacher und Delitzsch nach Helmstadt, wo sie zwei bairische Aerzte fanden, die jedoch schon am folgenden Tage wieder zu ihrem Regiment mussten, so daß die 90 verwundeten Baiern, die dort lagen, den beiden Felddiakonen allein überlassen blieben."[465] Pfarrer Adelberg

461 Ebd., S. 25.

462 Auch Privatpersonen, die wie der Graf von Rechteren-Limpurg, in ihren Immobilien Spitäler eingerichtet und einen Felddiakon als Pfleger erbeten hatten, blieben bei der Verteilung von Verwundeten unberücksichtigt. Ebd., S. 30.

463 Ebd.

464 Ebd., S. 32.

465 Ebd., S. 32f.

organisierte den Transport von weiteren fünf Felddiakonen und Verbandszeug und Lebensmitteln nach Helmstadt. Dort waren schließlich acht Diakone tätig, jeder versorgte ca. zwölf zum Teil schwer Verwundete, die sich teilweise noch mit Typhus infiziert hatten. Diakon Herterich berichtete, dass ihm die Militärärzte in Helmstadt keine Arbeit zugewiesen hatten: „Ich fand aber gleichwohl Arbeit genug, denn ich konnte zwei Tage und zwei Nächte hintereinander zu meiner Freude bei den armen Verwundeten bleiben, welche mich sehr gern hatten, und welche weinten, als es hieß, sie müssten nach Würzburg, wo ich nicht mehr bei ihnen sein könne. Ich selbst ging mit schwerem Herzen von ihnen; denn niemand kann sich den Jammer vorstellen, der nicht Augenzeuge davon gewesen ist.“[466] Lediglich in Remlingen war durch eine preußische Sanitätseinheit schon ausreichend für die Verwundeten gesorgt.

Ende Juli war die Verbindung der Diakone zum Zentralausschuss in Erlangen durch den Ausfall des Telegrafen und der Zugverbindungen unmöglich. Pfarrer Adelberg kam am 2. August zu Fuß und auf Bauernwagen über Würzburg und Kitzingen nach Erlangen zurück.

Nach Kriegsende erfolgte aus den übrigen Finanzmitteln der Erlanger Felddiakonie die Unterstützung von durch Krieg und Einquartierung geschädigten evangelischen und katholischen Einwohnern in Kissingen, Würzburg und Umgebung.

2.2.4 Folgen des Krieges von 1866

Die beiden ersten Reichseinigungskriege bewirkten einen deutlichen Zentralisierung- und Modernisierungsschub des Militärsanitätswesens. Nach der Gründung des Norddeutschen Bundes unterstellten alle Mitgliedsländer ihre Armeen dem preußischen Oberkommando und übernahmen die preußische Heeresorganisation einschließlich Militärstrafgesetzgebung, Bestimmungen über Bewaffnung und Organisation sowie Mobilmachung. „In allen praktischen Belangen entsprach das Heer des Bundes einer vergrößerten preußischen Armee.“[467] Auch die süddeutschen Staaten hatten ihre militärische Autonomie durch geheime „Schutz- und Trutzbündnisse“ mit dem Norddeutschen Bund aufgegeben, um sich gegen französische Gebietsansprüche zu schützen.

Das preußische Kriegsministerium war bereits während der Reformen zu Beginn des 19. Jahrhunderts geschaffen worden, hatte aber keine Kommandogewalt. Sie lag ausschließlich beim König, für den der Kriegsminister nur ausführender Beamter war, was häufig zu einem angespannten Verhältnis führte. Erfolgreicher agierte dagegen Albrecht von Roon (1803–1879), ab 1859 im Ministeramt. Er war einer der führenden Köpfe der preußischen Heeresreform von 1859 und richtete sein Augenmerk vor allem auf die Erhöhung der Effektivität der Armee. In Auswertung der Erfahrungen der Kriege von 1864

466 Ebd., S. 35.
467 Ralf Pröve, Militär, Staat und Gesellschaft im 19. Jahrhundert, München 2006, S. 29.

und 1866 widmete das Kriegsministerium dem Sanitätswesen nun größere Aufmerksamkeit und richtete im Oktober 1868 eine eigene Militärmedizinalabteilung als zentrales Leitungsorgan ein.[468] Sie wurde von einem Generalstabsarzt geleitet und dem Minister unmittelbar unterstellt. Zu ihren Aufgaben gehörte die zentrale Leitung der Militärhygiene, die Sanitätsstatistik, die Versorgung der Armee mit Medikamenten, Verbandmitteln und chirurgischen Instrumenten, das gesamte Friedens-, Feld- und Belagerungslazarettwesen, die Ausbildung und sonstige Angelegenheiten der Militärärzte und -pharmazeuten sowie der Lazarettgehilfen und Krankenwärter.

Auch die Militärärzte konnten ihre Position verbessern, indem sie in ihren Rang- und Dienstverhältnissen den entsprechenden Offiziersklassen gleichgestellt wurden.[469] Für sie waren vor allem die Bestimmungen der Kraft einer Kabinettsorder vom 20.02.1868 erlassenen „Verordnung über die Organisation des Sanitätskorps" maßgeblich. Damit wurden sie in einem eigenen Sanitätskorps vereinigt und als Personen des Soldatenstandes behandelt. Erst jetzt erhielten sie in höheren Stellungen Disziplinargewalt über ihre Lazarettgehilfen und Krankenwärter.[470] Dieses moderne Organisationsprinzip war einzigartig in den europäischen Armeen und hatte lediglich in den während des amerikanischen Bürgerkrieges neu geschaffenen Organisationen ein Vorbild. In Österreich lehnte dagegen die nach dem Deutschen Krieg gebildete Enquête-Kommission für die Militärmedizinalreform eine disziplinarische und ökonomische Belange umfassende Leitungsfunktion für Ärzte mit der Begründung ab, dass dies eine „Herabwürdigung des hohen Berufes der Ärzte" darstelle.[471]

Der bereits genannten Verordnung war im Frühjahr 1867 eine öffentlichkeitswirksame Konferenz von Militärmedizinern in Berlin vorausgegangen. Sie kam auf Anregung der preußischen Königin Augusta zusammen und erteilte dem preußischen Generalarzt Dr. Friedrich Loeffler den Auftrag, die Ergebnisse zusammenfassend zu publizieren.[472] In dieser Veröffentlichung zog er nicht nur eine realistische Bilanz der noch mangelhaften Erstversorgung der Verwundeten auf Grund organisatorischer Unzulänglichkeiten, sondern hob u. a. die ökonomische Bedeutung einer geordneten Kriegskrankenpflege für den Staat hervor, indem sie „viel Opfer lebendigen Capitals" ersparen hel-

468 Riesenberger, Das Deutsche Rote Kreuz, S. 48 sowie Loeffler, Das preußische Militärsanitätswesen, 2. Teil, S. 159 ff. Die Militärmedizinalabteilung löste den bisherigen Medizinalstab ab, das allgemeine Kriegsdepartement und die Militärökonomieabteilung blieben dagegen bestehen.

469 Zur Verordnung vom 20.02.1868 vgl. Riesenberger, Das Deutsche Rote Kreuz, S. 48 sowie Loeffler, Das preußische Militärsanitätswesen, 2. Teil, S. 162 ff.

470 Vgl. Loeffler, Das preußische Militärsanitätswesen, 2. Teil, S. 159 f.; Kolmsee, Unter dem Zeichen des Äskulap, S. 119. Bis zu dieser VO lag lediglich in den Feldlazaretten die Leitung bei den Chefärzten, nicht aber in den Etappen- und Garnisonslazaretten.

471 Loeffler, Das preußische Militärsanitätswesen, 2. Teil, S. 159.

472 Vgl. Loeffler, Das Preußische Militär-Sanitätswesen. Zu Loeffler vgl. Biogramm im Anhang. Die Konferenz tagte vom 18. März bis zum 5. Mai 1867.

fen könne.[473] Durch ihre Arbeit sollten die verwundeten und erkrankten Soldaten bald ihre volle Kampffähigkeit wiedererlangen oder spätere Invaliditätsleistungen eingespart werden. Erstmals gab ein Militärarzt hier dem organisatorischen Funktionieren des Sanitätswesens und insbesondere der Krankenpflege den Vorrang vor der chirurgischen Tätigkeit der Ärzte, eine Tatsache die geradezu als Paradigmenwechsel innerhalb der Medizin angesehen werden kann.[474] Loeffler wies insbesondere auf die neu entstehende Militärhygiene als entscheidenden Faktor für die Kampfkraft einer Armee hin, bei der immer noch die Zahl der Erkrankten die der Verwundeten bei weitem überstieg.[475]

Die Konferenzteilnehmer betonten einmütig die große Bedeutung der freiwilligen Krankenpflege als unentbehrliche und berechtigte Ergänzung des Militärsanitätswesens, und sprachen sich gegen die von einigen Militärs geforderte „grundsätzliche Ablehnung der Privathilfe während des Gefechts mit Rücksicht auf den möglichen Umfang des Hilfsbedarfs nach grossen Kämpfen als nicht im Interesse der Verwundeten liegend“ [476] aus. Gleichzeitig mahnten sie eine einheitliche Leitung sowic cinc „anschlussfähige Form“ der freiwilligen Krankenpflege an.[477] Anders als im amerikanischen Bürgerkrieg, in dem die freiwillige Krankenpflege nicht neben, sondern an Stelle der amtlichen Krankenpflege gestanden hatte, musste für die Verhältnisse in Deutschland ein noch engerer organisatorischer Anpassung derselben an das Sanitätswesen der Armeen angestrebt werden.[478] Die eigentlich dazu prädestinierte Organisation, das Zentral-Komitee des „Preußischen Vereins zur Pflege im Felde verwundeter und erkrankter Krieger“, konnte diese Aufgabe auf Grund des geringen Organisationsgrades in der Fläche noch nicht wahrnehmen.[479] Am 27. Februar 1869 wurde schließlich das „Centralkomitee der deutschen Vereine“ gegründet, dem sich aber wiederum nicht alle Landesverbände der Rot-Kreuz-Bewegung anschlossen.[480] Die bereits unter dem Dach des preußischen Vereins bestehenden Hilfsvereine hatten ihre Wirksamkeit im vergangenen Krieg auf die materielle Unterstützung der freiwilligen Krankenpflege konzentriert,

473 Ebd., Teil 1, S. 39f. Loeffler führte weiter aus, dass in diesem Krieg 90% der Verwundeten überlebt hätten, was in keinem der bisherigen Kriege der Fall gewesen sei. Den zweiten Teil seiner Ausführungen stellte er unter das Motto: „Die amtliche Hülfe und die amtliche Vorbereitung zum helfen sind unzulänglich.“ Ebd., 2. Teil, S. 1.

474 Loeffler, Das preußische Militärsanitätswesen, 2. Teil, S. 23, 27ff., 159.

475 Ebd., S. 26.

476 Sanitäts-Bericht 1870;71, Bd. 1, S. 411.

477 Loeffler, Das preußische Militärsanitätswesen, 1. Teil, S. 10.

478 Die Leistungen des Sanitätswesens im amerikanischen Bürgerkrieg wurden von der Konferenz interessiert zur Kenntnis genommen. Die preußische Regierung hatte Stabsarzt Dr. Münich als Beobachter nach Amerika entsandt, sein Bericht wurde jedoch im Gegensatz zu dem des russischen Beobachters Dr. von Haurowitz nicht veröffentlicht. Vgl. ebd., 2. Teil, S. 156ff. sowie Harry von Haurowitz, Das Militärsanitätswesen der Vereinigten Staaten von Nord-Amerika während des letzten Krieges nebst Schilderungen v. Land u. Leuten, Stuttgart 1866.

479 Vgl. Kap. 1.4. sowie Loeffler, Das Preußische Militär-Sanitätswesen, 1. Teil, S. 3f.

480 Sanitäts-Bericht 1870;71, Bd. 1, S. 404ff. und Beilage 101.

aber noch kaum personelle Reserven in Form eigener Schwesternschaften für die Kriegskrankenpflege geschaffen. Wie zu Beginn des Kapitels bereits ausgeführt wurde, war der Königliche Kommissar erst mitten in der Mobilmachungsphase eingesetzt worden, so dass der Johanniterorden wiederum die eigentlich koordinierende Kraft der freiwilligen Krankenpflege war.

Die Vorschläge der Konferenz fanden direkten Eingang in verschiedene in der Folgezeit erlassene gesetzliche Regelungen, wie die „Verordnung über die Organisation des Etappenwesens im Kriege" vom 2. Mai 1867. Jeder Armee war jetzt eine Generaletappeninspektion zur Leitung der rückwärtigen Dienste zugeordnet, die auch für das Sanitätswesen und den Krankentransport zuständig war.[481] Durch Vermittlung von Delegierten des Königlichen Kommissars waren sie nun der Ansprechpartner für die freiwillige Krankenpflege, die überwiegend im Rücken der kämpfenden Armeen tätig werden sollte. Dieser der freiwilligen Krankenpflege zugewiesenen Platz wurde durch die preußische „Instruktion über das Sanitätswesen der Armee im Felde" von 1869 bekräftigt.[482] In §63 wurde festgelegt, dass die freiwillige Krankenpflege kein Faktor neben der amtlichen sein dürfe, sondern „wenn sie nicht hemmend und verwirrend auf den Betrieb des Pflegewesens einwirken soll, dem staatlichen Organismus eingefügt und von den Staatsbehörden geleitet werde."[483] Damit war der freiwilligen Krankenpflege ein untergeordneter Platz in der Hierarchie der Sanitätsorganisationen zugewiesen. Die Position des Königlichen Kommissars wurde durch die Instruktion verbindlich geregelt. In §64 hieß es: „Die leitende Spitze der freiwilligen Krankenpflege ist der jedesmalige Königliche Kommissar und Militär-Inspekteur der freiwilligen Krankenpflege. Seine Aufgabe ist es, die Thätigkeit der Vereine und einzelnen Opferwilligen zu konzentrieren und jeder im Interesse der gemeinsamen Sache schädlichen Zersplitterung vorzubeugen. Die Delegierten des Königlichen Kommissars werden von demselben vorzugsweise aus der Zahl der Johanniter- und Malteser-Ritter bestellt." Die Aufgaben der freiwilligen Krankenpflege sollten aus den folgenden Arbeitsgebieten bestehen:

1. Stellung von Begleitpersonal für Kranken- und Verwundetentransporte in die zurückliegenden Reservelazarette.
2. Bereitstellung von ausgebildeten Krankenpflegern und Schwestern für die Feld- und stehenden Kriegslazarette und Verteilung von Spenden.
3. Einrichtung von Verbands- und Erfrischungsstationen auf den Bahnhöfen, wenn nötig, Errichtung von Vereinslazaretten.
4. Vermittlung von Nachrichten über den Verbleib von Soldaten an die Angehörigen.
5. In Ausnahmefällen Mitarbeit von Transportkolonnen im Bereich der kämpfenden Truppen.

481 Riesenberger, Das Deutsche Rote Kreuz, S. 46.
482 Instruktion über das Sanitätswesen der Armee im Felde vom 29. April 1869, Berlin 1870, S. 31.
483 Ebd., vgl. auch: Riesenberger, Das Deutsche Rote Kreuz, S. 55.

6. In Ausnahmefällen Transport von Lebensmitteln für die kämpfende Truppe.

Die als „Reservepflegepersonal" bezeichneten freiwilligen Krankenpfleger wurden gleichfalls den Generaletappeninspektionen zur beliebigen Verwendung in den Feld- und stehenden Kriegslazaretten zur Verfügung gestellt. Es durfte ausschließlich aus ausgebildeten und unbescholtenen Krankenwärtern und -wärterinnen bestehen. Dass auch dieses System mehr auf dem Papier als in der Realität bestand, werden die Ausführungen zum Deutsch-Französischen Krieg im folgenden Kapitel deutlich machen.

Die Instruktion galt für alle Länder des Norddeutschen Bundes. Das Militärsanitätswesen selbst erfuhr zahlreiche Veränderungen und Ergänzungen, von denen einige beispielhaft angeführt werden sollen[484]:

1. Regelung der Tätigkeit des Truppensanitätsdienstes in der Weise, dass nur noch die Hälfte der Ärzte mit der Truppe vorging und Verbandsplätze unmittelbar hinter den Kampflinien einrichtete. Die Übrigen eröffneten an einem geschützten Platz hinter der Gefechtlinie einen gemeinsamen Truppenverbandsplatz, der zumindest außer Gewehrschussweite liegen sollte. Das Vorrücken der gesamten Ärzteschaft mit der Truppe und der Einsatz unter unmittelbarer Feuereinwirkung hatte zu große Opfer unter ihnen gefordert. Die neuen Hilfskrankenträger der Kompanien sorgten für den Abtransport der Verwundeten.

2. Jeder Soldat trug ein Verbandspäckchen für die Erstversorgung bei sich. Das Päckchen enthielt Charpie, eine Kompresse und eine Binde.

3. Die ungünstigen Auswirkungen des Fehlens eines Divisionsarztes führten zur Einrichtung des Postens eines Oberstabsarztes als ausführendes Organ des Divisionskommandeurs in militärmedizinischen Fragen.

4. Statt der fahrenden Abteilungen der leichten Feldlazarette schuf man neue selbständige Einheiten, die Sanitätsdetachements. In ihnen gingen auch die alten Krankenträgerkompanien auf, deren Mitgliederzahl mehr als verdoppelt wurde. Zu ihren Aufgaben gehörten die Einrichtung von Hauptverbandsplätzen und der Verwundetentransport. Jedes Korps erhielt jetzt drei Sanitätsdetachements und zwar je eins für die beiden Infanteriedivisionen des Korps, sowie eins als Reserve des kommandierenden Generals. Das Kommando über die Sanitätsdetachements übernahm ein allgemeiner Offizier, da ein Arzt zur Lösung der vorwiegend militärischen Aufgaben als nicht geeignet erschien. „Dies war die einzige Feldsanitätseinrichtung der preußischen Armee, die nicht unter der Leitung eines medizinischen Vorgesetzten stand."[485]

5. Aus den drei Sektionen der schweren Feldlazarette und den Depots der leichten Feldlazarette wurden neue selbständige Feldlazarette, und zwar zwölf für jedes Armeekorps, gebildet. Jedes der neuen Lazarette konnte nun 200 Patienten aufnehmen. Dem Korps standen damit 2400 Betten zur Verfügung. Die Feldlazarette zogen im Kriegsfall mit ihren Armee-Korps weiter und über-

484 Vgl. dazu auch: Ring, Geschichte der Militärmedizin, S. 140f.
485 Ring, Geschichte der Militärmedizin, S. 141.

ließen ihre Patienten den neu geschaffenen „stehenden Kriegslazaretten“, die vom Etappenlazarettpersonal gebildet werden sollten.

6. Jedes Armeekorps verfügte nun über ein Lazarettreservedepot, aus dem die medizinischen Einrichtungen mit Arzneimitteln und Verbandstoffen versorgt wurden.[486]

7. Im Hinterland wurden von den Behörden schon in Friedenszeiten Reservelazarette ausgewählt, die bei Kriegsausbruch eingerichtet wurden. Die Reservelazarette unterstanden den Provinzialgeneralärzten der im Kriegsfall zu bildenden Stellvertretenden Generalkommandos. Auf diese Weise war das System der „Krankenzerstreuung“[487] erst in größerem und geregeltem Umfang möglich.

Wie die Ausführungen im folgenden Kapitel zeigen werden, war das Militärsanitätswesen durch die eingeführten Neuerungen zwar auf einem höheren Stand der Entwicklung und Ausstattung als jemals zuvor, konnte aber dennoch die Anforderungen, die in einem langen Krieg gestellt wurden, nur ungenügend erfüllen.

Von Seiten der konfessionellen Krankenpflege unternahm insbesondere der Malteserorden erhebliche Anstrengungen zur Verbesserung seiner Organisationsstruktur. Ab dem Jahr 1868 meldeten die Klosterkommissare des Erzbistums Köln die Anzahl der Schwestern, die im Kriegsfall zur Verfügung stehen würde, an die Bistumsverwaltung.[488] Es wurde schon in Friedenszeiten eine Zentralstelle eingerichtet, die einen Überblick über die in den einzelnen Genossenschaften zur Verfügung stehenden Pflegekräfte hatte.[489] Im Mobilmachungsfall sollte sich ein Vertreter derselben mit dem Generalarzt der Armee und dem Kommissar für die freiwillige Krankenpflege in Verbindung setzen, um die voraussichtlichen Lazarettstandorte und den Personalbedarf festzustellen.[490] Während eines Krieges sollte sich die Zentralstelle in der Nähe der Front etablieren und von dort aus die zur Betreuung der Schwestern, Brü-

486 Bei den 1866 gespendeten Arzneimitteln war die schlechte Qualität derselben bemängelt worden, die die zuverlässige Dosierung unmöglich gemacht hatte. Ein Teil des gespendeten Chloroforms war so minderwertig, dass auf die Verwendung verzichtet wurde. Bei dem während des Feldzuges nicht verbrauchten Chininpulver ergab die nachträgliche Untersuchung, dass zum Teil nur die Hälfte des angegebenen Wirkstoffes enthalten war. Ähnlich verhielt es sich mit den als Choleratropfen verwandten Opiumtinkturen. Diese Tatsache zog gerichtliche Untersuchungen nach sich. Vgl. Loeffler, Das Preußische Militär-Sanitätswesen. 1. Teil, S. 23f.

487 Vgl. Kap. 2.5.

488 AEB Köln, Erzbischöfliche Cabinets-Registratur CR 25.13,1 Bl. 165f., Schreiben des Zentralkomitees des Vereins zur Pflege erkrankter und verwundeter Krieger Berlin vom 3.07.1868 an den Kölner Erzbischof mit der Bitte um Mitteilung, mit welcher Zahl von katholischen Pflegerinnen im Kriegsfall gerechnet werden könnte. Die Meldungen der Klosterkommissare folgen auf Bl. 167ff. Siehe auch die Denkschrift des Zentralkomitees über die Arbeit der Zweigvereine in Friedenszeiten vom 6.06.1868 ebd.

489 Ebd., Bl. 175ff. und 244. Die Zentralstelle nahm im August 1868 ihre Arbeit auf. Vgl. auch: Twickel, Die nationalen Assoziationen des Malteserordens, S. 466.

490 AEB Köln, Erzbischöfliche Cabinets-Registratur CR 25.13,1, Bl. 164 Schreiben von Dr. Koch, Beauftragter katholischen Feldpropstes vom 25.02.1868.

der und Geistlichen notwendige Zahl der Malteserritter bestimmen und ihnen zu einem effektiven Einsatz verhelfen. Die Seelsorge hatte mindestens denselben, wenn nicht sogar einen höheren Stellenwert innerhalb der katholischen freiwilligen Krankenpflege. Daher strebte der Orden eine enge Zusammenarbeit mit dem katholischen Feldpropst bei der Verteilung freiwilliger Geistlicher auf die mobilen Truppenteile an. Damit straffte zumindest die katholische Krankenpflege in Preußen ihre Organisationsstruktur, noch bevor es im protestantischen Bereich ähnliche Initiativen gab. Summarische Meldungen der dort zur Verfügung stehenden Schwestern erfolgten erst in den 1880er Jahren.[491] Was aber auf den ersten Blick als vorauseilender Gehorsam oder Anbiederung an den preußischen Staat und sein Militär aussehen mag, hatte im Wesentlichen andere Beweggründe. Es ging den Verantwortlichen des Malteserordens um den Schutz und die Unterstützung der Schwestern und Brüder in den Kriegslazaretten und um einen Einsatz, der sich an den tatsächlichen Bedürfnissen orientierte. Die Qualität der krankenpflegerischen und seelsorgerlichen Betreuung katholischer Soldaten sollte durch eine Zentralisierung des Einsatzes gewährleistet werden.

2.2.5 *Fazit*

Mehrere konkurrierende Organisationen kümmerten sich im Krieg von 1866 um verwundete und kranke Soldaten: die Sanitätseinrichtungen der Armeen, die Vereine für die Pflege verwundeter Krieger (Rotes Kreuz), die Genossenschaften beider christlicher Konfessionen und lokale Behörden, wie Bürgermeister und Landräte, unterstützt durch weltliche Freiwillige. Dadurch kam es häufig zu Konkurrenz und Organisationsüberschneidungen mit überversorgten Verwundeten auf der einen und gänzlich unversorgten auf der anderen Seite. Es mangelte nicht an Krankenpflegepersonal, Verbandsmitteln und Verpflegung. Auf Grund der fehlenden zentralen Leitung gelangten die Dinge häufig nicht an den Ort, an dem sie benötigt wurden. Dies führte zu der paradoxen Situation, dass Verwundete zum Teil längere Zeit unversorgt blieben, während Diakonissen und andere Freiwillige auf der Suche nach Pflegebedürftigen oft tagelang durchs Land irrten oder zur Untätigkeit verdammt waren. Der Personalüberschuss in der Krankenpflege wurde insbesondere in der Konkurrenz katholischer und protestantischer Genossenschaften um die Besetzung von Lazaretten deutlich.

Für außenstehende und flüchtige Beobachter des Kriegsgeschehens mochte sich das militärische Sanitätswesen im Krieg von 1866 auf der Höhe der Anforderungen präsentiert haben, da der König, hohe Militärbeamte und Gäste offensichtlich nur fertig eingerichtete Lazarette besucht hatten. So beobachtete der Leibarzt des Zaren den Einsatz preußischer Sanitätseinheiten und äußerte sich lobend sowohl über diese als auch die freiwilligen Krankenpfle-

491 Vgl. Kap. 3.2.

ger.[492] Seine Feststellung, dass es den verwundeten und kranken Soldaten an nichts gefehlt habe, kann nach Durchsicht der dieser Arbeit zu Grunde liegenden Quellen zumindest für den böhmischen Kriegsschauplatz nicht aufrecht erhalten werden.

Die Motive für das Engagement in der Kriegskrankenpflege waren vielfältig. Grundlegend war für die Leiter und Angehörigen der christlichen Genossenschaften ihr religiöser Hilfsimpuls. Daneben traten aber auch andere Gründe, die je nach Konfession differierten. Den katholischen Organisationen ging es wie schon 1864 um ihre gesellschaftliche Anerkennung. Die evangelischen in Preußen wollten ihre enge Verbundenheit zum protestantischen Staat zum Ausdruck bringen und Werbung für die Mutterhausdiakonie betreiben. Zu diesem Zweck veröffentlichte der Kaiserswerther Vorsteher Disselhoff mehrere Aufsätze in der anstaltseigenen Publikation „Der Armen- und Krankenfreund", in denen über die Beteiligung der verschiedenen Anstalten an der Kriegskrankenpflege berichtet wurde.[493]Sonderdrucke dieser Aufsätze wurden den Mutterhäusern für Werbezwecke zur Verfügung gestellt. Die Hoffnungen auf steigende Eintrittszahlen in die evangelischen Schwestern- und Brüderschaften erfüllten sich dagegen nicht, und auch die staatlichen Zuwendungen blieben häufig hinter den Erwartungen zurück.

Der Einsatz von Schwestern in Kriegslazaretten bedeutete für die Mutterhäuser erhebliche organisatorische Schwierigkeiten, da die bisher von ihnen besetzten Arbeitsgebiete in Krankenhäusern und Gemeinden verlassen werden mussten und nur teilweise durch freiwillige Kräfte ersatzweise betreut werden konnten. Kleinere Genossenschaften stellten fast die Hälfte ihrer Schwestern für den Kriegsdienst zur Verfügung.[494] Mit der Arbeitseinstellung der temporären Ersatzkräfte in den Mutterhäusern und der Damen und freiwilligen Studenten und Turnerkolonnen in den Vereinslazaretten wurden unterschiedliche Erfahrungen gemacht, da sie außer ihrem guten Willen kaum professionelle Voraussetzungen mitbrachten. Ein weiteres Problem stellte die Bekleidung der Damen aus der bürgerlichen Oberschicht dar, die häufig nicht den hygienischen und moralischen Anforderungen entsprach. Im Correspondenzblatt klagte der Neuendettelsauer Vorsteher Löhe öffentlich über die „Crinolinenwirthschaft"[495] und wies die Hilfsvereine ausdrücklichen auf die gewünschte einfache dunkle Kleidung ohne Modeputz hin. Häufig gelang es den weltlichen Freiwilligen aber durch starkes Engagement und ein hohes Ar-

492 Pavel von Naranowitsch, Das Sanitätswesen in der preussischen Armee während des Krieges im Sommer 1866, Berlin 1866.

493 AFKS, 2-1 DA 1193, Rundschreiben von Disselhoff an die Diakonissenanstalten vom 8.09.1866 und deren Antworten sowie AuKF Sept./Okt. 1866, S. 161–177; Nov./Dez. 1866, S. 207–215.

494 Das Mutterhaus Bethanien in Berlin entsandte dreißig seiner 66 Diakonissen in die Lazarette und nahm darüber hinaus zahlreiche Schwerverwundete in sein eigenes Krankenhaus auf. Vgl. AuKF Sept./Okt. 1866, S. 162.

495 Correspondenzblatt Neuendettelsau, 9/Sept. 1866, S. 33; ZADN, Mutterhausregistratur B IX, Schreiben von Löhe an den Hülfsverein für weibliche Diaconie in Fürth vom 16.07.1866.

beitsethos, die fehlenden Voraussetzungen zu einer professionellen Pflege zu kompensieren, so dass ein Arzt zu Recht die Frage, „ob nicht der schwere Liebesdienst der Krankenpflege, hervorgegangen aus dem Durchglühtsein mit ächter probehaltiger Humanität, denselben Werth habe, als der auf Grund kirchlich-religiöser Satzungen geübte“[496] der Öffentlichkeit zur Diskussion stellte. Die Antworten fielen naturgemäß auf Grund der unterschiedlichen Erfahrungen der Lazarettleitungen mit weltlichen Freiwilligen differenziert aus, letztlich hat sich aber diese Form der Kriegskrankenpflege ab dem Preußisch-Österreichischen Krieg fest etabliert.

Auch der Verwaltungsaufwand zur Koordinierung der Einsätze und der Spenden war immens. Andererseits bewahrten letztere die Mutterhäuser vor noch größeren finanziellen Belastungen durch ihr Engagement in der Kriegskrankenpflege, die durch die staatlichen Entschädigungszahlungen nicht immer in vollem Umfang gedeckt wurde.

Die Zusammenfassung der im Jahr 1866 gesammelten Erfahrungen stammen von einem dazu berufenen Zeitzeugen, dem Schriftführer des Zentralkomitees des Roten Kreuzes Dr. Wilhelm Brinkmann, der die „Überlegenheit der aus sittlicher Energie entspringenden Thätigkeit“[497] der Diakone in den Lazaretten lobte, aber gleichzeitig feststellte: „Ueberblicken wir die Gesammtleistungen der freiwilligen Krankenpflege im Kriege 1866, so müssen wir mit freudigem Herzen erklären, dass dieselben grossartige, ungeahnte waren; fragen wir aber mit dem Ernste und der Strenge, die wir uns von vornherein zur Pflicht gemacht haben, ob an allen Orten die Thätigkeitsäusserungen dem Bedürfnisse entsprachen, ob die Hülfe auch immer am rechten Orte und zur rechten Zeit eingetreten ist, so müssen wir bekennen, daß die stürmischen und blutigen Tage des Juni und Juli nicht an allen Stellen die Vorbereitungen von Seiten der freiwilligen Krankenpflege fanden, die dem Elende ein rasches und entschiedenes Ende setzen konnten. Es ist hieraus Niemandem ein Vorwurf zu machen: die Verhältnisse waren neu, die Ereignisse verliefen unerwartet schnell; es bestanden keine Erfahrungen über die Hülfeleistung in einer solchen Ausdehnung: jetzt stehen sie uns in der ausgedehntesten Weise zu Gebote, zur Lehre wie zu Nacheiferung für die Zukunft.“[498]

2.3 Der Deutsch-Französische Krieg 1870/71

2.3.1 Vorgeschichte, Verlauf und Organisation der freiwilligen Krankenpflege

Der Krieg gegen Frankreich entzündete sich vordergründig an der Frage des spanischen Thronfolgers nach Absetzung der Königin Isabella. Dass für diese Position von spanischer Seite Prinz Leopold von Hohenzollern-Sigmaringen vorgeschlagen wurde, musste Frankreich als deutsche Einkreisung empfin-

496 Erfahrungen aus dem Krieg von 1866, S. 10.
497 Brinkmann, Die freiwillige Krankenpflege im Kriege, S. 98.
498 Ebd., S. 106.

den.[499] Der französische Botschafter in Berlin wurde nach Bad Ems entsandt, um den dort zur Kur weilenden preußischen König Wilhelm I. zur Zurücknahme dieser Kandidatur zu bewegen. Über die Begegnung berichtete der König in einem Telegramm an Bismarck. Durch geschicktes Weglassen einiger Worte verwandelte letzterer sie in einer Pressemitteilung in eine französische Provokation. Diese „Emser Depesche" wurde von Napoleon III. als Demütigung aufgefasst, die am 14. Juli 1870 die Kriegserklärung an Preußen zur Folge hatte.

Tatsächlich ging es in diesem Krieg aber um die dominierende Rolle Frankreichs in Europa, die einer deutschen Einigung im Wege stand. Anders als von Napoleon III. erwartet, stellten sich die süddeutschen Staaten gemäß der abgeschlossenen Geheimbündnisse auf die Seite Preußens und des Norddeutschen Bundes.

Den nationalprotestantischen Charakter der Mobilmachung betonte der für den 27. Juli 1870 für Preußen angeordnete allgemeine Bettag, dem auch in anderen deutschen Staaten zahlreiche Gottesdienste folgten.[500] Der Vermischung des nationalen mit dem religiösen Pathos widersetzten sich nur wenige demokratische Zeitungen. In der öffentlichen Meinung überwog zumindest in Preußen die Bewertung dieses Krieges als religiöses Strafgericht über die nach der Aufklärung säkularisierte und von Gott abgefallenen französische Nation.[501] In protestantischen Gebieten wurde darüber hinaus das Überlegenheitsgefühl der evangelischen über die in Frankreich vorherrschende katholische Konfession betont.[502] Der Grundtenor der Gottgegebenheit des deutschen Sieges zieht sich auch durch zahlreiche dieser Arbeit zu Grunde liegende Briefe evangelischer Schwestern, Diakone und ihrer Vorgesetzten.[503]

In militärischer Hinsicht hatte der Deutsch-Französische Krieg einen gänzlich anderen Charakter als die beiden ersten Reichseinigungskriege.[504] In die-

499 Der aus einer katholischen Seitenlinie des Hauses Hohenzollern stammende Prinz war mit der portugiesischen Infantin Antonia verheiratet. Vgl. Christopher Clark, Preußen. Aufstieg und Niedergang 1600–1947, München 2008²,S. 627.

500 Alexander Seyferth, Die Heimatfront 1870/71, Paderborn u. a., 2007, S. 155 sowie Johannes Wischmeyer, Buße, Andacht, patriotische Erhebung. Protestantische Inszenierungen der Reichsgründung 1871, in: Michael Fischer u. a. (Hg.), Reichsgründung 1871, Münster u. a. 2010, S. 15–36, hier S. 24.

501 Insbesondere in katholischen Quellen wird häufig auf die geringe Teilnahme der französischen Bevölkerung an der Messe verwiesen und deren religiöse Indifferenz kritisiert.

502 Als zeitgenössische Quelle sei hier stellvertretend angeführt: Julius Disselhoff, Der große Krieg zwischen Frankreich und Deutschland, in: Jahrbuch für christliche Unterhaltung, Kaiserswerth 1872, S. 4–98, hier S. 14. Vgl. auch: Gangolf Hübinger, Sakralisierung der Nation und Formen des Nationalismus im deutschen Protestantismus, in: Gerd Krumeich; Hartmut Lehmann (Hg.), „Gott mit uns": Nation, Religion und Gewalt im 19. und frühen 20. Jahrhundert, Göttingen 2000, S. 233–248.

503 Vgl. auch Kap. 2.6.1.

504 Zum Verlauf: Der deutsch-französische Krieg 1870–71, hg. von der kriegsgeschichtlichen Abteilung des Großen Generalstabes, 2 Teile/5 Bd., Berlin 1874–1881; Helmert/Usczeck, Preußischdeutsche Kriege von 1864 bis 1871, Bd. IV Abschn. 1 München 1975, S. 40–45; Grundkurs deutsche Militärgeschichte, Bd. 1: Die Zeit bis 1914, München 2006, S. 372–

sen fand jeweils eine große Entscheidungsschlacht statt, hier folgte Schlacht auf Schlacht und Gefecht auf Gefecht. Dazu kamen langwierige Belagerungen, wie die von Metz und Paris, und eine insgesamt längere Kriegsdauer. Anfang August waren französische Verbände bei Saarbrücken auf deutsches Gebiet vorgedrungen, wo sie von der bereits aufmarschierten 2. und 3. deutschen Armee in den Gefechten von Spichern, Wörth und Weißenburg zurückgeschlagen wurden. Die deutschen Truppen wandten sich daraufhin in Richtung Metz und drängten die Franzosen in verlustreichen Schlachten bei Colombey-Nouilly, Gravelotte, Mars-la-Tour, Vionville und St. Privat in die Festung Metz zurück. Die dort eingeschlossenen Verbände kapitulierten Ende Oktober, aufgerieben von Seuchen und fehlender Verpflegung.[505] Der Sieg bei Sedan am 2. September und die Gefangennahme Napoleons III. hätte den erstrebten schnellen deutschen Sieg bedeuten können, wenn sich die neu gebildete republikanische Regierung unter Lèon-Michel Gambetta (1838–1882) nicht zum Weiterkämpfen entschlossen hätte.[506] In den noch nicht besetzten Gebieten

377; Clark, Preußen, S. 625–631 sowie als zeitgenössische Quelle: Theodor Fontane, Der Krieg gegen Frankreich 1870–1871. Gesamtausgabe in drei Bd., Reprint der Ausg. von 1873/1876. Bad Langensalza, 2004. Zur Diskussion über die Einschätzung dieses Krieges als traditionellen Kabinetts- oder modernen Massenkrieg vgl. Frank Kühlich, Die deutschen Soldaten im Krieg von 1870/71, Frankfurt/M. 1995, S. 190–196 sowie 433. Kühlich betont die, bei aller Antizipation künftiger Kriegführung vorherrschende traditionelle Form eines Kabinettkrieges. In diesem Sinn argumentieren auch Langewiesche und Buschmann, die zwar auf französischer Seite mit dem Eintritt der republikanischen Truppen Formen des Volkskrieges konstatieren und auch das Kriegsende auf deutscher Seite durch die nationalstaatliche Einigung als den Rahmen des reinen Kabinettskrieges verlassende bewerten. Dennoch könne von einem Übergang zu einem totalen Krieg noch nicht gesprochen werden. Vgl. Dieter Langewiesche/Nikolaus Buschmann, ‚Dem Vertilgungskrieg Grenzen setzen' Kriegstypen des 19. Jahrhunderts und der deutsch-französische Krieg 1870/71, in: Dietrich Beyrau u. a. (Hg.), Formen des Krieges, Paderborn u. a. 2007, S. 163–195. Stig Förster vertritt dagegen die These, dass auch der Deutsch-Französische Krieg schon überwiegend den Charakter eines totalen Krieges gehabt habe. Stig Förster (Hg.), An der Schwelle zum Totalen Krieg. Die militärische Debatte über den Krieg der Zukunft, Paderborn 2002 sowie Ders.(Hg.), On the road to total war: the American Civil War and the German wars on unification, 1861–1871, Cambridge 1997. Hierzu kann als Ergebnis der vorliegenden Arbeit angemerkt werden, dass der Kriegseinsatz erhebliche negative Folgen für die inländische Sozialarbeit insbesondere der Schwesternschaften hatte, die ihre Arbeitsfelder in Gemeinden, Krankenhäusern und Kindergärten während der Kriegszeit verlassen mussten. Insofern war der Krieg auch an der „Heimatfront" deutlicher spürbar, als in der Geschichtswissenschaft bisher wahrgenommen wurde. Vgl. auch: Heidi Mehrkens, Statuswechsel: Kriegserfahrung und nationale Wahrnehmung im Deutsch-Französischen Krieg 1870/71, Essen 2008, S. 247 und 256. Sie plädiert für die Einordnung als Übergangskrieg. Typisch ist auch das Nebeneinander von mechanisierter Kriegsführung und dem Versuch der humanitären Eindämmung der Folgen.

505 Die Belagerung dauerte von den Schlachten am 16. bzw. 18. August bis zur Kapitulation am 27.10.1870. Vgl. dazu: Matthias Steinbach, Abgrund Metz. München 2002.

506 Abweichend hiervon vertritt Alexander Seyferth die Ansicht, ausschließlich Deutschland sei für die Weiterführung des Krieges verantwortlich. Vgl. Seyferth, Die Heimatfront 1870/71, S. 347 f.

wurden neue französische Truppen zur Verteidigung von Paris zusammengezogen, die in den kommenden Monaten durch freiwillige partisanenartig vorgehende Kämpfer, sogenannte Franctireurs, unterstützt wurden. Sie griffen besonders kleinere deutsche Verbände oder Wachmannschaften an und zerstörten Telegrafen- und Eisenbahnlinien. Es folgte ein langwieriger Krieg, der in Belagerung und heftigem Beschuss der Hauptstadt gipfelte. Am 28. Januar 1871 kam ein Waffenstillstand zustande, nachdem zehn Tage zuvor das Deutsche Reich symbolträchtig mit der Kaiserproklamation im Spiegelsaal von Versailles gegründet worden war. An selber Stelle folgte am 26. Februar die Unterzeichnung des Vorfriedens von Versailles. Die endgültige Beendigung des Krieges verzögerte der Aufstand und die blutige Niederschlagung der Pariser Kommune. Erst am 10. Mai schlossen Deutschland und Frankreich in Frankfurt am Main einen Friedensvertrag.

Auf deutscher Seite nahmen an diesem Krieg über 1 Millionen Soldaten teil, von denen fast 100.000 verwundet wurden und 17.000 fielen. Von den Verletzten starben ca. 11.000. Die durchschnittliche Verwundetenquote betrug während dieses Feldzuges 12, 6 % der gesamten Heeresstärke. Bei einzelnen Schlachten lag sie allerdings deutlich über diesem Wert, in Mars la Tour beispielsweise bei 25 %. In Gravelotte, in Frankreich auch als Schlacht von St. Privat bezeichnet, wurden 23 % getroffen, in konkreten Zahlen ausgedrückt 19.000 Soldaten.[507]

„Krankheiten, so lautet von jeher die Kriegserfahrung, lichten die Glieder viel mehr als die Kugeln des Feindes."[508] Das traf auch auf diesen Krieg zu, denn ca. 480.000 Soldaten erkrankten überwiegend an epidemisch auftretenden Infektionskrankheiten, ca. 15.000 verstarben daran (= 3,1 %). Insgesamt kostete dieser Krieg ca. 44.000 Soldaten das Leben.[509] Zum ersten Mal in der Kriegsgeschichte kamen aber durch den Einsatz eines halbwegs geordneten Militärsanitätswesens sowie freiwilliger Krankenpfleger in einem längeren Krieg weniger Soldaten durch Krankheiten um als durch Verletzungen im direkten Kampf.[510]

Als hilfreich hatte es sich erwiesen, dass jeder deutsche Soldat mit einem Verbandspäckchen und die Lazarettgehilfen mit Bandagetornistern und -taschen ausgestattet waren, so dass direkt auf dem Schlachtfeld eine erste Ver-

507 Vgl. dazu die Diskussion über das Militärmedizinalwesen in der 176. Sitzung des Reichtages am 18.02.1892, in Auszügen abgedruckt in: Die Genossenschaft freiwilliger Krankenpfleger im Kriege, Hamburg 1898, S. 149 f.

508 Loeffler, Generalbericht über den Gesundheitsdienst im Feldzuge gegen Dänemark, S. 9.

509 Die Zahlen wurden den folgenden Publikationen entnommen: Ring, Zur Geschichte der Militärmedizin in Deutschland, S. 184 ff., der sich auf den Sanitäts-Bericht 1870/71 bezieht sowie Kolmsee, Unter dem Zeichen des Äskulap, S. 121 ff. Etwas abweichende Zahlen nennen Riesenberger, Das Deutsche Rote Kreuz, S. 57 sowie Kühlich, Die deutschen Soldaten im Krieg von 1870/71, S. 421.

510 Auch 1864 hatte es weniger Tote durch Erkrankungen als durch Verletzungen gegeben, wobei die zeitliche Kürze des Krieges berücksichtigt werden muss. Die Ausfälle unter den Soldaten durch Erkrankungen überstiegen 1870/71 wieder die der Schussverletzungen, sie verliefen aber nicht so häufig tödlich, wie in den vergangenen Kriegen.

sorgung und gegenseitige Unterstützung stattfinden konnte.[511] Noch während des Krieges kehrten 18,8 % der Verwundeten als geheilt wieder zu ihren Truppenteilen zurück. Im Ersten Weltkrieg dagegen wurden von den 5,3 Millionen Menschen, die in Lazaretten behandelt werden mussten, fast 4,7 Millionen, d.h. 88 %, wieder dienstfähig. „Die Frage, ob nicht die Erfolge der Medizin [und der Krankenpflege] gleichzeitig zu einer Verlängerung des Krieges beigetragen haben, kann angesichts dieser Zahlen kaum verneint werden."[512]

Der militärische Sanitätsdienst wurde für alle am Krieg teilnehmenden deutschen Armeen nach dem Vorbild der preußischen „Instruktion für das Sanitätswesen der Armee im Felde" von 1869 organisiert. Die Medizinalabteilungen der Kriegsministerien von Preußen, Bayern, Sachsen, Württemberg, Baden und Hessen waren für die Mobilisierung, Ausstattung und den Nachschub ihrer Sanitätsformationen sowie für die Versorgung und den Transport ihrer Verwundeten selbst zuständig.[513] Ihnen unterstanden auch die Einrichtungen der freiwilligen Kriegskrankenpflege des Roten Kreuzes, der Johanniter und der Malteser in Deutschland. Im besetzten Frankreich traten diese unter die Leitung der jeweiligen Korps- und Divisionsärzte bzw. die Generaletappeninspektionen.

Im Hinterland waren schon in Friedenszeiten von den Militärbehörden Gebäude ausgewählt worden, die bei Kriegsausbruch als Reservelazarette eingerichtet werden konnten. Dort sollten Patienten aus den Feldlazaretten bis zur völligen Heilung aufgenommen werden. Die Personalsituation war wesentlich günstiger als in unmittelbarer Frontnähe und auch die Ausstattung und Versorgung funktionierte in den meisten Fällen reibungslos.[514] Die Kriegsministerien der deutschen Länder arbeiteten in Fragen der Einrichtung, Verwaltung und Patientenzuteilung der Reservelazarette eng zusammen.[515]

Erstmals wurde in diesem Krieg die Genfer Konvention von allen kriegführenden Parteien anerkannt.[516] Dennoch kam es zu zahlreichen Verstößen,

511 Kolmsee, Unter dem Zeichen des Äskulap, S. 121.

512 Johanna Bleker, Medizin im Dienst des Krieges-Krieg im Dienst der Medizin. Zur Frage der Kontinuität des ärztlichen Auftrages und ärztlicher Werthaltungen im Angesicht des Krieges, in: Dies., Heinz-Peter Schmiedebach (Hg.), Medizin und Krieg. Vom Dilemma der Heilberufe 1865 bis 1985, Frankfurt/M. 1987, S. 13–25, S. 17.

513 Kolmsee, Unter dem Zeichen des Äskulap, S. 121.

514 Vgl. beispielsweise die Personallisten der sächsischen Reservelazarette in: SHSA Sächs. Kriegsministerium 7624. Die Leitung der Reservelazarette lag bei einem Offizier, das ärztliche Personal wurde wie schon 1866 meist aus den zur Verfügung stehenden Zivilärzten ausgewählt. Vgl. auch: Annett Büttner, Kaiserswerth als Lazarettstandort, in: Düsseldorfer Jahrbuch 82(2012), S. 243–259. Es gab auch gegenteilige Berichte über unausgebildetes Personal. Vgl. Briefe der preußischen Kronprinzessin Victoria aus dem Deutsch-Französischen Krieg, in: Melissa Larner (Hg.): Krieg und Medizin, Göttingen 2009, S. 44f.

515 SHSA, Kriegsministerium 1075 Reserve-Lazarette 1870/71. Sachsen richtete auf Bitten Preußens Reservelazarette mit einer Gesamtkapazität von 5000 Betten ein. Die Leitung oblag einer Kommission aus Militärs und Zivilpersonen unter Leitung von Generalleutnant von Löben.

516 Auch die mit Preußen verbündeten süddeutschen Staaten hatten die Genfer Konvention im August 1870 anerkannt und ihren Truppen zur Kenntnis gebracht. Vgl. HSA Stuttgart

insbesondere von französischer Seite, da den Militärangehörigen dieses Vertragswerk kaum bekannt war, während die deutschen Truppen in verschiedener Form darüber informiert wurden.[517] Mehrfach gerieten deutsche Lazarette unter Beschuss oder Ärzte wurden gefangen genommen. Andererseits nutzte die französische Zivilbevölkerung das Rot-Kreuz-Zeichen massenhaft zum Schutz ihres Eigentums.[518]

Zu Beginn des Deutsch-Französischen Krieges wurde das Amt des Königlichen Kommissars und Militär-Inspekteurs der freiwilligen Krankenpflege auf das Bundesheer erweitert[519] und mit dem Johanniterritter Hans Heinrich XI., Fürst von Pless (1833–1907) besetzt. Er nahm seine Tätigkeit in Berlin am 22. Juli 1870 auf und bemühte er sich um eine Verflechtung mit den Organen des Roten Kreuzes.[520] Sie erfolgte in der Form, dass Mitglieder des Zentralkomitees in sein Büro eintraten und die Landes-, Provinzial- und Bezirksdelegierten der Vereine vom Roten Kreuz zugleich Delegierte des Königlichen Kommissars wurden. Die zahlreichen Positionen der Delegierten des Kommissars beim Heer wurden wiederum mit Johanniter- und Malteserrittern besetzt.[521] Als ausführendes Organ diente dem Kommissar die „Centralstelle der freiwil-

E 271c Kriegsministerium Nr. 873. 1866 hatte Österreich die Anerkennung noch nicht vollzogen.

517 Vgl. KA München, Kriegsministerium A XII Bd. 49 Sanitätswesen im Deutsch-Französischen Krieg 1870–1871, Bericht des bayrischen Oberstabsarztes Dr. Rast vom 26.08.1871 sowie Kühlich, Die deutschen Soldaten im Krieg von 1870/71, S. 403. Den deutschen Truppen war die Konvention durch die Verteilung einer Broschüre bekannt gemacht worden. Vgl. Bekanntmachung des preußischen Kriegsministers v. Roon vom 22.07.1870, in: Sanitäts-Bericht über die Deutschen Heere im Krieg gegen Frankreich 1870/71, hg. von der Militär-Medizinal-Abtheilung des Königlich Preussischen Kriegsministeriums, Bd. 1–8, Berlin 1884–1891, hier Bd. 1, Beilage 103, S. 276* sowie Beilage 106, S. 277*; Felix Dahn, Das Kriegsrecht. Kurze, volksthümliche Darstellung für Jedermann zumal für den deutschen Soldaten, Würzburg 1870.

518 Vgl. Exkurs 1 in Kap. 2.1.1.

519 Den Delegierten von Baden, Hessen, Württemberg und Bayern wurde weiterhin eine gewisse Selbständigkeit zugestanden. Vgl. Sanitäts-Bericht 1870/71, Bd. 1, S. 407.

520 Vgl. Organisation der freiwilligen Krankenpflege bei Ausbruch des Deutsch-Französischen Krieges, in: Bericht über die Thätigkeit der vom Militair-Inspecteur geleiteten Deutschen freiwilligen Krankenpflege während des Krieges 1870–1871, Berlin 1871, S. 6–16.

521 Bei jeder der drei deutschen Armeen wurde ein Armeedelegierten installiert. Darüber hinaus gab es Generaletappendelegierte, denen weitere Subdelegierte zur Verfügung standen, Kolonnenführer und Korpsdelegierte. Insgesamt waren in Deutschland und in Frankreich 1952 Delegierte des Johanniterordens tätig, von denen sieben in Folge ihrer Tätigkeit verstarben. Die rehinländisch-westfälischen und schlesischen Malteserorden stellten 77 Delegierte. Vgl. dazu: Johannes Wichern, Die freiwillige Pflege im Felde verwundeter und erkrankter Krieger durch die deutschen Vereine vom roten Kreuz, Hamburg 1886; Sanitäts-Bericht 1870/71, Bd. 1, S. 407f.; Bericht über die Thätigkeit der Deutschen freiwilligen Krankenpflege, Anlage 2: Instruktion I sowie Anlagen 12 u. 19–21: Aufstellung sämtlicher Delegierter; Riesenberger, Das Deutsche Rote Kreuz, S. 56. Nach Abschluss des Friedensvertrages reisten Delegierte in die nicht mehr von deutschen Truppen besetzten französischen Gebiete um die dort in der Obhut französischer Behörden zurückgebliebenen deutschen Kranken und Verwundeten zu ermitteln und versetz-

ligen Krankenpflege", die zunächst ihren Sitz in Berlin nahm und im Laufe des Krieges den deutschen Truppen bis nach Versailles folgte.[522]

Mit der Instruktion von 1869 hatte die preußische Armeeführung zwar auch die strukturellen Voraussetzungen für die freiwillige Krankenpflege geschaffen, deren Umsetzung blieb aber ihren Organisationen selbst überlassen. Insbesondere der Mangel an qualifiziertem Pflegepersonal sollte sich in der Praxis negativ bemerkbar machen. Hierbei geriet vor allem der Johanniterorden in die Kritik, dessen Delegierte die freiwillige Krankenpflege koordinieren sollten. Wie aus den in diesem Kapitel angeführten Beispielen zu ersehen sein wird, sorgten sie oft für noch mehr Verwirrung, indem sie Schwestern und Diakone auf dem Weg in festgelegte Lazarette kurzerhand umdirigierten und ihren sonstigen Leitungsfunktionen nicht nachkamen.[523] Insbesondere gelang es zu Beginn des Krieges nicht schnell genug, die zahllosen organisatorisch nicht eingebundenen „Schlachtenbummler" unter den freiwilligen Krankenpflegern vom Kriegsschauplatz zu entfernen.[524] Deren Verfehlungen wurden den Johannitern als Repräsentanten der freiwilligen Krankenpflege angelastet. In der deutschen Presse häuften sich aber auch Meldungen über Vertreter des Ordens, die sich lieber ihren Vergnügungen hingaben als selbst bei der Versorgung von Verwundeten Hand anzulegen, worüber sich im September eine lebhafte Diskussion in der Öffentlichkeit entspann, die durch Dementis von Regierungsseite beendet werden sollte.[525] Insgesamt kann jedoch festgestellt werden, dass die meisten Vertreter des Ordens ihren Pflichten nachkamen

ten dadurch die deutschen Militärbehörden in die Lage, deren Transport in die Heimat zu organisieren. Vgl. Sanitäts-Bericht 1870/71, Bd. 1, S. 414.

522 Während der Belagerung von Metz residierte ein Teil der Zentralstelle in Pont à Mousson, später in Meaux und Versailles. Der stellvertretende Kommissar, Herzog von Ujest, verblieb in Berlin. Vgl. Sanitäts-Bericht 1870/71, Bd. 1, S. 408. Angaben zu den von der Zentralstelle verwalteten Material-Depots vgl. ebd., S. 409.

523 Die Hauptdelegierten des Johanniterordens leiteten im Auftrag des Königlichen Kommissars die Arbeit vor Ort, aber oft fehlte auch ihnen der Überblick über die Arbeitsfelder. Eine Felddiakon berichtete, daß die Kolonne vom Hauptdelegierten von Witzleben bei er ihrer Ankunft in Chateau-Thierry am 28.10.1870 mit offenen Armen empfangen worden seine. Allerdings sei der Hilferuf zu spät ergangen und die Hauptarbeit durch eine andere Kolonne bereits getan. Außer der Versorgung der durchreisenden Krankenzüge am Morgen, sei keinerlei Arbeit vorhanden und man entwickele sich zu regelrechten „Schlachtenbummlern." Im weiteren Verlauf der Krieges kümmerte sich von Witzleben „nicht im Geringsten um die Lazarethe", da er als stellvertretender Hauptdelegierter der III. Armee andere Aufgaben hatte. Archiv des DRK Berlin, SN 036, Berichte Carl Ehrenberg, hier 3. Bericht, S. 31 und 45.

524 Vgl. Kap. 2.3.4. sowie die Ausführungen zur Erlanger Felddiakonie in Kap. 2.3.3.

525 Seyferth, Die Heimatfront 1870/71, S. 424 ff. Die Johanniterritter waren in der Öffentlichkeit durch eine eigens für den Krieg angefertigte „Frontuniform" sofort zu erkennen. Vgl. Carl Herrlich, Die Balley Brandenburg des Johanniter-Ordens von ihrem Entstehen bis zur Gegenwart und in ihren jetzigen Einrichtungen, Berlin 1886, S. 128. In der Öffentlichkeit kursierten im Herbst 1870 nicht nur Spottbilderbogen auf den gestürzten Napoleon III., sondern auch auf die freiwillige Krankenpflege. Vgl. Hermann Cramer, Militärische und freiwillige Krankenpflege in ihren gegenseitigen Beziehungen, Stuttgart 1904, S. 8.

und die ihnen übertragenen Lazarette bestmöglich organisierten und versorgten.[526] Bei der Kritik an den Johannitern ist auch zu berücksichtigen, dass keiner von ihnen ein Fachmann für Lazarett- und Depotorganisation war. Sie hatten zeitweise ihre eigentlichen Berufe verlassen und kamen aus gehobenen Verhältnissen, die gänzlich anders waren, „als ein Saal mit Typhus-Kranken oder irgend ein nasses Lager unter zerbrochenen Wagen neben todten Pferden."[527] In den Einigungskriegen waren sie über längere Zeiträume ehrenamtlich tätig und damit, wie einer ihrer Vertreter es ausdrückte, „civil im Kriege."[528]

Im Allgemeinen wurden die Schwestern und Diakone im Deutsch-Französischen Krieg vom Kommissar für die freiwillige Krankenpflege einberufen.[529] Einige Schwestern reisten aber wieder auf eigene Initiative, jedoch mit mäßigem Erfolg in die Lazarette.[530] In Bayern lag die Leitung bei der Landesorganisation des Roten Kreuzes.[531]

Die Zahl der von katholischer Seite bereitgestellten Pflegekräfte betrug 1567 Schwestern und 342 Brüder, davon wurden allein 565 Schwestern und 206 Brüder von der Rheinisch-Westfälischen Johanniter-Malteser-Genossenschaft für den unmittelbaren Kriegsschauplatz aufgebracht.[532] Für die evangelischen Institutionen fehlt eine exakte Gesamtaufstellung. Aus mehr als drei-

526 Vgl. das Fazit des Hannoveraners Julius von Wickede, zitiert in: Seyferth, Die Heimatfront 1870/71, S. 428.

527 Max Bauer, Civil im Kriege: Studien und Skizzen zum Versuch einer Reorganisation der freiwilligen Krankenpflege im Felde und Daheim, Berlin 1875, S. 12.

528 Ebd. Der Autor Max Bauer (1829–1914), promovierter Jurist und Rittergutsbesitzer, hatte auf eigene Initiative Hilfslieferungen an die französische Front gebracht und war mehrere Monate als Delegierter des Königlichen Kommissars bei der Maas-Armee tätig.

529 Dies galt im Prinzip für alle deutsche Staaten. Das Dresdner Mutterhaus hatte seine Schwestern zunächst der sächsischen Armee angeboten, war aber nach einigen Tagen vom Königlichen Kommissar aufgefordert worden, sie nach Rüdesheim in Bewegung zu setzen. Vgl. Heinrich Fröhlich, Die Thätigkeit des Dresdner Diakonissenhauses in dem deutsch-französischen Kriege, Dresden o.J. (um 1880), S. 4 u. 7f. Nicht alle Diakonissen wurden vom Johanniterorden in eine Lazaretttätigkeit vermittelt. Die Stuttgarter Diakonissen kamen durch Anforderung eines Militärarztes beim Mutterhaus in unmittelbarer Nähe der Kampfhandlungen zum Einsatz. Vgl. Paul von Sick, Die Stuttgarter Diakonissen im Kriegsjahr 1870/71, Stuttgart 1904, S. 28ff.

530 Die Oberin des Darmstädter Diakonissen-Hauses war mit acht Schwestern aufs Geradewohl nach Speyer gereist, wo sie aber keine Arbeit in Reservelazaretten fand. Dennoch hoffte sie: „Es wird aber die Zeit kommen, da es den freiwilligen Damen zu lang wird und dann wird man froh sein, wenn noch Schwestern zu haben sind." Correspondenzblatt Neuendettelsau, 9/Sept. 1870, S. 40.

531 KA München, Kriegsministerium B 1212, Schreiben des Kriegsministerium an das Kommando des 1. Armeekorps vom 1.08.1870. Demnach konnten Feldspitäler die benötigten Schwestern direkt beim Zentralausschuss des bayrischen Vereins zur Pflege im Felde verwundeter Krieger anfordern. Zu diesem Zeitpunkt hatten sich bei dieser Stelle 83 konfessionelle Schwestern gemeldet.

532 Wichern, Die freiwillige Pflege im Felde verwundeter und erkrankter Krieger, S. 29f. sowie General-Bericht der Zentralstelle, S. 120. Darüber hinaus entsandte die Maltesergenossenschaft 81 Seelsorger, acht Ärzte, 30 Transport-Kommissare und Depotverwalter. Im Inland kamen darüber hinaus 1138 Schwestern und Brüder zum Einsatz.

ßig Mutterhäusern waren ca. 800 evangelische Diakonissen in etwa 230 Lazaretten tätig.[533] Allein das Kaiserswerther Mutterhaus entsandte 220 Diakonissen. Für die Preußische Felddiakonie zogen 360 und für die Duisburger Diakonenanstalt 228 Freiwillige in die Kriegskrankenpflege.[534] Neben den konfessionellen Schwestern kamen kaum ausgebildete weltliche Schwestern zum Einsatz, da es bis dahin nur wenige Rot-Kreuz-Schwesternschaften gab. So schickte der Badische Frauenverein lediglich 63 Pflegerinnen in die Etappen- und Heimatlazarette.[535] Das übrige weibliche Personal bestand aus ungelernten Freiwilligen, die überwiegend in den Heimatlazaretten arbeiteten.

Darüber hinaus rekrutierten sich aus Turnern und Studenten bestehende Freiwilligen- oder „Nothelferkolonnen."[536] Insgesamt wurden 25 940 Personen in der freiwilligen Pflege registriert, davon 4431 männliche und 1703 weibliche Pfleger direkt auf dem Kriegsschauplatz, 3069 in Reservelazaretten, 10.360 Personen in Vereinslazaretten des Roten Kreuzes, auf den Verbands- und Erfrischungsstationen entlang der Bahnstrecken und 4356 auf Krankentransporten.[537] Ihnen wurde, wie in den vorangegangenen Kriegen, freie Fahrt auf den Bahnen des Norddeutschen Bundes und der mit ihm verbündeten süddeutschen Staaten einschließlich der Privatbahnen gewährt. Die Materiallieferungen der freiwilligen Krankenpflege genossen wiederum Portofreiheit.[538]

Eigene Feldlazarette wurden von der freiwilligen Krankenpflege nicht unterhalten, ihre Ausrüstung gestattete es ihr aber insbesondere zu Kriegsbeginn, mehr oder weniger geeignete Gebäude notdürftig zu Lazarettzwecken herzurichten und so für die staatlichen Sanitätsformationen vorzubereiten.[539] Sie

533 Julius Disselhoff, Die Arbeit unserer Diakonissen im Krieg, in: Jubilate! Denkschrift zur Jubelfeier der Erneuerung des apostolischen Diakonissen-Amtes und der fünfzigjährigen Wirksamkeit des Diakonissen-Mutterhauses zu Kaiserswerth a. Rhein, Kaiserswerth 1886, S. 214. Eine andere Quelle nennt 768 Diakonissen aus 32 europäischen Mutterhäusern in 221 Lazaretten. Vgl. Allgemeine Evangelisch-lutherische Kirchenzeitung 1870, S. 876. Da aber die dort angegebenen Zahlen der katholischen Schwestern und Brüder deutlich zu niedrig sind, müssen alle genannten Daten mit einer gewissen Skepsis bewertet werden.

534 Fliegende Blätter, 8/1870, S. 255 ff.

535 Riesenberger, Das Deutsche Rote Kreuz, S. 95.

536 Vgl. Ausführungen zu den sonstigen Freiwilligenverbänden am Ende des Kapitels und Sanitäts-Bericht 1870/71, Bd. 1, S. 408–411.

537 Wichern, Die freiwillige Pflege im Felde verwundeter und erkrankter Krieger, S. 31. Zu den zahlreichen Unterstützungsvereinen im deutschen Inland und deren den Fiskus entlastende Aktivitäten vgl. Sanitäts-Bericht 1870/71, Bd. 1, S. 415 ff. sowie Alexander Seyferth, Kollekten für den Krieg. Unterstützungsvereine im Deutsch-Französischen Krieg 1870/71, in: MGZ 64 (2005) 1, S. 31–66.

538 Diese Befreiung bezog sich auch auf Privatbahnen. Ihr Geldwert wurde insgesamt auf 449.000 Taler berechnet. Sanitäts-Bericht 1870/71, Bd. 1, S. 410.

539 Sanitäts-Bericht 1870/71, Bd. 1, S. 412. Auch der Johanniterorden unterhielt in diesem Krieg keine eigenen Lazarette, dies blieb eine auf den Deutsch-Dänischen Krieg beschränkte Episode. Vgl. Fliegende Blätter, Beiblatt 9/1870, S. 142 f.; Seyferth, Die Heimatfront 1870/71, S. 422.

sahen sich insbesondere dazu gezwungen, wenn sie noch vor dem militärischen Sanitätswesen vor Ort eintrafen.

Sowohl den Diakonissenmutterhäusern als auch den katholischen geistlichen Genossenschaften und den weltlichen Freiwilligen wurde vom preußischen Kriegsministerium neben der Lebensmittelversorgung erstmals eine Vergütung für ihre Lazaretttätigkeit zugestanden.[540] Die Entlohnung für weltliche Freiwillige, die zur Komplettierung der etatmäßigen Anzahl der Lazarettgehilfen und Krankenwärter von den Feld-, Kriegs- und Reservelazaretten angenommen wurden, sollte in Preußen der Höhe erfolgen, wie sie „nach Ausweis der in ihren Händen befindlichen Buches bei ihrem Engagement von der betreffenden Annahmestelle zugesichert worden ist."[541] Sie war nach Möglichkeit gleich an Ort und Stelle durch die Lazarettverwaltungen auszuzahlen und entsprechend zu erhöhen, wenn eine Teilnahme an der Lazarettverpflegung nicht möglich war.

Die freiwilligen Felddiakone arbeiteten in der Regel ehrenamtlich. In Preußen und Bayern erfolgte die Vergütung für Diakonissen und katholische Schwestern in den verschiedenen Lazaretten pauschal mit 30 M für einen sechsmonatigen und mit 60 M für einen längeren Einsatz.[542] Durch die Zahlung des preußischen Kriegsministeriums konnte das Diakonissenmutterhaus Kaiserswerth beispielsweise das Geschäftsjahr März 1870–März 1871 mit einem leichten Überschuss abschließen.[543] Darüber hinaus stand den Schwestern freie Reise, volle Verpflegung und eine abgeschlossene Wohnung einschließlich Heizung und Licht zu. Dass diese Zusicherungen oft rein theoretischer Natur waren, werden die folgenden Ausführungen zeigen.

540 Sanitäts-Bericht 1870/71, Bd. 1, S. 408.

541 HSA Stuttgart E 271c Nr. 873, Abschrift eines Schreibens des Beamten Grimm der Militärmedizinalabteilung vom 19.12.1870. Bayern schloss sich dieser Regelung an. Vgl. auch: Bericht über die Thätigkeit der freiwilligen Krankenpflege 1870–1871, Anlage 4: Anordnung in Betreff der Kosten der freiwilligen Krankenpflege sowie SHSA, Sächs. Kriegsministerium 1075, Abschrift der Verfügung des Preuß. Kriegsministeriums vom 5.08.1870 über die Löhnung der freiwilligen Krankenpfleger aus Staatsmitteln. Auch: Seyferth, Die Heimatfront 1870/71, S. 419.

542 KA München, Kriegsministerium B 1212, Schreiben des Kriegsministeriums an das Kommando des 1. Armeekorps vom 1.08.1870. Im Februar wurde der Betrag in Preußen auf maximal 100 M Jahresbetrag pro Person erhöht, Vgl. ebd. A XIIa Bd. 61, Aktennotiz zur Verpflegung für das Personal der freiwilligen Krankenpflege vom 27.02.1871. Dem schloss sich Bayern nicht automatisch an. Eine erhöhte Vergütung wurde nur an diejenigen gezahlt, die die Tätigkeit eines Oberkrankenwärters ausübten. Die nach dem Entsendungsprinzip arbeitenden geistlichen Schwestern- und Bruderschaften zahlten ihren Mitgliedern in Friedens- und Kriegszeiten aus den eingegangenen Geldern ein Taschengeld.

543 34. Jahresbericht über die Diakonissenanstalt zu Kaiserswerth, S. 75 f. Der Überschuss betrug 1817 Taler. Die Höhe der Kostgelder für zivile und militärische Patienten wurde nicht getrennt angegeben. In den vorangegangenen Kriegen war die Anstalt auf Spenden und die Zuzahlung des Johanniterordens angewiesen. Im Jahr 1864 reichten diese aus, 1866 war ein Defizit zu verzeichnen, das aber auch durch die rege Bautätigkeit der Anstalt mitverursacht wurde. Auch die Stuttgarter Anstalt konnte Dank eines Zuschusses aus der Kriegsministerialkasse und Spendengeldern einen ausgeglichenen Haushalt vorweisen. Vgl. Sick, Stuttgarter Diakonissen 1870/71, S. 47.

Die freiwillige Krankenpflege leistete neben der Pflege auch einen unverzichtbaren Beitrag zur Versorgung der Verwundeten und Kranken. Insbesondere ein geregelter Nachschub an Lebensmitteln und Kleidung war durch die Militärverwaltung nach wie vor nicht gewährleistet, so dass die Lieferungen durch die Depots der freiwilligen Krankenpflege für die Feldlazarette von existentieller Bedeutung waren.[544] Auch die regulären Truppen profitieren nicht selten von diesen Quellen.[545] Diese Tatsache steht im Widerspruch zur Selbsteinschätzung des Militärs sowohl von preußischer als auch von bayrischer Seite. Dort wurden lediglich Mängel beim Transport eingeräumt, ansonsten aber die ausreichende Versorgung der Soldaten konstatiert bzw. die Verabreichung von Speisen und Getränken an durchziehende Truppen als prophylaktische Maßnahme zur Seuchenbekämpfung deklariert.[546] Diese Diskrepanz mag den verschiedenen Erfahrungshorizonten eines Oberstabsarztes und eines einfachen Soldaten geschuldet sein, die natürlich unterschiedlich versorgt wurden. Bei ersterem flossen seine Erkenntnisse über die Transportschwierigkeiten im besetzten Frankreich und die Bemühungen um deren Überwindung mit in die Beurteilung ein, während für letzteren vor allem der Hunger nach einem lan-

544 Bericht über die Thätigkeit der freiwilligen Krankenpflege 1870–1871, S. 38f. In vielen Fällen erfolgte die Versorgung der Lazarette ausschließlich aus den Depots der freiwilligen Krankenpflege. Bereits zu Beginn des Krieges waren die Lebensmittel im Raum Saarbrücken so knapp, dass die kämpfende Truppe von Hunger geplagt wurde und ein ev. Geistlicher der größten Not durch Verteilung von Hostien an Verwundete zu begegnen versuchte. Vgl. Friedrich von Bodelschwingh, Tagebuch-Aufzeichnungen aus dem Feldzuge 1870, Gadderbaum bei Bielefeld 1896, S. 13.

545 Vgl. Sanitäts-Bericht 1870/71, Bd. 1, S. 409f. u. 414 sowie Kühlich, Die deutschen Soldaten im Krieg von 1870/71, S. 405. Kühlich hebt insbesondere die Bedeutung der Lieferung von Lebensmitteln und Verbandsmaterial hervor. In diesem Sinne auch Seyferth, Die Heimatfront 1870/71, S. 421f. Teilweise legte die freiwillige Krankenpflege auch gemeinsam mit der Armee Depots an. Die Versorgungsengpässe waren darauf zurückzuführen, dass die Trainbataillone samt ihren Vorräten getrennt von den Korps transportiert wurden. Wurde der Aufmarschplan durch den Generalstab plötzlich geändert, wie dies ab dem 9.08.1870 der Fall war, hatten Truppentransporte den absoluten Vorrang, und die Traintransporte standen immer noch an deutschen Bahnhöfen, während ihre Truppen schon in die ersten Schlachten geschickt wurden. Wie schon 1866, stapelten sich die Versorgungsgüter teilweise auf den grenznahem Bahnhöfen, weil kein Personal zur Ent- oder Umladung vorhanden war, die Güter verdarben noch in den Waggons. Im Laufe des Krieges kamen Transportschwierigkeiten durch zerstörte französische Bahnanlagen hinzu. Vgl. Klaus-Jürgen Bremm, Moderner Krieg gegen den alten Feind? – Die Eisenbahnen im Deutsch-Französischen Krieg 1870/71, in: MGZ 65 (2006), S. 389–416, hier S. 407f.

546 Vgl. Sanitäts-Bericht 1870/71, Bd. 1, S. 414 sowie KA München, Kriegsministerium A XII Bd. 49 Sanitätswesen im Deutsch-Französischen Krieg 1870–1871, Bericht des bayrischen Oberstabsarztes Dr. Rast vom 26.08.1871. Darin wird konstatiert, „daß ein förmlicher Mangel nicht eintreten konnte“, da für Nachschub aus der Heimat gesorgt war. Dies widerspricht beispielsweise den Erinnerungen eines bayrischen Soldaten, der von regelmäßigen eigenmächtigen Requisitionen berichtete, um dem größten Hunger abzuhelfen. Florian Kühnhauser, 1870–71. Kriegserinnerungen eines Soldaten des königlich bayrischen Infanterie-Leibregiments, Nachdruck der Originalausgabe von 1898, Waging am See 2002, S. 60, 168, 184, 207.

gen Marsch oder einer Schlacht maßgeblich war. Die Fähigkeit der Angehörigen des Militärsanitätswesens zur Selbstkritik nahm zu, je näher sie dem Alltag der kämpfenden Truppe waren. Ein bayrischer Bataillonsarzt beanstandete beispielsweise die Transportmittel für Erkrankte und Verwundete und die Arbeit der Blessiertenträger.[547] Letztere hätten ohne Aufsicht durch einen Arzt oder Offizier die Verwundeten ziellos in zufällig vorhandene Gebäude gebracht, wo sie oft tagelang ohne ärztliche Betreuung blieben. Nachts hätten sie ihre Tätigkeit um Mitternacht eingestellt, und die auf den Schlachtfeldern tätigen Ärzte nicht bei der Bergung von Verwundeten unterstützt und sie damit dem Erfrierungstod ausgesetzt. Generell sei die Zahl der Ärzte und Träger zu gering gewesen und die Verpflegung mit verdorbenem Fleisch hätte zu zahlreichen Erkrankungen geführt. In diesem Sinne äußerten sich auch andere Truppenärzte, die die Zahl der Feldspitäler und des Sanitätspersonals als viel zu gering einschätzten und die tagelange Unterbringung der Verwundeten in ungeheizten Gebäuden und ohne Verpflegung kritisierten.[548] Ebenso sei die Truppenhygiene im Fall einer Belagerung dringend verbesserungswürdig, angefangen von der Anlegung von Latrinen bis hin zur Reinhaltung der Wäsche und der Lagerstätten, um die Zahl der von Ungeziefer und Krätze befallenen Soldaten zu dezimieren.[549] Dass nicht bei der Belagerung von Paris wieder größere Ausbrüche von Typhus und Ruhr wie vor Metz zu verzeichnen waren, ist wohl vor allem auf die strenge Kälte, nicht aber auf die hygienischen Vorkehrungsmaßnahmen seitens der Militärbehörden zurückzuführen.

Auch Marketender und Marketenderinnen waren in diesem Krieg noch im Einsatz, – ein Umstand, der sowohl nach Meinung der Militärverantwortlichen als auch der freiwilligen konfessionellen Helfer zwar der Abhilfe bedurfte, aber in der derzeitigen Versorgungslage noch gern in Kauf genommen wurde.[550]

Neben Lebensmitteln wurde von Organen der freiwilligen Krankenpflege auch Lazarettbedarf in Form von chirurgischen Instrumenten, Verbandsmaterial und Pflegeutensilien aller Art zur Verfügung gestellt und deren Transport in die Kriegsgebiete organisiert.[551] Die Übernahme dieser ureigensten Staatsaufgaben entlastete den Fiskus in erheblicher Höhe.[552]

547 Vgl. KA München, Kriegsministerium A XII Bd. 49 Sanitätswesen im Deutsch-Französischen Krieg 1870–1871, Bericht des Bataillonsarztes Dr. Michael Nigst über ärztliche Erfahrungen im Krieg 1870/71 vom 18.06.1871.

548 Vgl. KA München, Kriegsministerium A XII Bd. 49 Sanitätswesen im Deutsch-Französischen Krieg 1870–1871, Bericht des Bataillonsarztes Dr. Solbrig vom 29.07.1871.

549 Ebd., Bericht des Bataillonsarztes Dr. Franz Daffner vom 25.04.1871.

550 Ludwig Diestelkamp, Freuden und Leiden eines geistlichen freiwilligen Krankenpflegers im glorreichen Feldzuge des Jahres der Gnade 1870, Gütersloh 1871, S. 34 und 38.

551 Vgl. u. a. Bericht des Frankfurter Haupt-Vereins für Verwundete und Nothleidende am Kriegs-Schauplatz vom Mai 1871, in: SHSA, Sächs. Kriegsministerium 1076. In den Publikationen der ev. Diakonissenmutterhäuser und der Felddiakonie befinden sich umfangreiche Aufstellungen der gespendeten und weiter geleiteten Gegenstände.

552 Insgesamt verausgabte das „Centralkomitee der deutschen Vereine zur Pflege im Felde verwundeter und erkrankter Krieger“ in diesem Krieg die Summe von 11.650.995 Talern, davon allein über 4.000.000 für Depotbedürfnisse. Der Wert der darüber hinaus

Den Soldaten stand als Ergänzung ihrer schmalen Lebensmittelrationen wie in allen vorindustriellen Kriegen die Requisition zur Verfügung, sofern sie etwas zu requirieren vorfanden.[553] „Die Vielfalt der requirierten Güter und die Methoden, sie sich zu besorgen, wiesen auf die archaische Versorgungssituation hin, die Assoziationen an den Dreißigjährigen Krieg weckten."[554] Dieses Mittel war den pflegenden Schwestern und Brüdern in den meisten Fällen verwehrt, so dass sie von den Versorgungsengpässen insbesondere in den ersten Kriegswochen besonders betroffen waren.

Durch seine unerwartet lange Dauer und die winterliche Witterung hielt dieser Krieg extreme Härten sowohl für die Soldaten als auch für die im Sanitätsdienst Tätigen bereit.[555] Viele Schwestern waren im Spätsommer ohne Winterbekleidung aus Deutschland abgereist oder hatten ihre warmen Strümpfe und Halstücher an Soldaten verschenkt, so dass sie auf Nachschub aus ihren Mutterhäusern angewiesen waren.[556]

Neben der eigentlichen Krankenpflege lag der Schwerpunkt der freiwilligen Hilfe im Deutsch-Französischen Krieg auf der Evakuierung der Erkrankten und Verwundeten, die z.T. erstmals mit speziell dafür eingerichteten Sanitätszügen erfolgte.[557] Darüber hinaus waren sie, wenn es die anfallende Arbeit in den Lazaretten zuließ, auch für die Ordnung und Feststellung der Gräber verstorbener oder gefallener Soldaten, für die Führung von Lazarettlisten und die Aufstellung von Gefallenenverzeichnissen, für die Suche nach Vermissten und die Ermittlung und Versorgung von deutschen Kriegsgefangenen zuständig.[558]

gespendeten Naturalien wird mit über 5.000.000 Talern angegeben. Vgl. Sanitäts-Bericht 1870/71, Bd. 1, S. 418.

553 Kühlich, Die deutschen Soldaten im Krieg von 1870/71, S. 215ff. „Wilde Requisitionen" waren zu Beginn des Krieges streng verboten, wurden aber mit zunehmender Dauer geduldet. Bei Requisitionen sollten der französischen Bevölkerung Bons ausgestellt werden, die nach Friedensschluss durch die französische Regierung einzulösen waren. Dieses System funktionierte nur unzureichend, da die deutschen Soldaten häufig unsinnige Sätze auf die Zettel schrieben und sich im Laufe des Krieges die „Selbstversorgung" ganzer Militäreinheiten gewohnheitsmäßig einbürgerte. Vgl. auch: Armee-Befehl des Oberkommandos der III. Armee vom 6.08.1870 über die Versorgung durch Requisition, in: HSA Stuttgart E 271c Kriegsministerium Nr. 873. Die dort ebenfalls aufgeführten Lebensmittelmengen, die den Soldaten pro Tag zu verabreichen waren, stellten sich immer mehr als rein theoretische Größen dar, die kaum je erreicht wurden. Das bayrische Infanterie-Leibregiment hatte sich im Herbst und Winter 1870 sechzig Tage ohne eigenen Verpflegungsabteilung durchschlagen müssen. Vgl. Kühnhauser, Kriegserinnerungen eines Soldaten, S. 60, 168, 184, 207.

554 Kühlich, Die deutschen Soldaten im Krieg von 1870/71, S. 218.

555 Vgl. Walter, Preußische Heeresreformen 1807–1870, S. 79.

556 Luzian Pfleger, Die Kongregation der Schwestern vom Allerheiligsten Heilande, genannt: „Niederbronner Schwestern", Freiburg i.B. 1921, S. 130. Für das Kaiserswerther Diakonissenmutterhaus vgl. AFKSK, 2-1, 1199 Schwesternbriefe aus den französischen Kriegslazaretten 1870–1871. Bezüglich des Diakonissenmutterhauses Dresden vgl. Fröhlich, Die Thätigkeit des Dresdner Diakonissenhauses, S. 47.

557 Vgl. Kap. 2.5.2.

558 Wichern, Die freiwillige Pflege im Felde verwundeter und erkrankter Krieger, S. 38. Vgl. Kap. 2.3.3.

In Frankreich stellte sich die Situation der amtlichen und freiwilligen Krankenpflege ungünstiger dar als in den deutschen Armeen.[559] Kaiser Napoleon III. und Kaiserin Eugenie unterstützen zwar das Anliegen Dunants, die Lage der verwundeten und kranken Soldaten zu verbessern und dem französischen Gründungskomitee, das im Mai 1864 zum ersten Mal zusammentrat, gehörte die Elite der Pariser Gesellschaft an. Andererseits weigerte sich die französische Regierung auf den Diplomatischen Konferenzen von 1864 und 1868, die vom internationalen Komitee vorgeschlagene und von vielen Staaten unterstützte Neutralität auch der freiwilligen Sanitätshelfer zu garantieren, indem sie erklärte, jede Regelung zurückweisen zu müssen, die im Gegensatz zur gegenwärtigen Struktur und Organisation der französischen Streitkräfte stehe. „Damit verzichtete Frankreich praktisch auf die freiwillige Hilfstätigkeit zur Bergung und Versorgung seiner verwundeten Soldaten."[560] Preußen hatte die freiwilligen Hilfsgesellschaften nicht nur als subsidäre Organisationen anerkannt, sondern sie zunehmend in den militärischen Sanitätsdienst eingebaut. Darüber hinaus war der französische Sanitätsdienst kaum in der Lage, die Verwundeten aus dem Kampfgebiet zu transportieren, während die Deutschen eigens zu diesem Zweck ausgebildete Krankenträgerkompanien geschaffen hatte, die die Verbindung zwischen Kampfzone und Etappe sicherstellten.

Wie bereits erwähnt, war auf preußischer Seite die Zahl der an Krankheit oder Verwundung Gestorbenen geringer als die der Gefallenen, bei den französischen Soldaten dagegen dreimal so hoch.[561] Die Ursachen dafür sind im mangelhaften Zustand der französischen Sanitätsdienste zu suchen. Die Intendantur (Heeresverpflegungsamt), der das militärische Sanitätswesen unterstand, widmete ihm zu wenig Beachtung und das Pariser Zentralkomitee des Roten Kreuzes hatte seit seiner Gründung nur wenig unternommen, um für seine Organisation zu werben. Die freiwillige Krankenpflege verfügte in Frankreich noch nicht über eine geregelte Organisation, über Personal und Material.

Einen gewissen Ausgleich schufen Hilfsgesellschaften aus neutralen Ländern, die erstmals in größerem Umfang bei einem bewaffneten Konflikt zum Einsatz kamen. Russland, die Schweiz, Luxemburg, England und Irland schickten Ärzte und Krankenschwestern in beide beteiligte Staaten.[562] Ein-

559 Von französischer Seite wurde das deutsche Sanitätswesen gelobt. Vgl. die angeführten Publikationen in: Kühlich, Die deutschen Soldaten im Krieg von 1870/71, S. 410, Anm. 356.

560 Riesenberger, Das Internationale Rote Kreuz, S. 41.

561 Pierre Boissier, Henry Dunant, Genf 1977, S. 323.

562 Der Umfang der internationalen finanziellen Beihilfen an das Deutsche Zentral-Komitee betrug 2.106.632 Taler. Vgl. u. a.: Sanitäts-Bericht 1870/71, Bd. 1, S. 425 ff. Dort werden auch die praktischen Hilfen der einzelnen Staates aufgeführt. Diakonissen aus den Niederlanden waren beispielsweise im Lazarett des Ev. Krankenhauses in Düsseldorf tätig und weltliche Freiwillige bei der II. deutschen Armee. Vgl. AuKF, Sep./Okt. 1870, S. 149 sowie ebd., Juli/Aug. 1870, S. 109. Diakonissen aus den Schweizer Mutterhäusern arbeiteten in Lazaretten in Frankreich und Deutschland. Vgl. AuKF, Sep./Okt. 1870, S. 150

zelne Schwestern kamen aus unterschiedlichen Ländern ohne feste Bindung an eine Hilfsorganisation. Die bekanntesten von ihnen, die Amerikanerin Clara Barton (1821–1912), hatte als eine der ersten im amerikanischen Bürgerkrieg medizinische Hilfe für die Verwundeten organisiert und hielt sich gerade in Europa auf, als der Deutsch-Französische Krieg ausbrach. Daraufhin arbeitete sie in Straßburg als oberste Rotkreuzhelferin. Beeindruckt von den Leistungen der europäischen Hilfsgesellschaften, war sie 1881 maßgeblich an der Gründung des amerikanischen Roten Kreuzes beteiligt.[563]

Freie Schwestern schlossen sich mitunter an schon bestehende Schwesternschaften an.[564] Damen der Schweizer Oberschicht machten sich auf eigenen Faust auf den Weg, um im besetzten Frankreich Lazarette einzurichten, was aber an organisatorischen Schwierigkeiten vor Ort scheiterte.[565] Erst die straffe Organisation der freiwilligen Krankenpflege nach den Reichseinigungskriegen schloss ein solches Engagement grundsätzlich aus.[566]

Eine Besonderheit in der Krankenpflege während der drei Einigungskriege bestand darin, dass Verwundete und Kranke z. T. von ihren eigenen Familienangehörigen gepflegt wurden, wenn sich diese eine Fahrt in die Kriegsgebiete leisten konnten.[567] Auch nach vermissten Soldaten suchten ihre Angehörigen persönlich.[568] Insbesondere Vertreter des Adels und des gehobe-

und 152. Ärzte aus den Niederlanden und England halfen in den preußischen Lazaretten von Saarbrücken, vgl. ACS Münster, Registrande 968–973, Schwesternbriefe aus Frankreich, Okt. 1870.

563 Für ihre Arbeit wurde sie später von Wilhelm I. mit dem Eisernen Kreuz ausgezeichnet. Vgl. Riesenberger, Das Internationale Rote Kreuz, S. 42 sowie Eve Marko, Clara Barton and the American Red Cross, New York. 1996

564 Amalie Luley, An Gottes Hand. Erinnerungen aus einem Diakonissenleben, Zürich 1891², S. 111 ff. Die im Mutterhaus Dresden ausgebildete, aber auf Grund ihrer Erkrankung nach dem Krieg von 1866 wieder ausgetretene Diakonisse, war mittlerweile in der Schweiz als freie Schwester tätig. Von dort aus schloss sie sich mit einer anderen deutschen Schwester den Diakonissen des Augsburger Mutterhauses an und pflegte in einem bayrischen Militärlazarett in Nancy. Später wechselte sie in das dortige Johanniterlazarett, was mit weiteren freien Schwestern besetzt war.

565 Ebd.

566 Vgl. Kap. 3.

567 Das es sich dabei um eine gängige Praxis handelte, lässt sich aus den Briefen eines an Typhus erkrankten Unteroffiziers aus Frankreich aus den Jahren 1870/71 ablesen, in denen er seine Familie ausdrücklich bittet, nicht zu ihm nach Orleans zu kommen, um ihn zu pflegen. Vgl. Manuel Richter, Die Nation im Leib. Zur alltäglichen Konstitution ‚deutscher Männlichkeit' in zwei Briefwechseln aus dem deutsch-französischen Krieg von 1870/71, in: Michael Epkenhans; Stig Förster; Karen Hagemann (Hg.): Militärische Erinnerungskultur. Soldaten im Spiegel von Biographien, Memoiren und Selbstzeugnissen, Paderborn u. a. 2006, S. 106–131, hier S. 124 ff.

568 Vgl. u. a.: AuKF Sept./Okt. 1866, S. 162. Nach der Schlacht von Skalitz untersuchte ein Vater auf der Suche nach seinem vermissten Sohn drei Tage lang die liegengebliebenen preußischen Gefallenen. Einige Familien wandten sich mit der Bitte um Auskunft über das Schicksal ihrer verwundeten Söhne oder Brüder direkt an die Kaiserswerther Diakonissenanstalt oder erbaten die pflegende Diakonisse nach Ende des Krieges für die weitere Versorgung des Verwundeten, vgl. AFKS, 2-1 DA 1193, Schreiben von Peter Wilhelm von Dreusche vom 10.08.1866 sowie Schreiben von Carl Vogeley vom 1.09.1866.

nen Bürgertums machten von diesem Relikt frühneuzeitlicher Heere Gebrauch, z.T. konnten sie ihre Angehörigen aber nur noch als Leichen in die Heimat überführen.[569] 1870 berichtete ein Felddiakon nach der Schlacht von Wörth: „In den letzten Tagen kamen namentlich viele Mütter, die ihre Todten suchten; welche schmerzliche Scenen das gab, vermag ich kaum zu schildern. Auch ihnen diente ich nach Kräften. Mit Trost und allerlei Beistand."[570]

Aber auch leitende Mitarbeiter von Bruderschaften und Diakonissenmutterhäusern eilten ihren Familienangehörigen zu Hilfe. Caroline Fliedner, die damals sechzigjährige Vorsteherin des Kaiserswerther Mutterhauses, reiste 1871 nach Frankreich, um ihren an Typhus erkrankten Sohn Ernst Fliedner (1849–1917) im Lazarett von Pontoise selbst zu pflegen. Dieser Umstand wurde in einer nach ihrem Tod veröffentlichten biographischen Skizze durch eine Illustration besonders betont (s. Abb. S. 210).[571]

Pfarrer Wichern, der Vorsteher des Rauhen Hauses, konnte aus gesundheitlichen Gründen seinen am 7. Dezember bei Langlochère verwundeten Sohn Louis nicht selbst besuchen, hatte aber die Möglichkeit, einen Diakon zu seiner Pflege in das Lazarett in Orléans zu senden. Der in derselben Einheit dienende Bruder des Verletzten durfte ebenfalls im Lazarett anwesend sein, bis Louis am 3. Januar 1871 starb.[572]

Gustav von Bodelschwingh, Sohn des preußischen Finanzministers Ernst von Bodelschwingh, verstarb 1866 in einem von Kaiserswerther Diakonissen betreuten Lazarett in Dresden im Beisein seiner Eltern und der Schwester. Vgl. AFKS, 2-1 DA 1193, Schreiben von Diakonisse S. Wagner aus Dresden vom 4.08.1866. Die Mutter eines Schwerverwundeten wurde 1871 von Kaiserswerther Diakonissen von Oldenburg in das Lazarett nach Hagen gebeten, vgl. AuKF, März/Apr. 1871, S. 39. Die Suche nach vermissten Familienangehörigen ging soweit, dass bereits Bestattete wieder exhumiert wurden, um in der Heimat erneut beigesetzt zu werden. Vgl. Fritz Fliedner, Aus meinem Leben, Berlin 1901, S. 304.

569 Vgl. u.a. AFKS, 2-1 DA 1195, Beilage zum Sonntagsblatt für innere Mission vom 6.03.1864. Darin wird die Reise nach Schleswig in einem Eisenbahnabteil beschrieben, das mit Personen aus verschiedensten Gegenden Deutschlands besetzt war, die ihre Angehörigen in den Lazaretten oder sogar auf dem Kampfplatz suchen wollten. Auch Kaufleute und Viehhändler mit der Hoffnung auf gute Geschäfte waren vertreten. 1866 berichtete eine Diakonisse aus einem Wiener Lazarett, dass sie die Frau eines verwundeten Unteroffiziers am Krankenbett abgelöst habe. Vgl. Luley, An Gottes Hand, S. 72 sowie Heinrich Fröhlich, Dresdner Diakonissen in den Spitälern der Sächsischen Armee, in: Der Pilger aus Sachsen, 38/1866, S. 295 sowie für den böhmischen Kriegsschauplatz AF Aachen, Mutterhausarchiv 02-045, Reisebericht der nach Böhmen entsandten Schwestern 1866, S. 45. Beispiele für den Deutsch-Französischen Krieg sind in den folgenden Quellen enthalten: Fliegende Blätter 11 u. 12/1870, S. 388. Eine Offiziersfrau wurde von einem Felddiakon zu ihrem typhuskranken Mann nach Meaux begleitet; Vgl. auch Diestelkamp, Freuden und Leiden eines geistlichen freiwilligen Krankenpflegers, S. 15ff.

570 Aus dem Brief eines unbekannten Felddiakons aus Wörth vom 22.08.1870, zitiert nach: Fliegende Blätter, 8/1870, S. 262.

571 Christlicher Volkskalender, Kaiserswerth 1894, S. 59.

572 Georg Daur, Praxis aus dem Glauben. Das Rauhe Haus in Hamburg, Hamburg 1971, S. 58.

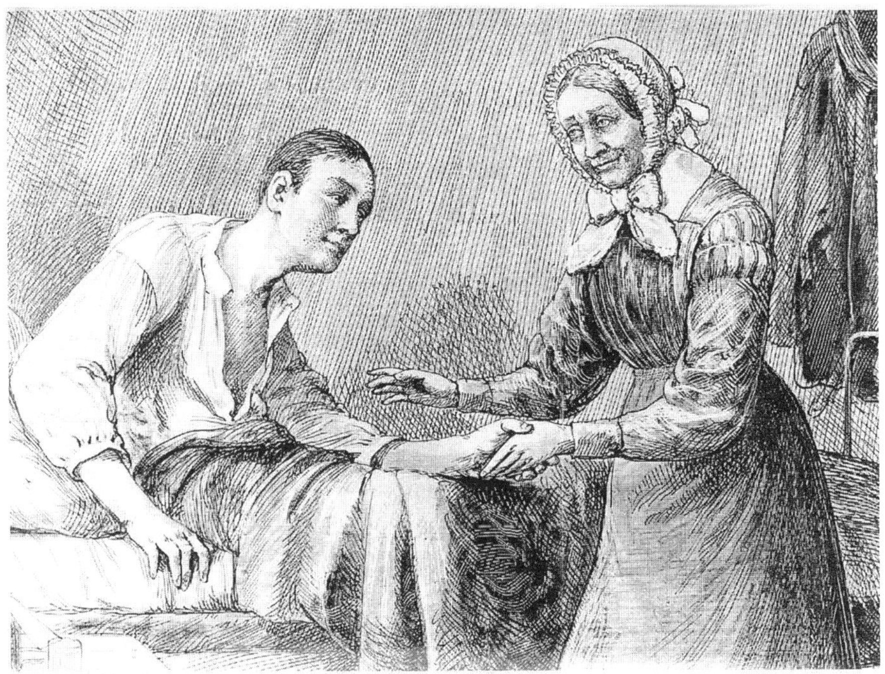

Die Vorsteherin des Kaiserswerther Diakonissenmutterhauses Caroline Fliedner im Lazarett von Pontoise (Quelle: Christlicher Volkskalender, Kaiserswerth 1894, S. 59)

Viele Familien bemühten sich um eine Entlassung von verwundeten oder erkrankten Angehörigen in die häusliche Krankenpflege. Diese erfolgte auch in einigen Fällen, in denen Patienten bereits in Reservelazaretten im Inland untergebracht waren und die Familien die Zusicherung gaben, für die Kosten der weiteren Behandlung aufzukommen.[573]

Ebenso war es für die Versorgung eines Verwundeten nicht unwichtig, ob er Soldat war oder dem Offiziersstand angehörte, da letztere zum Teil ihre eigenen Burschen bei sich hatten, die bei einer Verwundung Erste Hilfe leisten und den Abtransport organisieren konnten. Auch der Johanniterorden widmete sich wieder bevorzugt dem Transport verwundeter Offiziere mit den eigenen Wagen.[574]

573 Linda Braun, „Im Rücken der Armee“ Der Johanniterorden im Lazarettwesen von den Einigungskriegen bis zum Ersten Weltkrieg. In: JB der Hessischen Kirchengeschichtlichen Vereinigung 59/2008, S. 265–292, hier S. 284 f.

574 Bericht Dr. Ritterfelds über die Tätigkeit der 2. Kolonne der Preußischen Felddiakon vom 2.11.1870, zitiert nach: Fliegende Blätter 10/1870, S. 330 ff.

2.3.2 Verwundungen und Krankheiten[575]

Die folgende Tabelle zeigt deutlich die unterschiedliche Verteilung der Todesursachen im Verlauf des Deutsch-Französischen Krieges.[576]

Monat	Todesfälle in %	äußere Gewalt	innere akute Krankheiten	innere chronische Kankheiten
August	30,5	42,58	1,70	1,96
September	16,7	17,55	15,43	4,04
Oktober	12,3	6,93	27,04	6,00
November	9,3	6,35	17,50	7,56
Dezember	11,5	11,99	10,60	9,78
Januar	10,2	10,62	8,78	14,73
Februar - Mai	8,1	3,42	16,18	51,24
ohne Angabe	1,4	0,56	2,77	4,69
insgesamt	100 %	100 %	100 %	100 %

Während in der meteorologisch günstigeren Zeit zu Beginn des Krieges die Verwundungen überwiegen, nahmen die Infektionskrankheiten bei herbstlicher Witterung und auf Grund der Vorrückens nach Frankreich und der damit verbundenen Schwierigkeiten der Unterbringung der Truppen und der Installierung eines geordneten Lazarettwesens deutlich zu. Obwohl den Kriegsministerien bekannt war, dass in Elsass-Lothringen Typhus und Ruhr endemisch verbreitet waren, wurden nur ungenügende Vorkehrungen getroffen und die Krankheiten verbreiteten sich epidemisch auf alle beteiligten Armeen.[577] Im September und Oktober erkrankten über 73.000 deutsche Armeeangehörige an Typhus, fast 39.000 an der Ruhr.[578] Dennoch bezeichnete der offizielle Sanitätsbericht sie als „verhältnismäßig leichte Epidemien.“[579] Bei der Belagerung von Metz starben über 2000 deutsche Soldaten an diesen Krankheiten, da sie lange Zeit auf engem Raum unter ungenügenden sanitären Bedingungen zusammengepfercht lebten. Das Militär hatte sich überwiegend auf die

575 Die durch den Kriegseinsatz bedingten psychischen Belastungen werden in Kap. 2.6. behandelt.

576 Die Tabelle wurde der folgenden Publikation entnommen: Riesenberger, Das Deutsche Rote Kreuz, S. 58.

577 Sanitäts-Bericht 1870/71, Bd. 1, S. 65ff. Zum Einsatz der freiwilligen Krankenpflege bei der „Unterstützung hygienischer Maßnahmen“ vgl. ebd., S. 414f.

578 Kolmsee, Unter dem Zeichen des Äskulap, S. 123. Robert Koch (1843–1910), der als freiwilliger Arzt in Seuchenlazaretten im Einsatz war, widmete sich auf Grund seiner dort gemachten Erfahrungen später überwiegend dem Kampf gegen Infektionskrankheiten und der Oberbefehlshaber der deutschen Armeen vor Metz, der spätere Kaiser Wilhelm II., wurde zu einem Förderer des Militärsanitätswesens und Kochs Forschungen.

579 Sanitäts-Bericht 1870/71, Bd. 2, S. 125.

Versorgung von Verwundeten und nicht auf die Einrichtung von Seuchenlazaretten konzentriert, erst im Laufe des Krieges entstand unter den Militärärzten ein Bewusstsein für die Bedeutung der Truppenhygiene und der Aufklärung über Vorsichtsmaßnahmen. Virchow verfasste und druckte auf eigene Kosten den Ratgeber „Gesundheitsregeln für Soldaten im Felde", der massenhaft an der Front verteilt wurde.[580]

Auch der Kriegsverlauf war entscheidend für diese Statistik. Besonders in den verlustreichen Schlachten direkt zu Beginn des Krieges, bei denen beispielsweise am 6. August 1870 in Spichern und Wörth 11.000 Verwundete innerhalb kürzester Zeit zu versorgen waren, gerieten sowohl das Militärsanitätswesen als auch die freiwillige Krankenpflege an den Rand ihrer Leistungsfähigkeit.[581] Gleiches gilt für die Schlachten von Mars-la-Tour und Gravelotte. Erfolgreicher arbeitete das Militärsanitätswesen in der Schlacht von Sedan. Insbesondere die württembergischen Feldlazarette und Verbandsplätze waren rechtzeitig installiert, so dass die freiwillige Krankenpflege dort nicht verstärkt zum Einsatz kam.[582]

Bedingt durch die lange Kriegsdauer überwogen ab Januar innere chronische Erkrankungen wie die Schwindsucht in der Sterblichkeitsrate, während die Zahl der ihren Verwundungen erlegenen Soldaten je nach Kriegsverlauf schwankte.

Ähnlich ignorant wie bei den Infektionskrankheiten verhielten sich die meisten Militärärzte auch bei der Kenntnisnahme der neuesten Forschungsergebnisse über Wundinfektionen. Noch immer stand man den verschiedenen Formen der Blutvergiftung machtlos gegenüber, obwohl Ignaz Semmelweis (1818–1865) und der britische Chirurg Joseph Lister (1827–1912) bereits in den 1840er bis 1860er Jahren ihre diesbezüglichen Erkenntnisse publiziert hatten.[583] „Gegen die in Kriegslazarethen herrschende Pyämie[584] giebt es kein

580 Kolmsee, Unter dem Zeichen des Äskulap, S. 124. Ab den 1880er Jahren beteiligten sich Militärmediziner an der Entwicklung der Bakteriologie. Dazu gehörten Stabsarzt Loeffler, der als Assistent von Robert Koch 1882 die Entdeckung des Tuberkelerregers der Öffentlichkeit bekannt machte oder Militärärzte, die sich 1884/85 an der Expedition Kochs nach Indien zur Erforschung der Choleraerreger beteiligten. Vgl. ebd., S. 143 f. Um die Wende zum 20. Jahrhundert folgten dann Bemühungen, das mögliche Aufmarschgebiet für einen neuen Krieg gegen Frankreich durch verbesserte Sanitätseinrichtungen gänzlich von Typhuserregern zu befreien. Vgl. ebd., S. 172 f.

581 Kolmsee, Unter dem Zeichen des Äskulap, S. 121.

582 Diese Schlacht wurde allerdings von der deutschen Artillerie dominiert und forderte vor allem erhebliche Verluste auf französischer Seite. Zur Ausstattung der württembergischen Feldspitäler vgl. HSA Stuttgart E 271 c Kriegsministerium Nr. 2151 Ausrüstung der Feldspitäler 1855–1867. Die württembergische Armee hatte sich bereits lange vor dem Deutsch-Französischen Krieg um eine ausreichende Ausstattung ihrer Lazarette und des Sanitätspersonals bemüht.

583 Kolmsee, Unter dem Zeichen des Äskulap, S. 127. Lister hatte die antiseptische Operationsmethode entdeckt und die Anwendung von Karbol als antibakterielles Mittel eingeführt.

584 Die Pyämie ist eine Form der Vergiftung, die sich über den Blutweg auch auf innere Organe des Körpers ausbreitet.

bewährtes Mittel,“[585] hatte der Militärarzt Stromeyer im Jahr 1855 geurteilt und auf diesem Stand blieb die Militärmedizin bis zu den Einigungskriegen stehen.

Auch der Hospitalbrand[586] zählte zu den gefürchteten Folgeerkrankungen nach Verwundungen, an dem fast alle Betroffenen verstarben. Er befiel innerhalb weniger Stunden die verletzten Gliedmaßen und breitete sich von dort im Körper aus. Beim damaligen Tempo der Erstversorgung der Verwundeten blieb in den meisten Fällen nur eine Amputation. An deren Folgen starben aber zahlreiche Patienten entweder auf Grund des Blutverlustes, oder sie fielen, wenn die Amputation zu dicht am befallenen Gewebe vorgenommen worden war, dem sich noch weiter ausbreitenden Wundbrand zum Opfer. Schon im Deutsch-Dänischen Krieg hatte der als Beobachter entsandte württembergische Generalstabsarzt Klein die zu geringe Quote an Operationen und Amputationen direkt auf dem Verbandsplatz kritisiert, die zu vielen vermeidbaren Todesfällen durch Pyämien geführt hätten.[587]

Selbst nach den Erkenntnissen von Robert Koch und anderer Ärzte über Bakterien als Krankheitserreger und die Übertragungswege, hing die Mehrzahl der Mediziner in der zweiten Hälfte des 19. Jahrhunderts der „Miasmentheorie“ an. Sie besagte, dass „üble Gerüche“ für die Weiterverbreitung ansteckender Krankheiten verantwortlich seien.[588] Auch in Schwesternbriefen wurde diese Ansicht mehrfach geäußert. Dementsprechend gestaltete sich die Pflegepraxis in den Lazaretten. Als Vorsichtsmaßnahmen wurde das häufige Wechseln der Lazarettgebäude bzw. der einzelnen Krankenzimmer oder die „Krankenzerstreuung“, der möglichst schnelle Transport der Verwundeten in weiter entfernte medizinische Einrichtungen, empfohlen.[589] Dennoch wurden in kaum einem Kriegslazarett innerlich Kranke von Verwundeten gesondert untergebracht, um die Ansteckungsgefahr zu minimieren. Aseptische Verbände waren weitgehend unbekannt und der häufig aus Spenden stammende Verbandsstoff Charpie[590] wurde nicht nach hygienischen Maßstäben hergestellt. Lediglich erste Versuche der aseptischen Wundbehandlung mit Karbolsäure

585 Stromeyer, Maximen der Kriegsheilkunst, S. 196.

586 Der Wundbrand ist eine Gewebsnekrose, die meist in Folge von Blutunterversorgung auftritt, bei der das Gewebe durch Verwesung zerfällt. Vgl. Kühlich, Die deutschen Soldaten im Krieg von 1870/71, S. 419f.

587 HSA Stuttgart, E 271 c Kriegsministerium Nr. 2153, Bericht Dr. Klein vom August 1864, S. 6f.

588 Vgl. den Streit von Max von Pettenkofer (1818–1901), ab 1865 erster Ordinarius für Hygiene in Deutschland mit Robert Koch (1843–1910) über die Ursachen der Choleraepidemie in Hamburg 1892. Während Koch für die Übertragung durch die von ihm entdeckten Komma-Bakterien plädierte, beharrte Pettenkofer auf seiner Theorie, dass die von der Boden- und Grundwasserbeschaffenheit abhängigen Miasmen ursächlich für den Ausbruch der Cholera waren. Artikel „Cholera“ in: Meyers Konversations-Lexikon, Bd. 4. Leipzig/Wien 1897, S. 103f.

589 Vgl. Kap. 2.5.

590 Charpie oder Scharpie bestand aus zerrupften Baumwoll- oder Leinenstoffen und wurde insbesondere von Frauenvereinen in Heimarbeit hergestellt.

sind aus dem Deutsch-Französischen Krieg bekannt.[591] Eine Änderung brachten hier erst die der Sanitätsordnung von 1878 angehängten Grundsätze „Gesundheitsdienst im Felde“, die eine neue Ära der Militärhygiene einleiteten.[592]

Schon für die kämpfende Truppe stellte das Quartier „die Entsagungsfähigkeit des Feldsoldaten nicht selten auf die stärksten Proben.“[593] Dies galt in weit stärkerem Maße für Kranke und Verwundete, denn alle irgendwie zur Verfügung stehenden Gebäude, selbst Ställe und Scheunen, wurde zu Lazarettzwecken genutzt, unabhängig davon, ob sie sich vom hygienischen Standpunkt eigneten.[594]

Sie waren für jedermann frei zugänglich, so dass auch den nicht unmittelbar betroffenen Soldaten die dortigen Zustände bekannt waren und sie die Einlieferung in ein Lazarett selbst bei schweren Erkrankungen so lange wie möglich hinauszögerten.[595] Der Anblick von amputierten Gliedmaßen, die teilweise „wie Abfälle in einer Werkstätte“ umherlagen, „das markerschütternde Geschrei der um Hilfe rufenden und der eklige, süße Blutgeruch“[596] zwangen selbst einen hartgesottene Soldaten zum schleunigen Verlassen eines Lazarettes, das ihm ewig als Schreckensort in Erinnerung geblieben sein dürfte. Ein großer Teil der Verwundeten wurde nur notdürftig oder gänzlich unversorgt in schlecht ausgestatteten Güterzügen in zum Teil weit entfernte Lazarette nach Deutschland transportiert.[597]

Im Folgenden soll, soweit es die Quellenlage erlaubt, auf die Krankheiten und deren Behandlung sowie auf die vorkommenden Schussverletzungen im einzelnen eingegangen werden. Auffällig ist das weitgehende Fehlen von Krankheits- und Verwundungsbeschreibungen in den Briefen der Schwestern und Brüder. Bewegte sich die pflegerische und ärztliche Tätigkeit in dem für ein Kriegslazarett zu erwartendem Rahmen, hielten sie eine besondere Erwähnung der Verrichtungen offenbar nicht für notwendig. Außerdem entsprach es nicht dem Selbstverständnis insbesondere der in Mutterhäusern konditionierten Schwestern, ausführlich oder gar in schwatzhafter Weise über die konkreten Arbeitsschritte zu berichten, denn sie waren „ja auch nicht gekommen, um das Elend zu beschreiben, [...], sondern um nach Kräften der

591 Kühlich, Die deutschen Soldaten im Krieg von 1870/71, S. 418f.

592 Kolmsee, Unter dem Zeichen des Äskulap, S. 128. Vgl. auch die Beschlüsse der Konferenz zur Beratung über militär-hygienische Fragen in Berlin 1883, in: BA, Bestand R 1501, RmdI 112504 Das Militärsanitätswesen 1873–1899. Auf dieser Tagung wurde die Schulung des Lazarettpersonals in antiseptischer Wundbehandlung empfohlen.

593 Loeffler, Generalbericht über den Gesundheitsdienst im Feldzuge gegen Dänemark, S. 27.

594 In diesem Krieg wurden lediglich 88 Zelte und 94 Baracken für Kranke errichtet. Sanitäts-Bericht 1870/71, Bd. 1, S. 311ff.

595 Ein schwer an Typhus erkrankter hessischer Unteroffizier bestand beispielsweise auf der Beibehaltung der Unterbringung bei französischen Quartiergebern und wehrte sich vehement gegen eine Einlieferung in ein deutsches Lazarett. Vgl. Richter, Die Nation im Leib, S. 128.

596 Kühnhauser, Kriegserinnerungen, S. 80, 115, 185.

597 Fast die Hälfte der deutschen Verwundeten wurde mit der Eisenbahn nach Deutschland gebracht. Vgl. Kap. 2.5.

Not zu steuern.“[598] Häufiger sind dagegen pauschale Äußerungen über das Leid der Patienten. Lediglich unerwartete Ausnahmen, wie etwa schwerste Verwundungen oder die sprichwörtliche Amputationsfreudigkeit französischer Militärärzte, die sich von der konservativ-erhaltenden Methode deutscher Chirurgen unterschied, wurden thematisiert.[599] In den Briefen der Brüder, die als Krankenträger im Einsatz waren, finden sich gelegentlich Hinweise auf den Zustand der aufgefundenen Leichen, die insbesondere in den Sommermonaten schnell in Verwesung übergegangen oder durch Blutvergiftungen geschwärzt waren, was insbesondere an die psychische Belastbarkeit der Diakone hohe Anforderungen stellte.

Etwa 98 % der preußischen Verletzten wiesen Verwundungen durch Schusswaffen auf, von denen 91,6 % auf Infanterie- und nur 8,4 % auf Artilleriegeschosse zurückzuführen waren.[600] Diese Zahlen verdeutlichen die steigende Wirkung der eingesetzten Waffen, insbesondere des französischen Chassepotgewehrs.[601] Auffällig war auch die Zahl der Mehrfachverwundeten durch Artilleriegeschosse, wie die gefürchtete französische Mitrailleuse, die umgangssprachlich als „Kugelspritze“ bezeichnet wurde.[602]

Die meisten Schussverletzungen traten an den Extremitäten auf. Deren Behandlung hatte sich durch Ruhigstellung von Frakturen und die konservativ-erhaltende Chirurgie wesentlich gebessert, so dass drei Viertel aller Ver-

598 Vgl. AuKF, Heft Juli/Aug., S. 98. Bericht des Vorstehers des Kaiserswerther Mutterhauses über den Einsatz von Schwestern während der Choleraepidemie in Hamburg im Jahr 1892. Das darin zum Ausdruck gebrachte Arbeitsethos ist auch für den Einsatz in Kriegslazaretten symptomatisch.

599 Bericht eines Diakons vom 15.08.1870 aus Pfaffenhofen: „Anfangs giengen wir mit den franz. Aerzten (die wegen ihrer Lust am Amputiren von den Ortsbewohnern selbst die Metzger genannt wurden) täglich auf die umliegenden Ortschaften […].“ Zit. nach: August Ebrard, Bericht des Erlanger Vereins für Felddiakonie über seine Thätigkeit im Kriege 1870–1871, Erlangen 1871, S. 45. Bericht eines Diakons aus Wörth vom 8.08.1870: „Die französischen Ärzte kamen bloß zum Amputiren, thaten dies auch nach Herzenslust; wo nur etwas wackelte – herunter damit!“, zit. nach: Ebd., S. 44. Deutsche Ärzte dagegen hätten die Wunden mit der Sonde untersuchte und Knochensplitter entfernt. Vgl. zur Doktrin der primären Amputation von Schusswunden in der französischen Chirurgie auch Kolmsee, Unter dem Zeichen des Äskulap, S. 73 und 124.

600 Kolmsee, Unter dem Zeichen des Äskulap, S. 125. Vgl. zu den Verwundungen auch: Kühlich, Die deutschen Soldaten im Krieg von 1870/71, S. 411 ff.

601 Das Chassepotgewehr wurde aus dem deutschen Zündnadelgewehr weiter entwickelt und war das modernste Gewehr der damaligen Zeit. Seine Geschosse schlugen mit einer Geschwindigkeit von ca. 400 m/Sek. (1440 km/h) auf und verursachten große Zerreißungen oder verstümmelten ganze Körperpartien. Kühlich, Die deutschen Soldaten im Krieg von 1870/71, S. 328 und 411 ff.; Kolmsee, Unter dem Zeichen des Äskulap, S. 125.

602 Bei der Mitrailleuse handelte es sich um eine Vorläuferin der späteren Maschinengewehre. Sie war eine Kanone mit 25 Gewehrläufen in einer gemeinsamen Stahlhülle und wurde mittels einer Patronenscheibe geladen und durch eine Drehscheibe am Hinterende gezündet. In einer Minute konnten 300–400 Schüsse abgefeuert werden. Vgl. Jahrbuch für christliche Unterhaltung, Kaiserswerth 1872, S. 18. Allerdings spielte die französische Artillerie in diesem Krieg gegenüber der deutschen nur eine untergeordnete Rolle. Vgl. dazu: Kühlich, Die deutschen Soldaten im Krieg von 1870/71, S. 57 f.

wundeten wieder genasen.[603] Problematisch waren insbesondere die „indirekten Geschosse", das heißt durch den Aufprall der Geschosse mit in die Wunde gerissene Stofffetzen, Knöpfe oder sonstige Verschmutzungen. Die Chirurgen versuchten, diese Fremdkörper mit Sonden zu entfernen, was aber nicht in jedem Fall gelang. Da die aseptische Arbeitsweise gerade erst im Entstehen begriffen war, drangen nicht selten durch diese Untersuchungsmethode weitere Keime in die Wunden, was zu starker Eiterung führte.

Eis zum Kühlen der Wunden wurde 1866 u. a. aus den Alpen in bayrische Lazarette gebracht.[604] Im Deutsch-Französischen Krieg benutzte man gern Eis aus Eiskellern, sofern solche in der Nähe vorhanden waren. Mitunter erfolgte auch nachträglich eine Desinfektion von Operationsnarben mit der bereits erwähnten Karbolsäure.[605] Dieses Verfahren wurde von einem Schweizer Arzt, der freiwillig in den deutschen Militärlazaretten tätig war, angewandt.[606]

Die meisten Operationen wurden ohne Narkose durchgeführt, obwohl die Betäubung mit Chloroform damals schon bekannt und in den vorangegangenen Kriegen erprobt war. Es stand jedoch auf dem Kriegsschauplatz nicht in ausreichender Menge zur Verfügung.[607]

Bei größeren Kopfverletzungen, die mit dem Verlust von Teilen der Schädeldecke einhergingen, stellte man einem Patienten den Einsatz einer Silberplatte in Aussicht, was natürlich erst in einem Reservelazarett in Deutschland möglich sein würde.[608]

Die sachgerechte Lagerung von Verletzten war lediglich in den Etappenlazaretten im deutschen Inland möglich, in den Feldlazaretten und während des Transportes mussten die Verwundeten häufig mit etwas Stroh auskommen.[609]

Bluttransfusionen wurden in Einzelfällen bereits durchgeführt, es mangelte aber häufig an den dafür notwendigen technischen Utensilien.[610]

603 Kühlich, Die deutschen Soldaten im Krieg von 1870/71, S. 415 sowie Kolmsee, Unter dem Zeichen des Äskulap, S. 126f.

604 HSA Stuttgart E 40/72 MfaA Bü 409, darin: Bericht des Hauptcomités des Hülfsvereins für Unterstützung und Pflege kranker und verwundeter Krieger in Würzburg 1866.

605 Fröhlich, Thätigkeit des Dresdner Diakonissenhauses, S. 29 sowie Leithold, Erinnerungen, S. 266. Diakonisse Friederike Leithold berichtete, dass sie dieses Verfahren dort zum ersten Mal kennen lernte. In ihrem Krankenhaus im kurländischen Mitau wurde bis dahin mangansaurer Kali verwandt. Auch Eisenvitriol und Bromkalium kamen als Desinfektionsmittel zur Anwendung, vgl. Erfahrungen aus dem Krieg von 1866 über die Organisation der freiwilligen Hülfsthätigkeit und die Genfer Uebereinkunft von 1864 zur Verbesserung des Looses der im Felddienst verwundeten Militärpersonen, Darmstadt u. a. 1867, S. 5 u. 68.

606 Leithold, Erinnerungen, S. 266.

607 Kühlich wies zu Recht darauf hin, dass der offizielle Sanitäts-Bericht in dieser Hinsicht zu beschönigen suchte. Vgl. Kühlich, Die deutschen Soldaten im Krieg von 1870/71, S. 418.

608 Fröhlich, Thätigkeit des Dresdner Diakonissenhauses, S. 30.

609 In Saarbrücken wurden Schwerverletzte auf Gurten gelagert und beim Verbinden von vier Personen angehoben. ACS Münster, Registrande 968–973, Brief von Schwester Angela vom 17.10.1970 aus Saarbrücken.

610 Erfahrungen aus dem Krieg von 1866, S. 6 u. 31.

Nachfolgend werden, soweit die Quellenlage es gestattet, die Behandlungsmethoden verschiedener Infektionskrankheiten während der drei Einigungskriege vorgestellt.[611]

Ruhr:
Die Behandlung der Ruhrkranken erfolgte vor allem mit Opiumtropfen, die auch von Felddiakonen mitgeführt wurden.[612] Sie kamen darüber hinaus als Allheilmittel gegen verschiedenste Krankheiten und Befindlichkeitsstörungen zum Einsatz. Der routinemäßige Ausspruch eines Arztes „Drei Tropfen Opium, morgen geht er wieder mit" war in Teilen der Armee zum geflügelten Wort avanciert.[613] Allerdings traten durch Fehldosierungen junger unerfahrener Ärzte und unreine Mischungen häufig Opiumvergiftungen auf. Ein Felddiakon empfahl aus seiner praktischen Erfahrung heraus für die Behandlung von Ruhr Fasten, Warmhalten und hin und wieder süßen Wein.[614]

Morphium kam ebenfalls als Allheilmittel zum Einsatz. 1866 schrieb eine Diakonisse aus dem Lazarett: „Sonst ists heute Nacht ziemlich ruhig, die meisten schlafen mit oder ohne Morphium und plaudern im Schlaf."[615]

Cholera:
Sie trat vor allem 1866 auf dem Kriegsschauplatz und im deutschen Hinterland auf, während der übrigen Kriege blieben die Armeen davon weitgehend verschont.[616] Antibiotische Behandlung der Krankheitserreger war im 19. Jahrhundert noch nicht möglich, die Ansteckungswege zu diesem Zeitpunkt weitgehend unbekannt.[617] Auch die Notwendigkeit eines ausgeglichenen Flüssigkeitshaushaltes war den Krankenpflegern nicht geläufig, so dass keine sach-

611 Zur dürftigen Quellenlage vgl. die Ausführungen in der Einleitung. Statistische Angaben zu vorkommenden Krankheiten im Deutsch-Französischen Krieg enthält der Sanitäts-Bericht 1870/71, Bd. 6, Berlin 1886.

612 Opium fand in der Medizin des 19. Jahrhunderts vor allem unter der Bezeichnung „Laudanum" Verwendung. Es hatte neben seiner schmerzstillenden auch eine antidiarhöische Wirkung. Das aus Russland stammende Hausmittel bestand aus Baldriantinktur (6 Teile), Opiumtinktur (1 Teil), Ipecacuanhawein (2 Teile) u. Krauseminzöl (6½ Teile). Vgl. Pierer's Universal-Lexikon, Bd. 4, Altenburg 1858, S. 77. Vgl. auch: Lioba Schreyer, Geschichte der Dillinger Franziskanerinnen. Vol. 2., 19. Jahrhundert seit der Restauration, Reimlingen 1980, S. 583.

613 Vgl. Kühlich, Die deutschen Soldaten im Krieg von 1870/71, S. 417f.

614 Brief eines Felddiakons nach seiner Rückkehr nach Deutschland vom 4.10.1870, zit. nach: Fliegende Blätter, 11 u. 12/1870, S. 376f.

615 ZADN, Mutterhausregistratur B IX, Briefe der auswärtigen Schwestern 1866, Brief von Schwester Sara Hahn an Schwester Marie aus dem Lazarett Würzburg vom 12.08.1866.

616 Vgl. Kap. 2.2.

617 Annett Büttner, „Nachricht aus der Stadt des großen Elends": Die Pflege von Cholerakranken in Hamburg im Jahr 1892 durch Kaiserswerther Diakonissen, in: Zeitschrift des Vereins für Hamburgische Geschichte, 93 (2007), S. 179–198 sowie Dies., Quellenedition und Kommentar: Briefe und Berichte von Kaiserswerther Diakonissen aus der Cholerapflege in Hamburg 1892, Quelle III,19, in: Sylvelyn Hähner-Rombach/Christoph Schweikardt (Hg.), Quellensammlung zur Geschichte der Krankenpflege, Frankfurt/Main 2008, S. 305–313.

gerechte Behandlung der Patienten erfolgte.[618] Da insbesondere in den Kriegswirren des böhmischen Feldzuges selbst Minimalanforderungen an eine sachgerechte Pflege nicht erfüllt werden konnten, bedeutete die Erkrankung an Cholera das sichere Todesurteil für den Patienten.

Pocken:
Die Pocken spielten zumindest für die deutschen Truppen im Krieg von 1870/71 keine große Rolle, da die Prophylaxe sehr günstig war.[619] Die Rekruten waren in ihren Kasernen obligatorisch geimpft worden, vor dem Ausrücken wurden Nachimpfungen vorgenommen. Auch unter den Schwestern gab es nur wenige Pockenfälle, da die meisten von ihnen ebenfalls Impfschutz besaßen.[620] Ausgehend von der weitgehend ungeschützten französischen Bevölkerung und Armee, die etwa 200.000 Pockenkranke verzeichnete, breitete sich dagegen in Europa eine Pockenpandemie aus.[621]

Typhus:
Diese Krankheit kam auch in der Zivilgesellschaft regelmäßig epidemisch vor. Die Pflege war für die Schwestern, nicht nur wegen der Ansteckungsgefahr, sondern auch der im Fieberdelirium von den Patienten begangenen Handlungen, am gefährlichsten. Sie neigten nicht nur zu autoaggressivem Verhalten und entliefen in der Nacht unbemerkt, sondern hieben mit dem Säbel um sich oder gingen mit dem Gewehr auf ihre Pfleger los.[622] Die Senkung des mit der Krankheit verbundenen Fiebers erfolgte wenn möglich durch Kaltwasserbäder. Ein an Typhus erkrankter Diakon musste sich 1866 einer Hungerkur unterziehen, die ihn körperlich noch zusätzlich schwächte.[623] Die Desinfektion der Lazarette und Höfe erfolgte mit Chlorkalkpulver, dessen durchaus erwünschte Ausdünstungen den Schwestern in die Lunge drang.[624] Die wenig

618 Fliedner, Aus meinem Leben, S. 282.

619 Winkle, Geisseln der Menschheit, S. 893 ff.; Kühlich, Die deutschen Soldaten im Krieg von 1870/71, S. 424 sowie KA München, Kriegsministerium A XII Bd. 49 Sanitätswesen im Deutsch-Französischen Krieg 1870–1871, Bericht des bayrischen Oberstabsarztes Dr. Rast vom 26.08.1871. Die am 29.11.1870 für die bayrischen Truppen angeordnete Vakzination war nicht in allen Truppenteilen konsequent durchgeführt worden.

620 Münsteraner Clemensschwestern bedankten sich beim Mutterhaus für die Übersendung von „Pockenlymphe“, vgl. ACS Münster, Registrande 997–1002, Briefe aus Saarbrücken vom 10.2.1871 und 6.2.71. Der Gründer des Kaiserswerther Diakonissenmutterhauses Fliedner ging mit gutem Beispiel voran und ließ seine Kinder gegen Pocken impfen, um das relativ neue Verfahren zu propagieren. Vgl. AFKS Nachlass Fliedner, Rep. II L. 20 Impfscheine für die Kinder 1833–1838. Es ist daher davon auszugehen, dass auch die Kaiserswerther Diakonissen geimpft waren.

621 Mark Harrison, Krieg und Medizin im Zeitalter der Moderne, in: Larner, (Hg.), Krieg und Medizin, S. 12–29, hier S. 18. In der preußischen Armee erkrankten nur 4800 Soldaten an den Pocken.

622 Pfleger, Die Kongregation der Schwestern vom Allerheiligsten Heilande, S. 134.

623 Archiv des Rauhen Hauses, 81 Ab Nr. 9, Diakon Löhr, Brief aus Flensburg vom 17.05.1864.

624 ACS Münster, Registrande 968–973, Brief von Schwester Angela vom 17.10.1870 aus Saarbrücken. Auch 1866 wurde dieses Mittel zur Luftdesinfektion bereits empfohlen.

zweckmäßige Ernährung illustriert das folgende Zitat aus einem Schwesternbrief von 1866: „Mein Typhuskranker kriegt nichts als Rotwein, wenn ich ihn tränke, fährt er mir mit den Händen immer so gespenstisch im Gesicht herum, daß ich mich fürchten könnte.“[625]

Ein großes Problem stellte die gemeinsame Unterbringung und der Transport von Erkrankten und Verwundeten sowie von Patienten mit verschiedenen Infektionskrankheiten dar, die sich in vielen Fällen gegenseitig ansteckten. Wie ein Rundschreiben der Medizinalabteilung des Preußischen Kriegsministeriums vom Oktober 1870 erkennen lässt, war das Problem bekannt und man versuchte auf diesem Weg, nochmals darauf hinzuweisen und Änderungen der bisherigen Praxis anzumahnen.[626]

Geschlechtskrankheiten:
Geschlechtskrankheiten und insbesondere die Syphilis traten im Deutsch-Französischen Krieg so massenhaft auf, dass sich sogar kirchliche Publikationen damit beschäftigten.[627] Hier wurden sie in ähnlich paternalistischer Weise behandelt wie die wirtschaftlichen Probleme der proletarisierten Unterschichten. In beiden Fällen diagnostizierten insbesondere evangelische Kreise den Abfall von der Kirche und das Abgleiten in Unzucht und Amoralität als die wahren Auslöser, denen nur durch einen christlichen Geist begegnet werden könne. Über Diagnostik und Behandlung von Geschlechtskrankheiten schweigen sich die hier betrachteten Quellen aus. Auch von Seiten der Armee gab es kaum Aufklärung und Präventivmaßnahmen.[628] Lediglich von einem Fall wurde rückblickend von einem Soldaten berichtet: „Als wir im März 1871 in Dijon einziehen sollten, ließ unser Hauptmann an dem betreffenden Tage seine Kompanie des morgens antreten und verkündete: ‚In Dijon liegt eine kleine Armee geschlechtskranker Franzosen und Deutscher. Alle Frauenzimmer dort sind krank. Wer sich in Kriegszeiten eine solche Krankheit zuzieht, macht sich selbst kriegsuntauglich, und das sage ich euch, wenn sich einer von euch ansteckt, dann lasse ich die für ihn einlaufenden Briefe mit der Aufschrift zurückgehen: Liegt, an Syphilis erkrankt, im Lazarett zu Dijon; dann mögen sich eure Frauen, Bräute, Eltern freuen!‘ Das war soldatisch kräftig, aber gut gesprochen! Leider hörte man solche Warnungen damals sonst niemals.“[629] Erst im Verlauf des Ersten Weltkrieges wurden, wenn auch nur halbherzig,

Vgl. Theodor Böhm, Ansichten und Vorschläge, betreffend die Thätigkeit der Hülfsvereine für verwundete und kranke Soldaten im Felde, in: Erfahrungen aus dem Krieg von 1866, S. 1–16, hier S. 5.

625 Correspondenzblatt Neuendettelsau, 9. Jg., 10/Okt. 1866, S. 40: Brief von Schwester Sara Hahn an Schwester Marie aus dem Lazarett Würzburg vom 12.08.1866, fortgesetzt am 16.08.1866.

626 SHSA, Sächs. Kriegsministerium 1075, Abschrift des Rundschreibens der Medizinalabteilung des Preuß. Kriegsministeriums vom 25.10.1870.

627 Vgl. beispielsweise Jahrbuch für christliche Unterhaltung, Kaiserswerth 1872, S. 97.

628 Erst als das Problem bei der andauernden Belagerung von Paris zu augenfällig wurde, ergriff die Armeeführung Maßnahmen, wie die regelmäßige Untersuchung der Prostituierten, vgl. Sanitäts-Bericht 1870/71, Bd. 1, S. 80.

629 Franz Sardemann, Krieg und Innere Mission, Kaiserswerth 1916, S. 9f.

seitens des Militärsanitätswesens Versuche der Aufklärung, Truppenhygiene und Kanalisierung der Prostitution unternommen.[630]

2.3.3 *Nachweisungsbüro für Verwundete und Verstorbene*

Bereits im Deutsch-Dänischen Krieg wurden namentliche Verlustlisten im Militär-Wochenblatt veröffentlicht, um die Öffentlichkeit über den Verbleib von Verwundeten zu informieren. Ihnen lagen die von den Lazarettverwaltungen geführten „Totenbücher" zu Grunde, in denen auch die außerhalb der Sanitätseinrichtungen verstorbenen Soldaten aufgezeichnet wurden.[631]

Im Krieg von 1866 führte das Militär auf Grund der im Kapitel 2.2. geschilderten Mängel in den Lazarettverwaltungen nicht systematisch Listen der verwundeten und toten Soldaten. Vor allem bei verstorbenen Angehörigen feindlicher Truppen war dadurch die spätere Identifizierung unmöglich.[632] Wieder wurde die freiwillige Krankenpflege initiativ und schuf eine Einrichtung, die über diesen Krieg hinaus vorbildhaft wirken sollte. In der Schlacht von Langensalza begann Schulrat Friedrich Wilhelm Looff (1808–1889) aus eigener Initiative mit der Erfassung der Verwundeten.[633] Im Gebäude der örtlichen Freimaurerloge richtete er ein Büro ein und ließ 2000 Exemplare eines Formulars drucken, mit dem die Angehörigen der Opfer informiert werden konnten. Nach einigen Tagen bekam er Unterstützung durch eine Lazarettkommission der preußischen Armee. Erst nach Kriegsende bildete sich auf Anregung des Felddiakons Fritz Fliedners ein indirekter Vorgänger des Volksbundes Kriegsgräberfürsorge heraus.[634] Da Fliedner auf seiner Rundreise durch die verschiedensten mährischen Lazarette einen guten Überblick über deren Lage und die Orte der Totenbestattungen bekommen hatte, bereiste er im Auftrag des preußischen Generalgouverneurs von Mähren nach Kriegsende noch einmal die ihm bekannten Orte und notierte die oft nur mit Bleistift auf die provisorischen Grabkreuze geschriebenen Namen der verstorbenen Soldaten.[635] Finanziert aus dem Verkaufserlös konfiszierten österreichischen Tabaks, ließ er an vielen Orten in Ungarn, Österreich und Mähren würdige Grabmäler errichten. Sein Bruder Theodor verrichtete in Böhmen anschließend den gleichen Dienst.[636]

630 Vgl. Wolfgang U. Eckart, Max Plassmann, Verwaltete Sexualität. Geschlechtskrankheiten und Krieg, in: Larner, Krieg und Medizin, S. 101–117.

631 Sie dienten auch später bei der Abfassung des offiziellen Sanitätsberichtes als Berechnungsgrundlage. Vgl. Loeffler, Generalbericht über den Gesundheitsdienst im Feldzuge gegen Dänemark, S. 4f. u. 12.

632 Die Lazarettverwalter waren zwar zur Führung von Patientenlisten verpflichtet, konnten dies aber im Arbeitsanfall der ersten Tage nach den Schlachten nicht leisten.

633 Neuß/Pfeifer, Die Schlacht bei Langensalza, S. 82.

634 Der Volksbund entstand erst nach dem Ersten Weltkrieg. Bis heute bemüht er sich um die Unterhaltung von Soldatengräbern im In- und Ausland. Vgl.: www.volksbund.de/kurzprofil/chronik, gesehen am 20.12.2010.

635 Fliedner, Aus meinem Leben, S. 308ff.

636 Ebd.

Die preußische Instruktion über das Sanitätswesen der Armee im Felde von 1869 legte in ihren §§ 67 und 76 die „Vermittlung von Nachrichten über den Verbleib verwundeter oder erkrankter Krieger an die Angehörigen“ als eine zentrale Aufgabe der freiwilligen Krankenpflege fest.[637] Zu diesem Zweck kam im Deutsch-Französischen Krieg zum ersten Mal ein vom Preußischen Zentralkomitee eingerichtetes zentrales Nachweisungsbüro für Verwundete und Verstorbene zum Einsatz. Es hatte seinen Sitz in der Artillerie- und Ingenieursschule Unter den Linden in Berlin und arbeitete mit mehreren Zweigbüros in deutschen Städten zusammen.[638] Dort wurden Nachrichten über den Verbleib von Soldaten und Kriegsgefangenen gesammelt und an die Angehörigen weiter geleitet. Bei seiner Arbeit stützte sich das Büro auf Meldungen aus den Feld- und Reservelazaretten und Krankenhäusern, die allerdings häufig unvollständig oder unzuverlässig waren. Dennoch verwaltete das Zentralnachweisbüro etwa 510.000 Namen, darunter die von ca. 60.000 französischen Kriegsgefangenen, die an das Internationale Komitee vom Roten Kreuz weiter geleitet wurden.[639] In Frankreich erschien ab August 1870 die „Gazette des ambulances de l'armée du Rhin“ als Presseorgan des Französischen Roten Kreuzes mit Listen französischer Gefangener in Deutschland.[640] Diese Zeitung leitete auch Anfragen französischer Familien weiter.

Die Bearbeitung der großen Datenmenge erforderte die Einrichtung eines Tag- und Nachdienstes im Zentralnachweisbüro bis zum März 1871. Am 15. Juli 1871 stellte es seine Tätigkeit ein.[641]

Auch bei der Feststellung der Identität von Gefallenen und der Anlage und Instandhaltung von Soldatengräbern wirkten Vertreter der freiwilligen Krankenpflege mit.[642] Auf die religiösen Belange der Verstorbenen wurde dabei Rücksicht genommen, die christlichen Gräber trugen ein Kreuz, die Gräber von afrikanischen Soldaten in französischen Diensten ein Kreuz und zusätzlich einen Halbmond.[643]

637 Instruktion über das Sanitätswesen der Armee im Felde von 19.04.1869, Berlin 1870. S. 33 und 38 f. Vgl. auch: Sanitäts-Bericht 1870/71, Bd. 1, S. 417 f.

638 Vgl. Bericht über die Thätigkeit der freiwilligen Krankenpflege 1870–1871, Anl. 3: Anordnung in Betreff der Nachrichten über den Verbleib verwundeter und erkrankter Krieger; SHSA, Sächs. Kriegsministerium 1075. Bekanntmachung über die Einrichtung des Central-Nachweis-Büros in Berlin und der Zweigstelle in Dresden vom 25.07.1870; KA des Bayrischen Hauptstaatsarchivs, Kriegsministerium A XII a Bd. 61 Einrichtung der bayrischen Zweigstelle im August 1870.

639 Das Internationale Komitee richtete in Basel eine Agentur ein, die Auskünfte über Vermisste erteilte und Briefe und Geldsendungen an Kriegsgefangenen weiter leitete. Vgl. Sanitäts-Bericht 1870/71, Bd. 1, S. 426 sowie Riesenberger, Das deutsche Rote Kreuz, S. 52–58.

640 Vgl. Mehrkens, Statuswechsel, S. 47.

641 Sanitäts-Bericht 1870/71, Bd. 1, S. 417.

642 Ebd., S. 415.

643 Beschreibung des Soldatenfriedhofs in Weißenburg in Briefen von Therese Stählin an ihre Mutter, in: Meine Seele erhebet den Herrn. Briefe von Frau Oberin Therese Stählin 1854–1883, Neuendettelsau 1957, S. 191.

Das militärinterne Erfassungs- und Meldewesen wurde sowohl in Frontnähe als auch in der Etappe professionalisiert. Im preussischen Düsseldorf mussten beispielsweise bis zum Mittag die an diesem Tag zu evakuierenden oder zu entlassenden Verwundeten und Erkrankten an zentraler Stelle gemeldet werden, um ständig über freie Betten und den Verbleib der Soldaten informiert zu sein.[644]

In Bayern waren spätestens aller zwei oder drei Tage Meldungen der in Reservelazarette aufgenommenen oder daraus entlassenen Soldaten mittels einer vorgedruckten Liste an das Landesbüro zu senden.[645]

Erstmals kamen in der preußischen Armee Identifizierungsmarken zum Einsatz, mit der die Zahl der unbekannt Vermissten reduziert werden konnte.[646]

2.3.4 Das Problem der französischen Kriegsgefangenen

Mehr als 300.000 französische Gefangene verteilten sich auf fast alle Festungen Deutschlands, oft waren mehr als 20.000 an einem Ort in Zitadellen und Baracken zusammengepfercht.[647] Für ihre Behandlung gab es noch keine völkerrechtlich verbindlichen Normen, sie wurden erst mit der 1907 angenommenen Haager Landkriegsordnung in Kraft gesetzt.[648]

Entsprechend problematisch war ihre Unterbringung, Versorgung und Beschäftigung.[649] Neben die Schwierigkeit der sprachlichen Verständigung traten massenhafte Erkrankungen. Von den 289.000 im Februar 1871 im Bereich des Norddeutschen Bundes internierten Franzosen wiesen ca. 20.000 leichtere Verwundungen[650] auf oder litten an Infektionskrankheiten, zu denen Typhus, Ruhr, Blattern, Masern und Scharlach gehörten. Insgesamt wurden über 176.000 kranke französische Kriegsgefangenen in Lazaretten im deutschen In-

644 Anordnung der Königlichen Lazarettkommission Düsseldorf vom 29.08.1870, in: AFKSK, Bestand 2-1, 1196 Spenden für Kriegslazarette 1870–1871.

645 KA München, Kriegsministerium A XII a Bd. 61. Instruktion für die dem Landeshilfsverein affiliirten Spitäler in Bezug auf die Anmeldungen zum Zentral-Nachweis-Bureau bezüglich Verwundeter und Kranker vom Juli 1870.

646 Vgl. KA München, Kriegsministerium A XII Bd. 49 Sanitätswesen im Deutsch-Französischen Krieg 1870–1871, Bericht des bayrischen Oberstabsarztes Dr. Rast vom 26.08.1871. Der Einsatz wurde auch für die bayrische Armee in einem künftigen Krieg empfohlen.

647 Ihre Zahl betrug im November 1870 etwa 260.000 und stieg bis zum Februar 1871 auf über 374.000 an. Vgl. Sanitäts-Bericht 1870/71, Bd. 1, S. 308. Etwas geringere Zahlen nennt Wilhelm Deist, Remarks on the Preconditions to Waging War in Prussia-Germany, 1866–1871, in: Stig Förster (Hg.), On the road to total war, Cambridge u. a. 1997, S. 311–325, hier S. 319. Vgl. auch: Fliegende Blätter 11 u. 12/1870, S. 354 ff.

648 Vgl. Uta Hinz, Gefangen im Großen Krieg. Essen 2006, S. 44 ff.

649 Zur Beschäftigung französischer Kriegsgefangener in der deutschen Wirtschaft und Landwirtschaft vgl. Seyferth, Die Heimatfront 1870/71, S. 530–539 sowie SHSA MdI 17690 Die französischen Kriegsgefangenen 1870.

650 Schwer verwundete Franzosen wurden in der Obhut ihrer Ortsbehörden zurückgelassen. Vgl. Sanitäts-Bericht 1870/71, Bd. 1, Beilage 104, S. 276*

land behandelt.[651] Obwohl aus Gründen der Sicherheit die freiwillige Krankenpflege weitgehend von der Betreuung der Kriegsgefangenen ferngehalten werden sollte, musste sie in dringenden Fällen dennoch einspringen. Ab November 1870 befanden sich kranke Franzosen auch in Reserve- und Vereinslazaretten im deutschen Inland. Neun in und um Köln liegende Kriegsgefangenenlazarette wurden beispielsweise von 61 katholischen Schwestern unter der Leitung des Malteserordens versorgt, der sich auch um die Weiterleitung französischer „Liebesgaben" kümmerte.[652]

In Preußen nahm sich das am 27.11.1870 von Mitgliedern der freiwilligen Krankenpflege gegründete „Komitee zur Unterstützung der Kriegsgefangenen" dieser Problematik an und sorgte für die Weiterleitung ausländischer Spendengelder und Materiallieferungen.[653] In Sachsen widmeten sich Privatpersonen der Pflege erkrankter französischer Gefangener. Dafür wurde ihnen vom Französischen Roten Kreuz ein Gedenkkreuz übersandt.[654]

Auch Damenvereine kümmerten sich insbesondere um verwundete und erkrankte französische Kriegsgefangenen, nicht immer zur Freude ihrer Familien und der männlich dominierten Öffentlichkeit. Mehrere Publikationen verwiesen auf das Beispiel des Grafen Paul von Hatzfeldt, der seiner Frau brieflich nahelegte, ihr diesbezügliches Engagement in einem Berliner Lazarett einzustellen, da es die Leute empöre, daß deutsche Frauen französischen Soldaten so große Aufmerksamkeit schenkten.[655] In zahlreichen Zeitungen erschienen kritische Berichte in diesem Tenor.[656]

Neben die Krankenpflege trat auch die geistliche Betreuung der Gefangenen. Ihre große Anzahl die Konzentration auf engstem Raum stellten ein Unruhepotential im eigenen Land dar, dem u. a. durch seelsorgerliche Betreuung begegnet werden musste. Die „Fliegenden Blätter aus dem Rauhen Hause" stellten fest: „Aber eine ganz andere und gleich wichtige Aufgabe bleibt die, für diese vielen, plötzlich herzuströmenden Menschen in sittlicher Beziehung

651 Vgl. Ebd., Bd. 1, S. 308f.

652 General-Bericht der Zentralstelle, S. 15 sowie Twickel, Die nationalen Assoziationen des Malteserordens in Deutschland, S. 468.

653 Sanitäts-Bericht 1870/71, Bd. 1, S. 423f. Im Gegenzug unterstützte das französische Rote Kreuz die deutschen Organe bei der Ermittlung und Versorgung deutscher Kriegsgefangener.

654 Bei diesen Freiwilligen handelte es sich in den meisten Fällen um Offiziersfrauen oder -töchter, die nach dem Krieg mit dem französischen Bronze-Kreuz geehrt wurden. Die Überreichung einer Auszeichnung von französischer Seite stellte offenbar ein Novum dar, denn sie sächsischen Behörden zogen zunächst Erkundigungen in anderen deutschen Staaten über die dortigen Gepflogenheiten der Annahme oder Ablehnung derartiger Auszeichnungen ein. Im Ergebnis wurde festgestellt, dass eine Genehmigung zur Annahme nicht nötig sei, da es sich hierbei lediglich um die Auszeichnung durch eine Privatorganisation handele. SHSA MDI 17695 Das von der Societé francaise de secours aux blessés et malades des armées de terre et de mer zu Paris ertheilte Bronce-Kreuz 1871–1874.

655 Briefe des Grafen Paul Hatzfeldt an seine Frau, geschrieben vom Hauptquartier Koenig Wilhelms 1870–71, Leipzig 1907, S. 56.

656 Seyferth, Die Heimatfront 1870/71, S. 437.

zu sorgen. In dieser Beziehung sind eine geregelte Lebensweise, gute Disziplin, Predigt und Seelsorge, Lectüre und anderweit geistige Beschäftigung, Verkehr und Umgang mit ihnen erforderlich."[657] Die meist der katholischen Kirche angehörenden Gefangenen wurden durch Angehörige und Organisationen dieser Konfession versorgt.[658] In Königsberg war beispielsweise ein französischer Priester tätig, der sich extra mit seinen Landsleuten hatte gefangen nehmen lassen. Für die Protestanten unter den Kriegsgefangenen sorgte der Preußischen Feldpropst, der deutsche, des Französischen mächtige Geistliche abstellte.

Die Versorgung mit Lektüre erfolgte für beide Konfessionen durch die Felddiakonie unter Leitung des Zentralausschusses für Innere Mission sowie den Malteserorden.[659] Oft baten deutsche Festungskommandanten gezielt um die Zusendung französischer Literatur. Mit Hilfe von Stellen in der französischsprachigen Schweiz und in Frankreich wurden katholisch approbierte neue Testamente sowie Unterhaltungsliteratur beschafft, die den Geistlichen förmlich aus den Händen gerissen wurden: „Wie die Meute über das Wild, so fielen die Leute über das Paket her, wenn ich mich sehen ließ. Tausende von Testamenten und Traktaten sind verteilt worden [...]"[660], berichtete der Weseler Garnisonspfarrer in einem Dankschreiben. Dies ist wohl nicht nur auf die religiösen Bedürfnisse der Soldaten, sondern auch auf die mit der Internierung verbundenen Langeweile zurück zu führen. In einigen Lagern wurden abends Vorlesestunden eingerichtet. Die Literaturlieferungen führten bei vielen französischen Kriegsgefangenen zu einem emotional entspannten, ja sogar dankbaren Verhältnis zu ihrer deutschen Umgebung, das ihnen die Haft und die Verarbeitung der militärischen Niederlage ihres Vaterlandes erleichterte.[661]

Ein Missionar, der aus Algier angereist war, betreute Gefangene nordafrikanischer Abstammung. Er widersprach dem allgemein schlechten Ruf dieser Leute, die „sehr milder und hingebender Natur" seien, aber durch die Eingliederung zahlreicher Insassen der Zuchthäuser in ihre Reihen durch die französische Regierung zu einem schlechten Ruf gekommen seien."[662]

657 Fliegende Blätter 11 u. 12/1870, S. 355.

658 AEB Köln, Erzbischöfliche Cabinets-Registratur CR 25.13,1, Bl. 290 sowie 341 ff.: Mehrere Schreiben mit Bemühungen um Seelsorge an den französischen Verwundeten und Kriegsgefangenen, u.a. in Torgau, Stettin und Köln. Die Oberin der Aachener Franziskanerinnen ließ auf Kosten des Mutterhauses mehrere tausend Gebetbüchlein in deutscher und französischer Sprache an die gefangenen Franzosen verteilen, um deren religiösen Eifer neu zu entfachen. Vgl. Ignatius Jeiler, Die gottselige Mutter Franziska Schervier, Freiburg i. B. 1927, S. 347.

659 Archiv des Diakonischen Werkes der EKD, CAZ 125 Felddiakonie 1870 sowie AEB Köln, Erzbischöfliche Cabinets-Registratur CR 25.13,1, Bl. 290: Zirkular des Königlichen Kommissars vom 12.08.1870 über die Bereitstellung von Bibeln für die verschiedenen Konfessionen, auch in französischer und arabischer Sprache.

660 Archiv des Diakonischen Werkes der EKD, CAZ 125 Felddiakonie 1870, Schreiben des Garnisonspfarrers Poetter aus Wesel vom 11.11.1870.

661 Fliegende Blätter 11 u.12/1870, S. 357.

662 Ebd., S. 360.

Die in regulärer französischer Gefangenschaft befindlichen deutschen Soldaten wurden im Allgemeinen gut behandelt, allerdings beraubten die französischen Soldaten sie häufig.[663] Gefährlicher war die Inhaftierung durch republikanische Truppen oder Franctireurs, die nicht selten tödlich endete. Auch von Seiten der französischen Zivilbevölkerung erlebten die deutschen Kriegsgefangenen eine ausgesprochen schlechte und feindselige Behandlung, die sich deutlich von der Behandlung der Franzosen in deutscher Gefangenschaft unterschied und durch die besondere Situation einer militärischen Unterlegenheit erklärt werden kann. Allerdings sahen viele Franzosen in den Preußen nur unkultivierte Barbaren und nicht selten versuchten sie, die Gefangenen zu misshandeln oder gar zu lynchen. Die Unterbringung in französischen Festungen ähnelte der von Kriminellen und wurde von vielen Gefangenen als unwürdig empfunden. Allerdings erlangten einige deutsche Offiziere ebenso wie ihre französischen „Kollegen“ in Deutschland gegen ihr Ehrenwort die Erlaubnis, sich in den Internierungsorten frei zu bewegen und sogar ihre Familien zu sich zu holen.[664] In Aachen räumten die Franziskanerinnen nicht nur ihre Kirche für den französischen Gottesdienst, sondern einigen der Offiziersfrauen einen Raum ein, in dem sie Handarbeiten für ihre ärmeren Landsleute anfertigen konnten.[665]

2.3.5 Schwesternschaften

2.3.5.1 Katholische Schwesternschaften

Die katholische freiwillige Krankenpflege ging gut vorbereitet in den Kriegseinsatz. Bereits 1867 hatte Freiherr Klemens von Schorlemer in einer Denkschrift die Lehren aus den beiden ersten Reichseinigungskriegen in der Weise gezogen, dass er eine amtlich anerkannte Zentralstelle für alle zur Verfügung stehenden geistlichen Ordenskongregationen forderte, die bei der Maltesergenossenschaft eingerichtet werden sollte.[666] Mit Unterstützung des gesamten deutschen Episkopats wurde eine solche Institution im November desselben Jahres geschaffen und von Juli 1870 bis Mai 1871 als permanente Einrichtung installiert.[667] Ihre Aufgabe bestand in der Entsendung und Unterhaltung pflegender Ordenskräfte und Seelsorger in die Feld- und Etappenlazarette und der Sammlung von Verbandsgegenständen, Naturalien und anderer „Liebesgaben.“ Sie stand unter der Leitung von Malteserrittern und sonstigen katholi-

663 Kühlich, Die deutschen Soldaten im Krieg von 1870/71, S. 427 f.

664 Ebd., S. 430. Vgl. das Aachener Beispiel in: Jeiler, Franziska Schervier, S. 347.

665 Jeiler, Franziska Schervier, S. 347.

666 Vgl. Kap. 2.2.4. sowie Twickel, Die nationalen Assoziationen des Malteserordens in Deutschland, S. 466.

667 General-Bericht der Zentralstelle der Johanniter-Malteser-Genossenschaft in Rheinland-Westfalen, Krieg 1870–1871, Köln 1871, S. 2 sowie AEB Köln, Erzbischöfliche Cabinets-Registratur CR 25.13,1, Bl. 244: Meldung über die Konstituierung der Zentralstelle für die Seelsorge und Krankenpflege des Johanniter- und Malteser-Ordens am 23.07.1870.

schen Adligen.[668] Für die Dauer des Krieges nahm sie ihren Sitz in Deutz. Die Zentralstelle verfügte über eine Aufstellung aller im Kriegsfall zur Verfügung stehenden Schwestern und Brüder und wurde damit zum Vorbild einer ähnlichen staatlichen Einrichtung, die erst in den 1880er Jahren geschaffen werden sollte.[669] Wenn auch die Kriegsbegeisterung in katholischen Kreisen bei weitem geringer ausfiel, als in evangelischen, versuchten die Kirchenleitungen, „sich in die Heimatfront einzufügen und vermieden es, einen unpatriotischen Eindruck zu erwecken.“[670]

Bereits unmittelbar nach der französischen Kriegserklärung standen 358 katholischen Brüder und Schwestern zum Abmarsch bereit.[671] Ein mit dem königlichen Kommissar geschlossener Vertrag regelte die Leitung der katholischen Hilfe durch die Maltesergenossenschaft und ihre Vertretung durch Delegierte bei den Armeen, den Korps und in den Etappen.[672] Den Maltesern war es trotz gelegentlicher Schwierigkeiten innerhalb kürzester Zeit gelungen, sich als Partner des Königlichen Kommissars und der Militärdienststellen zu etablieren und künftig bei allen Fragen des Einsatzes von katholischen Pflegepersonen gehört zu werden.

Allerdings konnte in diesem Krieg die Berufung katholischer Pflegekräfte ausschließlich über die Zentralstelle noch nicht in allen Fällen durchgesetzt werden.[673] Insbesondere für die Schwestern, die ohne Schutz und Vertretung gegenüber den Militärbehören waren, hat das zu schwierigen Situationen ge-

668 Die jüngeren Ordensmitglieder waren häufig regulär eingezogen, die älteren teilweise durch Krankheit an der Teilnahme an der freiwilligen Krankenpflege gehindert. Daher hatte der Orden mit dem „Verein katholischer Edelleute in Münster“ bereits 1867 einen Vertrag über die Zusammenarbeit im Kriegsfall abgeschlossen. Vgl. General-Bericht der Zentralstelle, S. 3.

669 Vgl. die Ausführungen zu den Musterungslisten für Schwestern im Kap. 3.2.

670 Seyferth, Die Heimatfront 1870/71, S. 153.

671 AEB Köln, Erzbischöfliche Cabinets-Registratur CR 25.13,1, Bl. 182: Schreiben von Malteserritter Graf Hoenbroeck zu Haag vom 16. Juli 1870 mit der Bitte um Bereithaltung der dem Malteserorden gemeldeten Schwestern und Brüder für den Kriegsfall, sowie Twickel, Die nationalen Assoziationen des Malteserordens in Deutschland, S. 467. Am 6.08.70 erging die Bitte des Königlichen Kommissars, weitere Schwestern für die Kämpfe um Metz bereit zu halten. Sie wurden zunächst nach Köln beordert, dort von der Maltesergenossenschaft verpflegt und nach einer mehrtägigen Wartezeit am 19. August auf telegrafische Order des Königlichen Kommissars in Richtung Frankreich gesandt. Vgl. General-Bericht der Zentralstelle, S. 9.

672 Die Existenz des Königlichen Kommissars war der Maltesergenossenschaft bis zum Kriegsausbruch nicht bekannt gemacht worden. Dennoch konnten bis Ende August 32 Malteserritter als Delegierte entsandt werden, unterstützt durch 28 Mitglieder des rheinisch-westfälischen Edelleutevereins. Bis zum Kriegsende kamen 67 Malteserritter und -kommissare zum Einsatz. General-Bericht der Zentralstelle, S. 16 und Twickel, Die nationalen Assoziationen des Malteserordens in Deutschland, S. 468.

673 Berufungen erfolgten ohne Wissen der Zentralstelle direkt bei den Genossenschaften durch die eigenen Provinzial- und Bezirksdelegierten, durch Regierungspräsidenten, Vereine und Ärzte. AEB Köln, Erzbischöfliche Cabinets-Registratur CR 25.13,1, Bl. 378, Vorschläge des Johanniter-Malteser-Ordens zur künftigen Organisation der Tätigkeit in Kriegszeiten, April 1872.

führt.[674] Ursache waren Kommunikationsprobleme zwischen den zuständigen staatlichen und konfessionellen Stellen und eine unzureichende Informationspolitik. Offenbar war nicht allen Mutterhausleitungen die Existenz der Zentralstelle bekannt und auch das deutsche Episkopat und der Königliche Kommissar für die freiwillige Krankenpflege hatte das Monopol dieser Institution im Juli 1870 noch nicht offiziell anerkannt. Selbstkritisch wurde angemerkt, dass die Einrichtung zu Beginn des Krieges, als der Arbeitsansturm über sie hereinbrach, weder über eine Geschäftsordnung noch über festes Büropersonal und eine Kasse verfügte. Weitere Kritikpunkte bezogen sich auf die unklare Position von Delegierten aus den Reihen der Malteser beim Königlichen Kommissar und in dessen Auftrag bei den Etappen-, und sonstigen Armeestellen sowie im Inland bei den Provinzialdelegaturen. Erst im Laufe des Krieges wurde ein ständiger Vertreter des Malteserordens durch den Königlichen Kommissar berufen. Dort, wo keine Malteser vor Ort waren, hatten sich wiederum Johanniterritter der katholischen Pflegekräfte angenommen und sie, wenn nötig, mit Bekleidung und Lebensmittel sowie Verbandsmaterial versehen. Die Malteser forderten trotz des allgemein guten Einvernehmens nach dem Krieg eine paritätische Besetzung der Delegiertenstellen, um insbesondere die religiösen Belange der ihnen Anvertrauten angemessen vertreten zu können.[675] Auch die Ausstattung der Schwestern und Brüder mit Bekleidung und Verbandsmitteln sollte schon in Friedenszeiten in ausreichendem Maße vorbereitet werden. Ebenso wie die evangelischen Mutterhäuser regte der Malteserorden an, die Mischung verschiedener Genossenschaften in einem Lazarett zu vermeiden und die etwa notwendigen weltlichen Krankenpfleger den Ordenmitgliedern ausdrücklich zu unterstellen. Ebenso diskutiert wurde die Stellung zu den Ärzten, die den Schwestern bestimmte Pflegearbeiten nur noch nach Rücksprache mit der leitenden Schwester anweisen und diese beispielsweise nicht als ihre persönlichen Köchinnen ansehen sollten. Ein Rückzug aus einem Lazarett sollte unter Einhaltung einer Kündigungsfrist möglich sein, zumal wenn Unziemlichkeiten gegen die Schwestern vorgekommen sein sollten.[676]

Wie in den folgenden quellengestützten Ausführungen deutlich wird, waren die Schwierigkeiten beim Einsatz konfessioneller Schwestern zu Beginn des Krieges trotz aller Vorbereitung so erheblich, dass die Zentralstelle des Malteserordens sich mit einer Eingabe an den königlichen Kommissar wandte. Dieser verfasste daraufhin ein Rundschreiben an alle Haupt-, Etappen- und Bezirksdelegierten der Freiwilligen Krankenpflege mit dem energischen Hinweis insbesondere an die Ärzte, „den katholischen Ordensschwestern und den evangelischen Diakonissen den ersten Platz unter dem weiblichen Pflegepersonal einzuräumen, ihnen als Frauen und geistliche Pflegerinnen die Achtung

674 AEB Köln, Erzbischöfliche Cabinets-Registratur CR 25.13,1, Bl. 377–385, Vorschläge des Johanniter-Malteser-Ordens zur künftigen Organisation der Tätigkeit in Kriegszeiten, April 1872. Welcher Art die Schwierigkeiten waren, bleibt in den Quellen unerwähnt.
675 Ebd.
676 Ebd.

entgegenzubringen, die ihrem Stand und vor allem ihren Leistungen gebühre und ihnen eine angemessene Verwendung überall da zu sichern, wo diese erforderlich sei."[677] Dies betraf insbesondere die chaotischen Lazarettverhältnisse in Saarbrücken, Remilly und Courcelles.[678]

Im Herbst 1870 beschloss die Zentralstelle des Malteserordens, die katholischen Schwestern in den Feldlazaretten im besetzten Frankreich nicht weiter als bis in die Umgebung von Metz zu entsenden, da auf Grund von Übergriffen der Bevölkerung und von Franctireurs der für sie übernommene Schutz nicht mehr garantiert werden konnte.[679] Damit entlasteten sie das Militärsanitätswesen bei der Personalbesetzung der in dieser Gegend weiter bestehenden Hospitäler. Die Lazarette in Frontnähe wurden künftig nur durch Brüder besetzt, Schwestern kamen nun überwiegend im deutschen Inland zum Einsatz.

Die kritische Distanz zum Kriegsgeschehen, zu den französischen Schwestern, aber auch zur protestantischen Konkurrenz kommt in der in einem spöttischen Unterton gehaltenen Briefpassage einer Clemensschwester an ihr Mutterhaus zum Ausdruck. Im Dezember 1870 schrieb sie: „Das Elend in Frankreich ist furchtbar, in Chalons grassiren die schwarzen Pocken derartig, daß niemand die Kranken mehr pflegt, alles wird angesteckt und stirbt schleunigst. Die französischen Schwestern haben jetzt Gelegenheit ihren kühnen Muth und ihre ganze Kraft daran zu setzen, dem namenlosen Elend abzuhelfen. [...] Diakonen und Diakonissen gehen freilich mit nach Paris vor, laß sie nur ziehen; es scheint, daß die Mehrzahl der kath. deutschen Schwestern Kehrum machen, es ist auch sicher das Beste!"[680]

Der Orden richtete eigene Depots für Hilfslieferungen ein, aus denen die Pflegekräfte mit Verbandtaschen und anderen Materialien versorgt wurden. Im November taten im Verantwortungsbereich der Rheinisch-Westfälischen Maltesergenossenschaft 474 katholische Schwestern und 159 Brüder Dienst in der Krankenpflege, ergänzt durch 84 Geistliche. Ihre Zahl wuchs bis zum Kriegsende auf 565 Schwestern, 206 Brüder, 81 Geistliche, 8 Ärzte und 67 Delegierte an.[681] Diese Angaben betreffen nur den Einsatz in den Militärlazaretten direkt hinter der Front. Einschließlich der Reservelazarette in Deutschland waren insgesamt 1909 Pfleger beiderlei Geschlechts eingesetzt. Sie ver-

677 Twickel, Die nationalen Assoziationen des Malteserordens in Deutschland, S. 468f.

678 General-Bericht der Zentralstelle, S. 31ff.

679 AF Aachen, Mutterhausarchiv 2-008, Brief des Freiherrn von Schorlemmer vom 20.12.1870. Vgl. auch: General-Bericht der Zentralstelle, S. 13f. u. 36f. Die geringe Anzahl pflegender Männerorden hatte auch den Einsatz anderer Orden, wie der Franziskaner oder der Jesuiten, zur Folge, die mit Opferwilligkeit und Hingabe die fehlende Erfahrung auszugleichen versuchten. Zum Einsatz der Jesuiten vgl.: Christian Rak, Kriegsalltag im Lazarett. Jesuiten im deutsch-französischen Krieg 1870/71, in: Nikolaus Buschmann/Horst Carl(Hg.), Die Erfahrung des Krieges, S. 125–145.

680 ACS Münster, Registrande 984–988, Schwester Aurelia an Mutter Helena am 8.12.1870 aus Ars-sur-Moselle.

681 Twickel, Die nationalen Assoziationen des Malteserordens in Deutschland, S. 468. Vgl. auch: Einzelmeldungen katholischer Geistlicher zum freiwilligen Einsatz als Militärseelsorger, in: AEB Köln, Erzbischöfliche Cabinets-Registratur CR 25.13,1, Bl. 187ff.

sorgten 31 258 Verwundete an 4 167 571 Pflegetagen.[682] Zusätzlich sandte der schlesische Zweig 26 Brüder und 432 Schwestern in die Feld- und 200 graue Schwestern in die Heimatlazarette.[683]

Welche außerordentlichen Anstrengungen von den Genossenschaften unternommen werden mussten, um die Arbeit auf den heimatlichen Arbeitsfeldern aufrecht zu erhalten und zusätzliche Aufgaben, wie etwa Suppenküchen für verarmte Soldatenfamilien und durchreisende Soldaten zu übernehmen, ist aus der Quote der am Kriegsdienst beteiligten Schwestern der Aachener Franziskanerinnen abzulesen. Von den im Jahr 1870 zum Mutterhaus gehörenden 442 Schwestern waren mit 128 über ein Viertel in den in- und ausländischen Lazaretten im Einsatz.[684]

Nach Kriegsende überwies der Malteserorden den Genossenschaften eine Entschädigung für ihre Ausgaben für den Kriegseinsatz, der aber die tatsächlich entstandenen Kosten nicht deckte. Das Defizit musste nach Möglichkeit durch Spenden ausgeglichen werden.

Die Paderborner Vincentinerinnen gehörten zu den ersten katholischen Schwestern auf dem Kriegsschauplatz. Am 3. August reisten sie in Begleitung des Malteserritters Graf von Schmiesing-Tatenhausen über Deutz nach Saarbrücken und folgten von dort den deutschen Truppen nach Frankreich. Bis zum März 1871 leisteten allein die Schwestern dieses Ordens 14.000 Verpflegungstage in den Militärlazaretten.[685] Für ihre inländischen Niederlassungen, in denen Soldaten in 24 Krankenhäusern und Barackenlazaretten untergebracht waren, erbrachten sie 106.846 Pflegetage.

Die Clemensschwestern aus Münster schickten 124 Schwestern teils auf den Kriegsschauplatz rund um Metz (Pont-à-Mousson, Ars-sur-Moselle und Schloss Colombey), teils in Etappenlazarette in Koblenz, Saarbrücken, Kreuznach, Münster und anderen Orten. In Saarbrücken verstarb eine von ihnen an einer Infektion. Dies veranlasste die Oberin Mutter Helena, zu ihrer Beerdigung anzureisen und die Schwestern bei ihrer Arbeit zu unterstützen.[686]

682 Twickel, Die nationalen Assoziationen des Malteserordens in Deutschland, S. 469. Diese Zahlen differenzieren leider nicht, ob es sich bei den Patienten ausschließlich um Verwundete oder auch um Erkrankte gehandelt hat. Im Laufe des Krieges wurden Spenden in Höhe von 562.000 Mark aufgebracht. Vgl. auch: Namentliche Aufstellung der eingesetzten Brüder und Schwestern aus dem Erzbistum Köln, in: AEB Köln, Erzbischöfliche Cabinets-Registratur CR 25.13,1, Bl. 360 ff. Die statistischen Angaben zu den Pflegekräften werden auch im offiziellen Sanitäts-Bericht bestätigt. Vgl. Sanitäts-Bericht 1870/71, Bd. 1, S. 408 sowie Wichern, Die freiwillige Pflege im Felde verwundeter und erkrankter Krieger, S. 29 f. sowie General-Bericht der Zentralstelle, S. 120.

683 Sanitäts-Bericht 1870/71, Bd. 1, S. 408.

684 Die Quote betrug genau 28,95%. Quelle: eigene Berechnungen nach den Mitteilungen des Mutterhauses und den statistischen Angaben in der Schervierpost 1870/71, S, 490 ff.

685 Geschichte der Genossenschaft der Barmherzigen Schwestern des hl. Vincenz von Paul aus dem Mutterhause in Paderborn, Manuskriptdruck, Paderborn 1909, S. 48.

686 ACS Münster, Registrande 968–973, Brief von Schwester Angela vom 17.10.1970 aus Saarbrücken. Dabei scheute sich die Oberin nicht, selbst das Wohnzimmer zu kehren, die Strümpfe der Schwestern zu waschen und zu stopfen sowie ihre Mützen zu säubern.

Die Aachener Franziskanerinnen pflegten mit 128 Schwestern in 30 Lazaretten in Deutschland und Frankreich.[687] Von den katholischen Bruderschaften waren besonders die Aachener Alexianer im Inland sowie in Frontnähe tätig.[688] Bei Aachen versahen sie gemeinsam mit Franziskanerinnen ein Barackenlazarett.

Der Ablauf der Einsätze der Schwesternschaften verlief meist nach ähnlichen Mustern. Sie wurden vom Malteserorden berufen und gruppenweise in Begleitung eines Geistlichen, Arztes oder Malteserritters ausgesandt. Wie bereits erwähnt, erreichten fast alle Mutterhäuser parallel dazu Anfragen von anderer Seite, zum einen durch die verschiedensten zum Roten Kreuz gehörenden Organisationen, zum anderen durch die Träger der inländischen Krankenhäuser, in denen die Schwestern ohnehin schon tätig waren und die zu Lazaretten erweitert werden sollten. Auch viele Kommunen, in denen die Mutterhäuser eigene Filialen unterhielten, baten um Schwestern, die in der gewünschten Anzahl häufig nicht verfügbar waren.

Ihre Einsatzorte in Frankreich erreichten sie erst nach langen, anstrengenden Fahrten in Eisenbahnwaggons, auf unterschiedlichsten Pferdefuhrwerken oder zu Fuß.[689] Da einige Schwesterngruppen während der Fahrt auseinandergerissen und in unterschiedliche Lazarette dirigiert wurden und zum Teil ohne Begleitung direkt bis nach Frankreich reisten, waren Vertreter der Mutterhäuser gezwungen, sie in regelrechten Erkundungsfahrten mühsam zu suchen, um den Kontakt herzustellen und sich über ihr Wohlergehen zu informieren. Es kam auch vor, dass Lazarette erst aufgelöst und die Schwestern weggeschickt wurden, um sie dann einige Tage später wieder zu öffnen und die Schwestern zurück zu holen.[690]

Vor Ort war in den meisten Fällen nichts zu ihrer Unterbringung vorbereitet, sie logierten in Klöstern, bei privaten Wirtsleuten, in Hotels oder in den Lazaretten selbst. Einerseits sind Ansätze einer Lazarettplanung zu erkennen, wenn etwa Mitte Oktober von einem Malteser weitere Schwestern nach Arssur-Moselle beordert wurden, weil die Belagerung von Metz verstärkt werden solle, andererseits beklagten sich Schwestern im Dezember, dass schon über sechs Wochen kein Malteserritter mehr bei ihnen gewesen sei.[691] Häufig

687 Schervierpost, Mutterhaus Aachen 1870/71, S. 490 ff.

688 AEB Köln, Erzbischöfliche Cabinets-Registratur CR 25.13,1, Bl. 361. Wie in der Einleitung angeführt, war das Archiv der Alexianer zur Zeit der Quellenrecherche nicht zugänglich.

689 Vgl. die Beschreibungen in: Schreyer, Geschichte der Dillinger Franziskanerinnen. Vol. 2., S. 572. Eine Gruppe Clemensschwestern war zunächst für den Einsatz in Saarlouis bestimmt, wurde von dort nach Trier geschickt und kam schließlich nach mehrtägiger Reise in das Feldlazarett im Schloss bei Colombey, östlich von Metz. Das letzte Wegstück bestand aus einem zweistündiger Fußmarsch mit Gepäck über Stoppel- und Kartoffelfelder. Vgl. ACS Münster, Registrande 946–950, Brief von Schwester Aurelia vom 19.08.1870. Vgl. den ausführlichen Bericht in diesem Kapitel.

690 In dieser Weise wurde mit Clemensschwestern im Lazarett in Bad Kreuznach verfahren. Vgl. Briefe vom August 1870, in: ACS Münster, Registrande 946–950.

691 ACS Münster, Registrande 984–988, Brief von Schwester Angela vom 8.12.1870 aus Arssur-Moselle.

musste auch die Wäscherei und die Küche übernommen oder improvisiert werden. Es fehlte den Schwestern an Kleidung und Schuhen, die bei der Arbeit schnell durchgelaufen waren, auch Geistliche waren „an den Füßen beflügelt."[692]

Die Patienten bestanden zu Beginn des Krieges, bei dem mehrere verlustreiche Schlachten in kurzen Abständen stattgefunden hatten, zum großen Teil aus verletzten Soldaten, deren Verbände noch vom Schlachtfeld stammten und die seit Tagen nicht gewechselt waren. Wie bereits erwähnt, überwogen im Laufe des Krieges dann Infektionskrankheiten.

Die Einsätze zogen sich in den meisten Fällen vom Kriegsbeginn bis zu seinem Ende im Frühjahr 1871 über mehrere Monate hin. Die Anstrengungen in den Lazaretten waren wegen des knappen Personals außerordentlich, aber auch die in den Mutterhäusern oder inländischen Lazaretten verbliebenen, die die Arbeit der ausgerückten Schwestern zum großen Teil mit versehen mussten, arbeiteten weit über das zuträgliche Maß hinaus und erschöpften sich bis hin zur eigenen Erkrankung. Fast jede eingesetzte Genossenschaft hatte Todesopfer in den eigenen Reihen zu beklagen, da sich die Schwestern häufig mit den Krankheiten ihrer Patienten infizierten.[693]

Mitunter waren sie in der Nähe der Schlachtfelder auch direkt der Kriegsgefahr durch Granatbeschuss ausgesetzt und durch die mangelhafte Lebensmittelversorgung geschwächt. Eine Clemensschwester schrieb im Oktober aus Ars-sur-Moselle an ihr Mutterhaus, ihr gehe es gut, obwohl sie mindestens zehn Pfund leichter sei, als zu Hause, „denn dieser Feldzug ist wirklich um todt zu gehen, immerdar Gelegenheit um aus der Welt zu kommen."[694] Häufige Umstrukturierungen der Militärlazarette und Wechsel der zuständigen Armeestellen erschwerten die Arbeit zusätzlich. Schwestern, die schon die Nachtwache hatten, mussten am Morgen den Kaffee für die Mannschaft und die Patienten kochen, denn es fehlte an Arbeitskräften in der Küche. Wenn neue Ärzte ohne Lazarettgehilfen kamen, ging die Küchenschwester beispielsweise morgens mit zur Visite, um die Arzneiverordnungen aufzuschreiben, und war so erst ab ca. 11.00 Uhr in der Küche tätig.[695]

Ein ausführlicher Bericht ist über den Einsatz von Clemensschwestern im Schloss von Colombey östlich von Metz überliefert, wo sie Verwundete der gleichnamigen Schlacht vom 14. August 1870 versorgten.[696] Er wird hier in

692 ACS Münster, Registrande Nr. 2850–2852, Brief von Schwester Aurelia aus Ars-sur-Moselle vom 25.09.1870.

693 Schreyer, Geschichte der Dillinger Franziskanerinnen. Vol. 2., S. 600ff. sowie ACS Münster, Registrande 968–973, Brief von Schwester Melania aus Saarbrücken vom 11.10.70 über die Beerdigung von Schwester Aemiliana. Vgl. auch die Ausführungen zu den Beerdigungsfeien mit militärischen Ehren in Kap. 2.8.1.

694 ACS Münster, Registrande Nr. 2850–2852, Brief von Schwester Aurelia aus Ars-sur-Moselle vom 10.10.1870.

695 ACS Münster, Registrande 968–973, Brief von Schwester Aurelia aus Ars-sur-Moselle vom 14.10.1870.

696 ACS Münster, Chronik Bd. 14, Einheftung hinter S. 37, Handschriftlicher Bericht, o.A. (ev. Schwester Lambertine), 1870–1871.

zusammenfassend wiedergegeben, um die Strapazen des Einsatzes und die Anforderungen an Flexibilität und Anpassungsfähigkeit der an die strenge Mutterhausdisziplin gewöhnten Schwestern zu illustrieren. Obwohl es sich bei den Clemensschwestern nicht um einen Klausurorden handelt, ist die völlig unorganisierte Reise in ein fremdes Land in Begleitung unbekannter Personen auch für diese Schwestern ein absolutes Novum gewesen und die Länge der Reise stellte ihre Geduld auf eine harte Probe. Sechszehn von ihnen fuhren Anfang August in Begleitung ihres Direktors nach Mainz, wo sie auf über einhundert Schwestern der verschiedenen Orden und deren Begleitung trafen. Dort übernachteten die Münsteraner Schwestern im Waisenhaus in den zu kleinen Kinderbetten. In den nächsten Tagen ging es weiter nach Wiesbaden, Kaiserslautern und Saarbrücken. Unterwegs nächtigten sie immer zu zweit bei katholischen Familien oder im Eisenbahnabteil. Selbst für Geld und gute Worte waren an vielen Orten keine Lebensmittel mehr zu bekommen, nur selten brachten Hilfskomitees oder die Bevölkerung auf Unterwegsbahnhöfen belegte Brote und Erfrischungen an den Zug. Auch die durchreisenden Truppen wurden lediglich auf diese Weise verpflegt. In Saarbrücken erfolgte die Unterkunft aller Schwesternschaften gemeinsam im Tanzsaal eines Hotels auf wenig Stroh. Offenbar war den Schwestern die Abgrenzung auch gegenüber anderen weiblichen Genossenschaften ein Bedürfnis, denn sie errichteten eine kleine spanische Wand aus einem umgelegten Tisch und Regenschirmen, um ungesehen die Tages – gegen eine Nachtmütze tauschen zu können. Die Übernachtung zweier Schwestern unter dem Flügel, der in der Saalecke stand, assoziierten sie humoristisch mit „unter dem Schutz deiner Flügel o Herr will ich ruhen."[697] Von Saarbrücken aus wurden fünf Clemensschwestern und weitere 50–60 Angehörige anderer Genossenschaften zunächst nicht nach Frankreich, sondern nach Trier beordert, wo sie in verschiedenen Klöstern vier Tage Aufenthalt hatten. Von den dortigen Schwestern bekamen sie trotz des Hinweises auf ihre strenge Mutterhausordnung Wein zum Essen aufgenötigt. Malteserritter Fürst Salm-Salm zu Anholt[698], der Schutzherr der Clemensschwestern, begleitete sie von dort aus. Am nächsten Tag fuhren sie zunächst mit der Eisenbahn wieder nach Saarbrücken. Nachts erlebten sie den Zusammenstoß ihres Zuges mit einem unbeleuchteten, liegen gebliebenen Zug, bei dem sich ein Soldat die Schulter durch ein herabfallendes Gepäckstück brach. Später kam ein mit Schwestern besetzter dritter Zug hinterher, der aber rechtzeitig bremsen konnte. Als Notfrühstück diente heiße, mit Wasser gekochte Schokolade, bei deren Zubereitung die Schwestern vom Prinz von Croy unterstützt wurden. Der Direktor der Clemensschwestern weilte noch in Saarbrücken und war in großer Sorge, da er nichts über den Verbleib der Schwestern wusste. Die Zugfahrt endete in Coursselles-sur-Nied.

Dort hatten Franzosen die Schienen aufgebrochen, so dass es in einem mehrstündigen Fußmarsch über die ehemaligen Schlachtfelder mit zwei Ge-

697 Ebd.
698 Beim Fürsten zu Salm-Salm handelte es sich mit großer Wahrscheinlichkeit um Alfred zu Salm-Salm (1814–1886), den 5. Fürsten dieses Hauses.

päckträgern weiter ging bis zum Schloss Colombey (heute Ortsteil von Coincy/Moselle). Ein deutscher Soldat übergab ihnen unterwegs eine ellenlange Wachskerze, die sie für ihn in einer Kirche opfern sollten, da er dazu keine Gelegenheit habe. Obwohl schon sehr beladen, nahmen die Schwestern sie mit. Ihrer eigentlichen Bestimmung konnte sie jedoch nicht zugeführt werden, sie diente ihnen später, in kleine Stücke geschnitten, als einzige Beleuchtung im Schlosslazarett. Das Schloss und die Wirtschaftsgebäude waren gänzlich mit Patienten besetzt, die auf Stroh auf dem Boden lagen. Einige Militärärzte und elf junge freiwillige Herren, vermutlich Studenten bzw. Felddiakone aus Berlin, versorgten sie.[699] Zunächst lehnte der Militärarzt die Schwestern ab, die aber mit ihrer Fachkompetenz argumentierten: „Da der Herr Oberarzt der Ansicht war, die Zahl dieser freiwilligen Krankenwärter genügen wohl für die Bedienung der Kranken, so erklärte er sich nicht bereit, uns Schwestern aufzunehmen; doch sähe er ganz gern, wenn wir dort bleiben wollten, um die Küche und die Wäsche zu besorgen; um letztere abzulehnen, bedurfte es nur der Bemerkung, es sei gar kein Wasser dazu da, denn das nothwendige Trinkwasser musste sogar zwei Stunden weit in Tonnen geholt werden. Die Küche übernahmen wir dann mit der Bedingung die übrigen Schwestern in der Krankenpflege zu verwenden, weshalb dann nun diese jungen Herren fortgeschickt wurden."[700] Dieser Vorschlag wurde dem Arzt durch Herrn Baron von Hövel und Fürst von Salm-Salm mit dem Argument gemacht, „daß diese Pflegerinnen den Bedürfnissen der Kranken weit besser nachzukommen verständen als diese unerfahrenen jungen Herren."[701] Nach 14-tägiger Fahrt hatten die Schwestern endlich Arbeit gefunden. Kurz darauf wurden die Militärärzte gegen freiwillige holländische Zivilärzte ausgetauscht, die mit der Arbeit der Schwestern so zufrieden waren, dass sie sich die Adresse der Mutterhausleitung geben ließen, um Schwestern für holländische Spitäler zu erbitten. Fürst zu Salm-Salm besorgte auf langen Fußmärschen die nötigen Versorgungsgüter aus dem Johanniter-Depot, die auf einer Tragbahre ins Schloss gebracht wurden. Durch Todesfälle in der Familie[702] war er gezwungen abzureisen und wurde durch Baron von der Oer abgelöst. Der Direktor des Münsteraner Mutterhauses, der die Schwestern unterdessen ausfindig gemacht hatte, kam zu Besuch, konnte aber die religiöse Versorgung seiner Schützlinge nicht gewährleisten, da er keinen Altar zur Verfügung hatte und also keine Messe halten konnte. Später fanden die Schwestern den Altarstein im Büro, wo er im Fußboden benutzt worden war, was ihre Einschätzung der Franzosen als weitgehend von der Kirche abgefallenem Volk, zu bestätigen schien.

699 Vgl. Archiv des DRK-Generalsekretariats in Berlin, SN 036, Berichte des Historienmalers Carl Ehrenberg als freiwilliger Krankenpfleger der IV. und XII. Diaconencolonne des Oberconsistorialraths Dr. Wichern während des Krieges 1870–71, hier 1. Bericht, o. D., S. 6.

700 Mutterhaus ACS Münster, Chronik Bd. 14, S. 37. Handschriftlicher Bericht, o. A., S. 26.

701 Ebd.

702 Der Bruder des Fürsten, Felix zu Salm-Salm (1828–1870) starb gemeinsam mit seinem Neffen Florentin zu Salm-Salm (1852–1870), dem Sohn des Bruders Emil (1820–1858), in der Schlacht von Gravelotte.

Die Kämpfe rund um Metz rückten teilweise bis an das Schloss heran und brachten seine Insassen in Todesgefahr. Eine der Schwestern sollte sich auf Anweisung der Malteser-Herren mit ihrer Rot-Kreuz-Armbinde ans Fenster stellen, als französische Soldaten auf das Schloss zukamen. Nach einem kurzen Gespräch eines der Herren mit einem Franzosen, setzte sich seine ganze Kompanie im Garten fest und beschoss eine preußische Stellung. Durch das Gegenfeuer wurde das Schloss noch stärker beschädigt. Herr Baron von Oer ging daraufhin, geschützt durch eine Rot-Kreuz-Armbinde, zum Kommandanten der Einheit und schilderte die Lage im Schlosslazarett. Dieser, der Eigentümer des Gebäudes, kam mit hinein und begutachtete die Schäden. Bald darauf zogen die französischen Soldaten ab und ließen ihre eigenen Verwundeten im Garten zurück, die daraufhin ins Schloss geholt und versorgt wurden. Kurz danach sollte das Gebäude von deutschen Truppen gesprengt werden, um den Franzosen eine Rückzugsmöglichkeit zu nehmen. Die Patienten wurden einschließlich einer an der Ruhr erkrankten Schwester auf Leiterwagen in das nächstgelegenen Lazarett nach Courselles gebracht. Der Direktor des Clemensschwestern, der zufällig dort vorbei kam, nahm zwei Schwestern mit nach Pont-à-Mousson und ließ zwei zur Betreuung ihrer Mitschwester zurück. In Begleitung eines Paters fuhren die drei Schwestern Anfang Oktober mit der Bahn nach Saarbrücken, wo bereits Clemensschwestern in der Ulanenkaserne Dienst taten. Die erkrankte Schwester konnte nach 14 Tagen Erholungszeit die Pflege im Garnisonslazarett übernehmen, was bis dahin von Freiwilligen bedient wurde. Damit endete für einen Teil der Clemensschwestern der Einsatz im besetzten Frankreich.

Anders als im religiös erhitzten Klima während des Preußisch-Österreichischen Krieges gab es 1870/71 zahlreiche Beispiele guter interkonfessioneller Zusammenarbeit, die sich teilweise auch über Nationengrenzen erstreckte. Deutschen barmherzigen Schwestern wurde von katholischen Brüdern im besetzten Frankreich bereitwillig ihre Klosterkapelle für die Messen zur Verfügung gestellt und französische Nonnen ermöglichten deutschen Diakonissen die Abhaltung protestantischer Gottesdienste.[703] Beerdigungen von im Lazarettdienst verstorbenen Schwestern wurden in zahlreichen Fällen unter Beteiligung von Geistlichen und Soldaten beider christlicher Konfessionen abgehalten und nicht selten folgten sogar französische Schwestern oder Soldaten dem Sarg.

Häufiger als protestantische Schwesternschaften und Diakonenanstalten nahmen die katholischen Genossenschaften die nach dem Krieg von verschiedenen Staatsoberhäuptern vergebenen Auszeichnungen an und betrachteten sie als „ein Andenken an die geleisteten Liebesdienste und als sehr willkommene Anerkennung derselben seitens der Staatsbehörde."[704] Sie wurden an

703 Vgl. Schreyer, Geschichte der Dillinger Franziskanerinnen. Vol. 2., S. 587, 594 f. und 617 sowie in diesem Kap. das Beispiel Neuendettelsauer Diakonissen im Kloster Void. Zur Versorgung von Stuttgarter Diakonissen durch Graue Schwestern in Berlin vgl. Sick, Stuttgarter Diakonissen 1870/71, S. 26.

704 AEB Köln, Erzbischöfliche Cabinets-Registratur CR 25.13,1, Bl. 360, Schreiben des Aachener Klosterkommissars vom 2.05.1871. Es gab aber auch kritische Stimmen, die schon

geeigneter Stelle verwahrt, an ein Tragen durch Ordenangehörige war mit Ausnahme besonderer Ehrenkreuze nicht gedacht.

2.3.5.2 Evangelische Schwesternschaften

Das Kaiserswerther Diakonissenmutterhaus

Wie bereits erwähnt, waren 1870/71 aus Kaiserswerth 220 Schwestern in den Kriegslazaretten tätig, davon 76 in der Nähe der französischen Schlachtfelder.[705] Sie wurden unterstützt von fünf männlichen Hilfswärtern, die von der Anstalt mitgeschickt wurden. 144 arbeiteten in 60 Reservelazaretten in der Heimat, die meist in schon von Diakonissen besetzten Hospitälern eingerichtet wurden.[706] Die Quote der ausgesandten Schwestern an deren Gesamtzahl betrug fast 40%.[707] Der Einsatz der Schwestern erstreckte sich zum Teil über die gesamte Dauer des Krieges, eine von ihnen war 252 Tage im Einsatz.[708]

Die Mutterhausleitung hatte bereits am 19. Juli 1870, dem Tag der französischen Kriegserklärung, in unzweifelhaft propagandistischer Absicht dem preußischen Kriegsministerium Diakonissen zur freien Disposition und Krankenhausbetten in Kaiserswerth angeboten, obwohl dem Vorsteher aus den vorangegangenen Kriegen bekannt gewesen sein dürfte, dass die Leitung der freiwilligen Krankenpflege beim Königlichen Kommissar lag. Sofort schloss der Vorstand auch ein Übereinkommen mit dem Johanniterorden zur Über-

eine Annahme von Auszeichnungen als mit dem Ordensgeist nicht vereinbar ansahen, da ein öffentliches Tragen derselben in keinem Falle möglich wäre. Vgl. ebd., Bl. 371. Schreiben des Posener Erzbischofs vom 10.05.1871. Bei den untersuchten Kongregationen sprachen sich lediglich die Aachener Franziskanerinnen gegen eine persönliche Auszeichnung einzelner Schwestern als mit dem Genossenschaftsgedanken nicht vereinbar aus. AF Aachen, Mutterhausarchiv 2-008, Brief der Oberin Franziska Schervier vom 10.07.1871 sowie Jeiler, Franziska Schervier, S. 349ff. Das von der Kaiserin der ganzen Genossenschaft im Dezember 1871 gewidmete Verdienstkreuz für Frauen und Jungfrauen wurde dagegen angenommen.

705 Damit waren ca. 39% der Kaiserswerther Diakonissen im Lazaretteinsatz. Im 2. Weltkrieg betrug der Anteil nur ca. 10%, da die Hauptlast nun auf den weltlichen Schwesternschaften lag. Vgl. Jubilate!, Kaiserswerth 1886, S. 221 und Die Taube von Kaiserswerth 1947, S. 2.

706 Vgl. die Aufstellung der entsandten Diakonissen in: AFKSK, Bestand 2-1, 1201 Aussendung von Diakonissen auf den Kriegsschauplatz 1870–1871; Ebd., 1200 Schwesternbriefe aus den Kriegslazaretten in Deutschland 1870–1871. Zu den in Kaiserswerth selbst eingerichteten Lazaretten vgl. Annett Büttner, Kaiserswerth als Lazarettstandort, in: Düsseldorfer Jahrbuch 82(2012), S. 243–259.

707 Vgl. die Zahlenangaben in Jubilate, Kaiserswerth 1886, S. 214 und 221. Im Frühjahr 1871 gehörten 558 Schwestern zum Kaiserswerther Mutterhaus. Im Zweiten Weltkrieg waren dagegen nur 10% der Schwesternschaft im Lazaretteinsatz. Vgl. Die Taube von Kaiserswerth 1947, S. 2.

708 Vgl. Aufstellung der Pflegetage in: AFKSK, Bestand 2-1, 1201 Aussendung von Diakonissen auf den Kriegsschauplatz 1870–1871. Auch einige Dresdner Diakonissen arbeiteten von August bis März in Lazaretten in Frankreich. Vgl. Fröhlich, Thätigkeit des Dresdner Diakonissenhauses.

lassung von zunächst 60 Diakonissen ab.[709] Am 27. Juli erfolgte von Seiten des Königlichen Kommissars von Pless die telegrafische Anforderung der ersten Schwestern, die unter der Leitung des Vorstehers Disselhoff am 7. August nach dem Gottesdienst mit Militärzügen nach Saarbrücken abreisten.[710]

Hier fanden einige von ihnen ihren ersten Einsatzort in der Pflege der bei Wörth und Spichern Verwundeten. Die Verluste waren auf beiden Seiten groß. Bei Wörth wurden allein auf deutscher Seite 7680 Soldaten und Offiziere verwundet, bei Spichern 3655.[711] Bereits in diesen ersten Schlachten offenbarte sich das Dilemma des immer noch unzureichend entwickelten Militärsanitätswesens. Zu einer geregelten Versorgung aller Verwundeten waren weder ausreichende Kapazitäten noch die nötige Organisationsstruktur vorhanden. An der Schlacht von Spichern hatte nicht ein Sanitätsdetachement teilgenommen. So musste die nur zur Unterstützung des Sanitätswesens gedachte freiwillige Krankenpflege deren eigentliche Aufgaben übernehmen.[712] Während es in Saarbrücken zu viele Schwestern und Brüder gab, lagen in der nur wenige Kilometer entfernten Kirche von Spichern schwerverwundete Soldaten ohne Pflege.[713] Der als Beobachter anwesende russische Militärchirurg Pirogov bemängelte, dass „die Aerzte dort gerade fehlten, wo man ihrer am meisten bedurft hätte."[714] Auch eine Kaiserswerther Diakonisse aus dem kaum fertig gebauten städtischen Hospital in Saarbrücken beteiligte sich in Eigeninitiative mit einheimischen Frauen und Mädchen an der Versorgung der Verwundeten mit Trinkwasser, während die männlichen Einwohner sie mit Wagen in die Stadt transportierten. Noch zwei Tage nach dem Gefecht holten sie Verletzte

709 AuKF, Juli/Aug. 1870, S. 107. An dieser Stelle befindet sich auch eine Statistik der zuerst entsandten Diakonissen und barmherzigen Schwestern. Vgl. zu Arbeit des Ordens auch: Herrlich, Die Balley Brandenburg des Johanniter-Ordens, S. 128f. Da sich unter den die Schwestern begleitenden Rittern auch recht betagte Herren befanden, waren sie den Schwestern in ihrem schwierigen Fortkommen an die Front, das viel Flexibilität erforderte, mitunter eher hinderlich als nützlich. Vgl. Friederike Leithold, Erinnerungen aus meinem Diakonissenleben, Leipzig 1899, S. 211. Der Diakonissenanstalt wurden allein für den Einsatz bis Ende Oktober vom Johanniterorden 500 Mark überwiesen. Sie war auf dieses Geld dringend angewiesen, um die Verluste aus den nun nicht mehr fließenden Stationsgeldern der Gemeinde- und Krankenhausschwestern zu kompensieren. Vgl. AFKSK, Bestand 2-1, 1191 Kriegslazarette in Kaiserswerth 1870–1873, Schreiben des Ordens vom 21. Oktober 1870.

710 AFKSK, Bestand 2-1, Diakonissenanstalt 1201, Aussendung von Diakonissen auf den Kriegsschauplatz 1870–1871.

711 Ring, Geschichte der Militärmedizin, S. 168.

712 In diesem Sinne Prof. Dr. von Held auf dem Nürnberger Vereinstag nach dem Deutsch-Französischen Krieg. Vgl. Wichern, Die freiwillige Pflege im Felde verwundeter und erkrankter Krieger, S. 74.

713 Pfarrer Fröhlich, der Vorsteher des Dresdner Mutterhauses, war mit einigen Diakonissen aus eigener Initiative von Saarbrücken aus dorthin gelaufen und wurde von einem Stabsarzt freudig begrüßt. Ihnen wurde sofort das Lazarett in der Kirche zugewiesen. Erst als er in Saarbrücken „Lärm schlug", brachte man von dort aus Lebensmittel und Wäsche nach Spichern. Vgl. Fröhlich, Thätigkeit des Dresdner Diakonissenhauses, S. 19f.

714 Zitiert nach: Ring, Geschichte der Militärmedizin, S. 169.

vom Schlachtfeld. Bald war das Hospital in ein Lazarett umgewandelt und bis auf den Dachboden mit ca. 250 Schwerverwundeten belegt. Das Los der später auf französischem Boden Verwundeten war weniger glücklich, da die einheimische Bevölkerung dort kaum zur Mithilfe bei der Bergung und Versorgung der Verwundeten zu bewegen war. Die sofort in allen verfügbaren Gebäuden der Stadt eingerichteten acht Feldlazarette boten nur 1600 Betten, so dass auf den raschen Weitertransport der Leichtverwundeten nach Mannheim und andere Standorte von Reservelazaretten größter Wert gelegt wurde. 20 Diakonissen versorgten in Saarbrücken Ruhrkranke in den im Casino, im Theater und in Privathäusern untergebrachten Lazaretten.

Am 16. August reiste Pfarrer Disselhoff mit den übrigen Diakonissen weiter in Richtung Metz bis nach Pont-à-Mousson. Dort befand sich das Lazarett des X. Armeecorps im Priesterseminar und in der Kirche, in dem 24, später über 30 Kaiserswertherinnen Arbeit fanden. Auch dort konnten in den ersten Wochen nicht alle Bedürfnisse an Lebensmitteln, Verbandstoffen und Betten bzw. Strohsäcken erfüllt werden. Insbesondere nach den Augustschlachten in Frankreich fehlte es häufig am Notwendigsten für die Soldaten und das Pflegepersonal und aus den von den Bewohnern verlassenen Orten war nichts mehr zu requirieren. Das Militärlazarett in Pont-à-Mousson war für 200 Personen ausgelegt, aber von täglich 1000 bis 2000 nach den Schlachten durchreisenden Verwundeten belegt, so dass die wenigen Vorräte schnell erschöpft waren. Eine Kaiserswerther Diakonisse reiste daraufhin in siebenstündiger Fahrt auf einem mit Verwundeten besetzten Pferdewagen in das ca. 30 km entfernte Rémilly, um im dortigen Johanniterdepot Lebens- und Verbandsmittel zu holen. Erst am folgenden Tag konnte sie mit drei Wagen die ebenso lange Rückfahrt antreten. Das Ergebnis für ihr Lazarett war ein dürftiger Korb voller Verbandsmaterial, da die übrigen Lazarette und die Verbandsplätze auf dem Schlachtfeld den Hauptanteil der Lieferung beanspruchten.[715] In der Anfangszeit gingen die Schwestern hungrig zur Arbeit. Nach ca. acht Tagen kehrten geordnete Verhältnisse ein und auch vom Mutterhaus kamen Hilfssendungen mit Kleidung und Büchern für die Patienten. Die Ärzte waren von morgens bis abends am OP- und Amputationstisch beschäftigt, die Diakonissen immer an ihrer Seite. Nur selten äußerten die an Unterordnung unter die ärztlichen Anweisungen gewohnten Diakonissen Kritik an deren Berufsausübung. Wurde aber ein Patient ihrer Ansicht nach durch wiederholte Operationen oder Amputation zu sehr gequält, hielten sie in dieser Extremsituation ihre Meinung zumindest gegenüber der Mutterhausleitung nicht zurück.[716] Immer wieder ist in den Briefen die Rede von dem unbeschreiblichen Elend der Verwundeten und ihrem langen Todeskampf, aber auch von Belastungen der Schwestern durch übelriechende, eiternde Wunden, deren Versorgung Überwindung kostete. Für Schwerstverwundete wurde eine Baracke im Garten ge-

715 AuKF, Juli/Aug. 1870, S. 123.

716 AFKSK, 2-1, 1199 Schwesternbriefe aus den französischen Kriegslazaretten 1870–1871, Brief von Anna Kotulla aus Pont-à-Mousson vom 8.09.1870.

baut, die aber nicht wetterfest war und Anfang Oktober geräumt werden musste.

Die Gefangennahme Napoleons III. erschien den vom politischen Tagesgeschäft ansonsten weitgehend unberührten Diakonissen ebenso wie der weitere Kriegsverlauf als ein Werk Gottes.[717] Religiöses und nationales Empfinden vermischten sich zu dem für den deutschen Protestantismus in und nach der Reichseinigung typischen nationalkirchlichen Zügen.[718] Ein Besuch Bismarcks, des Preußischen Königs und frischgekrönter Kaisers sowie des Kronprinzen im März 1871 in Epernay ließ die dort stationierten Schwestern zu fast pathetischen Patrioten werden. Eine von ihnen legte dem Kaiser bei seiner Ankunft auf dem Bahnhof ihr Blumenbouquet zu Füßen. Die anderen folgten, so dass der greise Monarch wie auf einem Blumenteppich schritt. Bismarck wurde mit einem Lorbeerkranz beschenkt. Die Gelegenheit, ein so emotionales Zusammentreffen der höchsten Repräsentanten des protestantisch geprägten deutschen Staates mit Kaiserswerther Diakonissen ausführliche im Armen- und Krankenfreund zu schildern, ließ sich der Vorsteher Disselhoff nicht entgehen.[719]

Der Lazaretteinsatz hatte durchaus auch einen touristischen Aspekt für die Schwestern, die dadurch Länder und Landschaften kennen lernten, die sie auf anderem Weg nie zu Gesicht bekommen hätten. Beschreibungen regionaler Besonderheiten kamen daher in den Briefen regelmäßig vor, wenn möglich illustriert durch Abbildungen im Briefkopf.[720]

Wie in den beiden Kriegen zuvor, wurden Verwundete aller beteiligten Armeen gleichermaßen in das nächste zur Verfügung stehende Lazarett aufgenommen und teilweise von deutschen und französischen Ärzten gemeinsam versorgt.[721] Dieses Vorgehen war Konsens über alle Nationalitäten- und Standesgrenzen hinweg. Kronprinzessin Victoria von Preußen schrieb an ihre Mutter Queen Victoria über ihr Engagement in der Lazarettarbeit: „Der Ver-

717 Vgl. Ebd., Brief von Regina Stöppeler vom 21.09.1870.

718 Vgl. dazu Kap. 2.6.1. u. Gerhard Besier, Religion-Nation-Kultur. Die Geschichte der christlichen Kirchen in den gesellschaftlichen Umbrüchen des 19. Jahrhunderts, Neukirchen-Vluyn 1992, S. 62–70 sowie Gangolf Hübinger, Sakralisierung der Nation und Formen des Nationalismus im deutschen Protestantismus, in: Gerd Krumeich, Hartmut Lehmann (Hg.): „Gott mit uns“: Nation, Religion und Gewalt im 19. und frühen 20. Jahrhundert, Göttingen 2000, S. 233–248.

719 AuKF, März/Apr. 1871, S. 37f. sowie AFKSK, 2-1, 1199 Schwesternbriefe aus den französischen Kriegslazaretten 1870–1871, Brief von Pauline Niemeyer aus Epernay vom 13.03.1871. Schwester Pauline reichte dem Kaiser bei seinem Besuch des Lazaretts eine Tasse Fleischbrühe, wie sie auch den Soldaten serviert wurde. Das dieser davon probierte, wurde als besondere Volkstümlichkeit hervorgehoben.

720 Auf der Rückreise aus dem Lazarettdienst besuchten einige Dresdner Diakonissen mit ihrem Vorsteher die Wartburg bei Eisenach, die evangelischen Christen durch den Aufenthalt Luthers als Erinnerungsort besonders wichtig ist. Vgl. Leithold, Erinnerungen, S. 269. Vgl. auch AFKSK, 2-1, 1199 Schwesternbriefe aus den französischen Kriegslazaretten 1870–1871. Dort finden sich Beispiele für Briefpapier mit Abbildungen des Einsatzortes Pont-à-Mousson.

721 Mehrkens, Statuswechsel, S. 50.

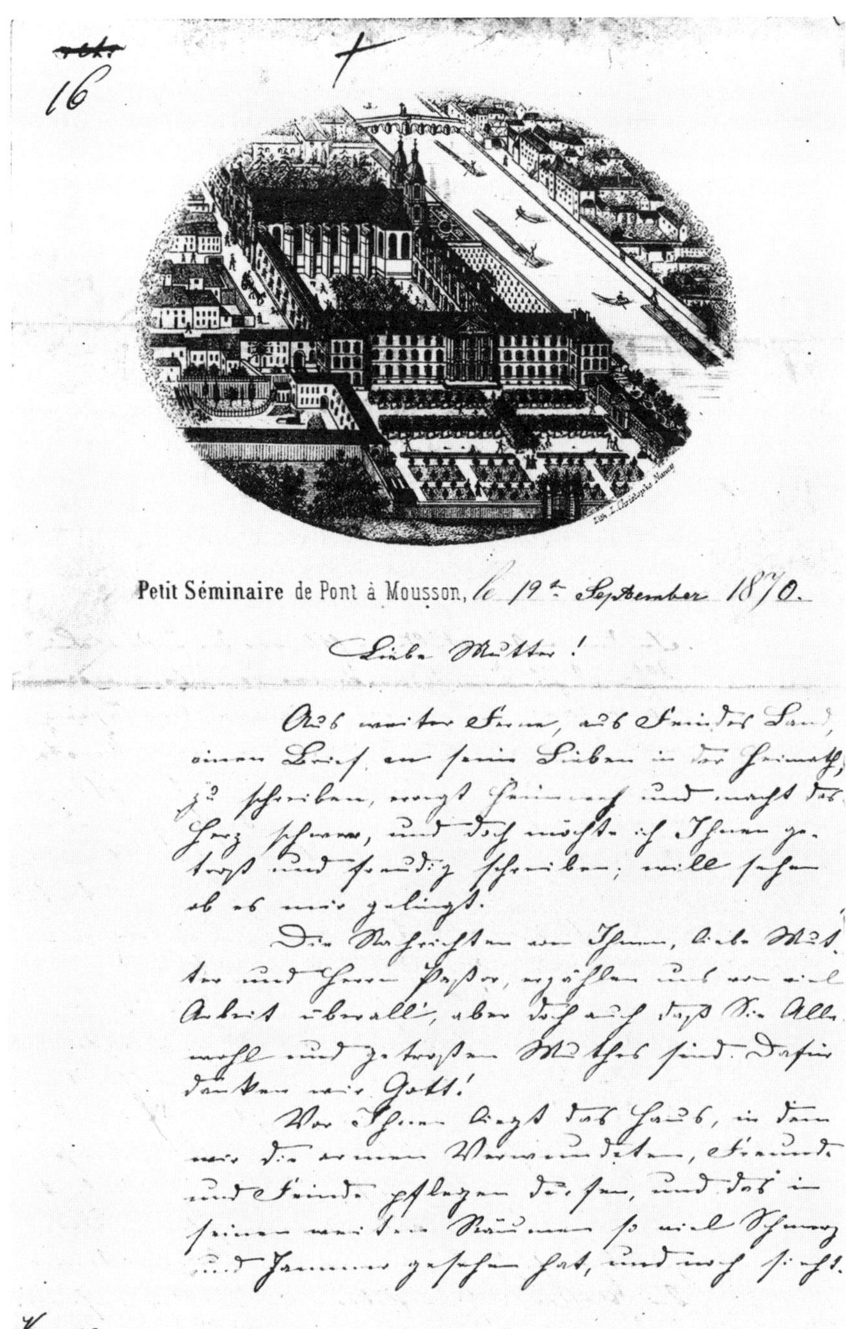

16

Petit Séminaire de Pont à Mousson, le 19ten September 1870.

Liebe Mutter!

Aus weiter Ferne, aus Feindes Land, einen Brief an seine Lieben in der Heimath, zu schreiben, macht Heimweh und macht das Herz schwer, und doch möchte ich Ihnen getrost und freudig schreiben; will sehen ob es mir gelingt.

Die Nachrichten von Ihnen, liebe Mutter und Herrn Pastor, erzählen auch von viel Arbeit überall, aber doch auch daß Sie Alle wohl und getrosten Muthes sind. Dafür danken wir Gott!

Vor Ihnen liegt das Haus, in dem wir die armen Verwundeten, Freunde und Feinde pflegen dürfen, und das in seinen weiten Räumen so viel Schmerz und Jammer gesehen hat, und noch sieht.

Krause.

Petit Séminaire de Pont à Mousson, im Hintergrund die Prämonstratenserabtei in der das Lazarett untergebracht war. Quelle: AFKSK, 2-1, 1199 Schwesternbriefe aus den französischen Kriegslazaretten 1870–1871, Brief von Marie Krause vom 19.09.1870.

wundete ist kein Feind mehr, sondern nur ein leidender Mensch, der jedermanns Hilfe braucht."[722] Die Internationalität einiger katholischer Kongregationen führte sogar dazu, dass Schwestern eines elsässischen Mutterhauses auf beiden kriegführenden Seiten zum Einsatz kamen.[723] In den preußischen Militärlazaretten waren insbesondere nach den Schlachten rund um Metz die französischen Patienten in der Überzahl, da sich ihre eigenen Sanitätseinrichtungen entgegen der Genfer Konvention mit den Truppen zurück gezogen hatten. Die Schwestern, die sich mit ihnen teilweise auch auf französisch verständigen konnten, begegneten ihnen ohne persönliche Feindseligkeit, jedoch nicht frei von nationalen Stereotypen.[724] So gaben nach ihrer Sichtweise offenbar nur Franzosen ihren körperlichen Schmerzen Ausdruck, während die deutschen Verwundeten „durchgängig still, bescheiden und dankbar" waren und nicht klagten.[725] Vorsteher Disselhoff resümierte: „Die dumpfen, grellen, stöhnenden Schmerzensrufe der Franzosen, welche nachts durch die hohen, gewölbten Korridore schauerlich forthallten, werden unvergessen bleiben."[726] Möglicherweise handelte es sich aber nur um unterschiedliche kulturelle Verhaltensmuster bei Schmerzen, ähnlich dem heutigen Phänomen des „Morbus mediterraneus", das als Stereotyp und ethnischer Abgrenzungsprozess ohne Reflexion auf die französischen Patienten projiziert wurde.[727]

722 Zitiert nach: Larner, Krieg und Medizin, S. 44.

723 Pfleger, Die Kongregation der Schwestern vom Allerheiligsten Heilande, S. 66ff. u. 128ff. Vgl. dazu auch: Büttner, Pflege über Grenzen, S. 236f.

724 Darin unterschieden sie sich von den deutschen Soldaten, deren Vorbehalte gegen Franzosen größtenteils massiv und hasserfüllt waren, wenngleich Äußerungen des Mitleids insbesondere gegenüber der Zivilbevölkerung nicht fehlten. Vgl. Kühlich, Die deutschen Soldaten im Krieg von 1870/71, S. 133–142 sowie Dietmar Hüser, Selbstfindung durch Fremdwahrnehmung in Kriegs- und Nachkriegszeiten. Französische Nation und deutscher Nachbar seit 1870, in: Birgit Aschmann (Hg.), Das Bild „des Anderen", Stuttgart 2000, S. 55–79. Zu beachten ist sowohl bei den Pflegekräften, als auch den Militärangehörigen, die Sozialisation im Sinne des Franzosenhasses in Folge der antinapoleonischen Kriege zu Beginn des 19. Jahrhunderts. Sowohl in den Schulen als auch in der weltlichen und religiösen Publizistik wurde das deutsche Nationalbewusstsein mit der Verdammung Frankreichs und seiner Lebensart verbunden. Dies galt sowohl für katholische Publizisten wie Joseph Görres als auch für evangelische von Ernst Moritz Arndt bis Friedrich Schleiermacher. Vgl.: Ute Planert, „Wo jeder Franzmann heisset Feind"?, in: Michael Epkenhans (Hg.), Militärische Erinnerungskultur, S. 86–105.

725 AuKF, Juli/Aug. 1870, S. 126. Lediglich ein Beispiel eines preußischen Soldaten, der „Hände ringend und Haare raufend, mit schrecklichem Schreien" seine letzten Stunden zubrachte wurde erwähnt. Vgl. AuKF, Sep./Okt. 1870, S. 136. Vgl. zu den französischen Verhaltensweisen auch: Leithold, Erinnerungen, S. 259.

726 Jubilate 1886, S. 216.

727 Mit dem Phänomen des „Morbus mediterraneus" wird das häufig als übertrieben wahrgenommene Schmerzverhalten insbesondere männlicher Patienten aus dem Mittelmeerraum beschrieben, das ohne Berücksichtigung der individuellen Situation oder Prädisposition des Patienten, allein durch dessen ethnische Zugehörigkeit erklärt wird. Vgl. dazu: Michael Knipper, Der „Morbus mediterraneus", in: Thorsten Noack, Heiner Fangerau, Jörg Vögele (Hg.): Querschnitt Geschichte, Theorie und Ethik der Medizin, München u.a. 2007, S. 42–43.

Eine besondere Herausforderung stellte die Pflege von nordafrikanischen Turkos und Zuaven, die in der französischen Armee kämpften und mit in Gefangenschaft geraten waren dar.[728] Sie lösten bei den Schwestern ein Gefühl der Beklemmung und kulturellen Fremdheit aus. Insbesondere die Aussicht, mit ihnen unter einem Dach zu nächtigen, machte ihnen regelrecht Angst, denn, wie eine Schwester schrieb, „die Gesichter ließen auf Alles schließen"[729] und lediglich ihr Gottvertrauen und die Tatsache, dass die übermüdeten Gefangenen bald einschliefen, beruhigten die aufgewühlten Gemüter.

Der Gesundheitszustand einiger Schwestern verschlechterte sich im Laufe des Krieges erheblich. „Die Anstrengungen und Entbehrungen waren, wie die Ereignisse und Umstände selbst, außerordentliche. Während unsere Diakonissen an eine andauernde, schwere Arbeit und einfache Verhältnisse gewöhnt sind und trotzdem der Gesundheitszustand derselben in geordneten Zeitläuften im allgemeinen ein recht befriedigender ist, sind namentlich von den in Frankreich arbeitenden Diakonissen zehn leichter, fünfzehn schwer erkrankt an Ruhr, Typhus, Eitervergiftung usw.; aber Gott selbst ist ihr Hüter gewesen, denn nur eine ist in Pont-à-Mousson heimgegangen."[730] Es handelte sich dabei um Diakonisse Katharine Kuhlen, die am 7. Oktober 1870 an der Ruhr starb und mit militärischen Ehren beigesetzt wurde.[731] Das Lazarett wurde bis Weihnachten betrieben und dann aufgelöst.[732]

Noch schwieriger gestalteten sich die Verhältnisse in Mars-la-Tour und Vionville. Die dort im August und September betriebenen Lazarette mit mehreren hundert Verwundeten sowie Ruhr- und Typhuskranken waren auf zahlreiche Häuser verteilt, was den Diakonissen viel Lauferei verursachte. Die zerschossenen Dächer und Fenster boten kaum Schutz vor den heftigen Regenfällen. Auch dort fehlte es am Anfang am Nötigsten. Brot, anderen Lebensmitteln sowie Trinkwasser gab es kaum, später erleichterten Lieferungen der Johanniter die Versorgung.[733] In Vionville lagen etwa 250 Verwundeten

728 Nach der Eroberung Algeriens u. a. nordafrikanischer Gebiete in der ersten Hälfte des 19. Jahrhunderts, stellte die Kolonialmacht Frankreich Söldnertruppen zusammen, die aus Einheimischen gebildet wurden. Sie waren an ihren bunten orientalischen Trachten leicht zu erkennen. Während ihres ersten Einsatzes im Krimkrieg wurden sie von den Russen fälschlicherweise für Türken gehalten. Der Begriff „Turkos" wurde auch später wider besseren Wissens für diese Einheiten beibehalten. Im Deutsch-Französischen Krieg kamen ca. 8000–9000 Mann aus diesem Gebiet zum Einsatz. Vgl. Kühlich, Die deutschen Soldaten im Krieg von 1870/71, S. 153–156 sowie Mehrkens, Statuswechsel, S. 53 ff.

729 AFKSK, 2-1, 1199 Schwesternbriefe aus den französischen Kriegslazaretten 1870–1871, Brief von Hedwig Haffehl vom 17.09.1870.

730 Jubilate, S. 214.

731 Nachruf in: AuKF, Nov./Dez. 1870, S. 161 ff.

732 Vgl. den Bericht über die gemeinsame Weihnachtsfeier deutscher und französischer Patienten kurz vor Auflösung des Lazaretts in: AuKF, Jan./Febr. 1871, S. 25.

733 Die Bewohner hatten vor ihrer Flucht die Brunnen mit Sand und Mist unbrauchbar gemacht, so dass sie erst wieder frei geschaufelt werden mussten. AFKSK, 2-1, 1199 Schwesternbriefe aus den französischen Kriegslazaretten 1870–1871, Brief von Luise von Trotha aus Vionville vom 3.09.1870. Luise von Trotha, die leitende Diakonisse in Vionville, war

zum Teil über zehn Tage nach der Schlacht noch in ihren ersten Verbänden, so dass die Ärzte über die Ankunft der Kaiserswerther Diakonissen hocherfreut waren. Sie übernahmen neben der eigentlichen Krankenpflege auch die Küche, die Waschküche und die Verwaltung des Johanniterdepots. Zwei Schwestern pflegen achtundzwanzig Schwerverwundete in der Kirche, die übrigen jeweils einzeln in Bauerhäusern, wo sie allein bis zu vier Krankenstuben zu betreuen hatten. Ihre Unterbringung war ausnahmsweise einmal bequem, da sie in das von Prinz Murat verlassene Quartier eingewiesen wurden.[734]

Die Anforderung von Schwestern für bestimmte Lazarette erfolgte in der Regel durch Johanniterdelegierte. Sie kam oft für die Schwestern überraschend und entsprach mitunter nicht den tatsächlichen Anforderungen, was oft tagelanges Herumreisen auf der Suche nach Einsatzorten zur Folge hatte.[735] Auf diese Weise kamen vier Kaiserswerther Schwestern ungeplant in ein Evakuationslazarett nach Epernay, an der Straße nach Paris südlich von Reims. Sie hatten nach der Auflösung ihres Lazaretts in Saarbrücken auf neue Arbeit gewartet. Mitte November wurden sie durch einen Johanniter zunächst zur Begleitung eines Sanitätszuges von Nancy nach Deutschland bestimmt. In Nancy trafen sie den Zug nicht mehr an und sollten ihn am folgenden Tag in Epernay einholen. Der Delegierte des Johanniterordens, Herr von Prittwitz, hielt aber die Begleitung des Sanitätszuges durch Schwestern nicht für notwendig, sondern bat um ihre Mithilfe in zwei Evakuationslazaretten in der Nähe des Bahnhofs mit zusammen ca. 500 Betten. Nur mit Bedenken stimmte die leitende Schwester Pauline Niemeyer der Übernahme einer solch großen Aufgabe zu, wenig später wurde ihnen die alleinige Betreuung eines der Lazarette mit ca. 350 Betten übertragen, das aber durchschnittlich mit 400 Patienten belegt wurde. Das gesamte Personal dieses „Schuppenlazaretts" einschließlich Krankenträger, Gehilfen und Koch belief sich auf 20 Personen. Die Hauptaufgabe bestand hier nicht in der Pflege, sondern in der Versorgung der nur leichtverletzten oder erkrankten Soldaten während ihres kurzen Aufenthaltes. Seuchenkranke waren nicht unter den Patienten, da sie in stehende Lazarette verbracht wurden. Von Mitte November bis Mitte März 1871 passierten über 32.000 Soldaten das Lazarett. Allabendlich kamen Sanitätszüge an, deren Patienten die Nacht in Epernay verbrachten, um am anderen Morgen die Weiterreise nach Deutschland anzutreten. Die Arbeit der Schwestern begann morgens um 5.30 Uhr, da um 6.00 Uhr der Kaffee ausgeteilt werden musste, da-

auf Heimaturlaub aus dem Libanon, wo sie in der Beiruter Mädchenschule der Kaiserswerther Anstalt tätig war. Sie trauerte um einen gefallenen Bruder und hatte sich daher zum Dienst in den Kriegslazaretten gemeldet.

734 AFKSK, 2-1, 1199 Schwesternbriefe aus den französischen Kriegslazaretten 1870–187, Brief von Luise von Trotha aus Vionville vom 29.08.1870 sowie AuKF, Sep./Okt. 1870, S. 140. Prinz Napoleon Lucien Murat (1803–1878) war der Neffe Napoleon I. und bekleidete das Amt eines Senators.

735 AFKSK, 2-1, 1199 Schwesternbriefe aus den französischen Kriegslazaretten 1870–1871, Brief von Luise von Trotha aus Vionville vom 29.08.1870 und weitere Berichte von Schwestern. Dies traf auch auf andere Schwesternschaften zu. Vgl. den Bericht der Dresdner Diakonisse, in: Leithold, Erinnerungen, S. 209ff.

mit der Krankentransport baldmöglichst weiter gehen konnte. Sie standen bereits um 4.00 Uhr auf, um den weiten Fußweg vom Privatquartier zum Lazarett zurücklegen zu können und kamen erst in der Nacht wieder zurück. Anfang Januar bezogen sie ein näher gelegenes und besser heizbares Quartier. Auch Schwestern aus dem Mutterhaus Bethanien in Breslau waren angereist, die aufzunehmen sich die leitende Kaiserswerther Schwester „mit Hand und Fuß“[736] wehrte, da angeblich nicht genügend Arbeit für alle da gewesen wäre. Neben dieser Begründung waren tatsächlich alle Schwesternschaften daran interessiert, möglichst allein in einem Lazarett zu arbeiten, was sich unter Kriegsbedingungen nicht immer umsetzen ließ.[737]

Das Weihnachtsfest wurde für die Schwestern zu einer besonderen emotionalen Herausforderung, da sie es erstmals außerhalb des Familien- oder Mutterhausverbandes feierten.[738] Eine Schwester schilderte den Ablauf im Lazarett von Epernay: „Das liebe Weihnachtsfest haben wir ja nicht wie sonst feiern können, aber der reiche Gott, der allen Mangel mit sich selbst ausfüllen kann, hat uns nicht ohne Segen gelassen. Wir hatten so viel Zeit übrig, um drei Tannenbäume mit Lichtern, Äpfeln und Nüssen und zu schmücken, ein Teil der Kranken, welche schon Mittags gekommen waren, durften das Putzen der Bäume mit ansehn, aber der größte Teil ließ lange auf sich warten [,] erst elf Uhr abends kam der Zug, von woraus die Kranken mit brennenden Fackeln abgeholt und in das Lazarett begleitet wurden, wo ihnen der Glanz der Weihnachtsbäume entgegen strahlten, die Freude der Soldaten war natürlich sehr groß, daß hatte keiner von ihnen in Frankreich erwartet. Als alle ruhig geworden waren, hielt der Feld-Geistliche eine sehr schöne erbauliche Andacht über das Weihnachtsevangelium. Die Kranken drängten sich so dicht wie möglich heran, gewiß wird es für viele nicht ohne Segen gewesen sein, wir sangen einige Verse aus dem schönen Liede Wie soll ich dich empfangen, mehrere der hohen Herren und Ärzte stimmten kräftig mit ein. Rührend war es mir [,] als ein geisteskranker Soldat während des Gesanges in die Hände klatschte und rief, ach wie schön, wie schön, so etwas habe ich noch nicht gehört, dann frug er den an seinem Bette stehenden Herrn Stabsarzt, ob er denn jetzt im Him-

736 AFKSK, 2-1, 1199 Schwesternbriefe aus den französischen Kriegslazaretten 1870–1871, Brief von Pauline Niemeyer aus Epernay vom 10.01.1871.

737 Vgl. u. a.: AuKF, März/Apr. 1871, S. 38. In Krefeld pflegten Kaiserswerther Diakonissen gemeinsam mit katholischen Schwestern in einem Saal mit 68 Betten, die in vier Reihen standen. Zwei Reihen wurden von katholischen Schwestern gepflegt, zwei von evangelischen. Vgl. auch: Archiv des Bistums Köln, Erzbischöfliche Cabinets-Registratur CR 25.13,1, Bl. 128, Bericht S. 19. Die Forderung aller konfessionellen Genossenschaften, möglichst in einem Lazarett allein ohne Pflegekräfte anderer Orden und Kongregationen tätig zu sein, zieht sich als eine Konstante durch alle drei Reichseinigungskriege. Mitunter wurden zur Untermauerung der Notwendigkeit dieser Maßnahme angeführt, dass die getrennten Schwestern, die mit Fremden pflegen mussten, daraufhin krank geworden wären und sich zu Angehörigen ihres Ordens in andere Lazarette haben flüchten müssen.

738 Vgl. auch den Bericht einer Dresdner Diakonisse aus dem Lazarett in Claye bei Meaux (Region Paris), in: Fröhlich, Thätigkeit des Dresdner Diakonissenhauses, S. 46 f.

mel sei."[739] Nach dem reichlichen Essen mit Suppe und Braten bekamen alle ein kleines Weihnachtsgeschenk in Form von Büchern, Jacken, Strümpfen und Leibbinden. Erst morgens 4 Uhr waren die Schwestern mit allem fertig.

Weitere Einsätze erfolgten in den Wintermonaten in Amiens und St. Quentin bei Paris sowie im Osten Frankreichs zur Pflege der bei Belfort verwundeten Soldaten.[740] Zum Teil arbeiteten dort dieselben Schwestern, die schon über fünf Monate in Saarbrücken und Pont-à-Mousson tätig gewesen waren. In Folge der drangvollen Enge in den Lazaretten hatten sie zum einen mit viel Ungeziefer an den Soldaten zu kämpfen, andererseits litten sie selbst unter erfrorenen Händen und Füßen.[741]

Mit der Aussendung von 185 Diakonissen in Feld- und Reservelazarette bis zum November 1870 sah sich das Kaiserswerther Mutterhaus an der Grenze des Leistbaren angekommen. Etliche Schwestern mussten erkrankt zurückkehren. Es war schon zu diesem Zeitpunkt nicht mehr möglich, alle arbeitsunfähigen Schwestern durch unverbrauchte zu ersetzen. Um so willkommener waren freiwillige Hilfskräfte, um die die Anstalt bereits einen Tag vor der französischen Kriegserklärung geworben hatte.[742] Der Aufruf lag einem Rundschreiben an alle in auswärtigem Dienst stehende Diakonissen zur Verteilung in den Kirchenkreisen bei.

Beim Einsatz dieser temporären Freiwilligen gingen die Mutterhäuser verschiedene Wege. Während in Neuendettelsau auf Grund der schlechten Erfahrungen im Krieg von 1866 nun ganz auf sie verzichtet wurde und lediglich Neueintritte in die Anstalt akzeptiert wurden, arbeitete das Kaiserswerther Mutterhaus wiederum mit diesen freiwilligen Pflegerinnen.[743] Vorsteher Disselhoff schätzte ihre Arbeit zumindest offiziell als sehr hoch, ja sogar als unverzichtbar ein.[744]Allerdings blieben von den in der ersten Kriegsbegeisterung gemeldeten 186 Frauen und Mädchen schließlich nur 61 übrig, die vor allem als Ersatz für ausrückende Schwestern in einheimischen Krankenhäusern und

739 AFKSK, 2-1, 1199 Schwesternbriefe aus den französischen Kriegslazaretten 1870–1871, Brief von Marie Corvey aus Epernay vom 10.01.1871. In veränderter Form abgedruckt in Jubilate 1886, S. 218. Vgl. auch den Brief von Pauline Niemeyer vom 28.12.1870.

740 Belfort wurde vom 3. November 1870 bis zum 16. Februar 1871 belagert, dort kam es zu den letzten größeren Gefechten dieses Krieges.

741 AFKSK, 2-1, 1199 Schwesternbriefe aus den französischen Kriegslazaretten 1870–1871.

742 Vgl. AFKSK, Bestand 2-1, 1202 Anmeldungen zur freiwilligen Krankenpflege in Militärlazaretten 1866–1870 sowie 1198 Meldungen von freiwilligen Krankenpflegerinnen 1870–1871. In letztgenannter Akte befindet sich auch ein Schriftwechsel mit den weiblichen Mitgliedern der Familie von Bodelschwingh, über ihre freiwillige Mitarbeit in Kaiserswerth. Friedrich und Ida von Bodelschwingh prägten ab 1872 maßgeblich die Entwicklung der 1867 gegründeten „Evangelischen Heil- und Pflegeanstalt für Epileptische" bei Bielefeld, die 1874 in „Bethel" umbenannt wurde. Vgl.: Hans-Walter Schmuhl, Friedrich von Bodelschwingh, Reinbek 2005.

743 Auch das Stuttgarter Mutterhaus berief auf Grund der guten Erfahrungen in den vergangenen Kriegen wieder Freiwillige als Ersatz für ausziehende Diakonissen ein oder sandte sie sogar in die Kriegslazarette nach Frankreich. Vgl. Sick, Stuttgarter Diakonissen 1870/71, S. 7ff.

744 AuKF, Juli/Aug. 1870, S. 106.

Unsere in der Männerkrankenpflege erfahrenen Diakonissen, namentlich Diejenigen, welche schon in den Kriegen von 1864 und 1866 in den eigentlichen Feldlazarethen thätig waren, werden in die Nähe des künftigen Kriegsschauplatzes gerufen werden. Dadurch entstehen in der bisherigen Arbeit derselben viele Lücken. Evangelische Frauen und Jungfrauen, welche practisches Geschick und ernsten, nüchteren Sinn für regelrechte Arbeit haben, werden gebeten, in die entstehenden Lücken für die Zeit der Noth helfend einzutreten. Sie würden theils hier in unserm Mutterhause, theils in den vielen, von unsern Diakonissen bedienten Hospitälern, theils auch in den mit denselben verbundenen Militär-Reservelazarethen oder selbstständigen Militär-Rerservelazarethen beschäftigt werden, während wir die dadurch frei werdenden, mit Männerkrankenpflege längst vertrauten Diakonissen in die eigentlichen Feldlazarethe schicken würden, wo sie mehr helfen können, als in dieser Arbeit nicht geübte, wenn auch willige Kräfte.

Wir bitten um vorherige Einsendung eines Sittenzeugnisses und kurze Angabe der bisherigen Beschäftigung. Gott schütze unser theures Vaterland! Er segne beides, die Waffen der Männer und den stillen Dienst der Frauen und Jungfrauen.

Kaiserswerth, den 18. Juli 1870.

Die Direktion der Diakonissen-Anstalt:
Disselhoff.

Aufruf des Kaiserswerther Mutterhauses zum Eintritt freiwilliger Pflegerinnen (Quelle: AFKS, Bestand 2-1, 1198)

in Reservelazaretten im Inland eingesetzt wurden. Nur wenige unterstützten die Diakonissen in Feldlazaretten im besetzten Frankreich.[745] Die Dauer des

745 Zu ihnen gehörte Ida von Kleist, die im Lazarett in Mars la Tour im Einsatz war. AFKSK, 2-1, 1199 Schwesternbriefe aus den französischen Kriegslazaretten 1870–1871.

Einsatzes variierte dabei stark und reichte von wenigen Tagen bis zu fünf Monaten. Keine von ihnen trat tatsächlich dauerhaft als Probeschwester ein. Die Erwartung, dass die patriotische Begeisterung in eine christliche umschlagen und zum Eintritt zahlreicher neuer Schwestern führen würde, hatte sich nicht erfüllt. Im Gegenteil waren die Nachkriegsjahre diejenigen mit den geringsten Eintrittszahlen seit Bestehen der Anstalt.[746] Die Konkurrenz der Krankenpflegeverbände des Roten Kreuzes und die Herausbildung des Schwesternberufs als anerkannte bürgerliche Profession machten den mit vielen persönlichen Einschränkungen verbundenen Eintritt in ein Mutterhaus immer weniger attraktiv. Insofern hat die Kriegskrankenpflege nicht unwesentlich zu einer Verweltlichung der Krankenpflege beigetragen.[747] Auch die mehrfach ausgesprochene Hoffnung auf eine religiöse Erneuerung der Gesellschaft nach dem glorreichen Sieg über den „Erbfeind" und der Einigung der deutschen Länder, die in ein protestantisch geprägten Reich geführt hatte, blieb aus Gründen, die hier nicht näher erörtert werden sollen, unerfüllt.[748]

Wie in den Kriegen von 1864 und 1866 hatten die Diakonissen nicht nur die leibliche Pflege der Kranken und Verwundeten zu besorgen, sondern „auch die Seelen der kranken und verwundeten Krieger zu pflegen, so weit dies in ihren Kräften steht und ihres Amtes ist."[749] Dazu gehörte die Verteilung geistlicher Literatur, auch zur Mitnahme in die Familien in Deutschland. Die Missionsabsicht ist hier deutlich zu erkennen. So beanspruchten ausführliche Berichte über Bekehrungen und Schuldbekenntnisse im Angesicht des Todes einen sehr breiten Raum in den Mutterhauspublikationen. War die Seelsorge durch Geistliche nicht gewährleistet, übernahmen Diakonissen in der ihnen zugebilligten Form diese Aufgaben mit, wie der Kaiserswerther Vorsteher Disselhoff betonte: „An anderen Orten hielten die Diakonissen in einer Weise, wie es ihnen ansteht, die Andachten, teils gemeinschaftlich für mehrere, teils an einzelnen Betten, lasen passende Stellen aus der Bibel [...] Auch da, wo Lazarettpfarrer treulich die Kranken und Verwundeten besuchten, war die geistliche Pflege der Diakonissen keineswegs überflüssig. Sie waren an den Betten der Schwerverwundeten, der in großen Schmerzen und im Sterben Liegenden bei Tag und Nacht zugegen, und suchten durch ein teilnehmendes Wort, einen Spruch der Bibel, einen Liedervers, ein kurzes Gebet usw. der Seele des Leidenden das Licht und Labsaal zu geben, was ihr Not that. Namentlich war solchen Schwerkranken, die in der Heimat alte Eltern, Frau und

746 Jubilate 1886, S. 220f. 1871 betrug die Gesamtzahl der Probeschwestern und der eingesegneten Diakonissen in Kaiserswerth 558, 1873 nur noch 552 und im Frühjahr 1876 lediglich 536. Erst gegen Ende der 1870er Jahre ist ein allmählicher Wiederanstieg zu verzeichnen.

747 Vgl. Kap. 3.1.

748 Vgl. u.a. Jubilate 1886, S. 221 sowie Julius Disselhoff, Aufruf zum Kampfe, der größer ist und heiliger, als der große Krieg der Gegenwart. Eine Predigt, gehalten in der Kirche des Johanniter- und Diakonissen-Kriegs-Lazareths zu Kaiserswerth am Rhein, Kaiserswerth 1871, S. 6f. Disselhoff bezeichnete den Kampf gegen den Un- und Aberglauben und die Gottentfremdung als den wichtigsten Krieg nach Beendigung des irdischen Krieges.

749 Jubilate, S. 215.

Kinder hatten, die stete Nähe und das aufrichtende Wort einer Diakonissin doppelt erquicklich."[750] Unstrittig ist das besondere Bedürfnis der Militärangehörigen nach geistlicher Erbauung angesichts der ständigen Todesgefahr im Krieg, das mit Hilfe der Diakonissen besser befriedigt werden konnte. Entsprechend ihrem Selbstverständnis als christliche Krankenpflegerinnen mit einem besonderen, auch die Seele umfassenden Pflegeauftrag, berichteten sie meist mehr von ihrer Arbeit auf geistlichem Gebiet als von der eigentlichen Krankenpflege.

Der Mangel an Seelsorgern machte die Mitbetreuung von Patienten katholischer Konfession nötig, auch wenn das in einigen Fällen zunächst auf Widerstand der Betroffenen stieß. Aus Nancy berichtete eine Schwester, dass katholische Patienten, die sich gemäß der Weisung ihres Heimatpfarrers beim Bibellesen einer evangelischen Schwester immer die Ohren zugehalten hatten, sich von ihren guten Absichten erst überzeugen ließen, nachdem dieselbe sich eine Kette mit einem silbernen Kreuz umgehängt hatte. Nun erst trauten sie ihrer christlichen Redlichkeit und sie konnte zwei von ihnen bis in den Tod begleiten, nachdem sie zuvor ihre Sünden gebeichtet hatten. Sie bezeichnete das Kreuz als „Schlüssel zu den Menschenherzen."[751]

Die Sorge um die zum Teil unbemittelten und auf den einzigen Ernährer angewiesenen Familienangehörigen belastete die verwundeten und sterbenden Soldaten in außerordentlicher Weise. Auch in diesen Fällen griffen die Schwestern tröstend und helfend ein. Durch wohltätige Gönner aus dem In- und Ausland war der Diakonissenanstalt die Verteilung von Unterstützungen an bedürftige Soldatenfamilien in Höhe von 5 bis 50 Talern möglich.[752] Bereits aus den Feldlazaretten in Frankreich schrieben Diakonissen Namen von bedürftigen Familienangehörigen sterbender Soldaten an das Mutterhaus und erleichterten diesen so den Abschied von der Welt.[753] Diese privaten Aktivitäten ergänzten die staatliche und halbstaatliche Invalidenversorgung. Schon am 6. September 1870 rief der Kronprinz Friedrich Wilhelm aus dem Hauptquartier in Reims zu Spenden für die Invalidenstiftung für Deutschland auf. Der Johanniterorden war befugt, für diese Stiftung bestimmte Spenden anzunehmen und weiter zu leiten.[754] Eine Ergänzung der geringen staatlichen Invalidenpensionen für die fast 80.000 deutschen Kriegsinvaliden war bitter nötig, um den Unterhalt der betroffenen Familien zu sichern.[755] Allerdings war

750 Ebd.

751 Luley, An Gottes Hand, S. 119.

752 AFKSK, 2-1, 1196 Spenden für Kriegslazarette 1870–1871 sowie 1197 Finanzielle Unterstützung von verwundeten und erkrankten Soldaten. Die Spenden kamen u. a. aus England, der Schweiz, den Niederlanden und verschiedenen deutschen Orten. Es handelte sich dabei um Geldmittel, Sachspenden und Bücherlieferungen.

753 AFKSK, 2-1, 1199 Schwesternbriefe aus den französischen Kriegslazaretten 1870–1871. Vgl. auch: AuKF, Sep./Okt. 1870, S. 156 sowie Nov./Dez. 1870, S. 171 ff.

754 Ein Abdruck des Spendenaufrufs befindet sich in: AFKSK, 2-1, 1196 Spenden für Kriegslazarette 1870–1871.

755 Kühlich, Die deutschen Soldaten im Krieg von 1870/71, S. 421.

der Versuch, den Staat durch private Initiativen von seiner Verantwortung für die Kriegsinvaliden zu entlasten, nicht unumstritten.[756]

Nach Beendigung des Krieges war der gewaltige, mit dem Lazaretteinsatz verbundenen Verwaltungsaufwand noch nicht beendet. Ausführliche Berichte über die Tätigkeit der Diakonissen wurden vom Johanniterorden, dem Königlichen Kommissar, der Zentralstelle der freiwilligen Krankenpflege in Berlin und dem Landrat von Düsseldorf verlangt.[757]

Die vom Kaiser gestiftete Kriegsdenkmünze für Nichtkombattanten sollte auch an Kaiserswerther Diakonissen vergeben werden. Die nach den Kriegen von 1864 und 1866 vergebenen Auszeichnungen waren den Diakonissen, vorgeblich auf deren eigenen Wunsch hin, jedoch nicht persönlich ausgehändigt, sondern ad acta gelegt worden. Ein gleiches Verfahren stellte der Vorsteher für eine Auszeichnung nach dem Deutsch-Französischen Krieg in Aussicht, da es einer Diakonisse, „deren Schmuck und Ehre im stillen, treuen, demüthigen Dienen bestehen muß, nicht zieme, äußerliche Zeichen einer ehrenden Anerkennung zu tragen."[758] Statt dessen schlug die Anstaltsleitung ein anerkennendes Schreiben vor, das den Diakonissen in geeigneter Weise zur Kenntnis gegeben werden sollte. Die preußische Königin Augusta übersandte daraufhin ein Verdienstkreuz für Frauen und Jungfrauen zur Aufbewahrung bei der Anstaltsleitung „zum bleibenden Andenken dessen, was Ihre Genossenschaft für das Vaterland in reichem Maße gethan hat."[759]

Diakonissenanstalt Neuendettelsau

Insgesamt waren etwa 50 der 150 Neuendettelsauer Schwestern im Lazaretteinsatz.[760] Gemäß der staatlichen Vorgaben hatte die Diakonissenanstalt ihre Schwestern dem bayrischen „Zentralverein für Pflege der verwundeten und erkrankten Krieger" in München zur Verfügung gestellt, in Frankreich arbeiteten aber auch einige von ihnen unter der Leitung des vor Ort präsenteren Jo-

756 Insbesondere die Kommunen und bürgerliche Vereine betonten die alleinige Verantwortung des Staates für die Kriegsopfer. Vgl. Jean H. Quataert, „Damen der besten und besseren Stände." „Vaterländische Frauenarbeit" in Krieg und Frieden 1864–1890, in: Karen Hagemann, Ralf Pröve (Hg.), Landsknechte, Soldatenfrauen und Nationalkrieger, S. 247–275, hier S. 260f.

757 AFKSK, Bestand 2-1, 1201 Aussendung von Diakonissen auf den Kriegsschauplatz 1870–1871.

758 Ebd., Brief von Pf. Disselhoff an den Bürgermeister von Kaiserswerth vom 23.01.1872. Vgl. auch: Ebd., Briefentwurf an den Landrat von Düsseldorf, Graf von Spee, vom Herbst 1871 sowie an Minister von Bodelschwingh vom 23.10.1871.

759 AFKSK, Bestand 2-1, 1046 Briefe aus dem Kaiserhaus 1870–1886, Schreiben von Königin Augusta vom 31.12.1871. Vgl. auch: Jubilate 1886, S. 220. Keine der genannten Auszeichnungen befindet sich noch im Archiv oder im Museum der Kaiserswerther Diakonie.

760 16. Jahresbericht über Bestand und Fortgang der Diaconissen-Anstalt zu Neuendettelsau 1869/70, Ansbach 1871, S. 9–11.

hanniterordens.[761] Im Gegensatz zu 1866, als sich die Festungskommandanten untereinander konkurrierend um Krankenpflegerinnen bemüht hatten, wiesen die Mobilisierungspläne den Diakonissen nun konkrete Plätze innerhalb des Militärsanitätswesens zu.[762] In den meisten Fällen wurden sie bayrischen Feldspitälern angegliedert und folgten diesen in kleinen Gruppen nach.[763]

Die in Frankreich eingerichteten Feldlazarette blieben häufig bestehen, wenn die Sanitätseinheiten dem Kriegsverlauf entsprechend, der kämpfenden Truppe folgten. In solchen Fällen pflegten die Schwestern die Patienten so lange weiter, bis sie als gesund entlassen, weiter transportiert oder verstorben waren. Erst nach Auflösung dieser Lazarette konnten sich die Schwestern häufig auf eigene Faust in langwierigen Fahrten auf die Suche nach „ihren“ Einheiten begeben. Sie reisten in französischen Passagier- oder deutschen Militärzügen und auf offenen Bauernwagen durch das besetzte Frankreich.[764] Der gesamte Feldzug wurde publizistisch begleitet vom Correspondenzblatt der Anstalt, in dem ab August regelmäßig ausführliche Berichte über die Tätigkeit und das Ergehen der einzelnen Schwestern erschienen.

Zwei Neuendettelsauer Diakonissen, Ida Adelberg und Julie Seufferheld, rückten schon am 29. Juli 1870, zehn Tage nach der Kriegserklärung Frankreichs an Preußen, als erste mit dem V. Hauptfeldhospital des I. königlich bayerischen Armeekorps nach Bretten in Baden aus.[765] Von dort ging es weiter ins elsässische Niederbronn. Ihr Spital war in einer ehemaligen Cichorienfabrik[766] und Baracken im Freien eingerichtet. Dort mussten sie lange auf Arbeit warten und hatten schließlich fast nur katholische Franzosen zu pflegen. Die ortsansässigen katholischen Niederbronner Schwestern beanspruchten ebenfalls einen Anteil an diesem Lazarett.[767] Im Oktober folgten die Diakonissen gemeinsam mit den katholischen Schwestern dem bereits nach Corbeil südlich von Paris weiter gezogenen V. bayrischen Feldhospital. Unterwegs mussten sie aus Mangel an anderen Quartieren teils in Bauernhöfen auf Stroh, teils in katholischen Klöstern übernachten, wo sie nach eigenen Berichten nicht immer willkommen waren: „Noch schlimmer gings uns aber in Nan-

761 AuKF, Sep./Okt. 1870, S. 150.

762 Harald Jenner, Von Neuendettelsau in alle Welt. Entwicklung und Bedeutung der Diakonissenanstalt Neuendettelsau/Diakonie Neuendettelsau 1854–1891/1900, Neuendettelsau 2004, S. 228. Vereinzelt fragten aber immer noch Armeecorps direkt in Neuendettelsau nach Diakonissen, was abschlägig beschieden werden musste. Vgl. Correspondenzblatt Neuendettelsau, 8/Aug. 1870, Beilage, S. 35f.

763 Eine namentliche Aufstellung der Schwestern und ihrer Einsatzorte befindet sich in: ZADN, Mutterhausregistratur, G II d 1.12 Bayerischer Verein zur Pflege und Unterstützung im Felde verwundeter und erkrankter Krieger sowie im 16. Jahresbericht der Diaconissen-Anstalt zu Neuendettelsau 1869/70, Ansbach 1871, S. 9–11.

764 Vgl. u.a. Fröhlich, Thätigkeit des Dresdner Diakonissenhauses, S. 35ff.

765 Das es sich dabei um den Geburtsort des Reformators Philipp Melanchton (1497–1560) handelte, wurde von den Diakonissen als gutes Omen gewertet. Correspondenzblatt Neuendettelsau, 8/Aug. 1870, Beilage, S. 34.

766 Fabrik für Ersatzkaffee, der neben Getreide auch geröstete Zichorienwurzeln enthielt.

767 Correspondenzblatt Neuendettelsau, 13. Jg., 11/Nov. 1870, S. 53f.

zig[768], wo die Niederbr. Schwestern, die 4 Köchinnen und wir in dem Kloster à l'esperance einquartiert wurden. Hier sagten uns die [französischen] Schwestern, es sei höchst überflüssig, deutsche Schwestern mitzubringen, da Frankreich genug Klosterfrauen habe, um die Kranken zu pflegen. Dabei hatten wir nur die nothdürftigste Verpflegung und mußten von den Niederbr. Schwestern hören, sie seien so übel aufgenommen, weil sie mit uns Protestanten arbeiteten."[769] Mit den Niederbronnern herrschte offenbar trotzdem ein gutes Einvernehmen auf der Reise. Am 7.10.1870 erfolgte ihre Ankunft in der Nähe von Corbeil[770] und der Bezug einer leerstehenden Villa mit freundlichen Dienstleuten. Zu ihrem Bedauern begann die Arbeit nicht sofort wieder: „Eines nur wünschen und hoffen wir, bald auch hier unsern Dienst an den armen Kranken thun zu können. Der Spätherbst macht sich auch hier schon sehr bemerkbar, und Gott der Herr wolle nur bald in Gnaden den Frieden zu Stande kommen lassen, damit den Krankheiten nicht noch mehr Menschen erliegen, als den Waffen des Feindes. [...] Uns hat es schon manches Mal recht traurig gemacht, daß wir so lange Zeit unterwegs sein mußten und ohne Arbeit, während so viele arme Menschen der Hilfe und Pflege nothwendig bedurft hätten [...]."[771]

Siebzehn Diakonissen reisten mit bayrischen Feldspitälern Anfang August nach Weißenburg und Wörth ab und folgten ihnen anschließend in verschiedene Lazarettstandorte im besetzten Frankreich.

Diakonisse Sara Hahn (1835–1916), deren Kriegseinsatz nun stellvertretend für alle Neuendettelsauer Diakonissen weiter verfolgt werden soll, rückte am 1. August 1870 zusammen mit acht weiteren Schwestern aus.[772] Sie war gerade erst vom Braunschweiger Paramententag heimgekehrt und hatte sich schnell entschlossen, den bereits 1866 gegangenen Weg in die Lazarette nochmals anzutreten.[773] Die Diakonisse reiste mit der in der Krankenpflege erfahrenen und der Münchner Dependance des Neuendettelsauer Mutterhauses vorstehenden Schwester Caroline Kienlein, die bei der Einrichtung des IX. bayrischen Hauptfeldspitals helfen sollte.[774] Der Weg nach Frankreich gestaltete sich langwierig. Die Schwestern fuhren ab München mit dem Zug in Be-

768 Nanzig ist die damals übliche deutsche Bezeichnung für Nancy.

769 Ebd., S. 54. In der Geschichte der Kongregation wird auf die Zusammenarbeit mit den Diakonissen nicht eingegangen. Vgl. Pfleger, Die Kongregation der Schwestern vom Allerheiligsten Heilande, S. 66 ff. u. 128 ff.

770 Heute Corbeil-Essones, südlich von Paris.

771 Brief von „Schwester Ida, Diakonissin beim 5. Hauptfeldspital des kgl. b. I. Armeecorps in Soicy-sous Etiolles", 9.10.1870, zit. nach Correspondenzblatt Neuendettelsau, 11/Nov. 1870, S. 54.

772 Zu Sara Hahn vgl. die biografische Skizze im Anhang. Schwester Saras Hauptarbeitsgebiet war die Herstellung kirchlicher Textilien in der anstaltseigenen Paramentik. Ihre Briefe aus dem Kriegseinsatz gehören zu den reflektiertesten, was sicher zu ihrer umfangreichen und weitgehend unbearbeiteten Veröffentlichung im Correspondenzblatt beigetragen hat.

773 Correspondenzblatt Neuendettelsau, 8/Aug. 1870, Beilage, S. 34.

774 KA München, Kriegsministerium B 1212, Aufstellung der der mobilen Armee zugeteilten freiwilligen Krankenpfleger vom 21.08.1870.

gleitung des Feldpredigers Schulze, in dem sie „einen außerordentlich angenehmen liebenswürdigen Begleiter [fanden], der wie ein Vater“ für sie sorgte.[775] Er kümmerte sich auch um Verpflegung und Unterbringung, wie in der ersten Nacht in Privatquartieren in Nördlingen und in der zweiten Nacht in Mannheim, wo die Schwestern zu zweit in Hotelbetten übernachten mussten. Mit Gottvertrauen sah Schwester Sara dem kommenden Dienst entgegen: „Immerhin freue ich mich ganz besonders meiner Führung über München und habe wiederholt Ursache zu glauben, daß Gott mir immer besonders freundlich ist und mir in Gemeinschaft treuer Schwestern und Brüder[776] die Arbeit, die wir ja mit so hoher Freude beginnen wollen, leicht machen will. Jede einzelne von uns spricht ihren guten treuen Willen aus, so viel an ihr ist, es nicht fehlen lassen zu wollen, und der Herr wird zu jedem solchen Entschluß sein Ja und Amen sagen. Ihm vertrauen wir und Er wird uns als der große Marschall Vorwärts schon führen, wie es recht ist.“[777] Immer wieder scheint in den Berichten von Schwester Sara ihre reichspatriotische Gesinnung durch, so wenn sie im Zug ein Morgenlied auf den deutschen Rhein, der gegen die Franzosen verteidigt werden sollte, anstimmte. Nach der verlustreichen Schlacht bei Wörth im Elsass schrieb sie Anfang August aus einem Notlazarett: „In Weißenburg wurden wir schon 3 Schwestern und 3 Diakonen los, die dortigen Johanniter requirierten sie, auf dem Bahnhof dortselbst, die ankommenden Verwundeten zu verbinden. Von Weißenburg bis Sulz fuhren wir mit der Bahn, dann requirierten wir einen Bauern, der sich anfangs nicht herbeilassen wollte, bis er gezwungen wurde, uns weiter zu fahren, ein zweiter Wagen nahm unser Gepäck auf, so fuhren wir, 6 Schwestern und noch mit 11 Diakonen, nach Wörth, unsere Bayern aufzusuchen, wir fanden aber nur Preußen und Franzosen und Johanniter herrschten. Als wir durchkamen requirierten letztere uns, sich auf das Kriegsrecht berufend. Wir konnten nichts machen und da wir das grenzenlose Elend in dieser Stadt sahen, giengs uns auch zu Herzen und wir blieben.“[778] Nachts zuvor hatten die Schwestern in einer Scheune auf Stroh biwakiert, bei der Einfahrt nach Wörth waren sie durch einen Wolkenbruch durchnässt, aber sofort an die Arbeit gegangen. Die Johanniter erscheinen hier als die uneingeschränkten Herrscher über die freiwillige Krankenpflege, aber trotz aller Vorbereitungen herrschten weithin Chaos und Mangel. Trotz der von Foucault schon in das Ende des 18. Jahrhundert datierten „Geburt der Klinik“[779], erinnerten die Lazarettzustände insbesondere nach

775 Correspondenzblatt Neuendettelsau, 9/Sept. 1870, S. 37.

776 Unterwegs waren 14 Felddiakone aus Erlangen zu ihnen gestoßen.

777 Correspondenzblatt Neuendettelsau, 9/Sept. 1870, S. 38. Schwester Sara Hahn spielt hier auf den preußischen Generalfeldmarschall Gebhard Leberecht von Blücher (1742–1819) an, der wegen seiner offensiven Truppenführung in den Befreiungskriegen gegen Napoleon den populären Beinamen „Marschall Vorwärts“ bekommen hatte.

778 Correspondenzblatt Neuendettelsau, 9/Sept. 1870, S. 39.

779 Michel Foucault, Die Geburt der Klinik. Eine Archäologie des ärztlichen Blicks, Frankfurt am Main 1976. Vgl. auch: Alfons Labisch, Reinhard Spree (Hg.), „Einem jeden Kranken in einem Hospitale sein eigenes Bett“. Zur Sozialgeschichte des Allgemeinen Krankenhauses in Deutschland im 19. Jahrhundert, Frankfurt/M. 1996.

den großen Schlachten eher an frühneuzeitliche Armenlazarette, wo sich die Patienten im wahrsten Sinn des Wortes „auf dem Sterbestroh"[780] befanden, als an moderne Krankenhäuser.

Die Kommunikationsmittel und die Verzahnung mit dem Militärsanitätswesen waren immer noch ungenügend.[781] Transport und Einsatzorte der Schwestern hingen nach wie vor von ihrem Verhandlungsgeschick, Glück und Ausstattung mit Bargeld ab. Obwohl sie an eine bestimmte Armeeeinheit gebunden waren, reisten sie teilweise selbstständig zu ihren Einsatzorten und hatten durch die Kriegsumstände oftmals Mühe, diese überhaupt zu erreichen. Aus Wörth schrieb Schwester Sara weiter: „O Gott, jetzt weiß ich, was ein Kriegsschauplatz ist! Sie können sich keine Vorstellung von dem namenlosen Elend hier machen, die Häuser demoliert, die meisten Einwohner geflüchtet, in Küchen und Häusern stehen Geschirr und Möbel herum, wie sie eben verlassen wurden; viele Privathäuser mußten Verwundete aufnehmen, alle liegen auf der Erde auf purem Stroh. Als wir ankamen, fanden wir die Armen noch mit dem Nothverband vom Schlachtfeld her, in 3 Tagen nichts gegessen! Waschen sollten wir vor allem die Kranken, vom Blute reinigen, das thaten wir treulichst, aber in dem gepichten[782] Verband konnten wir sie doch nicht lassen und Aerzte waren keine zur Hand. So gut wir's verstanden, legten wir nun Verbände an. Am dritten Tage kamen Aerzte und fanden nun natürlich viele Amputationen nötig. Es sind viele Gebildete unter den Kranken, auch höhere Offiziere; das Herz bricht einem, sie so elend auf Stroh liegen zu sehen. Wir thun was wir können, arbeiten Tag und Nacht. An Versorgung des Pflegepersonals ist nicht zu denken, zu essen haben wir kaum nothdürftig, Brot müssen wir betteln; an ein Bett für uns ist kein Gedanke, nicht mal ein Strohsack. Unser Oberdiakon sorgt wohl, so gut er kann, aber was ist hier zu machen? Unsre armen Zuaven und Turkos können sich uns nur durch Zeichen verständlich machen. Nunmehr können die meisten in geordnete Lazarethe weiter transportiert werden. Diese flüchtige Nachricht von uns nur einstweilen, bis ich unter bessern Verhältnissen wieder im Stande sein werde, einen ausführlichen Bericht zu geben."[783] Drei Diakonissen versorgten über 70 Verwundete in mehreren Häusern und in der Kirche. Feldprediger Schulze war

780 So der Titel einer Studie zur sächsischen Lazarettgeschichte, vgl. Elke Schlenkrich, Von Menschen auf dem Sterbestroh. Sozialgeschichte der obersächsischen Lazarette in der frühen Neuzeit, Beucha 2002.

781 Zur Kritik am Johanniterorden vgl. Seyferth, Die Heimatfront 1870/71, S. 424f. vgl. auch die Beschreibung der Anreise der Dresdner Diakonissen in: Fröhlich, Thätigkeit des Dresdner Diakonissenhauses, S. 12ff. In Mainz suchte der Vorsteher vergeblich nach dem Königlichen Kommissar und stellte resigniert fest: „Kein Mensch wusste etwas von dem anderen", was sich auch im Laufe des Krieges kaum bessern sollte. Arbeitsmöglichkeiten in Saarbrücken, wohin er schließlich vom Königlichen Kommissar beordert wurde, musste er ebenfalls selbst suchen.

782 Der Ausdruck „gepicht" stammt aus dem Brauereigewerbe und bedeutet, dass ein Fass oder ein anderes Behältnis mit flüssigem Pech versiegelt und damit wasserdicht gemacht wurde.

783 Correspondenzblatt Neuendettelsau, 9/Sept. 1870, S. 39f.

von Wörth aus nach München zurück gekehrt. Nur mit Mühe gelang es einem Oberdiakon nach Auflösung der Lazarette in Wörth durch „Bestechung" des ausgehungerten Kutschers mit Lebensmitteln, einen Leiterwagen für die Weiterfahrt in Richtung Front aufzutreiben. „Unsere abenteuerlichen Fahrten mögen denen der Zigeuner nicht ganz unähnlich sein, sind wir doch den Zigeunern auch bald im äußern ähnlich geworden, wenn wir 2–3 Tage lang keine Gelegenheit zum waschen fanden und die Sonnenhitze unsre Angesichter bräunte."[784] Sie fuhren auf gut Glück „in der selbständigsten Selbständigkeit, wir sechs Schwestern und die zwei Diakonen, und freuten uns der herrlichen Gegend; wie ist doch das Elsaß so wunderschön, es soll nur wieder an Deutschland kommen, dazu gehört es doch; im ganzen Elsaß sprechen die Leute noch „dütsch", wenn auch eben so gut französisch."[785] In Reichshofen schloss sich die Gruppe dem Delegierten Fürst Taxis aus München an, der mit einer aus Turnern gebildeten Gruppe freiwilliger Diakone aus Augsburg der bayerischen Armee hinterher reiste. Da kein Quartier frei war, übernachteten sie in einem Eisenbahnwaggon 1. Klasse, der zur Rückfahrt nach München bestimmt war. Die Wartezeit bis zur Abfahrt der erst zu requirierenden Pferdewagen wurde dazu genutzt, den im Lazarett am Bahnhof arbeitenden katholischen Schwestern bei der Austeilung von Lebensmitteln zu helfen. Als Belohnung gab es Kaffee und Fleischsuppe. Danach begann eine dreitägige Leiterwagenfahrt durch das Elsass, zuerst nach Lützelstein und, als dieses von Franzosen besetzt gefunden wurde, nach Burweiler und Saarburg. Ihre französischen Wirtsleute waren von der Einquartierung nicht begeistert, da sie selbst nichts mehr zu essen hatten: „Das Elsaß ist wirklich ausgegeßen, man muß Mitleid mit den Leuten haben."[786] Am nächsten Morgen ging es mit dem Wagen nach Lothringen, ein hessischer Pfarrer stieß zu ihnen, der als Feldprediger ausgezogen war und seine Leute nicht gefunden hatte. Erst am 17. August 1870 kamen sie abends in Luneville an und in einem Benediktinerinnenkloster unter. Von den Nonnen wurden sie äußerst freundlich aufgenommen. In einem großen Saal, in dem sonst Schülerinnen schliefen, sahen ihnen aus den Betten schon drei Neuendettelsauer Schwestern entgegen, von denen man sich in Weißenburg getrennt hatte. Sie waren mit Franziskanerinnen unter Führung des Baron von Witzleben weiter gezogen. Schwester Sara schrieb an einem Schultisch der Klosterschule: „Die anderen Schwestern haben große Wäsche gehalten, das war nöthig! Und werden jetzt wohl bügeln oder sich im Klostergarten Mirabellen suchen. Schön ists hier im Kloster, prächtige Räume, herrlicher Garten. Wir sollen die unerquickliche Aussicht haben, etliche Tage hier zu rasten, das wird langweilig, möchte lieber arbeiten, Wunden verbinden, deren wieder genug geschlagen sein werden. Der Armee sollen wir nun ziemlich nahe sein. Heute Morgen wagte sich unser Pastor hinter die Klostermauern, er fand wirklich Einlaß, während wir den Diakon gestern nur im Corridor an der Klosterpforte sprechen durften, und bot uns an, eine Morgen-

784 Brief von Sara Hahn aus Luneville vom 18.8.1870, ebd., S. 41.
785 Ebd.
786 Correspondenzblatt Neuendettelsau, 13. Jg., 9/Sept. 1870, Beilage, S. 42.

andacht zu halten, wozu die guten Nonnen uns einen Raum anwiesen. Wir sangen aller nord- und mitteldeutscher Pastoren Lieblingslied „Ach bleib mit deiner Gnade."[787]

Später berichtete Diakonisse Sara Hahn über die Zwischenstation bei französischen Schulschwestern von Nancy in Void, wo sie noch freundlicher als in Luneville behandelt worden seien. Die französischen Schwestern halfen sogar, das Gepäck der Diakonissen bei der Abreise zu tragen und luden sie ein, auf der Rückreise wieder bei ihnen einzukehren.[788] Im Kloster wurde ihnen der Gottesdienst mit Abendmahl durch den Feldprediger des I. Bayerischen Armeekorps ermöglicht. Die katholischen Schwestern hatten sogar ein Zimmer und Blumenschmuck sowie einen Teppich zur Verfügung gestellt.[789] Zum Dank nähte ihnen Sara Hahn, die sich in Friedenszeiten mit der Herstellung kirchlicher Textilien beschäftigte, eine Fahne mit rotem Kreuz zum Schutz für ihr Haus.[790] Gemeinsam verteilten die Diakonissen und katholischen Schwestern Brot an vorüberfahrende verwundete oder in den Kampf ziehende bayerische Soldaten.[791] Das Kriegserleben verband die Schwestern über alle konfessionellen und nationalen Schranken hinweg.

Dass es aber bei diesem toleranten Umgang miteinander immer auf die individuelle Einstellung der Beteiligten ankam, zeigt das Beispiel einer anderen Gruppe Neuendettelsauer Diakonissen, die sich am 29. August 1870 in Nancy im Kloster zum heiligen Herzen Mariä nur mit Hilfe zweier Polizeidiener und des Bürgermeisters Einlass verschafften. Letzterer hatte mit der Einquartierung von 60 Soldaten nebst Pferden gedroht, bevor die Diakonissen aufgenommen wurden. Entsprechend unfreundlich war die Unterbringung in einem einzigen Raum auf der Erde, bei sehr mäßiger Verpflegung![792]

787 Ebd., S. 43.

788 Sara Hahn am 23.8.1870 aus Void, zit. nach: Correspondenzblatt Neuendettelsau, 10/Okt. 1870, S. 47.

789 Correspondenzblatt Neuendettelsau, 10/Okt. 1870, S. 48. Auch Kaiserswerther Diakonissen wurden auf ihrer Reise in das Evakuationslazarett Epernay in Nancy bei den katholischen „Seur de Doctrin" freundlich aufgenommen. AFKSK, 2-1, 1199 Schwesternbriefe aus den französischen Kriegslazaretten 1870–1871, Briefe der Schwestern aus Epernay.

790 In Frankreich versuchten viele Privatpersonen, ihr Eigentum mit dem Zeichen des Roten Kreuzes zu schützen, vgl. Mehrkens, Statuswechsel, S. 58. Vgl. auch das Beispiel Augsburger Diakonissen im Ursulinerinnenkloster Nancy, in: AuKF, März/Apr. 1871, S. 40.

791 Die Verpflegung regulärer Kampfeinheiten aus den Depots der freiwilligen Krankenpflege widersprach an sich den Bestimmungen der Genfer Konvention. Offenbar war dies den Beteiligten aber gar nicht bewusst und sie handelten in der besten Absicht, zumal die Versorgung der Soldaten durch das Militär völlig unzureichend war. Vgl. Kühlich, Die deutschen Soldaten im Krieg von 1870/71, S. 210.

792 Correspondenzblatt Neuendettelsau, 10/Okt. 1870, S. 49f. Es handelte sich bei den Schwestern um die Gruppe, die im August 1870 in Begleitung des Stabsarztes Dr. Grauvogel zum III. Hauptfeldhospital nach Nancy gereist war. Von dort ging es am 25. November 1870 weiter nach Lagny-sur-Marne, etwa 30 km östlich von Paris, wo sie die Kanonade der französischen Hauptstadt miterlebten. Vgl. Correspondenzblatt Neuendettelsau, 2/Febr. 1871, S. 7.

Erst am 24. August 1870 stieß die Gruppe um Sara Hahn schließlich in Menil, eine Stunde von Void entfernt, zum IX. bayrischen Feldlazarett, dem sie bei Kriegsbeginn zugeteilt worden waren. Obwohl sie vom Militär versorgt werden sollten, reiste Fürst Taxis noch mit und kümmert sich um Quartier, Verpflegung und Kleidung, er selbst übernachtete in seiner Kutsche. Auch während des weiteren Vorgehens hinter dem Feldspital erfolgte die Unterbringung wieder in Dependancen der Schulschwestern von Nancy, in Bavincourt schliefen sie in den Betten der geflohenen Schwestern. In Sommauthe, wo sie am 7. September 1870 ankamen, zeigte ihnen der Kanonendonner das nahe Schlachtfeld an. Nach 16-tägiger Bahn- und Leiterwagenfahrt hatten sie endlich reichlich Arbeit, so viel, dass an Schlaf nicht zu denken war. Die meisten Häuser und auch die Kirche wurden zur Unterbringung der Verwundeten benutzt. Am 12. September 1870 reisten sie von Sommauthe mit Pferdeomnibussen in zwölf Tagesfahrten unter dem Motto „Genieße, was dir Gott beschieden, entbehre gern, was du nicht hast"[793] durch die Campagne ihrem Feldspital hinterher. Unterwegs waren sie auf Befehl eines Johanniterritters wieder von den bayrischen Truppen getrennt und einem preußischen Lazarett zugeteilt worden, „das griff den armen Schwestern an's Herz, deren echt bayrische Art weit lieber mit ihren Landsleuten verkehrt."[794] Ab dem 27. September pflegten sie nun in einem preußischen Lazarett in den unteren Räumen des Schlosses von Versailles, immer in der Hoffnung auf eine spätere Zuteilung zu einem bayerischen Feldspital. Die Erfüllung dieses Wunsches war nur vier von ihnen vergönnt, die ab dem 15. November mit dem IV. bayerischen Aufnahmespital nach Villegenis und Ambrainvilliers reisten. Der Rest blieb bis zum Kriegsende in Versailles. Dort nahmen sie u.a. an einem Feldgottesdienst im Park, in Gegenwart des preußischen Kronprinzen teil: „Für sie war dies seit acht Wochen der erste öffentliche Gottesdienst, der durch die ununterbrochene Kanonade von den Wällen von Paris her, wovon ihnen der Boden unter den Füßen wankte, eine furchtbar ernste Begleitung gewann. Als die Schwestern erst, geblendet von der hohen Versammlung in den blitzenden Uniformen, in bescheidener Entfernung stehen blieben, ließ ihnen S. k. H. der Kronprinz die Aufforderung, näher zu treten, zukommen und die Schwestern machten dann den Schluß des weiten Kreises, welchen die Versammlung um den Altar herum bildete."[795]

In ihrem Lazarett waren zum Jahresende von 37 nur 13 Patienten verblieben, zu denen sich noch sechs Mann gesellten, die lediglich erholungsbedürftig waren. Männliche Wärter erleichterten den Diakonissen die Arbeit, indem sie die Krankenzimmer reinigten. So blieb ausreichend Zeit, um für die insgesamt ca. 250 Kranken im Versailler Schloss Weihnachtsbäume zu schmücken und kleine Geschenke herzustellen. „Als aber am heil. Abend der Christbaum

793 Correspondenzblatt Neuendettelsau, 10/Okt. 1870, S. 50.

794 Ebd. Ähnlich planlos verlief der Einsatz von vier Speyerer Diakonissen, die in Versailles Anfang Dezember eintrafen. Sie waren zunächst nach Lagny gereist und von dort nach Versailles weiter geleitet worden. Da sie aber auch hier nicht gebraucht wurden, beorderte ein Johanniterritter sie nach Saint Lire in ein preußisches Lazarett um.

795 Ebd.

in dem großen Saal bei den Verwundeten brannte und aller Augen vor Freude glänzten und jeder der Armen seine Gabe empfing und keiner leer ausging, da zog auch stille heilige Weihnachtsfeier und selige Freude in unser Herz und wir freuten uns innig an der Freude unserer Pflegebefohlenen."[796] Die Feier wurde mit Gesang der Kranken und Klavierbegleitung durch Schwester Sara, einer Lesung des Evangeliums durch einen Pastor und ein Dankgebet gestaltet. Zur Bescherung gab es u. a. die Neuendettelsauer „Tagesläufe", die eben angekommen waren. „Der Quartiermeister bemerkte zwar in seiner spöttischen Weise, wir überschütteten ja die ganze Armee mit Gebetbüchern, aber wir machen uns aus solchen Reden nichts, sind sie schon gewöhnt."[797] Am ersten Weihnachtsfeiertag wurde die Christmette in liturgischer Form der Dettelsauer Weise mit Abendmahl gefeiert, am zweiten Feiertag ein Gottesdienst für die Kranken. Obwohl die meisten Katholiken waren, nahmen sie daran teil und einige baten darum, die Liedblätter als Erinnerung behalten zu dürfen. Die Küche für die Offiziere und die Schwerverwundeten musste von Schwester Caroline übernommen werden, da die französischen Köchinnen weggelaufen waren. In der Hauptküche herrschte ebenfalls Verlegenheit, da die französischen Köchinnen wegen wiederholtem Diebstahls entlassen werden mussten. Die Neuendettelsauer Schwestern kehrten erst Anfang März wieder in ihr Mutterhaus zurück.[798]

Der Höhepunkt ihres Aufenthaltes im Schloss von Versailles war die Teilnahme an der Reichsgründungsfeier im Spiegelsaal. Es war einer Gruppe von fünf Neuendettelsauer Diakonissen gelungen, sich durch ein Vorzimmer unbemerkt in den Saal zu schleichen. Versteckt hinter den Fahnenträgern an der Stirnseite verfolgten sie den Fortgang der Ereignisse aus unmittelbarer Nähe, ohne selbst gesehen zu werden. Daher fehlen die Diakonissen auch auf dem bekannten Gemälde Anton von Werners von der Reichsgründungsfeier.[799] Voller Stolz und Selbstbewusstsein schrieb Sara Hahn nach Neuendettelsau: „Hätte doch jemand gefehlt, wenn wir nicht hingegangen wären, waren obendrein die einzigen Damen in dem weiten Raum voll uniformierter Größen und Kleinen des deutschen Reiches."[800] Das Bewusstsein, Augenzeuge eines nationalen Ereignisses von historischer Bedeutung zu sein und das eigene Leben mit dem Schicksal des Vaterlandes zu verbinden, entfachte den auf das gesamte Reich und nicht auf einen deutschen Einzelstaat bezogenen Stolz auch bei politisch eher inaktiven Diakonissen. Sara Hahn fand bald darauf die

796 Correspondenzblatt Neuendettelsau, 2/Febr. 1871, S. 6.
797 Ebd.
798 Brief von Therese Stählin an ihre Mutter, Neuendettelsau 11.03.1871, in: Meine Seele erhebet den Herrn, S. 197f.
799 Vgl. zu diesem Werk: Thomas W. Gaehtgens, Anton von Werner. Die Proklamierung des deutschen Kaiserreiches, Frankfurt/M. 1990.
800 Zitiert nach: Hans Rößler, „Heil Dir im Siegerkranz, Herrscher des Vaterlands!" Neuendettelsau und der Krieg 1870/71, in: Ders. (Hg.), Unter Stroh- und Ziegeldächern. Aus der Neuendettelsauer Geschichte, Neuendettelsau 1982, S. 185. Das Original des Briefes ist nicht mehr erhalten. Vgl. auch die Gesamtabschrift im Quellenanhang sowie AuKF, Jan. 1911, S. 17–20.

Noten von Bachschen Präludien und Phantasien von Mendelsohn in den Schlossräumen und spielte sie abends auf dem Pianino, was ihr Anlass zur Demonstration ihrer deutsch-nationalen Gesinnung gab: „Glücklich war ich, diese beiden Namen zu erblicken, Frankreich ist nicht werth, diese Noten zu besitzen."[801] Neuendettelsau galt in der zweiten Hälfte des 19. Jahrhundert als Hochburg der protestantischen bayrischen Konservativen.[802] Vor allem der Mutterhausvorsteher Löhe sorgte mit seinen patriotischen Publikationen und Adventspredigten im Kriegswinter 1870 für eine starke deutsch-nationale Begeisterung, die gepaart mit seinem theologischen Konservatismus lutherischer Prägung dazu beitrug, dass die mittelfränkische Agrarprovinz rund um Neuendettelsau zu den kirchenfrommsten Gegenden im evangelischen Teil Deutschlands zählte.[803] Dieses politische und religiöse Klima prägte selbstverständlich auch die Schwesternschaft.

Zweimal begleiteten Neuendettelsauer Schwestern Sanitätszüge, die Verwundete aus Frankreich nach Deutschland zurück brachten.[804]

In bayrischen Heimatlazaretten waren etwa 20 Schwestern tätig, so in Ansbach, Roggenburg bei Ulm, Fürstenried bei München, Würzburg, Kreuzwertheim und Schweinfurt. Auch diese Einsätze liefen nicht reibungslos ab. Eine Schwester war nach drei Wochen vergeblichen Wartens auf Verwundete wieder aus Ansbach abgereist. Der Bürgermeister wollte die Schwester nun telegrafisch benachrichtigen, falls doch noch Patienten ankommen sollten.[805] Nur wenige Gäste verzeichnete das von der Diakonissenanstalt betriebenen Distriktshospital in Neuendettelsau.[806] Wie schon 1866, hatte die Neuendettelsauer Anstalt auch jetzt wieder ein Lazarett eingerichtet, für das acht Diakonissen zur Verfügung gehalten wurden, ohne dass von Militärseite davon Gebrauch gemacht wurde.[807] „Das ganze Land ist von Hospitälern und Lazarethen besät. Aber die Hülfsbedürftigen, obwohl fast unzählig, kommen nur schubweise und die Schwerverwundeten nur in die größere Nähe des Kriegsschauplatzes."[808]

801 Correspondenzblatt Neuendettelsau, 2/Febr. 1871, S. 5. Bedeutsam für die politische Einstellung Sara Hahns war sicher ihr eigener Lebenslauf, der sie zum einen in Widerspruch zur preußischen Kirchenpolitik brachte und zum anderen nicht zu einer festen emotionalen Verwurzelung in Bayern führte. Vgl. Biogramm im Quellenanhang.

802 Manfred Kittel, „Nationalprotestantismus" in Neuendettelsau 1870–1933, in: Hans Rößler (Hg.), 700 Jahre Neuendettelsau. Festschrift zur 700-Jahr-Feier 1298/1998, S. 95–110, hier S. 95.

803 Ebd., S. 96. Vgl. auch das patriotisches „Deutsches Gebets-Lied" zum Ruhm des einigen deutschen Vaterlandes in: Correspondenzblatt Neuendettelsau, 8/Aug. 1870, Beilage, S. 33

804 Vgl. Kap. 2.5 sowie Briefe von Therese Stählin an ihre Mutter, in: Meine Seele erhebet den Herrn, S. 190 ff.

805 Brief von Therese Stählin an ihre Schwester Ida, Neuendettelsau 5.09.1870, in: Meine Seele erhebet den Herrn, S. 187.

806 16. Jahresbericht der Diaconissen-Anstalt zu Neuendettelsau 1869/70, S. 14.

807 ZADN, Mutterhausregistratur B IXe, Freiwillige 1866–1870, Brief von Löhe an Auguste Jakobi 27.08.1870.

808 Ebd., Brief von Löhe an unleserliche Empfängerin 30.08.1870.

Wie bereits angedeutet wurde, arbeitete Neuendettelsau bei diesem Einsatz nicht mehr mit temporären Freiwilligen. „Die anno 1866 gemachten Erfahrungen haben es wenigstens für Dettelsau, als unpractisch herausgestellt solche vorübergehende Verbindungen auf das Gerathewohl zu schließen.“[809] Vorsteher Löhe hoffte vielmehr auf einen Zustrom künftiger Diakonissen, die dem Mutterhaus langfristig dienen wollten, und brachte diesen Wunsch in einem Brief an eine der zahlreichen Aspirantinnen zum Ausdruck: „Ich bin so hungrig und durstig nach Diaconissen, daß ich eine Jede halten möchte, die sich mir nur von Ferne zeigt, und es scheint mir daher auch sehr schwer, Ihnen auch nur für die Kriegsdauer eine abschlägige Antwort geben zu müssen, und doch habe ich keine andere Antwort, als nur eine solche.“[810] Als weiterer Grund kam hinzu, dass auch die Probemeisterin im Kriegseinsatz war und daher niemand für die Einarbeitung der freiwilligen Helferinnen zur Verfügung gestanden hätte. Um weitere Bewerbungen zu vermeiden, erschien im „Correspondenzblatt“ Ende August 1870 eine allgemeine Antwort mit der Begründung, warum in diesem Krieg auf freiwillige Helferinnen verzichtet werden sollte. „Schon in dem Kriege von 1866 habe ich von überall her ein und dasselbe gehört, nemlich daß die Theilnahme der Freiwilligen mehr gehindert, als gefördert habe. Indem ich nun aber Ihnen das schreibe, so fällt mir doch ein, wie schön ein adeliges Frauenzimmer in Würzburg den Diakonissen geholfen, und wie ich mich persönlich überzeugt habe, daß auch im Kriege und in Lazarethen hie und da eine Freiwillige wirklich kräftig gearbeitet und Segen gefunden hat. Aber allerdings waren es seltene Ausnahmen, während man im allgemeinen die Lazarethe glücklich preisen mußte, bei denen sich keine Damen einfanden, sondern nur die stille Thätigkeit eingeübter Diakonissen zu finden war.“[811] Weiter schrieb Löhe: „[...] so wird man von der Arbeiterin in den Lazarethen nicht blos viel natürliches Geschick, sondern auch eine reichliche Übung verlangen müßen, wie man sie bei den Töchtern der vornehmen Stände nicht voraussetzen darf. Das Weib ist vorzugsweise geeignet zur Pflege der Verwundeten und Kranken; aber auch der Krankenpflegerin, der begabten und geschickten, ist Schule und Uebung nöthig und der Dilettantismus taugt am wenigsten ins Feld. Ich gebe sehr gerne Ausnahmen zu und verehre dieselben, aber Regel bleibt Regel, und die geschulte kräftige, sich opfernde Diakonissin wird in Summa wenigstens für die Arbeit im Felde der edelsten Ausnahme aus den vornehmen Ständen vorzuziehen sein.“[812] Die so gescholtenen Damen würden sich sicher vehement gegen die erhobenen Anwürfe verteidigt haben, fühlten sie sich doch durch edle patrio-

809 Ebd., Brief von Löhe an Lehrer Laible in Augsburg 24.08.1870.

810 Ebd., Brief von Löhe an Frl. Leidig, o. D. (1870).

811 Correspondenzblatt Neuendettelsau, 9/Sept. 1870, Beilage, S. 44. In diesem Sinne äußerte sich auch eine Neuendettelsauer Diakonisse aus dem Lazarett in Ansbach, die um die Entsendung einer weiteren Diakonisse bat, „die im Stande ist, gegenüber den anderen Pflegerinnen die Autorität zu wahren.“ Ebd., S. 46.

812 Correspondenzblatt Neuendettelsau, 9/Sept. 1870, Beilage, S. 45. Vgl. auch Kap. 2.4.

tische Motive und Vaterlandsliebe zu dieser heiligen Pflicht gerufen.[813] Wie zahlreiche Quellenbeispiele zeigen, reichte dies für eine fachlich qualifizierte Krankenpflege aber nicht aus. Zu Bedenken ist aber, dass pejorative Äußerungen über freiwillige Pflegerinnen auch dem Herausstellen der eigenen Professionalität gedient haben mögen. In der öffentlichen Diskussion über die Arbeit von Frauen in Vereinslazaretten dienten sie in vielen Fällen der Durchsetzung männlicher Dominanz in den Leitungsgremien, der sich die Frauen nicht immer kampflos unterzuordnen bereit waren. Ehrenrührige Anschuldigungen waren dann ein probates Mittel, sie in ihre Schranken zu verweisen.[814]

2.3.6 Bruderschaften[815]

Die Preußische Felddiakonie

Die Erfahrungen aus den beiden ersten Reichseinigungskriege ließen beim Vorsteher des Rauhen Hauses die Erkenntnis reifen, dass die Arbeit der freiwilligen konfessionellen Krankenpflege auf eine noch breitere gesellschaftliche Basis gestellt werden musste als bisher. Am 20. Juni 1870 hielt Wichern auf der Eisenacher Konferenz[816] ein Referat über „Die christliche Liebestätigkeit im Kriege von ihrer kirchlichen Seite“ und stellte die folgenden Thesen auf: Die Kirche habe als Volkskirche die Aufgabe, mitzuwirken „bei großen nationalen Ereignissen, wie der Krieg eines ist“, wobei ihre Tätigkeit der militärischen Leitung unterzuordnen sei, um Planlosigkeit zu vermeiden.[817] Die Kirchenleitungen hätten die Brüderhäuser und Diakonissenanstalten zu fördern, weil sie in erster Linie die nötigen Hilfskräfte zur Verfügung stellen könnten. Weiterhin plädierte er für eine rechtzeitige Vorbereitung der krankenpflegerischen und seelsorgerlichen Arbeit schon in Friedenszeiten. Als drei Wochen später der Krieg gegen Frankreich ausbrach, begrüßte er das gemeinsame Vorgehen der deutschen Bundesstaaten als Erfüllung seiner Jugendträume, warnte aber in der Predigt vom 14. August vor selbstgefälliger Über-

813 Vgl. Jean H. Quataert, „Damen der besten und besseren Stände, S. 247–275. Vgl. auch die Ausführungen zur Praxis in der Diakonissenanstalt Neuendettelsau im Kap. 2.2.2. Der Vorsteher hatte sich gegen die „Crinolinenwirthschaft“ der feinen Damen ausgesprochen. Correspondenzblatt Neuendettelsau, 9/Sept. 1866, S. 33.

814 Vgl. die Beispiele bei Seyferth, Die Heimatfront 1870/71, S. 439f.

815 Wie in den vorangegangenen Kapiteln wird hier nur auf die zahlenmäßig größten Gruppen von Felddiakonen, von denen eine aussagekräftige Quellenüberlieferung vorhanden ist, eingegangen. Auf weitere, überwiegend aus Studenten und Heilgehilfen bestehenden Hilfscorps, wird am Ende des Kapitels kurz hingewiesen.

816 Die Evangelische Kirchenkonferenz ist eine periodische Versammlung von Abgeordneten deutscher evangelischer oberster Kirchenbehörden, um auf der Grundlage des Bekenntnisses wichtige Fragen des kirchlichen Lebens zu besprechen.

817 Martin Gerhardt, Johann Hinrich Wichern. Ein Lebensbild, Bd. 3: Ausbau und Ende 1857–1881, Hamburg 1931, S. 514. Wörtlicher Abdruck in: Fliegende Blätter, 7/1870, S. 215–223.

heblichkeit. Den Krieg interpretierte er vielmehr als ein Gericht Gottes, nicht bloß über die Feinde, sondern auch über die eigenen Sünden.[818]

Angetrieben durch die aufgeheizte politische Lage, gründete er mit einigen Mitarbeitern des Zentralausschusses für Innere Mission und Freiwilligen[819] schon am 16. Juli 1870, also drei Tage vor der offiziellen französischen Kriegserklärung, die Felddiakonie als selbständige Institution mit eigenem Büro.[820] Wichern übernahm die Leitung, ordnete diese Institution aber dem Königlichen Kommissar und Militärinspekteur für die freiwillige Krankenpflege unter. Er selbst wurde Mitglied dieses Kommissariats.

Auf einen öffentlichen Spendenaufruf Wicherns zur Unterstützung der Felddiakonie vom 19. Juli 1870 gingen 17.000 Taler ein.[821] Bis Ende Juli meldeten sich bereits 800 Personen „unter denen kräftig gesiebt werden musste, da sich wieder viel ungeeignete Elemente herzudrängten."[822] Ebenso nahm Wichern die alten Verbindungen zum Johanniterorden wieder auf, dessen Mitglieder als offizielle Delegierte des Militärinspekteurs für die freiwillige Krankenpflege auf dem Kriegsschauplatz tätig wurden. Mit den genannten Schritten gelang Wichern eine feste Einbindung der Felddiakonie in das System der freiwilligen Krankenpflege, die die beste Voraussetzung für einen effektiven Einsatz zu gewährleisten schien. Vom Johanniterorden wurden die Diakone in Kolonnen zu je 20 Personen angefordert und unter der Leitung eines Ritters in Marsch gesetzt. Doch „obwohl keine Kolonne ohne ausdrückliche Veranlassung des königlichen Kommissars entsandt wurde, musste Wichern doch die Erfahrung machen, daß die Delegierten [des Johanniterordens] im Felde die Weisungen des Militärinspekteurs nicht immer gleich anerkannten, so daß manche Kraft dadurch zu spät zum Einsatz kam."[823] Wie die konkreten Beispiele aus der Lazarettpraxis der Schwestern gezeigt haben, war die hier anklingende Kritik an einigen Johannitern berechtigt, die Zusammenarbeit des Ordens mit dem Kommissariat für die freiwillige Krankenpflege funktionierte auch in diesem Krieg nicht reibungslos. Ein Felddiakon machte seinem Unmut über die mangelnde Unterstützung von Seiten der Johanniter in einem Brief Luft: „Gestern Abend nach unendlichen Schwierigkeiten in Verny (Weg nach Pont a Mousson) angekommen. In Saarbrücken wegen Verstop-

818 Gerhardt, Johann Hinrich Wichern, Bd. 3, S. 516. Vgl. zur Kriegsinterpretation auch Kap. 2.6.1.

819 Zu ihnen gehörten neben Rittergutsbesitzern auch Prinz Georg zu Schönaich-Carolath, der im Krieg als Kolonnenführer fungierte und Dr. Franz Dibelius (1847–1924), später Oberhofprediger in Dresden, der sich um die Zusammenstellung der Literaturlieferungen kümmerte.

820 Das erste Büro befand sich in der Berliner Kanonierstraße 2. Als die Räume zu klein wurden, zog es in die Mauerstraße 8, wo fünf Zimmer zur Verfügung standen. Die Zentrale der Felddiakonie wurde am 1.05.1871 aufgelöste, nachdem die meisten Felddiakone bereits im März ihre Tätigkeit eingestellt hatten.

821 Veröffentlicht u.a. in den Fliegenden Blättern, 7/1870, S. 213f. S. a.: Archiv des Diakonischen Werkes der EKD, CAZ 125 Felddiakonie 1870.

822 Gerhardt, Wichern, Bd. 3, S. 517.

823 Ebd., S. 518.

fung der eingleisigen Nahe-Bahn und des Bahnhofes mit Truppen-und Proviantzügen keine Berücksichtigung der Etappen-Kommandanten gefunden. Ebensowenig von Seiten der Johanniter. Prinz Hohenlohe behauptete, weder Depot noch Geld für uns zu haben. Wohnten in einem Gasthof für eigenen Rechnung. Unterwegs in Birkenfeld Verwundete verbunden, ebenso auf dem Bahnhof in Saarbrücken, woselbst Diakonen aus Duisburg."[824] Wiederholt suchten sich Felddiakone ihre Arbeit sowohl als Träger im direkten Einsatz auf den Schlachtfeldern als auch in den Feldlazaretten selbst. Dieser Mangel an Organisation und die damit verbundenen oft tagelangen Wartezeiten und Irrfahrten führte vor allem bei den jüngeren Teilnehmern zu erheblicher Frustration bis hin zur eigenmächtigen Rückkehr nach Deutschland.[825]

Im Ganzen wurden 15 Kolonnen mit 360 Felddiakonen tätig, die aus den insgesamt etwa 1500 Meldungen ausgesucht worden waren. Sie kamen überwiegend aus den „gebildeten Ständen." Unter ihnen waren 5 Pastoren, 6 Professoren und Dozenten, 63 Kandidaten der Theologie, 118 Studenten, 14 Apotheker, 5 Ärzte, 9 Rittergutsbesitzer,16 Kaufleute,13 Handwerker und 11 Krankenpfleger. Darüber hinaus meldeten sich Künstler, Ingenieure und Vertreter andere Stände. Nur ein Diakon verstarb an den Folgen der Lazarettarbeit.[826]

Die ersten beiden Kolonnen dienten ausschließlich als Krankenträger im direkten Feldeinsatz und wurden von eigenen Ärzten begleitet. Sie waren vom Johanniterorden mit Krankenwagen, Pferden und anderen nötigen Utensilien ausgerüstet und standen unter der Leitung von Rittern, die aus früheren Militärs bestanden. Die erste Kolonne rückte mit der III. Armee (Südarmee) des Kronprinzen von Preußen aus und kam in der Schlacht von Wörth zum Einsatz. Die zweite, der Armee des Prinzen Friedrich Carl zugeteilte Kolonne, wirkte als Krankenträger in der Schlacht von Metz.[827] Die Kolonnen drei bis sechs waren fast ausschließlich in der Pflege Verwundeter und Kranker unmittelbar auf dem Schlachtfeld oder in den Lazaretten tätig. Die siebente Kolonne unter Leitung von Feldpropst Thielen bestand aus jungen Theologen, die den Lazarettpfarrern in der Seelsorge halfen und bei Bedarf auch in der eigentlichen Krankenpflege tätig wurden. Die achte Kolonne half in Berlin in der Seelsorge und Krankenpflege in den Reservelazaretten und bei der Versorgung der Truppentransporte.

Im September kehrte bereits ein Teil der Diakone nach Deutschland zurück, um in ihre Berufe zurück zu gehen oder weil sie bei der Arbeit erkrankt waren. Gleichzeitig wurden drei weitere Kolonnen ausgeschickt, die in der Gegend von Nancy und in Chateau Thierry in der Pflege bzw. Schriftenverteilung tätig wurden.[828] Die übrigen Kolonnen waren als Begleiter von Lazarett-

824 Brief eines unbekannten Felddiakons aus Verny vom 30.08.1870, zit. nach: Fliegende Blätter, 8/1870, S. 270. Vgl. auch: Seyferth, Die Heimatfront 1870/71, S. 424f.

825 Archiv des DRK Berlin, SN 036, Berichte Carl Ehrenberg, 1. Bericht, S. 12.

826 Fliegende Blätter, 3/1871, S. 80.

827 Eine detaillierte Auflistung der Kolonnen, ihrer Mitglieder und Arbeitsfelder befindet sich in: Fliegende Blätter, 8/1870, S. 255ff.

828 Fliegende Blätter, 9/1870, S. 279.

zügen eingesetzt. Die fünfzehnte arbeitete ab Januar 1871 in den Lazaretten um Orleans.

Entsprechend einer Anordnung des Kaiserlichen Kommissars waren die Felddiakone ausschließlich deutsche, überwiegend aus den Ländern des Norddeutschen Bundes stammende Personen, obwohl sich auch Russen, Mähren und Schweizer gemeldet hatten.[829] Alle Felddiakone arbeiteten unentgeltlich, es wurde lediglich freier Transport und soldatische Naturalverpflegung gewährt, die allerdings mitunter ausfiel, weil keine Proviantversorgung erfolgte. Die Kosten für die Ausrüstung trugt die Felddiakonie, soweit sie nicht, wie in Einzelfällen vorgekommen, vom Freiwilligen selbst übernommen wurde.[830]

Die Felddiakone besaßen keine besondere Uniform, lediglich eine Militärmütze und als Erkennungszeichen das rote Kreuz auf weißer Armbinde.

Die folgenden Ausschnitte aus Diakonenbriefen wurden von Wichern in den „Fliegenden Blättern aus dem Rauhen Hause" veröffentlicht.[831] Sie illustrieren den Alltag in den Krankenträgerkolonnen und Feldlazaretten. Neben den zum Teil sehr detailfreudigen Schilderungen des Verlaufs der Einsätze stehen vor allem die enormen physischen und psychischen Belastungen im Vordergrund, die nur durch christliche Motivation zu ertragen waren. Schon die ersten Briefe illustrieren eindrücklich, was dort auf junge Männer zukam, die soeben noch im Zivilleben standen: „Die Schilderung des blutigen Feldes und des dort herrschenden Elends werden Sie mir wohl erlassen. Sie werden mir aber glauben, daß ich manchmal vor Schmerz und Ueberanstrengung fast ohnmächtig zusammenbrach. Zwar habe ich als Begleiter der Generalärzte W. und B. mich schon an die schrecklichsten Operationen und Amputationen gewöhnt, trotzdem aber erwacht doch bei dem Wimmern und Stöhnen der Verwundeten und bei dem Anblick der Sterbenden immer wieder das scheinbar abgestumpfte Gefühl."[832]

Ärzte und Pfleger arbeiteten oft bis an die Grenze ihrer Belastbarkeit. In Reichshofen waren nach der Schlacht von Wörth etwa 11 Felddiakone für Pflege von 1400 Verwundeten zuständig. Sie kamen etwa acht Tage kaum zum Schlafen und organisierten auch noch den Transport der Leichtverwundeten nach Deutschland.[833]

Die zweite Kolonne der Felddiakone traf am Abend des 16. August, am Tag der Schlacht von Gorce bei Mars la Tour, in Thiancourt ein.[834] Die

829 Fliegende Blätter, 8/1870, S. 255.

830 Ebd., S. 253.

831 Die Originale sind in den einschlägigen Archiven nicht überliefert und müssen wohl als Kriegsverlust angesehen werden.

832 Brief eines unbekannten Felddiakons aus dem Hauptquartier des Kronprinzen vom 6.08.1870, zit. nach: Fliegende Blätter, 8/1870, S. 259.

833 Bericht des Predigers Rathmann an den Zentralausschuss für Innere Mission über seine Reise nach Frankreich im August 1870, zit. nach: Fliegende Blätter, 9/1870, S. S. 261 und 280.

834 Ein weiterer Bericht über die Vorgänge im mit Verwundeten überfüllten Ort Gorce findet sich in: Diestelkamp, Freuden und Leiden eines geistlichen freiwilligen Krankenpflegers, S. 47f.

Haupttätigkeiten bestanden in Verbinden, Assistenz bei Amputationen und Resektionen sowie Nachtwachen bei Schwerverwundeten. Unterstützt wurde die Arbeit durch den Generalarzt der preußischen Armee Dr. Löffler, der selbst mitarbeitete. Der Arzt der Kolonne, Dr. Ritterfeld, arbeitete anderthalb Tage ununterbrochen und führte in dieser Zeit sechs größere Operationen durch, legte 109 Verbände an und schnitt 14 Kugeln heraus.[835]

Die Arbeitsbelastung verringerte sich im Laufe des Krieges nicht. Auch im Dezember arbeiteten Mitglieder der 12. Kolonne noch viele Nächte hindurch mit etwa drei Stunden Schlaf in den völlig überbelegten Durchgangslazaretten von Thorigny sur Marne. „Laterne und Mütze neben uns, schliefen wir unruhig, auf jeden Laut horchend ein, unerquicklich, gleichsam als ob das baldige Erwachen nur da war, um uns recht peinlich fühlen zu lassen, wie müde und erschöpft wir waren. Die Albertinerinnen, fast noch entkräfteter als wir, vermochten kaum noch weiter zu arbeiten. Aber wir mussten aushalten; da half kein Klagen, und wir hielten aus."[836] Vom 27. November bis zum 31. Dezember wurden allein in diesem Ort 18.790 Kranke und Verwundeten von 12 bis 17 Diakonen und sieben Albertinerinnen versorgt, von denen allerdings drei in der Küche tätig waren.[837] Lediglich einige Soldaten waren zur Hilfe abkommandiert. „Was Wunder", schrieb der Kolonnenführer Ehrenberg in seinem Bericht, „wenn meine Diakonen, einer nach dem andern dienstunfähig wurde. Körperlich entkräftet von der ungewohnten, schweren physischen Arbeit, geistig mürbe und stumpf von dem wahrhaft herzerreißenden Jammerbild der armen Unglücklichen, deren Wunden und Schmerzen durch die unseligen französischen Karren, auf welchen sie zum großen Theil transportiert wurden, noch verschlimmert waren, fehlte Leib und Seele alle Elastizität und

835 Bericht eines unbekannten Felddiakons aus Doncourt vom 27.08.1870, zit. nach: Fliegende Blätter 9/1870, S. 295f.

836 Archiv des DRK Berlin, SN 036, Berichte Carl Ehrenberg, 3. Bericht, S. 41. Bei den Albertinerinnen handelte es sich mit hoher Wahrscheinlichkeit um Angehörige des 1867 gegründeten Vaterländischen Frauenverein aus Dresden, aus dem später eines der wenigen katholisch geprägten Rot-Kreuz-Mutterhäuser hervorging. Er wurde von der damaligen Kronprinzessin Carola ins Leben gerufen und nach ihrem Mann, dem späteren König Albert benannt. Vgl. dazu: Karoline (Carola) Königin von Sachsen, in: Horst-Peter Wolff, Biographisches Lexikon zur Pflegegeschichte, Bd. 2, München 2001, S. 118 sowie Hermann Frölich, Geschichte des Königl. Sächs. Sanitätskorps, Leipzig 1888, S. 113f. Zu den Zuständen in Durchgangslazaretten vgl. auch den Bericht einer Dresdner Diakonisse über das Lazarett in der Ziegelei von Corny in unmittelbarer Nähe des Hauptquartiers der 1. Armee des Prinzen Friedrich Karl, in: Leithold, Erinnerungen, S. 222ff. Dort lagen die Soldaten in ungeheizten Räumen auf dem blanken Boden, ohne Decken, oder Stroh. Lebensmittel oder Wasser waren äußerst knapp, es gab lediglich etwas Erbsenbrei, der von den meist an Ruhr erkrankten Soldaten kaum vertragen wurde. Die einzige Brotlieferung war so verschimmelt, dass selbst die Pferde es nicht fressen wollten, von einer Lazarettleitung war nichts zu sehen und zu hören. Die Schwestern ernährten sich tagelang fast ausschließlich von unreifen Weintrauben aus den umliegenden Bergen. Als einige von ihnen auch an der Ruhr erkrankten, verließen sie eigenmächtig das Lazarett, in dem sie wegen des großen Mangels ohnehin nichts ausrichten konnten. Vgl. auch die beschönigenden Angaben in: Sanitäts-Bericht 1870/71, Bd. 1, S. 134.

837 Archiv des DRK Berlin, SN 036, Berichte Carl Ehrenberg, 3. Bericht, S. 42.

sie erlagen."[838] Ende Dezember kam Hilfe von je einem bayrischen und einem sächsischen Feldlazarett, die einen Teil der Betten in ihre Obhut übernahmen. Erst Mitte Januar war die Arbeit so gut organisiert, dass Namenslisten der Patienten angelegt werden konnten.[839]

Die 7., eigentlich zur seelsorgerlichen Betreuung konzipierte und überwiegend aus Theologiestudenten bestehende Kolonne, wurde bei Bedarf trotzdem zur Krankenpflege eingesetzt. Der folgende Bericht aus dem Reservelazarett des Garde-Corps in der Kirche von Courcelles, in dem vier Diakone zur Pflege von 12 schwer Verwundeten und zwölf an Ruhr erkrankten deutschen und französischen Soldaten eingesetzt waren, macht die Probleme besonders deutlich. Die Schwerverwundeten bekamen zum großen Teil auch die Ruhr, daher bemühte man sich um die Evakuierung der Transportfähigen. „Als Krankenwärter waren wir angestellt, und denen fällt eben die niedrigste Arbeit zu. Wohl konnten wir hier und da ein tröstliches Wort mit den Kranken reden, ihnen Briefe schreiben, ihnen etwas vorlesen, mit ihnen beten, und jetzt ist das bei der geringen Anzahl noch viel leichter möglich, – die Hauptthätigkeit aber blieb und bleibt doch die leibliche Pflege. Hier ruft einer nach einem erquickenden Getränk, und das gerade Geeignete muß herbeigeschafft werden, dort liegt einer schlecht, und mit der größten Behutsamkeit sucht man ihm eine bequeme Lage zu verschaffen, hier gilt es durch kalte Umschläge zu kühlen, dort unter Beihülfe Anderer und nach den Anordnungen der Aerzte einen neuen Verband anlegen, jetzt reicht man zu essen, dann – ja, die niedrigsten Dienste sind Einem nicht erspart, es gilt bei den gewöhnlichsten Bedürfnissen zu helfen, Bette und Geschirre zu reinigen – eine Arbeit, die bei der Menge von Ruhrkranken und bei schwerbeweglichen Verwundeten neben der Verbindung stinkender Wunden wohl die meiste Ueberwindung kostet. Und wenn man nur noch überall Dank und Zufriedenheit fände, aber gar Viele sind mürrisch, unzufrieden, ja widerspenstig. Es ist eben ein Liebesdienst, zu dessen voller Erfüllung nur die Liebe Christi befähigt, ein Sichvergessen um dessen willen, der sich ganz für uns dahingegeben. Wir haben militairisch ausgebildete Lazarethgehülfen, aber der Mehrzahl nach, Ausnahmen sind selbstverständlich, sind es doch nur bezahlte Leute, die helfen, wo sie müssen und soweit sie müssen, voll Gleichgültigkeit, wenn nicht Härte. Hoch erfreut sind wir, daß uns Franziskanerinnen aus der Nähe von Paderborn zur Seite stehen, freundliche, aufopferungswillige Frauen deren stilles Wirken man nur mit innerer Freude beobachten kann."[840]

Beinahe der Normalfall war es, dass die Lazarette von den Diakonen in dafür requirierten Gebäuden erst eingerichtet und aus den Depots des Johanniterordens mit den notwendigen Gegenständen und Verbandsmaterialien ausgestattet werden mussten, während schon zahlreiche Verwundete eintra-

838 Ebd. S. 42f. Fünf von ihnen wurden im Dezember wegen Arbeitsunfähigkeit vom Stabsarzt nach Hause geschickt.

839 Ebd., S. 44.

840 Brief eines unbekannten Felddiakons aus Courcelles vom 3.09.1870, zit. nach: Fliegende Blätter, 8/1870, S. 273.

fen.[841] Weder das Militärsanitätswesen noch die Organe der freiwilligen Krankenpflege waren zur bedarfsdeckenden Versorgung der Verwundeten und Erkrankten in der Lage, obwohl das Rote Kreuz in Anlehnung an die militärischen Etappen, je drei Hauptdepots für die operierenden Armeen in Koblenz, Mainz und Mannheim eingerichtet hatte von denen aus die Versorgung mit gespendeten Lebensmitteln und Sanitätsbedarf erfolgte.[842] Wie bereits im Krieg von 1866, befanden sich häufig zu viele Pflegekräfte an einem Ort, während sie an anderen völlig fehlten. Ein Diakon beschreibt eine solche Situation: „Stellt Euch vor, als ich gestern Abend nach Dun, schon 6 Meilen über Etain hinauskomme, stürzt mir händeringend ein Chirurg auf der Straße entgegen, er bittet flehentlich zu helfen; er müsse Tag und Nacht mit einem Gehülfen 2–300 Verwundete versorgen."[843] Es folgte die Schilderung der provisorischen Unterbringung der z. T. seit Tagen nicht verbundenen Verwundeten auf dem Fußboden verschiedener Häuser und der Organisation von Verbandsmaterial durch den Diakon aus dem Depot in Pont-à-Mousson. In diesem Ort selbst kamen offenbar weitgehend versorgte Verwundete an, nur in seltenen Fällen wurde dort der erste Verband angelegt.[844]

Die Verwundeten der Schlacht bei Beaumont am 30. August 1870 wurden beim Durchmarsch der 3. Kolonne der Felddiakonie durch das Dorf Buzancy angetroffen, sofort blieben zwei Diakone, zwei zu ihnen gehörende Ärzte und zwei barmherzige Schwestern auf Befehl des Johanniterritters Herrn von Frankenberg zurück und richteten Lazaretträume ein, die für 60 bis 70 Kranke gereicht hätten. Stattdessen fanden sich aber durch fortwährende Transporte 300 bis 350 ein. Viele von ihnen waren Typhus- und Ruhrkranke, die auf Grund der räumlichen Enge nicht von den Verwundeten getrennt untergebracht werden konnten. Darüber hinaus fehlte es an fast allen Lazarettgegenständen, Arzneimitteln und Betten, die Patienten lagen auf wenig Stroh und deckten sich mit ihren Mänteln zu. Die Folge war eine völlige Überforderung der Krankenpfleger: „Und was vermochten die 6 Menschen gegen ein solches Meer von Elend auszurichten! Die Lage unserer armen Patienten war wirklich herzzerreißend; und mit Recht bezeichnete einer unserer Aerzte dieses Lazareth nicht anders als eine ‚Pestgrube', denn für die so ungeheuer wichtige Reinhaltung der Zimmer und der Luft, konnten wir auch gar nichts thun. Mehr als einmal wurde ich im Gefühl unserer Ohnmacht, solchem Elend gegenüber, ganz verzagt. Einer unserer Patienten erzählte mir, daß auch die barmherzigen Schwestern öfters Mühe gehabt hätten, vor den Kranken die

841 Archiv des DRK Berlin, SN 036, Berichte Carl Ehrenberg, 3. Bericht, S. 35.

842 Zur Annahme der gespendeten Güter in Deutschland wurden in den einzelnen Provinzen und Ländern Vereinsreservedepots eingerichtet. Vgl. Wichern, Die freiwillige Pflege im Felde verwundeter und erkrankter Krieger, S. 28 f. Allein an Geldspenden gingen bis zum März 1871 reichsweit 18.686.273 Taler ein, was eines Summe von 56.058.819 M entspricht.

843 Brief eines unbekannten Felddiakons aus Etain vom 3.09.1870, zit. nach: Fliegende Blätter, 8/1870, S. 271.

844 Diestelkamp, Freuden und Leiden eines geistlichen freiwilligen Krankenpflegers, S. 46.

Spuren ihrer Thränen zu verbergen.“[845] Diese Zustände hielten wegen ständiger Verwundetentransporte über vier Wochen an, ohne das von Seiten des Militärs oder einer anderen Stelle Hilfe geleistet worden wäre. Erst als die Neuzugänge aufhörten, besserte sich die Situation und das Lazarett wurde nach weiteren drei Wochen fast vollständig geräumt. Lediglich ein Felddiakon blieb zur Pflege von sechs Ruhr- und Typhuskranken zurück und half einem französischen Arzt bei der Versorgung französischer Verwundeter. Unterstützt wurde er in dieser Zeit von einem bayrischen Rekonvaleszenten, der hauswirtschaftliche Arbeiten übernommen hatte. Als dieser jedoch selbst an Typhus erkrankte, war der Diakon allein für die Feuerung der Öfen, das Fegen der Räume, die Krankenpflege und die Essenversorgung zuständig. „Daß ich in dieser Lage alle Kraft zusammennehmen musste, um nicht zu erliegen, ist wohl begreiflich.“[846] Erst als alle Patienten genesen bzw. verstorben waren und die französischen Soldaten aus den Privathäusern in einem Gebäude zusammengefasst wurden, endete die Tätigkeit des Felddiakons Mitte November.

Bemerkenswert an den Beschreibungen ist die lange Dauer derart improvisierter Zustände, die zum Teil über mehrere Wochen anhielten.[847] Die Diakone der 4. Kolonne hatten in Gravelotte im September 1870 ein festes Lazarette eingerichtet. Für die Pflege einschließlich der Küchenarbeit für 150 Patienten, die zum größten Teil an Ruhr und Typhus erkrankt waren, standen nur ein militärischer Obergehilfe und zwei Militärwärter zur Verfügung, die dringend der Unterstützung durch Diakone und barmherzige Schwestern bedurften.[848] Das Lazarett war in einem völlig zerschossenen Hof mit Scheune untergebracht, es gab keine Fenster mehr, das Dach war undicht, so dass die Lampen vom Wind ausgeblasen wurden. Die Kranken lagen auf der Erde auf wenig Stroh, ohne Decken und stürzten auf dem Weg zu den Aborten über ihre Kameraden oder im Hof selbst, wobei sie sich unwillkürlich entleerten, und „mahnen durch den pestilenzialischen Geruch, den sie verbreiten, ihre Wärter an seine Pflicht, die sie aus Mangel an Zeit oft nur sehr und oft nur zu spät [sic] erfüllen können. Das in diesem Raum unvermerkt Einer in einem

845 Aus dem Brief eines unbekannten Felddiakons aus Reims vom 21.11.1870, zit. nach: Fliegende Blätter 11 u. 12/1870, S. 372. Ähnliche Zustände herrschten in vielen Lazaretten, so z. B. in Thorigny/Marne. Die in verschiedenen Gebäuden eingerichteten Lazarette verfügten über ca. 300 Betten. Täglich reisten neue Kranke und Verwundete durch, die dort für eine Nacht untergebracht werden mussten. Deren Zahl wuchs in Spitzenzeiten Anfang Dezember bis auf 1200 und fiel auch in den folgenden Tagen nicht unter 1000. Dies zwang die Diakone unter Zuhilfenahme von Soldaten zur Requirierung weiterer Gebäude, die mit Stroh ausgelegt wurden. Nur die am schwersten verwundeten Soldaten konnten verbunden werden. Archiv des DRK Berlin, SN 036, Berichte Carl Ehrenberg, 3. Bericht, S. 36 f.

846 Aus dem Brief eines unbekannten Felddiakons aus Reims vom 21.11.1870, zit. nach: Fliegende Blätter 11 u. 12/1870, S. 372.

847 Vgl. auch: Leithold, Erinnerungen, S. 222 ff.

848 Brief eines ungenannten Felddiakons (ein stud. theol.) aus dem Lazarett in Gravelotte vom 17.09.1870, zit. nach: Fliegende Blätter, 9/1870, S. 303.

Winkel verscheidet und nachdem die Leiche stundenlang unter den Lebenden den Fußtritten der über sie Hinwegstolpernden preisgegeben war, dann erst in den Keller, der zur Rumpel- und Todtenkammer dient, geschafft wird, ist mehrmals vorgekommen. Man kann an dergleichen nur mit Schrecken und Wehmuth gedenken."[849] Die Militärwärter und abkommandierten Soldaten arbeiteten widerwillig und auf Anweisung, nur die Tätigkeit der Felddiakonen brachte etwas Reinlichkeit in das Lazarett, „das sonst meistens mit Recht als ein Ort des Schreckens von den Soldaten gemieden wird."[850] Auch für die Herrichtung von Latrinen und Abortanlagen für Ruhrkranke wurden die Felddiakone herangezogen, es wurden teilweise Militärposten an den Lazarettgebäuden aufgestellt, um eine Verunreinigung der unmittelbaren Umgebung der Gebäude durch diese Patienten zu verhindern, „Oft galt es auch energisch aufzutreten, um die notwendige Ordnung aufrecht zu erhalten."[851]

Nach eigenem Bekunden waren die Ergebnisse der Arbeit von Diakonen in der Küche sehr mäßig, weil sie für derartige Tätigkeiten keinerlei Einweisung erhalten hatten und auf Vorkenntnisse auf Grund der geschlechterspezifischen Arbeitsteilung nicht zurückgreifen konnten. Daher empfahl der Berichterstatter die Mitführung einer Köchin pro Kolonne, um die Arbeitskraft der Diakone auf die eigentliche Krankenpflege konzentrieren zu können.

Voller Stolz wurde von jeder lobenden Äußerung eines Militärarztes in die Heimat berichtet, verdeutlichten sie doch den Sinn und die Notwendigkeit der freiwilligen Tätigkeit unter schwierigen Bedingungen. So lautete das Attest eines leitenden Militärarztes: „Bei der Anwesenheit des XI. Feldlazareths des IX. Armee-Corps sprachen gestern die Aerzte desselben unverhohlen ihre Bewunderung aus über die Ordnung und Reinlichkeit des Lazareths [in der Schule von St. Hilaire bei Fresnes, Region Verdun], die gute Luft in den Sälen und das gute Aussehen der Wunden, trotz der Schwere aller Verletzungen und trotzdem sich das Lazareth unter dem Einflusse zweier bösartiger Epidemien, Ruhr und Typhus befinden. Ich bin mir wohl bewusst nicht bloß der Anstrengungen Aller, die es gekostet, sondern auch der Erfolge, welche wir jenen beiden Epidemien gegenüber in unserm Lazareth mit so vielen der schwersten Verletzungen mit Gottes Hülfe errungen haben; aber es hat mir jene Anerkennung von tüchtigen Sachverständigen wohl gethan, und ich sage dem sämmtlichen Personale des Lazareths, sowie den Herren Felddiakonen der VI. Colonne von Berlin, welche uns in der schwierigsten Aufgabe mit wahrer Aufopferung unterstützt haben, meinen innigsten Dank. Der Herr segne auch ferner unser Wirken und helfe uns den Tod fern halten, wo es nur immer möglich ist, die Leiden unserer Verwundeten und Kranken zu mildern, soviel in unsern Kräften steht und schließlich Alle einer möglichst vollkommenen und raschen Heilung entgegenzuführen. Gez. Niebergall, Oberstabs- und Chefarzt

849 Fliegende Blätter, 9/1870, S. 304.
850 Ebd., S. 305.
851 Brief eines ungenannten Felddiakons aus dem Lazarett in Gravelotte vom Ende Sept.1870, zit. nach: Fliegende Blätter, 11 u. 12/1870, S. 384. s. a. S. 378.

des II. Feldlazareths, XII. Armee-Corps“[852] Dieser Arzt gehörte zu den wenigen, die die Bedeutung einer geordneten Pflege für den Genesungsprozess erkannten und für dieses Problem überhaupt Interesse aufbrachten. Für viele seiner Standesgenossen lag dieses Thema außerhalb ihrer Interessen. Das diese Erfolge aber auf Kosten der freiwilligen Diakone erreicht wurden, haben die zitierten Schilderungen deutlich gezeigt.

Wie bereits erwähnt, konnte vom Militär häufig noch nicht einmal die Versorgung mit Lebensmitteln und Trinkwasser gewährleistet werden, so dass die Diakone auf die Depots, die der Johanniterorden auf eigene Rechnung hin angelegt hatte, zurückgreifen mussten. Nach der Schlacht von Gravelotte am 18. August 1870 herrschte im benachbarten Ort Sainte-Marie-aux-Chênes, in dem Tausende von verwundeten Soldaten lagen, Mangel an Allem. Im benachbarten St. Privat dagegen hatten Johanniterritter und Schwestern reichlich gekocht. Die überzähligen etwa 300 Portionen Fleischsuppe wurden von den Diakonen auf einem etwa einstündigen Weg in großen eisernen Kesseln nach Sainte Marie geschleppt und dort die ganze Nacht über an die Verwundeten verteilt.[853] Die Versorgung der Verwundeten durch die Depots der Johanniter zog häufig den Neid der gesunden Soldaten nach sich. Die einheimische Bevölkerung war entweder geflohen oder hatte selbst nichts mehr. In vielen Fällen wurden die französische Quartiergeber von den Diakonen mit versorgt, um sie vor dem größten Hunger zu bewahren.[854]

Ähnlich sah es mit dem Abtransport von Verwundeten direkt auf dem Schlachtfeld auf. Eine systematische Suche nach ihnen erfolgte von Seiten des Sanitätswesen nicht, so dass noch zwei Tage nach der Schlacht bei Sainte Marie Verwundete von den Felddiakonen gefunden und abtransportiert, bzw. noch auf dem Schlachtfeld operiert wurden.[855] Ähnlich sah es nach der Schlacht von Mars la Tour aus. Einer der Verwundeten verstarb auf dem Transport, andere, die aus Mangel an Wagen nicht sofort mitgenommen werden konnten, trafen die Helfer einige Stunden später nur noch tot an.[856] Dies war kein Einzelfall, nach größeren Schlachten blieben Verwundete nicht nur Stunden, sondern auch Tage lang unentdeckt auf den Schlachtfeldern liegen,

852 Brief eines unbekannten Felddiakons aus St. Hilaire bei Fresnes vom 8.09.1870, zit. nach: Fliegende Blätter, 10/1870, S. 333. In diesem Sinn auch Wichern, Die freiwillige Pflege im Felde verwundeter und erkrankter Krieger, S. 131.

853 Bericht eines unbekannten Felddiakons aus Doncourt vom 27.08.1870, zit. nach: Fliegende Blätter 9/1870, S. 296f.

854 Auch eine Diakonisse berichtete über die große Armmut unter der einheimischen Bevölkerung. Einzelne Franzosen hätten sich mit der Bitte um Almosen bis in die Kirche begeben, in der gerade evangelischer Gottesdienst gefeiert wurde. Vgl. AFKSK, 2-1, 1199 Schwesternbriefe aus den französischen Kriegslazaretten 1870–1871, Brief von Gesina Reiners aus Pont à Mousson vom 6.11.1870; Vgl auch: Bodelschwingh, Tagebuch-Aufzeichnungen aus dem Feldzuge 1870, S. 28.

855 Wichern, Die freiwillige Pflege im Felde verwundeter und erkrankter Krieger, S. 128.

856 Diestelkamp, Freuden und Leiden eines geistlichen freiwilligen Krankenpflegers, S. 49ff. Vgl. auch: Bericht eines unbekannten Felddiakons aus Doncourt vom 27.08.1870, in: Fliegende Blätter 9/1870, S. 296f.

falls überhaupt nach ihnen gesucht wurde.[857] Mehrere Diakone berichten über derartige Vorkommnisse. Im Winter kam zu der Gefahr des Verblutens die des Erfrierens hinzu und nahezu alle Verwundeten quälte aufgrund des Blutverlustes starker Durst.

Die bereits bei den Schwesternschaften beschriebene nationenübergreifende Zusammenarbeit führte nicht nur zur gegenseitigen Behandlung erkrankter und verwundeter Soldaten. Wie das folgende Beispiel zeigt, war man sich auch beim Transport von Patienten mit Fahrzeugen behilflich. In Versailles existierte eine von den Bewohnern gegründete Gesellschaft für die im Kriege Verwundeten, die zur Organisation des Roten Kreuzes gehörte und zahlreiche Fuhrwerke zur Disposition des Führers der ersten Kolonne der preußischen Felddiakonie stellte. Mit Hilfe dieser Fahrzeuge konnten viele Verwundete von den Verbandplätzen bei Plessis Piquet geholt werden.[858]

Ein weiterer Felddiakon berichtete von seinem Einsatz Anfang Dezember als Krankenträger auf dem Schlachtfeld, wo selbstverständlich auch französische Verwundete behandelt wurden: „Am Ende des Gehölzes kam ich zu einem französischen Kapitain vom 10. Regiment, der mir weinend die Hände entgegenstreckte und auch französisch rief: ‚Ich muß sterben, meine armen fünf Kinder und meine arme Frau!‘ Als ich nach seiner Wunde sah, hatte er nur einen Fleischschuß im Oberschenkel und ich beruhigte ihn deshalb. Zugleich bat ich die eben herbeikommenden Krankenträger, zuvörderst diesen Kapitain nach dem Dorfe zu schaffen; weinend nahm er von mir Abschied und bat mich, seinen neben ihm stehenden Buschen, der Thränen vergoß, mit ihm gehen zu lassen, was denn auch geschah. Wie ich nachher hörte, ist er bald nach Sucy in ein geordnetes Lazareth geschafft.“[859]

Andererseits pflegten auch Franzosen deutsche Verwundete, so richtete ein Lehrer in Chalons sur Marne in seinem Schulgebäude ein Privatlazarett ein und seine Frau wachte mehrere Nächte am Bett eines lebensgefährlich erkrankten Hamburgers, auch in anderen Lazaretten arbeiteten französische Pfleger.[860]

Nach der Schlacht von Gravelotte wurde es den Franzosen gestattet, ihre Schwerverwundeten nach Metz zu evakuieren, während die Leichtverwundeten als Kriegsgefangenen nach Deutschland gebracht wurden.[861] Offenbar waren die meisten der an diesem Krieg Beteiligten Willens und in der Lage,

857 Vgl. Kühlich, Die deutschen Soldaten im Krieg von 1870/71, S. 406. Die Ärzte hielten es für ausreichend, wenn ein Verwundeter innerhalb von 24 Stunden in ein Lazarett kam, aber auch diese, für heutige Maßstäbe zu lange Frist, wurde in vielen Fällen nicht eingehalten.

858 Bericht des Johanniterritters Major von Knesebeck vom Einsatz vor Paris vom 12.10.1870, zit. nach: Fliegende Blätter 10/1870, S. 328.

859 Brief eines unbekannten Felddiakons aus Ville Neuve Saint Georges vor Paris vom 1.12.1870, zit. nach: Fliegende Blätter, 3/1871, S. 84f.

860 Brief eines unbekannten Felddiakons nach seiner Rückkehr nach Pommern vom 26.01.1871, zit. nach: Fliegende Blätter, 3/1871, S. 89f.

861 Diestelkamp, Freuden und Leiden eines geistlichen freiwilligen Krankenpflegers, S. 64 u. 79.

genau zwischen Soldaten und Zivilpersonen sowie zwischen kampffähigen Soldaten und Verwundeten zu unterscheiden. Dieser Krieg wurde trotz aller nationaler Ressentiments weitgehend ohne persönlichen Hass nur gegen die kampffähigen Soldaten und nicht gegen die Bürger Frankreichs geführt.[862] Die Zeitgenossen fassten ihn als ein der Steuerungskompetenz des Staates unterstelltes Unternehmen auf, was nicht nur einen technischen Fortschritt, sondern auch dessen Humanisierung zur Folge hatte. „Wenn der Krieg als Staatstätigkeit definiert und damit aus der Gesellschaft gleichsam herausgezogen wurde, bekämpften sich die Soldaten nicht mehr als persönliche Feinde, sondern nur noch als die Funktionäre verschiedener Staaten, die einen Konflikt untereinander austrugen. Außerhalb der ritualisierten Formen dieser Konfliktaustragung, also etwa im Falle der Gefangennahme oder der Verwundetenpflege, konnte man sich in beinahe freundschaftlicher, aber zumindest höflich-korrekter Form begegnen."[863] Die Ergänzung des Art. 3 der Genfer Konvention über die weitere Arbeit des einheimischen Sanitätspersonals auf dem vom Feind besetzten Gebiet wurde auf dem internationalen Genfer Kongress vom Oktober 1868 von einer bloßen Duldung in eine relative Verpflichtung umgewandelt. Diese Übereinkunft förderte nicht nur die Sicherheit des Sanitätspersonals, sondern auch die Versorgungsqualität der Verwundeten nach größeren Schlachten.[864]

Allerdings gab es auch aus diesem Krieg Berichte von Leichenräuberei durch Personen, die von den Soldaten als „Schlachtfeldhyänen" beschrieben wurden.[865] In den meisten Fällen handelte es sich um französische Zivilisten, aber auch deutsche „Schlachtenbummler" waren daran beteiligt.

Abschließend sei noch einmal die interkonfesionelle Zusammenarbeit in diesem Krieg erwähnt, denn es gab deutlich mehr gemeinsame Arbeitseinsätze evangelischer und katholischer Kräfte als noch 1866.[866] Der Aufenthalt im besetzten Ausland und die ungleich schwierigeren organisatorischen Bedingungen erlegten äußere Zwänge auf, die die konfessionellen Schranken offenbar schneller vergessen ließen. In vielen Lazaretten arbeiteten katholische Schwestern gemeinsam mit evangelischen Felddiakonen, Diakonissen mit barmherzigen Brüdern. Katholische französische Schulschwestern und Geistli-

862 Zur Handhabung des Krieges ohne Hass gegen Einzelne, lediglich als politisch legitimes Mittel zur Durchsetzung der eigenen Staatsinteressen vgl. Wilhelm Janssen, Krieg, in: Geschichtliche Grundbegriffe, Bd. 3, Stuttgart 1982, S. 567–615, hier S. 598 ff. Diese Einstellung entstammte noch dem Zeitalter der stehenden Heere und war im nationalen Massenkrieg schwieriger umzusetzen. Dennoch bestimmte sie die Einstellung der meisten an diesem Krieg beteiligten Politiker, Militärs und Medizinalpersonen.

863 Becker, Bilder von Krieg und Nation, S. 491.

864 Loeffler, Militär-Sanitätswesen, 2. Teil, S. 101 f.

865 Kühlich, Die deutschen Soldaten im Krieg von 1870/71, S. 416 f.

866 Vgl. Christian Rak, Krieg, Nation und Konfession. Die Erfahrung des deutsch-französischen Krieges von 1870/71, Paderborn u. a. 2004. Vgl. auch. Büttner, Pflege über Grenzen, S. 236 f.
Zahlreiche Beispiele aus der Praxis finden sich u. a. bei Bodelschwingh, Tagebuch-Aufzeichnungen aus dem Feldzuge 1870.

che beteiligten sich an der Pflege verwundeter deutscher Soldaten ebenso[867], wie barmherzige Brüder, von denen nur wenige etwas Deutsch verstanden. Die Seelsorge für die protestantischen Patienten lag in diesem Lazarett in Nancy in der Hand deutscher Pastoren und Felddiakone, die katholischen wurden unter Beachtung des nötigen Feingefühls von diesen mit versorgt.[868]

Man half sich gegenseitig mit Verbandmaterial und Lebensmitteln aus. Ein erkrankter Felddiakon wurde durch katholische Brüder nach Deutschland zurück gebracht.[869]

Konfessionelle Differenzen herrschten dagegen innerhalb des protestantischen Lagers. So wollte beispielsweise ein mecklenburgischer Kommandant in Toul dem preußischen Felddiakon den Zugang zu den Lazaretten mit dem Hinweis verbieten, dass die Mecklenburger strenge Lutheraner seinen und der Diakon ja der preußischen unierten Landeskirche angehöre. Obwohl es an diesem Ort keinen Feldgeistlichen gab und schon mehrere Tote ohne kirchliche Begleitung beerdigt werden mussten, hatte der Kommandeur Angst vor späteren Schwierigkeiten mit seiner Landeskirche. Erst die Versicherung des aus Pommern stammenden Diakons, auch ein guter Lutheraner zu sein, konnte ihn umstimmen.[870]

Exkurs: „Wer lange nicht gebetet, hier lernt er es wieder“: Seelsorge und Schriftenverteilung

Untersuchungen zur Religiosität von Soldaten haben ergeben, dass sie im Krieg temporär höher war als in Friedenszeiten.[871] Die menschliche Eigenart, sich angesichts des Todes wieder mit Glaubensdingen zu beschäftigen, wurde in den Briefen der Soldaten und Krankenpfleger oft betont, und erklärt den großen Bedarf an Gebetsbüchern und Neuen Testamenten. Die existentielle Bedrohungssituation im Krieg ließ die Frage nach den „letzten Dingen“[872] und nach dem Sinn des Lebens eher aufkommen, als während des gleichförmigen Zivilalltags.

Ebenfalls wichtig für die Soldaten war die „klerikale Absolution zum Töten anderer Christen“, die Kirchen waren daher wichtige Verbündete des Staates.[873] Ein Felddiakon resümierte 1870: „Wirkliche Widersetzlichkeit ge-

867 Bodelschwingh, Tagebuch-Aufzeichnungen aus dem Feldzuge 1870, S. 39.

868 Brief eines unbekannten Felddiakons aus Nancy vom 5.10.1870, in: Fliegende Blätter, 11 u.12/1870, S. 387.

869 Fliegende Blätter, 9/1870, S. 301.

870 Brief eines unbekannten Felddiakons aus Toul vom 25.10.1870, in: Fliegende Blätter 11 u. 12/1870, S. 389.

871 Seyferth, Die Heimatfront 1870/71, S. 148 sowie Kühlich, Die Soldaten von 1870/71, S. 106f.

872 Der eschatologische Begriff der „vier letzten Dinge“ umfasst den Tod, das Jüngste Gericht, den Himmel und die Hölle. In ihm vereint sich die Hoffnung auf eine selige Vollendung des Einzelnen und der Schöpfung im Kontext der christlichen Heilsverkündung. Vgl.: Markus Mühling, Grundinformation Eschatologie. Systematische Theologie aus der Perspektive der Hoffnung, Göttingen 2007.

873 Seyferth, Die Heimatfront 1870/71, S. 148.

gen das Wort des Evangeliums habe ich eigentlich nie gefunden, dagegen allerdings häufiger einen gewissen Grad von Gleichgültigkeit: aber wie schon gesagt, in viel geringerem Maße, als ich erwartet. Vielen ist die Krankheit eine Brücke geworden, die sie zurückgeführt hat in den Glauben ihrer Kindheit, wie ein jetzt entlassener Berliner an seine Eltern schrieb: Wer lange nicht gebetet, hier lernt er es wieder."[874]

Die Militärseelsorge lief auch in diesem Krieg erst langsam an und bedurfte der Unterstützung durch freiwillige Kräfte. Häufig klagten Diakone über das Verscharren von Leichen ohne ordentliches Begräbnis, obwohl im Ort evangelische Geistliche anwesend waren. Auch geistliche Lektüre, nach der die Rekonvaleszenten verlangten, war nicht aufzutreiben, so dass einige Felddiakone ihre eigenen Bibeln und Neuen Testamente hergaben.[875]

Pfarrer Wichern sah daher die Verteilung von religiösen Büchern neben der Krankenpflege als eine zweite Hauptaufgabe der Felddiakonie an. Die Verbreitung christlicher Literatur nach dem Vorbild der englischen „Traktatgesellschaften", die Wichern 1851 in London persönlich kennen gelernt hatte, entwickelte sich trotz seiner Bemühungen in der Inneren Mission zu Friedenszeiten nur langsam zu einem Hauptarbeitsfeld.[876] Ohne die Konkurrenz weltlicher und trivialer Publikationen konnte man auf dem Kriegsschauplatz weit erfolgreicher arbeiten.

Kolonne neun der Felddiakonie war ausschließlich mit der Verteilung von evangelischen und katholischen Erbauungsschriften und Unterhaltungsliteratur in den Lazaretten in Frankreich und Deutschland, an die Truppen im Feld und an die französischen Kriegsgefangenen beschäftigt. Wichern gewann mehrere Bibelgesellschaften, vor allem die preußische und die britische, dazu Zeitungsredaktionen und Schriftenvereine, für die Büchersammlung. Auch die Agentur des Rauhen Hauses, das Zentralkomitees der deutschen Vereine zur Pflege im Felde verwundeter und erkrankter Krieger und der Johanniterorden beteiligten sich an der Bücherbeschaffung.[877] Wie bereits erwähnt, stellten Schweizer Organisationen französische Literatur zur Verfügung, wozu auch katholische Neue Testamente gehörten. Die lange Kriegsdauer und die Zahl der französischen Kriegsgefangenen auf deutschem Boden ließen den Umfang der Büchersammlung weit über den des vorangegangenen Krieges anwachsen.

874 Brief eines unbekannten Felddiakons aus Nancy vom 5.10.1870, zit. nach: Fliegende Blätter, 11 u. 12/1870, S. 388.

875 Brief eines ungenannten Felddiakons aus Gravelotte vom 17.09.1870, in: Fliegende Blätter, 9/1870, S. 304.

876 Die Gründe dafür sind vielfältig und sollen hier nicht näher erörtert werden, zumal die Geschichte der „Christlichen Literaturpolitik" noch nicht umfassend aufgearbeitet worden ist. Vgl. Jochen-Christoph Kaiser, Volksmission als gesellschaftliche Sinnstiftung: Der kulturelle Formierungsanspruch der Inneren Mission, in: Ders. (Hg.): Soziale Arbeit in historischer Perspektive. Zum geschichtlichen Ort der Diakonie in Deutschland, Stuttgart 1998, S. 24–38, hier insbesondere S. 34 ff.

877 Archiv des Diakonischen Werkes der EKD, CAZ 125 Felddiakonie 1870.

Durch das Büro der Felddiakonie kamen 364 geordnete Bibliotheken zum Versand, insgesamt fast 120.000 Bücher. Davon waren allein 41.000 für französische Kriegsgefangene bestimmt. Dazu wurden etwa 145.000 kleinere Schriften, Journale und Zeitungen, Kriegskarten etc. verschickt.[878]

Anforderungen ergingen von verschiedener Seite, von Feldgeistlichen und militärischen Vorgesetzten ebenso wie von Ortspfarrern, in deren Bereich Reservelazarette eingerichtet waren und von einzelnen Soldaten. Die Beliebtheit dieser Lieferungen bei den Soldaten gründete sich nicht ausschließlich auf ihre besonders im Krieg erstarkende Religiosität, sondern ist ebenso ein Produkt der Langeweile, die im Kriegsalltag insbesondere bei langanhaltenden Belagerungen wie denen von Metz und Paris aufkam.[879] Die „Bücherkolporteure" der Inneren Mission und die Felddiakone stießen mit der Verteilung religiöser Schriften und Erbauungsliteratur in ein geistiges Vakuum vor, das mit der Länge des Krieges immer größer wurde. Teilweise wurden die Wagen der Verteiler regelrecht gestürmt und sie drohten demoliert zu werden.[880]

Allerdings zog die einseitige religiöse Beeinflussung auch Kritik von Seiten liberaler und sozialdemokratischer Zeitungen nach sich, die Wichern zumindest zu einer kurzen Erwiderung in den Fliegenden Blättern veranlasste. Die Magdeburger Zeitung vom 4.08.1870 schrieb beispielsweise: „Es wäre zu wünschen, daß die oberste Militärbehörde Veranlassung nähme, dem Emporwuchern der geistlichen Orthodoxie auf dem Gebiete der Felddiakonie entgegen zu treten. – Der Redaktion und ihren Gleichgesinnten graut vor dem Oberbefehl der pietistischen Propaganda der inneren Mission, die den Krankenträger- und Lazarethgehülfendienst zum Colportieren von Traktätchen missbrauchen will."[881]

Duisburger Diakone

Die Beteiligung der Duisburger Diakonenanstalt am Deutsch-Französischen Krieg ähnelt in Organisation, Ablauf und Aufgaben nicht nur dem Einsatz im Jahr 1866, sondern auch der Tätigkeit der Berliner Felddiakonie, so dass hier nur in Kürze darauf eingegangen werden soll. In zeittypischem Pathos wurde im Juli 1870 im Sonntagsblatt für die Innere Mission für Rheinland und Westfalen an Freiwillige appelliert, sich für den Dienst in der freiwilligen Krankenpflege zu melden, da „der Erbfeind Deutschlands, der Franzose" [882] das ganze deutsche Vaterland bedrohe. Gleichzeitig bat man um finanzielle Unterstützung und Sachspenden. Bereits am 19. Juli 1870 trafen die ersten Freiwilligen in Duisburg ein. Der Vorsteher Pfarrer Engelbert reiste am 23. Juli nach Berlin, um nähere Anweisungen über das weitere Vorgehen zu erhalten, kehrte

878 Fliegende Blätter, 5/1871, S. 138.
879 Kühlich, Die deutschen Soldaten im Krieg von 1870/71, S. 285–293. Kühlich hebt insbesondere die beschränkten Erholungs- und Entspannungsmöglichkeiten für die Soldaten hervor.
880 Fliegende Blätter 11 u. 12/1870, S. 363.
881 Zit. nach: Fliegende Blätter, 8/1870, S. 258f.
882 Zit. nach: 25.–29. Jahresbericht der Diakonenanstalt, Duisburg 1869/1873, S. 46.

aber nach wenigen Tagen ohne konkretes Ergebnis zurück, da „in Berlin noch alles in der Schwebe war.“[883] Als hinderlich erwies sich besonders der personelle Wechsel an der Spitze des Königlichen Kommissariats für die freiwillige Krankenpflege. Graf Eberhard zu Stolberg hatte sein Amt niedergelegt und sein Nachfolger Johanniterritter Fürst von Pless musste sich offenbar erst in die Materie einarbeiten. Engelbert versuchte, dies mit der Begründung zu entschuldigen, dass sich diese spezielle Tätigkeit in Friedenszeiten nicht vorbereiten ließe und die Organisation im Augenblick des Kriegsbeginns erst geschaffen werden müsse.

Die ersten 40 Freiwilligen gingen unter der Leitung eines hauptamtlichen Diakons am 6. August 1870 von Duisburg ab, weitere 100 folgten bis zum Ende des Monats. Der Schwerpunkt des Duisburger Einsatzes lag auf der Krankenpflege, in deren Anfangskenntnisse die neu ankommenden Freiwilligen durch Schnellkurse im eigenen Krankenhaus, das ab dem 9. August auch Verwundete beherbergte, eingewiesen wurden. Dabei konnte schon mancher unbrauchbare Kandidat abgewiesen werden.

Zum Einsatz kamen insgesamt 265 Personen, davon 228 im direkten Kriegseinsatz. Der Rest war in Heimatlazaretten beschäftigt.[884] Unter ihnen befanden sich sieben evangelische Prediger, die auch als solche in den Lazaretten tätig wurden. Ein Teil der 41 freiwillig tätigen Kandidaten und Studenten der Theologie übernahm ebenfalls seelsorgerliche oder Verwaltungsaufgaben, wenn ihnen die Tätigkeit in der Krankenpflege Zeit dazu ließ. Im Unterschied zur Berliner Felddiakonie, entstammte die Mehrzahl der Freiwilligen dem Handwerker- oder Arbeiterstand und war über die christlichen Jünglingsvereine rekrutiert worden, was wiederum für eine passende weltanschauliche Grundlage sorgte.

Die erste Kolonne wurde vom Bezirksdelegierten der freiwilligen Krankenpflege in Düsseldorf angefordert. Ein Teil kam auf den Rheinschiffen ab Mainz im Verwundetentransport zum Einsatz[885], ein anderer wurde von Koblenz aus dem Heer nach Trier nachgesandt bzw. nach Saarbrücken beordert. Dort versorgten sie am Bahnhof St. Johann die im August durchreisenden über 25.000 Verwundeten und die Ruhr- und Typhuskranken in speziell eingerichteten Barackenlazaretten. Weitere Kolonnen räumten unter der Leitung von Johannitern im August die Schlachtfelder bei Metz und waren danach im Lazarettdienst eingesetzt bzw. zogen hinter der kämpfenden Armee tiefer nach Frankreich hinein, um in Lazaretten tätig zu sein oder die Versorgungsdepots und sogenannte Erfrischungsstationen des Johanniterordens zu verwalten. Eine andere Kolonne zog Anfang September mit 42 Diakonen unter dem Chefarzt Dr. Sotier als eigenes Sanitätsdetachement bei der 2. Landwehrdivision des 13. Mecklenburgischen Armeekorps von Saarbrücken über Chesny

883 Ebd., S. 47.

884 Ebd., S. 49. Von den genannten Personen gehörten 55 als Diakone oder leitende Mitarbeiter zur Diakonenanstalt, die im Jahr 1870 insgesamt 173 Mitarbeiter umfasste. Zum Einsatz 1870/71 siehe auch: Fliegende Blätter, 6/1871, S. 189f.

885 Vgl. Kap. 2.5.3.

bei Metz bis nach Reims und Umgebung. In vielen Lazaretten wurden Duisburger Diakone für mehrere Monate als Lazarettinspektoren eingesetzt.

Eine organisatorische Änderung trat Ende Oktober nach der Kapitulation von Metz ein. Bis dahin waren die Diakone auf Anweisung der vor Ort befindlichen Delegierten des Kommissars für die freiwillige Krankenpflege tätig geworden. Nun empfingen sie ihre Anweisungen direkt von der Zentrale in Berlin. Es folgten Einsätze in den Lazaretten von Epernay, Chartres, Amiens, Nancy und anderen Orten.[886]

Nach der Rückkehr erholten sich die meisten Diakone für einige Tage in der Duisburger Anstalt. Ein großer Teil von ihnen erkrankte selbst an Seuchen, sieben verstarben in den verschiedenen Einsatzorten oder nach ihrer Rückkehr.[887] Die Anstalt kam für die Krankenhaus- und Beerdigungskosten auf.

Auch nach Kriegsende konnte den meisten hauptamtlichen Diakonen keine längere Ruhepause gegönnt werden, da die Pflege der zahlreichen an Pocken erkrankten Patienten ihren Einsatz erforderte. Es war zu wenig Personal vor Ort in den Gemeinden des Rheinlandes und in Westfalen und selbst in der Diakonenanstalt fehlte es an Pflegern für die erkrankten Brüder.

Vorsteher Engelbert resümierte im Jahresbericht von 1873: „Während 1866 nach dem Kriege uns für die Pflege der Cholerakranken die Freiwilligen noch bereitwillig weitere Dienste leisteten, so zogen jetzt die Freiwilligen nach dem Friedensschluß fast ohne Ausnahme nach Hause, um sich den unterbrochenen Beschäftigungen hinzu geben. So standen wir oft rathlos da und sahen uns vergeblich nach Helfern um. O, wie haben wir da oft geseufzt und mussten fürchten, der Krieg habe nicht erhebend, sondern lähmend auf die christlichen Kreise, insonderheit auf die Uebung der christlichen Barmherzigkeit eingewirkt.“[888] Nicht nur den Schwestern-, sondern auch den Bruderschaften wurde mit dem organisatorischen Ausbau der weltlichen freiwilligen Krankenpflege der finanzielle und moralische Rückhalt geschmälert.[889]

Die lange Kriegsdauer hatte die Kräfte der Ausgesandten sowie die finanziellen Mittel der Anstalt erheblich erschöpft. Die Einnahmen aus Spenden in Höhe von über 16.000 Talern deckten nur knapp die Ausgaben. Die Ausgesandten 265 Personen leisteten 37.630 Pflegetage, im Durchschnitt dauerte die Dienstzeit 142 Tage.[890] Voller Stolz verwies man im Jahresbericht auf die starke Präsenz in der Krankenpflege, die dem Engagement der katholischen Kongregationen und der Berliner Felddiakonie ebenbürtig war. Auch die Auszeichnung mit 12 Eisernen Kreuzen II. Klasse und vier Verdienstkreuzen des Großherzogs von Mecklenburg blieb nicht unerwähnt.

886 25.–29. Jahresbericht der Diakonenanstalt, Duisburg 1869/1873, S. 56f.
887 Hermann Giese, Evangelische männliche Felddiakonie 1914–16 der Duisburger Diakonen-Anstalt, Duisburg 1916, S. 3.
888 25.–29. Jahresbericht der Diakonenanstalt, Duisburg 1869/1873, S. 59.
889 Vgl. Kap. 3.
890 Ebd., S. 58.

Die Erlanger Felddiakonie

Wie im Jahr 1866, erfolgte die Organisation der bayrischen Felddiakonie wieder in Vereinsform unter der Bezeichnung „Erlanger Ausschuß für Felddiakonie."[891] Seinen Sitz nahm er im Hörsaal 10 der Universität. Ausgehend von der Annahme, dass die freiwilligen Diakone „die dienstbereiten Werkzeuge der barmherzigen Liebe [seien], mit welchen die Gemeinde den ins Feld rückenden Ihrigen nachgeht,"[892] war die dezidiert evangelische der ökumenischen Ausrichtung gewichen. Im Unterschied zum vorigen Krieg, wo die konfessionellen Unterschiede betont wurden, war in diesem Fall die christliche Gemeinde im Allgemeinen gemeint, damit auch katholische Christen sich an dieser Arbeit beteiligen konnten. Ein junger Mann katholischer Konfession wurde als Diakon angenommen und sogar von mosaischer Seite gingen Spenden ein. Die Selbständigkeit der Organisation war allerdings der Unterordnung unter die Landesorganisation des Roten Kreuzes gewichen, der sich alle zur Pflege und sonstigen Unterstützung der Armee dienenden Institutionen anzuschließen hatten.[893]

Wie bereits erwähnt, stellte sich das Problem der charakterlich ungeeigneten unter den freiwilligen Krankenpflegern in diesem Krieg in noch stärkerem Maße als 1866. Besondere Betonung fand daher der christlichen Charakter der von Erlangen Ausgesandten, die sich deutlich von den z. T. übel beleumundeten Mitgliedern der freiwilligen Krankenpflege abheben sollten, denn „es kann nicht geleugnet werden, daß in dieser Beziehung an den verschiedensten Orten Deutschlands ein schweres Versehen begangen ist, indem man ohne genügende Prüfung vielen zur Hülfeleistung sich Anbietenden die schützende Binde übergab, welche dieses Abzeichens und des von ihm beschirmten ehrenvollen Berufes keinen Augenblick werth waren. So drängte sich eine ziemliche Anzahl von Leuten auf den Kriegsschauplatz, die der Unwille der Soldaten mit dem Namen der „Schlachtenbummler" bezeichnete, die den militärischen Behörden und den Aerzten eine Last wurden und die der Sache der Felddiakonie entschieden geschadet haben. [...] Das Tragen des Genfer Kreuzes darf nicht etwa Sache bloßer Mode werden. Wer nicht mit Anstrengung aller seiner Kräfte, ja mit Gefahr seines Lebens arbeiten und dienen will, sondern wer nur unter dem Scheine des Dienens sich den Krieg anzuschauen gedenkt oder gar noch schlimmere Absichten hegt, der muß mit der äußersten Strenge vom Kriegsschauplatz fern gehalten werden."[894] Vorgeworfen wurde diesen „wilden" Krankenpflegern und selbsternannten Felddiakonen, daß sie sich nicht auf die Pflege, aber um so besser auf das Requirieren, Zechen und

891 Ebrard, Bericht des Erlanger Vereins für Felddiakonie 1870–1871, S. 2f.

892 Gustav Plitt, Bericht über die bairische Felddiakonie, in: Fliegende Blätter, 10/1870, S. 318.

893 In Bayern hatte sich das Rote Kreuz unter der Bezeichnung „Centralkomité des Landeshilfsvereins" konstituiert. Vgl. Ebrard, Bericht des Erlanger Vereins für Felddiakonie 1870–1871, S. 2.

894 Plitt, Bericht über die bairische Felddiakonie, in: Fliegende Blätter, 10/1870, S. 319. Vgl. auch Ebrard, Bericht des Erlanger Vereins für Felddiakonie 1870–1871, S. 4f.

teilweise sogar das Bestehlen der Kranken verstünden.[895] Die Organe der Felddiakonie hatten eine strenge Auswahl aus der großen Zahl der Bewerber, insbesondere aus der arbeitslosen Handwerkerschaft vorgenommen und sahen sich daher zu Unrecht mit dem schlechten Ruf der freiwilligen Krankenpfleger konfrontiert. Neben der körperlich-gesundheitlichen Eignung wurde insbesondere Wert auf „sittliche Tüchtigkeit" gelegt. Weiterhin sollten die Freiwilligen nicht zu jung sein, um eine ausreichende körperliche und geistige Reife zu besitzen, die sie zum selbständigen Auftreten gleichermaßen befähigte, wie zur bewussten Unterordnung unter die militärische Disziplin. Eines der Hauptkriterien war jedoch die christliche Einstellung, denn „sie sollen an den Verwundeten als Christen zu bethätigen im Stande sein und auch für deren geistliche Bedürfnisse Sorge tragen."[896] Als schwierig erwies sich das jugendliche Alter vieler bayrischer Freiwilliger. Während unter den von Wichern 1866 ausgesandten 110 Felddiakonen sechszehn Geistliche, zwanzig Kandidaten der Theologie, dreiundzwanzig Studenten, zehn Kaufleute und siebenunddreißig Handwerker waren, gehörten zu den 91 von Erlangen 1870 ausgeschickten ein Gymnasialprofessor, zwei Lehrer, vier Vikare und Kandidaten der Theologie, aber fünfundvierzig Studenten, fünfzehn Abiturienten und sogar vier Gymnasiasten. Viele der Bewerber aus dem Handwerkerstand bekannten offen heraus, dass sie nur eine Beschäftigung suchten, einige äußerten sich während der obligatorischen Ausbildung in „Verbandlehre" so, dass ein nutzbringender Einsatz nicht zu erwarten war. Beim Überschreiten der französischen Grenze durch die deutschen Armeen beschloss der Erlanger Ausschuss nur solche auszusenden, die eine ausreichende Allgemeinbildung und französische Sprachkenntnisse besaßen.

Die Erfahrung rechtfertigte diese Maßnahmen, denn zwei der zuerst ausgesandten Handwerker hatten in Frankreich ihre Truppe verloren und sich dann in dem fremden Land nicht mehr zurecht gefunden, was sie zur Rückkehr nach Deutschland nötigte. Die Ausbildung bestand auch 1871 wieder aus einem Grundkurs in Krankenpflege bzw. Verbandslehre und in der Instruktion für das Verhalten im unmittelbaren Kriegseinsatz. Dazu gehörte das Einschärfen unbedingten Gehorsams gegen militärische und ärztliche Befehle, da die Freiwilligkeit manchen zu der Annahme verleite, „weiterhin seinem Kopfe zu folgen."[897] So war es beispielsweise vorgekommen, das sehr junge Freiwillige bei längerer Untätigkeit voreilig nach Hause zurück gekehrt seien. Bei der seelsorgerlichen Betreuung wurde Zurückhaltung empfohlen. Die Diakone sollten nur so mit den Verwundeten reden und sie trösten, „wie ein Christ mit seinem christlichen Freunde rede", es sei denn, diese verlangten direkt nach geistlichen Gesprächen.

Die Ausstattung mit Bekleidungsstücken wurde ebenfalls wieder vom Erlanger Ausschuss übernommen. Jeder Diakon wurde mit einer wollenen

895 Ebrard, Bericht des Erlanger Vereins für Felddiakonie 1870–1871, S. 4. Vgl. auch: Seyferth, Die Heimatfront 1870/71, S. 424f.
896 Plitt: Bericht über die bairische Felddiakonie, in: Fliegende Blätter, 10/1870, S. 321.
897 Plitt, Bericht über die bairische Felddiakonie, in: Fliegende Blätter, 10/1870, S. 322.

Joppe, Lederstiefeln, einem Filzhut, einem Tornister mit aufgeschnalltem Plaid bzw. wollener Decke, einer Feldflasche und einer Verbandtasche ausgerüstet.[898] Der Hut hatte sich insbesondere bei Regen als ungeeignet erwiesen und wurde im Laufe des Krieges durch eine Militärmütze mit bayrischer Kokarde ersetzt. Als sich der Krieg bis in die Wintermonate hinzog, wurde jeder Diakon mit einem von einem Militärschneider nach uniformähnlichem Schnitt gefertigten Mantel versehen. „Diese Mäntel sowie die Mützen erwiesen sich als in jeder Hinsicht vortrefflich, unter anderem auch darin, daß die Felddiakone beim Verkehr mit den Etappenkommandos usw. sogleich durch ihre Erscheinung als berufsmäßig thätige Leute legitimiert und von berufslosen Schlachtenbummlern unterschieden waren."[899]

Bei der Ausstattung der Diakone mit Lebensmitteln legte man besonderen Wert auf lange Haltbarkeit. Die bis heute bekannte Erbswurst, ein in Darm gefülltes Gemisch aus Erbsenmehl, Fett und Speck, ließ sich insbesondere nach großen Schlachten, wenn die Versorgungslage schlecht war, schnell zu einer nahrhaften Suppe verkochen.[900] Zum Proviant der Diakone wurden darüber hinaus nicht nur Fleischextrakt, Schokolade und Wein gezählt, sondern auch Zigarren, die nicht nur für die Kranken, sondern auch für die Diakone wichtig seien. Man sprach ihnen desinfizierende Wirkung zu und der Aufenthalt in der schlechten Luft der improvisierten und überfüllten Krankenzimmer werde durch sie erträglicher.[901]

Die Aussendung erfolgte vom Zentralkomitee des Landeshilfsvereins des Roten Kreuzes in München. Von dort erhielt der Erlanger Verein auf Grund der namentlichen Meldung der Diakone die Legitimationspapiere und die Reiseroute, letztere meist auf telegrafischem Weg. Das Erkennungszeichen, die Armbinde mit dem Roten Kreuz, war zum Schutz vor eigenmächtiger Nachahmung zusätzlich mit einem Stempel des Zentralkomitees oder des Preußischen Königlichen Kommissars für die freiwillige Krankenpflege versehen.[902]

Insgesamt zogen 91 Diakone in sieben unter der Leitung eines Oberdiakons stehenden Zügen aus, bis zum Ende des Jahres 1870 waren 22 von ihnen krank zurück gekehrt und einer infolge seiner Typhuserkrankung verstorben.[903]

898 Eine genaue Beschreibung der Gegenstände findet sich bei: Ebrard, Bericht des Erlanger Vereins für Felddiakonie 1870–1871, S. 6.

899 Ebrard, Bericht des Erlanger Vereins für Felddiakonie 1870–1871, S. 8.

900 Karl-Volker Neugebauer, Grundkurs deutsche Militärgeschichte. Die Zeit bis 1814, München 2006, S. 354. Die Erbswurst, sowie lange haltbares Brot, gehörten zur Grundausstattung der Soldaten, die sich während des Feldzuges in den Biwaks selbst versorgen mussten.

901 In dem im Krankenhaus des Dresdner Diakonissenmutterhauses untergebrachten Lazarett wurde die Hausordnung für die Dauer des Krieges aufgehoben und das Rauchen gestattet. Vgl. Molwitz, Gustav: Jubiläums-Bericht der evangelisch-lutherischen Diakonissenanstalt zu Dresden, Dresden 1894, S. 159. Schon 1866 wurde gefordert, dass die freiwillige Krankenpflege „Taback und Cigarren in ungeheuren Mengen" beschaffen solle. Vgl. Brinkmann, Die freiwillige Krankenpflege im Kriege, Berlin 1867, S. 116.

902 Vgl. Exkurs 1 in Kap. 2.1.1. sowie Ebrard, Bericht des Erlanger Vereins für Felddiakonie 1870–1871, S. 14.

903 Ebrard, Bericht des Erlanger Vereins für Felddiakonie 1870–1871, S. 18 und 29ff. Die Diakone sind in der Beilage namentlich aufgestellt.

Einige Züge wurden von Erlanger Zivilärzten begleitet. Die ersten Einsätze erfolgten in Lazaretten der aus süddeutschen und preußischen Korps gebildeten 3. Armee, auch Südarmee genannt, in Weißenburg, Sulz und Wörth, Pfaffenhofen und Pont-à-Mousson bei Metz. Dort kamen die Diakone in Berührung mit den bereits mehrfach erwähnten Turkos. Sie waren gemeinsam mit französischen und deutschen Verwundeten in Lazaretten untergebracht und die Diakone unterhielten offenbar ein freundschaftliches Verhältnis zu ihnen.[904] Das war zum Teil einfach der Tatsache zuzuschreiben, dass sich diese Verwundeten aus kulturell-religiösen Gründen nicht von Schwestern versorgen lassen wollten, zumal wenn es sich um Verletzungen des Unterleibs handelte.[905]

Die Berichte der Erlanger Diakonen gleichen denen anderer Vertreter der freiwilligen Krankenpflege. Daher soll hier stellvertretend nur aus einem Bericht aus Wörth zitiert werden, wo nach der Schlacht vom 6. August 1870 extremer Pflegenotstand herrschte. In einer zum 4. Feldlazarett des 5. bayrischen Armeecorps gehörenden Nebenstelle in der Mairie arbeitete der Felddiakon allein mit einem aus Schlesien stammenden Zivilarzt. Alle anderen nicht zur Felddiakonie gehörenden Freiwilligen, hatten sich beim Anblick der etwa 500 Verwundeten davon gemacht. Diese lagen in allen Räumen und Fluren bis auf die steinernen Stufen vor dem Haus. „Die Stiefel klatschten im Blute, und bei jedem Schritte musste man sich in Acht nehmen, nicht auf einen Arm oder ein Bein zu treten. Noch am vierten Tage nach der Schlacht wurden Einzelne vom Felde hereingebracht, im Fieber liegend, mit faulenden Wunden, Maden am ganzen Körper. So lagen sie, ohne Wasser, ohne Brod, ohne Verband. Zwei Wochen dauerte es, bis die Letzten regelmäßigen Verband bekamen. Die ersten 14 Tage kam ich nicht aus den Kleidern: Nachts schlief ich unter den Verwundeten am Boden, die ebenfalls ohne Zudecke auf faulen Stroh lagen. Früh um fünf Uhr wusch ich mich am Brunnen auf dem Marktplatz; dann verband ich, holte Wasser und Eis, führte Evacuirungslisten usw. Das Essen bettelte ich mir. In der Stadt gab es damals nicht Brod, nicht Wein, nicht Fleisch, gar nichts. Als endlich ein Marketender die Stadt passirte, gab ich sogleich all mein Geld hin, um für die Verwundeten Wein zu kaufen, den ich durch Eis kühlte. Von den Johannitern holte ich dazu Citronen und machte Limonade. Ich war außer dem Arzte ganz allein."[906] Offenbar war das Militärsanitätswesen den Bedingungen moderner Massenschlachten nicht gewachsen und bedurfte daher dringend der Unterstützung durch die freiwillige Krankenpflege.

Weitere Diakone reisten unter möglichster Umgehung von Nancy, wo sich besonders viele sogenannte „wilde" Diakone aufhielten, nach Beaumont und Sommauthe sowie in die Umgebung von Sedan, wo sie jeweils auf bayrischen Verbandsplätzen und in Feldlazaretten im Einsatz waren. Aber auch in dem von Pflegekräften überfüllten Nancy fanden vier durchreisende Mitglie-

904 Bericht eines Diakons vom 15.08.1870 aus Pfaffenhofen, zitiert nach: Ebd., S. 45f.
905 Bericht eines Diakons vom 14.08.1870 o.O. (Sulz), zitiert nach: Ebd., S. 46.
906 Bericht eines Diakons vom 12.08.1870 aus Wörth, zitiert nach: Ebrard, Bericht des Erlanger Vereins für Felddiakonie 1870–1871, S. 49. S. a. ebd., S. 42.

der des dritten Zuges reichlich Arbeit im Spital in der Katharinenkaserne, wo mehrere hundert deutsche Ruhr- und Typhuskranke ohne deutsche Wärter und ohne die notwendigsten Einrichtungsgegenstände lagen.[907] Gemeinsam mit Berliner Diakonen und zwei freiwilligen livländischen Ärzten richteten sie das Lazarett ein und waren zehn Wochen, z. T. bis zur eigenen Erkrankung dort tätig. Einer von ihnen ging auf die zahlreichen vagabundierenden Pfleger ein: „Leider ist die freiwillige Krankenpflege durch schlechte Subjekte, die sich vordrängten und selbst gemeine Diebstähle an Verwundeten begiengen, so in Miscredit gekommen, daß ihr dadurch die Lebensader unterbunden ist. Ich habe mehrere Tage hier meine Genfer Binde zu tragen mich geschämt."[908]

Ein Versuch der Ehrenrettung der Johanniter soll nicht unerwähnt bleiben. Ebrard dankte in seinem Bericht einigen namentlich genannten Rittern für ihre Unterstützung und Fürsorge beim Einsatz im besetzten Frankreich. „Sollen wir bei diesem Anlaß das vielbesprochenen Thema über die Thätigkeit der Johanniter berühren, so können wir, unsre Erfahrungen zusammenfassend, kurz sagen, daß in der ersten Zeit der größten Verwirrung (15.–31. Aug.) in Nanzig und Umgegend ja wohl einzelne Fehlgriffe von Seiten einzelner Johanniter mögen gemacht worden sein, aber die Schuld lag wohl hauptsächlich daran, daß durch die Tausende von ‚wilden Diakonen', die damals dort zusammengeströmt waren, eine Situation geschaffen war, in welcher auch der größte organisatorische Genius sich nicht sofort hätte zurecht finden können."[909] Zudem hielt er es für unrecht, „gehässige Anschuldigungen auf einen Stand allein zu häufen, wo Jedermann, wenn er aufrichtig sein will, bekennen muß, daß auch er Misgriffe gemacht und erst durch Erfahrung gelernt habe."[910]

In der zweiten Periode ihres Kriegseinsatzes, nach der Niederlage der französischen Truppen bei Sedan, verschob sich der Schwerpunkt der Arbeit in Richtung Evakuation von Verwundeten und Kranken sowie der Pflege von Ruhr- und Typhuskranken.

Die Diakone erhielten durchweg positive und anerkennende Zeugnisse der leitenden Militärärzte.[911] Einer wurden vom Kaiser mit dem Eisernen Kreuz, zwölf mit dem bayrischen Militärverdienstkreuz geehrt.

Das folgende Gedicht verfasste ein verheirateter Felddiakon in der Weihnachtsnacht 1870 am Bett eines schwerverwundeten bayrischen Landwehrmannes. Es dokumentiert in eindrucksvoller Weise die christliche Motivation für seinen freiwilligen Einsatz:[912]

907 Ebd., S. 17f. und S. 56f.

908 Bericht eines Diakons vom 03.09.1870 aus Nancy, zitiert nach: Ebrard, Bericht des Erlanger Vereins für Felddiakonie 1870–1871, S. 57.

909 Ebrard, Bericht des Erlanger Vereins für Felddiakonie 1870–1871, S. 24.

910 Ebd., S. 24f.

911 Plitt, Bericht über die bairische Felddiakonie, in: Fliegende Blätter, 10/1870, S. 324.

912 Ebrard, Bericht des Erlanger Vereins für Felddiakonie 1870–1871, S. 20f.

Dieses Jammerbild zu sehen
Ist mein täglicher Beruf;
Sollt' ich da nicht heimwärts gehen,
Wo mir's bessre Tage schuf?
Nein! Erst recht will ich jetzt bleiben,
Bleiben bis zum letzten Mann,
Will erst mit dem Letzten scheiden;
Dann ist Arbeit ganz gethan.
Will nicht scheuen Frost und Regen,
Will nicht fürchten Kält' und Noth,
Will mit jedem Kranken theilen
Bis zum letzten Bissen Brod.
Will ihn warten, will ihn pflegen,
Als ob er mein Bruder wär,
Will das Haupt recht hoch ihm legen,
Fragen: „was ist dein Begehr?"
Daß vielleicht das Leben rette
Ich dem treuen braven Mann.
Darum geh ich nicht zu Bette,
Darum setz' ich alles dran.
Ach, wenn dieses mir gelänge,
Wenn er kehrete zurück,
Hörete die Heimathklänge,
Sähe seines Weibes Blick!
Dann wär ich belohnt für alles,
Aller Müh gedächt ich nicht;
Denn ich hab als Christ gehandelt;
Helfen ist des Christen Pflicht.
Drum sei dies die Weihnachtsfreude,
Ihm zu mildern jede Pein,
Daß er schon in wenig Wochen
Könnt im Kreis der Seinen sein.
Ihn hat mir der Herr bescheeret,
Daß ich habe auf ihn Acht.
Daß er keinen Schmerz empfinde,
Darum halt ich heute Wacht.
O mein Gott! gib ihm das Leben!
Gib den Seinen ihn zurück!
Laß ihn später noch genießen
Heimathliches Weihnachtsglück!

2.3.7 Sonstige Freiwilligenverbände

Bereits mehrfach wurde in diesem Kapitel darauf hingewiesen, dass neben den an eine konfessionelle Institution gebundenen Krankenpflegeverbänden auch sonstige Freiwillige auf das Schlachtfeld drängten.[913] Dieses bereits aus

913 Vgl. zu sonstigen konfessionellen Verbänden: AuKF, Juli/Aug. 1870, S. 107 ff. sowie 27. Bericht der evangelisch-lutherischen Diakonissen-Anstalt zu Dresden 1870/71, S. 11 f. Zu weltlichen Freiwillige: Seyferth, Die Heimatfront 1870/71, S. 418 ff. und Kühlich, Die deutschen Soldaten im Krieg von 1870/71, S. 404 f. Einige der Freiwilligen hatten es ab-

dem vorangegangenen Krieg bekannte Problem trat durch die relativ lange Kriegsdauer nun besonders augenfällig zu Tage. Offenbar hatten vor allem in den Reihen des Roten Kreuzes Personen Aufnahme gefunden, die lediglich aus Kriegsbegeisterung, Abenteuer- und Sensationslust oder wegen Arbeitslosigkeit in den Dienst der freiwilligen Krankenpflege eingetreten waren.[914] Obwohl es beim Zentralkomitee des Preußischen Roten Kreuzes eine eigene Abteilung für die Annahme persönlicher Meldungen zur Krankenpflege gab, konnte zu Beginn des Krieges auf Grund des Ansturms und der Kürze der zur Verfügung stehenden Zeit, keine genaue Prüfung der Freiwilligen vorgenommen werden. Bis zum März 1871 wurden nach dem Bericht des Königlichen Militärinspekteurs 15.286 Legitimationskarten für den Dienst auf dem Kriegsschauplatz ausgegeben, davon allein fast 10.000 bei Kriegsausbruch.[915]

So gelang es auch vielen charakterlich nicht geeigneten Personen, sich unter die freiwilligen Kräfte zu mischen. Die daraus resultierenden Missstände veranlassten den Oberbefehlshaber der III. Armee, Kronprinz Friedrich Wilhelm, durch einen Befehl vom 22. August 1870 energisch gegen sie vorzugehen. Darin wurde bestimmt, dass Zivilpersonen, die eine Rot-Kreuz-Armbinde trugen, sich aber nicht durch Legitimationspapiere einer autorisierten Behörde ausweisen konnten, sofort zu arretieren und in die Heimat zu schicken seien.[916] Die Delegierten des Preußischen Königlichen Kommissars für die freiwillige Krankenpflege und die süddeutschen Delegierten hatten dem Generalarzt Dr. Böger namentliche Verzeichnisse der ihnen unterstehenden freiwilligen Pflegekräfte einzureichen, damit man sich amtlicherseits wenigstens ansatzweise einen Überblick über das freiwillige Personal verschaffen

gelehnt, Kranke zu pflegen, und verlangt, ausschließlich bei Verwundeten eingesetzt zu werden.

914 Insbesondere für mittellose Personen war der Eintritt in die freiwillige Krankenpflege attraktiv. Wie bereits erwähnt, wurde neben freier Unterkunft und Verpflegung erstmals eine staatliche Vergütung ausgezahlt. Vgl. Kap. 2.3.1.

915 Sanitäts-Bericht 1870/71, Bd. 1, S. 409; Bericht über die Thätigkeit der freiwilligen Krankenpflege 1870–1871, Anlage 16; Wichern, Die freiwillige Pflege im Felde verwundeter und erkrankter Krieger, S. 31.

916 Sanitäts-Bericht 1870/71, Bd. 1, Beilage 102, S. 275*; Bericht über die Thätigkeit der freiwilligen Krankenpflege 1870–1871, S. 40ff. sowie Anlage 11: Erlasse über Ausweispflicht und Rückführung unbefugter freiwilliger Krankenpfleger; HSA Stuttgart E 271c Kriegsministerium Nr. 873, Bestimmungen des Hauptquartiers der III. Armee betreffend die freiwillige Krankenpflege vom 22.08.1870 sowie Befehl vom 25.10.1870 über die Anbringung des roten Kreuzes und den freien Verkehr auf besetzten französischen Gebietsteilen. Zur Ausstellung von Legitimationspapieren berechtigt waren: Der Königliche Kommissar für die freiwillige Krankenpflege in Preußen, der Königl. Militärkommissar in Bayern sowie der Württembergische Hilfsverein. Im November wurde der Kreis der Ausstellungsberechtigten auf alle Armee- und Hauptetappendelegierten des Königlichen Kommissars ausgedehnt. Vgl. auch: Herbert Grundhewer, Von der freiwilligen Kriegskrankenpflege bis zur Einbindung des Roten Kreuzes in das Heeressanitätswesen, in: Bleker/Schmiedebach: Medizin und Krieg, S. 29–44, hier S. 38; Seyferth, Die Heimatfront 1870/71, S. 428f.

Freiwillige Krankenpflege.

Legitimations Schein No. 13820.

für Herrn [illegible] Ehrenberg

welcher zum Dienste bei der freiwilligen Krankenpflege einberufen ist.

Inhaber dieses Scheines ist zum Tragen der mit dem Stempel des Unterzeichneten versehenen Armbinde (Neutralitäts-Abzeichen) berechtigt, und hat für die Dauer dieses Verhältnisses Anspruch auf freies Quartier und Natural-Verpflegung.

Berlin den 24 ten October 1870.

Der Königl. Kommissar und Militair-Inspecteur der freiwilligen Krankenpflege.

Legitimationsschein für den Felddiakon Carl Ehrenberg (Quelle: Archiv des DRK-Generalsekretariats Berlin)

konnte.[917] Spontan entstehende Hilfstrupps hatten im besetzten Frankreich nun nichts mehr zu suchen.

Die Quellen liefern eine Fülle von Beispielen für den schlechten Ruf der Rot-Kreuz-Helfer, der auch auf die konfessionellen Kräfte zurück fiel, so dass ihnen zum Teil der Dienst in Lazaretten verwehrt wurde. Wichern klagte in den „Fliegenden Blättern" über Kräfte, die von der Felddiakonie zurückgewiesen, nun unter dem Zeichen des Roten Kreuzes als „leichtfahrig gebildete Haufen […] das Arbeitsfeld überschwemmten, während die geeigneten, ohne die Erlaubniss zum Abzug erhalten zu können, zurückbleiben mussten."[918] Mitglieder der 4. Kolonne der Preußischen Felddiakonie wurden von den leitenden Militärärzten in den Lazaretten von Gravelotte mit der Begründung abgelehnt, dass sich die bisherigen freiwilligen Krankenpfleger als so unbrauchbar herausgestellt hatten, dass man über ihre baldige Abreise froh gewesen sei.[919] Nur etwa drei von hundert Felddiakonen, insbesondere von den ersten eilig zusammengestellten Kolonnen, bewährten sich nicht. Ihnen wurde

917 Vgl. u. a.: KA München, Kriegsministerium B1212 Generalmajor Maximilian Graf von Bothmer als Bevollmächtigter Bayerns im Hauptquartier der III. Armee an das Kommando des Königl. Bayr. 1. Armeekorps vom 23.08.1870.
918 Fliegende Blätter, 8/1870, S. 252.
919 Archiv des DRK Berlin, SN 036, Berichte Carl Ehrenberg, 1. Bericht, S. 11.

durch den Führer ihrer Abteilung die Armbinde abgenommen und dieselben wieder zurück geschickt. Von den Rot-Kreuz-Helfern mussten allein bis zum September fast 800 wegen Unbrauchbarkeit entlassen werden.[920]

Die Vorkommnisse wurden in der deutschen Öffentlichkeit so stark diskutiert, dass sich der Königliche Kommissar für die freiwillige Krankenpflege in seinem offiziellen Bericht über den Krieg von 1870/71 genötigt sah, umfassend auf dieses Thema einzugehen.[921] Um die schlechte öffentliche Meinung über die freiwilligen Krankenpfleger von den evangelischen Felddiakonen abzuwenden, druckte Johann H. Wichern sogar den in der Berliner Volkszeitung erschienenen Bericht des Abgeordneten der Preußischen Fortschrittspartei Moritz Wiggers (1816–1894) vom September 1870 aus Nancy in den Fliegenden Blättern ab, obwohl ihm dessen politische Ausrichtung nicht nahe stand: „Vielfach ist über die in Masse auf den Kriegsschauplatz geströmten Krankenpfleger auch in der Presse Klage geführt worden. Es ist auch nicht zu läugnen, daß viele sich unter ihnen befinden, welche sich das gestempelte rothe Kreuz nur zu dem Zweck verschafft haben, um auf öffentliche Kosten herumzulungern und sich zu amüsieren. Andere giebt es wieder, welche ernstliche Dienste haben leisten wollen, aber nicht mehr haben verwandt werden können, weil kein Bedarf mehr vorhanden gewesen ist. Viel Schuld hat die mangelhafte Organisation des Krankenpflegerdienstes. Nach meiner Ansicht hätte dieser Dienst völlig militärisch eingerichtet und dem militärischen Commando unterstellt werden müssen. Dann wären die Bummler zurückgeblieben und es hätten die jetzt häufigen Fälle nicht eintreten können, daß an einer Stelle großer Mangel an Krankenpflegern ist, aber an einer anderen sich ein wahrer Ueberfluß an Krankenpflegern befindet."[922] Als positives Gegenbeispiel wies Wiggers auf die Kolonne der preußischen Felddiakone in Nancy hin, die dort in einer stillgelegten Chemiefabrik tätig war, die teilweise wegen ihrer giftigen Ausdünstungen abgesperrt werden musste. Die Diakone schliefen dort in Tageskleidung auf harten Brettern, da es an Stroh mangelte, umgeben von unzähligen Ratten und Mäusen. Das wenige Essen musste sich die Kolonne in einem Kessel auf dem Hof selbst kochen, es fehlte an fast allem, beispielsweise an Milch oder Kartoffeln. Wiggers schloss seinen Bericht mit dem Fazit: „Bei solchen Entbehrungen den schweren Dienst in den mit Schwerverwundeten und Ruhrkranken angefüllten Lazaretten zu leisten ist eine Aufgabe, welche höchste Anerkennung verdient und den tapferen Thaten unserer Soldaten auf dem Schlachtfelde gleichgeachtet werden muß."[923]

Konfessionell gebundene Freiwillige ordneten sich mit Vorliebe den jeweiligen Genossenschaften unter, wie das Beispiel des evangelischen Pfarrers Ludwig Diestelkamp zeigt. Obwohl der im westfälischen Voerde amtierende Familienvater vom Dienst im Militär befreit war, wollte er freiwillig am Krieg teil-

920 Fliegende Blätter, 8/1870, S. 257 und 9/1870, S. 301.

921 Bericht über die Thätigkeit der freiwilligen Krankenpflege 1870–71, S. 39ff. sowie Wichern, Die freiwillige Pflege im Felde verwundeter und erkrankter Krieger, S. 39ff.

922 Fliegende Blätter, 9/1870, S. 307.

923 Ebd., S. 308.

nehmen, um als Geistlicher den Verwundeten und Sterbenden beizustehen. Auf seine schriftliche Meldung beim preußischen Feldpropst Thielen, dem Inspekteur für die freiwillige Krankenpflege und dessen Delegierten für Westfalen, blieb er ohne Antwort, während sich die Berichte über die Not in den Lazaretten nach der Schlacht von Weißenburg und Saarbrücken häuften.[924] Daher beschloss er, mit fünf jungen Männern seiner Gemeinde auf eigene Faust in Richtung Frankreich aufzubrechen. Der Versuch, sich den von der Barmer Mission ausgesandten Freiwilligen anzuschließen, misslang. Während der Zugfahrt machte der Geistliche die Bekanntschaft eines Gerichtsrates, der sich als Freiwilliger dem Johanniterorden zur Verfügung gestellt hatte. Diese Option öffnete auch ihm und seiner kleinen Kolonne den Weg in die Lazarette. Ausgerüstet mit einigen selbst finanzierten sowie gespendeten Lebensmittelvorräten für die verwundeten Soldaten, kamen sie nach mehrtägiger Fahrt in einem Güterwaggon in Saarbrücken an. Der dort amtierende stellvertretende Königliche Kommissar und Johanniterritter Prinz von Reuß veranlasste die Ausstellung von Reisepapieren und Rot-Kreuz-Armbinden. Dem Pfarrer wurden weitere Freiwillige unterstellt, die sich im Büro der Johanniter am Bahnhof gemeldet hatten, unter ihnen Missionsschüler und Freiwillige aus verschiedenen Orten sowie drei Frauen aus Hessen-Nassau, insgesamt 70 Personen. Offenbar war man in diesem Büro froh, die überwiegend jungen Leute der Leitung einer vertrauenswürdigen Person unterstellen zu können. Noch in Saarbrücken halfen sie beim Ausladen von zwei Waggons Verwundeter und ihre Versorgung im Bahnhofsgebäude. Freies Quartier und Verpflegung stand diesen Helfern nicht zur Verfügung, die Übernachtung erfolgte auf eigene Kosten in Hotels oder in freien Personen- und Güterwaggons. Da die Verpflegungspreise, die kriegsbedingt eine unerwartete Höhe erreichten, die mitgeführten Mittel überstiegen, nahm Pfarrer Diestelkamp eine „Anleihe“ in Höhe von 100 Talern bei einem befreundeten Amtsbruder auf. Er selbst war überwiegend seelsorgerlich tätig und wurde von den Krankenpflegern zu vielen Schwerkranken und Sterbenden gerufen. Um für diese Fälle besser gerüstet zu sein, kaufte er bei einem Goldschmied Kelch und Patenen und lies sich vom örtlichen Küster Hostien geben. Aus den Umständen des Einsatzes ist ersichtlich, dass sich dieser Arbeit nur Geistliche und freiwillige Krankenpfleger mit besonderer missionarischer und sozialer Motivation unterzogen haben. Ab dem 13. August war die Kolonne in wechselnder Zusammensetzung in Lazaretten in Saargemünd, rund um Mars la Tour und Gravelotte sowie mit der Begleitung von Transporten in die Heimat beschäftigt. Auf den weiteren Reiseetappen erfolgte die Unterbringung in requirierten Privatquartieren, sofern solche zur Verfügung standen. Meist begnügte man sich mit Scheunen und anderen Notunterkünften.[925]

924 Diestelkamp, Freuden und Leiden eines geistlichen freiwilligen Krankenpflegers, S. 6f. Zur Person Diestelkamps siehe: Detlef Minkner, Pfarrer Ludwig Diestelkamp: ein christlich-sozialer Gründer und Organisator im ausgehenden 19. Jahrhundert, in: Berliner theologische Zeitschrift. Halbjahresschrift für Theologie in der Kirche 7(1990), S. 243–259.

925 Diestelkamp, Freuden und Leiden eines geistlichen freiwilligen Krankenpflegers, S. 21ff.

In Frankreich legte Pfarrer Diestelkamp eine ausgeprägte Selbständigkeit an den Tag. Während des Gefechtes von Gravelotte geriet der Geistliche mitten in die kämpfenden Truppen und vernahm daher nicht den Befehl zum Rückzug, der nicht nur dem umfangreichen Wagenpark der Proviant-, Munitions- und Sanitätskolonnen, sondern auch den kämpfenden Truppen gegeben worden war. Hineingerissen in den Strom der zurückweichenden Soldaten mahnte er diese zum erneuten Angriff: „Ob ich schon nicht Offizier, nicht einmal Soldat war, warf ich mich doch den nächsten Zurückweichenden entgegen und forderte sie auf stehen zu bleiben und sich lieber hinter die Mauern und in die Häuser des Dorfes zu werfen, um den anstürmenden Feind kräftig zu empfangen, als Dorf und Schlachtfeld dem Feinde preiszugeben.“[926] Tatsächlich ließen sich einige Soldaten zum Halten bewegen und erklärten, ohne Offiziere nicht handlungsfähig zu sein. Als ein Trupp mit Fahnen und einem Offizier herangeritten kam, stellte sich der Pfarrer ihnen in den Weg und rief dem Offizier zu: „Sind Sie verwundet? Ja, leicht verwundet! Dann, entgegnete ich ihm, können Sie doch so viel noch thun, daß Sie den Leuten Halt commandiren. Er that's und sie standen. Sodann lief ich zu anderen Trupps und sagte ihnen: Da sind Eure Fahnen, da ist Euer Oberst. So sammelte sich rechts von der Chaussee von Rezonville nach Gravelotte ein Teil der zurückweichenden Soldaten.“[927] Der zur gleichen Zeit eintreffende Johanniterritter von Stülpnagel rief die Fliehenden ebenfalls zurück und verstellte mit seinen Leuten den Weg, so dass der Trupp tatsächlich zum Stehen kam und von Neuem vorrücken konnte.[928] Dass solch eigenmächtiges Verhalten von Zivilisten, auch wenn es dem Schlachtenverlauf zu Gute kam, der Akzeptanz der freiwilligen Pflege beim Militär nicht förderlich war, liegt auf der Hand.

Einige der Freiwilligentruppe des Pastor Diestelkamp, die sich nach der Schlacht von Gravelotte nach einigem Suchen in Rezonville wieder zusammengefunden hatte, erklärten, ihre Heimreise antreten zu wollen, da sie nicht gekommen seien, „um sich totschießen zu lassen.“[929] Die meisten aber harrten in den Lazaretten von Rezonville und Gorze aus und trotzten Wasser- und Lebensmittelmangel. Nicht ohne Ironie berichtete Diestelkamp von ihrer letzten gemeinsamen Mahlzeit: „Auf dem Schlosse trafen wir unsere Leute bereit mit uns zu gehen, konnten aber nicht umhin etwas Kaffee, und an Wein mit Wasser eine tüchtige Portion zu trinken, auch auf die Gefahr hin von irgend einem von den Fleischtöpfen Aegyptens kommenden Beobachter darüber hernach als Schmarotzer bekrittelt zu werden. Unser Durst kannte keine Gränzen nach den Entbehrungen der vergangenen Tage.“[930] Die in selbstlosem Einsatz für die Verwundeten tätigen Freiwilligen fühlten sich durch die

926 Ebd., S. 55.
927 Ebd., S. 56.
928 Vermutlich handelte es sich hier um Rechtsritter Friedrich Ferdinand Karl Theodor von Stülpnagel (1847–1914), eines der wenigen Mitglieder der Familie von Stülpnagel, die nicht in unmittelbarem Militärdienst standen.
929 Diestelkamp, Freuden und Leiden eines geistlichen freiwilligen Krankenpflegers, S. 59.
930 Diestelkamp, Freuden und Leiden eines geistlichen freiwilligen Krankenpflegers, S. 61.

öffentliche Berichterstattung über die „Schlachtenbummler“ und „Durchtröster“ zu Unrecht angegriffen. Diestelkamp nannte die Widerlegung solcher Vorurteile als Begründung für die Publikation seiner Erinnerungen und berichtete über die Verwunderung eines Stabsarztes, dass er ohne Bezahlung freiwillig die Entbehrungen des Lazarettalltags auf sich genommen habe, obwohl er eine Familie zu versorgen hatte.[931] Während des Gefechtes von Gravelotte war ihm sein Gepäck gestohlen worden, so dass sein Talar nun die einzige wärmende Bekleidung bei Tag und Nacht war. Einen breiten Raum nehmen in seinen Schilderungen die Versorgungsengpässe ein. Die Verwundeten und Krankenpfleger litten tagelang Durst, da die Brunnen angeblich durch die Franzosen mit toten Schweinen verunreinigt worden waren, das von Deutschland gelieferte Brot oft verschimmelt war und der Johanniterorden die einzigen brauchbaren Lebensmittellieferungen organisierte, während auf französischer Seite beispielsweise der länger haltbare Zwieback reichlich vorhanden war. So ließ sich der Pfarrer sogar zu unautorisierten Requirierungen von Lebensmitteln und Eis zum Kühlen der Wunden hinreißen, um der größten Not abzuhelfen.[932]

2.3.8 Fazit

Die Soldaten wurden in den Reichseinigungskriegen von der Militärführung mit ihren grundlegenden menschlichen Bedürfnissen wie Ernährung, Unterbringung und medizinischer Versorgung nicht als ernstzunehmende Größe, sondern nur „als Bauern auf dem Schachbrett des Krieges“[933] gesehen, selbst wenn die Effektivität des Kriegseinsatzes darunter litt. Demzufolge war die medizinische Versorgung der Soldaten auch im Deutsch-Französischen Krieg trotz verbesserter Organisation der militärischen und der freiwilligen Krankenpflege auf weiten Strecken noch immer geprägt von Missmanagement und Chaos. Anhand der ausgewerteten Quellen kann der Einschätzung des Generalstabes „das Deutsche Militär-Sanitätswesen hat sich während des Feldzuges nach den verschiedensten Richtungen hin wohl bewährt“[934], nur eingeschränkt zugestimmt werden. Die dort gewürdigte „vorbeugende und Hilfe bringende Thätigkeit der Aerzte“ hat nicht in dem Maße wie es bei guter Organisation der Krankenpflege möglich gewesen wäre, „zur Erhaltung der Schlagfertigkeit und dadurch unmittelbar zu den Erfolgen der deutschen Waffen beigetragen.“[935] Der Einsatz der medizinischen Kräfte wurde nicht bedarfsgerecht geregelt, so dass Verwundete oft tagelang unversorgt blieben, während an anderer Stelle Krankenpfleger untätig auf weitere Befehle warteten. Organisation aus Eigeninitiative und Improvisation unter widrigen äuße-

931 Ebd., S. 3 und S. 65.
932 Ebd., S. 70.
933 Kühlich, Die deutschen Soldaten im Krieg von 1870/71, S. 433.
934 Zit. nach: Frölich, Geschichte des Königl. Sächs. Sanitätskorps, S. 131.
935 Ebd.

ren Umständen waren die Hauptarbeitsweisen der Schwestern und Felddiakone im besetzten Frankreich. Der Satz eines Diakons, „meinen weiteren Wirkungskreis habe ich mir selbst schaffen müssen“[936], kann als symptomatisch gelten. Auch die im Brief eines Diakonen wiedergegebene Aussage eines Ruhrkranken, er wäre gestorben, wenn der freiwillige Helfer nicht gekommen wäre, entspricht den tatsächlichen Verhältnissen.[937] Mehrfach war nicht nur von Patienten, sondern auch in den amtlichen Berichten der Chefärzte die Feststellung zu finden, dass die Rettung und fachkundige Betreuung der Patienten ohne die Hilfe der Felddiakone und Schwestern unmöglich gewesen wäre. Oft waren die konfessionellen Pflegekräfte und die sie begleitenden Ärzte noch vor den militärischen vor Ort und organisierten die erste Versorgung der Verwundeten und verwandelten so die an sich subsidär gedachte Tätigkeit in eine primäre. Die Lazarette wurden teilweise erst nach Tagen vom Militär übernommen oder ganz in der Verwaltung der Felddiakonie belassen.

In diesem Krieg wurden zumindest die Schwestern von den Militärärzten, den Lazarettvorständen und Soldaten allgemein anerkannt und willkommen geheißen. Ihre fachlich qualifizierte und zuverlässige Arbeit in den vorangegangenen Kriegen und die öffentlichkeitswirksame Entwicklung der weltlichen freiwilligen Krankenpflege hatten maßgeblich dazu beigetragen, ein positives Bild in der Öffentlichkeit und im Militär zu zeichnen. Die Felddiakone litten dagegen unter dem schlechten Image der „Schlachtenbummler“, die aus Neugier und Sensationslust auf den Kriegsschauplatz gereist waren.

Auch konkurrierten im Pflegebereich zu viele Organisationen und Behörden ohne straffe Koordination miteinander. Dies hatte zur Folge, dass die gut organisierten und ausgebildeten geistlichen Genossenschaften zu lange auf ihren Einsatz warten mussten, während Scharen unerfahrener, organisatorisch nicht gebundener Freiwilliger auf den Kriegsschauplatz strömten und zum Teil wegen Disziplinlosigkeit wieder nach Hause geschickt werden mussten. Als Konsequenz ordneten die Militärbehörden deren Ausschluss vom Einsatz in den Feldlazaretten schon während des Krieges an. Die Abschlußberichte der Sanitätsformationen der einzelnen deutschen Armeeverbände bestätigten nachträglich die Richtigkeit dieser grundsätzlichen Entscheidung und machten sie für die Nachkriegszeit richtungweisend.[938]

Die in Bayern schon ansatzweise umgesetzte Zuweisung von Schwesternverbänden zu einzelnen Armeeeinheiten führte noch nicht zu einer effektiveren Organisationsstruktur, da sie häufig nicht gemeinsam ins Feld ausrückten oder erst nach Kriegsbeginn angefordert wurden. Wieder reisten die Schwes-

936 Aus dem Brief eines unbekannten Felddiakons aus Wörth vom 22.08.1870, zit. nach: Fliegende Blätter, 8/1870, S. 262.

937 Bericht eines Diakons vom 30.08.1870 aus Bergzabern, zit. nach: Ebrard, Bericht des Erlanger Vereins für Felddiakonie 1870–1871, S. 52.

938 Vgl. KA München, Kriegsministerium A XII Bd. 49 Sanitätswesen im Deutsch-Französischen Krieg 1870–1871, Bericht des bayrischen Oberstabsarztes Dr. Rast vom 26.08.1871. Dort wurde festgestellt: „Von der freiwilligen Krankenpflege hat sich in den Feldspitälern nur die von religiösen Genossenschaften geleistete als für künftige Fälle annehmbar und als wahrhaft segenbringend erwiesen.“

tern separat den Truppen hinterher und wurden durch Mängel im Transportwesen oder ungeplante Aufenthalte zur Versorgung von zurückgelassenen Patienten daran gehindert, direkt bei den ihnen zugewiesenen Armeeabteilungen tätig zu werden. In mehreren Fällen requirierten die im Auftrag des Königlichen Kommissars für die freiwillige Krankenpflege tätigen Delegierten des Johanniterordens auf der Anreise befindliche Schwestern, um an einem anderen als dem geplanten Einsatzort, temporäre Engpässe in der Verwundeten- und Krankenversorgung zu beheben.

Besuche des Königs, anderer Vertreter der regierenden Häuser und leitender Funktionäre der militärischen und freiwilligen Krankenpflege fanden nach den zur Verfügung stehenden Quellen stets in gut eingerichteten und mit ausreichend Personal versehenen Lazaretten statt, nicht jedoch in den primitiven provisorischen Quartieren, in denen die Verwundeten und Kranken oft über Wochen hinweg untergebracht waren. Neben der Ignoranz gegenüber den Problemen der einfachen Mannschaften verzögerte dies mit großer Wahrscheinlichkeit die Wahrnehmung des Problems des unzureichenden Sanitätswesens auf zentraler Ebene. Mit der Installierung des Königlichen Kommissars für die freiwillige Krankenpflege sah man das Problem offenbar als gelöst an. Erst nach dem Krieg und der Kenntnisnahme der tatsächlichen Bedingungen durch Vertreter des Militärsanitätswesens und der Rot-Kreuz-Organisationen erfolgten konkrete Schritte zur Verbesserung der Organisation der staatlichen und der freiwilligen Krankenpflege. Wie im 3. Kapitel zu sehen sein wird, waren diese Maßnahmen mit einer weitgehenden Entmündigung der freiwilligen Krankenpflege verbunden.

2.4 Vom „halb ausgebildeten Wärter" zum Pflegeprofi – Die fachliche Qualifikation der Pflegekräfte

In diesem Kapitel soll den unterschiedlichen Ausbildungsgängen der Krankenpfleger nachgegangen werden, angefangen von einem kurzen Blick auf die Militärpfleger, über die professionellen Schwestern- und Brüderschaften bis hin zu den temporären freiwilligen Felddiakonen. Dabei wird auch die Entwicklung bis zum Vorabend des Ersten Weltkrieges mit berücksichtigt. Eine tabellarische Übersicht der Ausbildungsgänge am Ende des Kapitels erleichtert deren Vergleichbarkeit.

2.4.1 Militärische Krankenpfleger

Wie bereits im Kapitel 1.1. ausgeführt wurde, traten im Jahr 1832 Lazarett- oder Chirurgengehilfen ihren Dienst beim preußischen Militär an, um dem empfindlichen Mangel an unterem medizinischen Personal abzuhelfen.[939] Aus

939 Loeffler bezeichnete sie als „Lazareth-Gehülfen." Diese Bezeichnung hat sich ab 1852 auch offiziell durchgesetzt. Vgl. Loeffler, Das Preußische Militär-Sanitätswesen, 1. Teil,

den Reihen der Soldaten sollte bei jeder Kompanie ein Mann in einer dreijährigen praktischen Unterweisung ohne verbindlichen Lehrplan so weit ausgebildet werden, dass er in der Lage war, niedere Chirurgendienste zu übernehmen. Auch Kenntnisse in der Krankenpflege wurden diesen Gehilfen vermittelt. Den fähigsten sollte die Weiterbildung zum Chirurgen offen stehen.[940] Damit leistete die preußische Armee Pionierdienste in der Ausbildung des außerärztlichen medizinischen Personals und wurde zum Vorbild für andere deutsche Armeen.

Das „Reglement für die Friedens-Lazarethe“ von 1852 nannte erstmals den Beruf des Militärkrankenwärters als Angehörigen des Hilfspersonals für die Garnisonslazarette.[941] Über die für diesen Dienst notwendige Ausbildung wurden keine Festlegungen getroffen. Die Anwärter sollten möglichst aus den Reihen der „mit der erforderlichen Rüstigkeit versehenen Invaliden“[942] rekrutiert werden, um deren Pensionszahlungen zu sparen. Ihr monatlicher Lohn betrug je nach Größe des Lazaretts zwischen 6 und 10 Reichstalern und war damit ebenso hoch wie der der Hausknechte.[943] Das diese Auswahlkriterien nicht zu einer Anstellung von Personen führte, denen die Krankenpflege ein persönliches Anliegen war, liegt auf der Hand. Der bereits mehrfach zitierte preußische Militärarzt Loeffler erkannte zwar den Dienst der militärischen Krankenpfleger in den Kriegen von 1864 und 1866 an, bemerkte aber kritisch, „dass die meisten dieser braven Leute, was ihre Ausbildung betrifft, von dem Ideale eines Krankenpflegers mehr oder weniger weit entfernt sind“ und ihrer Unterrichtung künftig größere Aufmerksamkeit geschenkt werden müsse.[944] Die Auswahl der Krankenwärter war bereits dahingehend geändert worden, dass sich Angehörige der Mannschaftsdienstgrade nach Beendigung der ersten militärischen Ausbildung freiwillig zu diesem Dienst melden konnten. Sie wurden dazu in die Garnisonslazarette kommandiert, um hier ein Jahr lang im Krankenwärterdienst unterrichtet und geschult zu werden.[945] Danach traten sie in das Reservistenverhältnis und damit in ihren zivilen Beruf zurück, meist ohne jemals wieder zur Armee gerufen zu werden. Ihre Dienstzeit lag damit deutlich unter der üblichen dreijährigen Wehrpflicht, was für viele die entscheidende Motivation zu diesem Dienst war.[946] Angesichts der Tatsache,

S. 30 und 2. Teil, S. 5. Vgl. auch: Riesenberger, Das Deutsche Rote Kreuz, S. 35 sowie Ring, Geschichte der Militärmedizin, S. 121.

940 Adolph Leopold Richter, Das Institut der Chirurgen-Gehülfen oder Krankenpfleger, Düsseldorf 1847, S. 93ff.

941 Vgl. §82 bis 85 sowie §550 bis 561 des Reglements für die Friedens-Lazarethe der Preußischen Armee vom 5. Juli 1852, Berlin 1852.

942 Ebd., §551, S. 250.

943 Ebd.

944 Loeffler, Das Preußische Militär-Sanitätswesen, 1. Teil, S. 31.

945 Ebd., 2. Teil, S. 207f.

946 Mit der Einführung der allgemeinen Wehrpflicht war 1814 die dreijährige Dienstzeit eingeführt worden. Aus finanziellen Gründen blieb sie jedoch bis zur Roonschen Heeresreform von 1859 auf zwei Jahre beschränkt und wurde erst danach tatsächlich durchgesetzt. Vgl. Grundkurs deutsche Militärgeschichte, Bd. 1, S. 316ff.

dass auch die in einem Lazarett anfallenden haushaltsnahen Tätigkeiten, wie Heizen und Hausreinigung, Teil des Dienstes waren, reichte ein Jahr kaum aus, um in der eigentlichen Krankenpflege gründlich ausgebildet zu werden. Loeffler bezeichnete sie daher auch als „halb ausgebildete Wärter", die insbesondere nicht über die in Feldlazaretten erforderlichen Qualifikationen verfügten und empfahl 1867 die Erhöhung des Soldes, eine längere Dienstzeit, Übungen während des Reservistenverhältnisses und die Erteilung von Zivilkonzessionen für erfahrene Wärter bei ihrem Austritt aus dem aktiven Dienst.[947] Diesen Vorschlägen wurde von Seiten der Armeeverwaltung weitgehend nachgegeben.

2.4.2 Die konfessionellen und weltlichen Genossenschaften

So unterschiedlich die Gründungsgeschichten der Mutterhäuser waren, so heterogen stellten sich auch die Ausbildungsgänge dar.[948]

Um sich von den auf der untersten sozialen Stufe stehenden Lohnwärtern und -wärterinnen in den kommunalen Hospitälern abzuheben, legten die konfessionellen Schwesternschaften neben der christlichen Motivation einen besonderen Wert auf die professionelle Ausbildung ihrer Mitglieder. Da traditionell haushaltsnahe Kenntnisse und Fertigkeiten innerhalb der Familien an die weiblichen Nachkommen weiter gegeben wurden, waren gewisse Grundkenntnisse auch in der Krankenpflege bei den meisten jungen Frauen vorauszusetzen.[949] Darauf aufbauend ging es in der Ausbildung junger Schwestern nicht ausschließlich um die Vermittlung von Fachkenntnissen, sondern immer auch um die Charakterformung zur idealen Schwester. „Die jahrzehntelange enge Verbindung von Krankenpflegeberuf und Zugehörigkeit zu einer christlich-religiös geprägten Gemeinschaft mit z. T. sehr einschränkenden Vorschriften zur Lebensgestaltung des einzelnen hat dazu geführt, daß von den Gemeinschaften die Ausbildungsfragen immer im Zusammenhang mit ihren Wertvorstellungen, Normen und Zielen gesehen werden. Vorpädagogische Sinn-Normen fielen daher oft schwerer ins Gewicht als pädagogische Erfordernisse."[950]

Die Ausbildung in den katholischen Orden und Kongregationen erfolgte im Allgemeinen durch die mehrmonatige Hospitation der Novizinnen in der praktischen Krankenpflege und Unterweisung durch eine erfahrene Schwes-

947 Loeffler, Das Preußische Militär-Sanitätswesen, 2. Teil, S. 208.

948 Vgl. Kap. 1.2.

949 Florence Nightingale hat dies in dem vielzitierten Satz „Jede Frau ist eine Krankenschwester" zum Ausdruck gebracht. Vgl. Florence Nightingale, Bemerkungen zur Krankenpflege. Die „Notes on Nursing" neu übersetzt und kommentiert von Christoph Schweikardt und Susanne Schulze-Jaschok, Frankfurt/M., 2005, S. 21.

950 Anna-Paula Kruse, Krankenpflegeausbildung seit Mitte des 19. Jahrhunderts, Stuttgart 1995^2, S. 10. Vgl. für die Kaiserswerther Diakonissenanstalt: Köser, „Denn eine Diakonisse darf kein Alltagsmensch sein", S. 189 ff.

ter.[951] Theoretischer Unterricht wurde dagegen bis zur Einführung des staatlichen Krankenpflegeexamens in Preußen im Jahr 1907 nicht erteilt.[952]

Im Diakonissenmutterhaus Kaiserswerth und den nach seinem Vorbild eingerichteten Häusern legte man dagegen zunächst großen Werth auf die theoretische Unterweisung.[953] Das in Kaiserswerth dafür eingerichtete Krankenhaus diente zunächst hauptsächlich zur Übung und Ausbildung der Pflegerinnen, ein ortsansässiger Arzt erteilte „wöchentlich eine Stunde theoretische und praktische Anleitung zur Krankenwartung."[954] Über die Dauer der Ausbildung der einzelnen Schwester ist aus den Quellen nichts zu erfahren, sie dürfte sich nach den Vorkenntnissen und dem Lernfortschritt gerichtet haben. Zur Unterstützung des Unterrichts wurden die damals bekannten Krankenpflegelehrbücher, wie das von Prof. D. Dieffenbach oder Karl E. Gedike, angeschafft.[955] Pfarrer Fliedner erteilte den Probeschwestern selbst den Unterricht in Seelsorge, die praktische Anleitung in der Pflege erfolgte durch die Vorsteherin und ältere, erfahrene Diakonissen. Die Unterrichtsinhalte entsprachen den Möglichkeiten der Medizin und Krankenpflege in der Mitte des 19. Jahrhunderts und beschränkten sich auf Pflasterschmieren und –legen, Baden und Einreiben, Temperaturmessen, Klistier- und Blutegelsetzen, Schröpfen und die Leichenbehandlung. Allerdings wurden ab den 1840er Jahren auch erste Kenntnisse der chirurgischen Assistenz und der Narkosetechnik vermittelt.[956] Mit seinen Ausbildungsinhalten setzte Kaiserswerth neue Maßstäbe in der Professionalisierung der Pflegeausbildung.

In der 2. Hälfte des 19. Jahrhunderts war die Diakonissenanstalt Neuendettelsau eines der bildungsfreudigsten Mutterhäuser.[957] Löhe konzipierte seine Gründung als „Anstalt für weibliche Bildung"[958] und verlangte von den Diakonissen umfassende Kenntnisse sowohl in Hauswirtschaft als auch in Pädagogik und Krankenpflege. [959] Darüber hinaus orientierte man sich dort an

951 Zu den Clemensschwestern, Borromäerinnen und Vinzentinerinnen vgl. Kruse, Krankenpflegeausbildung, S. 29 ff. sowie Sticker, Die Entstehung der neuzeitlichen Krankenpflege, S. 148 f.

952 Christoph Schweikardt, Die Entwicklung der Krankenpflege zur staatlich anerkannten Tätigkeit im 19. und frühen 20. Jahrhundert: das Zusammenwirken von Modernisierungsbestrebungen, ärztlicher Dominanz, konfessioneller Selbstbehauptung und Vorgaben preußischer Regierungspolitik, München 2008, S. 138–148.

953 Kruse, Krankenpflegeausbildung, S. 35 sowie Sticker, Die Entstehung der neuzeitlichen Krankenpflege, S. 243 ff.

954 Sticker, Die Entstehung der neuzeitlichen Krankenpflege, S. 270.

955 Johann Friedrich Dieffenbach, Anleitung zur Krankenwartung, Berlin 1832; Karl Emil Gedike, Anleitung zur Krankenwartung, Berlin 1837

956 Sticker, Die Entstehung der neuzeitlichen Krankenpflege, S. 36 u. 279.

957 Ute Gause, „Aufbruch der Frauen" – das vermeintlich ‚Weibliche' der weiblichen Diakonie, in: Jochen-Christoph Kaiser, Rajah Scheepers (Hg.), Dienerinnen des Herrn, Leipzig 2010, S. 57–71, hier S. 63.

958 Jahresbericht der Diakonissenanstalt Neuendettelsau 1854/55, zitiert nach: Wilhelm Löhe, Gesammelte Werke, Bd. 1, Neuendettelsau 1986, S. 677.

959 Ob der halbjährigen Kurs bei Eintritt in die Anstalt ausschließlich der Krankenpflegeausbildung diente, ist aus den Quellen nicht ersichtlich, vgl. 18. Jahresbericht über Be-

bürgerlichen Bildungsidealen. Das Mutterhaus verfügte über eine umfangreiche Bibliothek und Musikinstrumente. Den Schülerinnen wurden Sprach- und Zeichenunterricht und sogar Übungen in Buchführung und Rechnen angeboten. Diese Ausbildung prädestinierte sie geradezu zur Pflege hochrangiger Offiziere, die auch im Krankenbett auf einen gebildeten Umgang besonderen Wert legten.[960] Die Neuendettelsauer Anstalt ermöglichte als einziges Diakonissenmutterhaus seinen Schwestern eine spezielle Ausbildung für den Einsatz in der Lazarettpflege, getreu der Direktive ihres Vorstehers Löhe: „ […] aber auch der Krankenpflegerin, der begabten und geschickten, ist Schule und Uebung nöthig und der Dilettantismus taugt am wenigsten ins Feld.“[961] Der Anstaltsarzt Dr. Alfred Riedel hatte ein Lehrheft „Über Lazarethkrankenpflege“ verfasst, nach dem die Diakonissen und die freiwilligen Helferinnen unterrichtet wurden.[962] Darin erläuterte der Autor unter anderem die Verwendung von Chloroform und Morphium und den Umgang mit Infektionskrankheiten und gab Hinweise zum Verhalten angesichts schwerer Verwundungen: „Am Krankenbette muß man auf alle Weise Aengstlichkeit, Ekel, Schrecken und Bestürzung zu überwinden sich bemühen.“[963] In der praktischen Unterweisung wurde das Tragen von Personen mit und ohne Bahre und die Erstversorgung mit dem von Prof. Esmarch entwickelten Dreiecktuch geübt.[964] Ähnliche Kurse, in denen chirurgisches und pflegerisches Grundwissen an junge Schwestern und Freiwillige beiderlei Geschlechts vermittelt wurde, führte das Dresdner Diakonissenmutterhaus durch.[965]

Nach dem geradezu revolutionären Anfang in Kaiserswerth stagnierten die Mutterhausstrukturen am Ende des 19. Jahrhunderts, die Entwicklung des Unterrichts hielt sowohl in Kaiserswerth als auch in den meisten anderen Diakonissenmutterhäusern mit dem rasanten Fortschritt in der Medizin nicht Schritt. Erkenntnissen über Ansteckungswege bei Infektionskrankheiten, die gerade in den Seuchelazaretten in den Kriegen von Bedeutung gewesen wären, wurden mit großer zeitlicher Verzögerung zur Kenntnis genommen und

stand und Fortgang der Diaconissen-Anstalt zu Neuendettelsau 1871, Ansbach 1872, S. 23. Der Anstaltsarzt Dr. Riedel hatte ein eigenes Lehrbuch für die Krankenpflegeausbildung der Diakonissen verfasst, vgl. Alfred Riedel, Handbuechlein zum ärztlichen Unterrichte für die Diaconissen-Schülerinnen, Ansbach 1866. Erst 1884 folgte der Stuttgarter Anstaltsarzt mit einem eigenen Krankenpflegelehrbuch, vgl.: Paul Sick, Die Krankenpflege in ihrer Begründung auf Gesundheitslehre, Stuttgart 1884.

960 ZADN, Mutterhausregistratur B IX, Dienst der Diakonissen in den Lazaretten des bayerischen Heeres 1866, Schreiben von Hauptmann Merkel an Löhe vom 5.08.1866, in dem er um passende Schwestern zur Pflege verwundeter Offiziere bat.

961 Correspondenzblatt Neuendettelsau, 9/Sept. 1870, Beilage, S. 45.

962 Abdruck in: Correspondenzblatt Neuendettelsau, 8/Aug. 1870, S. 29–32.

963 Ebd., S. 31.

964 Correspondenzblatt Neuendettelsau, 9/Sept. 1870, S. 40. Zum Einsatz kamen: Carl Schiller, Verband- und Transportlehre für Sanitäts-Truppen, Würzburg 1870 sowie Friedrich Esmarch, Der erste Verband auf dem Schlachtfelde, Kiel 1869.

965 Heinrich Fröhlich, Die Thätigkeit des Dresdner Diakonissenhauses in dem deutsch-französischen Kriege, Dresden o.J. (um 1880), S. 5f.

erst zu Beginn des 20. Jahrhunderts Bestandteil des Krankenpflegeunterrichts.[966]

Die Ausbildungsstandards in den übrigen Diakonissenmutterhäusern waren sehr unterschiedlich. Eine Umfrage der Generalkonferenz im Jahr 1898 ergab, dass von 51 Häusern drei ausschließlich praktisch ausbildeten, der Rest praktisch und theoretisch. Auch die Dauer des Unterrichts differierte erheblich, in 17 Häusern wurde ein Jahr lang wöchentlich ein bis zwei Stunden Krankenpflegeunterricht erteilt, in anderen Häusern waren Kurse zwischen vierwöchiger und halbjähriger Dauer eingerichtet; der Unterricht wurde in 30 Häusern vom Arzt erteilt, in den übrigen in den meisten Fällen vom Arzt und einer Schwester, ein Lehrbuch kam nur in den seltensten Fällen zum Einsatz.[967] Obwohl die große Wichtigkeit der Fachausbildung zu diesem Zeitpunkt allgemein anerkannt wurde, hatte immer noch die christliche Motivation für den Pflegeberuf den Vorrang. Die Mutterhausleitungen sprachen von einer „Berufung" zur Krankenpflege und nicht von einem Beruf im professionellen Sinn. Der hohe Personalbedarf bei geringem Angebot forderte den raschen Einsatz aller zur Verfügung stehenden Schwestern, daher war oft nicht genügend Zeit für eine fundierte Ausbildung. „Die Forderung, Krankenpflege aus Barmherzigkeit und als Dienst am Nächsten zu leisten, wurde dadurch stärker akzentuiert, trat dadurch stärker in den Vordergrund und diente vielleicht auch dazu, ein fachliches Defizit zu kaschieren."[968]

Die Heterogenität der Ausbildungsgänge und die Vernachlässigung dar fachlichen Qualifikation der Schwestern zu Gunsten der religiösen Erziehung führten schließlich zu Beginn des 20. Jahrhunderts zu staatlichen Eingriffen in Form verbindlicher Krankenpflegeexamen.[969]

Eine besondere Institution stellte die 1885 gegründete Schwesternschaft der Johanniter dar.[970] Der Orden unterhielt keine eigenen Ausbildungsstät-

966 Nightingale, Bemerkungen zur Krankenpflege, S. 14. Erst die Erfahrungen in der Choleraepidemie in Hamburg 1892 führten zur Verankerung entsprechender Anweisungen in der überarbeiteten „Hausordnung und Dienstanweisung für die Diakonissen und Probeschwestern" aus dem Jahr 1901. Vgl. Annett Büttner, »Nachricht aus der Stadt des großen Elends»: Die Pflege von Cholerakranken in Hamburg im Jahr 1892 durch Kaiserswerther Diakonissen, in: Zeitschrift des Vereins für Hamburgische Geschichte, 93 (2007), S. 179–198, hier S. 196f. Zur fachlichen Stagnation in der Kaiserswerther Diakonissenanstalt vgl. Köser, „Denn eine Diakonisse darf kein Alltagsmensch sein", S. 147ff.

967 Kruse, Krankenpflegeausbildung, S. 41.

968 Ebd., S. 43.

969 Vgl. Schweikardt, Die Entwicklung der Krankenpflege zur staatlich anerkannten Tätigkeit, S. 138–148. Auf die Widerstände der Ärzteschaft gegen eine qualifizierte Krankenpflege soll hier nicht näher eingegangen werden. Vgl. dazu Kruse, Krankenpflegeausbildung, S. 22f.

970 Vgl. Kap. 3.2. sowie Johannes Wichern, Die freiwillige Pflege im Felde verwundeter und erkrankter Krieger durch die deutschen Vereine vom roten Kreuz, Hamburg 1886, S. 80 sowie Dieter Waßmann, Die Johanniterschwestern in Hessen. Ein Bindeglied zwischen der Hessischen Genossenschaft und den hessischen Diakonissenhäusern (1853–1933), in: JB der Hessischen Kirchengeschichtlichen Vereinigung 59/2008, S. 293–318, hier S. 301f.

ten, sondern arbeitete eng mit Diakonissenmutterhäusern zusammen. Die „dienenden Schwestern" des Ordens wurden zur Ausbildung in diese Anstalten entsandt und sollten im Bedarfsfall nicht selbst in Kriegs- oder Seuchenlazaretten tätig werden, sondern die geübteren Diakonissen auf ihren eigentlichen Arbeitsplätzen ersetzen. In Friedenszeiten waren sie überwiegend in der Gemeindepflege tätig. Die Ausbildungszeit für Johanniterschwestern betrug sechs Monate. Über die Qualität dieser Ausbildung „im Schnelldurchlauf" gab ein Zertifikat Auskunft, das der Schwester nach Beendigung des Lehrgangs ausgehändigt wurde. Darin hieß es: „Fräulein resp. Frau ... aus... hat auf Veranlassung der Balley Brandenburg des Johanniterordens bei uns einen Lehrkurs vom... bis... ... durchgemacht. Wir bezeugen, daß ... die Zeit tunlich und zu unserer Zufriedenheit ausgenützt, und sich so viel Kenntnisse in der Krankenpflege erworben hat, wie solches in dieser Zeit möglich war. Fräulein resp. Frau ... ist daher geeignet, als Aushilfe in einem Krankenhaus nützliche Dienste zu leisten."[971]

Aus dem bisher Ausgeführten geht hervor, dass mit Ausnahme des Neuendettelsauer Mutterhauses in den übrigen Schwesternschaften bis zu den Reichseinigungskriegen keine geeignete Vorbildung für die Kriegsverwundetenfürsorge stattgefunden hat. In den Krankenhäusern waren die Schwestern in Friedenszeiten höchstens mit Unfällen, aber kaum mit Verwundungen durch Gewehr- und Artilleriegeschosse in Berührung gekommen. Ihre fachlichen Defizite konnten sie nur durch ihre allgemeine Krankenpflegeausbildung, die Berufserfahrungen und ihre Empathie am Krankenbett kompensieren.

Ähnlich verhielt es sich bei den Brüdern des Rauhen Hauses. Ihr Ausbildungsschwerpunkt lag auf sozialpädagogischem Gebiet und nicht auf der Krankenpflege, da der Gründer J. H. Wichern diese nicht zu den eigentlichen Aufgaben des Rauhen Hauses zählte.[972] Die kurze Ausbildung von Brüdern des Johannesstifts und des Rauhen Hauses in der Krankenpflegeschule der Charité im Jahr 1859 führte zu einer ersten, wenn auch nur theoretischen Beschäftigung mit den Belangen der Kriegskrankenpflege.[973] 1866 und 1870 wurden die einmonatigen Kurse für Diakone und Freiwillige in der Charité, anderen Berliner Krankenhäusern und am Allgemeinen Krankenhaus Hamburg wieder aufgenommen.

Anders als im Rauhen Haus, bildete die Krankenpflege einen wichtigen Teil des Aufgabenspektrums der Duisburger Diakone. Die Ausbildung erfolgte im 1847 gegründeten anstaltseigenen Krankenhaus für männliche Pati-

971 Entwurf für den Text eines Zertifikates von Johanniter Graf von Ziethen-Schwerin von 1886, zitiert nach: Waßmann, Die Johanniterschwestern in Hessen, S. 302.

972 Kruse, Krankenpflegeausbildung, S. 166.

973 Anlass war die unmittelbare Kriegsgefahr durch den oberitalienischen Konflikt. Sie führte zum Vorschlag von Seiten des Militärs, die Brüder auf Staatskosten in der Krankenpflege auszubilden und dem Johanniterorden im Kriegsfall zur Verfügung zu stellen. Vgl. auch Kap. 2.7. sowie Martin Gerhardt, Johann Hinrich Wichern. Ein Lebensbild, Bd. 3: Ausbau und Ende 1857–1881, Hamburg 1931, S. 314f. und Die Evangelische Johannes-Stiftung und das Johannes-Stift in Berlin, 7. Nachricht, Berlin 1864, S. 7.

enten.[974] Während der Einigungskriege wurden zeitweilige Freiwillige in Schnellkursen von älteren Diakonen in der Krankenpflege unterrichtet.[975]

Die Erlanger Felddiakonie wurde extra für den Einsatz im Preußisch-Österreichischen und Deutsch-Französischen Krieg temporär ins Leben gerufen und konnte daher nicht auf einen festen Stamm an Diakonen zurück greifen. Die Freiwilligen eigneten sich in Schnellkursen am dortigen Universitätskrankenhaus die Verbandlehre an. Wie fachkundig sie dabei trotz der Kürze der Ausbildung auf ihren Einsatz vorbereitet wurden, belegt das folgende Beispiel: „Als bei Sedan einer unsrer Felddiakone, ein Stud. theol., einem Militärarzt seine Hilfe im verbinden anbot, sah dieser ihn mit großen Augen an, und sagte: ‚Sie – können verbinden?' ‚Ja', erwiderte jener. ‚Wo haben Sie's gelernt?' ‚Bei Prof. Heinecke.' ‚So verbinden Sie einmal diesen da.' Der Felddiakon that es; der Militärarzt sah ihm still zu; als er fertig war, sagte er ihm: ‚Diese zehn Mann [Verwundete] haben Sie von nun an ganz allein zu besorgen."[976]

Auch andere Organisationen bereiteten sich bereits in Friedenszeiten auf den Einsatz in den Kriegslazaretten vor. Der Heil- und Diakonenverein Ludwigsburg war beispielsweise im November 1867 ausschließlich zu dem Zweck gegründet worden, „für den Fall eines ausbrechenden Krieges für die Heranbildung einer Anzahl tüchtiger Krankenwärter zu sorgen."[977] Seine Mitglieder nahmen an der Ausbildung der Sanitätssoldaten in der Garnison Ludwigsburg teil. Sie dauerte ein Jahr und unterteilte sich in die theoretische Unterweisung im Winterhalbjahr und praktische Übungen im Sommerhalbjahr.[978]

Die wissenschaftliche Weiterentwicklung der Medizin, insbesondere in den Bereichen Bakteriologie, Chirurgie und Anästhesie, erforderte gut ausgebildetes Pflegepersonal und lenkte die Aufmerksamkeit der Ärzte, die sich in der 1. Hälfte des 19. Jahrhunderts nur selten für die Krankenpflege interessiert hatten, auf dieses Thema.[979] Führende Vertreter, wie Theodor Billroth oder Rudolf Virchow, unterstützten die Ausbildung weltlicher Krankenschwestern, da sie eine Verknüpfung der Krankenpflege mit einem geistlichen Amt nicht für zwingend notwendig hielten.[980] Damit waren sie sich mit Florence Nightingale einig, die ebenfalls für eine Trennung dieser beiden Bereiche plädiert und die Krankenpflegeausbildung in Großbritannien als rein weltlichen Beruf

974 Ferdinand Magen, Die Duisburger Pastoralgehilfen- und Diakonenanstalt von der Gründung im Jahr 1844 bis zum Ende des Ersten Weltkrieges, in: Klaus D. Hildemann, Uwe Kaminsky, Ferdinand Magen: Pastoralgehilfenanstalt-Diakonenanstalt-Theodor Fliedner Werk, Köln 1994, S. 12. Dauer und Inhalt der Ausbildung können auf Grund der schlechten Quellensituation nicht mehr nachvollzogen werden.

975 21./22. Jahresbericht der Rheinisch-Westphälischen Diakonenanstalt Duisburg 1865/1866, S. 4.

976 August Ebrard, Bericht des Erlanger Vereins für Felddiakonie über seine Thätigkeit im Kriege 1870–1871, Erlangen 1871, S. 24.

977 HSA Stuttgart E 271 c Kriegsministerium Nr. 2148 Brief des Vorstandes vom 13.01.1868.

978 Ebd., Meldung des Königlichen Truppenkommandos Ulm über die Arbeit der Sanitätsabteilung vom 20.12.1860.

979 Riesenberger, Das Deutsche Rote Kreuz, S. 97.

980 Ebd., S. 92f.

auf hohem fachlichen Niveau installiert hatte.[981] Amerika folgte diesem Beispiel und in Rußland führte der Krimkrieg sogar zur Zulassung von Frauen zum Medizinstudium.[982]

Nur wenige weltliche Schwesternschaften existierten bereits vor der Unterzeichnung der Genfer Konvention. Zu ihnen gehörte der 1859 gegründete Badischen Frauenverein. Seine Ausbildungslehrgänge dauerten zunächst sechs Wochen, ab 1867 drei Monate.[983] Im Statut dieses Vereins von 1901 finden sich nähere Erläuterungen: „Der praktische Unterricht soll hauptsächlich auf die Erlernung der mancherlei Handleistungen des Krankenpflegedienstes und der wirtschaftlichen Verrichtungen abzielen, die solche beim Dienste der Schwestern in den Krankenanstalten, der Gemeinde- und Privatpflege und auf dem Kriegsschauplatze notwendig gefordert werden müssen. Die theoretische Unterweisung soll nicht sowohl die Erlangung der Kenntnis des inneren ursächlichen Zusammenhangs der Krankheitserscheinungen zum Gegenstand haben, als vielmehr darauf gerichtet sein, die künftige Schwester in den Stand zu setzen, den Wert und die Bedeutung der Krankheitserscheinungen richtig aufzufassen, über jede Veränderung des Krankheitsbildes dem behandelnden Arzt Bericht zu erstatten, auch in dringenden Fällen vor dem Erscheinen des Arztes mit den gewöhnlichen Vorbeugungsmitteln einzuschreiten.“[984] Symptomatisch ist der Ausschluss einer fundierten theoretischen Ausbildung und die Betonung der Nähe zu hauswirtschaftlichen Tätigkeiten.

Im Jahr 1866 folgte der von Königin Augusta in Preußen protegierte Vaterländische Frauenverein. Er hatte großes Interesse an der Ausbildung von Krankenpflegepersonal, konnte aber in der kurzen Zeit bis zu den Einigungskriegen noch keine eigene Schwesternschaft aufbauen. Der 1867 gegründete Albertverein in Dresden stellte innerhalb der verschiedenen Rot-Kreuz-Organisationen mit seiner fundierten, durch einen Lehrplan festgelegten Ausbildung, die mit einer Prüfung abgeschlossen wurde, eine Ausnahme dar.[985]

Nach dem Deutsch-Französischen Krieg begannen die Rot-Kreuz-Vereine zunächst mit der „wissenschaftlich angelegten Ausbildung“[986] von Pflegerinnen in bereits bestehender Kranken- und Pflegeanstalten, denen zu diesem Zweck finanziellen Unterstützung gewährt wurde. Diese war an die Bedingung

981 Vgl. Monica Baly, Florence Nightingale and the nurcing legacy, London 1986.

982 Vgl. Karin Wittneben, Die Entwicklung der beruflichen und wissenschaftlichen Pflegeausbildung in den USA von 1872–1990, in: Maria Mischo-Kelling, Karin Wittneben (Hg.): Pflegebildung und Pflegetheorien, München 1995, S. 11–33; Marion Mienert, Krankenschwestern für das Vaterland, in: Sopia Kemlein (Hg.): Geschlecht und Nationalismus in Mittel- und Osteuropa 1848–1918, Osnabrück 2000, S. 181–196.

983 Vgl. Riesenberger, Das deutsche Rote Kreuz, S. 91.

984 Zitiert nach: Kruse, Krankenpflegeausbildung, S. 46.

985 Eva-Cornelia Hummel, Krankenpflege im Umbruch (1876–1914), Freiburg i. Br. 1986, S. 21 f. und 29. Zur Ausbildung in weiteren Krankenpflegevereinen vgl. ebd., S. 91 ff.

986 Johannes Wichern, Die freiwillige Pflege im Felde verwundeter und erkrankter Krieger durch die deutschen Vereine vom roten Kreuz, Hamburg 1886, S. 50.

geknüpft, dass die Pflegerinnen im Kriegsfall ausschließlich dem Roten Kreuz zur Verfügung gestellt und die Anstalten sich zur Aufnahme verwundeter und erkrankter Soldaten verpflichten würden. Zu den unterstützten Institutionen gehörten neben weltlichen Anstalten auch die Diakonissenmutterhäuser in Bielefeld, Darmstadt und Treysa. Sie verpflichteten sich, einige ihrer Schwestern dem Roten Kreuz im Bedarfsfall zur Verfügung zu stellen.[987] Das Diakonissenmutterhaus Halle/S. bildete Schwestern für das Rote Kreuz aus.[988]

Der Verbandstag der Deutschen Frauenvereine vom Roten Kreuz beschloss im Jahr 1874 in Frankfurt die Gründung eigener Krankenpflegeschulen, deren Ausbildung ab 1902 ein einheitlicher Lehrplan zu Grunde lag.[989] In den Folgejahren erschienen zahlreiche weltliche Krankenpflegelehrbücher für die Rot-Kreuz-Schwesternschaften, die einen höheren theoretischen Standard der Ausbildung garantierten, als er in den meisten konfessionellen Mutterhäusern zu diesem Zeitpunkt anzutreffen war.[990] Nur wenige von ihnen benutzten ebenfalls diese Literatur.[991] So vollzog sich parallel zur „Verweltlichung“ der Krankenpflege ihre Professionalisierung und Entwicklung zu einem bürgerlichen Beruf.

Tabellarische Übersicht über die Ausbildungssituation in einigen Einrichtungen der freiwilligen Krankenpflege

Institution	Ausbildungsart	Dauer	Ausrichter
Katholische Orden und Kongregationen	praktische Ausbildung am Krankenbett	unterschiedlich	anstaltseigene Krankenhäuser
Diakonissenmutterhäuser	praktische und theoretische Ausbildung	unterschiedlich	anstaltseigene Krankenhäuser
Duisburger Diakonenanstalt	reguläre Krankenpflegeausbildung für hauptamtliche Diakone, praktischer Schnellkurs in Krankenpflege durch ältere Diakone für Freiwillige	unbekannt	Krankenhaus der Duisburger Diakonenanstalt

987 Ebd., S. 79f.

988 Loeffler, Das Preußische Militär-Sanitätswesen, 1. Teil, S. 16.

989 Kruse, Krankenpflegeausbildung, S. 44; Riesenberger, Das Deutsche Rote Kreuz, S. 96–104. Die weitere Entwicklung der DRK-Schwesternschaften fällt daher in die Zeit nach den Einigungskriegen und wird in Kap. 3.1. behandelt.

990 Vgl. u.a.: Theodor Billroth, Die Krankenpflege im Hause und im Hospitale: ein Handbuch für Familien und Krankenpflegerinnen, Wien 1881. Es wurde von 1881 bis 1919 neunmal aufgelegt. F. von Criegern verfasste 1890 im Auftrag des Zentralkomitees ein Lehrbuch, dem 1907 das ebenfalls mehrfach aufgelegte Unterrichtsbuch von Georg Körting folgte. Vgl. Friedrich von Criegern-Thumitz, Lehrbuch der freiwilligen Kriegs-Krankenpflege beim Heere des Deutschen Reiches, Leipzig 1890; Georg Körting, Unterrichtsbuch für die weibliche freiwillige Krankenpflege, Berlin 1907.

991 AFKSK, Nachlass Mina Fliedner VIc25: Umfrage nach den in anderen Anstalten benutzten Krankenpflegelehrbüchern 1896.

Institution	Ausbildungsart	Dauer	Ausrichter
Erlanger Ausschuss für Felddiakonie (Bayrische Felddiakonie)	1870: Praktischer Kurs in Verbandlehre	8–10 Tage	Universitätskrankenhaus Erlangen
Rauhes Haus Hamburg und Johannesstift Berlin	Krankenpflegekurs	1 Monat	Charité Berlin u. a. Berliner Krankenhäuser, AK Hamburg
Schwesternschaft des Johanniterordens	Krankenpflegekurs in Diakonissenmutterhäusern	1887–1906: 6 Monate ab 1907: 1 Jahr	Diakonissenmutterhäuser mit finanzieller Unterstützung des Johanniterordens
Sächsischer Albertverein Dresden (Rotes Kreuz)	praktischer und theoretischer Ausbildungsteil	3 Monate bis 1 Jahr	Garnisonslazarette u. a. Krankenhäuser
Badischer Frauenverein Karlsruhe	praktische und theoretische Ausbildung	1859: 6 Wochen 1867: 3 Monate	in schon bestehenden Krankenpflegeanstalten
Verband dt. Krankenpflegeanstalten vom Roten Kreuz	ab 1902: praktische und theoretische Ausbildung nach einem Einheitslehrplan	1 Jahr	eigene Krankenanstalten

2.4.3 Fazit

Nur wenige von den in der Krankenpflege in den Reichseinigungskriegen tätigen Personen verfügten über eine ausreichende fachliche Qualifikation. Problematisch war die Kürze der fachlichen Ausbildung insbesondere für die aus anderen Berufen kommenden Freiwilligen. Sie verfügten lediglich über die elementarsten Anfangsbegriffe der Verbandlehre und Krankenpflege, die auf den Kriegseinsatz nur rudimentär vorbereiteten. Improvisation, aber auch fachliche Überforderung und Resignation waren die Folgen, die zu Lasten der Qualität der Krankenpflege gingen.[992] Auch die Schwestern und Brüder, die in ihren Mutterhäusern die jeweils übliche stark differierende theoretische und praktische Ausbildung durchlaufen hatten, waren auf den Pflegealltag in Kriegslazaretten nur ungenügend vorbereitet. Selten verfügten sie über systematischen Vorkenntnisse in chirurgischen Fächern oder OP-Assistenz, wie sie beispielsweise für die Hilfe bei Amputationen notwendig gewesen wären. Ebenso waren sie nur durch praktisch erworbene Vorkenntnisse auf die Pflege in Seuchenfällen, wie Ruhr, Cholera und Pocken vorbereitet, die häufig nicht

992 Vgl. auch Kap. 2.6.

einmal dem medizinischen Kenntnisstand der damaligen Zeit entsprachen. Diese Defizite konnten nur durch das christliche motivierte Berufsethos kompensiert werden. Schon allein die Tatsache, dass sich auch Genossenschaften wie die Jesuiten[993] an der Kriegskrankenpflege beteiligten, die auf diesem Gebiet in Friedenszeiten nicht tätig waren, macht deutlich, dass es in den Reichseinigungskriegen offenbar mehr auf die christliche Hilfsmotivation als auf die fachliche Qualifikation ankam.

Lediglich die militärischen Lazarettgehilfen und die wenigen in OP-Assistenz ausgebildeten konfessionellen Schwestern verfügten über Kenntnisse, die sie zu einer qualifizierten Behandlung von Kriegsverletzungen befähigten.

2.5 Der „Weg aus der Hölle durch's Fegefeuer bis zum Himmel" – Der Transport von verwundeten und erkrankten Soldaten

Ein Augenzeuge schilderte 1866 die Transportstrapazen, die die Verwundeten in einem Krieg erwarteten, auf anschauliche Weise: „Es ist wohl der Weg der Verwundeten vom Schlachtfeld bis zum Verbandplatz und von da bis zu einem wohleingerichteten Lazareth als ein Weg aus der Hölle durch's Fegefeuer bis zum Himmel bezeichnet worden, und deutet diese Vergleichung an, welche Qualen die Verwundeten auf dem Schlachtfeld zu erdulden haben, und welchen Schrecken sie nach der ersten Rettung noch auf dem Transport und in den ersten Stationen für [sic] ihre Unterkunft und Pflege noch ausgesetzt sind. Welch ein unsägliches Leid, da Stunden lang, halbe Tage lang, ja ganze Tage hindurch mit einer schweren Verwundung, blutend, verschmachtend, verdurstend, bei jeder Bewegung vom zuckendsten Schmerz gequält, durchnässt, dann wieder dem heißen Sonnenbrand ausgesetzt liegen zu müssen. Endlich aufgerafft, aber nur nothdürftig verbunden, wird der Arme jetzt auf die harte Karre gelegt, ohne Federn, nur wenig Stroh zur Unterlage; o, jedes Steinchen im Wege verursacht einen harten Stoß und unerträglichen Schmerz. Welch ein Aufenthalt da im ersten Lazareth: ringsum Stöhnen, Jammer, Geschrei; nichts zur Erquickung, zum Lager, zum Decken bei der Hand, gerettet wohl, aber jetzt in der ungesunden Luft in der elenden Scheune auf's Neue der Todesgefahr ausgesetzt. O, wie unheimlich Alles, was den Armen umgibt, und dabei so einsam gelassen, da es an helfenden Kräften gebricht, nach 3 Tagen noch nicht wieder verbunden! – Wenn wir solchen Erinnerungen, wie wir sie aus zahlreichen Mittheilungen kennen, Raum geben, dann müssen wir äußerst dankbar dafür sein, daß es uns vergönnt war [...] so viele Hülfe zu leisten und vielleicht zur Rettung manches theuren Lebens mit beizutragen."[994]

993 Zum Einsatz der Jesuiten vgl.: Christian Rak, Kriegsalltag im Lazarett. Jesuiten im deutsch-französischen Krieg 1870/71, in: Nikolaus Buschmann/Horst Carl(Hg.), Die Erfahrung des Krieges, S. 125–145.

994 21./22. Jahresbericht der Rheinisch-Westphälischen Diakonenanstalt Duisburg, Duisburg 1865/1866, S. 4 und 15.

Aus den einführenden Worten wird die besondere Bedeutung des Kranken- und Verwundetentransports für die Betroffenen deutlich. Ziel dieses Kapitels ist aber nicht die detaillierte Darstellung der Transportvorrichtungen des Militärsanitätswesens während der Reichseinigungskriege, denn das würde den thematischen Rahmen der Arbeit sprengen. Einige Aspekte des Militärtransportes, wie das Eisenbahnwesen, wurden zudem bereits in separaten Arbeiten behandelt.[995] Hier sollen vielmehr ausgewählte Sachverhalte behandelt werden, die in Zusammenhang mit der freiwilligen Krankenpflege stehen. Von ihr, und nicht vom Militär selbst, gingen in der zweiten Hälfte des 19. Jahrhunderts die entscheidenden Impulse zur weiteren Entwicklung von Vorrichtungen zur schonenden Beförderung aus. Folgerichtig sah die Instruktion über das Sanitätswesen der Armee im Felde von 1869 im Verwundetentransport eine der Hauptaufgaben der freiwilligen Krankenpflege.[996] Sie erstreckte sich von der Bergung der Verletzten vom Schlachtfeld über den Transport in die Feldlazarette bis hin zur Rückführung in die Etappenlazarette in der Heimat.

2.5.1 Die Bergung der Verwundeten vom Schlachtfeld

Im Deutsch-Dänischen Krieg erfolgte der Transport der meisten Verwundeten vom Verbandsplatz in die Feldlazarette in traditioneller Weise mittels requirierter Bauernkarren. Darauf lagen die nur mit einem Notverband versehenen Verwundeten oft fünf bis sechs Stunden, so dass in einigen Fällen bereits bei der Ankunft Blutvergiftung auftrat, die bald zum Tod führte.[997] Der Johanniterorden hatte zweirädrige Transportwagen für ihre Bergung entwickelt und auf eigene Kosten von einer Berliner Firma bauen lassen. Eine nach dem Krieg erschienene Publikation bietet anschauliche Abbildungen der Wagen, deren Anzahl aber nicht für den gesamten Bedarf ausreichte.[998]

Ähnliche Ideen hatten bereits die Militärmediziner Gurlt, Neudörfer und Esmarch geäußert, die praktische Umsetzung konnten sie bis zu den Reichseinigungskriegen noch nicht zufriedenstellend lösen.[999]

995 Klaus-Jürgen Bremm, Von der Chaussee zur Schiene. Militärstrategie und Eisenbahnen in Preußen von 1833 bis zum Feldzug von 1866, München 2005; Ders., Moderner Krieg gegen den alten Feind? – Die Eisenbahnen im Deutsch-Französischen Krieg 1870/71, in: MGZ 65 (2006), S. 389–416.

996 Instruktion über das Sanitätswesen der Armee im Felde vom 29. April 1869, Berlin 1870, S. 31. Vgl. Kap. 2.2.4.

997 HSA Stuttgart, E 271 c Kriegsministerium Nr. 2153, Bericht von Generalstabsarzt Dr. Klein vom August 1864.

998 Vgl. Julius Ressel, Die Kriegshospitäler des Johanniter-Ordens im Dänischen Feldzuge von 1864, Breslau 1866, S. 3 ff. Der Orden hatte den Hof-Wagenfabrikanten Jos. Neuss in Berlin zu Beginn des Krieges mit der Produktion beauftragt. Innerhalb von zwei Wochen standen die ersten Modelle zur Verfügung. Die Wagen bestanden überwiegend aus leichtem amerikanischen Hickory-Holz. Über deren Anzahl konnten keine Angaben ermittelt werden.

999 Vgl. beispielhaft: Ernst Gurlt, Über den Transport Schwerverwundeter und Kranker im Kriege, nebst Vorschlägen über die Benutzung der Eisenbahn dabei, Berlin 1860.

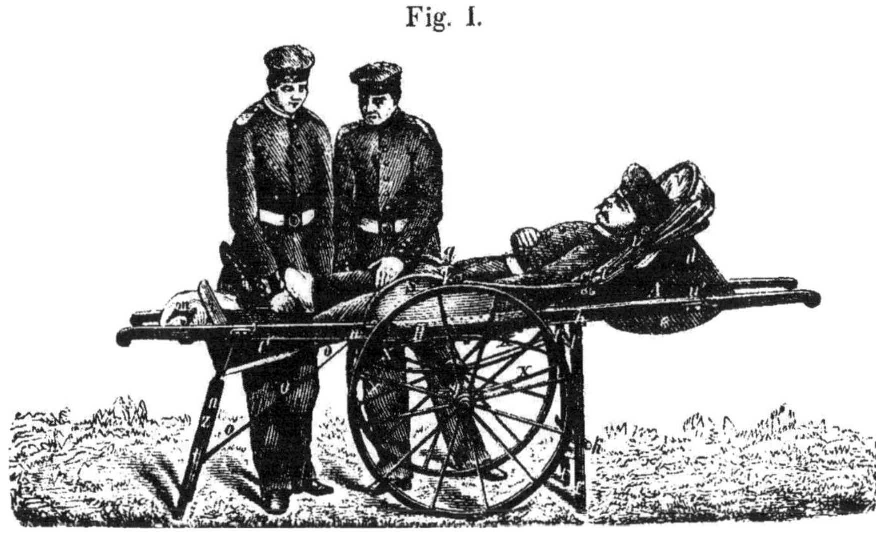

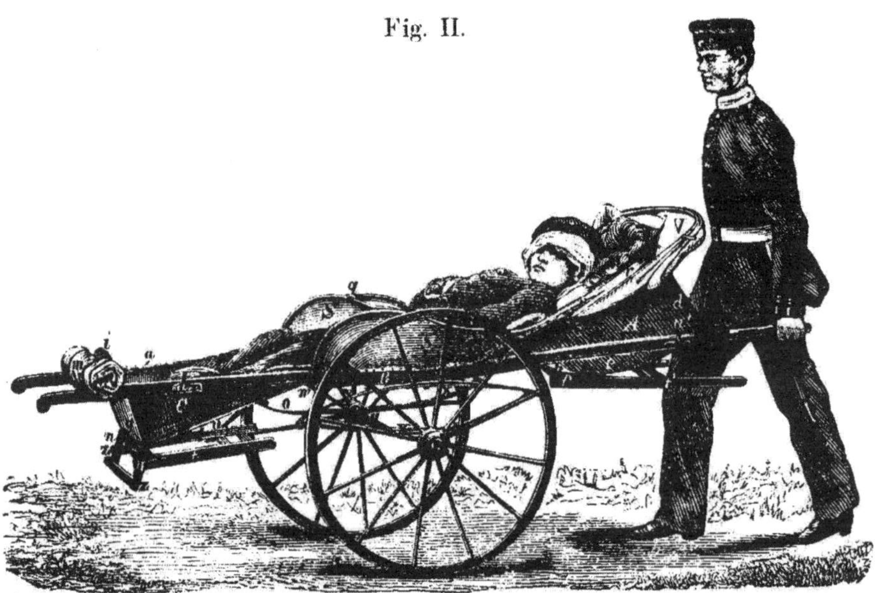

Abbildungen der zweirädrigen Transportkarren 1864 (Quelle: Ressel, Die Kriegshospitäler des Johanniter-Ordens, S. 4–5)

Die Johanniterwagen hatten den großen Vorteil, dass sie auf Grund ihres geringen Eigengewichts von weniger als 50 kg von nur einer Person relativ bequem über längere Strecken geschoben werden konnten. Bei unebenem Gelände dienten sie gleichzeitig als Trage. Auf klappbare Füße gestellt, waren sie als Verbands- oder Operationstisch benutzbar. Für den Transport mehrerer

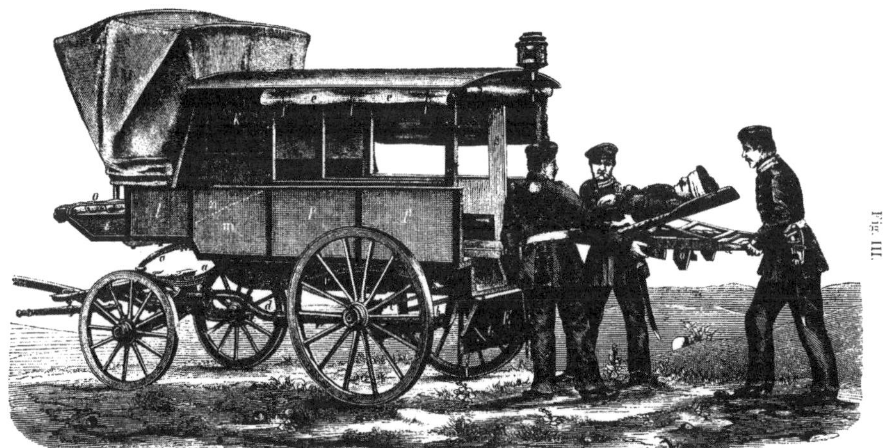

Pferdeomnibus zum Verwundetentransport 1864 (Quelle: Ressel, Die Kriegshospitäler des Johanniter-Ordens, S. 8)

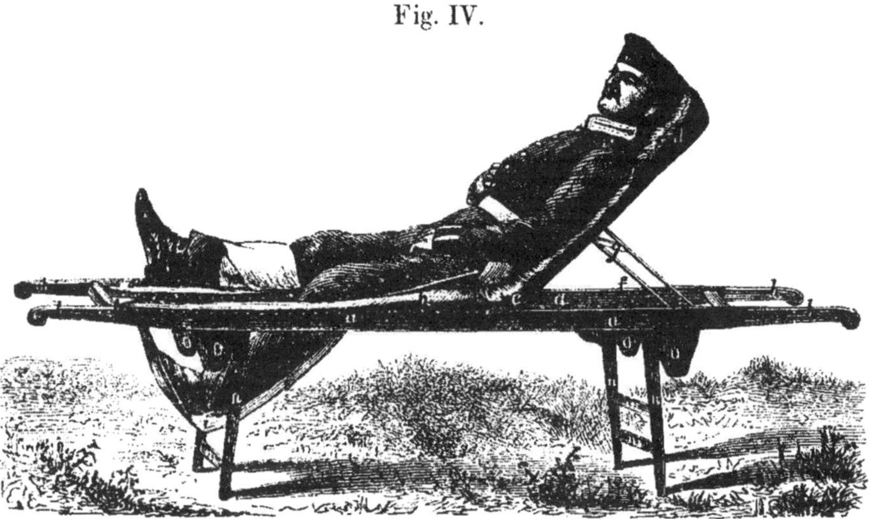

Krankentrage 1864 (Quelle: Ressel, Die Kriegshospitäler des Johanniter-Ordens, S. 10)

Verwundeter stellte der Johanniterorden größere zweispännige, gut gefederte Wagen zur Verfügung, in denen neben zwei liegenden Patienten auf dem Kutschbock zusätzlich drei Leichtverwundete in sitzender Position befördert werden konnten. Die Lenkung erfolgte vom Sattel eines der Pferde aus.

Die zum Wagen gehörigen Bahren waren mit klappbaren Füssen versehen, die das Ein- und Ausladen der Verwundeten erleichterten.

Den Omnibussen konnten zwei der leichten Ein-Personen-Wagen angehängt werden. Gleichzeitig boten sie Platz für Trinkwasser und Verbandsmitteln, was die Erstversorgung der Verwundeten wesentlich erleichterte. Sowohl der preußischen als auch der bayrischen Armee dienten diese Transportmittel als Vorbild für die Weiterentwicklung ihrer eigenen Ausstattung.[1000] Auch in den beiden folgenden Kriegen stellte der Johanniterorden Wagen zur Verfügung.

In Schleswig und Holstein kamen Brüder des Rauhen Hauses, die nicht im Depot oder dem Lazarett beschäftigten wurden, als Krankenträger zum Einsatz.[1001] Unter der Führung mehrerer Johanniterritter, zu denen Graf Stolberg, Prinz Reuß und Oberstleutnant Kak von Schwarzbach gehörten, holten sie bis zur eigenen Erschöpfung Verwundete vom Schlachtfeld an den Düppeler Schanzen. Mit den bereits beschriebenen leichten Wagen drangen sie in den Laufgräben so weit wie möglich vor, dann setzten sie ihren Weg bis auf den unmittelbaren Kampfplatz mit Tragen fort. Diakon Zeller stellte verwundert fest: „[…] selbst Dänen, die als Gefangene kamen, halfen unsere Verwundete tragen."[1002] Am Abend der Erstürmung der Düppeler Schanzen war Dank des Einsatzes von elf Diakonen kein Verwundeter mehr auf dem Schlachtfeld, ein Ergebnis, dass wohl in keinem der nachfolgenden Kriege mehr erreicht wurde. Während der Bergungsarbeiten schwebten die Brüder ständig selbst in Lebensgefahr, da sie unter Beschuss durch Gewehre, Granaten und Kartätschen[1003] lagen, vor denen sie in den Laufgräben nur notdürftig geschützt wurden. Selbst auf dem abendlichen Rückweg in das Feldlazarett in Nübel folgten ihnen Granatschüsse.

Im Krieg von 1866 stellte der Abtransport Verwundeter vom Schlachtfeld ein besonderes Problem dar. In seinem Verlauf wurde immer wieder die mangelnde Wagenausstattung der preußischen Armee deutlich. Die schweren Feldlazarette verfügten nur über einen Pferdeomnibus für Leichtverletzte und sollten ansonsten auf die Wagen der Proviantkolonnen zurückgreifen, wenn sie nach erfolgter Entladung leer wieder zu den Feldmagazinen zurückkehrten.[1004] Den übrigen Bedarf hätten sie mit requirierten Wagen decken müssen, eine Vorstellung, die sich insbesondere in den von ihren Bewohnern verlassenen böhmischen Orten als völlig illusorisch herausstellte. Die leichten Feldlazarette verfügten zwar über mehr Transportmöglichkeiten von den Verbandsplätzen zu den ersten provisorischen Lazaretten, rückten aber mit der kämp-

1000 Ressel, Die Kriegshospitäler des Johanniter-Ordens, S. 11; Loeffler, Militär-Sanitätswesen, 2. Teil, S. 197 sowie Eggert-Vockerodt, Das Militärsanitätswesen im späten Deutschen Bund, S. 74 f.

1001 Vgl. auch Kap. 2.1.3.

1002 Archiv des Rauhen Hauses, 81 Ab Nr. 15, Brief des Diakons Wilhelm Zeller vom 27.04.1864.

1003 In der Waffentechnik bezeichnete man als Kartätsche eine Schrotladung der Artillerie. Sie bestand aus Eisen- oder Zinkblech (Büchsenkartätsche), die darin lagernden Kugeln wurden in eine Masse aus Gips, Wachs oder Schwefel eingebettet.

1004 Loeffler, Militär-Sanitätswesen, 2. Teil, S. 45. Auf Grund der im folgenden Abschnitt näher beschriebenen logistischen Probleme verfügte die Armee nicht über genügend eigene Pferdewagen. Zu den Erfahrungen der französischen Armee mit dem Verwundetentransport durch Maultiere vgl. ebd., S. 192 f.

fenden Truppe weiter vor und standen damit für die weitere Evakuierung der Verwundeten nicht mehr zur Verfügung.[1005] Hier bot sich ein weiteres Einsatzfeld für die freiwillige Krankenpflege.

Bei größeren Schlachten wie der von Königgrätz mit über 20.000 Verwundeten stießen auch die militärischen Trägerkolonnen an ihre Grenzen. Die Erfahrungen mit zu kurzen, schmalen, zerbrechlichen und schweren preussischen Militärtragen führten nach 1864 zur Entwicklung neuer stabiler Tragen mit durchgehenden Tragestangen und gepolsterten Kopfteilen, deren Gewicht aber immer noch 36 Pfund betrug.[1006] Drei Räderbahren, die zwar weniger Kraftaufwand erfordern, aber nur bei günstigen Geländebedingungen gewinnbringend eingesetzt werden können, wurden für jedes Detachement angeschafft. Obwohl in der Schlacht von Königgrätz die Johanniter und Felddiakone als erste mit Trägern, Verbands- und Lebensmitteln auf dem Schlachtfeld waren, lehnten die Militärärzte ihren Einsatz an vorderster Front weitgehend ab.[1007] Wie am Beispiel der Duisburger Diakone im Kapitel 2.2.3. bereits deutlich wurde, widerlegte die Praxis ihre Auffassung. Nach dem zweiten Reichseinigungskrieg entstanden selbständige freiwillige Trägerkolonnen aus Mitgliedern von Turn- und Schützenvereinen unter der Leitung von Rot-Kreuz-Organisationen.[1008] Auch die Zahl der militärischen Krankenträger verdoppelte sich durch die Einrichtung der Sanitätsdetachements im Jahr 1869 auf 136.[1009] Sie wurden unterstützt durch Hilfskrankenträger. Der Verwundetentransport durch diese vorab geschulten, aber dem Soldatenstand angehörige Träger hatte sich bereits 1864 und 1866 bewährt. Er beschleunigte die Entfernung von Schwerverwundeten vom Schlachtfeld und schonte das bisher teilweise dafür eingesetzte Sanitätspersonal.[1010] Gleichzeitig entwickelte sich die Zulassung freiwilliger Krankenträger im Deutsch-Französischen Krieg zum Regelfall. Die schnelle Bergung und Unterbringung der Verwundeten hat dies teilweise befördert, machte aber gleichzeitig die Nachteile von unqualifiziertem Personal in Gestalt der bereits mehrfach erwähnten „Schlachtenbummler“ besonders augenfällig.[1011] Dennoch leisteten insbesondere die Diakone unter Einsatz ihres eigenen Lebens Beachtliches zur Rettung und Erstversorgung von Verwundeten.[1012]

1005 Loeffler, Militär-Sanitätswesen, 2. Teil, S. 196f.

1006 Eine detaillierte Beschreibung findet sich bei Loeffler, Militär-Sanitätswesen, 2. Teil, S. 194.

1007 Riesenberger, Das Deutsche Rote Kreuz, S. 47.

1008 Zum Aufbau spezieller Trägerkolonnen innerhalb des Roten Kreuzes vgl. ebd., S. 47 u. 113ff.

1009 Vgl. Kap. 2.2.4. sowie Loeffler, Militär-Sanitätswesen, 2. Teil, S. 191f. Jedes Armeekorps verfügte über drei Sanitätsdetachements und damit über 408 Träger.

1010 Loeffler, Militär-Sanitätswesen, 2. Teil, S. 219.

1011 Sanitäts-Bericht über die Deutschen Heere im Krieg gegen Frankreich 1870/71, hg. von der Militär-Medizinal-Abtheilung des Königlich Preussischen Kriegsministeriums, Bd. 1–8, Berlin 1884–1891, hier: Bd. 1, S. 411.

1012 Vgl. beispielhaft: Bericht des Johanniterritters Major von Knesebeck vom Einsatz vor Sedan am 1.09.1870, in: Fliegende Blätter 9/1870, S. 293. Der Kolonnenführer hatte

2.5.2 Eisenbahntransport

Der Einsatz der Eisenbahn rückte in der zweiten Hälfte des 19. Jahrhunderts immer mehr ins Blickfeld des Militärsanitätsdienstes. Schon 1855 stellte der Hannoveraner Generalstabsarzt Stromeyer in seinen „Maximen der Kriegskunst“ als erster deutsche Militärarzt den Einsatz dieses Transportmittels zur Debatte: „Die Benutzung der Eisenbahnen nimmt dem Transporte zu Lande einen großen Theil seiner Gefährlichkeit, und schon deshalb wird es für die Folge unerlässlich, die grössern Lazarethanstalten mit Eisenbahnen in Verbindung zu setzen.“[1013] Im Krimkrieg (1853–1856) setzte Russland die Eisenbahn zum ersten Mal in größerem Umfang für den Transport von Verwundeten ein. Von den ca. 200.000 Kranken und Verwundeten transportierte man über 60 % in behelfsmäßig eingerichteten Eisenbahnwagen ins Landesinnere bis hin zum damals noch russischen Finnland.[1014]

Der größte Verdienst an der Ausarbeitung neuer Richtlinien für die Behandlung und den Abtransport von Verwundeten kam dem russische Militärchirurgen Nikolai Iwanowitsch Pirogov (1810–1881) zu.[1015] Er hatte erkannt, dass Massenheere eine neue Organisation des Sanitätswesens verlangten. In den „Grundzügen der Allgemeinen Kriegschirurgie“ schrieb er dazu: „In meiner Überzeugung steht es daher fest, daß die gut geordnete Administration auf dem Schlachtfelde und dem Verbandplatze viel wichtiger und segensreicher ist als die rein ärztliche Thätigkeit. Daher habe ich es mir auch zur Pflicht gemacht, nie gleich während der Schlacht zu Operationen und anderen zeitraubenden Handlungen zu schreiten, sondern zuerst die Transporte der Blessierten zu ordnen und die Leidenden nach dem Grade und der Wichtigkeit der Verletzungen soweit als möglich zu sortieren, um jedem die unentbehrlichste Hülfe zu leisten. Allen zu mir commandirten Aerzten habe ich vorgeschrieben, von dem ersten Erscheinen der Verwundetentransporte auf dem Verbandplatze bis zum Ende ihre ganze Thätigkeit auf Inspection, Sortirung und nur auf die unaufschiebbare Hülfeleistung zu beschränken.“[1016] Für die Eintei-

keine Anweisungen erhalten, an welcher Stelle der Schlacht er tätig sein sollte. Er bot einer unter heftigem französischen Beschuss liegenden bayrischen Batterie seine Dienste an und wählte ein bei Frenois stehendes Gehöft zum Verbandsplatz aus. Dorthin evakuierten die Diakone die geborgenen Verwundeten, ein zur Kolonne gehörender Arzt übernahm die Erstversorgung einschließlich notwendiger Amputationen.

1013 Georg Friedrich Louis Stromeyer, Maximen der Kriegsheilkunst, Hannover 1855, S. 196.

1014 Friedrich Ring, Zur Geschichte der Militärmedizin in Deutschland, Berlin 1962, S. 138 sowie Sanitäts-Bericht 1870/71, Bd. 1, S. 262. Für die britischen Truppen hatte der Transport mit Dampfern größere Bedeutung.

1015 Zu Pirogov vgl. Franz Lemmens, Rolf Rehe, Zu den Beziehungen zwischen Deutschland und Rußland auf dem Gebiet der Militärmedizin, in: Ingrid Kästner (Hg.), Deutsch-russische Beziehungen in der Medizin des 18. und 19. Jahrhunderts, Aachen 2000, S. 77–82, hier S. 78 f. Zu Pirogovs Tätigkeit im Deutsch-Französischen Krieg vgl. auch Ring, Geschichte der Militärmedizin in Deutschland, S. 169 u. 183 f.

1016 Nikolai I. Pirogov, Grundzüge der Allgemeinen Kriegschirurgie, Leipzig 1864, S. 37. Zu Pirogovs Tätigkeit im Deutsch-Französischen Krieg vgl. auch Ring, Geschichte der Militärmedizin, S. 169 u. 183 f.

lung der Verwundeten legte Pirogov folgende Gruppen fest: 1. Hoffnungslose; 2. lebensgefährlich Verletzte, die sofort behandelt werden müssen; 3. Verletzte, die auch eine unaufschiebbare, aber nur präservativ-operative Hilfe verlangen; 4. Verwundete, bei denen die unmittelbare chirurgische Hilfe nur wegen eines schadlosen und bequemen Transports notwendig ist; 5. alle Verwundeten, bei denen ein einfacher Deckverband oder eine Extraktion der oberflächlich liegenden Kugeln erfolgt.[1017] Deutsche Militärärzte nahmen die Ansichten Pirogovs interessiert zur Kenntnis.[1018] Der schnelle Abtransport von Kranken und Verwundeten sollte vor allem das Problem der Verbreitung ansteckender Krankheiten und der Wundinfektionen in den Lazaretten mildern. „Im Abtransport durch die Eisenbahn und der weiten Krankenzerstreuung glaubte man, den Stein der Weisen gefunden zu haben.“[1019] Die Überbetonung dieses Aspektes führte insbesondere im Deutsch-Französischen Krieg zu einer Vernachlässigung der Feldlazarette im besetzten Frankreich und zum überhasteten und für die Patienten nachteiligen Abtransport unter schwierigen Reisebedingungen.

Auf preußischer Seite existierte seit 1861 eine „Anleitung zur Ausführung der Beförderung verwundeter und kranker Militairs auf Eisenbahnen.“[1020] Im Deutsch-Dänischen Krieg kam diese Transportart wegen der relativ geringen Anzahl der Verwundeten und der ausreichenden Lazarettkapazitäten noch nicht zum Tragen. Die Anleitung sah den sitzenden Transport von Leichtverwundeten in der 1.–3. Klasse und den liegenden Transport von Schwerverwundeten in offenen oder geschlossenen Güterwagen vor. Für letztere sollten Strohsäcke und Kopfpolster an den Hauptverkehrspunkten im Rücken der Armee vorgehalten werden, die nur im Notfall durch eine starke Streu aus Heu oder Stroh zu ersetzten waren.[1021] Wie noch zu sehen sein wird, war diese Notfallmaßnahme in den nun folgenden Kriegen eher der Normalzustand, mitunter stand nicht einmal ausreichend Stroh zur Verfügung. Als vollends illusorisch erwies sich die in der Anleitung geforderte reichliche Ausstattung mit Geschirr, Krankenpflegeutensilien und Begleitpersonal.

Im Krieg von 1866 wurde die Eisenbahn auf preußischer Seite nach den Planungen des Generalstabes unter Moltkes Leitung lediglich zum effektiven Transport der Militäreinheiten bis an die böhmische Grenze genutzt.[1022] „Das

1017 Zitiert nach Ring, Geschichte der Militärmedizin, S. 139.

1018 Vgl. Sanitäts-Bericht 1870/71, Bd. 1, S. 222.

1019 Ring, Geschichte der Militärmedizin, S. 138; Loeffler, Militär-Sanitätswesen, 2. Teil, S. 345 ff.

1020 Instruktionen für den Transport der Truppen und des Armee-Materials auf Eisenbahnen mit Anlage: Anleitung zur Ausführung der Beförderung verwundeter und kranker Militairs auf Eisenbahnen, Berlin 1861.

1021 Sanitäts-Bericht 1870/71, Bd. 1, S. 263.

1022 Der größte Vorteil Preußens vor Österreich und später vor Frankreich lag in der konsequenten Einbeziehung der Eisenbahn in die Aufmarschplanung bereits in Friedenszeiten. Zu weiteren Vordenkern der militärischen Nutzung der Eisenbahn, wie dem sächsischen Offizier Karl Eduard Pönitz oder dem preußischen General Karl Friedrich von Reyher vgl. Bremm, Von der Chaussee zur Schiene, S. 128 ff. Aus den Ausführungen

hat alle bisherigen Begriffe von Kräften, Entfernungen und Zeiten revolutioniert.“[1023] Preußen verfügte über sechs Eisenbahnlinien, Österreich nur über eine, die zudem in den militärischen Aufmarsch nur ungenügend eingebunden war. Das dieser Einsatz auf preußischer Seite trotz aller Planungen noch ungenügend organisiert war, hat Klaus-Jürgen Bremm überzeugend nachgewiesen.[1024] Die Bahnen endeten in Schlesien schon vor der Grenze zu Böhmen. Die einzige durchgehende Eisenbahnstrecke war nur bis Königinhof befahrbar.[1025]Am Endpunkt stauten sich die Proviant- und Fouragelieferungen über mehrere Tage und die Trainbataillone, in denen sich auch die Lazarettabteilungen befanden, konnten von dort aus nicht weiter transportiert werden. Ursache war vor allem die mangelhafte logistische Vorbereitung der Weiterfahrt mittels Pferdefuhrwerken, die in die Zuständigkeit der einzelnen Armeeintendanturen fiel.

Eine Rolle spielten zudem die zerstörten Gleis- und Verladeanlagen, die durch die ungeübten preußischen Feldeisenbahnabteilungen nicht in angemessener Zeit wieder hergestellt werden konnten. Die kämpfenden Truppen überwanden die Distanz bis zu den eigentlichen Schlachtfeldern durch Gewaltmärsche. Ihre Versorgungsgüter requirierten sie aus den bald ausgelaugten böhmischen Landstrichen und „verhielten sich so, als ob es überhaupt keine Eisenbahnen gegeben hätte.“[1026]

Die Telegrapheneinrichtungen in Böhmen wurden zum Teil durch das preußische Militär selbst zerstört, um der österreichischen Armee zu schaden. Damit schnitt es sich selbst von Informations- und Koordinationsmöglichkeiten ab.[1027]

Der Transport von Verwundeten funktionierte wegen logistischer Fehler ebenfalls nicht reibungslos. Es gab keine speziellen Lazarettzüge, sondern nur mit Stroh und Decken ausgestattete, zum Teil offene Waggons, die sich bei der damals herrschenden regenreichen Witterung als völlig ungeeignet erwiesen.[1028] Viele der Verwundeten verstarben schon vor dem Eintreffen im ersten Heimatlazarett in Dresden.[1029]

Bremms ist der Zusammenhang der entschlossenen Nutzung des Eisenbahnnetzes für militärische Zwecke durch den preußischen Generalstab und dessen eigenem Bedeutungsgewinn zu ersehen. Köster bezeichnete ihn in seiner Rezension als „symbiotisch anmutende Beziehung“, deren Folgen für die Arbeit des Generalstabes noch weiter nachzugehen sei. Burkhard Köster, Rezension zu Bremm, Von der Chaussee zur Schiene, in: MGZ 67 (2008), S. 507–509, hier S. 508.

1023 Nipperdey, Deutsche Geschichte 1800–1866, S. 786.

1024 Bremm, Von der Chaussee zur Schiene, S. 208ff.

1025 Königinhof lag ca. 15 km von der nördlichen Grenze und ca. 25 km von der südwestlichen Grenze des Schlachtfeldes von Königgrätz entfernt. Vgl. Loeffler, Militär-Sanitätswesen, 2. Teil, S. 105. Warum die Strecke nicht weiter befahrbar war, geht aus den Quellen nicht hervor. Vermutlich war sie von den zurückweichenden österreichischen Truppen zerstört worden.

1026 Bremm, Von der Chaussee zur Schiene, S. 214.

1027 Ebd., S. 217f.

1028 AFKS, 2-1 DA 1193, Brief von Disselhoff vom Kriegsschauplatz vom 10.07.1866 (Abschrift), S. 8.

1029 Kolmsee, Unter dem Zeichen des Äskulap, S. 117f.

Die freiwillige Krankenpflege war sowohl auf dem böhmischen als auch auf dem mitteldeutschen und bayrischen Kriegsschauplatz im Kranken- und Verwundetentransport aktiv. Am 21. Juni 1866 gingen drei vom Zentralkomitee des preußischen Vereins zur Pflege im Felde verwundeter und erkrankter Krieger ausgerüstete Güterwaggons mit Verbands- und Lagerungsgegenständen sowie Lebensmitteln nach Langensalza ab. Ein Delegierter des Zentralkomitees, Diakonissen, barmherzige Schwestern und Ärzte begleiteten sie. Im weiteren Kriegsverlauf sandte das Zentralkomitee sechs große Güterzüge mit 18 bis 20 Waggons, 60 kleinere Züge mit 12 bis 14 Waggons und zahlreiche Einzelwaggons mit Hilfsgütern aus.[1030] Wie bereits erwähnt, waren die Transportschwierigkeiten in Böhmen „außergewöhnlich große, besonders an den Endpunkten der Eisenbahn, wo die Fuhrwerke durch die Anforderungen der Militärverwaltung völlig in Anspruch genommen waren.“[1031] Den Mitarbeitern der freiwilligen Krankenpflege fiel es oft schwer, Wagen für ihren eigenen und den Transport von Verwundeten zu requirieren. Später als wünschenswert gelang es, Depots in den böhmischen Orten Turnau, Horwitz, Königinhof und Gitschin anzulegen und den Weitertransport des Materials mit achtzig aus Prag beschafften Pferdewagen zu organisieren.

Erstmals begleiteten Berliner Diakone mehrere Eisenbahnzüge mit Verwundeten von Frankfurt/M. in verschiedene Orte. Den Soldaten wurde unterwegs nicht nur leibliche Versorgung zuteil, sie bekamen bei Bedarf auch finanzielle Unterstützung durch die Felddiakonie. Berichterstatter aus dem Rauhen Haus bedauerten, dass solche Einsätze die Ausnahme bildeten: „Wie mancher Dienst hätte unsern Truppen geleistet werden können, wenn in umfassender und geordneter Weise freiwillige Kräfte zur Begleitung solcher Transporte von Anfang an wären in Anspruch genommen worden.“[1032] Viele Verwundete reisten mit der Eisenbahn ohne Begleitung durch einen Arzt oder Pfleger und verstarben unterwegs.[1033]

Die Analyse des preußischen Sanitätswesens durch den bereits mehrfach erwähnte Militärarzt Loeffler gipfelte in der auf den nächsten Krieg hinweisenden Prognose künftiger Transportprobleme. 1869 schrieb er: „Bei dem Angriffskriege, welcher im feindlichen Lande geführt wird, erschwert sich die Aufgabe des Sanitätsdienstes um so mehr, je weiter und je rascher die Armee siegreich vordringt. Die Ambülancen [sic!] müssen nach jedem Kampfe den Truppen alsbald folgen, um bei dem nächsten nicht zu fehlen. Die Eisenbahnen, wenn solche nahe sind, werden unbrauchbar vorgefunden, und wie viele anderweitige Transportmittel auch mitgeführt werden, die Summe der Verwundeten von der eigenen und von der feindlichen Armee, welche nicht

1030 Johannes Wichern, Die freiwillige Pflege im Felde verwundeter und erkrankter Krieges durch die deutschen Vereine vom roten Kreuz, Hamburg 1886, S. 9.

1031 Ebd.

1032 Wichern, Die freiwillige Pflege im Felde, S. 122.

1033 Referat der Vereinigung westfälischer Edelleute aus Münster betr. die katholische Seelsorge und Krankenpflege bei der kriegführenden Armee vom Januar 1867, in: Archiv des Bistums Köln, Erzbischöfliche Cabinets-Registratur CR 25.13,1, Bl. 143.

transportfähig sind oder doch ohne Grausamkeit nur eben auf Eisenbahnen oder Wasserwegen sich transportieren lassen, wächst mit jedem Tage. Es wird unumgänglich nöthig, nach jedem Kampfe neue Lazarethe an Ort und Stelle zu etablieren, um den am schwersten leidenden Opfern der Kämpfe und der Anstrengungen eine geordnete Pflege zu sichern."[1034]

Der über große Distanzen geführte Deutsch-Französische Krieg machte erstmals den massenhaften Einsatz von Eisenbahnen zum Transport von Soldaten und Material an die Front und den Rücktransport von Verwundeten nötig.[1035] „Die Folgen der Transportrevolution durch die Eisenbahn können nicht hoch genug eingeschätzt werden."[1036] Beim Generalstab existierte eine eigene Eisenbahnabteilung, nach der Reichsgründung wurde die Militäreisenbahnverordnung erarbeitet.

Die Bahnen waren in diesem Krieg auf deutscher Seite bereits so gut ausgebaut, dass innerhalb von drei Wochen etwa 640.000 Offiziere und Soldaten, 170.000 Pferde sowie knapp 16.000 Wagen auf rund 1500 Zügen an die französische Grenze transportiert werden konnten.[1037] Dies war der bis dahin größte Truppentransport der Kriegsgeschichte. Die Lehren aus dem Krieg von 1866 hatten zu einer umfassenden logistischen Aufmarschplanung geführt, was der deutschen Seite erheblichen zeitlichen Vorsprung vor der französischen bot, die ihr Eisenbahnnetz nur sporadisch für militärische Zwecke nutzte.[1038] Der Transport erfolgte auf neun Eisenbahnlinien. Allein sechs lagen auf dem Gebiet des Norddeutschen Bundes, zwei waren zweigleisig ausgebaut. Dennoch war das System mit dem Transport einer so großen Menge von Menschen und Material teilweise überfordert, obwohl der zivile Schienenverkehr auf den vom Militär beanspruchten Strecken zum Erliegen kam.[1039] Allein die Fahrt von freiwilligen Felddiakonen von Berlin nach Saarbrücken dauerte etwa vier Tage[1040], von Metz zurück in die Reservelazarette in Frankfurt/O. bis zu sechs Tage.[1041] Motorschäden und kleinere Zwischenfälle, wie plötzlich aufgehende

1034 Loeffler, Militär-Sanitätswesen, 2. Teil, S. 104 f.

1035 Vgl. Sanitäts-Bericht 1870/71, Bd. 1, S. 222–259 zum Thema Krankenzerstreuung und S. 261–298 zum Thema Sanitätszüge.

1036 Ralf Pröve, Militär, Staat und Gesellschaft im 19. Jahrhundert, München 2006, S. 39.

1037 Bremm, Moderner Krieg gegen den alten Feind, S. 393 u. 403; Wilhelm Deist, Remarks on the Preconditions to Waging War in Prussia-Germany, 1866–1871, in: Stig Förster (Hg.), On the road to total war, Cambridge u. a. 1997, S. 311–325, hier S. 321.

1038 Bremm, Moderner Krieg gegen den alten Feind, S. 393 ff. Zur Schilderung der chaotischen Zustände in den französischen Bahnen v. a. S. 405 ff.

1039 Zu den Ursachen zählten Überbeanspruchung der Lokomotiven durch Überschreitung der Höchstgrenzen von 100 Achsen pro Zug, extremer Wassermangel für die Dampflokomotiven und Probleme beim Rücktransport der leeren Waggons. Vgl. ebd., S. 400.

1040 Fliegende Blätter, 8/1870, S. 265.

1041 Kriegsarchiv des Bayrischen Hauptstaatsarchivs, Kriegsministerium A XII a Bd. 61, Bericht des Lokalvereins zur Pflege im Felde verwundeter und erkrankter Krieger Frankfurt/O. vom 28.08.1872. Dorthin wurden in tagelangen Bahnreisen Schwerverletzte und Ruhrkranke gebracht.

Abteiltüren, waren fast an der Tagesordnung.[1042] In den meisten Personenzügen fuhren keine Schaffner mit, die auf den technischen Zustand der Waggons achten konnten, häufig fehlten Schlusslampen, so dass es zu Auffahrunfällen kam.[1043] Schwestern und Brüder waren in den Kriegen von 1866 und 1870/71 häufig in schwere Zwischenfälle verwickelt, die auf Kriegsbeschädigungen der Gleise und Brücken zurückzuführen waren. Franctireurs oder zurückweichende französische Soldaten zerstörten vielfach die Bahnanlagen und verzögerten die Fahrten erheblich.[1044] Der Transport von Menschen und Material an die Front hatte absolute Priorität. Das unverbundene Nebeneinander der militärischen Etappenkommandos und der Eisenbahnverwaltungen behinderte darüber hinaus den zügigen Ablauf der Evakuierung Verwundeter. So kam es vor, dass Waggons mit Patienten längere Zeit auf Bahnstationen „vergessen" wurden. [1045] Zudem fuhren die Züge im besetzten Frankreich aus Angst vor Anschlägen nur tagsüber.[1046] Zusätzlich waren sie ab Anfang August durch den Transport tausender französischer Kriegsgefangener nach Deutschland in Anspruch genommen.[1047]

Im amerikanischen Bürgerkrieg (1861–1865) kamen erstmals für ihren speziellen Zweck entwickelte Lazarettzüge zum Einsatz. Dieses Vorbild war so faszinierend, dass sich nicht nur die Berliner Militär-Sanitäts-Konferenz von 1867 damit beschäftigte, sondern auch auf der im gleichen Jahr stattfindenden Pariser Weltausstellung eine spezielle Abteilung für den Verwundetentransport eingerichtet wurde.[1048] Bayern und Württemberg besaßen 1870 bereits einsatzbereite Sanitätszüge, die teilweise nach amerikanischem Muster einge-

1042 Vgl. u.a. Archiv des Stifts Bethlehem Ludwigslust, Sign. 339 Einsatz von Schwestern im Kriegsfall 1882–1911, Auszüge aus dem „Bethlehemsboten" über den Kriegseinsatz.

1043 Vgl. dazu u.a.: Diestelkamp, Freuden und Leiden eines geistlichen freiwilligen Krankenpflegers, S. 11 u. 35.

1044 Eine Stuttgarter Diakonisse wurde unverletzt aus einem entgleisten und umgestürzten Waggon in Frankreich gerettet und auch die Entgleisung eines Verwundetenevakuierungszugs der bayrischen Felddiakone bei Eisenach blieb ohne Personenschaden. Vgl. Paul von Sick, Die Stuttgarter Diakonissen im Kriegsjahr 1870/71, Stuttgart 1904, S. 26; August Ebrard, Bericht des Erlanger Vereins für Felddiakonie über seine Thätigkeit im Kriege 1870–1871, Erlangen 1871, S. 23 sowie Bremm, Moderner Krieg gegen den alten Feind, S. 408f.

1045 Im August 1870 waren beispielsweise zwei Waggons mit Verwundeten ohne Begleitung von einer nicht genannten Station abgesandt und im Saarbrücker Bahnhof lediglich vom Zug abgekoppelt worden. Da aber niemand von den Verwundeten in der Lage war, selbst zum Bahnhofsgebäude zu gehen, blieben sie mehrere Stunden unversorgt auf einem Nebengleis stehen und wurden auch an keinen abgehenden Zug angehängt. Der Bahnhofsvorsteher erwehrte sich der daraufhin erfolgenden Vorwürfe von Seiten des Etappenkommandos mit den Worten: „Ich expedire nichts, was mir nicht angezeigt wird." Vgl. Diestelkamp, Freuden und Leiden eines geistlichen freiwilligen Krankenpflegers, S. 22.

1046 Leithold, Erinnerungen aus meinem Diakonissenleben, S. 214f. sowie Correspondenzblatt Neuendettelsau, 12/Dez. 1870, S. 58.

1047 Vgl. Kap. 2.3.4.

1048 Vgl. Anleitung zur Ausführung der Beförderung verwundeter und kranker Militairs auf Eisenbahnen, in: Loeffler, Militär-Sanitätswesen, 2. Teil, S. 197 und 345ff. sowie Sani-

richtet waren und als die wichtigste Neuerung des gesamten Sanitätswesens galten.[1049] Sie waren nach dem Durchgangsprinzip zusammengestellt, verfügten über einen Chefarztwagen mit OP-Teil und einen Küchenwagen.[1050] Einige Neuendettelsauer Diakonissen begleiteten solche Züge von Frankreich nach Deutschland.[1051] Das neue Transportmittel fand die Zustimmung der Schwestern: „Wer hätte in früheren Kriegen an ein fahrendes Spital gedacht, und wenn die Kriegführung selbst in der neuern Zeit immer unmenschlicher wird, so zeigt sich auf der andern Seite auch wieder die Menschlichkeit in einer Weise wie nie zuvor und das ganze Gebiet der Schlachten-Sanität hält mit der Entwickelung der Kriegsführung Schritt und wird sich, wie vorauszusehen, noch immer mehr entwickeln und ausbreiten. Ein fahrendes Spital, jeder Wagen ein Krankenzimmer, das war das Quartier, in welches wir nun auf beinahe drei Wochen zum wohnen, eßen und schlafen einlogiert würden [...].[1052]"

In Preußen kamen zunächst zwanzig Sanitätszüge der freiwilligen Krankenpflege zum Einsatz.[1053] Gutsbesitzer Oskar von Hoenika[1054] stellte einen zur Verfügung, der Anfang September unter seiner Leitung von Novéant nach Berlin fuhr. Einen weiteren, vom Zentralkomitee finanzierten Zug begleitete er in den Folgemonaten auf seiner Fahrt von Frankreich nach Deutschland. Ein dritter, unter der Leitung von Virchow stehender und vom Berliner Hilfsverein ausgestatteter Sanitätszug fuhr im Oktober 1870 von Metz nach Berlin

täts-Bericht 1870/71, Bd. 1, S. 264. Dort finden sich auch weitergehende Hinweise auf erste, von Prof. Dr. Esmarch angeregte Versuche mit umgerüsteten Eisenbahnwaggons.

1049 Sanitäts-Bericht 1870/71, Bd. 1, S. 261 f.; Correspondenzblatt Neuendettelsau, 12/Dez. 1870, S. 62. Vgl. auch: Kühlich, Die deutschen Soldaten im Krieg von 1870/71, S. 409. Diese Züge waren ausschließlich für Verwundete und nicht für Erkrankte vorgesehen.

1050 Sanitäts-Bericht 1870/71, Bd. 1, S. 266 ff. Vgl. auch die Beschreibung eines solchen Zuges in: Leithold, Erinnerungen, S. 267.

1051 U. a. beteiligte sich Neuendettelsauer Diakonissen, unter ihnen die spätere Oberin Therese Stählin (1839–1928) in Begleitung des Anstaltsarztes Dr. Alfred Riedel ab Oktober 1870 an zwei Transporten. Eine Reise begann am 22.10.1870 nach Chalons, auf der Hinreise brauchte man mit der Eisenbahn zwei Wochen, auf der Rückreise nur sechs Tage, da voll belegten Sanitätszügen auf den verstopften Schienenwegen Vorfahrt eingeräumt wurde. Die zweite Reise mit fünf Schwestern dauerte vom 7. bis 23.12.1870 wieder mit Therese Stählin in einem Lazarettzug nach Lagny-sur-Marne. Vgl. Briefe von Therese Stählin an ihre Mutter, in: Meine Seele erhebet den Herrn. Briefe von Frau Oberin Therese Stählin 1854–1883, Neuendettelsau 1957, S. 190 ff. sowie Correspondenzblatt Neuendettelsau, 12/Dez. 1870, S. 55–62.

1052 Correspondenzblatt Neuendettelsau, 12/Dez. 1870, S. 56.

1053 Sanitäts-Bericht 1870/71, Bd. 1, S. 267 ff. sowie Bericht über die Thätigkeit der freiwilligen Krankenpflege 1870–1871, S. 22.

1054 Hoenika war Rittergutsbesitzer und Kreisdeputierter im niederschlesischen Herzogswalde, Mitglied des Reichstages und des preußischen Abgeordnetenhauses sowie des Zentralkomitees der deutschen Vereine vom Roten Kreuz. Gemeinsam mit anderen Autoren arbeitete er an der folgenden Publikation mit: Julius zur Nieden, Der Eisenbahn-Transport verwundeter und erkrankter Krieger, Berlin 1883. Vgl. auch: Sanitäts-Bericht 1870/71, Bd. 1, S. 414 u. 268.

Krankenwagen der Württembergischen Spitalzüge.

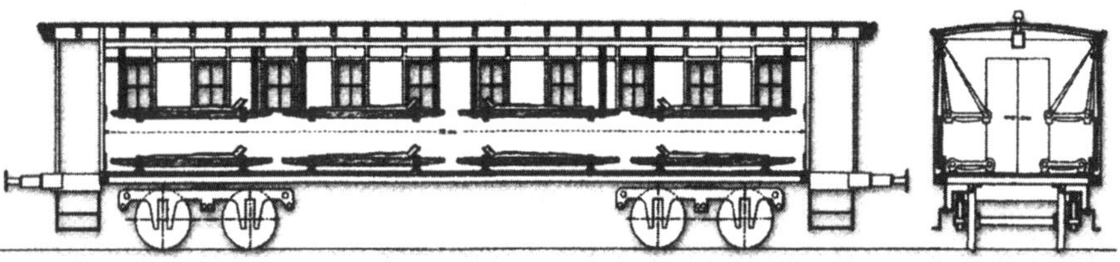

Fig.1. Längsschnitt. Fig.2. Querschnitt.

und anschließend noch drei weitere Male.[1055] Darüber hinaus verkehrten von den Hilfskomitees in Mainz, Hamburg, Hattingen und der Pfalz ausgerüstete Sanitätszüge von November bis zum Kriegsende.[1056] „Der Königl. Militärinspekteur hebt hervor, daß hier speziell die freiwillige Krankenpflege helfend und anregend mitgewirkt hat, wie sie denn für die sämtlichen Züge das erforderliche Personal gestellt hat.“[1057] Die sehr personalaufwendige Begleitung der Verwundetentransporte bildete ohnehin ein Hauptarbeitsgebiet der freiwilligen Krankenpflege.[1058]

Die preußische Armee konnte erst im November zehn speziell ausgerüstete und heizbare Sanitätszüge einsetzen.[1059] Auf Grund der kriegsbedingten logistischen Schwierigkeiten bei den Eisenbahnverwaltungen war es nicht gelungen, die Ende August zur Verfügung gestellten provisorischen Sanitätszüge zusammenzuhalten. Im Allgemeinen wurden einzelne Wagen mit beförderungsfähigen Verwundeten an andere Züge angehängt. Zum Einsatz kamen Wagen 4. Klasse für leicht erkrankte oder verwundete Soldaten und notdürftig ausgestattete Güterwaggons, nach den verlustreichen Schlachten um Metz sogar offenen Viehwagen, die häufig nicht einmal mit Stroh ausgelegt werden konnten.[1060] In diesen Zügen war während der Fahrt kein Übergang von ei-

1055 Wichern, Die freiwillige Pflege im Felde, S. 36. Die freiwillige Krankenpflege hielt auch in der Zwischenkriegszeit bis 1914 je einen Sanitätszug in Berlin, München und Köln bereit. Vgl. Cramer, Militärische und freiwillige Krankenpflege, S. 24 sowie Sanitäts-Bericht 1870/71, Bd. 1, S. 268.

1056 Vgl. Sanitäts-Bericht 1870/71, Bd. 1, S. 268.

1057 Wichern, Die freiwillige Pflege im Felde, S. 36.

1058 Vgl. Sanitäts-Bericht 1870/71, Bd. 1, S. 413. Dort wird vor allem auf die Unterstellung und Verteilung des freiwilligen Personals und die Begleitung von Transporten jeweils nur bis zur nächsten rückwärtigen Station eingegangen, an der der Transport dann vom nächsten Mitarbeiter übernommen werden sollte. Weiterhin wird die Einrichtung von Übernachtungs- und Versorgungsstationen beschrieben, die bei zunehmender Entfernung der Front von der deutsch-französischen Grenze notwendig wurde.

1059 Ebd., S. 265. Die Instruktion über das Sanitätswesen im Felde von 1869 hatte lediglich die bisherige Anleitung zum Verwundetentransport aus dem Jahr 1861 weiter entwickelt und ergänzte sie durch Vorrichtungen zur besseren Federung der Güterwagen und der festen Verankerung von Krankentragen.

1060 Diestelkamp, Freuden und Leiden eines geistlichen freiwilligen Krankenpflegers, S. 71.

nem zum anderen Wagen möglich. Dies erschwerte nicht nur die Betreuung der Patienten, sondern auch die interne Kommunikation bei Notfällen, wie Zugbränden.[1061] Für an Infektionskrankheiten leidende Soldaten waren die Güterwaggons noch weniger geeignet, da keine Sanitäreinrichtungen vorhanden waren, die insbesondere Ruhrkranke benötigten. Vergeblich bemühte sich beispielsweise ein mitreisender Pfarrer um die Organisation von Nachtgeschirren für diese Patienten.[1062] Über seine Erfahrungen berichtete er: „Ich selbst sollte es erfahren, was es heißt im Zuge sitzen und an dieser Krankheit darnieder liegen. Von heftigsten Schmerzen ergriffen wand ich mich fast wie ein Wurm auf dem Stroh, das mir zum Lager diente. Es wäre eine ziemlich einfache Sache, hier Hülfe zu schaffen. In jedem Waggon hätte in einer Ecke ein Loch geschnitten und eine Einrichtung wie auf dem Dampfboot, oder jetzt auch in den Schnellzügen getroffen werden können. Von Eleganz würden die Ruhrkranken gern absehen, wenn nur der äußersten Noth abgeholfen würde. [...] Denke man sich doch lebhaft in eine solche Gesellschaft von Ruhrkranken hinein. Die Kälte der Nacht heißt die Thüren fest verschließen, die Noth bricht Eisen und lässt von der Reinlichkeit absehen, 10 bis 15 Mann liegen im engen Raum bei einander. Dazu scheut es der Verwundete sich hinaus tragen zu lassen, da jede Berührung schmerzt. Welch' eine Luft, welch' eine Umgebung! Wahrlich wenn irgendwo, so thuts hier Noth, daß auch nach dieser Seite gut eingerichtete Sanitätszüge den Krankentransport vermitteln."[1063]

Etwa 45% aller Verwundeten und Kranken, d.h. über 240.000, wurden bis zum Kriegsende per Bahn in die Reserve- und Heimatlazarette transportiert, aber nur 16% von ihnen in speziellen Sanitätszügen.[1064]

Das preußische Kriegsministerium errichtete besondere Evakuations-Kommissionen in Saarbrücken und Weißenburg, später in Aachen und Epernay, die von der freiwilligen Krankenpflege maßgeblich unterstützt wurden.[1065] Im besetzten Frankreich existierten zwei Transportlinien, in deren

1061 Ein Theologiestudent, der als Felddiakon im Einsatz war, begleitete ab dem 23.09.1870 einen mit Ruhrkranken belegten, aus Viehwaggons bestehenden Zug vom elsässischen Weißenburg nach Deutschland. Auf dem letzten Abschnitt zwischen Augsburg und München stand ein Wagen im Flammen. Weil alle Versuche, den Lokführer durch Schreien und Warnschüsse zum Halten zu bewegen fehlschlugen, kletterte der Diakon auf das Waggondach und arbeitete sich von dort springend bis zu dem brennenden Wagen vor, aus dessen Dach schon die Funken schlugen. In diesem Moment nahm ihn auch der Maschinist wahr und bremste den Zug ab. Die Insassen des Waggons hatten sich schon auf die Trittbretter geflüchtet und konnten unversehrt gerettet werden. Ursache war eine umgestürzte Öllampe, deren Feuer die hintere Wand und die Decke in Brand gesetzt hatte. Laut Vorschrift hätten die Lazarettwaggons mit Signalfahnen zur Verständigung mit dem Lokführer ausgestattet sein sollen. Vgl. Fliegende Blätter 11 u. 12/1870, S. 365f.

1062 Diestelkamp, Freuden und Leiden eines geistlichen freiwilligen Krankenpflegers, S. 75.

1063 Ebd., S. 77.

1064 Kolmsee, Unter dem Zeichen des Äskulap, S. 122 und Kühlich, Die deutschen Soldaten im Krieg von 1870/71, S. 409.

1065 Bericht über die Thätigkeit der freiwilligen Krankenpflege 1870–1871, S. 22 sowie Anlage 10 und 15: Grundzüge der Etappenlinien der freiwilligen Krankenpflege. Beson-

Verlauf die Übernachtung und Versorgung der Verwundeten überwiegend von der freiwilligen Krankenpflege organisiert werden musste: 1. Corbeil, Tournan, Coulommiers, Chateau-Thierry; 2. Versailles, Villeneuve St. Georges, Brie, Crecy, La Ferté sous Jouarre, Château-Thierry. Die Orte wurden mit „Erfrischungsstationen" versehen, die die durchreisenden Patienten mit Lebensmitteln versahen. Eine besondere Schwierigkeit ergab sich insbesondere in Saarbrücken aus der Tatsache, dass das Bahnhofsgebäude durch die Kriegsereignisse teilweise zerstört war und der Vorrat an Lebensmitteln zu Beginn des Krieges nicht ergänzt werden konnte. Der Johanniterorden sprang hier mit einem eigenen Depot in die Bresche und auch von privater Seite kam Unterstützung.[1066] In anderen Fällen organisierten örtliche Vereine die Versorgung der Durchreisenden mit Lebensmitteln.[1067] Zügen mit Schwerverwundeten auf dem Weg in die Heimatlazarette wurde Vorfahrt eingeräumt, was mitunter zu Lasten der Lebensmittelversorgung ging. Die Haltezeiten in den Bahnhöfen waren z. T. zu kurz, um ausreichend Proviant und vor allem Wasser reichen zu können.[1068] In anderen Fällen wirkten sich die vielen Haltepunkte sehr störend auf die zügige Weiterfahrt aus. Sogar nachts brachten Bewohner des deutschen Hinterlandes Lebensmittel in die Züge, die noch dazu den besonderen Diätvorschriften für Ruhrkranke nicht entsprachen. Um dieses Problem zu beseitigen und die Fahrt zu beschleunigen, bestieg ein den Transport begleitender evangelischer Geistlicher in einem Fall selbst die Lokomotive und bat den Lokführer, künftig schneller zu fahren und nicht an jeder Station zu halten. Als auch diese Maßnahme nicht zur erhofften Beschleunigung führte, drohte er dem Stationsvorsteher in Minden mit einer Beschwerde bei den Militärbehörden. Dies verfehlte seine Wirkung nicht. Dennoch benötigte der Zug mit zum Teil schwer Verwundeten fünf Tage, um von Metz bis nach Leipzig zu fahren.[1069]

Der größte Schwachpunkt des Evakuationssystems war allerdings wie schon im vorhergehenden Krieg der Transport der Verletzten vom Lazarett zu den Eisenbahnstationen. Wegen der knappen Kapazitäten der Sanitätskolonnen wurde er überwiegend mit requirierten Bauernwagen durchgeführt, die in

dere Schwierigkeit bestand in der Evakuation durch das neutrale Belgien, welche dem Königlichen Kommissar für die freiwillige Krankenpflege vom Kriegsministerium übertragen war. Wichern, Die freiwillige Pflege im Felde, S. 36f.

1066 In Saarbrücken hatte Graf von Oriola auf eigene Kosten ein Lebensmittelbüfett errichtet. Vgl. Diestelkamp, Freuden und Leiden eines geistlichen freiwilligen Krankenpflegers, S. 22f. Graf Waldemar von Oriola (1854–1910) war ein nationalliberaler Politiker und späterer Reichstagsabgeordneter, vgl. www.reichstag-abgeordnetendatenbank.de, gesehen am 01.05.2010.

1067 Diestelkamp, Freuden und Leiden eines geistlichen freiwilligen Krankenpflegers, S. 22f.

1068 Diestelkamp, Freuden und Leiden eines geistlichen freiwilligen Krankenpflegers, S. 36 sowie Correspondenzblatt Neuendettelsau, 12/Dez. 1870, S. 59.

1069 Diestelkamp, Freuden und Leiden eines geistlichen freiwilligen Krankenpflegers, S. 69ff.

keinem Fall in ausreichender Anzahl vorhanden waren[1070] und die zu Recht nur als „rohe Improvisation galten."[1071] Die französischen Fuhrleute, die gemeinsam mit ihren Wagen vom deutschen Militär und den dazu befugten freiwilligen Krankenpflegern requiriert worden waren, nutzten häufig die erste Gelegenheit, um sich wieder zu entfernen. Dabei nahmen sie je nach Lage ihre Wagen mit oder zerstörten sie, um sie für die weitere Benutzung unbrauchbar zu machen.[1072]

2.5.3 Transport per Schiff

Im Deutsch-Dänischen Krieg setzte die freiwillige Krankenpflege erstmals Schiffe zum Transport von Verwundeten ein. Der Johanniterorden hatte einen Segelkutter gemietet, der sie vom dänischen Kriegsschauplatz nach Flensburg brachte.[1073] Insbesondere verwundete Offiziere wurden von den Lazaretten in Broacker und Nübel bis Eckesund an Land, danach per Schiff weiter transportiert. Bei Windstille musste das Schiff mit Rudern über die Ostsee vorwärts bewegt werden, so dass die Fahrt bis zu fünf Stunden dauerte.[1074]

Im darauffolgenden Krieg wurden die in den süddeutschen Schlachten verwundeten Soldaten auf schonende Weise per Schiff mainaufwärts transportiert. Berliner Diakone, die im Militärlazarett in Würzburg eingesetzt waren, begleiteten gemeinsam mit einem Arzt und militärischen Krankenwärtern einen Transport von 100 Patienten per Wagen nach Werthheim und von dort mit zwei Schiffen nach Frankfurt/M. Teils konnte man sich von der Strömung treiben lassen, teils wurden die Schiffe mit Pferden getreidelt. Die Versorgung erfolgte aus den Depots der Johanniter, aber auch durch Vereine der freiwilligen Krankenpflege der Orte, die unterwegs angefahren wurden.[1075]

Im Deutsch-Französischen Krieg nutzte das Militär erstmals systematisch Schiffe zur Evakuierung kranker und verwundeter Soldaten. Zu diesem Zweck schloss das Preußische Kriegsministerium am 31. Juli 1870 mit der Rheinischen Dampfschifffahrtsgesellschaft einen Vertrag zur Überlassung von 18

1070 Dies galt sowohl für den Transport von Versorgungsgütern in die Kriegsgebiete als auch für den Rücktransport der Verwundeten. Vgl. dazu u.a.: Seyferth, Die Heimatfront 1870/71, S. 420f. Insbesondere bei der Belagerung von Metz diente der kleine Bahnhof von Courselles als Umschlagplatz für alle ankommende Warenlieferungen für die Belagerungsarmee und den Rücktransport tausender Verwundeter.

1071 Kühlich, Die deutschen Soldaten im Krieg von 1870/71, S. 410. Vgl. auch: Bericht eines Diakons vom 10.10.1870 aus Weißenburg, zitiert nach: Ebrard, Bericht des Erlanger Vereins für Felddiakonie über seine Thätigkeit im Kriege 1870–1871, S. 60.

1072 Diestelkamp, Freuden und Leiden eines geistlichen freiwilligen Krankenpflegers, S. 58f.

1073 Arnold Wellmer, Anna Gräfin zu Stolberg-Wernigerode, S. 112f.; Archiv des Rauhen Hauses, 81 Ab Nr. 8 Brief von Bruder Kroeck vom 26.09.1864 aus dem Lazarett in Augustenburg; Ebd., Brief von Bruder Falkenhahn vom 13.4.1864

1074 Archiv des Rauhen Hauses, 81 Ab Nr. 15, Brief von Diakon Zeller vom 27.04.1864, o.O.

1075 Wichern, Die freiwillige Pflege im Felde, S. 121.

Schiffen ab, die auf dem Rhein zwischen Mainz und Düsseldorf zum Einsatz kamen.[1076] Jedes Boot konnte 90 bis 120 liegende Kranke und noch einmal so viele sitzende aufnehmen. Die oberste Leitung lag beim Generalkommando des VIII. Armeekorps, die Begleitung einschließlich der ärztlichen Betreuung erfolgte ausschließlich durch Vertreter der freiwilligen Krankenpflege. Über diese Tätigkeit schrieb ein zeitgenössischer Beobachter: „Fast jeder Zug brachte vor Allem Verwundete, die von Duisburger Brüdern empfangen wurden. Drei Rheindampfer hatten an dem einzigen Vormittage meines Aufenthaltes in Mainz je 170–80 Verwundete stromabwärts weitergebracht und groß war die Freude der Leidenden über die erfrischende, schmerzlose Weiterreise.“[1077] Unterwegs wurden die Patienten je nach Kapazität an die Reservelazarette in Flussnähe verteilt. Dadurch konnten die überfüllten Häuser in Wiesbaden, Mainz und Umgebung entlastet werden. Bis zum 28. September transportierten die Dampfer 10.683 Mann auf 78 Fahrten.[1078] In geringerem Maße wurde nach den Schlachten um Metz auch der Transport auf der Mosel für die Evakuierung genutzt. Insgesamt zog der offizielle Sanitätsbericht ein positives Fazit dieser Transportmöglichkeit: „Konnten sich auch die Lagerungsvorrichtungen auf den Schiffen, was Zweckmäßigkeit und Comfort anlangt, mit den entsprechenden Einrichtungen der Eisenbahn-Sanitätszüge nicht messen, so stimmen doch alle Berichte darin überein, dass der Einfluss des Schiffstransports auf den Zustand der Verwundeten und Kranken, Dank dem uneingeschränkten Genusse der frischen Luft, der guten Ventilation selbst in den inneren Schiffsräumen, der anregenden Reise auf dem schönen Strome und der ruhigen Fahrt, ein recht günstiger gewesen sei. Im Ganzen machte sich der Eindruck geltend, dass viele Verwundete und Kranken längere Wasserfahrt besser ertrugen, als eine gleich lange Eisenbahnfahrt.“[1079]

2.5.4 Zwischenkriegszeit

Der Transport von verwundeten und erkrankten Militärangehörigen in Eisenbahnwaggons wurde nach den Reichseinigungskriegen sowohl von Seiten des Militärs und der Militärmedizin, als auch der zivilen Eisenbahnverwaltungen lebhaft diskutiert.[1080] Die speziell ausgestatteten Sanitätszüge hatten sich so gut bewährt, dass ihre Zahl erhöht und sie in der Kriegs-Sanitätsordnung von 1878 den Feld-Sanitätsorganisationen als integrierender Bestandteil einver-

1076 Sanitäts-Bericht 1870/71, Bd. 1, S. 230. Die zunächst bereitgestellten 16 Schiffe erwiesen sich als ausreichend, so dass es in der Folge bei dieser Schiffszahl blieb.

1077 Bericht des Predigers Rathmann an den Zentralausschuss für Innere Mission über seine Reise nach Frankreich im August 1870, zitiert nach: Fliegende Blätter, 9/1870, S. 280.

1078 Sanitäts-Bericht 1870/71, Bd. 1, S. 230.

1079 Ebd.

1080 Aus der Fülle der Literatur hier beispielhaft: Ehrhardt Hohnbaum-Hornschuch, Eisenbahntransport Verwundeter auf Sanitätszügen, Diss. med., Berlin 1876; Julius zur Nieden, Der Eisenbahn-Transport verwundeter und erkrankter Krieger, Berlin 1883.

leibt wurden.[1081] Auch wenn die Bedeutung dieser Transportart immer größer wurde, verbannte der Militärarzt Loeffler die verbreitete Vorstellung, dass das Feldlazarettwesen durch mobile Sanitätswaggons gänzlich überflüssig gemacht werden könne, in das Reich der Phantasie.[1082] Gerade angesichts der Schlachten im feindlichen Ausland und in gebirgiger Gegend erschien ein solcher Vorschlag zu Recht als unrealistisch. Daher bemühte sich die freiwillige Krankenpflege um die Weiterentwicklung der Transporttechnik. Das Zentralkomitee der deutschen Vereine vom Roten Kreuz veranstaltete in den 1870er Jahren ein Preisausschreiben zur Entwicklung eines bequemen Landtransportwagens.[1083] Trotz des hohen Preisgeldes von 1000 RM war unter den elf eingereichten Modellen kein praktikabler Vorschlag. Das Zentralkomitee sah sich genötigt, die Landesvereine auf ausländische Modelle hinzuweisen.

Im Zuge der Neuorganisation der freiwilligen Krankenpflege in den 1880er Jahren und der Erhöhung der Mitgliederzahlen in den verschiedenen Verbänden des Roten Kreuzes legten Militär und Zentralkomitee nun auch größere Aufmerksamkeit auf den Ausbau von freiwilligen Krankenträgerabteilungen, den sogenannten Sanitätskolonnen. Bereits ab 1870 gab es innerhalb der Landesverbände von Baden, Hessen und Bayern solche Gliederungen.[1084] Sie waren speziell uniformiert und bestanden hauptsächlich aus jungen Handwerkern und Kaufleuten sowie Mitgliedern von Turnvereinen. Den Impuls zur Gründung weiterer Trägerkolonnen gab der 2. Vereinstag der Deutschen Vereine vom Roten Kreuz im September 1880 in Frankfurt. Die Delegierten diskutierten die Umsetzung der Bestimmungen der Kriegssanitätsordnung von 1878, nach der die freiwillige Krankenpflege geschultes Personal für die Begleitung von Lazarettzügen und die Betreuung von Sammelstellen und Verbandstationen bereit zu stellen hatte. Darüber hinaus war sie verpflichtet, auf Anordnung der Militärstellen Transportkolonnen zu bilden. Da aus den Kreisen der überwiegend älteren Honoratioren der Männervereine des Roten Kreuzes kein Zuwachs dieser Kolonnen zu erwarten war, setzte man sich 1882 mit den Deutschen Kriegerverbänden in Verbindung. Bis 1887 gelang der Aufbau von Sanitätskolonnen in 90 an großen Eisenbahnlinien liegenden preußischen Städten. Systematisch wurde der Ausbau im ganzen Reichsgebiet fortgesetzt, so dass im Jahr 1909 rund 52.000 Mitglieder in 1676 Sanitätskolonnen zusammengefasst waren.[1085] Jede sollte aus mindestens zwölf Mitgliedern bestehen, die unter der Leitung eines Kolonnenführers standen, der aus den Reihen der Reserveoffiziere gestellt wurde. Der Kolonnenarzt war für die regelmäßige Ausbildung zuständig, die sich an den Richtlinien für militärische Krankenträger orientierte und eine theoretische medizinische Grundausbildung und praktische Übungen im Anlegen von Verbänden, Stil-

1081 Sanitäts-Bericht 1870/71, Bd. 1, S. 261.

1082 Loeffler, Militär-Sanitätswesen, 2. Teil, S. 44f. Loeffler bezog sich auf das Handbuch der Kriegschirurgie von J. Neudörfer, Leipzig 1867, S. 37ff.

1083 Wichern, Die freiwillige Pflege im Felde, S. 50.

1084 Ebd., S. 74ff. sowie Riesenberger, Das Deutsche Rote Kreuz, S. 113.

1085 Riesenberger, Das Deutsche Rote Kreuz, S. 115.

len von Blutungen und Transporttechniken umfasste. Im Gegensatz zu den Mitgliedern der Genossenschaft freiwilliger Krankenpfleger, die im Kapitel 3.3. vorgestellt wird, erhielten die Mitglieder der Sanitätskolonnen eine Entschädigung für den Lohnausfall während der Ausbildung, da sie zu über 90% aus Arbeitern, Handwerkern und niederen Beamten bestanden.[1086] In Friedenszeiten wurden sie bei Seuchen und Unglücksfällen, aber auch zur Betreuung von Festen und Umzügen herangezogen.

2.5.5 Fazit

Das Verwundetentransportwesen der deutschen Armeen war zu Beginn der Reichseinigungskriege nicht auf dem qualitativ und quantitativ erforderlichen Stand. Wesentliche internationale Entwicklungen auf diesem Sektor, wie etwa die im amerikanischen Bürgerkrieg entwickelten Sanitätszüge, wurden in Fachkreisen zwar diskutiert, auf Grund des Desinteresses der Militärbehörden in den deutschen Armeen aber noch nicht umgesetzt. Die freiwillige Krankenpflege und allen voran der Johanniterorden fanden hier ein großes Betätigungsfeld. Im Deutsch-Dänischen Krieg ließ der Orden auf eigene Kosten moderne Transportvorrichtungen wie Karren, Pferdewagen und Tragen bauen, die den Armeen später als Vorbild für eigene Entwicklungen dienten. Der schonende Transport von Verwundeten auf Schiffen, die die Johanniter gemietet hatten, kam hier erstmals zum Einsatz.

Als die Eisenbahnen für den Aufmarsch der Armeen von immer größerer Bedeutung wurden, initiierten vor allem Vertreter der Rot-Kreuz-Organisationen im Deutsch-Französischen Krieg den Einsatz spezieller Sanitätszüge in Preußen. Lediglich die bayrische und die württembergische Armee verfügte bereits selbst über solche Einrichtungen. Erst nach einer monatelangen Improvisation mit Güterwaggons sah sich die preußische Armee in der Lage, eigene Lazarettzüge einzusetzen. Das Militär betrachtete die Eisenbahnen bis dahin überwiegend als Mittel zum schnellen Aufmarsch und zum Transport von Nachschub. Auf ihre Bedeutung für die Evakuierung von kranken und verwundeten Soldaten machten zunächst Militärmediziner und später Vertreter der freiwilligen Krankenpflege aufmerksam. Letztere erwies sich einmal mehr als Entwicklungsmotor für die Verbesserung von Sanitätsvorrichtungen und verhalf den aktuellen Auffassungen der „Krankenzerstreuung" als vorbeugendem Mittel gegen die Ausbreitung von Wundbränden und Infektionskrankheiten zum Durchbruch. Gleichzeitig entlastete sie den Staat durch ihren finanziellen Einsatz in erheblichem Maße.

Das Personal der freiwilligen Pflege betätigte sich auf allen Gebieten des Verwundetentransportes, angefangen von der Bergung direkt vom Schlachtfeld bis hin zur sehr personalintensiven Begleitung von Transporten mit Eisenbahnen und Schiffen. Folgerichtig wies die Instruktion über das Sani-

1086 Ebd., S. 118.

tätswesen der Armee im Felde von 1869 der freiwilligen Pflege hier ein vorrangiges Aufgabengebiet an, die von späteren Verordnungen bestätigt wurde.

2.6 „Immer standen die Züge der Sterbenden mir vor der Seele“[1087] – Die Haltung der freiwilligen Krankenpfleger zum Krieg und die Bewältigung der Kriegserlebnisse

In diesem Kapitel soll den Einstellungen der freiwilligen Krankenpfleger zum Krieg nachgegangen und deren Strategien zur Bewältigung des oftmals an die Grenzen der eigenen physischen und psychischen Belastbarkeit reichenden Lazarettalltags vorgestellt werden. Überlegungen zum Umgang mit dem allgegenwärtigen Tod von Patienten und Mitschwestern schließen sich an.

2.6.1 Kriegsdeutungen

Der Krieg an sich wurde weder von den Armeeangehörigen noch von den freiwilligen Krankenpflegern in Frage gestellt.[1088] Er „war für alle politisch Handelnden, ja für alle Zeitgenossen noch ein durchaus legitimes Mittel der Politik, mit dem man letzte und auch vorletzte Ziele notfalls durchzusetzen suchte [...]. Die Menschheit war nicht moralistisch auf das Problem der Kriegsschuld fixiert.“[1089] Die gerade aufkommende Friedensbewegung hatte nur marginalen gesellschaftlichen Einfluss.[1090]

Niklas Luhmann hat herausgearbeitet, dass es zur Eigenart sozialer Institutionen gehört, die gesellschaftlichen Ursachen, die ihre Hilfstätigkeit überhaupt erst nötig machen, nicht zu hinterfragen. Sie arbeiten lediglich „an der Beseitigung von Problemfällen, die sich aus der Verwirklichung der vorherrschenden Strukturen und Verteilungsmuster immer neu ergeben. Es ist nicht ihre Sache, und überhaupt nicht Sache von Hilfe, sich eine Änderung der Strukturen zu

1087 Ludwig Diestelkamp, Freuden und Leiden eines geistlichen freiwilligen Krankenpflegers im glorreichen Feldzuge des Jahres der Gnade 1870, Gütersloh 1871, S. 57.

1088 Zur Haltung der Soldaten vgl. Heidi Mehrkens, Statuswechsel: Kriegserfahrung und nationale Wahrnehmung im Deutsch-Französischen Krieg 1879/71, Essen 2008, S. 51. Zum allgemeinen Kriegsfatalismus der Gesellschaft: Dieter Riesenberger, Das internationale Rote Kreuz, Göttingen 1992, S. 46f. Zur fehlenden Thematisierung des Dualismus Krieg und Medizin in der ärztlichen Ethik vgl. Johanna Bleker, Medizin im Dienst des Krieges-Krieg im Dienst der Medizin, in: Bleker/Schmiedebach, Medizin und Krieg, S. 13–28.

1089 Thomas Nipperdey, Deutsche Geschichte 1800–1866, München 1998, S. 783. Vgl. auch: Wilhelm Janssen, Krieg, in: Geschichtliche Grundbegriffe, Bd. 3, Stuttgart 1982, S. 567–615.

1090 Vgl. Dieter Riesenberger, Geschichte der Friedensbewegung in Deutschland: Von den Anfängen bis 1933, Göttingen 1985. Auf die Kritik der protestantischen Mutterhausdiakonie an der Friedensbewegung wird an späterer Stelle eingegangen.

überlegen, die konkrete Formen der Hilfsbedürftigkeit erzeugen."[1091] So verwundert es nicht, dass sich in keiner Quelle konfessioneller Krankenpfleger eine grundsätzliche Kritik oder gar ein Infragestellen des Krieges fand. Lediglich pauschale Äußerungen über das große mit ihm einhergehende Elend wurden regelmäßig gemacht und mit der Hoffnung auf einen baldigen Frieden verbunden. Für die konfessionellen Schwestern- und Bruderschaften war vor allem die religiöse Kriegsdeutung handlungsleitend. Wie Andreas Holzem vom Sonderforschungsbereich „Kriegserfahrungen" der Universität Tübingen festgestellt hat, bot das biblische Textmaterial eine Fülle von theologischen Deutungsmöglichkeiten sowohl für eine kriegsbejahende als auch eine friedensbetonte Auslegung.[1092] Die folgenden Quellenbeispiele zeigen, dass die Rezeption eindeutig nicht beim unbedingten Friedensgebot Jesu, sondern bei der Herstellung eines Zusammenhangs von Sünde und Krieg, sowohl beim Einzelnen als auch bei regionalen oder nationalen Kollektiven lag. Das Motiv der Strafe Gottes wurde daher von vielen Vorständen und Mitgliedern konfessioneller Genossenschaften repetiert. In einem Sendschreiben vom 9. Juli 1866 formulierte der Zentralausschuss für Innere Mission: „Es ist nicht unseres Amtes, über die staatsrechtlichen Fragen richten zu wollen, von welchen die verhängnisvollen Verwickelungen der Gegenwart durchflochten sind. Aber in der Ueberzeugung und dem Bekenntnisse hoffen wir mit Ihnen und allen ernstgesinnten Vaterlandsfreunden zusammen zu treffen, daß die Sünden und Verschuldungen, über welche Gottes Gerichte jetzt ergehen, die gemeinschaftlichen aller deutschen Stämme, ihrer Regierungen und ihrer Völker sind, und daß auch wir, ein Jeder von uns und ein Jeder von Ihnen, mit an denselben Theil haben."[1093] Diese Deutung kulminierte nicht zwangsläufig in einer sakralen Überhöhung des Krieges, sondern in der Lehre vom „gerechten Krieg."[1094] Auch Ulrike Winkler stellte fest, dass dieser Topos die Kriegs- und Friedensethik des deutschen Protestantismus geprägt hat.[1095] Die Diskussion griff bis auf Luthers Argumentation zurück, der allein Verteidigungskriege als legitim

1091 Niklas Luhmann, Formen des Helfens im Wandel gesellschaftlicher Bedingungen, in: Hans-Uwe Otto/Siegfried Schneider (Hg.), Gesellschaftliche Perspektiven der Sozialarbeit, Bd. 1, Neuwied/Darmstadt 1975[3], S. 35.

1092 Andreas Holzem, Religion und Kriegserfahrungen. Christentum und Judentum des Westens in der Neuzeit, in: Georg Schild (Hg.), Kriegserfahrungen, Paderborn u. a. 2009, S. 135–178, hier S. 139 ff. Vgl. auch: Ders. (Hg.), Krieg und Christentum. Religiöse Gewalttheorien in der Kriegserfahrung des Westens, Paderborn u. a. 2009.

1093 Zit. nach: Fliegende Blätter, 8/1866, S. 230. Vgl. auch: Ebd., 6/1866, S. 166 ff. und Martin Gerhardt, Johann Hinrich Wichern. Ein Lebensbild, Bd. 3: Ausbau und Ende 1857–1881, Hamburg 1931, S. 516. In diesem Sinne auch der Vorsteher des Dresdner Mutterhauses Fröhlich, in: Heinrich Fröhlich, Die Thätigkeit des Dresdner Diakonissenhauses in dem deutsch-französischen Kriege 1879/71, Dresden o. J., S. 4 sowie Correspondenzblatt Neuendettelsau, 12/Dez. 1870, S. 61. Zur Verbindung des etatistischen mit dem religiös gefärbten Bellizismus im 19. Jahrhundert vgl. Janssen, Krieg, S. 602.

1094 Vgl. Janssen, Krieg, S. 571–584.

1095 Ulrike Winkler, Männliche Diakonie im Zweiten Weltkrieg: Kriegserleben und Kriegserfahrung der Kreuznacher Brüderschaft Paulinum von 1939 bis 1945 im Spiegel ihrer Feldpostbriefe, München 2007, S. 23–27.

anerkannte und von den Fürsten vor Kriegsbeginn ein aktives Bemühen um den Erhalt des Friedens forderte. Allerdings wurde seine Zuordnung des weltlichen Regiments zu Gott von den nachfolgenden Generationen dahin interpretiert, dass Kriege unvermeidlich seien und es darüber hinaus eine unbedingte Gehorsamspflicht des Individuums gegenüber staatlichen Anordnungen gebe.[1096] „Das Dilemma jedoch bestand und besteht darin, dass ein solcher Zwang zur Ethisierung des Krieges – gegen alle Absicht – keine den Krieg automatisch einhegende Funktion haben musste, ja nachweislich nicht gehabt hat. Denn eben diese Kriterien konnten dem Krieg auch ein gutes Gewissen verschaffen und die Gewalt legitimieren, indem fallweise immer neue materielle Bestimmungen gerechter Kriegsgründe diskutiert und akzeptiert wurden."[1097] Gerade die Legitimität des Deutsch-Französischen Krieges wurde insbesondere in protestantischen Publikationen immer wieder mit der moralischen Verkommenheit und der ruhestörenden Aggressivität der an sich katholischen, durch die Aufklärung nun aber weitgehend gottlosen Franzosen und damit der Angst vor dem Überhandnehmen eines Feindes begründet, der in einer letzten Entscheidungsschlacht geschlagen werden müsse.[1098]

Bei den Angehörigen christlicher Hilfsorganisationen kann als weitere Ursache für ihr rein rezeptives Verhalten angeführt werden, dass sie als apolitischer Menschentyp konzipiert waren. So war es Diakonissen in Kaiserswerth beispielsweise bis in die zwanziger Jahre des 20. Jahrhunderts nicht erlaubt, politische Veranstaltungen zu besuchen und die Lektüre von Tageszeitungen kam für sie ebenfalls nicht in Frage.[1099] Die dort vertretene Weltsicht hätte die von den Mutterhäusern angebotenen Deutungsmuster der göttlichen Lenkung alles irdischen Geschehens in Frage stellen können. Ihr karitatives Handeln war überwiegend religiös motiviert, während das soziale Engagement weltlicher Frauenvereine durchaus eine politische Komponente beinhaltete.[1100]

1096 Vgl. Martin Greschat, Krieg und Kriegsbereitschaft im deutschen Protestantismus, in: Jost Düllfer; Karl Holl (Hg.), Bereit zum Krieg. Kriegsmentalität im wilhelminischen Deutschland 1890–1914, Göttingen 1986, S. 33–55, hier S. 36. Zu Luther Zwei-reiche-Lehre: Diem, Harald: Luthers Lehre von den Zwei Reichen (1938), in: Gerhard Sauter (Hg.): Zur Zwei-Reiche-Lehre Luthers. Theologische Bücherei 49, München 1973.

1097 Holzem, Religion und Kriegserfahrungen, S. 141.

1098 Zur apokalyptischen Deutung von Kriegen vgl. ebd. sowie zum Kulturprotestantismus im Umfeld der Reichsgründung Clemens Vollnhals, „Mit Gott für Kaiser und Reich", Kulturhegemonie und Kriegstheologie im Protestantismus 1870–1918, in: Andreas Holzem (Hg.), Krieg und Christentum, S. 658–679, hier S. 656 f. Zu antikatholischen und antifranzösischen Ressentiments im Umfeld des Deutsch-Französischen Krieges vgl.: Fliegende Blätter 1/1871, S. 2; ebd., Beiblatt 9/1870, S. 142 f.; ZADN, Mutterhausregistratur B IXe, Freiwillige 1866–1870. Brief von Löhe an Auguste Jakobi 27.08.1870 und Brief von Löhe an unbekannte Empfängerin vom 30.08.1870.

1099 Die Kaiserswerther Generalkonferenz beschäftigte sich mehrfach mit dem Thema, vgl. „Die Lektüre von Schwestern", in: AFKS, 5 Kaiserswerther Verband, 386, 12. Kaiserswerther Generalkonferenz 1898 sowie Bibl. der Fliedner-Kulturstiftung Gr Fl IV i 12 Generalkonferenz 1884.

1100 Jean H. Quataert, „Damen der besten und besseren Stände." „Vaterländische Frauenarbeit" in Krieg und Frieden 1864–1890, in: Karen Hagemann/Ralf Pröve (Hg.),

Selbst die Mutterhausvorsteher verstanden sich selbst als unpolitische Menschen, die lediglich ihren Glaubensidealen lebten. Dabei ignorierten sie, dass sie durch ihre enge persönliche Bindung an die staatliche Obrigkeit durchaus nicht apolitisch, sondern ausgesprochen monarchisch-konservativ agierten.[1101] Die Ideen, die im 19. Jahrhundert hinter der engen Verbindung evangelischer Kreise zum preußischen und später deutschen Staat standen, die vielzitierte Allianz von Thron und Altar, wurden unter dem Begriff des Nationalprotestantismus zusammengefasst.[1102] Sie implizierten eine „systematische Aufeinanderbezogenheit" und eine „echte Symbiose des religiösen und des nationalen Elementes."[1103] In diesem geistigen Klima wurden die Schwestern und Brüder zumindest der preußischen diakonischen Genossenschaften sozialisiert, es prägte ihre Sicht auf den Krieg entscheidend mit.[1104] Mit der quasi religiösen Überhöhung der deutschen Nation durch evangelische Theologen seit den antinapoleonischen Kriegen entwickelten sich die angesprochenen nationalprotestantischen Mentalitäten, die in einer distanzlosen Zustimmung zu den Einigungskriegen mündeten, zumal sie von Bismarck und nicht zuletzt vom preußischen König geschickt als gottgewollte Verteidigungskriege propagiert worden sind.[1105] Die Reichsgründung erschien so als die Erfüllung des mit der Reformation begonnen Abschnitts der (protestantischen) deutschen

Landsknechte, Soldatenfrauen und Nationalkrieger, S. 247–275. Quataert betont die national-patriotischen Intentionen dieser Frauen.

1101 Zum engen Verhältnis des Kaiserswerther Diakonissenmutterhauses zum preußischen Königshaus vgl. Ruth Felgentreff, Das Diakoniewerk Kaiserswerth 1836–1998, S. 29–35. Zum Dresdner Mutterhaus vgl. Peggy Renger-Berka, „Der Feldzug der Dresdner Diakonissen" Die deutsche Frage im Königreich Sachsen und die Dresdner Diakonissen im deutsch-französischen Krieg 1870/71, in: Michael Fischer (Hg.), Reichsgründung 1871, Münster u. a. 2010, S. 38–58, hier S. 42 ff. sowie Fröhlich, Thätigkeit, S. 8.

1102 Vgl. dazu: Hartmut Lehmann, Einführung zu: Ders./Manfred Gailus (Hg.), Nationalprotestantische Mentalitäten in Deutschland (1870–1970), Göttingen 2005, S. 7–18. Eine klare Definition des Begriffes „Nationalprotestantismus" ist auf Grund der unterschiedlichen Erscheinungsformen, der Widersprüchlichkeiten und Diskontinuitäten, die unter ihm zusammengefasst werden, kaum möglich. Vgl. auch: Gangolf Hübinger, Sakralisierung der Nation und Formen des Nationalismus im deutschen Protestantismus, in: Gerd Krumeich/Hartmut Lehmann (Hg.), „Gott mit uns": Nation, Religion und Gewalt im 19. und frühen 20. Jahrhundert, Göttingen 2000, S. 233–248.

1103 Krumeich/Lehmann, Nation, Religion und Gewalt: Zur Einführung, in: Dies. (Hg.), „Gott mit uns", S. 1.

1104 Vgl. u. a. den Beitrag über den Gründer der Diakonissenanstalt Bethel in Bielefeld: Heiko Bollmeyer, Nation und Protestantismus. Zu einem Wechselverhältnis bei Friedrich von Bodelschwingh (1831–1910), in: JB für Westfälische Kirchengeschichte, 97/2002, S. 159–194 sowie Manfred Kittel, „Nationalprotestantismus" in Neuendettelsau 1870–1933, in: Hans Rößler (Hg.), 700 Jahre Neuendettelsau, Neuendettelsau 1998, S. 95–110. Deutlich reservierter agierte dagegen das dem Sächsischen König verbundenen Dresdner Mutterhaus. Vgl. Renger-Berka, „Der Feldzug der Dresdner Diakonissen", S. 54 ff.

1105 Zu den Reden Wilhelm I. anlässlich des Kriegsbeginns 1866 und 1870 vgl. Kurt Pinthus (Hg.), Deutsche Kriegsreden, München 1916, S. 247 ff., S. 259 ff.

Geschichte. „Die Verbindung von 1517 und 1871, von Luther und Bismarck, war ein geläufiger Topos.“ [1106]

Gott wurde exklusiv für die eigene Nation in Anspruch genommen, unabhängig davon, ob es sich bei den Kriegsgegnern um protestantische Dänen oder katholische Österreicher und Franzosen handelte. Die religiöse Deutung moderner Kriege „hing nun weniger von den religiösen als von den politischen Prärogativen der Akteure ab,“[1107] und die Vermischung des Religiösen mit weltlichen, etwa nationalen Ideologien, führte zu einer noch stärkeren Ambivalenz christlicher Kriegstheorien.

Damit korrespondierte die Sakralisierung und eschatologische Deutung des Krieges, die mit der Hoffnung auf die Zurückdrängung der immer mehr um sich greifenden Säkularisierung breiter Gesellschaftsschichten einhergingen. Insbesondere der Vorsteher des Kaiserswerther Diakonissenmutterhauses Disselhoff äußerte sich mehrfach in dieser volksmissionarischen Absicht. 1866 war in dem von ihm herausgegebenen „Armen- und Krankenfreund“ zu lesen: „‚Die Stimme des Herrn gehet mit Macht, die Stimme des Herrn gehet herrlich. Die Stimme des Herrn sprühet wie Feuerflammen.‘ (Ps. 29) Seine Worte sind Krieg, Tod, Pestilenz! Wohl dem, der diese Sprache versteht. Sie ruft so laut, wie keine Posaune: ‚So sei nun fleißig und tue Buße! Siehe, ich stehe vor der Thür und klopfe an!‘ (Offenb. 3,19.20.) Über den Schrecknissen des Krieges, über Verwüstung, Blut, Tod und Verwesung schwebt die Liebe und Bramherzigkeit, fast möchte ich sagen, in sichtbarer Gestalt, und verkündet der Welt die Segnungen des Christenthums und den siegreichen Fortschritt des Evangeliums von der Liebe, das der Vater der Barmherzigkeit und Gott alles Trostes in Jesu Christo uns geoffenbaret hat.“[1108] Johann Hinrich Wichern, Vorsteher des Rauhen Hauses, lobte in seiner Anstaltszeitschrift die Militärpflicht als Mittel gegen die Verweichlichung der Jugend[1109], sinnierte über den militärischen Ehrbegriff[1110] und stellte die sittliche Notwendigkeit von Kriegen heraus um schließlich die neuen Erfindungen in der Waffentechnik „als ein Versuch zur Erleichterung und Verkürzung der Kriegsübel“ zu begrüßen. [1111] Seine Kriegsbegeisterung und Obrigkeitshörigkeit kulminiert in

1106 Vollnhals, „Mit Gott für Kaiser und Reich“, S. 657. Vgl. auch: Günter Brakelmann, Kriegsprotestantismus 1870/71 und 1914–1918, in: Lehmann/Gailus (Hg.), Nationalprotestantische Mentalitäten in Deutschland (1870–1970), S. 103–114. N. Buschmann hat die deutsche Publizistik rund um die Themen Krieg und Nation im Untersuchungszeitraum dargestellt. Vgl. Nikolaus Buschmann, Einkreisung und Waffenbruderschaft. Die öffentliche Deutung von Krieg und Nation in Deutschland 1850–1871, Göttingen 2003. Zur teleologischen protestantischen Geschichtsdeutung von der Reformation über den Dreißigjährigen Krieg, die antinapoleonischen Befreiungskriege bis zum Krieg von 1870/71 vgl. Hilmar Sack, Der Krieg in den Köpfen, Berlin 2008, S. 93ff.

1107 Holzem, Religion und Kriegserfahrungen, S. 153.

1108 Julius Disselhoff, Die Kaiserswerther Diakonissen in den Kriegslazarethen in: AuKF, Juli/Aug. 1866, S. 118.

1109 Fliegende Blätter, 2/Febr. 1864, S. 35f.

1110 Ebd., S. 41.

1111 Ebd., S. 34.

der Feststellung: „Die heil. Schrift verbietet die Betheiligung des Volkes Gottes am Kriege nirgends. [...] Wir werden also sagen dürfen: Allerdings will die heil. Schrift, besonders das N. T., den Frieden unter den Menschen aufbauen, aber keineswegs wird damit die Kriegführung weder dem Einzelnen, noch der Obrigkeit gesetzlich verboten, sondern der Krieg wird wie die Sklaverei in dem Maaße aufhören, als der Geist des Christenthums die Völker durchdringt. So lange wir aber diesem Ziele noch ferne stehen, wird der Krieg wegen unsrer Herzenshärtigkeit auch ein unvermeidliches Übel bleiben, das sich durch keine formale Bildung und künstlich bewirkte Friedenskongresse aus der Welt schaffen läßt. Daher geziemt es Christen auch nicht, sondern verstößt geradezu gegen die Schrift, in diesem Stücke etwa der Obrigkeit den Gehorsam zu verweigern oder demselben sich irgendwie zu entziehen.“[1112] An diesem Beispiel wird deutlich, dass die ersten pazifistischen Äußerungen in der Öffentlichkeit hier auf völliges Unverständnis stoßen und eher lächerlich gemacht werden.[1113] Unzählige weitere Beispiele für die Interpretation der Kriege als Gottes Vorsehung und Strafe für die Sünden der Menschen ließen sich aus den Publikationen der Diakonissenmutterhäuser anführen. Die bisher geschilderten Argumentationsstränge erwiesen sich als äußerst langlebig und tauchten schließlich im Ersten Weltkrieg in fast gleichlautenden Formulierungen wieder auf.[1114] Distanziertere Äußerungen zum Kriegsalltag sind ausschließlich von außerhalb der Mutterhausdiakonie agierenden Geistlichen und freiwilligen Felddiakonen überliefert, die die Schrecken des Krieges hautnah miterlebten oder sich aus einer gewissen zeitlichen Distanz zum Geschehen zu dieser Einstellung durchgerungen hatten.[1115] So wurde der Deutsch-Französische Krieg von einigen Felddiakonen um so kritischer bewertet, je länger sie den psychischen und physischen Strapazen in den Lazaretten ausgesetzt waren. Von den an unbedingten Gehorsam gewohnten Schwestern sind Aussagen wie die folgenden nicht überliefert: „Wie sind jetzt auf demselben [Kriegsschauplatz], aber mag der Sieg auch noch so entschieden, mag der vorwärts strebende Muth der Heere auch noch so groß sein, wir sehen hier Nichts als Jam-

1112 Ebd., S. 35f.

1113 Eine Unterstützung pazifistischer Strömungen durch die Mutterhausdiakonie und andere Einrichtungen der Inneren Mission ist auf Grund ihrer engen Staatsbindung für das 19. Jahrhundert generell auszuschließen. Zur Geschichte des deutschen Pazifismus vgl. Riesenberger, Geschichte der Friedensbewegung in Deutschland sowie Ders., Das internationale Rote Kreuz, S. 48ff.

1114 Vgl. Krumeich, „Gott mit uns“? Der Erste Weltkrieg als Religionskrieg, in. Krumeich/Lehmann (Hg.), „Gott mit uns“, S. 274–283, hier v. a. S. 278f.

1115 Vgl. das Zitat bei Christian Rak, Kriegsalltag im Lazarett. Jesuiten im deutsch-französischen Krieg 1870/71, in: Nikolaus Buschmann/Horst Carl(Hg.), Die Erfahrung des Krieges, Erfahrungsgeschichtliche Perspektiven von der Französischen Revolution bis zum Zweiten Weltkrieg, Paderborn 2001, S. 125–145, hier S. 130, Anm. 28. Sowohl im Heer als auch im deutschen Hinterland machte sich auf Grund der unerwarteten Länge des Krieges im Winter 1870/71 eine unbestimmte Friedenssehnsucht bemerkbar, die auch von den Diakonissen geteilt wurde. Vgl. Dierk Walter, Preußische Heeresreformen 1807–1870. Militärische Innovation und der Mythos der „Roonschen Reform“, Paderborn 2003, S. 79.

mer und Elend in einer Weise, wie man es sich factisch nicht vorstellen kann. Ich möchte die Leute, welche am Donnerstag und Freitag Abend überall in unserm Vaterlande und auch bei uns in Berlin mit Recht so hoch gejubelt und so hell illuminiert haben, in die kleinen dumpfen Stuben, an die kümmerlichen Lagerstätten der oft wahrhaft entsetzlich verstümmelten Krieger und in den Bereich des kläglichen Stöhnens bringen, das auch dem Härtesten die Seele durchschneiden muß; ich möchte ihnen die vielen bleichen Todtengesichter vorführen, die ich gesehen, ich möchte sie unter den zahllosen Gräbern, die unser Dorf von allen Seiten umgaben, erfahren lassen, was für eine Ernte der Tod hier gehalten hat; das fröhliche Jubeln über den Sieg müsste verstummen, wie auch unsre Truppen hier allesammt mehr Schmerz über die erlittenen Verluste als Freude über ihre Erfolge zeigten."[1116] Lediglich eine Diakonisse äußerte ihre kritische Sicht auf die Organisation der Kriegskrankenpflege im besetzten Frankreich: „Ich will davon nichts herschreiben, es ist eben nicht möglich, den Erfordernissen solches massenhaften Gemetzels nachzukommen, aber es dürfte schon noch mehr für die Verwundeten geschehen unmittelbar und in den ersten Tagen nach der Schlacht."[1117]

Auch von katholischer Seite wurde eine religiöse Deutung propagiert, der Krieg war demnach die Sühne für die Sünden, der Soldat mit Blut und Leben der persönlich Gegenstand dieser Sühne, die Opfergabe.[1118] Allerdings gab sich die weitgehend ultramontan ausgerichtete katholische Kirche in dem hier betrachteten Zeitraum weniger kriegsbegeistert als die evangelische und fühlte sich vor allem aus Glaubensgründen zur Hilfe am Nächsten verpflichtet. Wie das folgende Zitat, das auch als Motto über der gesamten Arbeit steht, zeigt, wies die katholische Seite stärker auf die unvermeidlich negativen Folgen eines bewaffneten Kampfes für die beteiligten Soldaten hin. Ein freiwillig auf den Kriegsschauplatz gereister Geistlicher schrieb 1864: „Doch bei allen diesen vortrefflichen Verbesserungen in der Kriegskunst ist es gewiß, daß diese ganze Kunst darauf hinausgeht, Menschen zu vernichten, zu verwunden etc. Hinter dem rüstigen, muthigen Krieger steht immer der Lazarus und hinter der Gloire des Krieges der Tod oder das Lazareth. [...] Und dennoch, wie vortrefflich und nothwendig, wenn in dieser Beziehung die nöthige Vorsorge getroffen! Wie viel Elend und Schmerz wird den armen Soldaten erspart, wenn für geschickte Aerzte, Verband, geräumige Lazareth-Lokale, gute Lagerstatt etc. frühzeitig und umsichtig Sorge getragen ist ! [...] Der Krieg mit seinem Elend will nicht in den Geschichtsbüchern, sondern in den Spitälern studirt sein, und ich habe oft in mir gedacht: Wer aus Ehrgeiz oder kriegerischem Muthwillen Krieg anfängt, müsste zuerst angeschossen und in's Spital gelegt sein, ihm würde dann ein anderes Licht über den Krieg aufgehen."[1119] Die

1116 Brief eines unbekannten Felddiakons aus Gravelotte vom 2.09.1870, zit. nach: Fliegende Blätter, 8/1870, S. 267 f.

1117 Correspondenzblatt Neuendettelsau, 13. Jg., 12/Dez. 1870, S. 62.

1118 O. A., Sonntags-Blatt für katholische Christen, 10/1864, Münster 6.3.1864, S. 213.

1119 O. A., Sonntags-Blatt für katholische Christen, 15/1864, Münster 10.04.1864, S. 228–229. In diesem Sinne auch Ignatius Jeiler, Die gottselige Mutter Franziska Schervier,

stärkere Kriegsskepsis der katholischen Seite ist neben den weltanschaulichen allerdings auch auf handfeste politische Gründe zurückzuführen. Mit der Niederlage der österreichischen Truppen bei Königgrätz brach für die päpstliche Seite tatsächlich eine Welt zusammen[1120], die Vormachtstellung der katholischen Staaten in Europa war ins Wanken geraten. Zeitgleich erstarkte in Italien eine nationale Einigungsbewegung die darauf aus war, die weltliche Macht des Papstes zu beschränken und den Kirchenstaat wesentlich zu verkleinern. In dieser Situation appellierte der Papst im Sommer 1870 an die Kriegsgegner und wies auf die Leiden eines möglichen Krieges hin. Frankreich war die Schutzmacht des Papstes und sicherte den Vatikan militärisch. Gebunden durch die Mobilmachung, zog Frankreich im Sommer 1870 seine Truppen aus Rom ab und überließ den Kirchenstaat fast kampflos dem italienischen Militär, das im September 1870 einzog. In einer Volksabstimmung votierten weite Teile des italienischen Volkes für die Vereinigung des Kirchenstaates mit Italien. Damit war die weltliche Macht des Papstes auf den Vatikan beschränkt. Das fast zeitgleich im Ersten Vatikanischen Konzil postulierte Unfehlbarkeitsdogma hatte ein Übriges getan, nicht nur Teile der laizistischen und protestantischen Öffentlichkeit, sondern auch seiner eigenen Anhängerschaft gegen den Papst aufzubringen, der somit nach mehreren Seiten hin seinen Machtanspruch verteidigen musste.[1121]

Über diese weltlichen Hintergründe hinaus war der deutsche Katholizismus durch seine weitgehend ultramontane Ausrichtung und die Internationalität vieler Orden und Kongregationen generell weniger empfänglich für nationales Pathos. Deutliche Kritik an Kriegen im Allgemeinen und an den Einigungskriegen im Besonderen war aber auch von katholischer Seite nicht zu vernehmen. Gerade in den Jahren des Kulturkampfes beeilte sich der politische Katholizismus, seine Treue zur Nation und ihren Institutionen zu beteuern, um seinen Gegnern nicht neue Munition zu liefern.[1122]

Freiburg i. B. 1927, S. 314f. sowie Zitate der Borromäerin Schwester Augustine, in: Angela Berlis, Eine Borromäerin im Deutsch-Dänischen Krieg (1864): Amalie Augustine von Lasaulx und die Pflege Verwundeter, in: Schriften des Vereins für Schleswig-Holsteinische Kirchengeschichte, 54 (2009), S. 87–112, hier S. 105f.

1120 Die österreichische Niederlage bei Königgrätz 1866 wurde vom Kardinalstaatssekretär des Kirchenstaates, Antonelli, mit den Worten „Casca il mondo!“ (Die Welt stürzt ein) kommentiert. Vgl. Walter, Preußische Heeresreformen 1807–1870, S. 56ff.

1121 Die Gründung der Altkatholischen Kirche in Deutschland ist eine direkte Folge der Beschlüsse des Ersten Konzils. Vgl.: Urs Küry, Die Altkatholische Kirche – ihre Geschichte, ihre Lehre, ihr Anliegen, Erg. und mit einem Nachtr. vers. hg. von Christian Oeyen; Frankfurt am Main, 1982[3.]

1122 Vgl. Frank Becker, Synthetischer Militarismus, in: Michael Epkenhans, Gerhard P. Groß (Hg.), Das Militär und der Aufbruch in die Moderne 1860 bis 1890, München 2003, S. 125–142, hier S. 138. Becker bezeichnete die von Dieter Riesenberger gesammelten kriegskritischen katholischen Meinungsäußerungen als Außenseiterpositionen, die nicht die Einstellung der katholischen Bevölkerungsmehrheit wiedergäben. Vgl. Dieter Riesenberger, Katholische Militarismuskritik im Kaiserreich, in: Wolfram Wette (Hg.), Militarismus in Deutschland 1871 bis 1945, S. 97–114.

Die Ärzte äußerten sich im Allgemeinen ähnlich, bei ihnen herrschte eine fatalistische Annahme des Krieges als unausweichliche Tatsache vor.[1123] Sie sahen in der Lazarettarbeit nur eine Fortsetzung ihrer üblichen beruflichen Arbeit, die sie entsprechend ihrer ethischen Prinzipien quasi zum Handeln an Verwundeten und Kranken zwang. Einzelne Ärzte zogen persönlichen Nutzen aus der Tätigkeit in Kriegslazaretten, legten sie doch dort oft den Grundstein zu ihrer weiteren beruflichen Karriere. Insbesondere junge Zivilchirurgen konnten durch die Behandlung von Schusswunden ihre mangelhafte praktische Ausbildung ergänzen. Die Ärzteschaft als Ganzes nutzte die Kriege, um eigene Standesinteressen durchzusetzen und ihre Position zu stärken.[1124]

Ein Teil von ihnen war jedoch mit fliegenden Fahnen zur Bismarckschen Machtstaatspolitik übergegangen. Der Physiologe und Rektor der Berliner Universität Emil Du Bois-Reymond verkündete am 3. August 1870: „Wenn seit dem Tage der Entscheidung wir keinen anderen Gedanken haben als Krieg, Krieg, Krieg; Krieg bis aufs Messer, Krieg nun aber auch bis auf den letzten Blutstropfen, bis auf den letzten Taler gegen diese wandelnde Lüge, das zweite Kaiserreich, gegen dies unsittliche friedensmörderische Volk der Franzosen! Wenn wir täglich Scharen unserer Studenten zu Kampf oder Hilfeleistung entlassen, wenn wir nur sinnen, wie auch wir mit unserer geistigen Tätigkeit, mit Wort, Schrift, Organisation ein Scherflein zur gemeinsamen Sache beisteuern könnten! Erwartet man von einem Garderegiment, daß es seine Ergebenheit beteuere? Nun wohl, die Berliner Universität, dem Palaste des Königs gegenüber einquartiert, ist durch ihre Stiftungsurkunde das geistige Leibregiment des Hauses Hohenzollern."[1125]

Vor allem im und nach dem Ersten Weltkrieg wurden von Ärzten immer wieder Behauptungen über den Wissenszuwachs durch die Tätigkeit in Kriegslazaretten aufgestellt, der Krieg gar als Lehrmeister der Chirurgie bezeichnet. Bei näherer Betrachtung stellen sich aber Behauptungen wie die, der Deutsch-Französische Krieg habe zu einer flächendeckenden Einführung der Antisepsis beigetragen, als falsch heraus, da sich entsprechende Praktiken erst lange nach diesem Krieg flächendeckend durchgesetzt haben.[1126]

1123 Vgl. Johanna Bleker, Medizin im Dienst des Krieges-Krieg im Dienst der Medizin. Zur Frage der Kontinuität des ärztlichen Auftrages und ärztlicher Werthaltungen im Angesicht des Krieges, in: Dies./Heinz-Peter Schmiedebach (Hg.), Medizin und Krieg. Vom Dilemma der Heilberufe 1865 bis 1985, Frankfurt/M. 1987, S. 13–25, hier S. 13.

1124 Bleker, Medizin im Dienst des Krieges, S. 21f. sowie Michael Hubenstorf, Von der Medizinischen Reform zum „Leibregiment des Hauses Hohenzollern" – Ärzte, Krieg und Frieden im Jahre 1870/71, in: Bleker/Schmiedebach (Hg.), Medizin und Krieg, S. 45–89.

1125 Emil Du Bois-Reymond, Der deutsche Krieg, in: Ders.: Reden in zwei Bänden, Bd. 1, Leipzig 1912^{2}, S. 418.

1126 Bleker, Medizin im Dienst des Krieges, S. 19f. So wurde beispielsweise das 1867 von dem Engländer Lister erfundene Desinfektionsverfahren mit Karbol in diesem Krieg kaum angewandt, die moderne Asepsis entwickelte sich erst in den 1880er Jahren nach Kochs Entdeckungen verschiedener Krankheitserreger.

2.6.2 *Bewältigungsstrategien und Motivationen der freiwilligen Krankenpfleger*

Die Schwestern und Brüder wurden in den Reichseinigungskriegen mit einem Pflegealltag konfrontiert, auf den sie sich in Friedenszeiten nur ungenügend oder gar nicht vorbereiten konnten. Dies führte zu einer fachlichen, emotionalen und körperlichen Forderung, ja teilweise Überforderung.[1127] Aussagen wie die folgende aus dem Brief eines Felddiakons im Deutsch-Französischen Krieg finden sich in vielen Briefen aus den Kriegslazaretten: „Von dem Elend, in welchem die Leute bei dem augenblicklichen Mangel an allem Nothwendigen da lagen, macht man sich keinen Begriff. Ich musste alleine in drei Zimmern eine Nacht durch wachen, ohne genügend mit Licht versehen zu sein, und werde Zeit meines Lebens das jammernde Stöhnen nicht vergessen, das von allerwärts her drang und dem ich nicht abhelfen konnte.“[1128] Eine katholische Schwester zog schon im Februar 1864 die Bilanz: „Der Krieg ist doch das Schrecklichste, was ich zu denken vermag.“[1129]

Eine psychologische Betreuung der Krankenpfleger existierte noch nicht. Auch psychische Erkrankungen bei Soldaten wurden in diesen Kriegen im Allgemeinen kaum beachtet und als „Nostalgie“, „Hysterie“ oder „Heimweh“ bezeichnet und verharmlost.[1130] Wenn im Laufe des Krieges Psychosen auftraten, wurden sie nicht als kriegsbedingte, sondern als allgemeine Psychosen interpretiert. Bereits im relativ kurzen Deutsch-Dänischen Krieg waren im preußischen Heer sieben Selbstmorde aufgetreten, deren Ursachen jedoch nicht nachgegangen wurde.[1131] Der offizielle Sanitätsbericht des Deutsch-Französischen Krieges weist lediglich 0,66% der deutschen Heeresstärke als an Nervenkrankheiten leidend aus. Allerdings traten viele kriegsbedingte psychischer Krankheiten erst zeitverzögert in den unmittelbaren Nachkriegsjahren auf. Für die Jahre 1871 und 1872 weist der Sanitätsbericht eine Verdoppelung der psychisch Erkrankten im preußischen Friedensheer aus. [1132] Angstsymptome bei Männern deutete man als Charakterschwäche, gestand sie allerdings den Schwestern als Angehörigen des vermeintlich „schwachen Geschlechts“ zu. Viele Krankenpfleger und -pflegerinnen litten wegen der starker Eindrü-

1127 Zur Ausbildungssituation vgl. Kap. 2.4.

1128 Fliegende Blätter, 8/1870, S. 265.

1129 Die Borromäerschwester Augustina am 24.02.1864 an ihren Bruder, zitiert nach: Berlis, Eine Borromäerin im Deutsch-Dänischen Krieg, S. 108.

1130 Martin Lengwiler, Jenseits der „Schule der Männlichkeit.“ Hysterie in der deutschen Armee vor dem Ersten Weltkrieg, in: Karen Hagemann, Ralf Pröve (Hg.), Landsknechte, Soldatenfrauen und Nationalkrieger: Militär, Krieg und Geschlechterordnung im historischen Wandel, Frankfurt/M. 1998, S. 145–167.

1131 Loeffler, Generalbericht über den Gesundheitsdienst im Feldzuge gegen Dänemark, S. 10.

1132 Sanitäts-Bericht über die Deutschen Heere im Kriege gegen Frankreich 1870/71, Bd. 7, S. 413. Die Tatsache, das psychische Erkrankungen im 20. Jahrhundert gehäufter auftraten als in den vorangegangenen Jahrhunderten lässt sich zum einen durch die längere Kriegsdauer, die höhere Intensität des Artilleriefeuers aber auch die größere Aufmerksamkeit und vermehrte Kenntnisse über diesen Krankheitskreis erklären. Vgl. Kühlich, Die deutschen Soldaten im Krieg von 1870/71, S. 425.

cke des Krieges auch an Schlafproblemen: „Immer standen die Züge der Sterbenden mir vor der Seele, was übrigens noch längere Zeit fortdauerte, so daß ich Wochen lang nachher oft in der Nacht im Schlafe redete, als ob ich auf den Schlachtfeldern von Rezonville und Gravelotte wäre."[1133]

Der Briefwechsel mit den Mutterhäusern und der religiöse Rückhalt waren fast die einzigen stützenden Elemente im Kriegsalltag, mit deren Hilfe die einschneidenden Erlebnisse verarbeitet werden konnten.[1134] Stärkung erfuhren die Schwestern und Brüder auch aus ihrer christlichen Gemeinschaft. In deren Kreis wurden die Erlebnisse in den Lazaretten besprochen und gemeinsamer Trost im Glauben gefunden. Die psychologische Wirkung der Fürbitte der gesamten Genossenschaft, derer sich die Ausgesandten gewiss waren, kann nicht hoch genug eingeschätzt werden. Die Schwestern und Brüder fühlten sich von der Gemeinschaft getragen und gestärkt, wenngleich die ungewohnte Trennung vom Mutterhaus und der lieb gewonnenen Arbeit oft zu Heimweh und Einsamkeit führte.[1135] Für junge Schwestern, die über wenig Lebenserfahrung verfügten, stellte das Herausgerissensein aus den gewohnten Strukturen eine ebenso große Belastung dar, wie für die älteren, die wiederum zu wenig an eine selbständige Lebens- und Arbeitsweise gewohnt waren, um den Kriegseinsatz ohne größere persönliche Probleme zu bewältigen. Daher gingen nicht alle Schwestern mit Freude und Optimismus an die Arbeit. Angesichts leerer Krankenzimmer ohne Möbel und sonstige Einrichtungsgegenstände drohte manche von ihnen zu verzagen und behalft sich ausschließlich mit ihrer Glaubensgewissheit. Ebenso bedrückte die an eine feste Ordnung gewöhnten und teilweise unflexiblen Schwestern die unklaren Verwaltungs- und Unterbringungsverhältnisse und die häufig wechselnde Ärzte.[1136]

Unternehmungslustige Schwestern fassten die Arbeit in den Kriegslazaretten jedoch als eine willkommene Abwechslung ihres gleichförmigen Alltags auf und traten ihre Reise mit Freude und „erwartungsvoller Ungeduld" an.[1137]

Inwieweit die fast „mantrahafte" Wiederholung[1138] der Anhänglichkeit an „das liebe Mutterhaus" in den Schwesternbriefen beider Konfessionen der gefühlten moralischen Verpflichtung zur Demonstration enger Verbundenheit

1133 Diestelkamp, Freuden und Leiden eines geistlichen freiwilligen Krankenpflegers, S. 57.

1134 Vgl. AFKS, 2-1 DA 1193, Schreiben von Diakonisse W. Hesse aus Horice vom 3.08.1866. Sie gibt darin einen tröstenden Spruch des Vorstehers aus einem seiner Briefe an die Schwestern wieder:„Unverzagt und ohne Grauen, soll ein Christ, wo er ist, stets sich lassen schauen."

1135 Vgl. dazu u. a. Lioba Schreyer, Geschichte der Dillinger Franziskanerinnen. Vol. 2, 19. Jahrhundert seit der Restauration, Reimlingen 1980, S. 575 ff.

1136 Vgl. u. a.: AFKSK, 2-1, 1199 Schwesternbriefe aus den französischen Kriegslazaretten 1870–1871.

1137 Diese Haltung wurde Schwester Augustine, Oberin der Borromäerinnen in Bonn, von ihrer Biografin attestiert, zitiert nach: Berlis, Eine Borromäerin im Deutsch-Dänischen Krieg, S. 95.

1138 Diesen Terminus wandte Eulenhöfer-Mann für die Briefe von Missionarinnen an, vgl.: Beate Eulenhöfer-Mann, Frauen mit Mission. Deutsche Missionarinnen in China (1891–1914), Leipzig 2010, S. 279.

entsprang, kann im Nachhinein nicht mehr differenziert beurteilt werden. Den Kontakt zum Mutterhaus vermissten jedenfalls viele. Auch der Briefverkehr schien ihnen häufig nicht auszureichen: „Uebrigens spüren wir es jetzt auch und finden die Klage vieler auswärtiger Schwestern gerechtfertigt, daß ihnen so wenig vom Mutterhause aus geschrieben wird, wir bitten unterthänig gehorsamst um schwesterliche Briefe.“[1139] In gleicher Weise war für die Soldaten die Verbindung zur Heimat durch die Feldpost ein wichtiges motivationsstimulierendes Element. Sie funktionierte im Deutsch-Französischen Krieg im Allgemeinen zuverlässig und beförderte Briefe in zwei bis zehn Tagen.[1140] Sowohl für die Soldaten als auch die Pflegekräfte erfüllten die Briefe eine wichtige identitätsstützende Funktion im Sinne eines „mentalen Sicherheitsgurtes“[1141], verbanden sie beide doch mit ihrem heimatlichen Milieu. Je länger der Krieg und damit die Trennung von den gewohnten Strukturen und Personen dauerte, um so nötiger wurde das Gegensteuern durch die permanente Versicherung der Zugehörigkeit zu einer bestimmten sozialen Gruppe, um keine Krise der Selbst- und Fremdwahrnehmung entstehen zu lassen.

Die Advents- und Weihnachtszeit in der Fremde stellte für die Schwestern eine besondere emotionale Belastung dar und weckte das Heimweh nach dem Mutterhaus, wie aus diesem Diakonissenbrief aus dem Jahr 1870 zu ersehen ist: „Und warum sollten wir uns nicht auch hier auf die liebe selige Weihnachtszeit freuen, um so mehr, da uns Gott in seiner großen Gnade reines unverfälschtes Sakrament und Sein theures Wort hier im fremden, feindlichen Lande schenkt. Wir wollen in der Ferne mit Dettelsau Freudenfest, Weihnachtsfest feiern, wollen uns freuen, auch wenn mitten unter der Freude ein Thränlein verstohlen hervorquellen will, wir sind ja doch eins, wo wir auch seien, und innerlich trennt uns weder Zeit noch Raum.“[1142]

Die seelsorgerliche Betreuung der Schwestern war durch die häufig wechselnden Einsatzorte nicht gewährleistet, zumal sie oft lange Zeit gänzlich ohne geistliche Begleitung arbeiteten.[1143] Auf die heilige Messe und Gottesdienste mussten die Schwestern daher oft wochenlang verzichten, „für die in Lazare-

1139 Vgl. ZADN, Mutterhausregistratur B IX, Brief von Schwester Sara Hahn an Pfarrer Löhe aus dem Lazarett in Veitshöchheim vom 27.08.1866. Vgl. auch: Paul von Sick, Die Stuttgarter Diakonissen im Kriegsjahr 1870/71, Stuttgart 1904, S. 38.

1140 Kühlich, Die deutschen Soldaten im Krieg von 1870/71, S. 207–209.

1141 Aribert Reimann, Die heile Welt im Stahlgewitter: Deutsche und englische Feldpost aus dem Ersten Weltkrieg, in: Hirschfeld, Kriegserfahrungen, S. 129–145, hier S. 141. In diesem Sinne auch Manuel Richter, Die Nation im Leib. Zur alltäglichen Konstitution ‚deutscher Männlichkeit‘ in zwei Briefwechseln aus dem deutsch-französischen Krieg von 1870/71, in: Epkenhans, Michael/Stig Förster/Karen Hagemann (Hg.): Militärische Erinnerungskultur. Soldaten im Spiegel von Biographien, Memoiren und Selbstzeugnissen, Paderborn 2006, S. 106–131, hier S. 112.

1142 Correspondenzblatt Neuendettelsau, 2/Febr. 1871, S. 6.

1143 Vgl. ZADN, Mutterhausregistratur B IX, Brief von Schwester Sara Hahn an Pfarrer Löhe aus dem Lazarett in Veitshöchheim vom 27.08.1866. Pfarrer Löhe wurde 1866 von den Neuendettelsauer Schwestern in Veitshöchheim gebeten, sie dort zu besuchen, ihnen und den Soldaten eine Predigt zu halten und die Kommunion zu spenden.

then pflegenden Mitglieder barmherziger Orden ist aber [...] die angemessene Seelsorge und der Gottesdienst eine Lebensfrage."[1144] Der Kölner Erzbischof wurde 1866 vom preußischen Kultusministerium aufgefordert, den Schwestern eigene Geistliche zur Aufrechterhaltung ihrer religiösen Betreuung mitzugeben, da man sich von Seiten des Militärs dazu nicht in der Lage sah.[1145] Kritik an der Vereinzelung der katholischen Schwestern und ihrer Aussendung ohne seelsorgerlichen Beistand übten im Deutsch-Französischen Krieg auch die Malteserritter, die sich auf dem Kriegsschauplatz um ihren Einsatz kümmerten. Sie sahen sie damit „großen und ernstlichen Gefahren für sich und die Integrität ihres Ordens, aber auch einer Verlassenheit und Bekümmerniß ausgesetzt, welche ihre Tätigkeit lähmen musste."[1146] Trost spendete den Schwestern in dieser angespannten Situation der Dispens einiger Ordensleitungen von den täglichen Gebeten. Mutter Franziska Schervier von den Aachener Franziskanerinnen schrieb einer Schwester 1866: „In Betreff der Behinderung, alle Gebete zu verrichten, sei unbesorgt, liebe Schwester! Alles was Ihr im Dienste der Nächstenliebe thut in guter Meinung, ist wahrhaft Gebet und das Beste. [...] Pflichttreue in allen religiösen Uebungen ist löblich, ist nothwendig, aber unter diesen Umständen ist die thätige Liebe im Dienste unseres Herrn die erste Pflicht."[1147] Trotz aller Widrigkeiten bemühten sich Diakonissen und barmherzige Schwestern so weit wie möglich an den gewohnten Gottesdienstzeiten und Ritualen festzuhalten.[1148]

1144 Referat der Vereinigung westfälischer Edelleute aus Münster betr. die katholische Seelsorge und Krankenpflege bei der kriegführenden Armee vom Januar 1867 in: AEB Köln, Erzbischöfliche Cabinets-Registratur CR 25.13,1, Bl. 142.

1145 Ebd., Bl. 51: Dr. Kraetzig vom Kultusministerium in Berlin am 30.06.1866 an den Kölner Erzbischof. Es wurden Freifahrkarten für einen Geistlichen je 5–6 Schwestern in Aussicht gestellt.

1146 AEB Köln, Erzbischöfliche Cabinets-Registratur CR 25.13,1, Bl. 142.

1147 Jeiler, Die gottselige Mutter Franziska Schervier, S. 324 f. In diesem Sinne äußerte sich auch der Vorsteher des Kaiserswerther Diakonissenmutterhauses mehrfach.

1148 Im Kloster der „Seur de Doctrin" in Nancy wurde Neuendettelsauer Diakonissen der Gottesdienst mit Abendmahl durch den Feldprediger des I. Bayerischen Armeekorps nach den speziellen Wünschen der Schwestern ermöglicht. Alles sollte wie im Mutterhaus ablaufen, um den geistigen Zusammenhalt zu vertiefen. Die katholischen Schwestern hatten ein Zimmer und Blumenschmuck sowie einen Teppich zur Verfügung gestellt. Eine Schwester schrieb darüber: „O wie waren wir glücklich! Diese Himmelsspeise in unserm wirren Kriegsleben! Gott erhalte Seiner Kirche stets Sein theures Wort und Sakrament, auch wenn Kriege wüthen und Königreiche fallen. Gottlob, daß Seine Kirche die Verheißung hat, bis an's Ende Seiner Gegenwart Trost zu besitzen und zu behalten." Vgl. Correspondenzblatt Neuendettelsau, 10/Okt. 1870, S. 48. Auch Kaiserswerther Diakonissen wurden auf ihrer Reise in das Evakuationslazarett Epernay in diesem Koster in Nancy freundlich aufgenommen. AFKSK, 2-1, 1199 Schwesternbriefe aus den französischen Kriegslazaretten 1870–1871, Briefe der Schwestern aus Epernay. Besonders schwierig war es in Kriegszeiten, an der vorgeschriebenen Tracht festzuhalten, da in manchen Lazaretten kaum Möglichkeiten zum Waschen der Hauben gegeben waren. Einige Diakonissen behalfen sich damit, nur die schwarze Überhaube zu tragen und sie rund um das Gesicht mit einer gestärkten Leinwandbinde einzufassen.

Die Vorsteher versuchten auf ihren Rundreisen durch die Kriegsgebiete alle Angehörigen ihrer Genossenschaften ausfindig zu machen um zumindest die Verbindung zum Mutterhaus nicht abreißen zu lassen. Dass auch dafür die Zeit knapp war, zeigt das Beispiel von Pfarrer Disselhoff aus Kaiserswerth, der 1866 nur kurz in Dermbach bei Salzungen Halt machen konnte: „Freilich erlaubte mir die Zeit nicht, am Tage zu ihnen zu eilen. Ich musste die Nacht zu Hülfe nehmen, und so leid es mir that, sie aus dem Schlafe, den sie doch so nöthig hatten, wecken lassen. Wir verlebten um die Mitternacht, von zwölf bis ein Uhr, eine stille, schöne Stunde in der Gemeinschaft unsers Friedensfürsten. Dann aber musste ich mich wieder in den Wagen werfen, um durch die stürmische, regnerische Nacht weiter zu eilen."[1149]

Darüber hinaus ist eine gewisse Naivität in der Beurteilung kriegsbedingter Vorkommnisse insbesondere bei den aus unteren Gesellschaftsschichten stammenden Schwestern beider Konfessionen feststellbar. Eine Parallele dazu findet sich bei der Masse der einfachen Soldaten, die meist aus ländlichen Gegenden stammten und nur einen geringen Bildungsgrad besaßen.[1150] Sowohl die Krankenpflegerinnen als auch die Soldaten konnten sich wegen der mangelhaften Informationspolitik innerhalb des Heeres kein Gesamtbild von den Vorgängen machen, deutsche Zeitungen erreichten sie erst mit einigen Tagen Verspätung. Für die Mitglieder der nach dem Sendungsprinzip arbeitenden geistlichen Genossenschaften sollte diese Fremdbestimmung eigentlich ein geringeres Problem darstellen als für die aus dem Zivilleben herausgerissenen wehrpflichtigen Soldaten. Da die Befehlsgewalt im Krieg aber nicht bei ihren gewohnten Bezugspersonen, sondern bei fremden Ordensangehörigen oder Militärs lag, beklagten sie diese Ungewissheit in gleichem Maß wie diese.

Ein weiteres Problem bildete für viele Schwestern die Diskrepanz zwischen ihrem Selbstbild als hilflose, unerfahrene und sogar unfähige oder unwürdige Schwester und den Anforderungen an Flexibilität, Entschlusskraft und Durchsetzungsfähigkeit, die während der Kriegseinsätze an sie gestellt wurden. In den Briefen von Angehörigen nahezu aller Mutterhäuser, sowohl katholischer als auch protestantischer Konfession, finden sich derartige Passagen, die vor allem auf die erzieherischen Leitbilder schließen lassen.[1151]

Aus vielen Briefen der Schwestern und Brüder spricht eine auf tiefer voraufklärerischer Frömmigkeit beruhende Schicksalsergebenheit, die sowohl in diakonischen als auch katholischen Einrichtungen konserviert war. Ihr gesamtes Berufs- und Seelenleben, alle Lebensbereiche gerade auch in den Lazaretten wurden unter diesem Aspekt gewertet. Anders als in der weitgehend säkularisierten Gesellschaft nahmen sie „Gott als in der Geschichte unmittelbar an-

Vgl. Friederike Leithold, Erinnerungen aus meinem Diakonissenleben, hg. von Luise von Ketelhodt, Leipzig 1899, S. 265.

1149 AuKF, Juli/Aug. 1866, S. 132.

1150 Kühlich, Die deutschen Soldaten im Krieg von 1870/71, S. 434.

1151 Vgl. auch: Silke Köser, Denn eine Diakonisse darf kein Alltagsmensch sein. Kollektive Identität Kaiserswerther Diakonissen 1836–1914, Leipzig 2006, S. 286ff.

wesend und handelnd“ war.[1152] Demnach waren auch die kleinsten Vorgänge von Gott vorbestimmt, klaglos hinzunehmen und ins Positive umzudeuten, was den Angehörigen geistlicher Genossenschaften einen großen Vorteil vor einem Teil der kämpfenden Truppe gab, da so Enttäuschungen in sinnvolle Erfahrungen umgedeutet werden konnten. Ihr Gottvertrauen half ihnen über viele schwierige Situationen hinweg, ließ sie die Strapazen des Krieges besser ertragen und milderte sogar die Angst vor dem eigenen Tod.[1153] Ein Duisburger Diakon, der 1864 beim Übergang auf die Insel Alsen als Krankenträger beschäftigt war, und die Verwundeten aus kleinen Booten an den Strand getragen hatte, schrieb an seinen Vorsteher: „Ich bitte unser nicht zu vergessen vor dem Herrn; Er hat bisher geholfen, auch mich unversehrt erhalten, wo ich den ganzen Tag im Wasser stehen musste, Er wird auch ferner helfen!“[1154] Auf das Schlachtfeld zogen die Rauhäusler Brüder mit dem Lied „Der Herr ist mein getreuer Hirt.“[1155] Gottes Wille wurde von den religiös motivierten Freiwilligen und den Schwestern als für alles Geschehen verantwortlich angesehen, seinen Weisungen beugte man sich gern. Dieser Glaube an die Providenz Gottes hatte teilweise fast fatalistische Züge. Ähnliche Formulierungen wir die folgende gehörten zum standardisierten Repertoire tiefgläubiger Christen und finden sich in zahllosen Briefen wieder: „Trotz dem Kugeln in der Luft, flog eine Lerche bei uns auf und sang frisch und getrost ihr Lied nach ihrer Weise, als wollte sie auch uns damit verkündigen: Es fällt ohne Gottes Willen keinem ein Haar vom Haupt.“[1156] Aus den mährischen Choleralazaretten schrieb ein Duisburger Diakon im Sommer 1866: „Wenn es uns auch schwer schien, noch einmal wieder zurückzugehen und zwar mitten in diese Krankheitssphäre, so ward es uns doch auch leicht, wenn wir daran dachten, was wir bereits durchgemacht und wobei uns der Herr beschützt hat. Er hat uns denn auch bis hierher bewahrt, obschon hier viele starben, Aerzte und Wärter erkrankten. Nichts kann schützen als das Gebet, alle Mittel sind umsonst, wenn der Heiland nicht schirmt und bewahrt, deß sind wir ganz gewiß.“[1157] Trotz eigener Herzbeschwerden hielt ein Diakon des Johannesstifts Berlin im Lazarett in Orleans noch wochenlang aus: „Mit einem Seufzer lege ich mich zu Bett u[nd] mit einem Seufzer,

1152 Holzem, Religion und Kriegserfahrungen, S. 145. Gleiches hat Eulenhöfer-Mann für christliche Missionarinnen herausgearbeitet. Vgl. Eulenhöfer-Mann, Frauen mit Mission, S. 255 und 265–286.

1153 Reimann hat die Wiederholung von bekannten fatalistischen Sprichwörtern in Soldatenbriefen als „Floskelflut“ bezeichnet, mit der auch sprachlich der Kontext zur heimatlichen Herkunftsumgebung hergestellt wurde. Dies traf auch auf die Flucht in religiöse Weltdeutungen zu. Reimann, Die heile Welt im Stahlgewitter, S. 134f.

1154 20. Jahresbericht der Rheinisch-Westphälischen Pastoralgehülfen- oder Diakonen-Anstalt, Duisburg o.J. [1864], S. 20.

1155 Archiv des Rauhen Hauses, 81 Ab Nr. 15, Diakon Zeller, Brief vom 27.04.1864 o.O.

1156 Ebd.

1157 Vgl. 21./22. Jahresbericht der Rheinisch-Westphälischen Diakonenanstalt Duisburg 1865/1866, S. 39.

u[nd] einem Gott hilf weiter, stehe ich am Morgen auf, u[nd] Gott hilft von einem Tag zum andern, mehr erbitte ich nicht.“[1158]

Die bald darauf verstorbene Diakonisse Elise Tigges schrieb 1866 aus dem Lazarett in Dresden an ihre Schwester Emilie, die ebenfalls Diakonisse war: „Der Krieg hat jetzt begonnen. Ich bin ruhig und getrost. Mag da kommen, was will, der Herr sitzt im Regimente und leitet Alles Seinen weisen Absichten gemäß. Möchten wir nur recht innig mit Ihm verbunden sein, uns immer freudiger Ihm übergeben, mit Leib und Seele, daß auch wir von Herzen sagen können: ‚Wenn ich nur dich habe, so frage ich nichts nach Himmel und Erde. Und ich bin gewiß, daß weder Tod noch Leben, weder Engel, noch Fürstenthum, noch Gewalt, weder Gegenwärtiges noch Zukünftiges, weder Hohes noch Tiefes, noch keine andere Kreatur mag uns scheiden von der Liebe Gottes, die in Christo Jesu ist, unserem Herrn. Darnach laß uns trachten, daß wir die Schmach Christi für größern Reichthum erachten, als alle Schätze der Welt.“[1159]

Die christlich-altruistischen Motive und die Christusnachfolge, die bei den Schwestern und Brüdern zu ihrer Berufswahl maßgeblich beigetragen hatten, bestimmten auch ihre Tätigkeit in den Lazaretten. Das in der Hausordnung des Kaiserswerther Diakonissenmutterhauses festgeschriebene Verhältnis der Schwestern zu den Kranken soll hier stellvertretend für alle konfessionellen Genossenschaften zitiert werden. In §26 hieß es: „Bei der Pflege der Kranken müssen die Diakonissen stets vor Augen haben, daß sie Christus selbst in ihren Kranken pflegen nach seinem Wort: Ich bin krank gewesen und ihr habt mich besucht. Was ihr getan habt einem unter diesen meinen geringsten Brüdern, das habt ihr mir getan, Math. 25, 36,40.“[1160]

Die Freude, ihren Mitmenschen helfen zu können, äußerten die Schwestern und Brüder in zahlreichen Briefpassagen, wie beispielsweise die Neuendettelsauer Diakonisse Cäcilie. Sie schreibt besonders unerschrocken vor Antritt der Begleitung eines Transports Verwundeter von Kissingen nach Brückenau im Jahr 1866: „... aber weigern konnte ich mich nicht, und wußte nichts anderes zu thun als über mich verfügen zu laßen mit einer Gemüthsruhe über die ich mich selbst wundern muß. Es ist gewiß keine Vermessenheit, wenn mich keine Angst erfaßt, wenn ich in Gottes Namen gehe wohin man mich schickt, ich muß sogar gestehen fast mit geheimer Lust und mit einer inneren Freudigkeit, die mich noch keinen Augenblick verlaßen hat, wenigstens die zuweilen aufsteigende Bangigkeit nicht aufkommen läßt. Was ich hier sehe erregt nur mein Interesse ohne mich zu erschrecken, das Verbinden fürchte ich nicht, das ist für mich das Anziehendste der Krankenpflege und meine Lehrzeit in Bethanien ist doch nicht ganz vergebens. Doch was das Beste ist, ich glaube, der Herr wird mir trotz meiner großen Mängel durchhelfen, wenn

1158 Archiv des Ev. Johannesstift Berlin, Bestand 10-01, Bruder Moritz Jentzsch, Brief vom 6.02.1871.

1159 Nachruf Elise Tigges, in: AuKF, Juli/Aug. 1866, S. 114.

1160 Zitiert nach Anna Sticker, Die Entstehung der neuzeitlichen Krankenpflege, Stuttgart 1960,S. 250.

ich außer meinem natürlichen Interesse für die Sache, noch einen höhern Beweggrund im Auge behalte, aus Liebe zu Ihm Barmherzigkeit an seinen Elendsten zu üben, ich halte es für eine große Gnade, diesen wirklichen Samariterdienste thun zu dürfen."[1161] Ein weiteres Motiv war die Dankbarkeit der Patienten, die vielerorts geäußert wurde.[1162]

Die christliche Motivation konnte aber bei zu großer Überarbeitung nicht mehr regulierend wirken, viele Schwestern und Brüder kehrten traumatisiert und krank aus dem Krieg zurück und verstarben teilweise an den Folgen der Überarbeitung oder an Infektionskrankheiten, mit denen sie sich in den Lazaretten angesteckt hatten. Typhus, Ruhr und Cholera waren die häufigsten Erkrankungen unter dem Pflegepersonal. Die langen Arbeitszeiten führten in Verbindung mit schlechter Versorgung zu einer erhöhten Anfälligkeit. [1163] Eine Schwester des Dresdner Mutterhauses, die 1866 nach elfwöchiger anstrengender Lazarettpflege in Wien sofort zur Cholerapflege in Sachsen berufen wurde, erkrankte in der Folge selbst. In ihren Erinnerungen schrieb sich: „Mein geschwächter Magen hatte noch immer mit den Folgen großer Anstrengung zu kämpfen und ich vertrug die Speisen nicht. Auch kamen ungeahnte Gemütsstürme dazu und es wurde mir schwer, meine Pflicht freudig zu thun. Es ist nicht leicht, wenn zu der fremden Not sich eigene Körperschwäche und Seelennöte einfinden, denen man entgegentreten muß, da die Krankenpflege eine volle Hingabe seiner selbst erfordert. Ein großer Segen geht von der pflegenden Schwester aus, wenn sie frisch und fröhlich mit Selbstvergessenheit ihrer Kranken wartet. Dieser Frische ermangelte ich und empfand es sehr tief."[1164] Um dem Mutterhaus mit ihrer Krankheit nicht zur Last zu fallen, trat sie aus und verdiente ihren Lebensunterhalt nach einer kurzen Erholung bei einer „Gönnerin", die sie früher einmal gepflegt hatte, als Krankenschwester in der Privatpflege.[1165] Von Seiten ärmerer Mutterhäuser oder

1161 ZADN, Mutterhausregistratur B IX, Brief von Schwester Cäcilie (der Familienname ist aus den Quellen nicht ersichtlich) an die Oberin vom 25.07.1866 aus Kissingen.

1162 Vgl. ZADN, Mutterhausregistratur B IX, Brief von Schwester Sara Hahn an Pfarrer Löhe aus dem Lazarett in Veitshöchheim vom 27.08.1866; Vgl. auch 21. und 22. Jahresbericht der Rheinisch-Westphälischen Diakonenanstalt Duisburg 1865/1866, S. 40. Den Weg aus den Lazaretten in Österreich legten die Duisburger Diakone bis nach Böhmen im Gefolge der schweren Feldlazarette zurück. Die Ärzte, die auf einem requirierten Wagen fuhren, hatten den Diakonen ihre Pferde überlassen. „Mit dem Prediger ritten sie voraus. Da kommen die Soldaten und schmücken ‚ihren Diakonen' mit Sträußen, mit Blumen und grünem Laub die Pferde."

1163 U.a. berichtete auch ein Arzt, dass er nach der Schlacht von Villiers am 2.12.1870 über 17 Stunden ununterbrochen gearbeitet habe. Vgl. Kühlich, Die deutschen Soldaten im Krieg von 1870/71, S. 407.

1164 Amalie Luley, An Gottes Hand. Erinnerungen aus einem Diakonissenleben, Zürich 1891[2, S. 79.]

1165 Ebenso verfuhr Friederike Leithold, die im Auftrag des Dresdner Mutterhauses in Mitau/Litauen tätig war und 1870 von dort in die Lazarettarbeit nach Frankreich gereist war. In Folge der dort erlittenen Entbehrungen und Traumatisierungen erkrankte sie und trat 1880 endgültig aus dem Mutterhaus aus. Vgl. Leithold, Erinnerungen.

des Staates gab es keine Unterstützung für die in Folge des Lazarettdienstes erkrankten Diakonissen.

Die Schwestern neigten eher als die Diakone dazu, den Schmerz in sich zu verschließen und waren oft nicht einmal in der Lage, sich ihre traumatischen Erlebnisse von der Seele reden.[1166]

2.6.3 Der Umgang mit dem Tod

Im Folgenden soll die emotionale und mentale Belastung, die sich für die Pflegekräfte aus dem massenhaften Tod ihrer häufig noch jugendlichen Patienten in den Kriegslazaretten ergab, untersucht werden.[1167] Vor dem Hintergrund der Gründungsintentionen der evangelischen Diakonissenmutterhäuser und katholischen Kongregationen kann die Deutung dieses vorzeitigen Todes natürlich nur eine christlich-religiöse sein. Dabei sind verschiedene Argumentationsstränge anzutreffen. Basierend auf der in beiden Kirchen tradierten Vorstellung von Krieg, Krankheit und Tod als schicksalhafte und von Gott gesandte Strafen für die Sündigkeit der Menschen, wurden sie letztendlich auf deren unvollkommene Natur zurück geführt. Gleichzeitig boten diese Schicksalsschläge Gelegenheit zu Buße und Erlösung und damit zur Erlangung des Seelenheils. Eine weitere Interpretationsmöglichkeit des Todes in christlichem Sinn ist die Hoffnung auf die Auferstehung. Sie trennte seit jeher die christliche von atheistischen Weltanschauungen, denn „daß mit dem Tod alles vorbei ist, auf diese kühne und etwas trostlose Erkenntnis hat sich bekanntlich erst die Moderne eingelassen.“[1168] In der Bibel finden sich zahlreiche Formulierungen der christlichen Todesvorstellungen.[1169] Entsprechende Zitate wurden von den Mutterhausvorständen den Schwestern als geistliche Stärkung mit auf den Weg gegeben oder von diesen in den Briefen an ihre Vorgesetzten selbst angeführt. Diese Glaubensgewissheit milderte die Schrecken des Todes und konnte von den Schwestern direkt an die ihrer Pflege anvertrauten Patienten weiter gegeben werden. Dem massenhaften Tod von Verwundeten und

1166 Leithold, Erinnerungen, S. 250 u. 273. Dieses Schicksal teilten sie allerdings mit traumatisierten Soldaten. Berichte darüber liegen vor allem ab dem Ersten Weltkrieg vor. Vgl. Gerd Krumeich, Kriegsgeschichte im Wandel, in: Hirschfeld/Krumeich (Hg.): Keiner fühlt sich hier mehr als Mensch…, Essen 1993, S. 11–24, hier S. 20f.

1167 Die Grundzüge des folgenden Abschnitts wurden bereits an folgender Stelle veröffentlicht: „Der Herr ist meines Lebens Kraft, vor wem sollte ich mich fürchten?“ Die religiöse Deutung des vorzeitigen Todes durch evangelische Diakonissen im 19. Jahrhundert. In: Historical Social Research 34/2009, Nr. 4, S. 133–153.

1168 Rainer Beck, Der Tod. Ein Lesebuch von den letzten Dingen, München 1995, S. 11.

1169 Vgl. u.a.: 1. Thess. 4, 13–14: „Hoffnung der Christen: Brüder, wir wollen euch über die Verstorbenen nicht in Unkenntnis lassen, damit ihr nicht trauert wir die anderen, die keine Hoffnung haben. Wenn Jesus – und das ist unser Glaube, gestorben und auferstanden ist, dann wird Gott durch Jesus auch die Verstorbenen zusammen mit ihm zur Herrlichkeit führen.“ Weiterhin: 1. Kor. 15, 54–57: „Verschlungen ist der Tod vom Sieg. Tod, wo ist dein Sieg? Tod, wo ist dein Stachel? […] Gott aber sei Dank, der uns den Sieg geschenkt hat durch Jesus Christus, unseren Herrn.“

Schwerkranken wurde seine Bedrohlichkeit genommen, wenn er nicht als der absolute Endpunkt der menschlichen Existenz, sondern lediglich als Überschreiten einer Schwelle in eine höhere, geistige Welt aufgefasst wurde. Gleichzeitig gab die christliche Interpretation dem bedrückenden Erleben der Schwestern einen Sinn, wenn Verwundungen, Krankheiten und der Tod die Vorstufe zur Erlösung darstellten. Den begrenzten Möglichkeiten der Medizin entsprechend war die Anleitung zur Buße, die Zuflucht zur göttlichen Barmherzigkeit und zum Gebet eine plausible Art, mit den Herausforderungen umzugehen.

Der dezidiert christliche Impetus der konfessionellen Krankenpflege führte zu einer starken Betonung der geistlichen Betreuung der Patienten. Dass der Kaiserswerther Mutterhausvorsteher Pfarrer Theodor Fliedner auf die missionarische Wirksamkeit der Diakonissen am Krankenbett den gleichen, wenn nicht sogar einen größeren Wert legte, als auf die pflegerische Tätigkeit, wird schon aus seiner „Instruktion für die erste Seelenpflege der Kranken" deutlich, die ab 1852 als Anhang zur Hausordnung jeder Pflegerin ausgehändigt wurde.[1170] Darin war detailliert geregelt, wie die Konfession des Kranken zu erfragen und seine Versorgung mit christlicher Literatur und seelsorgerlichem Beistand zu erfolgen habe. Der hohe Stellenwert der religiösen Sterbebegleitung kommt auch in den Unterrichtsmitschriften einer Diakonisse aus der Mitte des 19. Jahrhunderts zum Ausdruck, in denen es heißt: „Das schöne heilige Amt der Krankenpflege erscheint in seinem ganzen Ernst, aber auch in seiner vollen Bedeutung und Wichtigkeit am Bett des Sterbenden. Da wo schon die Hilfe des Arztes ihre Grenze gefunden, da ist die Liebe der Pflegerin noch unermüdet tätig, ihrem Kranken mit sorgender Hand und mildem Sinn in der Stunde des Kampfes und der Auflösung beizustehen, ihm Erleichterung und Trost zu bringen. Sie verdoppelt hier gleichsam oft ihren Eifer und ihre Treue und selbst, wenn der entscheidende Augenblick vorüber ist, erstreckt sich ihre Sorge noch auf die Behandlung der Leiche, ihre Bewahrung und die Verhütung schädlicher Einflüsse derselben auf die Lebenden."[1171] In diesem Sinne verfuhren die Schwestern dann auch in den Kriegslazaretten, in denen sie häufig den Pfarrer ersetzen mussten und für den todgeweihten Patienten oft der einzige geistliche und menschliche Beistand waren.

Zahlreiche Aspekte des Umgangs von Diakonissen mit sterbenden Verwundeten werden in dem folgenden Brief der Neuendettelsauer Diakonisse Sara Hahn an eine andere Schwester aus dem Lazarett in Würzburg aus dem Jahr 1866 angesprochen, der exemplarisch ausführlich zitiert werden soll: „… Heute mußte ich weinen, als einer starb, W. F. hieß er, er war ein Sachse, Gatte und Vater von zwei kleinen Kindern, von den Preußen ausgehoben. Vor 4 Tagen wurde er gebracht, in Folge schlechten Transportierens bekam er eine Blutung aus seinen Wunden am Arm, die durch nichts gestillt werden konnte, als durch Amputation. Ich redete ihm zu, so daß ers geschehen ließ; er war schon sehr schwach, die Amputation ging gut vorüber, doch 2 Stunden darauf

1170 Sticker, Die Entstehung der neuzeitlichen Krankenpflege, S. 280.
1171 Sticker, Die Entstehung der neuzeitlichen Krankenpflege, S. 278.

starb der Arme, ganz sanft schlief er ein und ich drückte ihm die Augen zu; dann schrieb ich an seine Frau einen Trostbrief. Zwei andre meiner Station starben an Typhus, ein dritter an Blutung. Noch nie sah ich einen Menschen sterben, es ist ein eigenthümliches Gefühl an einem Sterbebette und unwillkührlich kommen die Thränen. [...] Weißt du, was mein Schmerz ist? Die katholischen Geistlichen nehmen sich viel ihrer Kranken an, alle Tage kommt einer, der gibt dem Kranken die Wegzehrung, jenem die letzte Oelung, diesem spricht er zu, jenen tröstet er, – aber unsre ev. Geistlichen scheinen sich wenig um ihre Glaubensgenossen zu kümmern; ein preußischer Feldprediger ist hier, aber er kommt nicht alle Tage. Bisher starben unsre armen Protestanten ohne Abendmahl, d. h. keiner verlangte es; ich weiß überhaupt nicht, ob man den Kranken das Sakrament anbieten soll, wenn sie nicht selbst danach verlangen, zumal bei der Unkenntniß des Seelenzustandes in einem Lazareth. Der heute gestorben ist, wäre wohl nicht dazu bereit gewesen; einmal rief er aus, ‚warum muß ich so leiden, ich hab’s ja nicht verdient, ich habe nichts gethan.‘ Ich konnte ihm nicht recht beikommen, er wich mir immer aus; als ich Mittags zum Todeszucken noch kam, sprach ich ihm halblaut in’s Ohr: HErr Jesu, dir leb’ ich, HErr Jesu, dir sterb ich, HErr Jesu, dein bin ich todt und lebendig. Zwei Kranke waren diesen Abend recht ungeduldig, ich betete mit ihnen und ermahnte sie zur Geduld im Leiden, da sie ja doch zur Strafe der Sünden litten, wies sie hin auf die Geduld des Allergeduldigsten im Leiden und ermahnte sie zum Gebete, wenn ihnen die Geduld ausgehen wolle. Der eine schläft nun, der andre betet in einem fort halblaut: Vater unser und Gegrüßt seist du Maria etc., weil er keinen Schlaf findet. [...] Doch ist diese Nacht verhältnismäßig ruhig, gestern mußten vier Aerzte die ganze Nacht abwechselnd bei einer Blutung comprimieren, bis der Kranke früh 4 Uhr starb. Es war ein Bayer, Conradi von Bamberg, sein Vater nahm ihn im Sarge fort – Die Todesfratze vergeße ich nicht; so oft ich dran denke, steht der Zug vor mir, immer dieselbe Verzerrung des Mundes bei den letzten Hauchen. Wie schwer muß doch die Trennung der Seele vom Leibe sein, und wie viel müssen die Engel jetzt zu thun haben!“ [1172]

Der unmittelbaren menschlichen Reaktion der Trauer und des Entsetzens über den Tod der jungen Kriegsverwundeten wird im Brief der Diakonisse relativ wenig Raum gegeben. Sofort folgt die Schilderung ihrer Bemühungen um das Seelenheil der Patienten und einen seelsorgerlich begleiteten Tod, der für beide christliche Konfessionen ein zentrales Anliegen war.[1173] Als letzter Trost blieb nur der Hinweis auf das Jenseits, in dem die Seelen der Verstorbenen bei den Engeln gut aufgehoben sein werden. Dies entspricht nicht nur der theologischen Interpretation des Todes, sondern dient letztlich auch als psychologische Bewältigungsstrategie einer jungen Diakonisse, die erstmals in ih-

1172 ZADN, Mutterhausregistratur B IX, Brief von Schwester Sara Hahn an Schwester Marie aus dem Lazarett Würzburg vom 12.08.1866.

1173 Vgl. beispielsweise: Archiv der Armen Schwestern vom Hl. Franziskus in Aachen, Chronik „Schervierpost“ 1866, S. 334.

rem Leben mit dem massenhaften Sterben konfrontiert wurde und Trost in ihrer Glaubensgewissheit suchte.

Die tiefe Frömmigkeit führte aber auch zu einem Monopolanspruch der konfessionellen Schwestern bei der Bewältigung des Todes. „Nach ihrem religiösen Verständnis war der Umgang mit dem Sterben keine Privatangelegenheit. Sie setzten sich auch über den ausdrücklichen Wunsch Sterbender hinweg, das Sterben nicht religiös bewältigen zu wollen – denn gerade Sterbende stellten eine besondere Herausforderung dar, da sich bei ihnen die letzte Möglichkeit zur Bekehrung bot.“[1174] Den Schwestern ging es schlicht darum, den ihnen anvertrauten Sterbenden „den Himmel zu sichern.“[1175] Die Schwestern waren nach ihrem Selbstverständnis quasi das Medium zur Erlangung des ewigen Lebens und interpretierten die ablehnende Haltung eines Patienten als persönlichen Misserfolg. Der Kaiserswerther Vorsteher Pastor von Lüttichau predigte 1933 noch ganz auf der Linie des volksmissionarischen Denkens der Inneren Mission über 2. Kor. 2, 14–17: „daß durch uns, durch unser geringes Werk, durch dieses bisschen Liebhaben unter Kranken und Siechen, unter Großen und Kleinen, durch unsern Wandel, durch unser Wesen von Christus her eine so starke unwiderstehliche, durchdringende Wirkung ausgeht, daß Gott über alles hoch gerühmt und Menschen vor die Entscheidung gestellt werden. Durch uns sollen Menschen sich entscheiden für oder wider Christus, aufstehen oder fallen, zum Tod oder zum Leben kommen.“[1176] Wie in dem eingangs zitierten Brief der Diakonisse Sara Hahn deutlich wurde, bemühten sie sich am Bett todgeweihter Kranker oder Verwundeter unter Ausnutzung des momentanen hierarchischen Gefälles zwischen Schwester und mehr oder weniger hilflosem Patient, zum Teil sogar gegen dessen Willen um sein Seelenheil, indem sie beteten und seelsorgerlichen Beistand organisierten. In der Sterbebegleitung lag ihrem eigenen Anspruch nach die besondere Kompetenz christlicher Krankenpflege. Nach Auffassung der Schwestern begrüßte die übergroße Mehrheit der Ärzten und Patienten dieses Vorgehen, einige ließen die Missionierungsbemühungen eher widerwillig über sich ergehen und nur wenige zeigten offen ihr Missfallen.

In diesem Zusammenhang steht auch das Problem der „Wahrheit am Krankenbett“, denn oft machte der bevorstehende Tod die Patienten erst für geistlichen Zuspruch empfänglich. Es kam nicht selten vor, dass Diakonissen von den Ärzten um die Übermittlung der infausten Diagnose oder der Mitteilung einer bevorstehenden Amputation gebeten wurden. So berichtete die bereits zu Wort gekommene Neuendettelsauer Diakonisse Sara Hahn an gleicher

1174 Karen Nolte, Vom Umgang mit Tod und Sterben in der klinischen und häuslichen Krankenpflege des 19. Jahrhunderts, in: Sabine Braunschweig (Hg.), Pflege-Räume, Macht und Alltag, S. 165–174, hier S. 172.

1175 Geschichte der Genossenschaft der Barmherzigen Schwestern des hl. Vincenz von Paul aus dem Mutterhause in Paderborn, Manuskriptdruck, Paderborn 1909, S. 33.

1176 Johannes Degen, Totale Hingabe. Festreden und große Politik bei den vier Hundertjahrfeiern der Diakonissen-Anstalt in Kaiserswerth am Rhein: 1933, 1935 und 1936, in: Kaiserswerther Mitteilungen 2/1986, S. 74–76, hier S. 74 f.

Stelle: „ … Einen von diesen muß ich morgen mit dem Gedanken an die Amputation vertraut machen. Die Aerzte sagen's gewöhnlich den Kranken vorher nicht, ich aber meine, sie sollten's wissen und man sollte es ihnen beibringen. Dr. N. sagt, dazu gehöre ein eignes Talent, er könne es nicht, ich solle es nur thun.“[1177]

Ihre Rolle als Vermittlerin des christlichen Glaubens veranlasste Diakonissen sogar zu Kritik an studierten Geistlichen, die ihrer Meinung nach nicht fromm genug auftraten und ihre seelsorgerlichen Pflichten an den Sterbenden vernachlässigten. In diesem Sinne berichtete Diakonisse Sara Hahn 1866 an den Vorsteher ihres Mutterhauses aus dem Lazarett Würzburg: „Ein Preuße, den wir gepflegt, war mit anderen in die Pflege kath. Schwestern gekommen, er lag nun am Sterben, die Schw. schickte nach uns, wir möchten einen protest. Geistlichen ihm schicken, ich ging sogleich mit Johanna zu dem Sterbenden, der Feldprediger kam, der Kranke wollte das Sakrament, ich erbot mich, vom hiesigen Geistlichen hl. Gefäße und Hostien zu holen, der Feldprediger wollte nicht, es thuts jedes Glas, er erwischte ein ixbeliebiges, weiß nicht, wars rein oder schmutzig, nahm ein Stück Weck, stellte beides auf einen Holzstuhl, wiewohl ein Tisch dagewesen wäre, ich trug nur schnell ein Cruzifix herzu, und so feierte er dem Kranken auch ohne Chorrock das Sakrament, ich schämte mich nur vor den kath. Schwestern, wenn ich dran dachte, wie der kath. Domprediger in unserer Residenzhalle immer so feierlich an den Krankenbetten vor dem kleinen gedeckten Tischchen mit Crucifix und brennendem Wachsstock gefeiert hatte. Weiß nicht, ob unser armer Preuße nun gestorben ist, aber gedauert hat er mich arg, daß es so unfeierlich bei seiner Communion zu ging.“[1178] Hier werden die Differenzen des in verschiedene Konfessionen zerfallenen deutschen Protestantismus deutlich, die zu starkem Befremden der an eine ausgeprägte Liturgie gewöhnten lutherischen Diakonisse aus dem fränkischen Neuendettelsau gegenüber dem spartanischen und wenig förmlichen Vorgehen des der unierten preußischen Landeskirche angehörenden Militärgeistlichen führte. In diesem Fall stand die evangelische Diakonisse den katholischen Ritualen näher als dem von einem Angehörigen einer protestantischen Kirche vollzogenen Prozedere. Dass sie ihr Unbehagen darüber sogar schriftlich dem Vorsteher ihres Mutterhauses mitteilte, verdeutlicht den hohen Stellenwert der religiösen Sterberituale.

Die Todesfälle innerhalb der eigenen Schwesternschaft stellten die Hinterbliebenen vor besondere emotionale Anforderungen, ersetzte doch das nach dem patriarchalischen Eltern-Kind-Prinzip organisierte Mutterhaus die eigene Familie. So berichtete eine Kaiserswerther Diakonisse über die Ansprache von Pfarrer Fröhlich, Vorsteher des Dresdner Diakonissenmutterhauses, am Grab einer Mitschwestern: „Wenn der Herr ein Glied aus einer Familie nähme, so hätte er immer eine Absicht dabei. Nun seien Diakonissen eine Genossen-

1177 ZADN, Mutterhausregistratur B IX, Brief von Schwester Sara Hahn an Schwester Marie aus dem Lazarett Würzburg vom 12.08.1866.

1178 Ebd., Brief von Schwester Sara Hahn an Löhe aus dem Lazarett Würzburg vom 20.08.1866.

schaft, eine Familie. Wir sollten darnach trachten, daß wir auch bereit seien, wenn der Herr zu uns seinen Boten sendete, wie zu Schwester Elise, und daß, wenn er früge: ‚Willst du mit?' wir, wie sie, freudig antworten könnten: ‚Ja, ich will mit'."[1179] Stärkung fanden die Schwesternschaften beider Konfessionen in ihren christlichen Glaubensinhalten, die sie als „Opfer der dienenden Liebe" erscheinen ließen.[1180] Die biblische Verheißungen Christi: „Wer das Leben gewinnen will, wird es verlieren; wer aber das Leben um meinetwillen verliert, wird es gewinnen" (Mat. 10, 39) ließen sich insbesondere auf in ihrem aufopferungsvollen Dienst verstorbene Schwestern anwenden. Wie Matthias Benad und Silke Köser festgestellt haben, entwickelten Diakonissen im 19. Jahrhundert eine eigene Sterbefrömmigkeit als Kern ihres religiösen Selbstverständnisses und Form der Gemeinschaft stiftenden Identität. Benad arbeitete am Beispiel der Diakonissenanstalt Bethel heraus, „dass Sterbebereitschaft ein allgemeines Phänomen im frommen Selbstverständnis der von der Erweckung beeinflussten Mutterhausdiakonie darstellte, die aber keineswegs nur auf diese Schwesternschaft beschränkt war."[1181] Angesichts der reellen Gefahren bei der Pflege von hochansteckenden Patienten im 19. Jahrhundert war sich jede Schwester des tödlichen Risikos ihrer Arbeit bewusst.[1182] Unter dieser Prämisse spricht Benad sogar von einer „Sterbelust" der evangelischen Diakonissen.[1183]

Eine den Diakonissen ähnliche „Sterbefrömmigkeit" hatten auch die Barmherzigen Schwestern entwickelt. Das von einem unbekannten Autor in Gedichtform gebrachte Gebet einer Clemensschwester aus dem Jahr 1844 fasst ihre christlich-religiösen Motive und Erwartungen bei der Pflege Todkranker in kurzer Form zusammen:

„Pflegen will ich deine Brüder
O, dann schaust du auf mich nieder,
Als ob ich dich selbst gepflegt!
Wie du alles mir gegeben,
Weih' ich jenen Kraft und Leben.
Ob auch Lust sich sträubend regt,
Nichts soll mich vom Bette scheuchen,

1179 AuKF Juli/Aug. 1866, S. 115.
1180 Ebd., S. 131.
1181 Matthias Benad, „Komme ich um, so komme ich um …" Sterbelust und Arbeitslast in der Betheler Diakonissenfrömmigkeit, in: JB für westfälische Kirchengeschichte 98 (2002), S. 195–213, hier S. 196.
1182 Zur Sterblichkeitsrate der Schwestern vgl. Jutta Schmidt, Beruf Schwester. Mutterhausdiakonie im 19. Jahrhundert, Frankfurt/M. 1998, S. 205 sowie Relinde Meiwes, Arbeiterinnen des Herrn. Katholische Frauenkongregationen im 19. Jahrhundert, Frankfurt/M. 2000, S. 173. Kaiserswerther Diakonissen hatten beispielsweise immer ihr Totenhemd im Schrank, um stets auf den Ernstfall vorbereitet zu sein.
1183 Nach dem plötzlichen Tod einer an Ruhr erkrankten Kaiserswerther Diakonisse in einem preußischen Militärlazarett in Pont-à-Mousson im Oktober 1870 äußerten sich ihre Mitschwestern durchweg religiös getröstet und erbaut durch ihr seliges Ende. AFKSK, 2-1, 1199, Brief von Luise von Trotha vom 10.10.1870; Brief von Isabella Kummer vom 20.10.1870; Brief von Mathilde Schrenck vom 17.10.1870.

Grauen nicht, und Pest und Seuchen;
Vor dem Tod erbeb’ ich nicht.
Da du uns das Heil erworben,
Bist du freudig ja gestorben,
Rühmlich ist der Tod aus Pflicht.
Sterb’ auch ich für meine Brüder,
O, dann schaust du huldvoll nieder
Auf die Samariterin!
Nimmst mir dann die Dornenkrone,
Reichst die Palme mir zum Lohne,
Und mein Sterben ist Gewinn.
Fahret wohl, ihr Erdenfreuden!
Seid willkommen Kampf und Leiden!
Schwerem Dienste weih’ ich mich.
Wenn des Königs Fahnen winken,
Sieht man Helden freudig sinken,
Für den Höchsten sterb’ auch ich.“[1184]

Mit den gleichen Interpretationen wie die Diakonissen begegneten die katholischen Pflegerinnen dem Tod ihrer Mitschwestern, die sich in den Lazaretten mit ansteckenden Krankheiten infiziert hatten und daran verstorben waren. Häufig versagten sich die Mitschwestern den Schmerz über den Verlust einer vertrauten Person, da sie nicht den Anschein erwecken wollten, als missgönnten sie ihr das ewige Leben und die Heimkehr zu Gott. In jedem Fall hatte der Tod einer Schwester als Gottes Wille akzeptiert zu werden, wie die Reaktion der Oberin der Aachener Franziskanerinnen auf den plötzlichen Choleratod einer Schwester im Jahr 1866 zeigt: „Eine Viertelstunde lang war sie ganz niedergebeugt, dann sagte sie mit aller Entschiedenheit: ‚Nun ist’s genug; niemand weine mehr; was Gott thut, das ist wohlgethan!‘“[1185] Die Betonung des Opfers, dass Gott vom jeweiligen Orden verlangt, stand im Mittelpunkt der Interpretation. Darüber hinaus wurde der „gute Tod“, das heißt der opferwillige, gottergebene Geist der Verstorbenen und die Versehung mit den Sterbesakramenten betont.

2.6.4 *Fazit*

Die unterschiedliche Stellung der protestantischen und katholischen Kirche insbesondere zum preußischen Staat hatte auch Differenzen in der Beurteilung der Einigungskriege seitens der konfessionellen Krankenpfleger zur Folge. Während die diakonischen Einrichtungen sich von der nationalen Kriegsbegeisterung mitreißen ließen, war bei den katholischen eine größere kritische Distanz festzustellen. Die Notwendigkeit der Existenz von Kriegen an sich wurde jedoch von beiden Seiten nicht in Frage gestellt.

1184 Victor Huyskens, Die Klemensschwestern zu Münster. Münsterische Heimatblätter, 1913/14, S. 162–167, hier S. 164.

1185 Archiv der Armen Schwestern vom Hl. Franziskus in Aachen, Schervierpost 1866, S. 341.

Die Organisationen der konfessionellen Krankenpflege waren Teil der religiösen Renaissance des 19. Jahrhunderts. Die sinnstiftende christliche Weltanschauung war für ihre psychisch und physisch schwere Arbeit in den Lazaretten oft der einzige Rückhalt. Eine psychologische Betreuung für die Helfer existierte noch nicht und die Verbindung zu den Mutterhäusern war auf Grund von Organisationsproblemen und der großen Entfernungen schwierig. Als besonders schmerzhaft wurde es insbesondere von den Schwestern empfunden, dass an den gewohnten Gebets- und Gottesdienstordnungen im Kriegsalltag nicht festgehalten werden konnte.

Der Grundtenor der Selbsteinschätzung der konfessionellen Pfleger ist von permanenter Überlastung und Überforderung durch den mangelhaft organisierten Pflegealltag und die teilweise zu geringe Vorbildung geprägt. Die Arbeit konnte nur unter Anspannung aller körperlichen und geistigen Kräfte durchgehalten werden. Die christliche Motivation zu Helfen wirkte dabei stark kompensatorisch. Während Schwestern der verschiedenen Mutterhäuser sowie Medizin- und Theologiestudenten über eine gewisse berufliche Affinität zu den Aufgaben in der Kriegskrankenpflege verfügten, konnte davon bei einem Handwerker, Rittergutsbesitzer oder Philologen unter den freiwilligen Felddiakonen nicht ohne weiteres ausgegangen werden.

In krisenhaften Situationen mit massenhaftem Sterben in den Verwundeten- und Seuchenlazaretten bot der christliche Glaube eine Fülle von Interpretationsmöglichkeiten, angefangen von der Deutung als Strafe Gottes für die sündige Menschheit und die damit verbundene Buße und Erlösung bis zur Gewissheit des Weiterlebens nach dem Tod und der Erlangung des ewigen Seelenheils. Gerade in der seelsorgerlichen Begleitung Sterbender sahen die Schwestern die besondere Qualifikation der christlichen Krankenpflege. Die Mehrheit der Sterbenden nahm die seelsorgerliche Begleitung in den Tod dankbar und getrost an.

2.7 „Kamerad Schwester“? – Geschlechterhierarchien in der Kriegskrankenpflege des 19. Jahrhunderts[1186]

Im 19. Jahrhundert ist eine polarisierende, von starken Gegensätzen beherrschte Dichotomisierung der Geschlechterordnung – hier das wehrhaft männliche, dort das häuslich-weibliche Element – zu konstatieren.[1187] Wie Ka-

1186 Teilaspekte dieses Kapitels wurden bereits in der folgenden Publikation veröffentlicht: Annett Büttner, Geschlechterhierarchien in der konfessionellen Kriegskrankenpflege des 19. Jahrhunderts, in: Wolfgang U. Eckart, Philipp Osten (Hg.), Schlachtenschrecken, Konventionen. Das Rote Kreuz und die Erfindung der Menschlichkeit im Kriege, Freiburg 2011, S. 107–127.

1187 Zur diskursiven Herstellung der „scheinbar natürlichen Verbindungen von männlichem Krieg und weiblicher Friedfertigkeit“ vgl. Andrea Nachtigall/Anette Dietrich, (Mit-)Täterinnen. Weiblichkeitsdiskurse im Kontext von Gewalt, Krieg und Nation, in: „Kriegsfrauen“ und „Friedensmänner.“ Geschlechterrollen im Krieg (= Ariadne-Forum für Frauen- und Geschlechtergeschichte 47), Kassel 2005, S. 6–13.

ren Hagemann mit Blick auf die antinapoleonischen Befreiungskriege festgestellt hat, bedeutet dies auf den Bereich des Militärs übertragen, dass mit dem Aufkommen der allgemeinen Wehrpflicht und ihrer nationalstaatlichen Legitimation das Militär sich als weitgehend ‚frauenfreier‘ Raum zu konstituieren begann.[1188] Dennoch sind Frauen in der Verwundeten- und Krankenpflege auch weiterhin anzutreffen.[1189] Hier soll nun die Frage verfolgt werden, inwieweit der Einsatz von weiblichen Pflegekräften in den deutschen Einigungskriegen in der zweiten Hälfte des 19. Jahrhunderts zur Institutionalisierung einer geschlechtshierarchischen Arbeitsteilung in der medizinischen Versorgung Verwundeter geführt hat. Auch die Überlegung, ob Frauen mit diesem Betätigungsfeld, trotz der nun vollzogenen deutlichen Trennung zwischen Männer- und Frauensphäre, an gesellschaftlichem Handlungsspielraum und damit Einfluss gewannen, wird Gegenstand der Abhandlung sein. Dazu wird das Thema einer multiperspektivischen Betrachtung unterzogen. Zum einen ist die Einbindung der überwiegend weiblichen konfessionellen Pflegekräfte in militärische Strukturen von Interesse, zum anderen die geschlechterspezifischen Tätigkeitsfelder innerhalb der Kranken- und Verwundetenpflege. Zuletzt soll das persönliche Verhältnis der männlichen Patienten zu ihren Pflegerinnen untersucht werden.

2.7.1 Frauen im militärischen Sanitätswesen

Wie bereits im ersten Kapitel deutlich wurde, gab es in den Söldnerheeren der frühen Neuzeit noch kein eigenständiges Militärsanitätswesen. Die ärztliche Versorgung von kranken oder verletzten Soldaten oblag den Feldscherern. Die eigentliche Krankenpflege wurde von Bauernfamilien, bei denen man die kampunfähigen Soldaten einquartierte, oder von im Tross mitreisenden Frauen und Kindern durchgeführt.[1190] Im Interesse der Schnelligkeit, Flexibilität und Schlagkraft sollte dieser im Zeitalter der Massenheere möglichst klein gehalten werden.[1191] Parallel dazu entwickelten sich Ende des 18. Jahrhunderts erste Ansätze eines männlich besetzten Militärsanitätswesens. In den Koalitions- und antinapoleonischen Befreiungskriegen reichten dessen Kapazitäten jedoch nicht aus. In diese Lücke traten die auf Anregung von Damen der adligen Oberschicht vielerorts gebildeten Frauenvereine. Parallel dazu entwickelte sich insbesondere in Preußen ein stark militärisch geprägtes neues Bild der Nation als rein männlich beherrschtem Raum, aus dem Frauen weitge-

1188 Karen Hagemann, Venus und Mars. Reflexionen zu einer Geschlechtergeschichte von Militär und Krieg, in: Dies. (Hg.): Landsknechte, Soldatenfrauen, Nationalkrieger. Frankfurt/M. 1998, S. 13–48, hier S. 24. Zur gesellschaftlichen Konstruktion der Kategorie „Geschlecht“ vgl.: Ute Frevert, „Mann und Weib und Weib und Mann“ Geschlechter-Differenzen in der Moderne, München 1995, insbesondere S. 13–60. Vgl. auch den Überblick bei Pröve: Militär, Staat und Gesellschaft im 19. Jahrhundert, S. 78–81.

1189 Zu den Gründen der weiteren Akzeptanz von Frauen beim Militär vgl. Kapitel 2.8.

1190 Vgl. Kap. 1.1.

1191 Hagemann, Venus und Mars, S. 24.

hend ausgeschlossen wurden. Analog zum zeitgleich entstehenden bürgerlichen Familienmodell, in dem Frauen ausschließlich der häusliche und familiäre Lebensbereich zugewiesen wurde, betätigten sich die Frauenvereine ausschließlich in krankenpflegerischen, hauswirtschaftlichen und fürsorgerlichen Tätigkeiten. Damit entsprachen sie der bürgerlichen Weiblichkeitsideologie und ihrer neu zugewiesenen Rolle patriotischer Weiblichkeit innerhalb der „wehrhaften Nation."[1192] Nach dem Ende der Befreiungskriege lösten sich die Frauenvereine weitgehend wieder auf. Die daran anschließende lange europäische Friedensperiode lies das Problem der Kriegskrankenpflege für Jahrzehnte in den Hintergrund treten. Erst das Preußische „Reglement für die Friedens-Lazarethe" von 1852 führte den Beruf des Militärkrankenwärters ein.[1193] Paragraph 552 der Verordnung regelte, dass „die Zulassung von Frauen zur Verrichtung der Wärterfunktionen [...] unter allen Umständen unstatthaft" war. Folgerichtig verliefen die ersten Initiativen zur Installierung von konfessionellen Schwestern in Militärlazaretten erfolglos. Das bereits 1848 vom Vorsteher des Kaiserswerther Diakonissenmutterhauses an den preußischen König gerichtete Angebot von Diakonissen zur Pflege der auf dem schleswig-holsteinischen Kriegsschauplatz verwundeten Soldaten war ebenso abgelehnt worden wie das im darauffolgenden Jahr zur Versorgung der bei der Niederschlagung des Badischen Aufstandes Verwundeten.[1194] Ähnlich erging es noch in den frühen sechziger Jahren des 19. Jahrhunderts dem späteren Kaiserswerther Vorsteher Pfarrer Julius Disselhoff. Er berichtete rückblickend über ein Gespräch: „Als der Berichterstatter damals einem unserer Arbeit entschieden zugethanen General der Kavallerie die schüchterne Frage vorlegte, ob er meine, daß Hände der militärischen Lazarettwärter die Wäsche sowohl, wie die Wunden der Soldaten so zart behandeln könnten, wie Frauenhände, war die freundliche Antwort eine derartige, daß ich meine Frage nicht zum zweitenmal gethan hätte."[1195] Während die Behörden dem Einsatz weiblicher Pflegekräfte also äußerst skeptisch gegenüberstanden, forderten führende Militärs die Brüder der Diakonenanstalten mehrfach zur Beteiligung am Militärsanitätswesen auf.[1196] Schon 1859 wurde Johann Hinrich Wichern, dem

1192 Vgl. dazu: Herbert Grundhewer, Die Kriegskrankenpflege und das Bild der Krankenschwester im 19. und frühen 20. Jahrhundert, in: Johanna Bleker/Heinz-Peter Schmiedebach, Medizin und Krieg. Vom Dilemma der Heilberufe 1865 bis 1985. Frankfurt/M. 1987, 135–152, hier S. 136f.; Karen Hagemann, Heldenmütter, Kriegerbräute und Amazonen. Entwürfe „patriotischer" Weiblichkeit zur Zeit der Freiheitskriege, in: Frevert (Hg.), Militär und Gesellschaft im 19. und 20. Jahrhundert, Stuttgart 1997, S. 174–200, hier S. 180 sowie Ruth Seifert, Militär, Nation und Geschlecht. Analyse einer kulturellen Konstruktion, in: Wiener Philosophinnen Club (Hg.): Krieg/War. Eine philosophische Auseinandersetzung aus feministischer Sicht, S. 41–49.

1193 Vgl. §82 bis 85 sowie §550 bis 561 des Reglements für die Friedens-Lazarethe der Preußischen Armee vom 5. Juli 1852, Berlin 1852.

1194 Gerhardt, Theodor Fliedner, 2. Bd., S. 475.

1195 Disselhoff, Jubilate 1886, S. 207.

1196 Martin Gerhardt, Ein Jahrhundert Innere Mission. Die Geschichte des Central-Ausschusses für die Innere Mission der deutschen Evangelischen Kirche, 1. Teil: Die Wichernzeit. Gütersloh 1948, S. 277.

Gründer des „Rauhen Hauses" bei Hamburg, wegen der akuten Kriegsgefahr durch den oberitalienischen Konflikt vom Kommandeur des Gardehusarenregiments Potsdam Alexander Bismarck-Bohlen (1818–1894) nahegelegt, die Brüder im Kriegsfall für die freiwillige Krankenpflege zur Verfügung zu stellen. Angestoßen durch Material des Rheinisch-Westfälischen Provinzialausschusses für Innere Mission über die sittlichen Zustände und Gefahren des Garnisonlebens, die der Zentralausschuss zu einer Denkschrift an den preußischen Kriegsminister verarbeitete, wurde während der Heeresreorganisation die Fürsorge für Soldaten durch die Innere Mission diskutiert. Minister Roon versicherte ihm in einer wohlwollenden Antwort, dass ihr Inhalt ‚nicht unbeachtet' bleiben würde.[1197] Aus Kreisen der Berliner Offiziersfrauen war zudem im Dezember 1862 die Anregung gekommen, Brüder aus dem Johannesstift in den Militärlazaretten einzusetzen. Alle diese Anregungen waren bis zum Ausbruch des Deutsch-Dänischen Krieges 1864 noch nicht in die Praxis umgesetzt worden, so dass sich die Pflege von Militärangehörigen durch Diakone ebenso wie durch konfessionelle Schwestern hier erstmals bewähren musste.

Die bereits vorgestellten Initiativen von Florence Nightingale und Henry Dunant waren für die weitere Entwicklung der Kriegskrankenpflege auch hinsichtlich der Geschlechterrollen von Bedeutung. Nightingale schlug den Ausbau des militäreigenen Sanitätswesens vor, da sie Kriege als eine staatliche Angelegenheit betrachtete, deren Folgen auch von diesem zu tragen seien. Dunant propagierte andere Lösungsansätze. Er zog die Verwendung freiwilliger Hilfskräfte vor, da die Behörden im Kriegsfalle außer Stande seien, ausreichend für die Verwundeten zu sorgen. Analog zum bürgerlichen Familienmodell kamen für ihn überwiegend weibliche Kräfte in Frage, die Dank ihrer angeborenen Fähigkeiten, wie Hingabe, Liebe und Zartgefühl für die Pflege von Verwundeten prädestiniert erschienen, während „Mietlinge" fast immer teilnahmslos und unfreundlich seien.[1198] Darin war er sich mit der von ihm sehr verehrten Nightingale einig, die in ihrer Publikation „Notes on nursing" aus dem Jahr 1860 bereits im Vorwort feststellte: „Jede Frau ist eine Krankenschwester."[1199] Zwar forderte sie gleichzeitig ein umfangreiches Wissen für die Pflegenden, zu dessen populärwissenschaftlicher Verbreitung sie mit ihrem Buch ausdrücklich beitragen wollte, andererseits grenzte sie sich sofort vom männlich dominierten ärztlichen Beruf ab, der einer systematischen Ausbildung bedurfte.

Wie im zweiten Kapitel deutlich geworden ist, hatte die Initiative von Dunant und seinen Genfer Mitstreitern noch keine tiefgreifenden Auswirkungen

1197 Ebd.

1198 Henry Dunant, Der preussische Hof und seine Sympathien für das internationale Humanitätswerk. Aufgabe der Frauen in Kriegs- und Friedenszeiten, in: Rudolf Müller, Entstehungsgeschichte des Roten Kreuzes und der Genfer Konvention, Stuttgart 1897, S. 332–380, hier S. 370 ff.

1199 Florence Nightingale, Bemerkungen zur Krankenpflege. Die „Notes on nursing" neu übersetzt und kommentiert von Christoph Schweikardt und Susanne Schulze-Jaschok. Frankfurt/M., S. 21.

auf den Einsatz von Schwestern im Deutsch-Dänischen und Preußisch-Österreichischen Krieg. Das Militär der deutschen Länder glaubte weiterhin, ohne freiwillige Pflegekräfte auskommen zu können, und der Einsatz der konfessionellen Schwesternschaften erfolgte noch ganz aus deren eigener Initiative. Sie wurden auf dem Kriegsschauplatz zwar verbal willkommen geheißen, man ebnete ihnen von militärischer Seite aber nicht den Weg in die Lazarette. Sie waren so gezwungen, sich die zu pflegenden Kranken und Verwundeten in oft tagelangen Irrfahrten selbst zu suchen und wurden von den Ärzten und den Verwaltungsstellen zunächst nur geduldet, bevor sie im Deutsch-Französischen Krieg erstmals zu einem akzeptierten Bestandteil der freiwilligen Krankenpflege aufstiegen.[1200] Diese Duldung erlangten sie im wesentlichen, weil sie sich nützlich machten und nicht störten. Die strukturellen Ähnlichkeiten zwischen den Mutterhäusern und militärischen Einrichtungen, auf die im folgenden Kapitel stärker eingegangen wird, hatten die Schwestern bereits zu militärtauglichen Persönlichkeiten geformt, die ohne Probleme innerhalb dieses hierarchisch strukturierten Systems einsetzbar waren. Der Subjektcharakter der einzelnen Schwester war in der Außensicht durch kollektive Eigenschaften wie Gehorsam, Opferwilligkeit und Demut so unkenntlich geworden wie der eines Soldaten. Die Tracht, in ihrer Funktion einer Uniform ähnlich, festigte diesen Eindruck.[1201]

Oft erlangten die Schwestern Zutritt zu den Lazaretten nur über den Umweg der Übernahme der Hauswirtschaft. Nach Bewährung auf diesem Arbeitsfeld durften sie dann auch in der eigentlichen Pflege tätig werden. Ähnliches wird über Florence Nightingale berichtet, die nach ihrem Eintreffen in Scutari von den Militärs und Ärzten zunächst ignoriert wurde. Daraufhin habe sie ihren Schwestern befohlen, nicht ohne ärztliche Anweisung tätig zu werden und sie zunächst nur mit der Reinigung des Lazaretts beauftragt. „Was hier noch als raffinierter Einfall erscheint, in die Männerdomäne der Kriegskrankenpflege einzudringen, sollte sich bald gegen die Frauen kehren: der Gehorsam wurde in Bezug auf die Krankenpflege als hervorragendste Eigenschaft der Frau dargestellt."[1202] Nightingale selbst kritisierte die Überbewertung des Gehorsams in der Pflege: „Kein *Mann* jedoch, nicht einmal ein Arzt, gibt je eine andere Definition von dem, was eine Krankenschwester sein sollte, als die folgende – ‚hingebungsvoll und gehorsam'. Diese Definition würde ge-

1200 Vgl. dazu u. a.: Amalie Luley, An Gottes Hand. Zürich 1891², S. 69 ff. Für das Diakonissenmutterhaus Neuendettelsau ZADN, Mutterhausregistratur B IX, Zusammenfassender Bericht über die Lazareth-Tätigkeit der Diakonissen von Neuendettelsau in dem deutschen Bundeskriege 1866, Bl. 114–117. Beispielhaft für katholische Schwesternschaften: Archiv der Clemensschwestern Münster, Mutterhausarchiv Handschriften Krieg Registrande 946–950 (Schwesternbriefe vom August 1870). Auch die männlichen Felddiakone hatten 1866 in Bayern Schwierigkeiten, eine Beschäftigung in den Lazaretten zu finden. Vgl. Ebrard, Die evangelische Felddiakonie in Baiern, S. 13 ff.

1201 Zur Tracht der konfessionellen Schwestern gibt es bisher keine umfassende wissenschaftliche Publikation. Vgl.: Annett Büttner, Kleidung und Symbole, in: Kaiserswerther Schwesterngrüße, 3/2006, S. 53–55 sowie die Ausführungen in Kap. 2.8.

1202 Grundhewer, Die Kriegskrankenpflege, S. 143.

nauso für einen Pförtner zutreffen. Sie könnte sogar für ein Pferd gelten.“[1203] Für eine Krankenschwester durchaus notwendige Eigenschaften, wie Umsicht, eine gute Beobachtungsgabe und Berufung zu ihrer Tätigkeit, würden von Ärzten und Patienten dagegen kaum erwartet. Eine Selbstverständlichkeit in der Lazarettpraxis war daher die absolute Unterordnung der Schwestern unter die ärztliche Weisungsbefugnis, die ihnen bereits aus den Mutterhaushospitälern bekannt war.[1204] Susanne Kreutzer und Karen Nolte haben für diese subalterne Funktion den Begriff der „Zuarbeiterin“ sowohl für den Arzt als auch den Geistlichen benutzt.[1205]

Die Festlegung auf die Krankenpflege engte den gesellschaftlichen Handlungsspielraum von Frauen weiter ein. Wurden in den Befreiungskriegen noch vereinzelt als Männer auftretende Kombattantinnen nachträglich zu Helden stilisiert, ließ die Festlegung auf die als „niedere Dienste“ angesehenen Pflegeaufgaben diese Option nun nicht mehr als mögliches Handlungsmuster gelten.[1206] Konfessionelle Schwestern waren zudem gleich doppelt von Einflussmöglichkeiten ausgeschlossen. Zum einen waren sie trotz ihrer unbestrittenen Leistungen in der freiwilligen Krankenpflege nicht an leitender Stelle vertreten und zum anderen waren sie dem patriarchalischen Mutterhaussystem unterworfen, das auf Selbstverleugnung und Gehorsam und nicht auf Selbstbestimmung beruhte. Diese Erkenntnisse korrelieren mit den jüngsten Ergebnissen der allgemeinen Pflegegeschichte. Sie hat festgestellt, dass mit der Entstehung von religiösen Schwesternschaften und der damit einhergehenden Verdrängung von Männern aus der Krankenpflege die dafür nötigen Kenntnisse nicht mehr als Qualifikation, sondern als Teil des weiblichen psychosozialen Geschlechtscharakters angesehen wurden.[1207] „Krankenpflege ist eine der

1203 Nightingale, Bemerkungen zur Krankenpflege, S. 204.

1204 Der Kaiserswerther Vorsteher betonte diesen hierarchischen Aspekt mehrfach. In den Feldlazaretten sei es die erste Aufgabe der Diakonissen, „unter der Leitung und Aufsicht der Ärzte bei Tag und bei Nacht die leibliche Pflege zu besorgen, daneben aber sind sie in allen Lazaretten bemüht gewesen, auch die Seelen der kranken und verwundeten Krieges zu pflegen, so weit dies in ihren Kräften steht und ihres Amtes ist.“ Vgl. Disselhoff, Jubilate 1886, S. 215.

1205 Susanne Kreutzer/Karen Nolte, Seelsorgerinnen „im Kleinen“ – Krankenseelsorge durch Diakonissen im 19. und 20. Jahrhundert, in: Zeitschrift für medizinische Ethik 56 (2010), S. 45–56, hier S. 46.

1206 Vgl. dazu u. a. folgende Quellen: Fanny Arndt, Die deutschen Frauen in den Befreiungskriegen, Halle 1867 sowie Otto Karstädt, Heldenmädchen und Frauen aus großer Zeit, Hamburg 1913 sowie René Schilling, „Kriegshelden.“ Deutungsmuster heroischer Männlichkeit in Deutschland 1813–1945, Paderborn u. a. 2002, S. 164 f. und 198 ff.

1207 Im Mittelalter und der frühen Neuzeit waren beide Geschlechter gleichermaßen in der Krankenpflege vertreten. Erst mit dem Aufkommen des Topos von bestimmten „Geschlechtscharakteren“ am Ende des 18. Jahrhunderts wurden der Frau Eigenschaften, wie Fürsorglichkeit, Sanftmut und Selbstlosigkeit zugeschrieben, die sie für die Krankenpflege und andere haushaltsnahe Tätigkeiten prädestiniert erscheinen ließen. Männer galten dagegen als aktiv, rational und tapfer und waren damit für Aufgaben außerhalb des Hauses geeignet. Zudem wurden sie durch Diakonissen, Rot-Kreuz-Schwestern u. a. Schwesternschaften am Ende des 19. Jahrhunderts zunehmend aus dem Pflegewesen verdrängt. Vgl. dazu: Karin Hausen, Die Polarisierung der „Geschlechtscha-

Hausfrau und Mutter nah verwandte Tätigkeit. Das im Haus und in der Familie erwartete Verhalten der Frau – dienen, gehorchen, verfügbar und anspruchslos sein – war in der Krankenpflege gleichermaßen zu fordern. Die geschlechtsspezifische Rolle der Frau – wie sie im 19. Jahrhundert gesehen wurde – wurde völlig ungebrochen in die krankenpflegerische Tätigkeit transferiert."[1208] Frauen waren demnach durch ihre mütterlichen Eigenschaften besonders für die „weibliche Liebestätigkeit", so der zeitgenössische Terminus, prädestiniert.[1209] Damit setzte eine Abwertungsspirale ein, die mit dem Image Frauenberuf einherging. „Auch wenn der christliche Liebesdienst katholischer oder protestantischer Schwestern eine spezifische Tradition des Pflegeberufs darstellt, ist es schliesslich die Tatsache, dass es Frauen sind, die diese Tätigkeit ausüben, die es ermöglichte, diese Arbeit so lange und über die Phase der Säkularisierung und der Verberuflichung am Ende des 19. Jahrhunderts hinaus als schlecht bezahlten Beruf zu erhalten und die Qualifikationen, die für diesen Beruf notwendig waren, nicht wirklich anzuerkennen."[1210] In diesem Sinne argumentiert auch Ute Gause, die zwar die Anpassung der Schwestern an die herrschenden Geschlechtervorstellungen konstatiert, aber auch auf den Entfaltungsspielraum innerhalb der Mutterhäuser hinweist, der außerhalb dieses geschützten Raumes nicht vorhanden war.[1211] Ähnlich beurteilt Relinde Meiwes die katholischen Kongregationen. Es wäre zu kurz gegriffen, den konfessionellen Schwestern vorzuwerfen, dass sie lediglich das „Joch der Ehe" gegen die Bevormundung durch das Mutterhaus eingetauscht hät-

raktere" – Eine Spiegelung der Dissoziation von Erwerbs- und Familienleben, in: Werner Conze (Hg.), Sozialgeschichte der Familie in der Neuzeit Europas. Neue Forschungen, Stuttgart 1976, S. 363–393. Zur Herausbildung von biologistisch determinierten Geschlechtscharakteren im 19. Jahrhundert vgl. Frevert, „Mann und Weib und Weib und Mann", S. 13–60 sowie dies., Nation, Krieg und Geschlecht im 19. Jahrhundert, in: Manfred Hettling/Paul Nolte (Hg.), Nation und Gesellschaft in Deutschland: historische Essays, München 1996, S. 151–170, hier S. 160ff. Auf die falsche und missverständliche Übersetzung des neutestamentlichen Begriffs von „Diakonia" als „Liebesdienst" oder eine niedere Bedienstetentätigkeit und deren Folgen für die evangelische Diakonie und das damit verbundenen Frauenbild hat Anni Hentschel in ihrer theologischen Dissertation hingewiesen. Sie schlägt vielmehr die Übersetzung mit „Gesandtschaft" oder „Botendienst" und damit eine Verkündigungstätigkeit vor. Vgl. Anni Hentschel, Diakonia im Neuen Testament. Studien zur Semantik unter besonderer Berücksichtigung der Rolle von Frauen, Tübingen 2007.

1208 Anna-Paula Kruse, Krankenpflegeausbildung seit Mitte des 19. Jahrhunderts, Stuttgart 1995², S. 19.

1209 Claudia Bischoff, Frauen in der Krankenpflege. Zur Entwicklung von Frauenrolle und Frauenberufstätigkeit im 19. und 20. Jahrhundert. Frankfurt/M. 1992, hier insbesondere S. 93–144.

1210 Regina Wecker, Geschlecht macht Beruf – Beruf macht Geschlecht, in: Braunschweig, Pflege-Räume, Macht und Alltag, S. 15–28, hier S. 22. Vgl. auch: Angelika Wetterer, Arbeitsteilung und Geschlechterkonstruktion. „Gender at Work" in theoretischer und historischer Perspektive, Konstanz 2002.

1211 Ute Gause, „Aufbruch der Frauen" – das vermeintlich ‚Weibliche' der weiblichen Diakonie, in: Jochen-Christoph Kaiser, Rajah Scheepers (Hg.), Dienerinnen des Herrn, Leipzig 2010, S. 57–71, hier S. 60.

ten, denn selbst im konservativen Milieu des ultramontanen Katholizismus öffneten sich für die Schwestern Handlungsspielräume, die ihnen in der bürgerlichen Gesellschaft nicht zur Verfügung standen.[1212] Für Frauen bot sich so die „einzig relevante Vergesellschaftungsform“[1213] unter den spezifischen gesellschaftlichen Bedingungen des 19. Jahrhunderts. Dabei wird die „Zwittergestalt der sich hier öffnenden neuen bürgerlichen weiblichen Berufsidentität“, die einerseits eine unabhängige Lebensform neben der Ehe ermöglicht, sie aber gleichzeitig wieder „in eine neue bürgerliche weibliche Identität der Selbstaufopferung“ einfängt, deutlich.[1214] Durch die neue Rolle der bürgerlichen Frau als „Zivilisationshüterin“ wird die „Eröffnung von kurz zuvor erst als männlich definierten Öffentlichkeiten erreicht“[1215], die als Frauenberufssphäre aber sofort in einer Abwertungsspirale gerät.

Ungeachtet der angeführten Freiräume profitierte vor allem das Militär von dem durch die Schwesternschaften eingeführten kostengünstigen Pflegemodell. Führende Ärzte und Militärs propagierten sogar die unentgeltliche Pflege, die nur der inneren Befriedigung dienen solle.[1216] In seiner berühmten Rede auf der Konferenz der Frauenvereine in Berlin sagte Rudolf Virchows 1869 zur Zukunft der Krankenpflege: „Ja, meine geehrten Damen, meiner Meinung nach ist allerdings darauf hinzuarbeiten, daß ein Stamm von Personen, welcher nicht gerade ohne Lohn – denn das würde ja eine sonderbare Zumuthung sein – aber ohne entsprechenden Lohn, hauptsächlich mit der Aussicht auf innere Befriedigung, mit dem Zweck, ihrer Kraft und Thätigkeit ein dankbares Feld zu schaffen, in diese Arbeit eintritt.“[1217] Ein ähnlicher Vorschlag an männliche Arbeitskräfte wie beispielsweise an junge Assistenzärzte ist schlicht unvorstellbar. Mit der Bestimmung der Frau zur „geborenen Pflegerin“ wurde sie nicht nur auf diese gesellschaftlich nicht hoch angesehene Tätigkeit festgelegt, sondern die Krankenpflege selbst in ihrer Rolle als Hilfsorgan festgelegt, während die männlich dominierte ärztliche Tätigkeit Teil der immer stärker naturwissenschaftlich durchdrungenen Medizin wurde.[1218] „Mit der Krankenpflege war den Frauen der unselbständige, befehlsabhängige, körpernahe Teil der Medizin zugefallen.“[1219]

Insbesondere die Entwicklung der freiwilligen Krankenpflege nach den Reichseinigungskriegen, die im dritten Kapitel skizziert wird, zeigt deutlich, dass die Nützlichkeit der Unterstützung des Militärsanitätswesens durch die weiblich dominierte freiwillige konfessionelle Krankenpflege nach den Reichseinigungskriegen allgemein anerkannt war, eine aktive Mitarbeit an seiner

1212 Relinde Meiwes, „Arbeiterinnen des Herrn“, Frankfurt/M. 2000, S. 18f. und 181.
1213 Ebd., S. 310.
1214 Rebekka Habermas, Weibliche Religiosität – oder: Von der Fragilität bürgerlicher Identitäten, in: Klaus Tenfelde und Hans-Ulrich Wehler (Hg.): Wege zur Geschichte des Bürgertums, Göttingen 1994, S. 125–148, hier S. 138.
1215 Ebd., S. 139.
1216 Vgl. dazu Grundhewer, Die Kriegskrankenpflege, S. 145.
1217 Zitiert nach: Seidler/Leven, Geschichte der Medizin, S. 295.
1218 Vgl. dazu: Grundhewer, Die Kriegskrankenpflege, S. 142f.
1219 Ebd., S. 143.

Organisation und Leitung jedoch nicht damit verbunden sein sollte. Die Kriegssanitätsordnung von 1878 billigte ihr ungeachtet der Leistungen in den vergangenen Kriegen nur eine untergeordnete Rolle im Rücken der kämpfenden Truppen zu und unterstellte sie der quasi-militärischen Leitung durch den Kaiserlichen Kommissar und der Militärgerichtsbarkeit. Damit wurde sie lediglich als preiswerte und effizienten Verfügungsmasse wahrgenommen und immer effektiver eingebunden. Der militärische Verwaltungsapparat nutzte die Opferwilligkeit der Schwestern und der zahlenmäßig gering vertretenen Diakone für die Ziele des Militärsanitätswesens aus, ohne ihnen oder den Mutterhausleitungen ein Mitspracherecht einzuräumen. Mit besonderer Deutlichkeit zeigt sich dies in der Einbeziehung der Ordensschwestern und Diakonissen in die Mobilmachungspläne ab dem Ende der 1880er Jahre. Sie waren nun fester Bestandteil der nationalen Heereslogistik. Lediglich die breite gesellschaftliche Anerkennung ihrer Arbeit unterschied sie von ihren Geschlechtsgenossinnen im Tross des 16. bis 18. Jahrhunderts, die zur Unterschicht gezählt wurden.

2.7.2 Geschlechterspezifische Tätigkeiten in der Kriegskrankenpflege

Die gesellschaftlich akzeptierten Geschlechterrollen im Krieg wurden schon an der Staatsspitze vorgelebt. Theodor Fontane formulierte 1866: „Denn […] wie sich der König an die Spitze derer stellte, die auszogen, um für die Ehre und den Bestand des Vaterlandes zu fechten, so stellte sich die Königin an die Spitze derer, denen es zufiel, zu heilen und zu helfen."[1220] Wilhelm I. hatte als Oberbefehlshaber des Heeres die Leitung der militärischen Operationen in den Reichseinigungskriegen übernommen, während seine Gemahlin Augusta maßgeblich an der Gründung des Vaterländischen Frauenvereins beteiligt war und an der Einrichtung von Vereinslazaretten mitwirkte.[1221] Ähnlich verhielt es sich mit Kronprinzessin Victoria, Prinzessin Carola von Sachsen, der Frau des Kriegsministers von Roon, Frau von Bismarck und anderen Vertreterinnen des Hochadels und des gehobenen Bürgertums, die sich ihrerseits für die Arbeit von Frauenvereinen, die Entsendung von Schwestern an die Front und die Einrichtung von Heimatlazaretten engagierten.[1222] In den meisten Fällen entstanden die Frauenvereine der Rot-Kreuz-Bewegung zuerst und ihre Exis-

1220 Fontane, Der deutsche Krieg von 1866, Bd. 2, S. 311. In gleichem Tenor: Loeffler, Militär-Sanitätswesen, 2. Teil, S. 10.

1221 Zur „kriegsunterstützenden karitativen Arbeit" von Frauen der Mittel- und Oberschicht in den verschiedenen Vereinen vgl. Jean H. Quataert, „Damen der besten und besseren Stände." „Vaterländische Frauenarbeit" in Krieg und Frieden 1864–1890, in: Karen Hagemann, Ralf Pröve (Hg.), Landsknechte, Soldatenfrauen und Nationalkrieger, S. 247–275.

1222 Vgl. zur Einrichtung von Lazaretten durch Prinzessin Victoria: Der Verwundete ist kein Feind mehr, sondern nur ein leidender Mensch, in: Melissa Larner (Hg.), Krieg und Medizin, S. 44 f. sowie Johannes Mertens, Geschichte der Kongregation der Schwestern von der heiligen Elisabeth 1842–1992, 2 Bd., Reinbek 1998, hier Bd. 1, S. 99 f. Zur all-

tenz mahnte die Männer an ihre patriotischen Pflichten, eine ihrem Rollenverständnis entsprechende Hilfstätigkeit zu entfalten. Die getrennt existierenden Frauen- und Männervereine, die später unter dem Dach des Roten Kreuzes zusammengefasst wurden, waren ebenfalls auf geschlechterspezifischen Arbeitsfeldern aktiv. In Friedenszeiten kümmerten sich die Frauenvereine überwiegend um die Armen- und Krankenpflege, die Schwesternausbildung und Kinderbetreuung, während sich die Männervereine auf die Aufgaben beim Verwundetentransport vorbereiteten. Im Kriegsfall oblag den Frauenvereinen die Herstellung von Verbandsmaterial und Kleidungsstücken sowie die Pflege in Vereinslazaretten. Als gemeinsame Arbeitsfelder werden die Sammlung von Spendengeldern, die Einrichtung und Verwaltung von Sanitätszügen, Vereinslazaretten und Versorgungsdepots genannt, wobei die Leitungsfunktionen vorzugsweise mit Männern besetzt wurden.[1223]

Trotz der gesellschaftlich zugeschriebenen unterschiedlichen Arbeitsfelder traten Männer in den hier behandelten Kriegen auch als Militärkrankenwärter und -träger sowie als weltliche Freiwillige, Diakone bzw. katholische Ordensangehörige auf. Ihr Anteil lag bei den konfessionellen Kräften deutlich unter dem der Frauen, bei den weltlichen jedoch darüber, was sich durch ihren überwiegenden Einsatz in der Bergung und dem Transport von Verwundeten erklären lässt, der wegen der dazu nötigen körperlichen Kräfte ausschließlich Männern vorbehalten war.[1224] Die eigentliche medizinische Behandlung oblag selbstverständlich ausschließlich Ärzten, die sich hoher gesellschaftlicher Wertschätzung erfreuten und gerade dabei waren, sich innerhalb der militärischen Hierarchie eine selbständigere Position zu verschaffen.[1225] Bedingt durch eine seit der Mitte des 19. Jahrhunderts zu beobachtende monopolartige Betätigung der weiblichen konfessionellen Organisationen in der Krankenpflege waren diese in den Lazaretten überproportional vertreten, obwohl es u. a. vom katholischen Malteserorden als wünschenswert angesehen wurde, in unmittelbarer Frontnähe vorzugsweise männliche Pfleger einzusetzen.[1226] Wie bereits ausgeführt wurde, entstammten die militärischen Krankenwärter unteren Gesellschaftsschichten, da sie sich zum großen Teil aus

gemeinen Mobilisierung der Frauen im Deutsch-Französischen Krieg vgl. Seyferth, Die Heimatfront 1870/71, S. 430 ff.

1223 Johannes Wichern, Die freiwillige Pflege im Felde verwundeter und erkrankter Krieges durch die deutschen Vereine vom roten Kreuz, Hamburg 1886, S. 18 f.

1224 Vgl. die Zahlenangaben in Kap. 2.

1225 Claudia Bischoff fasste das Phänomen der Verdrängung von Frauen aus der Heilkunde zu Beginn der Neuzeit unter den Begriffen „‚männliche‘ Medizin und ‚weibliche‘ Pflege“ zusammen. Vgl. Bischoff, Frauen in der Krankenpflege, S. 32 ff. Frauen wurden in Deutschland erst im 20. Jahrhundert zum Medizinstudium zugelassen.

1226 Archiv des Erzbistums Köln, Erzbischöfliche Cabinets-Registratur CR 25.13,1, Bl. 377–385, Absatz II, 2 der Vorschläge des Johanniter-Malteser-Ordens zur künftigen Organisation der Tätigkeit in Kriegszeiten, April 1872. Leider wird für diese Ansicht keine Begründung angegeben. Im Deutsch-Französischen Krieg waren katholische Schwestern nur bis in die Gegend um Metz vorgedrungen. Der Dienst in unmittelbarer Frontnähe blieb den Brüdern überlassen. Vgl. Kap. 2.3.2.

dem Kreis der invaliden Soldaten rekrutierten und eine äußerst geringe fachliche Ausbildung erhielten. Sie standen in den Lazaretten hierarchisch zum Teil unter den Schwestern und verrichteten für diese niedere Dienste und körperlich schwere Reinigungsarbeiten. Die Diakone kamen überwiegend aus dem Handwerk. Die Bezeichnung „Hilfswärter", die von Pfarrer Fliedner 1848 in seinem Angebot an das Militär verwendet wurde, implizierte einen geringeren Bildungsstand als er Diakonissen zugestanden wurde, die zwar auch erst zu Beginn des 20. Jahrhunderts einen staatlich anerkannten Abschluss ihrer Krankenpflegeausbildung erlangten, aber dennoch eine systematischere Schulung erhielten als männliche Pflegekräfte.[1227] Die Anzahl der männlichen Diakone erreichte nicht ansatzweise den Umfang der Diakonissenmutterhäuser.[1228] Die in der Krankenpflege und Sozialfürsorge tätigen Diakone hatten von Beginn an ein Akzeptanzproblem in Kirche und Gesellschaft, da diese Tätigkeiten als „unmännlich" angesehen wurden.[1229] Im katholischen Bereich verhielt es sich ähnlich. 1872 übten nur fünf von achtzehn katholischen Männerorden und Kongregationen in Preußen die Krankenpflege aus und dies auch ausschließlich an männlichen Patienten.[1230] 1887 waren rund 11 % der reichsweit in der Krankenpflege tätigen Personen männlich. Bei den geistlichen Genossenschaften beider christlicher Konfessionen betrug der Männeranteil sogar nur 5,3 %.[1231] Pfarrer Löhe, Vorsteher des Neuendettelsauer Diakonissenmutterhauses, suchte zur Begründung der geschlechterspezifischen Arbeitsteilung in der Sozialarbeit sogar theologische „Rückendeckung." In einer Publikation seiner Anstalt schrieb er 1870: „Luther hat einmal gemeint, daß Männer zum pflegen von Kindern (und Kranken) die Glieder gar nicht hätten; das sei Frauensache, und so ehrenwerth die Bemühung der sogenann-

1227 Zur unterschiedlichen Ausbildungssituation in den entsendenden Institutionen vgl. Kapitel 2.4. Pf. Engelbert, der Vorsteher der Duisburger Diakonenanstalt sprach von seiner Einrichtung als einer, „die männliche Kräfte in der Krankenpflege anleitete." Vgl. Jakob Engelbert, Richard Engelbert der Diakonenvater. Ein Lebensbild. Duisburg 1920, S. 84. Zum staatlichen Krankenpflegeexamen vgl.: Schweikardt, Die Entwicklung der Krankenpflege zur staatlich anerkannten Tätigkeit.

1228 Zur Geschichte der Diakonenanstalten allgemein: Häusler, „Dienst an Kirche und Volk."

1229 Vgl. dazu u. a. Ulrike Winkler, Männliche Diakonie im Zweiten Weltkrieg. Kriegserleben und Kriegserfahrung der Kreuznacher Brüderschaft Paulinum von 1939 bis 1945 im Spiegel ihrer Feldpostbriefe, München 2007, S. 65 ff. sowie Michael Häusler, „Können Männer pflegen?" Das Berufsbild des Diakons und der soziale Frauenberuf, in: Kaiser/Scheepers, Dienerinnen des Herrn, S. 72–82. Hinzu kamen theologische Schwierigkeiten, da die Landeskirchen sich nicht zur Einrichtung eigener Diakonenseminare entschließen konnten und das Amt so ohne offizielle kirchliche Anerkennung und damit auf den Bereich der Institutionen der Inneren Mission beschränkt blieb. Vgl. Häusler, „Dienst an Kirche und Volk", S. 26 f.

1230 Erwin Gatz, Kirche und Krankenpflege im 19. Jahrhundert, München u. a. 1971 sowie Meiwes, „Arbeiterinnen des Herrn", S. 165 f.

1231 Frühere statistische Erhebungen über männliche Pflegekräfte existieren nicht. Vgl. dazu: Sylvelyn Hähner-Rombach, Geschlechterverhältnisse in der Krankenpflege, in: Dies. (Hg.): Quellen zur Geschichte der Krankenpflege. Frankfurt/M. 2008, S. 488.

ten Felddiakonen sein mag, und so wohl angebracht sie sein mögen, auf starkem Rücken die Sterbenden und Verwundeten aus dem Gefechte zu schleppen und gewiße Dienste zu thun, die man gerne den Dienerinnen der Barmherzigkeit ersparen möchte, so wird der Ton, den der Reformator in jenem Ausspruch angeschlagen hat, gewiß auch auf die sogenannte Felddiakonie vielfach anzuschlagen sein. Ich habe oft gehört, daß eine von Blut und Wunden geschwängerte Atmosphäre und ein handeln und wandeln in den Lazarethen für Männer überaus schwer zu ertragen sei, während Diakonissen sich sehr leicht daran gewöhnen und jedes Ungemach, auch schwere Pflegen, Amputationen und dergl. glücklich überwänden.“[1232]

Andererseits erschien es Verantwortlichen in Militär und Rotem Kreuz wünschenswert, für die Pflege verwundeter Männer im Kriegsfall auch zahlreiche männliche Kräfte zur Verfügung zu haben, – ein Wunsch, der allerdings an den gesellschaftlichen Realitäten scheiterte. Als Beispiel für die diffuse zeitgenössische Argumentation sei hier ein Zitat Johann Hinrich Wicherns angeführt. In den „Fliegenden Blättern aus dem Rauhen Hauses“ schrieb er über die Arbeit der männlichen „Felddiakonie“: „Die in weiten Kreisen wiederholt erwogene Absicht, für einen künftigen Krieg männliche Kräfte, namentlich als Krankenwärter vorzubereiten, musste sich wie aller Orten, so auch für den Umkreis unserer Anstalts- und genossenschaftlichen Wirksamkeit unausführbar erweisen, wie er aus guten, in der Sache selbst liegenden Gründen, auch für alle Zukunft unausführbar bleiben muß. Ein Ersatz aber, soweit solche Vorbildung überhaupt nothwendig ist, kann namentlich wenn sich die geeigneten Personen aus den gebildeten Kreisen für solchen Felddiakonendienst zur Verfügung stellen, auch durch eine rasche, für diesen Zweck eingerichtete Vorbildung beschafft werden.“[1233] Gern hätte man von Wichern gewusst, welche Gründe für eine Unausführbarkeit der Ausbildung ausreichender männlicher Krankenpfleger sprachen. Offenbar ist es für ihn und seine Zeitgenossen unvorstellbar, dass ein gebildeter Mann sich auf die Dauer einer so niedrigen Tätigkeit wie der Krankenpflege hingibt, für deren Ausübung zudem eine nur kurze Ausbildung ausreichend erschien. Damit sprach er der Krankenpflege einen professionellen Charakter ab und verlangte lediglich in der Person des Pflegenden bereits vorhandene Anlagen, wie eine „edle, opferwillige christliche Gesinnung“ und „praktisches Geschick von gebildeten Männern.“[1234] Ähnlich wie Wichern hatte schon 1867 der Schriftführer des Zentralkomitees des Roten Kreuzes Dr. Wilhelm Brinkmann eine fundierte Ausbildung für unnötig befunden. Er äußerte die Ansicht, „dass bei wahrhaft tüchtigen, mit voller Hingebung sich ihrem Amte widmenden Männern darauf nicht Alles ankommt, in Feldlazarethen lernt sich sehr rasch: ein intelligenter Mann wird bald begreifen, worauf es ankommt […].“[1235] Die aus diesen Äußerungen ebenfalls sprechende Unklarheit über das konkrete Aufgabengebiet und das

1232 Correspondenzblatt Neuendettelsau, 9/Sept. 1870, Beilage, S. 44f.
1233 Fliegende Blätter, 8/1870, S. 250. Zur Ausbildung vgl. auch Kap. 2.4.
1234 Ebd.
1235 Wilhelm Brinkmann, Die freiwillige Krankenpflege im Kriege, Berlin 1867, S. 101.

notwendige professionelle Profil der männlichen Felddiakone im Umkreis von Krankenpflege und Seelsorge führte schließlich auch dazu, dass sie lediglich eine Episode blieb und im Ersten Weltkrieg keine Rolle mehr spielte. Im Zeitalter der Massenheere konnte und wollte man sich den Luxus von Seelsorge und persönlicher, über die notwendige Pflege hinausgehender Betreuung am Krankenbett nicht mehr leisten. Die eigentliche Krankenversorgung sollte im Kriegsfall durchaus professionalisiert werden, damit die Soldaten baldmöglichst ihre Kampfkraft zurück bekamen. Im Zuge der Militarisierung am Ende des 19. Jahrhunderts griffen die zuständigen Behörden daher die Anregung Wicherns zur Ausbildung von temporär einsatzfähigen männlichen Freiwilligen auf. Wie im Kapitel über die „Genossenschaft freiwilliger Krankenpfleger im Kriege" deutlich wird, gab es starke Bemühungen von Seiten der Militärbehörden und des Zentralkomitees vom Roten Kreuz um eine Erhöhung der Anzahl der männlichen Kräfte im Rahmen der freiwilligen Krankenpflege, nun aber nicht mehr unter dem Dach der konfessionellen Organisationen. Die Rekrutierung männlicher Mitglieder für sämtliche Gliederungen des Roten Kreuzes hatten bis zum Ausbruch des Ersten Weltkrieges sogar zu einer zahlenmäßigen Überlegenheit über die weiblichen Mitarbeiterinnen geführt. Vom 1. August 1914 bis zum 31. Juli 1918 waren 105631 Frauen und 123 091 Männer in der freiwilligen Krankenpflege eingesetzt.[1236] Anders als im zivilen und konfessionellen Bereich war die Geschlechterfrage in der freiwilligen Kriegskrankenpflege nicht eindeutig zu Gunsten weiblicher Dominanz entschieden.

Ein treffendes Beispiel für die gesellschaftliche Konstruktion von Geschlechterrollen bietet ein Vergleich der Fremd- und Selbsteinschätzung männlicher und weiblicher Pflegekräfte.[1237] Sie ist stets abhängig von der eigenen Rolle im System der Kriegskrankenpflege, so dass durchaus kontroverse Positionen zu beobachten sind. In dem von einem Arzt verfassten „Handbuch der Kriegschirurgie" aus dem Jahr 1882 heißt es: „Männliche Pflege ist bei Schwerkranken nicht zu empfehlen, da Männer im allgemeinen bequemer, selbstsüchtiger und weniger geschickt zur Krankenpflege sind als Frauen, welche weiche, geschickte Hände haben. Wo soll man auch die geeigneten Männer finden mit der nothwendigen Geistesbildung und unentbehrlichen Gemütsentwicklung? Die Frauen sind geborene, nüchterne und wachsame Krankenpflegerinnen und eignen sich auch die dazu gehörenden Kenntnisse und

1236 Vgl. Archiv des DRK Berlin, Rk 47, Satzung für den Hochschulverband der Genossenschaft freiwilliger Krankenpfleger vom Roten Kreuz, Berlin 1930, S. 10f. Während bei den Männern etwa 39% in der Kriegsetappe eingesetzt waren, betrug dieser Anteil bei den Frauen nur etwa 19%. Die Übrigen wurden in den weniger gefährlichen Tätigkeiten in den Heimatlazaretten beschäftigt.

1237 Zur sozialen Konstruktion von Geschlechterrollen, auch als „doing gender" bezeichnet vgl.: Regine Gildemeister, Angelika Wetterer, Wie Geschlechter gemacht werden. Die soziale Konstruktion der Zwei-Geschlechtlichkeit und ihre Reifizierung in der Frauenforschung, in: Gudrun-Axeli Knapp (Hg.), Traditionen Brüche: Entwicklungen feministischer Theorie. Freiburg/Br.1992, S. 201–254.

Fertigkeiten schnell an."[1238] Diese Frauenbild wurde auch in der Presse nach Kräften verbreitet, indem besonders Briefe von Soldaten zum Abdruck kamen, die auf die rühmliche Arbeit der Schwestern aufmerksam machten und zum Eintritt in die Diakonissenmutterhäuser oder andere Einrichtungen aufforderten.[1239] Ein ähnliches Selbstbild entwarfen die Schwestern in ihren zahlreichen Briefen an die Mutterhausleitungen, obwohl Brüder und Schwestern in der eigentlichen Kranken- und Verwundetenpflege im wesentlichen dieselben Arbeiten ausführten, wenn sie in einem Lazarett allein, d.h. nicht in Zusammenarbeit weiblicher und männlicher Pflegekräfte tätig waren. Dazu gehörten die Assistenz bei Amputationen, das Verbinden der Verwundeten und die Versorgung von Cholera- und anderen Seuchenkranken ebenso wie das Austeilen von Lebensmitteln. Weitere gemeinsame Arbeitsgebiete waren die Unterstützung der Johanniter und Malteser bei der Verwaltung der Spenden, die Begleitung von Verwundetentransporten in die Heimat, die Verteilung religiöser Schriften, persönliche Liebensdienste, wie Briefe schreiben und seelsorgerlicher Zuspruch, der vor allem bei Schwerverwundeten und Sterbenden zu leisten war. Eine weitere Gemeinsamkeit bestand in der häufigen Begleitung der Gruppen der Schwestern und männlichen Pfleger durch Johanniter- bzw. Malteserritter, Vorsteherinnen und Vorsteher der Mutterhäuser oder Ärzte. Dies diente weniger dem Schutz der Pflegekräfte als vielmehr der Organisation und Koordination des Einsatzes vor Ort. Arbeiteten aber Schwestern und Brüder bzw. Diakone in einem Lazarett gemeinsam, so versuchten die Schwestern in den meisten Fällen das Monopol in der eigentlichen qualifizierten Krankenpflege zu behaupten und den männlichen Pflegern den Status von Hilfswärtern zuzuweisen, selbst wenn es sich um voll ausgebildete Personen handelte.[1240] Diese Konkurrenz artete teilweise in einen regelrechten Kampf um die Vorherrschaft am Krankenbett aus. Noch härter traf es die ungelernten Freiwilligen. Wie die Geschlechterkonkurrenz in der Krankenpflege durch einen solchen erlebt wurde, soll der Bericht des Theologiestudenten Sauer vom 26. Juli 1866 verdeutlichen: „Leider sind die Diakonen den Schwestern als ‚Gehülfen' beigegeben; sie sind dadurch in doppelter Anhängigkeit: von dem Arzt und von den Schwestern. Sehr zu beklagen ist, daß einige der Schwestern sie diese Anhängigkeit bei jeder Gelegenheit fühlen lassen. Es kostet daher oft ziemliche Mühe, die Diakonen zu beschwichtigen, daß sie der Verwundeten wegen auch diese Unannehmlichkeiten tragen. Die Diakonen versehen ihren

1238 Hermann E. Fischer, Handbuch der Kriegschirurgie, 2 Bd., Stuttgart 1882, hier Bd. 2, S. S. 445.

1239 Ein Beispiel dafür findet sich im Ludwigsluster Wochenblatt 5/1871 vom 18.01.1871, S. 18.

1240 Vgl. AFKS, 2-1 DA, 1195, J. Disselhoff an Fliedner aus Flensburg vom 24.02.1864. Darin schreibt er, „die Brüder waren anfangs der Anna untergeben, was sie sich auch gefallen ließen." Auf Disselhoffs Betreiben erhielten die Diakone aber einen eigenen Arbeitsbereich. Vgl. auch: AFKSK, 2-1, 1199 Schwesternbriefe aus den französischen Kriegslazaretten 1870–1871, Brief von Mathilde Schrenck aus Mars la Tour vom 17.10.1870: „Jetzt habe ich noch 23 [Patienten], mit einem Wärter und 1 katholischen Bruder, der aber nicht nett u. behülflich ist, denn er muß Wärterstelle versehen."

Dienst recht treu und gewissenhaft, alle zusammen; die Aerzte sind mit ihnen zufrieden, und die Verwundeten haben sie meistens lieber als die Schwestern."[1241] Es folgen Beispiele von Soldaten, die sich nur von ihrem „Lieblingsdiakon" und nicht von Schwestern anrühren lassen und anderen, die aus Dankbarkeit Geschenke zurücklassen. „Ein preußischer Soldat ist so voll Dankbarkeit gegen seinen Pfleger, daß er sich will photographiren lassen, wie er im Bette liegend von ihm verbunden wird, um die Photographie nach Hause zu schicken, damit seine Leute sehen, wie gut er gepflegt wird."[1242] Insbesondere die freiwilligen Felddiakone empfanden sich als besonders zur Pflege männlicher Patienten prädestiniert. Der Berichterstatter über den Einsatz im Kissinger Lazarett im Jahr 1866 glaubte die Ursache dafür „in dem nicht-klösterlichen, nicht ordens-mäßigen, und eben so wenig specifisch-pietistischen, sondern *frischen, treuherzig-natürlichen* [Hervorhebung im Original] Wesen unsrer Diakonen finden, das in dem jugendlichen Krieger an verwandte Saiten anklingt, sodann aber auch in dem geschlechtlichen Unterschied zwischen Mann und Weib. Ein junger Mann wird seine Wunde, sei sie nun am Arm und der Brust, oder am Unterleib und Schenkel, lieber vor einem jungen Manne entblößen, als vor einer, wenn auch noch so ehrbaren Frauensperson. Er wird sich minder genirt fühlen, gewisse Bedürfnisse mit Hülfe des ihn duzenden Bruders Felddiakon zu befriedigen, als die Diakonissin oder barmherzige Schwester um diese Hülfe anzugehen. Ueberhaupt aber wird sich sein Herz rückhaltloser Jenem öffnen, während von Dieser ihn unausbleiblich eine gewisse wohlberechtigte Scheu und Ehrfurcht entfernt hält."[1243] Zumindest bei den freiwilligen christlich motivierten männlichen Pflegern ist die gleiche Sorgfalt und Empathie am Krankenbett zu konstatieren wie bei den weiblichen Kräften, auch wenn dies den gängigen gesellschaftlichen Konventionen zuwider lief. Dessen ungeachtet versuchten die Leitungen der Diakonissenmutterhäuser in der Nachkriegszeit, die Hierarchien in der Lazarettpflege zu Gunsten der Schwestern zu zementieren, indem sie in den 1880er Jahren auf die vertragliche Unterstellung der männlichen Militärpfleger unter die konfessionellen Schwestern hinwirkten. Im Protokoll einer vertraulichen Konferenz der Mutterhäuser und des Johanniterordens heißt es, dass die Lazarettverwaltungen darauf hingewiesen werden sollten, dass „die Lazarett-Gehülfen und Militär-Krankenwärter durch den betreffenden Arzt angewiesen werden, den Anordnungen der Diakonissen Folge zu leisten und sich gegen dieselben eines ehrerbietigen und gesitteten Betragens zu befleißigen."[1244]

1241 Ebrard, Die evangelische Felddiakonie in Baiern, S. 13.

1242 Ebd.

1243 Ebd., S. 18. In diesem Sinne äußerte sich auch Fritz Fliedner, der als Freiwilliger in den Choleralazaretten in Böhmen tätig war, und die Soldaten mit „du" und „Kamerad" ansprach, was ihm sofort zu einem fast freundschaftlichen Umgang mit ihnen verhalf. Vgl. AFKS, 2-1 DA 1193 Brief von Fritz Fliedner an Julius Disselhoff aus Brünn vom 1. August 1866.

1244 AFKSK, Bestand 2-1, 517 Zusammenarbeit mit dem Johanniterorden 1887–1909, Protokoll der Konferenz vom 9.03.1887, S. 2.

Den Schwestern wurde häufig von Ärzten eine besondere Begabung und emotionales Fingerspitzengefühl im Umgang mit Menschen zugetraut. In diesem Zusammenhang steht auch das Problem der „Wahrheit am Krankenbett.“[1245] Wie bereits erwähnt, kam es nicht selten vor, dass Diakonissen um die Übermittlung der infausten Diagnose oder die Mitteilung einer bevorstehenden Amputation gebeten wurden.[1246] Die Frau war in diesem Fall für die Harmonisierung der Emotionen bei männlichen Patienten zuständig, die sie in der bürgerlichen Gesellschaft angepasste Verhaltensmuster lenken sollte.

Die bisherigen Ergebnisse bestätigen die These von Karen Hagemann, nach der sich die Handlungsspielräume von Frauen in den Nationalkriegen des 19. Jahrhunderts nur kurzzeitig erweiterten, damit diese ihren patriotischen Pflichten nachkommen konnten. Nach Kriegsende mussten die Geschlechterbilder und –rollen jedoch um so strikter wieder festgeschrieben werden, „um die als bedrohlich erachtete Erweiterung des öffentlichen Handlungsspielraumes von Frauen wieder einzuschränken.“[1247] Solche Paradoxien sind auch im Bereich der Schwesternschaften zu beobachten. Die an die Einbindung in ein strenges Mutterhaussystem mit detaillierten Regelungen des Tagesablaufes, der Frömmigkeitsformen und der Außenkontakte gewohnten katholischen und evangelischen Schwestern legten im Krieg teilweise ein ausgesprochen eigenständiges, ja sogar eigensinniges Handeln an den Tag, dass nach Kriegsende in den Mutterhäusern als unerwünscht wieder „abtrainiert“ wurde.[1248] So waren Schwestern teilweise ohne männliche Begleitung bis ins feindliche Ausland gereist, um zu ihren Einsatzorten zu gelangen. 1870 schlug sich eine Gruppe Neuendettelsauer Diakonissen unter Nutzung der Infrastruktur katholischer Orden selbständig zu ihrem Einsatzort im preußischen Militärlazarett im Schloss von Versailles durch. Wie bereits erwähnt, nahmen sie dort, versteckt hinter den Fahnen auf dem Podium, an der Reichsgründungsfeier im Spiegelsaal teil, ein Ereignis, von dem sie voller Stolz in die Heimat berichteten. Sie dürften die einzigen weiblichen Anwesenden bei diesem his-

1245 Vgl. dazu u. a.: Karen Nolte, Pflege von Sterbenden im 19. Jahrhundert. Eine ethikgeschichtliche Annäherung, in: Susanne Kreutzer (Hg.), Transformationen im Verhältnis Pflegende-Patienten, Göttingen 2010, S. 87–108, hier S. 93 ff.

1246 ZADN, Mutterhausregistratur B IX, Briefe der auswärtigen Schwestern 1866, Brief von Schwester Sara Hahn an Schwester Marie aus dem Lazarett Würzburg vom 12.08.1866.

1247 Hagemann, Venus und Mars, S. 26.

1248 Die Borromäerinnen wurden beispielsweise nach dem Deutsch-Dänischen Krieg zur „Retraite“ in ihr Mutterhaus nach Nancy berufen. Diesen Vorgang bezeichnete der, allerdings als Altkatholik besonders kritische zeitgenössische Theologe Joseph Hubert Reinkens, als „moralische Folterkammer.“ Vgl. dazu: Berlis, Eine Borromäerin im Deutsch-Dänischen Krieg, S. 111. Zu den Hinweisen des geistlichen Vaters der Clemensschwestern nach ihrer Rückkehr vgl. Archiv der Clemensschwestern in Münster, Chronik Bd. 13, S. 128. Auch in den Diakonissenmutterhäusern mussten sich die Schwestern erst wieder an den streng geregelten Tagesablauf gewöhnen, wie der folgende Briefausschnitt zeigt: „Wie gut wird auch ihnen wieder heilige Regel und Ordnung sein nach dem entfesselten Kriegsleben!“, vgl. Brief von Therese Stählin an ihre Mutter, Neuendettelsau 11.03.1871, in: Meine Seele erhebet den Herrn. Briefe von Frau Oberin Therese Stählin 1854–1883, Neuendettelsau 1957, S. 197 f.

torischen Ereignis gewesen sein.[1249] Nach der Rückkehr in die Mutterhäuser hatten sich die Lazarettschwestern wieder umstandslos in den streng geregelten Alltag einzufügen, um Eifersüchteleien der zurückgebliebenen zuvor zu kommen. Eine herausgehobene Position wurde den „Kriegsschwestern" ausdrücklich nicht zugestanden.[1250]

Der Tod in den Reihen der eigenen Schwesternschaften diente beiden Konfessionen neben der Dokumentation von Glaubensstärke und –gewissheit auch zur Demonstration männlich und damit soldatisch konnotierter Verhaltensweisen.[1251] Das Kaiserswerther Diakonissenmutterhaus argumentierte mit der doppelten Opfersymbolik, zum einen der christlichen in der Nachfolge Jesu und zum anderen der weltlich-nationalen. Die 1933 in der Mutterhauskirche angebrachte Gedenktafel für die Opfer der Kriege seit Bestehen der Diakonissenanstalt hebt insbesondere den Tod für das Vaterland hervor und stellt ihn auf die gleiche Rangstufe wie den Opfertod Jesu, symbolisiert durch das Kreuz.

Links, und damit nach abendländischer Lesetradition auf der zuerst wahrgenommenen Seite der Tafel sind unter der Überschrift: „Sie starben für das Vaterland" die Diakonissen, die während des Lazarettdienstes an den Folgen von Erkrankungen verstorben waren aufgeführt. Auf der rechten Seite werden die gefallenen männlichen Anstaltsmitarbeiter genannt. Die Diakonissen stehen damit rangmäßig auf der gleichen Ebene wie die gefallenen Männer. Zwar wurde die ‚Nation in Waffen' als männlich dominierter Raum konstruiert, aus dessen politischem Machtgefüge Frauen systematisch ausgegrenzt wurden, andererseits waren sie für das Funktionieren der Kriegsgesellschaft unerlässlich, weshalb ihnen ein Platz analog zu den Aufgaben in Familie und Haus zugewiesen wurde.[1252] Gerade die in Folge des Sanitätsdienstes verstorbenen Diakonissen hatten ihre geschlechtsspezifischen Pflichten vorbildlich erfüllt und wurden so in den Dankeskanon des Vaterlandes aufgenommen. Sicher ist es angesichts der psychologischen Situation nationaler Kreise nach der „Schmach von Versailles" nicht zu weit gegriffen, wenn man der eigentlich christlich-biblischen Deutung „Der Tod ist verschlungen in den Sieg" eine doppelte weltliche Bedeutung unterstellt. Die im Kaiserreich erstarkte nationalprotestantische Tradition wurde von den meisten Vorstehern der Diakonissenmutterhäuser auch nach dessen Untergang vertreten, so auch vom damaligen Kaiserswerther Vorsteher von Lüttichau. So wie der Tod in christlicher Interpretation nicht den endgültigen Sieg über das Leben davontragen wird, so sollte auch das als schmachvoll empfundene Ende des Ersten Weltkrieges noch nicht das Schlusswort im Kräftemessen mit den weltlichen Kriegsgegnern Deutschlands sein.

1249 Rößler, „Heil Dir im Siegerkranz, Herrscher des Vaterlands!", S. 185–189.

1250 Vgl. die Ablehnung der Auszeichnungen einzelner Schwestern für ihre Lazaretttätigkeit in Kap. 2. Mehrerer Mutterhäuser warnten die Kriegsteilnehmerinnen ausdrücklich, ihre Tätigkeit als besonderen Verdienst anzusehen. Dieser stünde allein der Genossenschaft als Ganzes zu.

1251 Vgl. dazu: Büttner, „Der Herr ist meines Lebens Kraft", S. 146ff.

1252 Hagemann, Venus und Mars, S. 24.

Es starben für das Vaterland
1864
Diakonisse
Elise Hepp.
1866
Diakonisse
Elise Tigges.
Probeschwester
Emilie Völkner.
1870
Diakonisse
Katharine Kuhlen.
1914 + 1918
Diakonisse
Helene Bergmann
Diakonisse
Wilh. Haarbeck
Diakonisse
Else Schrader,
Diakonisse
Hel. Buchmüller,
Diak. Elisabeth
Klockenberg
Probeschwester
M. Grossenbach,
Es fielen für das Vaterland:
1914 + 1918
Friedhelm Brinkmann.
Dietrich Disselhoff.
Paul Hildebrand,
Fritz Klee.
Karl Kruhöffer,
Willi Lemm.
Fritz Lorenz,
Ernst Redecker,
Paul Schellhase,
Wilhelm Schlingmann,
Hermann Seemann.
Der Tod ist verschlungen in den Sieg.

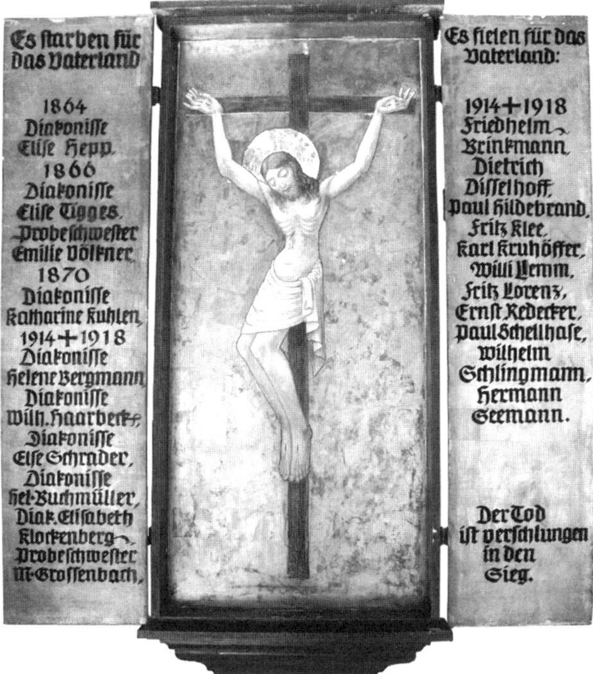

Gedenktafel in der Kaiserswerther Mutterhauskirche (Foto: Büttner/Hinz)

2.7.3 Das Verhältnis der männlichen Patienten zu den Pflegekräften

Obwohl auch in den Kriegen des 19. Jahrhunderts die Schwestern den Lazarettalltag mit den Soldaten gemeinsam erlebten, ist der aus dem Ersten Weltkrieg bekannte Topos des „Kamerad Schwester“ [1253] dort noch nicht anzutreffen. Die von den konfessionellen Mutterhäusern geforderte Distanz der Schwestern zu ihren Patienten war zu groß und die Schwesternschaften des Roten Kreuzes entstanden in der Mehrzahl erst nach den Reichseinigungskriegen. Dennoch hat der besonders in den 1930er Jahren virulente Mythos der Frontschwester seinen Ursprung in diesen ersten Schwestern im Lazaretteinsatz.[1254] Er wurde als ideologischer Gegenentwurf zum Frontsoldaten entwickelt. In den hier zu betrachtenden traditionellen Kriegen überwiegen jedoch familiäre Deutungen. Der Vorsteher des Kaiserswerther Diakonissenmutterhauses Julius Disselhoff interpretierte das Verhältnis folgendermaßen: „ Namentlich war solchen Schwerkranken, die in der Heimat alte Eltern, Frau und Kinder hatten, die stete Nähe und das aufrichtende Wort einer Diakonis-

1253 Helene Mierisch, Kamerad Schwester 1914–1918, Leipzig 1934. Vgl. auch Birgit Panke-Kochinke; Monika Schaidhammer-Placke, Frontschwestern und Friedensengel, Frankfurt, S. 31 f.
1254 Ebd., S. 28 ff.

sin doppelt erquicklich.“[1255] Weiter heißt es : „Und wie dankbar erst waren sie für die beständige und geregelte Pflege und Fürsorge der Schwestern! Sie sahen Mütter in ihnen, riefen sie oft auch mit dem Mutternamen und zeigten ihnen kindliches Vertrauen. Es hat mich oft tief gerührt, wenn ein Ungar, Böhme oder Italiener in seinen Schmerzen das einzige von ihm verstandene deutsche Wort rief: ‚Mutter!‘[1256] Die männlichen Vorsteher legten den Schwestern die Interpretation des Schwestern-Patient-Verhältnisses als Muttterersatz nahe, was aber auch durchaus als Schutzfunktion vor moralischer Angreifbarkeit gelten kann, da sie die Schwestern in ein asexuelles Verhältnis zu den Soldaten setzte.[1257] Auf die Bedeutung der Tracht in diesem Zusammenhang wurde bereits hingewiesen. Die bei den konfessionellen schwarze oder blaue, bei den DRK-Schwestern „weiße, unbefleckte Schwesterntracht“ diente als distanzschaffender Schutz und stand quasi als Symbol für ihre Unantastbarkeit.[1258] Sie verdeutlichte insbesondere den Status als konfessionelle Schwester, die durch ihre religiöse Weltanschauung a priori als tabu galt und hatte hier die Funktion des aus der christlichen Ikonographie bekannten Begriffes „Noli me tangere“ (Rühr mich nicht an).[1259] Wenn Gertrud Hüwelmeier das Ablegen der Tracht in der 2. Hälfte des 20. Jahrhunderts durch einige Ordensschwestern als Prozess der Individualisierung beschreibt liegt andererseits der Umkehrschluss nahe, dass das Anlegen der Tracht eine Form der Entindividualisierung ist, die dazu beiträgt, die Persönlichkeit einer Schwester zu der auch ihre Weiblichkeit gehört, zu verdecken.[1260] In dem hier behandelten Zeitraum wurde in keiner Quelle aus dem Bereich der konfessionellen Schwesternschaften von einem sexuellen Übergriff durch Patienten oder männliches Personal berichtet, was sicher nicht nur auf die Tabuisierung des Themas zurückzuführen ist.[1261] Schwesterpflege galt auch den Zeitgenossen als ein „Bann für die

1255 Disselhoff, Jubilate 1886, S. 215.

1256 Disselhoff, Jubilate 1886, S. 213.

1257 Vgl. dazu: Klaus Theweleit, Männerphantasien, 2 Bd. Frankfurt/M. 1977, hier Bd. 1, S. 107 ff.

1258 Grundhewer, Die Kriegskrankenpflege, S. 147 sowie Riesenberger, Das Deutsche Rote Kreuz, S. 101. Der preußische Landesverband des Roten Kreuzes führte 1912 eine einheitliche Verbandstracht ein, die als Uniform gesetzlich geschützt wurde.

1259 Noli me tangere ist der im Johannesevangelium vorkommende und ins Lateinische übersetze Spruch Jesu nach seiner Auferstehung an Maria Magdalena (Joh. 20,17). Darüber hinaus fand er als Teil der christlichen Ikonographie Eingang in die Formensprache mittelalterlicher Heiligendarstellungen. Im weiteren Verlauf der Entwicklung der bildenden Kunst entfernte sich der Topos immer weiter von seiner christlichen Grundidee. Vgl.: Nolimetangere, in: Johannes Jahn/Wolfgang Haubenreißer, Wörterbuch der Kunst, Stuttgart 1995, S. 607 f. Charlotte von Caemmerer sah in der Ordenstracht vor allem den Ausdruck „vollständiger Weltabgewandtheit.“ Caemmerer, Berufskampf der Krankenpflegerinnen, S. 119.

1260 Gertrud Hüwelmeier, Närrinnen Gottes. Lebenswelten von Ordensfrauen. Münster 2004, S. 163.

1261 In den Balkankriegen und im Ersten Weltkrieg, in denen eine größeren Anzahl weltlicher Schwestern des Roten Kreuzes zum Einsatz kam, finden sich dagegen auch solche Begebenheiten. Vgl. beispielhaft: Elisabeth Malleier, „Das Débacle der Frau als Pflege-

Rohheit"[1262], Soldaten wurden von Ordensleitungen sogar als die „beste Reisegesellschaft für Nonnen"[1263] angesehen. Lediglich ein später verfasstes Lebensbild der Vorsteherin des Mutterhauses Bethanien in Berlin, Anna von Stolberg-Wernigerode, berichtete von massiven Vorbehalten der Soldaten gegen die Diakonissenpflege im Deutsch-Dänischen Krieg. Bezugnehmend auf das handlungsleitende Motiv der christlichen Nächstenliebe heißt es dort: „Und diese Liebe überwindet auch, was noch schwerer zu tragen, als Arbeit und Entbehrung: – den höhnenden Undank so mancher rohen Soldatennatur, so manchen starren Mannestrotz, der das Diakonissenwesen – bis dahin etwas Unerhörtes in preußischen Militärlazaretten! – nicht versteht und sich ‚den Nonnen' nicht fügen will … aber wie bald hat die immer gleiche Sanftmuth und Milde, der unermüdliche Opfermuth, das demüthige Dienen der Diakonissen selbst die rohste Soldatennatur besiegt, den starrsten Mannestrotz gezähmt! […] vertrauend und verehrend, mit rührender Dankbarkeit schaun die wunden Krieger auf zu den rothen Kreuzen am Arm ihrer Pflegerinnen."[1264] Die bürgerlich-weiblichen Kardinaltugenden der Demut und Selbstverleugnung überwanden nach dieser zeitgenössischen Interpretation selbst die größten Vorbehalte von Seiten der Soldaten.

Das Interpretationsmuster als „Mutter" der Patienten wurde von den Schwestern teilweise aufgenommen. Eine Kaiserswerther Diakonisse schrieb 1866: „Recht wie die Kinder auf ihre Mutter sehen und sich am liebsten von ihr helfen lassen und ihr das Herz ausschütten, bei ihr aber auch fein stille sind, so sind hier die Soldaten uns gegenüber."[1265] So verfestigten sich noch vor dem Aufkommen des Topos der „geistigen Mütterlichkeit"[1266] am Ende des 19. Jahrhunderts die Geschlechterrollen in der Pflege verwundeter Solda-

rin" – Sexismus und Nationalismus in österreichischen Debatten zur Kriegskrankenpflege im frühen 20. Jahrhundert. Frauen und Männer im Lazarettdienst, in: Andrea Thiekötter u. a. (Hg.): Alltag in der Pflege – Wie machten sich Pflegende bemerkbar? Frankfurt/M. 2008, S. 231–244.

1262 Loeffler, Das Preußische Militär-Sanitätswesen, 1. Teil, S. 33.

1263 In diesem Sinne äußerte sich die Trierer Novizenmeisterin der Borromäerinnen über die gemeinsame Zugfahrt einer Schwestern mit Soldaten in Schleswig-Holstein im Jahr 1864. Joseph Hubert Reinkens, Amalie von Lasaulx. Eine Bekennerin, Bonn 1878, S. 154, zitiert nach: Berlis, Eine Borromäerin im Deutsch-Dänischen Krieg, S. 97.

1264 Wellmer, Anna Gräfin zu Stolberg-Wernigerode, S. 110. In gleichem Sinn: Sick, Stuttgarter Diakonissen 1870//1, S. 37.

1265 Brief einer Diakonisse aus dem Lazarett in Kolding 1864, in: Disselhoff, Jubilate 1886, S. 209.

1266 Der Begriff „geistige Mütterlichkeit" wurde von der Pädagogin Henriette Schrader-Breymann in den 1870er Jahren erstmals verwandt. Sie stellte die Ausbildung von Kindergärtnerinnen in dem von ihr in Berlin gegründeten Pestalozzi-Fröbel-Haus unter das Motto „Übet geistige Mütterlichkeit!" und bot damit Frauen die Möglichkeit, „in einem fest etablierten Ausbildungsgang ‚Mütterlichkeit' als Beruf zu erlernen. Damit gab sie dem gemäßigten Flügel der Frauenbewegung ein entscheidendes Stichwort." Vgl. dazu: Christoph Sachße, Mütterlichkeit als Beruf. Sozialarbeit, Sozialreform und Frauenbewegung 1871–1929, Opladen 1994², S. 106.

ten. Die den weiblichen Pflegerinnen zugeschriebene „natürliche Mütterliebe" sollte sich so zur „patriotischen Mütterlichkeit" erweitern.[1267]

Insbesondere die jüngeren Schwestern beider Konfessionen sahen in den Soldaten aber auch Brüder, – eine Deutung, die durch die Altersstruktur der Schwestern begünstigt wurde. Auf den Kriegsschauplatz schickte man vorwiegend junge, leistungsfähige Schwestern, die nicht selten leibliche Brüder unter den Soldaten hatten. Aus dem bisher Angeführten geht aber vor allem die Bedeutung, die der persönlichen Beziehung zwischen Diakonisse und Patient zugemessen wurde, hervor. Die durch sie vermittelte Geborgenheit galt als Heilungsfaktor.[1268]

In jedem Falle hatte eine Schwester nur dienende Funktion, war das Besondere, das sich um das Wohlergehen und die Wiederherstellung der als „Normal" definierten männlichen Hauptpersonen zu sorgen hatte. Dieser Grundtenor beherrschte auch die den Kriegsberichten beigegebenen Illustrationen, von der hier beispielhaft eine des Kaiserswerther Mutterhauses zum Einsatz im Deutsch-Dänischen Krieg angeführt werden soll.

Die männliche Hauptperson beherrscht den Bildmittelpunkt und wird vom Betrachter frontal wahrgenommen, während sich die Diakonisse ihm dienend in gebeugter Haltung zuwendet. Dem Soldat ist als männliches Attribut der Säbel beigegeben, das Arbeitsgebiet der Schwester wird durch einen Korb mit Verbandsmitteln illustriert. Der Vollbart kann als weiteres Zeichen einer „hegemonialen Männlichkeit"[1269] gelten, das gemeinsam mit der scheinbaren nur geringen körperlichen Versehrtheit des Kriegers dessen dominante Position selbst im Lazarett symbolisiert.[1270] Die Darstellung eines sauberen und geordneten Krieges, in dem die Soldaten gut ausgestattete Lazarette und eine liebevolle Pflege erwarteten, grenzte bereits an Kriegspropaganda.

Die Kaiserswerther Illustration wurde offenbar der Abbildung einer Barmherzigen Schwester nachempfunden, die sich im Archiv der Kaiserswerther Diakonie befindet. Nicht nur der Bildaufbau ist identisch, selbst Details, wie das Schwert über dem Kopf des Verwundeten, gleichen sich (s. Abb. S. 366).

Letztlich kann nicht mit Sicherheit gesagt werden, welches Bild zuerst veröffentlicht wurde, da das Erscheinungsdatum der in Form einer Sammelkarte vorliegenden katholischen Grafik nicht bekannt ist. Vermutlich entstand letztere aber in unmittelbarem zeitlichen Zusammenhang mit dem Kriegsgeschehen, während die Kaiserswerther erst in einer Publikation aus dem Jahr 1866 enthalten ist. In jedem Fall konnte man sich auf Grund der noch stark abge-

1267 Hagemann, Heldenmütter, Kriegerbräute und Amazonen, S. 190.

1268 Loeffler, Das Preußische Militär-Sanitätswesen, 1. Teil, S. 33.

1269 Zum Begriff der hegemonialen Männlichkeit vgl. Robert W. Connell, Der gemachte Mann. Konstruktion und Krise von Männlichkeiten, hg. von Ursula Müller, Wiesbaden 2006[3]. Zum aktuellen Stand der Diskussion um Männlichkeitskonzepte vgl. Jürgen Martschukat, Olaf Stieglitz, Es ist ein Junge! Einführung in die Geschichte der Männlichkeiten in der Neuzeit, Frankfurt, 2008.

1270 Zum Typus des „bärtigen Soldaten" vgl. Jürgen Reulecke, Neuer Mensch und neue Männlichkeit. Die „junge Generation" im ersten Drittel des 20. Jahrhunderts, in: JB des historischen Kollegs, 7/2001, S. 109–138, hier S. 125.

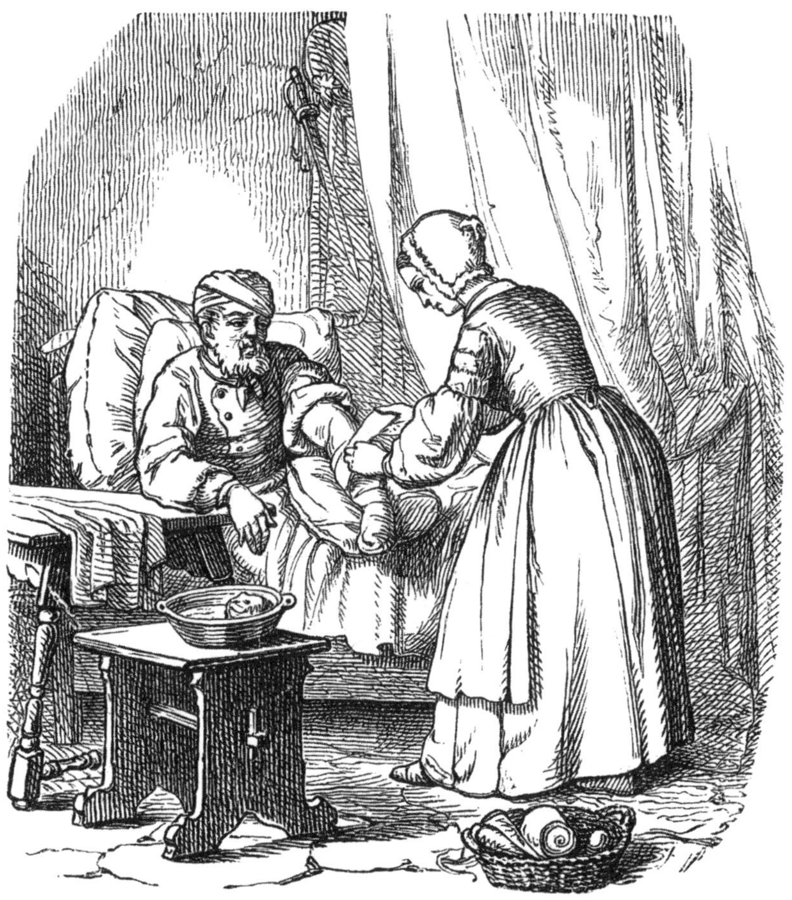

Im Kriegslazarett.

Kaiserswerther Diakonisse im Kriegslazarett 1864 (Quelle: Jahrbuch für christliche Unterhaltung, Kaiserswerth 1866, S. 115 sowie Jubilate 1886, S. 213)

grenzten konfessionellen Milieus wohl sicher sein, dass das „Abkupfern“ vom Lesepublikum kaum bemerkt werden würde. Deutlich wird an diesem Beispiel vor allem das ähnliche Verständnis weiblichen Rollenverhaltens.

Wie das folgende Beispiel zeigt, erstreckte sich die Hilfsfunktion der Schwester auch auf die Korrektur von als unmännlich definierten Verhaltensweisen männlicher Patienten: „Wie sie [die Diakonissen] in Gottes Hand das Rüstzeug gewesen sind, noch in der Todesstunde Centnerlasten von bedrückten Gewissen zu nehmen, davon nur ein Beispiel. In einem Lazarette ging ein schwer Verwundeter dem letzten Stündlein entgegen. Seine Kameraden, von gleichen Leibesschmerzen gepeinigt wie er, zeigten sich männlich gefasst; aber auf seinem verzerrten Angesicht spiegelte sich innere, verborgene Not. Reden konnte er nicht, denn er war durch den Hals geschossen. Die Diakonis-

1301.
Die barmherzige Schwester in Schleswig.
Hoch ehren den Mann die im heiligen Streit
Für Schleswig empfangenen Wunden.
Doch Ehre vor Allen dem Weib, das im Leid
Die Helden gepflegt und verbunden.

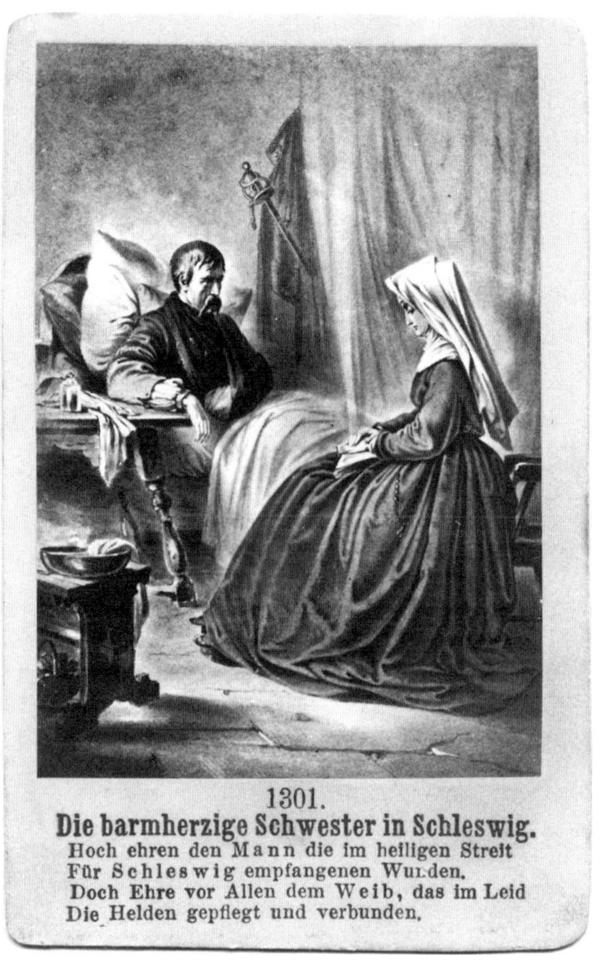

Barmherzige Schwester im Kriegslazarett 1864 (Quelle: Fotosammlung der Fliedner-Kulturstiftung Kaiserswerth, ursprüngliche Veröffentlichung unbekannt)

sin las ihm den 90. Psalm vor. Als sie an den Vers kam: ‚Unsere Missethat stellest du vor dich, unsere unerkannte Sünde in das Licht vor deinem Angesicht!' bebte er krampfhaft zusammen und stieß, kaum verständlich, das Bekenntnis heraus: ‚Falsch geschworen! Falsch geschworen!' Sein Gewissen war dadurch wie von einer Höllenlast befreit. Seine Züge wurden ruhiger. [...] Er empfing reumütig das heilige Abendmahl, und in Frieden ist er noch selbigen Tages dahin gefahren."[1271] Mit Unterstützung der Diakonisse konnte er zu der von ihm erwarteten Verhaltensweise zurückkehren und seinem Schicksal wie seine Kameraden tapfer entgegensehen. Ein noch deutlicheres Beispiel, bei dem darüber hinaus die Bilder von Männlichkeit und Nation miteinander ver-

1271 Disselhoff, Jubilate 1886, S. 220.

bunden wurden, ist aus dem Ersten Weltkrieg überliefert. Keine Geringere als die Philosophin Edith Stein, die als 26-jährige Hilfspflegerin des Roten Kreuzes in einem mährischen Lazarett im Einsatz war, schrieb in ihrer „Familiengeschichte": „Einmal redete ich meinem kleinen Bergmann unter vier Augen ins Gewissen. Ich fragte ihn, ob denn das Verbinden so sehr wehtue. Ach nein, gar so schlimm sei es nicht. Dann solle er auch die Zähne zusammenbeißen und nicht schreien. Es seien lauter Polen und Tschechen um ihn herum, der Arzt selbst sei ein Pole. Denen müsse er doch zeigen, dass ein deutscher Soldat etwas aushalten könne. So, das seien alles Polen und Tschechen? Er hatte es noch gar nicht gemerkt. Gut, er wolle tapfer sein. Vor dem nächsten Verbandswechsel fragte ich noch einmal: ‚Also wenn heute der Herr Doktor kommt?' ‚Wird nix gesagt!', war die entschlossene Antwort. Und er hielt Wort."[1272] Neben den eigentlichen Aufgaben in der Krankenpflege war die Schwester darüber hinaus also auch noch für die Herbeiführung männlicher Verhaltensweisen bei jammervollen Patienten zuständig, damit diese den Ansehen der Nation bei Vertretern anderer, a priori als minderwertig eingestufter Völker nicht beschädigten. Der Zusammenhang zwischen dem Mut männlicher Protagonisten auch angesichts körperlicher Leiden und der deutschen Ehre wurde von vielen Zeitgenossen in und nach den Reichseinigungskriegen hergestellt. Weichliches Verhalten, wie Jammern und Schreien, wurde stereotyp nur dem Kriegsgegner unterstellt, während die eigenen Truppen männlich gefasst ihr Schicksal trugen.[1273]

Ein kurzer temporärer Machtzuwachs ergab sich für die Schwestern bei der Versorgung schwerverletzter und hilfloser sowie in der Begleitung todkranker und sterbender Soldaten. Wie Ute Frevert herausgearbeitet hat, erfuhr sich der in seiner physischen Integrität beschädigte Mann als Krüppel und „in dieser hilflosen Situation erlebte er die ‚weiße Frau' als übermächtig; er war ihr ausgeliefert"[1274], was eine Bevorzugung der Versorgung durch männliche Pfleger zur Folge haben konnte. Der Tod war nach Ansicht der konfessionellen Schwestern keine Privatangelegenheit und sie setzten sich unter Ausnutzung des momentanen Machtgefälles mitunter über den Wunsch einiger Patienten nach einem nicht religiös bewältigten Tod hinweg, indem sie beteten und seelsorgerlichen Beistand organisierten. Dabei gehörte die Ausübung eines gewissen Drucks auf Patienten, die eine religiöse Unterweisung ablehnten, durchaus zum allgemeingültigen Verhaltenskodex, um die der eigenen christlichen Weltanschauung entsprechenden Verhaltensweisen auch

1272 Aus dem Tagbuch der Philosophin Edith Stein (1891–1942), aufgezeichnet während ihres freiwilligen Einsatzes als Helferin des Roten Kreuzes im Ersten Weltkrieg, zitiert nach: Malleier, „Das Débacle der Frau als Pflegerin", S. 231.

1273 Vgl. Manuel Richter, Die Nation im Leib, in: Epkenhans, Militärische Erinnerungskultur, S. 106–131; AFKS, 2-1 DA 1193, Brief von Disselhoff vom Kriegsschauplatz vom 10.07.1866 (Abschrift), S. 7 sowie Ders., Jubilate 1886, S. 216.

1274 Frevert, Nation, Krieg und Geschlecht, S. 166.

beim Patienten herbeizuführen.[1275] In der Sterbebegleitung lag ihrem eigenen Anspruch nach die besondere Kompetenz christlicher Krankenpflege.

Die Tatsache der Pflege von Männern durch Frauen in den Lazaretten fand in den zeitgenössischen Publikationen und in den Briefen der konfessionellen Schwestern aus dem 19. Jahrhundert kaum Erwähnung, während sich, wie bereits erwähnt, insbesondere die Felddiakone als besonders dafür prädestiniert ansahen. Die weibliche Pflege stellte in der zweiten Hälfte des 19. Jahrhunderts offenbar eine fast allgemein akzeptierte Selbstverständlichkeit dar, zumal ihnen für Pflegeaufgaben, die ihr Schamgefühl verletzt hätten, meist männliche Hilfen in Gestalt von Militärkrankenwärtern oder Diakonen zur Verfügung standen.[1276] Durch die Haus- und Krankenhausordnungen ihrer Mutterhäuser waren sie für den Umgang mit männlichen Patienten ausreichend instruiert und verfügten außerdem über Berufserfahrung aus dem Krankenhausalltag.[1277] Ihre religiöse Berufung zur Krankenpflege wirkte hier wie ein Schutzschild vor weltlichen Versuchungen und ermöglichte ein distanziert-sachliches Verhältnis zu ihren männlichen Patienten. So beschrieb der Gründer der Clemensschwestern in Münster die innere Verfassung der Schwestern wie folgt: „[...] Die äußeren Gefahren, welche ihre Tugend bedrohen, sollen ihnen sowenig anhaben können, als ob die strengste Clausur sie vor diesen Gefahren gänzlich schützte; ihre Clausur aber ist die GOTTESFURCHT, eine kindliche Furcht Gott zu missfallen, und der GEHORSAM: Und wie ein ihre ganze Gestalt so verhüllender Schleier, daß kein Frevler gereizt werden könnte, so soll BESCHEIDENHEIT ihr Schleier seyn, und

1275 Zum Umgang mit Sterbenden vgl.: Karen Nolte, Vom Umgang mit Tod und Sterben in der klinischen und häuslichen Krankenpflege des 19. Jahrhunderts, in: Braunschweig, Pflege-Räume, S. 165–174, sowie Büttner, „Der Herr ist meines Lebens Kraft“, S. 133–153.

1276 Lediglich eine zeitgenössische Publikation stellte die Notwendigkeit männlicher Hilfskräfte bei gleichzeitiger rückhaltloser Zustimmung zur weiblichen Pflege heraus. Vgl. Erfahrungen aus dem Krieg von 1866 über die Organisation der freiwilligen Hülfsthätigkeit und die Genfer Uebereinkunft von 1864 zur Verbesserung des Looses der im Felddienst verwundeten Militärpersonen, Darmstadt u. a. 1867, S. 37f.

1277 Für den Bereich der katholischen Schwesternschaften vgl. dazu: Meiwes, „Arbeiterinnen des Herrn“, S. 167f. sowie 176f. Für die Verhältnisse in der Diakonissenanstalt Kaiserswerth vgl. Instruktion für den Wärter bei den männlichen Kranken vom 27. Juli 1838, in: Sticker, Die Entstehung der neuzeitlichen Krankenpflege, S. 266. Im Bereich der weltlichen Krankenpflege wurde das Thema erst ab der Wende zum 20. Jahrhundert diskutiert. Die Fragestellung ging hier überwiegend von gewerkschaftlich organisierten Pflegern aus, die sich um ihre berufliche Zukunft in der weiblich dominierten Krankenpflege sorgten. Vgl. dazu die folgenden Quellen: Otto August, Die Krankenpflege durch Frauen, Wien 1872; Klementine von Wallmenich, Die Krankenpflege von Männern durch Frauen, München 1902 sowie eine Zusammenfassung der zeitgenössischen Diskussion in Charlotte von Caemmerer, Berufskampf der Krankenpflegerinnen, S. 112–118. Eine Übersicht des Forschungstandes findet sich in: Hähner-Rombach, Quellen zur Geschichte der Krankenpflege, S. 479–530; Eva-Cornelia Hummel, Krankenpflege im Umbruch (1876–1914), Freiburg i. Br. 1986, S. 60ff. sowie Christoph Schweikardt, Ralf Wiering, Pflege von Männern durch Schwestern?, in: Historia Hospitalium, 24 (2004–2005), S. 129–156.

SITTSAMKEIT soll wie eine unüberwindliche, feste Mauer sie umgeben.“[1278] Da die Schwestern selten allein, sondern meist zu mehreren eingesetzt wurden, funktionierte die soziale Kontrolle innerhalb der Gruppe. Selbst kleinere Freiheiten im Umgang mit männlichen Patienten wurden durch die leitende Schwester oder die mitreisende Leitungsperson sofort sanktioniert.[1279]

Etwas anders verhielt es sich mit den weltlichen Schwesternschaften des Roten Kreuzes, die für diese spezielle Aufgabe geschult wurden. In den zahlreichen Lehrbüchern für die freiwillige Krankenpflege wurden regelrechte „Tugendkataloge“ für Krankenpflegerinnen propagiert, zu denen selbstverständlich sittlicher Anstand gehörte.[1280] Das für weltliche Schwestern im Jahr 1907 von Generalarzt Georg Körting im Auftrag des Zentralkomitees des Preußischen Vereins vom Roten Kreuz erstmals herausgegebene „Unterrichtsbuch für die weibliche freiwillige Krankenpflege“ stellte eine Erweiterung der bereits seit 1887 existierenden Lehrbuchs für männliche Pfleger dar.[1281] Extra zu diesem Zweck wurden zwei Kapitel über „Die Stellung des weiblichen Pflegepersonals in der Kriegskrankenpflege“ sowie über „Den Dienst im Haushalte des Lazaretts“ hinzugefügt. Der Autor appellierte an die Moral, den Patriotismus und die Menschenliebe der weltlichen Pflegerinnen: „Es handelt sich in der Kriegstätigkeit ausschließlich um die Pflege von kranken Männern. Dazu gehört Rüstigkeit und Umsicht, aber noch viel mehr sittliche Kraft. Nur sie kann über manches Peinliche hinweghelfen, was mit dem Dienst auf den Abteilungen kranker Männer, auf den Operationssälen wie im Zusammenarbeiten mit jungen Ärzten und Sanitätsmannschaften unvermeidlich verbunden ist. Die Frau, welche nicht von dem festen Glauben an das Unpersönliche ihrer Tätigkeit als Pflegerin durchdrungen ist, welche nicht um des hohen patriotischen Zieles willen von reinster, selbstloser Menschenliebe beseelt ist, bleibe dem Krankenpflegedienst fern. Niemals kann die Verstandesbildung durch den Unterricht den sittlichen, inneren Halt ersetzen, der die Pflegerin in gemessener Entfernung von ihrer Umgebung hält und eine feste Schranke um sie aufrichtet.“[1282] Offenbar hielten die Herausgeber eine solche Ermahnung

1278 Clemens Droste zu Vischering, Ueber die Genossenschaften der barmherzigen Schwestern insbesondere über die Einrichtung einer derselben, und deren Leistungen in Münster, Münster 1833, S. 64.

1279 Im schleswigschen Sonderburg hatte beispielsweise eine Schwester einem Patient ein Foto von sich ausgehändigt, damit er seiner Mutterzeigen konnte, wer ihn gepflegt hatte. Dies wurde von der leitenden Schwester sofort gerügt und dem Mutterhaus mitgeteilt. Vgl. AFKS, 2-1 DA 1194, Brief von Sophie Wagner an die Mutterhausleitung vom 19.07.1864.

1280 Vgl. dazu: Riesenberger, Das Deutsche Rote Kreuz, S. 98. Er erwähnt besonders das von Theodor Billroth im Jahr 1881 erstmals herausgegebene Handbuch der Krankenpflege, das bis 1919 neunmal aufgelegt wurde.

1281 Unterrichtsbuch für freiwillige Krankenpfleger: Auszug aus dem Unterrichtsbuch für Lazarettgehülfen, Berlin 1887.

1282 Georg Körting, Unterrichtsbuch für die weibliche freiwillige Krankenpflege. Berlin 1913[3], S. 1 f. Zur Person Körtings vgl. Hubert Kolling, Körting, Georg, in: Ders. (Hg.), Biographisches Lexikon zur Pflegegeschichte, Bd. 4, München 2008, S. 186–168.

der in der Krankenpflege noch unerfahrenen freiwilligen weltlichen Schwestern für nötig.

Angesichts des anstrengenden Pflegealltags stellt sich die Frage, ob die Sinnhaftigkeit der gesellschaftlichen Geschlechterrollen nicht schon von den Zeitgenossen in Frage gestellt wurde. Die Schwestern teilten zum großen Teil die Strapazen des Krieges mit den Soldaten, d. h. Todesgefahr in unmittelbarer Frontnähe[1283], lange Fußmärsche oder Fahrten auf offenen Bauernwagen bei winterlichen Wetterverhältnissen, mangelhafte Verpflegung und Unterkunft, Ungeziefer, Ungewissheit über die nächste Zukunft, große körperliche und psychische Beanspruchung durch Pflege Schwerverwundeter und massenhafte Todesfälle. Der Kaiserswerther Mutterhausvorsteher Disselhoff hielt trotz gegenteiliger Erfahrungen an seinen stereotypen Vorstellungen vom „schwachen Geschlecht" fest. 1870 schrieb er über das Militärlazarett in Pont-à-Mousson: „Die Arbeit überstieg fast menschliche und zumal weibliche Kräfte."[1284] Zahlreiche weitere Beispiele für ähnliche Verhaltensmuster finden sich in den Quellen, wenn etwa 1870 in Frankreich leicht verwundete Soldaten verschiedener Nationalitäten den Schwestern zu Hilfe kamen: „Durch ihre Sanftmut überwand sie [die Diakonisse] auch das Herz mancher anfangs bitteren Franzosen. Louis hieß einer; eine Kugel hatte ihm das rechte Handgelenk zerschossen. Als seine Pflegerin, Schwester Katharine, nicht mehr an seinem Bette erschien, fragte Louis voll Teilnahme und Sorge stets nach ma soeur, ob sie malade, sehr malade sei. Die Thränen in Schwester S. Augen deuteten ihm an, daß sie gestorben sei. In lautes Weinen ausbrechend, rief er: ‚Die Schwestern arbeiten sich zu Tode; das ist keine Arbeit für Frauen; das ist zu schwer!' Er hatte keine Ruhe, bis er durch alle Instanzen hindurch sich die Erlaubnis erbettelt hatte, Schwester Katharinens Leiche zu Grabe zu geleiten. Von da an suchte er den Diakonissen auf alle Weise beizustehen. Er stellte sich an den Ausgang der hohen steinernen Treppe, welche in den Hof hinabführte. Kam dann eine Schwester mit der Gießkanne, dem einzigen vorhandenen Gefäß, worin das Wasser 80 Stufen hoch nach den Krankensälen gebracht wurde, so nahm er sie ihr rasch aus der Hand und holte mit der linken Hand das notwendige Wasser herauf […].[1285] Aus dieser und zahlreichen weiteren Quellen geht hervor, dass Emotionalität bei Männern durchaus nicht generell sanktioniert war. Der Tod einer vertrauten Schwestern durfte durchaus betrauert werden und wenn der König beim Besuch eines Lazaretts den Soldaten nicht nur die Hand schüttelte, sondern ihnen die Wange streichelte, wurde dies nicht als Indiz für weibliche Weichheit, sondern von Freundlichkeit und Leutseligkeit,

1283 Die Niederbronner Schwestern waren beispielsweise im Deutsch-Französischen Krieg auch auf den Verbandsplätzen unmittelbar hinter der Front tätig. Eine von ihnen wurde von einem Granatsplitter verletzt. Vgl. Luzian Pfleger, Die Kongregation der Schwestern vom Allerheiligsten Heilande, genannt: „Niederbronner Schwestern", Freiburg i. B. 1921, S. 128 ff.

1284 Disselhoff, Jubilate 1886, S. 216.

1285 Ebd.

verbunden mit „echt deutscher Einfachheit und Biederkeit“ gedeutet.[1286] Auch die verwundeten Soldaten hatten ihrerseits oft das Bedürfnis nach einem Händedruck, einer „Steicheleinheit“ oder sogar einer Umarmung durch den Geistlichen.[1287] Beim Gottesdienst fiel es ihnen ebenfalls schwer, ihre Gefühle zu unterdrücken, und nicht selten bahnten sich die Tränen am Ende eines emotional aufreibenden Lazaretttages ihren Weg.[1288]

2.7.4 Fazit

Die gesellschaftliche Konstruktion der Geschlechter und ihre Rollenbilder stellen sich vor dem Hintergrund der Reichseinigungskriege als ein komplexes Beziehungsgeflecht dar, das sich monokausalen Deutungsmustern entzieht. Zumindest für den Bereich der konfessionellen Kriegskrankenpflege kann festgestellt werden, dass Frauen die ihnen auch in den Söldnerheeren der frühen Neuzeit zukommenden Aufgaben in der Krankenpflege und Versorgung, nun aber unter anderen Voraussetzungen erfüllten. „Die planmäßige Hinzuziehung von Frauen für den freiwilligen Sanitätsdienst war die Antwort auf die ungenügende Regelung der Sanitätsfrage durch die europäischen Armeen in der Mitte des 19. Jahrhunderts.“[1289] Daraus erwuchs ihnen zwar temporär ein größerer gesellschaftlicher Handlungsspielraum, der aber andererseits nicht zu einem Machtzuwachs führte. Mit der Festlegung auf weiblich konnotierte Tätigkeiten und Pflichten verfestigten sich im Gegenteil die geschlechtsspezifischen Rollenmuster innerhalb des Nationalstaates, die die Frau zu passivem Gehorsam in haushaltsähnlichen Tätigkeiten verpflichtete. Frauen waren demnach durch ihre mütterlichen Eigenschaften besonders für die „weibliche Liebestätigkeit“, prädestiniert und ersetzten in den Lazaretten die Familie des erkrankten oder verwundeten Soldaten. Damit setzte eine Abwertungsspirale insbesondere für die Krankenpflege ein, die mit dem Image Frauenberuf einherging. Die zahlenmäßig geringer vertretenen Diakone und katholischen Brüder, die sich in den Lazaretten mit der gleichen Empathie der

1286 Vgl. AuKF Sept./Okt. 1866, S. 157 f. sowie S. 162.

1287 AFKS, 2-1 DA 1193, Brief von Disselhoff vom Kriegsschauplatz vom 8.07.1866 (Abschrift), S. 1.

1288 Vgl. den Bericht über einen Feldgottesdienst unter Verwundeten in der Kirche von Vionville, in: AFKSK, 2-1, 1199 Schwesternbriefe aus den französischen Kriegslazaretten 1870–1871, Brief von Henriette Schindler aus Vionville vom 24.09.1870.: „Sämmtliche Ärzte nehmen auch stets Theil daran, und die armen Verwundeten werden meist sehr erquickt dadurch, denn manches harte Herz ist schon erweicht und mancher bärtige Mann zieht sich die Decke übers Gesicht während des Gesanges, weil er die Thränen nicht verbergen kann.“ Ein Freiwilliger Zivilhelfer berichtete über seine Erlebnisse in der Schlacht von Langensalza am 27.6.1866 von einem „Weinkrampf, der erst nach längerer Zeit in den Schlaf überging.“ Vgl. Neuß/Pfeifer, Die Schlacht bei Langensalza, S. 73.

1289 Jakob Vogel, Samariter und Schwestern. Geschlechterbilder und -beziehungen im „Deutschen Roten Kreuz“ vor dem Ersten Weltkrieg, in: Karen Hagemann, Ralf Pröve (Hg.), Landsknechte, Soldatenfrauen und Nationalkrieger, S. 322–344, hier S. 322.

Pflege widmeten wie die Schwestern, hatten ihrerseits ein Imageproblem, da soziale Tätigkeiten als „unmännlich" angesehen wurden. Lediglich der große körperliche Kraft voraussetzende Einsatz bei der Bergung und dem Transport von Verwundeten galt als männlich konnotiert, was zu einer stärkeren Beteiligung von weltlichen Freiwilligen führte.

Das Militär wurde von den männlichen Protagonisten vor allem 1864 und teilweise 1866 noch als frauenfreier Raum verteidigt, indem den auf eigene Initiative angereisten Schwestern von den Militärbehörden nur widerwillig Aufgaben zugewiesen wurden. Im Deutsch-Französischen Krieg sind erste Ansätze zur Einbindung in das Militärsanitätswesen zu erkennen. Mit der organisatorischen Einbeziehung in das Ende des 19. Jahrhunderts installierte Mobilmachungssystem wurden die konfessionellen Schwesternschaften instrumentalisiert und ihre Ressourcen nutzbar gemacht, ohne ihnen dauerhaft Einfluss- und Partizipationsmöglichkeiten einzuräumen, was dem ihnen zugeschriebenen „anspruchslosen Heroismus"[1290] entsprach. Die hohe gesellschaftliche Wertschätzung der freiwilligen Kriegskrankenpflege ist daher durchaus als eine allzu wohlfeile Phrase zu verstehen, bei der männliche Machtansprüche nicht tangiert wurden. Dies macht auch das abschließende Zitat eines zeitgenössischen Militärarztes noch einmal deutlich: „Richtig geordnet ist die freiwillige Pflege im Kriege die segensreichste Errungenschaft der Neuzeit. Vorausgesetzt wird dabei, dass sie nicht das Streben hat, die Rolle der Militärheilpflege, sondern einer stets bereiten, aufopferungsvollen, in der Barmherzigkeit freudigen Dienerin zu spielen."[1291]

2.8 „Mannschaften der Barmherzigkeit" – Konvergenzen und Divergenzen zwischen Militär und konfessionellen Genossenschaften

Das vorangegangene Kapitel über die Geschlechterrollen in der Kriegskrankenpflege ging bereits auf die Konzeption des modernen Wehrpflichtigenheeres als frauenfreier Raum ein. Für die Versorgung verwundeter und erkrankter Soldaten resultierten daraus in den antinapoleonischen Befreiungskriegen zu Beginn des 19. Jahrhunderts weitreichende negative Folgen. Des weiteren führte die strenge Trennung zwischen Militär und Zivilgesellschaft zum Ausschluss von organisationsfremden Personen aus dem Bereich des Sanitätswesens. Dessen ungeachtet drängten Tausende von Freiwilligen beiderlei Geschlechts unter dem Deckmantel der freiwilligen Krankenpflege auf die Schauplätze der Reichseinigungskriege und in die Heimatlazarette, die mehr von Neugier und Sensationslust als von dem Bedürfnis zu Helfen getrieben wurden. Das Militär musste sie mit großem Aufwand wieder entfernen.[1292] Die

1290 Loeffler, Das Preußische Militär-Sanitätswesen, 1. Teil, S. 32.

1291 Fischer, Handbuch der Kriegschirurgie, S. 447.

1292 Allein im Deutsch-Französischen Krieg wurden etwa 15.000 Legitimationskarten durch die Rot-Kreuz-Organisationen ausgegeben. Vgl. Sanitäts-Bericht 1870/71, Bd. 1, S. 409.

Organisationen des Roten Kreuzes hatten sie nicht sorgfältig genug ausgewählt, viele „Schlachtenbummler" waren auf eigenen Faust angereist. Da es an einer straffen Organisation fehlte, „kamen manche Exzesse vor, welche nicht nur an sich keine Entschuldigung verdienen, sondern auch geeignet waren, die weiße Binde am Arm zu diskreditieren", ja sogar von einem Fiasko war die Rede.[1293] Mit den ebenfalls aus eigener Initiative angereisten Angehörigen religiöser Pflegeorganisationen machte das Militärsanitätswesen hinsichtlich Sachkunde, Disziplin, Pflichterfüllung und ehrbarem Betragen überwiegend positive Erfahrungen. Schon im Deutsch-Französischen Krieg waren sie vollständig akzeptiert.[1294]

In diesem Kapitel soll den Ursachen für die schnelle Respektierung der konfessionell gebundenen Freiwilligen durch das Militär nachgegangen werden. Dazu wird zunächst auf die Ähnlichkeiten in Organisation, Struktur und innerer Ausrichtung von Militäreinrichtungen und Mutterhäusern bzw. Diakonenanstalten eingegangen, die bis hin zur Nutzung militärischer Terminologie für zivile Sachverhalte reichte. Anschließend werden die Folgen für die weitere Entwicklung der freiwilligen Krankenpflege aufgezeigt. Überlegungen zum Verhältnis der konfessionellen zu den militärischen Krankenpflegern runden das Bild ab.

2.8.1 Organisatorische und inhaltliche Analogien

Beide, sowohl das Militär als auch die konfessionellen Genossenschaften, waren bis in die Mitte des 20. Jahrhunderts „totale Institutionen"[1295], die das gesamt Leben ihrer Akteure regelten und kontrollierten. Zu ihren Merkmalen gehörten die Abgrenzung nach außen, die Entwicklung eigener Regeln und Ordnungen sowie ein hohes Maß an Fremdbestimmung der in ihrem System befindlichen Personen. Goffmann hat sein soziologisches Konzept der „totalen Institution" ausdrücklich auch auf Klöster und Kasernen angewandt.[1296] Silke Köser wies in ihrer Dissertation über die kollektive Identität Kaiserswerther

1293 Johannes Wichern, Die freiwillige Pflege im Felde verwundeter und erkrankter Krieger durch die deutschen Vereine vom roten Kreuz, Hamburg 1886, S. 82. Vgl. dazu auch Alexander Seyferth, Die Heimatfront 1870/71, Paderborn 2007, S. 424 f.

1294 Vgl. Sanitäts-Bericht 1870/71, Bd. 1, S. 400–403; Hermann Cramer, Militärische und freiwillige Krankenpflege in ihren gegenseitigen Beziehungen, Stuttgart 1904, S. 7 ff.; Hermann Fischer, Handbuch der Kriegschirurgie, 2 Bd., Stuttgart 1882, hier Bd. 2, S. 445.

1295 Der Begriff wurde vom amerikanischen Soziologen Goffman geprägt. Vgl.: Erving Goffman, Asyle. Über die soziale Situation psychiatrischer Patienten und anderer Insassen, Frankfurt/M. 1973 [Orig.: Asylums. Essays on the Social Situation of Mental Patients and other Inmates, Chicago 1961].

1296 Vgl. dazu auch: Philipp Osten, Krankenhäuser,in: Noack/Fangerau/Vögele (Hg.), Querschnitt Geschichte, Theorie und Ethik der Medizin, München u. a. 2007, S. 98–108, hier S. 97 f. sowie die Beispiele in Martin Scheutz (Hg.), Totale Institutionen. Wiener Zeitschrift zur Geschichte der Neuzeit 8/1 (2008).

Diakonissen nach, wie der Alltag der Schwestern durch Vorschriften geprägt war und deren Charakterformung durch Hausordnungen, eigene Leitbilder und Formen kollektiven Handelns erfolgte.[1297] Einen besonderen Stellenwert in diesem Erziehungsprozess nahm die Gewöhnung an Ordnung, Disziplin und Gehorsam ein. Wegen der Herkunft der meisten Schwestern aus unterbürgerlichen Schichten wurde darauf ein besonderes Augenmerk gerichtet.[1298] Gleiches galt auch für die Brüder der Diakonenanstalten.[1299] Der spätere Kaiserswerther Vorsteher Pfarrer Disselhoff stellte den Ordnungsbegriff sogar über Seelsorge und Mission. Er hatte während des Deutsch-Dänischen Krieges beobachtet, dass unbekannte Traktatverteiler in einigen Lazaretten unangemeldet erschienen und ohne erläuternde Worte christliche Literatur auf die Betten legten. Dieses unerlaubte Vorgehen prangerte er mit den Worten an: „Das darf nicht sein, denn das ist keine Ordnung, und Gott ist ein Gott der Ordnung."[1300] Ähnlich argumentierte der Neuendettelsauer Vorsteher Pfarrer Löhe im Deutsch-Französischen Krieg. Er hielt es sogar für nötig, seine Diakonissen zur Ordnung zu rufen: „Was ist der Krieg selbst ohne Ordnung, und was soll aus allen seinen unheilvollen Wirkungen und Folgen werden, wenn nicht eine durchgreifende Ordnung in die Hilfe kommt. [...] Wie schwer wird es sein, einen Haufen an Ordnung gewöhnte Diakonissen im richtigen Gang zu erhalten, und gewiß noch viel schwerer wird es werden, die freiwillige Hilfe zu leiten und segensreich zu machen. Wir haben es erst in den letzten Tagen zu einem kleinen Anfang gebracht, unsere Diakonissen mit dem Rufe zur Ordnung aufzusuchen, und ob wir es im Laufe dieses ganzen Krieges nur so weit bringen, als es unerläßlich ist, das ist eine Frage, die ich mich nicht zu beantworten getraue."[1301]

Hand in Hand damit ging der biblisch fundierte Dienstbegriff, „der in der Diakonie durch Amts- und Pflichtbewusstsein im Sinne der vielbeschworenen ‚preußischen' (Sekundär-) Tugenden ausgestaltet [wurde]: Treue, Opferbereitschaft, Fleiß, Pünktlichkeit, Gehorsam und Bescheidenheit, ergänzt um die ‚christlichen' Tugenden der Demut, Züchtigkeit und Mäßigung – das waren bis in die Zeit nach dem Zweiten Weltkrieg die Hauptanforderungen an die

1297 Silke Köser, Denn eine Diakonisse darf kein Alltagsmensch sein, S. 286 ff. Zur Herausbildung des Anstaltscharakters vgl.: Norbert Friedrich, Mutterhaus- und Anstaltsdiakonie. Zu einer spezifischen Form der protestantischen Vereinsbildung im 19. und 20. Jahrhundert, in: Korrespondenzblatt der diakonischen Gemeinschaften von Neuendettelsau, 10/2004, S. 144–154 sowie Doris Arnold, Pflege und Macht. Der Beitrag Foucaults, in: Braunschweig, Pflege – Räume, Macht und Alltag, S. 158–159.

1298 Jutta Schmidt hat an Hand der Analyse der Berufe der Väter von Kaiserswerther Diakonissen festgestellt, dass zwei Drittel aus dem Handwerk oder Arbeiter- und Bauernkreisen stammten. Vgl. Jutta Schmidt, Beruf Schwester. Mutterhausdiakonie im 19. Jahrhundert, Frankfurt u. a., 1995, S. 161 ff.

1299 Diakone verfügten in der Regel vor Eintritt über eine abgeschlossene Handwerksausbildung. Vgl. Michael Häusler, „Dienst an Kirche und Volk." Die Deutsche Diakonenschaft zwischen beruflicher Emanzipation und kirchlicher Formierung (1913–1947), Stuttgart u. a. 1995, S. 24.

1300 AuKF, März–April 1864, S. 44.

1301 Correspondenzblatt Neuendettelsau, 9/Sept. 1870, Beilage, S. 45.

Persönlichkeit des Diakons.“[1302] In ähnlicher Form verlief die Ausbildung beim Militär, das junge Rekruten zu Soldaten erzog.

Die internen Hierarchien sind eine weitere Gemeinsamkeit, denn die „straffe Subordination Vorsteher – Vorsteherin – Hausmutter – Diakonisse“[1303], ist mit dem Verhältnis zwischen Offizier und Soldat vergleichbar. Auch Zivilärzte sahen die Krankenpflege bevorzugt in der Rolle der Befehlsempfängerin: „Die Krankenpflege setzt zwei Dinge voraus: Unterricht und Disciplin. Die Krankenpflege hat dieses gemein mit dem activen Militär [...]. Im weiblichen Orden übt die Disciplin die Oberin, im Militär der Unteroffizier [...] Alles was die Krankenpflege je Grosses geleistet hat, hat sie durch Unterricht und Disziplin geleistet – blinder Gehorsam ist die erste Pflicht des guten Krankenwärters.“[1304] Ein Militärarzt schrieb 1864: „Was nun aber die freiwillig zur Krankenpflege herbeieilenden Personen betrifft, so müssen dieselben in eine momentane Unterordnung unter den militairischen Befehl treten. In den Lazarethen ist dies ganz selbstverständlich, da man dort zur freiwilligen Pflege nur die Mitglieder der geistigen Orden beider christlicher Confessionen anstellen wird, welche in Hospitälern vorgebildet, bereits an eine vollkommene Unterordnung unter den Willen der Aerzte gewöhnt sind.“[1305] Weiter kritisiert er die unabhängige Stellung des Johanniterordens in der Kriegsverwundetenfürsorge und empfahl die Eingliederung seiner Sanitätseinrichtungen in die militärische Hierarchie. Diesen Vorschlägen wurde gegen Ende des 19. Jahrhunderts Folge geleistet, indem die zur Krankenpflege und für hauswirtschaftliche Arbeiten zur Verfügung stehenden Angehörigen geistlicher Genossenschaften jährlich namentlich gemeldet werden mussten.[1306] Im Kriegsfall konnten sie schnell mobilisiert und den Militäreinheiten zugeordnet werden. Dadurch verloren sie die in den Einigungskriegen noch existierende Handlungsfreiheit wie beispielweise die Entscheidung darüber, in welchen Lazaretten sie tätig sein wollten. Die konfessionellen Pflegekräfte hatten aus Sicht des Militärs vor den temporären weltlichen also den unbestreitbaren Vorteil der Gewöhnung an befehlsabhängige Strukturen, der sie befähigte, sich problemlos in den Betrieb der Militärlazarette zu integrieren, während letztere zu eigenmächtigem Verhalten neigten.[1307]

1302 Michael Häusler, „Dienst an Kirche und Volk“, S. 28.

1303 Erich Beyreuther, Geschichte der Diakonie und inneren Mission in der Neuzeit, Berlin 1983^3, S. 67.

1304 Dr. Küchler, Die Organisation der Hülfsvereinthätigkeit, in: Erfahrungen aus dem Krieg von 1866 über die Organisation der freiwilligen Hülfsthätigkeit und die Genfer Uebereinkunft von 1864 zur Verbesserung des Looses der im Felddienst verwundeten Militärpersonen, Darmstadt u. a. 1867, S. 59–63, hier S. 62.

1305 Richard Biefel, Tagebuch und Bemerkungen aus dem Feldzuge 1864, Breslau 1865, S. 146 f. In diesem Sinne auch Wilhelm Brinkmann, Die freiwillige Krankenpflege im Kriege, Berlin 1867, S. 94.

1306 Vgl. dazu: ZADN, Mutterhausregistratur B IX e Fasc. 8 Ausbildung von Krankenpflegerinnen für den Krieg 1899–1908 sowie FKSK, Bestand 2-1 Diakonissenanstalt 1209, Organisatorische Vorbereitung für den Einsatz von Diakonissen im Kriegsfall 1887–1905. Vgl. auch Kap. 3.2.

1307 Vgl. Gustav Plitt, Bericht über die bairische Felddiakonie, in: Fliegende Blätter, 10/1870, S. 322.

Das zunächst zum Stand der überwiegend adligen Offiziere gehörende Ehrgefühl wurde nach der Akzeptanz der Armee in bürgerlichen Kreisen in der zweiten Hälfte des 19. Jahrhunderts Teil der Identität aller Militärangehörigen einschließlich der unteren Dienstränge. Zu einem ganzen Soldaten gehörte nun nicht mehr bloß die körperliche Ertüchtigung, sondern auch die moralische. „Sie prägte sich in einem peinlichen Ehrgefühl und gesteigertem Pflichtbewusstsein, in eiserner Energie und Willenskraft, in männlichem Stolz oder wenn das besser klingt, in stolzer Männlichkeit aus.“[1308] In dieser Hinsicht hatten die konfessionellen Schwestern- und Bruderschaften bereits einen längeren Vorlauf, da die moralische Integrität jedes Mitglieds zwingende Voraussetzung zur Aufnahme in die Organisation war. Sowohl im Militär als auch in den geistlichen Genossenschaften erfolgte eine Ausrichtung der neu Eingetretenen nicht nur an den herrschenden Vorstellungen von Ordnung und Pflichterfüllung, sondern auch der besonderen berufsständischen Ehre.[1309] Das folgende Zitat über die „Ehre der Armee“ stammt nicht aus der Kreuzzeitung oder einem anderen, der preußischen Armee nahestehenden Blatt, sondern von Pfarrer Johann Hinrich Wichern (1808–1881), dem Gründer des Rauhen Hauses in Hamburg. Er veröffentlichte 1864 einen Aufsatz über seine Ansichten zum Deutsch-Dänischen Krieg in der Anstaltszeitschrift „Fliegende Blätter aus dem Rauhen Hause“, also in einem Periodikum, in dem ein solches Thema zunächst nicht zu vermuten ist: „Die Ehre einer Armee ist eine gar lieblich duftende und zarte Blume, gegen deren Betastung mit ungeschickter Hand sich jeder Soldat mit Leib und Leben wehren muß. Dieselbe ist nicht zu verwechseln mit Ehrgeiz oder Hochmuth, wiewohl sie in beides schillert, sondern sie ist das gesunde Gefühl, den Militärstand in Jedermanns Auge rein und makellos, unantastbar erscheinen zu lassen. Die militärische Ehre ist einer Armee kostbarstes Palladium, welche in dem hungrigen verkrüppelten Veteranen, wie im Herzen des vor seiner Front stehenden Commandeurs sich kund thut.“[1310]

Die bisher genannten Paradigmen prägten auch das Verhalten von Soldaten bzw. Ordensangehörigen gegenüber Vorgesetzten, den Mitschwestern und Kameraden sowie institutionenfremden Personen, wie Patienten oder Zivilisten. In Anlehnung an den von Ute Frevert geprägten Begriff der „kasernierten Nation“[1311] können die an die strenge Mutterhausdisziplin gebundenen Schwestern als der weibliche Teil der kasernierten Nation aufgefasst werden. So wie nicht der einzelne Soldat, sondern sein Kollektiv für den militärischen Erfolg wichtig war, trat auch die einzelne Schwester hinter die Leistungen ihrer Genossenschaft zurück. „Das Individuum war nur noch insofern wichtig,

1308 Kurt Spohn, Die Erziehung des Soldaten für seinen Beruf in Krieg und Frieden, Berlin 1907, S. 8f., zit. nach: Ute Frevert, Das Militär als „Schule der Männlichkeit“, in: Dies. (Hg.), Militär und Gesellschaft im 19. und 20. Jahrhundert, Stuttgart 1997, S. 145–173, hier S. 159.

1309 Zur Ausbildung einer berufsständischen Soldatenehre im 19. Jahrhundert vgl. u. a.: Ralf Pröve, Militär, Staat und Gesellschaft im 19. Jahrhundert, München 2006, S. 34f.

1310 Fliegende Blätter, 2/Febr. 1864, S. 41.

1311 Ute Frevert, Die kasernierte Nation. Militärdienst und Zivilgesellschaft in Deutschland, München 2001.

[...] als der gesamte Mechanismus nicht funktionierte, wenn nicht jeder an seinem Platz das Nötige und das Richtige täte. Die Unterordnung musste mit intelligentem Mittun verbunden sein, wenn der gesamte Apparat wirklich funktionieren sollte.“[1312]

Auch äußerlich war die Zugehörigkeit zu einem besonderen Berufsstand an Hand der Tracht bzw. der Uniform in beiden Fällen sofort erkennbar. Die Schwesterntracht hatte in katholischen Orden und Kongregationen eine über Jahrhunderte gepflegte Tradition, die auch von den Gründern der evangelischen Diakonissenmutterhäusern übernommen wurde. „They saw standard uniform attire as fundamental to the new, modern nursing occupation because the nurse had to have respectable and competent outward appearance, both as an individual and as a member of a respected occupational group. [...] Without uniforms signalling respectability in a very class-structured, rigidly controlled, authoritarian society, nursing could not have succeeded. [...] As it was, nurses not only became recognizable by their dress, but their uniform clothing came to symbolize caring, professional competence, and, above all, unquestionable moral character.“[1313]

Eine besondere Bekleidung hatte identitätsstiftende Wirkung bis hin zur Ausprägung eines gemeinsamen Standesbewusstseins. Die Schwesterntracht fungierte als Zeichen der Zugehörigkeit zu einem Beruf, dem, wie den Militärangehörigen, eine besondere Ehrerbietung in der Öffentlichkeit entgegen gebracht wurde. Sie hatte somit die Funktion einer Uniform, der Ehre gemacht, aber auch erwiesen werden musste und die im Ersten Weltkrieg schließlich gesetzlich geschützt wurde.[1314] Die Schwestern genossen in der Öffentlichkeit ein hohes Prestige, das durchaus dem eines Offiziers vergleichbar war.[1315]

1312 Frank Becker, Bilder von Krieg und Nation, München 2001, S. 492. Becker nennt hier als Pendant zur Wehrpflicht die allgemeine Schulpflicht. Für den weiblichen Teil der Nation sollte dieser Gedanke um die freiwillige Krankenpflege ergänzt werden.

1313 Irene Schuessler Poplin, Nursing Uniforms: Romantic Idea, Functional Attire or Instrument of Social Change?, in: Nursing history review: official review of the American Association for the History of Nursing, New York 2/1994, S. 153–167, hier S. 153.

1314 Zur Rolle der Militäruniform vgl.: Sabina Brändli, Von „schneidigen Offizieren“ und „Militärcrinolinen“: Aspekte symbolischer Männlichkeit am Beispiel preußischer und Schweizer Uniformen des 19. Jahrhunderts, in: Ute Frevert (Hg.): Militär und Gesellschaft im 19. und 20. Jahrhundert, Stuttgart 1997, S. 201–228. Im „Abkommen des Kaiserswerther Mutterhauses mit dem Johanniterorden betr. die Überlassung von Diakonissen in Kriegs- und anderen Notfällen“ vom 5.05.1886 wird die Bekleidung der Schwestern als Uniform bezeichnet. AFKSK, Bestand 2-1, 516 Zusammenarbeit mit dem Johanniterorden 1852–1886. Vgl. auch: Annett Büttner, Kleidung und Symbole, in: Kaiserswerther Schwesterngrüße. 3 (2006), S. 53–55 sowie die biblische Begründung der Diakonissentracht bei Wilhelm Löhe, Gesammelte Werke, Bd. 4, Neuendettelsau 1962, S. 455 ff. Die Tracht der Kaiserswerther Diakonissen wurde 1917 unter Markenschutz gestellt, da sie viele unbefugte Nachahmer gefunden hatte. Vgl. dazu: Charlotte von Caemmerer, Berufskampf der Krankenpflegerinnen in Krieg und Frieden, München u. a. 1915, S. 122 ff.

1315 Vgl. zum Prestige katholischer Schwestern: Relinde Meiwes, „Arbeiterinnen des Herrn“, Frankfurt u. a. 2000, S. 172. Im Deutsch-Dänischen Krieg wurden die Soldaten angewiesen, die Schwestern wie Offiziere zu grüßen. Vgl. Angela Berlis, Eine Borromä-

Kaiserswerther Tracht mit Arbeitskleid.
Staatlich anerkannt.
Berlin, den 22. Januar 1917.
Der Minister des Innern.
M. 7037.
KÖNIGL. PREUSS. MINISTERIUM DES INNERN

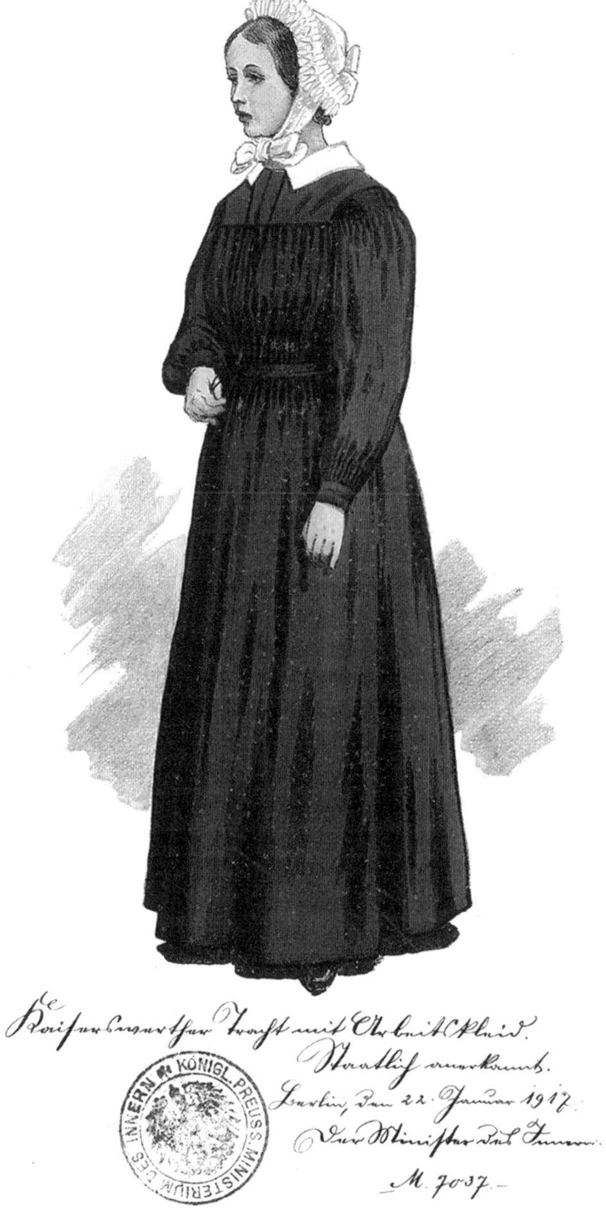

Tracht des Kaiserswerther Diakonissenmutterhauses, Anlage zur staatlichen Genehmigung durch das preußische Innenministerium 1917 (Quelle: Fotosammlung der Fliedner-Kulturstiftung Kaiserswerth)

Wie im Kapitel 2.7. bereits ausgeführt, hatte die Tracht auch eine Schutzfunktion vor moralischer Angreifbarkeit, da sie die Schwestern in ein asexuelles Verhältnis zu den Soldaten setzte. Sie erleichterte, gemeinsam mit den vom Mutterhaus zur Pflege von männlichen Patienten gegebenen Instruktionen, die Versorgung von Soldaten durch weibliche Personen. Der greise Kaiserswerther Vorsteher Fliedner hatte 1864 seinen Diakonissen noch ausdrücklich die Ermahnung mit auf den Weg gegeben, sich so zu betragen, „daß keine Romane über Euch geschrieben werden.“[1316] Wie das folgende Zitat aus einem Schwesternbrief von 1870 an die Kaiserswerther Vorsteherin Caroline Fliedner zeigt, waren sich die Diakonissen dieser Verantwortung für das Ansehen ihres Berufsstandes in der Öffentlichkeit durchaus bewusst: „Liebe Mutter [,] seien Sie mit der Versicherung zufrieden, daß wir uns nach Kräften bemühen[,] den Anforderungen zu genügen, mehr verlangen Sie gewiß nicht und daß ich mir[,] auf welcher die größte Verantwortung ruht[,] immer bewusst bin, daß wir unsern Umgebungen zeigen müssen wes Geistes Kinder wir sind und uns gar nicht genug hüten können[,] keinen Anstoß zu geben und unser Amt dadurch zu schänden.“[1317] Die Schwestern wurden nach Möglichkeit nicht einzeln, sondern nur in Gruppen in den Lazaretten eingesetzt. Dadurch war die gegenseitige Sozialkontrolle in allen Lebenslagen gewährleistet.

Auch die Männer der evangelischen Felddiakonie unterschieden sich schon durch ihre körperliche Haltung und ihre uniformähnliche Bekleidung von anderen Freiwilligen und erwähnten nicht ohne Stolz die daraus resultierende Anerkennung durch militärische Dienststellen. Felddiakon Ehrenberg schrieb 1871 aus einem französischen Lazarett: „Ich bin der festen Ueberzeugung, daß wir es zum großen Theil unsrer militärischen Haltung zu danken haben, wenn wir vom Militär, speziell von den Offizieren, achtungsvoll und so zu sagen collegialisch behandelt wurden, während andere bebindete[1318] Krankenpfleger oft mit großer Geringschätzung angesehen und besprochen wurden.“[1319]

Eine weitere Parallele zwischen Militär und kirchlichen Genossenschaften bestand in der Weisungsbefugnis der Vorgesetzten hinsichtlich des Einsatzor-

erin im Deutsch-Dänischen Krieg, (1864): Amalie Augustine von Lasaulx und die Pflege Verwundeter, in: Schriften des Vereins für Schleswig-Holsteinische Kirchengeschichte, 54 (2009), S. 87–112, hier S. 102.

1316 Martin Gerhardt, Theodor Fliedner, Bd. 2, Düsseldorf-Kaiserswerth 1937, S. 796. Das dies in romantisierender oder abwertender Form dennoch geschah, hatte die Anstaltsleitung bis dahin nicht verhindern können. Kritisch beobachtete sie auch in den darauffolgenden Jahren alle literarischen Auseinandersetzungen mit dem Diakonissenberuf. Julius Disselhoff, der Nachfolger Fliedners, verfasste unter dem Titel „Diakonissen sind keine Romanhelden“ 1866 einen Beitrag für den „Armen- und Krankenfreund“ und auch die Kaiserswerther Generalkonferenz beschäftigte sich im Jahr 1888 mit diesem Thema. Vgl. dazu: Köser, Denn eine Diakonisse darf kein Alltagsmensch sein, S. 372ff.

1317 AFKSK, 2-1, 1199 Schwesternbriefe aus den französischen Kriegslazaretten 1870–1871, Brief von Pauline Niemeyer aus Epernay vom 8.12.1870.

1318 Hier: Mit einer Rot-Kreuz-Armbinde versehene freiwillige Krankenpfleger.

1319 Archiv des DRK-Generalsekretariats in Berlin, SN 036, Tätigkeit des Historienmalers Carl Ehrenberg als freiwilliger Krankenpfleger während des deutsch-französischen Krieges 1870–71, hier 1. Bericht, o. D., S. 5.

tes.[1320] Das in den Diakonenanstalten bis zum Ende des 19., in den Mutterhäusern bis über die Mitte des 20. Jahrhunderts hinaus geltende Entsendungsprinzip beinhaltete, dass die Schwestern und Diakone von ihren Vorgesetzten an einen Arbeitsplatz gestellt wurden, auf dessen Auswahl sie keinen Einfluss hatten. Dies machte sie zu flexibel einsetzbarem, soldatengleichem Personal. [1321]

Das handlungsleitende Motiv der Gottesfurcht und Treue zum Königshaus bestand sowohl beim Militär als auch bei evangelischen Institutionen. Während es bei ersterem staatsrechtlich begründet war, fußte es bei den Protestanten auf den guten informellen Kontakten zum Hof und zur Ministerialbürokratie.[1322] Pfarrer Wichern, Vorstehers des Rauhen Hauses, schrieb 1866 an seinen Sohn: „Ich freue mich Deiner Mannhaftigkeit, Deines Mutes, Deiner inneren Kriegsbereitschaft. Das bist Du Deinem König, Deinem Vaterland, Deinem Berufe, – das bist Du auch Deiner Familie und Deiner Ehre schuldig [...].“[1323] Nach der Reichsgründung ergänzte der Rekurs auf die deutsche Nation den protestantischen Bezugsrahmen.[1324]

In Anlehnung an die Bezeichnung der Berliner Universität als „geistiges Leibregiment des Hauses Hohenzollern“[1325] könnte man die Diakonie als sein soziales Leibregiment auffassen. Bei einigen Mutterhausvorständen führte die starke Identifizierung mit dem Staat zu einer schleichenden Militarisierung der Sprache. Diesem Prozess unterwarfen sich die Mutterhäuser mit unterschiedlicher Intensität, im preußischen Rheinland freudiger als etwa in Bayern und Sachsen.[1326] Wie die nachfolgende Aufstellung verdeutlicht, wurde militärisches Vokabular nicht nur zur Beschreibung der Kriegseinsätze, sondern zunehmend auch für zivile Sachverhalte benutzt. Die Darstellung karitativer Handlungsweisen mit militärischer Terminologie trägt mitunter surreale Züge

1320 Das in einigen Mutterhäusern die Diakonissen zu ihrer Einsatzwilligkeit befragt wurden, kann als reine Formalität betrachtet werden, die zu den erwarteten Ergebnissen führte. In Neuendettelsau hieß es in der anstaltseigenen Publikation: „Alle Schwestern waren willig, nicht der mindeste Widerstand zeigte sich.“ Correspondenzblatt Neuendettelsau, 8/Aug. 1870, Beilage, S. 35f.

1321 O.A., Erfahrungen aus dem Krieg von 1866, S. 37.

1322 Vgl. u.a.: Pröve, Militär, Staat und Gesellschaft im 19. Jahrhundert, S. 35ff. sowie zum Verhältnis des Kaiserswerther Mutterhausvorstehers Fliedner zu Friedrich-Wilhelm IV.: Gerhardt, Theodor Fliedner, Bd. 1, S. 344f., Bd. 2., S. 106f. Auch Fliedners Nachfolger behielten diesen engen Kontakt zu den Hohenzollern bei.

1323 Brief von Pf. Wichern an seinen Sohn Heinrich vom 14.06.1866, zit. nach: Martin Gerhardt, Johann Hinrich Wichern, Bd. 3: Ausbau und Ende 1857–1881, Hamburg 1931, S. 420.

1324 Vgl. die Ausführungen zum Nationalprotestantismus in Kap. 2.6. und Gangolf Hübinger, Kulturprotestantismus und Politik, Tübingen 1994.

1325 Emil Du Bois-Reymond, Der deutsche Krieg, in: Ders.: Reden in zwei Bänden, Bd. 1, Leipzig 1912[2], S. 418.

1326 Zur weitgehenden Ausblendung des Themas durch den Dresdner Mutterhausvorsteher Fröhlich vgl. Peggy Renger-Berka, „Der Feldzug der Dresdner Diakonissen“, Die deutsche Frage im Königreich Sachsen und die Dresdner Diakonissen im deutsch-französischen Krieg 1870/71, in: Michael Fischer/Christian Senkel/laus Tanner (Hg.), Reichsgründung 1871, Münster u.a. 2010, S. 38–58, hier S. 53f.

und entbehrt aus heutiger Sicht nicht einer gewissen unfreiwilligen Komik. Im ersten angeführten Beispiel, aus dem auch das in der Kapitelüberschrift genannte Zitat stammt, werden die im Krimkrieg tätigen Schwestern als „Mannschaften der Barmherzigkeit" bezeichnet. Hier ging es vornehmlich darum, der katholischen Konkurrenz Paroli zu bieten. In den weiteren Beispielen sterben die Schwestern nicht, sondern sie „fallen" wie Soldaten im Kampf, greise Mutterhausvorsteher „mustern" ihre Diakonissenmannschaften, um sie „auf den Kampfplatz der Liebe" zu entsenden. Der Austritt einer Schwester aus dem Mutterhausverband wurde mit der Desertion gleichgesetzt, die Verpflichtung zum Diakonissenamt als ebenso bindend angesehen wie der Soldatenberuf.[1327] Die Bezeichnung der Tracht als „altpreußische Uniform" rundet die Beispiele ab.

Kriegsvokabular in Quellen der Mutterhausdiakonie

Zeit	Inhalt	Quelle
1854	„Da freut es uns antworten zu können, daß auch unsere evangelische Kirche nicht säumig gewesen ist, ihre Mannschaften der Barmherzigkeit auf die Felder des Bluts und der Thränen zu senden."	„Die protestantische Pflege der kranken und verwundeten Soldaten in den Hospitälern der Türkei...", in: AuKF, Nov./Dez. 1854, S. 2
1864	„So war die Kanonade von Missunde auch die Feuerprobe für die Johanniterritter und die Diakonissen auf ihrem Felde der Ehre ... beide haben sie leuchtend bestanden."	Arnold Wellmer: Gräfin zu Stolberg-Wernigerode, Oberin von Bethanien, Bielefeld 1868, S. 111
1865	„In den darauf folgenden Tagen reisten unsere Veteranen allesamt ab und ließen die Rekruten allein zurück."	FKSK, Bestand 3-1/04 Schulen, 88, Chronik des Lehrerinnenseminars 1836–1886. o. S.
1866	„Zwei [Diakonissen] sind in der Pflege Cholerakranker von dieser Seuche ergriffen und nach Gottes gnädigem Willen als freiwillige Opfer der dienenden Liebe gefallen."	Der Lebenslauf dreier heimgegangener Schwestern, in: AuKF Juli/Aug. 1866, S. 111
nach 1871	„Und so entschloß ich mich, [...] den ‚Feldzug der Dresdner Diakonissen' mitzumachen."	Rektor Fröhlich, in: Fröhlich, Thätigkeit des Dresdner Diakonissenhauses in dem deutsch-französischen Kriege, S. 8
1872	Nachruf auf Wilhelm Löhe: „Aber wie schön und wie von Gott ihm bescheert war es, daß seine glückwünschende Heerde wie zur letzten Musterung noch einmal an ihm vorüber gehen ... durfte."	Correspondenzblatt der Diaconissen von Neuendettelsau, Nr. 1 u. 2/1872, S. 2

1327 Vgl. dazu: AuKF Mai/Juni 1865, S. 74; Quellenbeispiel um 1887 in untenstehender Tabelle sowie Annett Büttner, Conflicts around the resignation of deaconesses from the Kaiserswerth sisterhood, in: Bettina Blessing, Carmen Mangion (Hg.), Conflicts in nursing history, erscheint 2012.

Zeit	Inhalt	Quelle
1886	„Fliedner, damals selbst schon ein todesmüder Krieger auf dem geistlichen Kampfplatz, musterte die Reihen seiner Diakonissen: ‚Freiwillige vor!' Sie wären alle bereit gewesen, sich in die Kriegslazarette senden zu lassen." Über eine im Kriegslazarett verstorbene Diakonisse: „Sie ist gefallen, eine Streiterin Jesu Christi im heiligen Kampfe, den die Barmherzigkeit gegen die Not der armen Sündenwelt führt." „An mehr als eintausendsechshundert Posten steht die Schar dieser Freiwilligen auf allen Gebieten menschlicher Not und Hilfsbedürftigkeit Tag und Nacht in den Waffen der Liebe [...]"	Julius Disselhoff, Die Arbeit unserer Diakonissen im Krieg. 1. Der dänische Krieg 1864, in: Jubilate, Kaiserswerth 1886, S. 207 Ebd., S. 211 J. Disselhoff, Vorwort zu Jubilate, Kaiserswerth 1886, S. 1
um 1887	Austritt aus der Schwesternschaft: „Wollen Sie den Beruf verlassen wie ich nach Ihrem Benehmen fürchten muß, so bitte ich, um Ihrer selbst willen, nicht heimlich zu desertieren, sondern von Kaiserswerth aus abzureisen nach Ablegung Ihrer Amtstracht."	Vorsteherin Mina Fliedner, FKSK, Bestand 4-2 Ausgetretene Schwestern Sign. 69, undatiertes Schreiben an Schwester Sophie Fetzer
1888	„Wo die römische Kirche zehn Schwestern auf den Kampfplatz der Liebe stellt, können wir kaum eine ins Feld führen."	Bericht über die IX. Kaiserswerther Generalkonferenz, in: 52. Jahresbericht der Diakonissenanstalt Kaiserswerth, S. 2
um 1890	„Die Diakonissen sind die ständige Truppe, die Johanniterschwestern die Reserve[...]. Geeinigt durch ein Ziel [...], treu zu bleiben bis in den Tod."	Anastasia Pappenheim: Unter dem Johanniterkreuz, Berlin o.J. (um 1890), S. 32
1923	Ein Mitglied des Vorstandes der Kaiserswerther Diakonissenanstalt beschwerte sich über die Nutzung französischer Züge im besetzten Rheinland durch Diakonissen: „Kaiserswerther Schwesterntracht ist ‚Uniform', Uniform wie nur eine gute, altpreußische, altdeutsche Uniform, in Krieg und Frieden, in Heimat und Übersee, an der Front und in der Etappe gleich bekannt und gleich bewährt. Und diese Uniform wird auf französischem Regiezuge getragen! Welch ein Triumph für den Franzmann."	Ohne Autor, ohne Datum, FKSK, Bestand 2-1 Diakonissenanstalt, Sign. 267 Korrespondenz mit Vorstandsmitgliedern 1918–1923
1924	„An die Front der weiblichen Diakonie"	Ohne Autor, Titel eines Werbeblatts des Diakonissenmutterhauses Bethlehem Hamburg

Die aus den angeführten Beispielen sprechende Identifizierung der protestantischen Autoren mit dem preußischen bzw. deutschen Staat und seiner Armee ist bei den katholischen Orden und Kongregationen auf Grund ihrer ultramontanen und internationalen Ausrichtung seltener zu finden.[1328] Auch die dezidiert nationale Haltung der protestantischen Kirche insbesondere nach dem Krieg von 1866, der die bis dahin annähernd ausgeglichene Zahl katholischer und protestantischer Christen in den deutschen Teilstaaten deutlich zu Gunsten letzterer verschoben hatte, vergrößerte die Kluft zwischen beiden Kirchen. Die geringe Zahl der katholischen Textbeispiele erübrigt eigentlich die Aufstellung in Tabellenform, der besseren Vergleichbarkeit halber wird sie hier dennoch gewählt. Bemerkenswert ist neben der geringen Quantität auch die Tatsache, dass es sich bei dem zweiten Beispiel nicht um ein Ordensmitglied, sondern um einen Militärgeistlichen handelt, der sich täglich in einer Umgebung bewegte, deren Kommunikation nach soldatischen Mustern funktionierte und dessen Aufgabe darin bestand, den Krieg religiös zu legitimieren.

Kriegsvokabular in katholischen Quellen

Zeit	Inhalt	Quelle
1866	„Laßt uns als tapfere geistliche Soldaten dem Heilande recht treu sein im Leben und Tode!"	Brief der Oberin der Aachener Franziskanerinnen Franziska Schervier, zit. nach: Ignatius Jeiler, Die gottselige Mutter Franziska Schervier, Freiburg i. B. 1927, S. 321
1871	„[…] so tragen Sie doch im Innern das schöne Bewusstsein, als Kommandant eines kleinen, schwarzen Armeekorps Ihren Posten mit aller Milde und dennoch frommer Disziplin verwaltet zu haben […]. Hoffentlich wird Sebastiana […] alle Ihre Schwestern wohl und munter in die Arme ihrer geliebten Befehlshaberin zurückführen."	Brief des Feldgeistlichen C. Hofmann aus dem Deutsch-Französischen Krieg an die Oberin der Dillinger Franziskanerinnen in: Schreyer, Lioba: Geschichte der Dillinger Franziskanerinnen. Vol. 2. 19. Jahrhundert seit der Restauration, Reimlingen 1980, S. 614 f.
1921	Rückblickend über eine 1870 im Lazarett verstorbene Niederbonner Schwester: „Schwester Amarine starb als Opfer ihres Berufes den Heldentod."	Luzian Pfleger, Die Kongregation der Schwestern vom Allerheiligsten Heilande, genannt: „Niederbronner Schwestern", Freiburg i. B. 1921, S. 130

1328 Vgl. Nipperdey, Deutsche Geschichte 1866–1918, Bd. I, München 1998, S. 428 ff.; zur Haltung der katholischen und evangelischen Kirche zum Krieg: Seyferth, Die Heimatfront 1870/71, S. 150 ff. und 159 ff.; zur Situation der katholischen Kongregationen während des Kulturkampfes Meiwes, „Arbeiterinnen des Herrn", S. 288 ff.

In katholischen Publikationen wird keinesfalls eine Herabsetzung des Militärischen betrieben. Auch dort betrachtete man Preußen als „Volk in Waffen" und konstatierte zustimmend die Größe und Bedeutung des Deutschen Bundes auf Grund seiner Heeresmacht, nicht ohne die Hoffnung auf eine nach österreichischem Vorbild vom katholischen Glauben durchdrungenen Armee auszusprechen.[1329] Es finden sich jedoch nur selten Metaphern, die Vorgänge in Kirche und Zivilgesellschaft mit militärischem Vokabular beschreiben.

Auf die Geschlechterrollen im Krieg und die daraus resultierende Arbeitsteilung wurde bereits mehrfach hingewiesen. Die Zuweisung haushaltnaher und fürsorgerlicher Tätigkeiten hatte für die Schwesternschaften keinen Ehr- und Prestigeverlust zur Folge. Im Gegenteil, die männliche Soldatenehre strahlte auch auf die Helferinnen aus, die zu ihrer Versorgung bereit standen und damit die ihnen zugedachte gesellschaftliche Rolle ausfüllten.[1330] Sie wurden nach den Reichseinigungskriegen mehrfach mit speziell dafür geschaffenen Orden und Ehrenzeichen dekoriert. 1864 vergaben der preußische König Wilhelm I. und der österreichischen Kaiser Franz Joseph I. gemeinsam eine Kriegs-Denkmünze für Nichtkämpfer.[1331]

Nach dem Krieg von 1866 sandte die preußische Königin Augusta ein Dankschreiben an alle in der Kriegskrankenpflege tätigen konfessionellen Genossenschaften.[1332] 1871 stiftete Kaiser Wilhelm I. ein „Verdienstkreuz für Frauen und Jungfrauen."[1333] In mehreren deutschen Teilstaaten existierten weitere Auszeichnungen, wie die Erinnerungsmedaille des Sächsischen Königs für die Pflege sächsischer Soldaten aus dem Jahr 1867.[1334] Interessant sind die graduellen, aus den gesellschaftlichen Rollenzuschreibungen resultierenden Unterschiede in der Würdigung von Diakonissen und Diakonen. Bei der Begrüßung der 1866 nach Dresden zurückkehrenden Truppen liefen die säch-

1329 O. A., Sonntags-Blatt für katholische Christen, 14/1864, Münster 03.04.1864, S. 213. Vgl. auch die Ausführung zur unterschiedlichen Deutung der Reichseinigungskriege durch evangelische und katholische Gläubige im Kap. 2.6.1.

1330 Der Arzt des Stuttgarter Diakonissenmutterhauses drückte gegenüber den ersten verwundeten Soldaten, die im Deutsch-Französischen Krieg zur Pflege in das Anstaltskrankenhaus eingeliefert wurden aus, dass die Mitarbeiter „es für eine große Ehre halten, hierdurch auch unserem Teile der großen Sache dienen zu dürfen." Paul von Sick, Die Stuttgarter Diakonissen im Kriegsjahr 1870/71, Stuttgart 1904, S. 9.

1331 Waldemar Hesse von Hessenthal, Georg Schreiber, Die tragbaren Ehrenzeichen des Deutschen Reiches, Berlin 1940, S. 376. Die katholischen Empfänger der verschiedensten Orden und Kongregationen des Erzbistums Köln sind namentlich überliefert in: Archiv des Erzbistums Köln, Erzbischöfliche Cabinets-Registratur CR 25.13,1 Krankenpflege in den Feldlazaretten, Bl. 19–21.

1332 AFKS, 2-1 DA 1193, Hektographiertes Schreiben der Königin Augusta vom 22.03.1867.

1333 Riesenberger, Das Deutsche Rote Kreuz, S. 59.

1334 Vgl. AFKS, 2-1 DA 1193, Dankschreiben des Sächsischen Innenministeriums an die Kaiserswerther Diakonissenanstalt vom 9.02.1867 sowie Huyskens, Die Klemensschwestern zu Münster, S. 164. 1871 wurde das sächsische „Erinnerungskreuz für freiwillige patriotische Thätigkeit während des Kriegsjahres 1870/71" an 48 Dresdner Diakonissen und den Anstaltsgeistlichen Fröhlich verliehen, die Vorsteherin erhielt den Sidonienorden. Vgl. Renger-Berka, „Der Feldzug der Dresdner Diakonissen", S. 57.

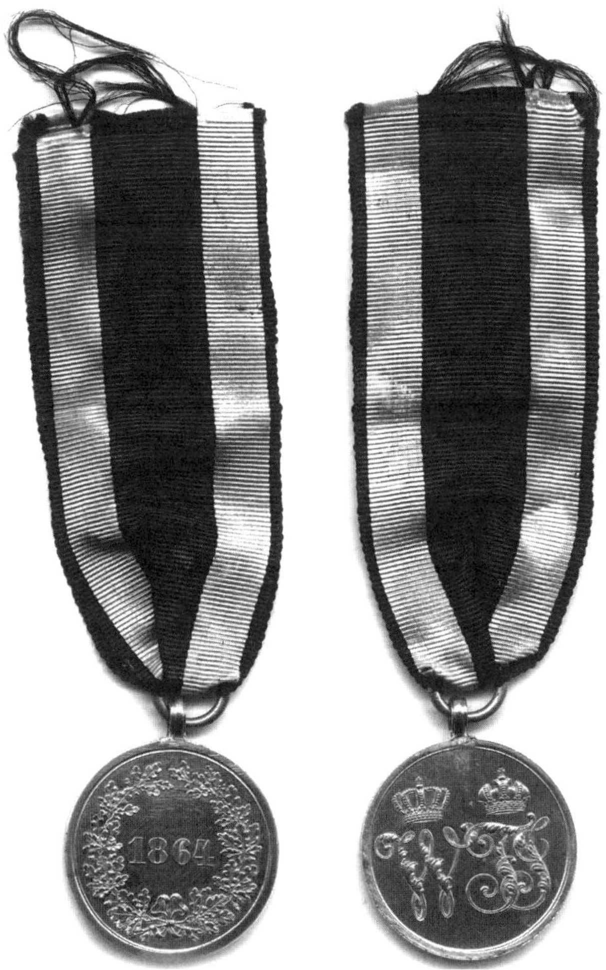

Vorder- und Rückseite der gemeinsamen Kriegsdenkmünze für Nichtkämpfer des preußischen Königs und des österreichischen Kaisers (Quelle: Fotosammlung der Fliedner-Kulturstiftung Kaiserswerth)

sischen Felddiakone in den Reihen der Soldaten mit, die Diakonissen dagegen verschwanden in der Zuschauermenge am Straßenrand.[1335] Die Beerdigung der im Lazarett an den Folgen von Infektionen verstorbenen Schwestern erfolgte dagegen mit militärischen Ehren, was in den Schwesternbriefen und Chroniken der Mutterhäuser nicht ohne Stolz angeführt wurde.[1336] Die Beerdigungsfeiern verstorbener Schwestern banden ihren Tod in die weltliche Kriegsopfersymbolik ein und versinnbildlichten die hohe gesellschaftliche

1335 Renger-Berka, „Der Feldzug der Dresdner Diakonissen“, S. 55.
1336 Vgl. dazu: Büttner, „ Der Herr ist meines Lebens Kraft, S. 146 ff.

Wertschätzung ihrer Arbeit. Auf diese Art wurde ihnen ein geschlechtsspezifisch modifizierter Anteil an der männlichen Heldenhaftigkeit gewährt, wofür die bereits erwähnte Gedenktafel in der Kaiserswerther Mutterhauskirche ein beredtes Beispiel ist.[1337]

Der Tod in den Reihen der eigenen Schwesternschaften diente beiden Konfessionen neben der Dokumentation von Glaubensstärke und -gewissheit auch zur Demonstration soldatisch konnotierter Verhaltensweisen. Ein Beispiel von den Dillinger Franziskanerinnen demonstriert die Vorbildfunktion für ihre Mitschwestern. Über den Tod einer ehemaligen Lazarettschwester wurde zu Beginn des 20. Jahrhunderts in der Chronik vermerkt: „Die letzte der 6 Heldinnen erreichte ein Alter von 76 Jahren. […] Heldisch war ihr Sterben. Sie erwartete den Priester sitzend in ihrem Lehnstuhl. Als der Herr Dekan das Zimmer betrat, stellte sie sich mit großer Mühe aufrecht hin und sagte: ‚Hochwürdiger Herr Dekan, jetzt gilt es, ich muß sterben'. Sank in den Sessel zurück und gab ihr Leben Gott zurück. Der Herr Dekan bemerkte: ‚Wie ein Offizier."[1338] Bemerkenswert ist, wie weit Vorstellungen von männlich-soldatischem Verhalten zu diesem Zeitpunkt auch in katholische Kreise eingedrungen waren. Nach der Überwindung der mit dem Kulturkampf verbundenen Friktionen bemühten sich die Katholiken, ihre Verbundenheit mit der deutschen Nation und ihrem immer stärker militarisierten Staat zum Ausdruck zu bringen.[1339] Dies führte jedoch nicht, wie bei den protestantischen Protagonisten, zu einer kritik- und gedankenlosen Identifikation bis hin zur fast unbewussten Benutzung militärischen Vokabulars in der Alltagssprache.

Wie in den Publikationen der Mutterhäuser häufig betont wurde, wirkten die Schwestern in den Lazaretten disziplinierend auf die „rohen Soldatennaturen" ein.[1340] Mehrere Stabsärzte hoben ausdrücklich hervor, dass in den Lazaretten in denen Schwestern pflegten, „ein ganz anderer Geist unter den Soldaten herrschte."[1341] In den Quellen findet sich kein einziges Beispiel für Konflikte mit den Patienten oder moralisch anstößige Verhaltensweisen. In den Publikationen der Mutterhäuser wird mehrfach auf das gute Benehmen der Soldaten verwiesen.[1342] Diese Tatsache lässt zwei Schlüsse zu: Entweder wurde dieses Thema von den Schwestern gegenüber dem Mutterhaus aus Scham oder Angst vor Sanktionen nicht thematisiert, oder, was eher anzunehmen ist,

1337 Vgl. Kap. 2.7.

1338 Zit. nach: Lioba Schreyer, Geschichte der Dillinger Franziskanerinnen, Bd. 2, Reimlingen 1980, S. 623.

1339 August Hermann Leugers, Einstellungen zu Krieg und Frieden im deutschen Katholizismus, Göttingen 1986, S. 59ff.; Gerd-Walter Fritsche, Bedingungen des individuellen Kriegserlebnisses, in: Knoch (Hg.), Kriegsalltag, S. 114–151, hier S. 139ff. sowie Gangolf Hübinger, Sakralisierung der Nation und Formen des Nationalismus im deutschen Protestantismus, in: Gerd Krumeich/Hartmut Lehmann (Hg.), „Gott mit uns": Nation, Religion und Gewalt im 19. und frühen 20. Jahrhundert, Göttingen 2000, S. 233–247, hier S. 241.

1340 Vgl. beispielsweise AuKF, März–April 1864, S. 47 und S. 111f.

1341 AuKF, Juli/Aug. 1864, S. 112.

1342 Vgl. u.a.: Correspondenzblatt Neuendettelsau, 9/Sept. 1866, S. 33.

es gab keine berichtenswerten Vorkommnisse. In dem trotz aller säkularen Tendenzen noch stark von religiösen Mentalitäten geprägten 19. Jahrhundert stellte eine konfessionelle Schwester eine Respektsperson dar, der entsprechend mit Ehrfurcht begegnet wurde. Die christliche Berufung entrückte eine im geistlichen Amt gefestigte Schwester von weltlichen Anfechtungen. Erst im 20. Jahrhundert wurde die in einem Kriegslazarett besonders deutlich zu Tage tretende Diskrepanz zwischen dem religiösen Lebensentwurf der Diakonissen und den weltlich geprägten Bedürfnissen der übrigen Schwestern und Patienten ausdrücklich thematisiert.[1343] Auf die distanzschaffende Funktion der Tracht wurde an früherer Stelle bereits hingewiesen.

Die Schwestern und Diakone wirkten aber auch als Korrektiv bei unehrenhaftem Verhalten von Soldaten und Offizieren.[1344] An dieser Stelle sei noch einmal auf das im vorherigen Kapitel angeführte Beispiel von Edith Steins Erlebnissen in einem Lazarett des Ersten Weltkrieges hingewiesen, in dem sie einen beim Verbinden jammernden deutschen Soldaten zur Ordnung rief.[1345] Neben den eigentlichen Aufgaben in der Krankenpflege war die Schwester darüber hinaus also auch für die Herbeiführung ehrenvoller Verhaltensweisen bei den Patienten zuständig, damit diese das Ansehen der deutschen Nation bei Vertretern anderer Völker nicht beschädigten.

Nicht zuletzt bestand in beiden Institutionen, dem Militär und den geistlichen Genossenschaften das Phänomen der Inklusion und Exklusion. Nichtmitglieder bezeichnete man auch in den Mutterhäusern mitunter abwertend als Zivilisten. In der Rückschau auf die Reichseinigungskriege wurden weltliche, nicht organisatorisch gebundene Krankenpfleger durch kirchliche und militärische Stellen a priori als unlauter und moralisch zweifelhaft abgewertet, was der strengen Trennung von Militär bzw. kirchlicher Organisation auf der einen und dem Zivilleben auf der anderen Seite entsprach. Einige Mutterhäuser hatten sich nach den schlechten Erfahrungen mit temporär tätigen freiwilligen Hilfspflegerinnen dazu entschlossen, im Deutsch-Französischen Krieg nicht mehr mit anstaltsfremden Kräften zusammenzuarbeiten.[1346] Vielmehr

1343 Vgl. Aktennotiz „Probleme der Lazarettarbeit“, o. D. (1944), in: AFKS, 2-1 Diakonissenanstalt 1477, Lehrgänge und Treffen der Lazarettschwestern im Mutterhaus 1943–1947. Darin wird den Schwestern Geduld und Verständnis für die Mentalität der verwundeten Soldaten und weltlichen Schwestern, bei gleichzeitigem unerbittlichem Festhalten an der eigenen diakonischen Lebenshaltung empfohlen.

1344 Vgl. in Kap. 2.1.3. das Beispiel eines vorgeblichen Diebstahls an einem Offizier in einem holsteinischen Lazarett, von dem ein Bruder des Rauhen Hauses berichtete.

1345 Aus dem Tagbuch der Philosophin Edith Stein (1891–1942), aufgezeichnet während ihres freiwilligen Einsatzes als Helferin des Roten Kreuzes im Ersten Weltkrieg, zit. nach: Elisabeth Malleier, „Das Débacle der Frau als Pflegerin“ – Sexismus und Nationalismus in österreichischen Debatten zur Kriegskrankenpflege im frühen 20. Jahrhundert, in: Andrea Thiekötter u. a. (Hg.), Alltag in der Pflege – Wie machten sich Pflegende bemerkbar? Frankfurt/M. 2008, S. 231–244, hier S. 231.

1346 Vgl. die Ausführungen über die „Krinolinenwirtschaft“ im Kapitel 2.3.2. Dieser Begriff wurde von Pfarrer Löhe, dem Vorsteher des Neuendettelsauer Mutterhauses geprägt. Damit beschrieb er die schlechten Erfahrungen mit bürgerlichen Damen in der freiwilligen Krankenpflege. Gegen Ende des 19. Jahrhunderts gingen die Meinungen über

warben die Mutterhäuser unter den jungen Frauen um den dauerhaften Eintritt in die Schwesternschaften, um eine Garantie für die Unterwerfung unter den anstaltseigenen Verhaltenskodex zu bekommen.

Die bisher geschilderten Gemeinsamkeiten des Militärs und der kirchlichen Krankenpflegeorganisationen hatten weitreichende Folgen für die Entwicklung der freiwilligen Krankenpflege nach den Reichseinigungskriegen. Nach Meinung eines leitenden Mitarbeiters des Roten Kreuzes waren außer den Mitgliedern geistlicher Genossenschaften zur Krankenpflege auf dem Kriegsschauplatz ausschließlich „geistig und körperlich gesunde Männer [und Frauen] von untadelhaftem Ruf, entschieden sittlicher Durchbildung und Gediegenheit“[1347] geeignet, mit anderen Worten ehrenhafte Personen. Die Kriegssanitätsordnung von 1878 verpflichtete die Organe der freiwilligen Krankenpflege, zur „Bereitstellung von Krankenpflegern und Krankenpflegerinnen.“[1348] Da aus dem Pool der konfessionellen Organisationen nicht ausreichend Personal requiriert werden konnte, mussten weltliche Organisationen mit ähnlicher innerer Ausrichtung geschaffen werden. Die neu gebildeten Schwesternschaften des Roten Kreuzes organisierten sich nach dem Vorbild der konfessionellen Verbände in Mutterhäusern, eine Besonderheit, die ausschließlich in Deutschland anzutreffen war.[1349] Lehrbücher für die freiwillige Krankenpflege propagierten regelrechte „Tugendkataloge“ für Schwestern, zu denen selbstverständlich Folgsamkeit und sittlicher Anstand gehörten. [1350] Sie sollten „ausgebildete, unbescholtene und zuverlässige“ sowie durch Bescheinigungen der Organe der freiwilligen Krankenpflege ausgewiesene Personen sein, die den Chefärzten unterstellt wurden.[1351] Selbstverständlich war die Unterwerfung unter die Militärgerichtsbarkeit, die Kriegsgesetze und die Disziplinarordnung.

Für den Bereich der männlichen Freiwilligen beauftragte das Zentralkomitee der deutschen Vereine vom Roten Kreuz im Jahr 1886 den Verwaltungsrat des Rauhen Hauses in Hamburg, „die Organisation einer für den Kriegsfall bereitstehenden männlichen Krankenpflege in die Hand zu nehmen.“[1352] Die neue Institution mit der Bezeichnung „Genossenschaft der freiwilligen Krankenpfleger im Kriege“ begann noch im selben Jahr ihre Arbeit und erhielt fortan eine Monopolstellung. Immer wieder betonten die Publikationen der Genossenschaft, dass es sich hierbei um ein Pendant zur Wehrpflicht handelte.

den Einsatz temporärer Freiwilliger als Ersatz für ausrückende Schwestern weit auseinander. Vgl. AFKSK Bestand 2-1, 517 Zusammenarbeit mit dem Johanniterorden 1887–1909, Protokoll der am 9.03.1887 in Berlin gehaltenen vertraulichen Konferenz der deutschen Diakonissenhäuser, S. 2f.

1347 Brinkmann, Die freiwillige Krankenpflege im Kriege, S. 102. Dr. Brinkmann war Schriftführer des Preußischen Zentralkomitees des Roten Kreuzes.

1348 §209 der Kriegs-Sanitäts-Ordnung vom 10.01.1878, S. 179.

1349 Vgl. auch Kap. 3.1.

1350 Vgl. dazu: Riesenberger, Das Deutsche Rote Kreuz, S. 98.

1351 §211 der Kriegs-Sanitäts-Ordnung vom 10.01.1878, S. 181.

1352 Johannes Wichern, Die Genossenschaft freiwilliger Krankenpfleger im Kriege, ihre Geschichte und Organisation, Berlin 1891², S. 4. Vgl. auch Kap. 3.3.

Dementsprechend legten die Satzungen den Ausschluss eines Mitgliedes, das „durch sein Verhalten die Ehre der Genossenschaft schädigt“, fest.[1353] Die Organisation nahm einen enormen Aufschwung und umfasste 1911 reichsweit über 12.000 Mitglieder an 26 Standorten.[1354]

Die Organisationen der konfessionellen freiwilligen Krankenpflege standen also hinsichtlich Organisation und innerer Ausrichtung Pate für die weltlichen Neugründungen gegen Ende des 19. Jahrhunderts, die sie innerhalb weniger Jahre an Mitgliedern überholen sollten.

2.8.2 Das Verhältnis der konfessionellen zu den militärischen Krankenpflegern

Die konfessionellen Pflegekräfte taten ihren Dienst in den Lazaretten mit Idealismus, Pflichtgefühl und einem hohen, christlich fundierten Arbeitsethos, was sie in den Augen der militärischen und sanitären Leitungsorgane bald zu uneingeschränkt akzeptierten Partnern werden ließ. Schwierig gestaltete sich dagegen der gemeinsame Arbeitsalltag mit den militärischen Krankenpflegern. Gerade die eingangs geschilderten Tugenden vermissten die konfessionellen Pfleger beim routinierten und im Dienst abgestumpften Lazarettpersonal. Die einen niedrigen sozialen und militärischen Rang bekleidenden Wärter verrichteten nur widerwillig ihre Aufgaben und engagierten sich selten über das unbedingt Notwendige hinaus.[1355] Ihre Fachausbildung kann nur als rudimentär bezeichnet werden.[1356] Die Obergehilfen, die Unteroffiziersstatus genossen, achteten besonders auf die ihnen zustehende Ehrbezeugung und nutzten ihren persönlichen Handlungsspielraum vor allem zur Wahrung von Eigeninteressen. Dieses Berufsethos stand dem der Schwestern und Diakone diametral entgegen, was im Lazarettalltag zu Spannungen führte.

Die Rede von unmotivierten und unprofessionellen Militärwärtern ist in nahezu allen Quellen der konfessionellen Pflegekräfte anzutreffen. Daher kann sie nicht ohne Weiteres als Narrativ beiseite geschoben oder als Mittel der eigenen Statuserhöhung gewertet werden. Das folgende repräsentative Beispiel aus dem Deutsch-Französischen Krieg illustriert sehr drastisch, welche Erwartungshaltungen hier aufeinander trafen. Ein Diakon berichtete: „Die ‚Lazarethgehülfen‘ und militärischen Krankenwärter schienen ebenso wenig Theilnahme für ihre kranken Kameraden zu empfinden wie Geschick zur Pflege zu haben, denn war gerade kein Arzt zugegen, so sah ich sie roh polternd zwischen den Verwundeten sich bewegen, bald diesen bald jenen stoßend und tretend, und zu ihnen redend, als befänden sie sich in einem Pferdestalle. Später bekam ich leider der Beweise nur zu viele, daß diese Menschen zum großen Theil die rohesten, rücksichtslosesten Flegel sind, dumm und ge-

1353 § 5 der Satzung von 1892, in: O. A., Die Genossenschaft freiwilliger Krankenpfleger im Kriege, Hamburg 1898, S. 126.
1354 Riesenberger, Das Deutsche Rote Kreuz, S. 112.
1355 Brinkmann, Die freiwillige Krankenpflege im Kriege, S. 87.
1356 Vgl. Kap. 2.4.1.

fühllos, grob und anmaßend, und ich begriff bald die ungeheuchelte Freude der Verwundeten, wenn sie auf die Frage, ob nicht einer von uns bei ihnen bliebe, eine bejahende Antwort erhielten. Wie oft ist später mir und den Andern unserer Colonne von den Kranken gesagt worden: Sie haben uns gerettet – ohne Sie wären wir verloren gewesen – ohne Sie hätten wir kaum das Allernothwendigste gehabt – unsere Wärter (die militärischen) machen uns nur noch kränker [...].“[1357]

Einen umfassenden Einblick in die Charakteristik der Militärkrankenwärter gibt auch der folgende Brief eines Felddiakons aus dem Jahr 1870, in dem sich die Aussagen Dunants über den teilnahmslosen Geist der angestellten „Mietlinge“ [1358] zu bestätigen schienen: „Man kann diese [die Militärkrankenwärter] nach meinen zahlreichen Erfahrungen [...] in 2 Classen einteilen. Die erste Classe weiß mit dem Verbinden nicht übel Bescheid, hat im Wachen selten gewissenhaften Fleiß, ist energischen Charakters, umgeht die niederen Dienste, ist unbotmäßig gegen alle irdische Gewalt und Herrschaft bis zum Oberstabsarzt hinauf und trinkt in hohem Grad, mit Vorliebe den für die Verwundeten aus den Depots beschafften Wein. Sie theilt in diesem Zustand mit der zweiten Classe die (mehrmals beobachtete!) Eigenschaft, den Kranken gelegentlich Kerbelsäure[1359] als Getränk zu verabreichen. Der Wärter verfällt alsdann, trotz seiner Verpflichtung zum Nachtwachen also bald in einen gewaltsam eintretenden Schlaf. Letzteres hat die Folge, daß der betreffende Felddiakon [...] für die Nacht allein zu wachen, und in oft unbekannten Räumen Eis, Wasser, Licht, Verbandzeug zu requirieren hat. Solche Vorgänge zeigt übrigens der Felddiakon nur das erste Mal an, da die Aerzte gegen die Trunkenen nicht energisch vorzugehen pflegen, sie wollen sich ihrer sonstigen guten Dienste, die aus ihrer Anstelligkeit hervorgehen, nicht berauben. Die zweite Classe, mindestens doppelt so zahlreich wie die erstere, nicht wie die erste aus Obergehülfen oder sogenannten Unteroffizieren bestehend, nimmt meist eine bescheidenere, persönliche Bedeutung in Anspruch, ist willig und ohne Ekel, oft erstaunlich borniert, arbeitet aber mit dem wohltuenden Gefühl der Sicherheit in niederen Diensten, hat übrigens collosales Phlegma. Uebergangsexemplare habe ich nicht beobachtet. Dabei will und darf ich nicht verschweigen, daß ich von andern Stellen her auch von einzelnen sehr wackern Leuten unter den militairischen Wärtern gehört habe. Unsere Stellung zu diesen Beamten müsste irgendwie in ein Verhältniß der Subordination oder Coordination gebracht werden. Obwohl ungern, gebe ich ersterem, daß sie unter den Felddiakonen stehen, weitaus den Vorzug. Faktisch besteht meist das andre, schon weil der überlegene Gebildete sich nichts daraus macht, in dieser Sphäre mäßiglich von sich zu halten und mit einer gewissen Leichtigkeit dem Unter-

1357 Archiv des DRK-Generalsekretariats in Berlin, SN 036, Tätigkeit des Historienmalers Carl Ehrenberg als freiwilliger Krankenpfleger 1870–71, hier 1. Bericht, o.D., S. 11.

1358 Henry Dunant, Der preussische Hof und seine Sympathien für das internationale Humanitätswerk, in: Rudolf Müller, Entstehungsgeschichte des Roten Kreuzes und der Genfer Konvention, Stuttgart 1897, S. 332–380, hier S. 370ff.

1359 Gemeint ist hier offenbar Karbolsäure, die als Desinfektionsmittel verwandt wurde.

offizier mit Ehrerbietung zuvorkommt. Die 2. Classe ordnet sich ohne weiteres unter und ist überhaupt nur für eine Behandlung zugänglich, die von Oben herab ergeht. Aber die Trunkenheit, Bequemlichkeit und rohe Behandlung der Kranken, welche die Unteroffiziere immer wieder durch ihr höheres Ansehen, ihre selbständige Stellung, wohl gar durch Immediatbefehl der Doktoren decken, ist nicht zum Nutzen der Kranken und nur eine stets gegenwärtige Aufsicht würde die Lazarethe gegen jene Uebel schirmen."[1360] Als Gegenmaßnahmen empfahl der Felddiakon eine stärkere Kontrolle von Seiten der Ärzte, was sich jedoch, seinen eigenen praktischen Erfahrung im Lazarettalltag nach zu urteilen, nicht durchführen lassen würde, denn mehrmals waren Fälle von schwerer Betrunkenheit, Arbeitsverweigerung und sogar Diebstahl an Verstorbenen durch Militärwärter von ärztlicher Seite ungeahndet geblieben. Möglicherweise verbot aber auch der Korpsgeist der Militärangehörigen gegenüber einem Zivilisten eine öffentliche Disziplinarmaßnahme.

Die ungeklärten Hierarchien beeinträchtigten das Verhältnis der freiwilligen Kräfte zu den Militärkrankenpflegern zusätzlich. Während es beim Einsatz von fachlich geschulten Schwestern meist unstrittig war, dass die Militärkrankenwärter sich diesen unterordneten und vor allem Assistenzfunktionen in „niederen Tätigkeiten" übernahmen, kam es zwischen Militärpflegern und den ebenfalls fachlich nur mangelhaft ausgebildeten freiwilligen Diakonen zu Kompetenzstreitigkeiten. Die überwiegend aus dem Akademiker- und seltener aus dem Handwerkerstand stammenden Felddiakone standen häufig auf einer höheren sozialen Stufe als die Unteroffiziere im Sanitätsdienst. 1871 charakterisierte der Vorsteher der Duisburger Diakonenanstalt den Geist der unter seiner Leitung tätigen Freiwilligen als einen „religiös-geistlichen, welche ihre patriotische Hingebung weihte, und in welchem sie mit dem von unserer Anstalt unmittelbar gestelltem Personal sympathisierten und harmonirten."[1361] Die Freiwilligen bildeten mit den fest angestellten und in der Krankenpflege geübten Diakonen in der christlichen Weltanschauung verbundene und damit moralisch legitimierte Gruppen mit sittlichen Prinzipien, „welche bei der allgemeinen Begeisterung nicht nur zu dienen willig waren, sondern auch durch ihren Charakter die Bürgschaft einer disciplinarischen Ein- und Unterordnung gaben."[1362] Der Unterordnung unter die Anweisungen der jeweiligen Kolonnenführer diente eine von der Duisburger Anstalt ausgearbeitete Instruktion, die jeder Freiwillige durch Unterschrift anerkennen musste. Eine weitere Kontrolle bestand in den Inspektionsreisen leitender Mitarbeiter auf den Kriegsschauplatz. „Es bildete sich ein Corpsgeist, welcher viele sonst vorgekommene Ausschreitungen verhinderte oder im Keime erstickte und im Nothfalle Remedur ermöglicht."[1363] Das verhalf den Felddiakonen nicht nur zum nötigen Selbstbewusstsein im Kriegsalltag, sondern machte sie zu brauchbaren Mitar-

1360 Brief eines ungenannten Felddiakons vom 4.10.1870, zit. nach: Fliegende Blätter, 11 u. 12/1870, S. 376 f.

1361 25.–29. Jahresbericht der Diakonenanstalt 1869/1873, S. 50.

1362 Ebd., S. 51.

1363 Ebd., S. 51.

beitern eines hierarchisch strukturierten Militärsanitätswesens. Gleichzeitig unterschieden sie diese Eigenschaften von den weltlichen Freiwilligen und den nur mangels Alternativen im Sanitätswesen tätigen Lohnwärtern.[1364]

Die in der Krankenpflege ausgebildeten hauptberuflichen Diakone verstanden sich mit ihrer Qualifikation und ihrem christlichen Berufsethos als Vorbild für die Militärwärter, wie aus dem Jahresbericht der Duisburger Diakonenanstalt von 1864 zu entnehmen ist: „Hier [auf dem Schleswig-Holsteinischen Kriegsschauplatz] ist gerade die freiwillige Hülfe männlicher Pfleger (auch christlicher Pflegerinnen), die die Krankenpflege verstehen und um des Herrn willen sie mit Liebe üben, am Platze. Sie wirken nicht bloß selbst dahin, sondern bewirken es auch durch ihr Beispiel bei den andern Wärtern, daß die Pflege Tag und Nacht sorgfältig geübt, kein kalter Umschlag vergessen, keine Eisauflage versäumt werde, die Arznei richtig eingegeben, der Verband gut beobachtete werde u. drgl. Die liebende Sorgfalt für die Kranken, herzliche Theilnahme thut ihnen wohl."[1365] Da bei den konfessionellen Kräften „eine fast militairische und wahrhaft musterhafte Ordnung herrschte,"[1366] wurden Diakone von leitenden Militärärzten mitunter als Korrektiv der Militärwärter eingesetzt, was aber nicht immer den erhofften Erfolg hatte.[1367] Entweder verließen die Wärter im Laufe des Tages eigenmächtig den Dienst[1368], oder die Diakone konnten wegen mangelnder Befehlsgewalt nicht durchgreifen.[1369]

Der Bericht eines Felddiakons aus dem Schlosslazarett in Aubigny von 1870 zeigt, dass es auch unter dem ärztlichen Personal wenig engagierte Vertreter gab: „Wir gingen durch das Haus in den Garten und fanden auch hier

1364 Nach Lesart der Erlanger Felddiakone, die 1866 im Spital im alten Würzburger Bahnhof durch Sanitätssoldaten barsch abgewiesen wurden, geschah dies nur, weil jene „ihre Pflege durch eine bessere nicht gern in Schatten gestellt sehen." Vgl. August Ebrard, Die evangelische Felddiakonie in Baiern in dem deutschen Bundeskriege 1866, Erlangen 1866, S. 40.

1365 20. Jahresbericht der Rheinisch-Westphälischen Pastoralgehülfen- oder Diakonen-Anstalt, Duisburg o.J. (1864), S. 16. In gleichem Sinne wurden Ludwigsluster Diakonissen tätig. Vgl. Neues Mecklenburgisches Kirchenblatt, 22/1871, S. 344.

1366 Brinkmann, Die freiwillige Krankenpflege im Kriege, S. 81.

1367 Diakone wurden beispielsweise 1871 als Vertreter des Subdelegierten des Johanniterordens zur Beaufsichtigung der Wärter im Etappenlazarett in der Kaserne von Orleans eingesetzt, vgl. Archiv des Ev. Johannesstift Berlin, Bestand 10-01 Bruder Moritz Jentzsch, Brief vom 6.02.1871.

1368 Bericht eines freiwilligen Felddiakons, der 1866 in böhmischen Lazaretten tätig war, in: 21.–22. Jahresbericht der Rheinisch-Westphälischen Diakonenanstalt Duisburg 1865/1866, S. 21.

1369 Auf den Schiffen, die ab August 1870 ab Mainz Verwundete rheinabwärts transportierten, wurden Duisburger Diakone als Oberaufseher eingeteilt. Der Vorsteher der Anstalt beklagte die daraus resultierenden Schwierigkeiten: „Ausgesprochenermaßen, um das übrige wenig zuverlässige Personal in Ordnung zu halten, vertheilte man unsere Diakonen auf die verschiedenen Schiffe und erschwerte ihnen dadurch den ohnehin beschwerlichen Dienst um so mehr, weil man ihnen gleichwohl keine Autorität über die übrigen einräumte." Erst auf die dringende Bitte der Anstaltsleitung hin, arbeitete die Kolonne der Diakone wieder zusammen auf eigenen Schiffen. 25.–29. Jahresbericht der Diakonenanstalt, Duisburg 1869/1873, S. 53.

noch ein halbes Dutzend unverbundener Verwundeter, von denen besonders Einer die Aufmerksamkeit auf sich zog. Er saß am Brunnen lautlos und kühlte sich mit einem nassen Lappen die brennende, fürchterliche Wunde, – ein Schuß quer durch die Backen, daß die schon schwarz gewordenen Zunge zum Munde hinaushing! – und auf dem Hofplatz schlenderte ein nichtsthuender Stabsarzt einher! Warum that dieser Mensch nicht seine Pflicht und verband wenigstens solche Wunden, die, wie die Wunde des eben angeführten Unglücklichen, schon in Fäulniß übergegangen waren? Ich fand und finde keine Antwort auf diese Frage, aber mir kocht das Blut noch jetzt in den Adern, wenn ich an so viele Unglückliche auf Aubigny denke, welchen dieser Elende hätte helfen können, ohne es zu thun! Zwei lange Tage harrten viele auf den allerersten Verband, darunter wahrhaft lebensgefährlich Verwundete – wie konnte Jemand auch nur eine Minute müßig sein, der zu helfen im Stande war!“[1370] Dieses Erlebnis war so nachhaltig, dass es auch in Briefen anderer Diakone ausführlich beschrieben wurde.[1371] Berichte mit ähnlichem Grundtenor existieren auch vom böhmischen Kriegsschauplatz aus dem Jahr 1866, worüber sich sogar eine öffentliche Debatte entspann.[1372]

An Hand der angeführten Beispiele lässt sich eine Diskrepanz zwischen den hohen Ansprüchen insbesondere hinsichtlich der militärischen Standesehre und dem tatsächlichen Verhalten eines Teils des Sanitätspersonals feststellen. Sie ist sowohl den Strukturen des Militärsanitätswesens als auch den charakterlichen Voraussetzungen insbesondere des Wärterpersonals geschuldet. Dr. Brinkmann, der Schriftführer des Zentralkomitees des Preußischen Vereins zur Pflege im Felde verwundeter und erkrankter Krieger, forderte die Militärbehörden nach dem Deutsch-Österreichischen Krieg auf, „den Stand der Militairwärter der hohen Aufgabe derselben entsprechend zu heben, mögen sie das bittere Gefühl der Zurücksetzung und der Nichtachtung bei ihnen

1370 Archiv des DRK-Generalsekretariats in Berlin, SN 036, Tätigkeit des Historienmalers Carl Ehrenberg als freiwilliger Krankenpfleger 1870–71, hier 1. Bericht, o. D., S. 7.

1371 Brief eines ungenannten Felddiakons aus dem Schloss Aubigny vom 29.08.1870, zit. nach: Fliegende Blätter, 9/1870, S. 299. Das negative äußere Bild des Arztes wurde in diesem Bericht noch dadurch verstärkt, dass er mit einer Zigarre im Mund und den Händen in den Hosentaschen beschrieben wurde. S. a.: Archiv des Ev. Johannesstift Berlin, Bestand 10-01 Bruder Moritz Jentzsch, Brief vom 29.08.1870 aus Schloss Aubigny, S. 7.

1372 Vgl. u. a.: Zur Lazarethfrage. Erwiderung von Prof. Dumreicher an Prof. von Langenbeck, Wien 1867. Der österreichische Arzt Prof. Dumreicher und einige seiner Kollegen schilderten hier die Zustände in den preußischen Militärlazaretten bei ihrer Übernahme durch österreichisches Personal im August 1866. Nachdem Prof. Dumreicher die dort herrschenden ungenügenden hygienischen und personellen Verhältnisse öffentlich gemacht hatte, entspann sich eine erbitterte publizistische Debatte um den Wahrheitsgehalt der Berichte. Im Gegenzug wurde österreichischen Militärärzten der Vorwurf gemacht, sich nach ihrer Gefangennahme durch preußische Truppen geweigert zu haben, ihre eigenen Landsleute zu behandeln. Vgl. Theodor Fontane, Der deutsche Krieg von 1866, Bd. 1, Köln 1979, S. 242. Über diesen Vorgang berichtet auch: Julius Disselhoff in AuKF, Juli/Aug. 1866, S. 123.

entfernen, in der Auswahl derselben sorgfältiger vorgehen: und sie können das Höchste von ihnen erwarten."[1373]

2.8.3 Fazit

Selbst für Hilfsfunktionen wie die Krankenpflege akzeptierte das Militär dauerhaft nur Organisationen mit einem ähnlichen Ehren- und Verhaltenskodex. Die konfessionellen Genossenschaften hatten von vorn herein hinsichtlich ihrer Organisationsstrukturen und ihrer corporate culture eine große Affinität zum Militär und wurden dadurch zu den einzig akzeptierten Organisationen in der freiwilligen Kriegskrankenpflege bzw. zum Vorbild für weltliche Neugründungen, wie den Schwesternschaften des Roten Kreuzes. Die in den Mutterhäusern herrschenden Hierarchien und äußerliche Ähnlichkeiten, wie die uniformähnliche Tracht, prädestinierten ihre Angehörigen für die Zusammenarbeit mit dem Militär.

Divergenzen ergaben sich lediglich in der Zusammenarbeit mit den Krankenwärtern, deren moralische und fachliche Voraussetzungen mit dem hohen Niveau der konfessionellen Organisationen nicht übereinstimmten.

In einem Prozess der gegenseitigen Annäherung von Institutionen mit zunächst scheinbar konträrer inhaltlicher Ausrichtung, die bei näherer Untersuchung jedoch zahlreiche ähnliche Anforderungen an ihre Mitglieder stellten, gelang es dem Militär unter Ausnutzung der Ressourcen der konfessionellen Pflegeorganisationen am Ende des 19. Jahrhunderts, eine straffe Organisation der freiwilligen Kriegskrankenpflege zu schaffen. Dadurch bestand die Garantie, dass nur geschulte und charakterlich geeignete Pflegekräfte zum Einsatz kamen, die sich dem Ehrenkodex des Militärs nahtlos einfügten und diese Ehrerbietung ausdrücklich auch für sich in Anspruch nahmen, wie es ein Felddiakon poetisch zum Ausdruck gebracht hat:

Das stille Heer [1374]

Als laut durch unser Land der Ruf erklungen:
Ihr Männer auf! der Freiheit droht Gefahr!
Zog nach dem Rhein der deutschen Krieger Schaar
Dem Adler nach, der kühn sich aufgeschwungen.

In Schlacht um Schlacht ward Sieg um Sieg errungen
Und Heldenthaten wurden offenbar
So märchenhaft, so groß und wunderbar,
Daß laut ihr Ruf erklang von allen Zungen.

Doch mit dem tapfern Heere treu verbunden
Zog noch ein zweites stilles Heer ins Feld,
Und ihm auch sei der Ehrenkranz gewunden.

1373 Brinkmann, Die freiwillige Krankenpflege im Kriege, S. 87.
1374 Fliegende Blätter, 9/1870, S. 285, Titelblatt.

Hat es auch keine blutge Schlacht geschlagen,
Ward doch von ihm so mancher tapfre Held
Zu treuer Pflege aus der Schlacht getragen.

Julius Sturm

3. Der Ausbau der freiwilligen Krankenpflege bis zum Ersten Weltkrieg

Die Reichseinigungskriege offenbarten die Unzulänglichkeiten in der Organisation der freiwilligen Krankenpflege. Insbesondere das massenhafte Auftreten „mangelhaft disziplinierter Elemente auf dem Kriegsschauplatz“[1] war kontraproduktiv für ihre Anerkennung durch das Militär. Trotz der unbestreitbaren Leistungen wurde das von der öffentlichen Meinung propagierte „Dogma von der absoluten Unentbehrlichkeit der freiwilligen Krankenpflege“[2] durch leitende Armeeangehörige in Zweifel gezogen und ihre Arbeit für die Verwundeten als nicht unmittelbar notwendiger Luxus geschmäht. Der offizielle Sanitätsbericht mutmaßte, dass es wenig Billigung finden würde, „wollte der Staat Alles, was einem Kranken angenehm, bei seinem Zustande zulässig, allenfalls sogar zuträglich aber keineswegs unentbehrlich ist, auf Kosten der in Kriegszeiten ohnehin schwer belasteten Gesamtheit aus übertriebener Humanität in den Kriegshospitälern ausstreuen.“[3] Die Existenz selbständiger Parallelorganisationen neben dem Sanitätswesen provozierte die Forderung seitens des Militärs, „die Friedens-Vorbereitungen der freiwilligen Krankenpflege immer umfassender, ihre Organisation immer centralisierter, ihren Anschluss an den staatlichen Sanitätsdienst immer enger zu gestalten und die Oberleitung durch die staatlichen Behörden immer stärker zur Geltung zu bringen.“[4] Wie sich dieser Prozess zwischen den Reichseinigungskriegen und dem Ersten Weltkrieg gestaltete, soll im folgenden Kapitel untersucht werden. Zunächst wird auf die zunehmende Konkurrenz zwischen dem Kaiserlichen Kommissar für die freiwillige Krankenpflege und den Rot-Kreuz-Organisationen eingegangen, die beide eine Monopolstellung anstrebten. Anschließend wird die Einbindung der evangelischen und katholischen Schwesternschaften in die staatlichen Mobilmachungspläne ab den 1880er Jahren erläutert, in deren Folge die konfessionellen Mutterhäuser in der Kriegskrankenpflege weitgehend an Handlungsspielraum verloren. Die „Genossenschaft freiwilliger Krankenpfleger im Kriege“ löste die männliche Felddiakonie ab. Ein Ausblick auf die Vorbereitung des Ersten Weltkrieges steht am Ende der Ausführungen.

3.1 Der Kaiserliche Kommissar und die Organisationen des Roten Kreuzes

Der Einsatz konfessioneller und weltlicher Organisationen in den Reichseinigungskriegen hatte die Entwicklungsmöglichkeiten der freiwilligen Krankenpflege als Ergänzung des Militärsanitätswesens aufgezeigt. Beide mussten in

1 Sanitäts-Bericht über die Deutschen Heere im Krieg gegen Frankreich 1870/71, hg. von der Militär-Medizinal-Abtheilung des Königlich Preussischen Kriegsministeriums, Bd. 1–8, Berlin 1884–1891, hier Bd. 1, S. 400.

2 Ebd., S. 399.

3 Ebd.

4 Ebd., S. 400.

den Folgejahren die rigorose Einbindung in das Militärsanitätswesen und die Unterstellung unter den Kaiserlichen Kommissar und Militärinspekteur für die freiwillige Krankenpflege hinnehmen. Dem staatlichen Sanitätswesen ging es in erster Linie um praktische und nicht um humanitäre Erwägungen. Es galt, die Kampfstärke der Armee durch baldige Wiederherstellung der Kranken und Verwundeten zu erhalten und die Arbeitskraft der eingezogenen Zivilisten für die Nachkriegszeit zu sichern, um den Invalidenfonds zu entlasten.[5]

Bereits auf dem ersten reichsweiten Verbandstag der Deutschen Vereine zur Pflege verwundeter und erkrankter Krieger im Oktober 1871 in Nürnberg machten die Delegierten ihrem Unmut über diese Prämissen Luft und richteten an ihr Zentralkomitee die Bitte, die dort diskutierten offenen Fragen von Experten prüfen zu lassen und auf Veränderungen in der Gesetzgebung hinzuwirken.[6] Die Neufassung der Kriegssanitätsordnung im Jahr 1878 stärkte aber vor allem die Position des Kaiserlichen Kommissars. Sie legte seine zentrale Leitung aller Organe der freiwilligen Krankenpflege fest und regelte die Sammlung von Spenden.[7] Andere Aspekte der Verordnung nahmen die restriktiven Bestimmungen der Instruktion von 1869 wieder auf.[8] Der freiwilligen Krankenpflege wurde erneut eine untergeordnete Rolle im Rücken der kämpfenden Truppe zugewiesen.[9] Lediglich auf Antrag sollte die Einrichtung eigener Lazarette auf dem Kriegsschauplatz genehmigt werden. Auch die Ausrüstung eines eigenen Lazarettzuges bedurfte einer besonderen Ermächtigung.[10] Dies widersprach den Erfahrungen aus den Reichseinigungskriegen. Oft waren es die freiwilligen Träger und Krankenpflegekräfte, die als erste auf dem Schlachtfeld Hilfe leisteten und dem überforderten Militärsanitätswesen zuvor kamen oder seine unentbehrliche Stütze wurden.[11]

Neu war die Unterstellung des freiwilligen Personals unter die Militärgerichtsbarkeit, die Kriegsgesetze und die Disziplinarordnung.[12] Damit trug

5 Vgl. dazu das Resümee aus zeitgenössischen Publikationen in: Riesenberger, Das Deutsche Rote Kreuz, S. 59. Zur Militarisierung der deutschen Organisationen des Roten Kreuzes auch: Ders., Das internationale Rote Kreuz, S. 46f.

6 Johannes Wichern, Die freiwillige Pflege im Felde verwundeter und erkrankter Krieger durch die deutschen Vereine vom roten Kreuz, Hamburg 1886, S. 48f.

7 Kriegs-Sanitäts-Ordnung vom 10.01.1878, Berlin 1878, S. 177f., §§207, 208 u. 212.

8 Vgl. Kap. 2.2.4.

9 §209 der Kriegs-Sanitäts-Ordnung vom 10.01.1878, S. 179. Diese Bestimmungen wurden in der Kriegssanitätsordnung von 1902 in Teil VI bestätigt. Vgl. Hermann Cramer, Militärische und freiwillige Krankenpflege in ihren gegenseitigen Beziehungen, Stuttgart 1904, S. 11.

10 Kriegs-Sanitäts-Ordnung vom 10.01.1878, S. 180.

11 Vgl. u.a.: Erfahrungen aus dem Krieg von 1866 über die Organisation der freiwilligen Hülfsthätigkeit und die Genfer Uebereinkunft von 1864 zur Verbesserung des Looses der im Felddienst verwundeten Militärpersonen, Darmstadt u.a. 1867, S. 52f.; Bericht eines Felddiakons und Empfehlungen für künftige Einsätze direkt hinter der kämpfenden Armee, in: Beiblatt der Fliegende Blätter, 9/1866, S. 142; Bericht über die Thätigkeit der freiwilligen Krankenpflege 1870–1871, S. 39.

12 Kriegs-Sanitäts-Ordnung, S. 181, §211. In der bayrischen Armee war diese Unterstellung von Privatpersonen unter die Militärgerichtsbarkeit schon 1870 erfolgt. Vgl.

das Kriegsministerium den Forderungen der militärischen und politischen Autoritäten nach Eingliederung und Anpassung der freiwilligen Krankenpflege an die militärischen Erfordernisse Rechnung. Sie war Teil der nationalen Heereslogistik geworden. Gustave Moynier, der Präsident des Internationalen Komitees vom Roten Kreuz, erhielt den Eindruck, dass die hohen Offiziere „der Vaterlandsliebe der Deutschen gleichsam wie eine Gnade die Vergünstigung zugestehen, ihre Gaben der Militärbehörde zu Füßen legen zu dürfen, welche letztere sich das Recht vorbehält, nach Belieben darüber zu verfügen [...] Trotz ihrer glänzenden Leistungen nehmen die Vereine des Roten Kreuzes in der Verordnung nur eine sehr bescheidene Stelle ein; sie kommen in derselben nur dadurch vor, daß in einem Artikel der Präsident des Centralkomités erwähnt ist.“[13] Dies führte zu Unzufriedenheit unter Mitgliedern und Funktionären der Rot-Kreuz-Organisationen und behinderte zunächst die weitere Ausbreitung zumindest für den Bereich der Männervereine. Die Frauen entfalteten in der Folgezeit eine rege Friedensaktivität im Gesundheits- und Sozialwesen.[14]

Die Position des Kaiserlichen Kommissars wurde stets mit Johanniterrittern besetzt. Aus der engen personellen Verflechtung des Ordens in der Gründungsphase der Rot-Kreuz-Organisationen war nun eine Konkurrenz um die Leitung der freiwilligen Krankenpflege geworden. Durch das Verfehlen einer Monopolposition war das Rote Kreuz gezwungen, die gleichberechtigte Existenz konfessioneller Organisationen anzuerkennen. Wie die folgenden Ausführungen zeigen werden, machte es sich diese für die eigenen Bedürfnisse nutzbar. Trotzdem bemühte sich das Zentralkomitee der Deutschen Vereine vom Roten Kreuz, wie es sich seit 1879 nannte, weiterhin, unter Hinweis auf die starke Position der französischen Partnerorganisation, um die ausschließliche Leitung der freiwilligen Krankenpflege und die Aufstellung der vom Kriegsministerium geforderten Mobilisierungspläne.[15]

Kriegsarchiv München, Kriegsministerium B1212, Schreiben mit unleserlicher Unterschrift aus St. Aubin vom 23.08.1870 an den Delegierten Fürst Turn und Taxis.

13 Gustave Moynier, Das Rote Kreuz, seine Vergangenheit und seine Zukunft, Minden 1883, S. 28.

14 Die Frauenvereine traten auf Wunsch Kaiserin Augustas am 12.08.1871 zu einem Nationalverband zusammen. Auf die weitere interne Entwicklung der verschiedenen Rot-Kreuz-Organisationen soll hier nicht eingegangen werden. Vgl. dazu: Riesenberger, Das Deutsche Rote Kreuz, S. 63f.

15 1881 trat das Zentralkomitee an die Landesvereine des Roten Kreuzes mit der vom Kriegsministerium gestellten Aufforderung heran, Aufstellungen über Umfang an Mitteln und Kräften, die im Mobilmachungsfall zur Verfügung stehen würden, anzufertigen. Die Landesvereine kamen jedoch erst in den 1890er Jahren diesem Wunsch nach. Ab 1892 fanden sogenannte Musterungen statt, die von einem Delegierten des Zentralkomitees und des Provinzialvereins, einem Oberstabsarzt und einem höheren Intendanturbeamten durchgeführt wurden. Ab 1905 traten Kontrollen durch hohe Sanitätsoffiziere an ihre Stelle, denen ab 1909 Provinzial-Mobilmachungsausschüsse unter der Leitung des Oberpräsidenten zur Seite traten. Vgl. Riesenberger, Das Deutsche Rote Kreuz, S. 73f. und 87 sowie Ders.: Das internationale Rote Kreuz, S. 43f.

Zu Recht wertete Dieter Riesenberger die Kriege in der zweiten Hälfte des 19. Jahrhunderts und die Gründung von Schwesternschaften des Roten Kreuzes als Motoren der allmählichen Verweltlichung des Krankenpflegeberufs, denn der gestiegene Bedarf des Sanitätswesens konnte durch die konfessionellen Schwesternschaften nicht mehr gedeckt werden.[16] Die 1876 erstmals reichsweit erhobene Statistik weist noch einen Anteil von 87% konfessioneller Schwestern in der Krankenpflege aus, darunter 66% katholische Schwestern, die übrigen evangelische Diakonissen.[17] Nur 13% waren in den weltlichen Schwesternschaften des Roten Kreuzes oder als freie Schwestern überwiegend in der häuslichen Pflege tätig. „Damit muß der Tätigkeitsbereich Krankenpflege in der Bevölkerung in Zusammenhang mit einem religiös geführten Leben, mit christlicher Liebestätigkeit gebracht, wenn nicht gar gleichgesetzt werden."[18] In der konfessionellen Pflege waren Schwestern tätig, die diese Arbeit als religiöse Berufung empfanden und nicht als weltlichen Beruf zur Bestreitung des Lebensunterhaltes, da eine völlige Unterordnung auch der persönlichen Belange unter die Bedingungen des Mutterhauses erfolgte. Die Gründung zahlreicher Vaterländischer Frauenvereine, die sich später unter dem Dachverband des Roten Kreuzes zusammen fanden, veränderte langsam aber kontinuierlich die Zusammensetzung des Pflegepersonals. Immerhin war es den dort ausgebildeten weltlichen Pflegerinnen möglich, im Anschluss an die Ausbildung selbständig tätig zu werden. Die Berufsstatistik von 1887 weist nur noch einen Anteil von 81% konfessionellen Schwestern auf, wobei der Rückgang überwiegend zu Lasten der katholischen Mutterhäuser ging.[19] 1909 sind schließlich nur noch knapp 62% konfessionelle Schwestern in der Krankenpflege tätig, während sich sowohl der Anteil der weltlichen Schwesternschaften des Roten Kreuzes und verschiedener kommunaler Schwesternschaften als auch der Anteil der frei praktizierenden kontinuierlich erhöht hat.[20]

16 Riesenberger, Das Deutsche Rote Kreuz, S. 96f. Vgl. dazu auch: Friedrich Loeffler, Das Preußische Militär-Sanitätswesen und seine Reform nach der Kriegserfahrung von 1866, 1. Teil, Berlin 1868, S. 16. Vgl. auch die zeitgenössische Einschätzung bei Loeffler, Das Preußische Militär-Sanitätswesen, 1. Teil, S. 36.

17 Kaiserliches Statistisches Amt (Hg.), Die Aerzte und das medizinische Hülfspersonal, die Apotheken und die Heilanstalten, sowie die wissenschaftlichen, medizinischen und pharmazeutischen Vereine im deutschen Reiche nach dem Bestande vom 1. April 1876, in: Monatshefte zur Statistik des deutschen Reichs für 1877, Berlin, Sept. 1877. Siehe auch: Eva-Cornelia Hummel, Krankenpflege im Umbruch (1876–1914), Freiburg i. Br. 1986, S. 7 und 28.

18 Ebd., S. 28.

19 Kaiserliches Gesundheitsamt (Hg.) Die Verbreitung des Heilpersonals, der pharmazeutischen Anstalten und des pharmazeutischen Personals im Deutschen Reich. Nach den amtl. Erhebungen vom 01.04.1887 bearbeitet im Kaiserlichen Gesundheitsamt, Berlin 1889. S. a.: Hummel, Krankenpflege im Umbruch, S. 33f.

20 Auf die überproportional zur Bevölkerungsentwicklung gestiegene Zahl der Krankenpflegepersonen soll hier nicht näher eingegangen werden. Vgl. dazu: Hummel, Krankenpflege im Umbruch, S. 35ff.

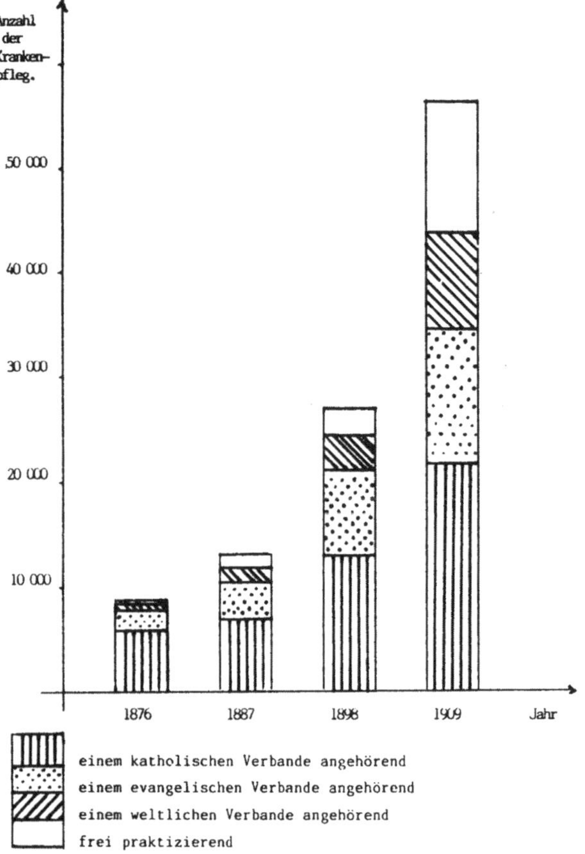

Krankenpflegerinnen im deutschen Reich
Quelle: Eva-Cornelia Hummel, Krankenpflege im Umbruch (1876–1914), Freiburg i. Br. 1986, S. 38.

Es kann also eine zunehmende Säkularisierung der Krankenpflege festgestellt werden, da von den Kriegseinsätzen ein entscheidender Impuls zur Entwicklung der Krankenpflege von einer christlichen Berufung zu einem weltlichen Frauenberuf ausgegangen ist. Neben die religiöse Motivation trat nun die Bereitschaft des rückhaltlosen Einsatzes für das Vaterland im Kriegsfall. Religiöse Motive spielten auch weiterhin eine Rolle, da die Rot-Kreuz-Mutterhäuser in Deutschland eine deutliche konfessionelle Prägung hatten und der Lohn ein so geringer war, „daß lediglich um dieses irdischen Gewinnes halber kein Weib einen so schweren Beruf auf sich nehmen wird.“[21] In der patriotisch aufgeheizten Atmosphäre des Deutschen Kaiserreiches wurde aber das nationale

21 Friedrich von Criegern-Thumitz, Lehrbuch der freiwilligen Kriegs-Krankenpflege beim Heere des Deutschen Reiches, Leipzig 1890, S. 227.

Motiv als gleichwertig anerkannt. „Der Dienst für Gott und himmlischen Lohn kann so sein Äquivalent im Dienst für das Vaterland und (eher geringen) weltlichen Lohn finden."[22]

Das Rote Kreuz förderte aber nicht nur das zahlenmäßige Ansteigen weltlicher Schwestern, sondern auch ihre Professionalisierung und Disziplinierung.[23] Von Ausnahmen, wie dem Dresdener Albertverein abgesehen, entstanden die ersten eigenen Rot-Kreuz-Schwesternschaften in den 1870er Jahren.[24] Ausschließlich in Deutschland griffen die Initiatoren auf das Mutterhausmodell zur Organisation dieser Schwesternschaften zurück.[25] Wie bereits ausgeführt, wurde es von Pfarrer Theodor Fliedner, dem Gründer des ersten evangelischen Diakonissenmutterhauses, von den katholischen Pflegeorden entlehnt und ab 1836 nach protestantischen Bedürfnissen umgestaltet.[26] Mit seiner Übernahme bedienten sich die Frauenvereine eines auf Gehorsam beruhenden patriarchalischen Familienmodells und boten bürgerlichen Frauen so eine gesellschaftlich akzeptierte Möglichkeit der außerhäuslichen Berufstätigkeit.[27] Die der Kasernierung von Schwestern dienende Organisationsform schuf eine ständig verfügbare Reserve an Krankenpflegerinnen des Roten Kreuzes für den Kriegsfall.

Die Friedenstätigkeit der neu gegründeten Schwesternschaften diente nicht zuletzt der Erhaltung der Rot-Kreuz-Verbände nach den Reichseinigungskriegen und der zweckmäßigen Verwendung der gesammelten Hilfsgelder.[28] Der „Verband Deutscher Krankenpflegeanstalten vom Roten Kreuz" wurde im Jahr 1882 von sechs Mitgliedshäusern mit zunächst 150 Schwestern gegründet. 1913 gehörten ihm schon 48 Hospitäler mit fast 5500 Schwestern an.[29]

22 Hilde Steppe, „... den Kranken zum Troste und dem Judenthum zur Ehre ..." Zur Geschichte der jüdischen Krankenpflege in Deutschland, Frankfurt/M. 1997, S. 39.

23 Auf die Ausbildung der Rot-Kreuz-Schwestern wurde bereits im Kap. 2.4.2. eingegangen.

24 1867 gründete Carola, Gemahlin Königs Albert I., gemeinsam mit ihrer Freundin Marie Simon den Albert-Verein für die Krankenpflege in Sachsen. Vgl. Karoline (Carola) Königin von Sachsen, in: Horst-Peter Wolff, Biographisches Lexikon zur Pflegegeschichte, Bd. 2, München 2001, S. 118. Zum Vaterländischen Frauenverein in Preußen vgl.: Carl Misch, Geschichte des Vaterländischen Frauen-Vereins 1866–1916, Berlin 1917, S. 21ff. In Kiel entstand 1872 ein Mutterhaus, gefolgt von weiteren in Hannover und Hamburg. Sie erhielten zunächst die Bezeichnung „Asyl", da sie den Schwestern überwiegend als Wohnung dienten und die Ausbildung an bereits bestehenden Krankenhäusern erfolgte. Vgl. auch: Sanitäts-Bericht 1870/71, Bd. 1, S. 403.

25 Riesenberger, Das Deutsche Rote Kreuz, S. 90f. Die Entwicklung der Rot-Kreuz-Mutterhäuser verlief je nach den örtlichen Gegebenheiten sehr unterschiedlich und soll hier nicht weiter verfolgt werden.

26 Vgl. Kap. 1.2.2.1.

27 Vgl. dazu: Jakob Vogel, Samariter und Schwestern. Geschlechterbilder und -beziehungen im „Deutschen Roten Kreuz" vor dem Ersten Weltkrieg, in: Karen Hagemann, Ralf Pröve (Hg.), Landsknechte, Soldatenfrauen und Nationalkrieger: Militär, Krieg und Geschlechterordnung im historischen Wandel, Frankfurt/M., S. 322–344, hier S. 328

28 Loeffler, Das Preußische Militär-Sanitätswesen, 1. Teil, S. 15.

29 Riesenberger, Das Deutsche Rote Kreuz, S. 101.

Ein weiteres Arbeitsfeld der Rot-Kreuz-Organisationen war die Anlegung von Depots mit Verbandmitteln, Lazarettutensilien, Medikamenten und Stärkungsmitteln nach dem Vorbild eines beim Zentralkomitee eingerichteten Musterdepots.[30] Dabei fanden auch neue medizinische Erkenntnisse, wie beispielsweise die antiseptische Wundbehandlung ab den 1880er Jahren Berücksichtigung bei der Beschaffung des entsprechenden Verbandsmaterials.[31] Besonders die deutsche Kaiserin und preußische Königin Augusta betätigte sich als Schirmherrin und durch bedeutende Geldspenden an der Arbeit des Roten Kreuzes und förderte nicht nur die Beteiligung an Weltausstellungen, sondern auch wissenschaftliche Konferenzen und Wettbewerbe im Bereich des Sanitätswesens.[32]

Die Kriegssanitätsordnung von 1878 hatte die Form der Eingliederung der Rot-Kreuz-Schwestern und anderer freiwilliger Pflegerinnen in den Militärsanitätsdienst offen gelassen. Eine verlässliche Regelung erfolgte erst mit dem „Gesetz betreffend die Grundsätze für die Erteilung der Erlaubnis zum Gebrauche des Roten Kreuzes“ von 1902. Es gestattete die Führung des Rot-Kreuz-Zeichens nur jenen Vereinen oder Gesellschaften, die sich „im Deutschen Reich der Krankenpflege widmen und für den Kriegsfall zur Unterstützung des militärischen Sanitätsdienstes zugelassen sind.“[33] Im Anschluss an dieses Gesetz regelte das Zentralkomitee mit Zustimmung des Kriegsministerium das Verfahren im Mobilmachungsfall. Innerhalb von zehn Tagen musste mindestens die Hälfte der Schwestern für die Kriegskrankenpflege zur Verfügung gestellt werden.[34]

Neben den hauptamtlichen Schwestern verrichtete eine zunehmende Zahl von Frauen einen ehrenamtlichen Rot-Kreuz-Dienst. Im Jahr 1908 existierten reichsweit 2467 Frauenvereine, allein in Preußen gehörten den „Vaterländischen Frauenvereinen“ über 450.000 Mitglieder an.[35] Die Männervereine umfassten dagegen reichsweit nur ca. 65.000 Mitglieder.

Der Erfolg der neu gegründeten „Genossenschaft freiwilliger Krankenpfleger im Kriege“[36] und der Sanitätskolonnen für den Krankentransport gab auch den Männervereine des Roten Kreuzes wieder neuen Aufschwung. Die Männer- und Frauenvereine arbeiteten fortan weitgehend gemeinsam und beugten sich der Forderung des Kriegsministeriums, ihre Arbeit weniger in den Dienst der Wohltätigkeit als vielmehr der Kriegsvorbereitung zu stel-

30 Wichern, Die freiwillige Pflege im Felde verwundeter und erkrankter Krieger, S. 51.

31 Ebd. Verbandsmaterialien nach den antiseptischen Behandlungsmethoden wurde ab 1886 auch von den Militärmedizinalabteilungen eingeführt.

32 Wichern, Die freiwillige Pflege im Felde verwundeter und erkrankter Krieger, S. 53f.

33 Zit. nach: Riesenberger, Das Deutsche Rote Kreuz, S. 106.

34 Ebd., S. 107ff. sowie Criegern-Thumitz, Lehrbuch der freiwilligen Kriegs-Krankenpflege, S. 224

35 Vogel, Samariter und Schwestern, S. 322. Zur Ausbildung von Hilfsschwestern des Roten Kreuzes vgl. Riesenberger, Das Deutsche Rote Kreuz, S. 108ff.

36 Vgl. Kap. 3.3.

len.[37] Riesenberger konstatierte für das Jahr 1897 die exklusive Anerkennung der Rot-Kreuz-Organisationen als Sanitätsreserve der Armee.[38] Das die immer noch starke Position der christlichen Genossenschaften bei dieser Aussage außer Acht gelassen wurde, werden die folgenden Ausführungen zeigen.

3.2 Die Weiterentwicklung der weiblichen konfessionellen Kriegskrankenpflege

Wie bereits im vorangegangenen Abschnitt deutlich gemacht wurde, leitete der nunmehr Kaiserliche Kommissar nach wie vor die freiwillige Krankenpflege, geriet aber in immer stärkere Konkurrenz zu den Organen des Roten Kreuzes, die in der öffentlichen Wahrnehmung präsenter waren und nicht nur in Preußen eine Monopolstellung anstrebten. Bereits 1875, und damit drei Jahre früher als in Preußen, erfolgte beispielsweise in Bayern die Neuregelung der freiwilligen Krankenpflege durch die „Grundbestimmungen für die freiwillige Hilfstätigkeit des Königreiches Bayern im Kriege."[39] Darin wurde der Landesverband des Roten Kreuzes, der „Bayerische Verein zur Pflege im Felde verwundeter und erkrankter Krieger", vom Kriegsministerium als das für Bayern allein berechtigte Organ der freiwilligen Hilfe anerkannt, dem sich alle anderen auf diesem Gebiet tätigen Vereine unterzuordnen hatten. Durch diese Maßnahme sollte eine Zersplitterung der Kräfte vermieden werden. Gleichzeitig bedeutete dies aber eine Privilegierung des Roten Kreuzes vor anderen Organisationen, wenngleich in der genannten Vorordnung die formale Unterstellung unter den jeweiligen Kaiserlichen Kommissar festgeschrieben wurde. Dennoch hatte der Landesverband damit einen größeren Handlungsspielraum und weitgehende Eigenverantwortung erreicht und versuchte nun massiv, auch in evangelischen Genossenschaften, wie dem Diakonissenmutterhaus Neuendettelsau, Fuß zu fassen. In einem Brief des Rektors aus dem Jahr 1896 erstattete dieser Fehlanzeige betreffend einer Ortsgruppe, „da wie schon früher mitgeteilt [,] an hiesigem Orte die für die Errichtung eines Zweigvereins erforderliche Anzahl von Mitgliedern sich nicht findet."[40] Ein Zweigverein Neuendettelsau trat nie zusammen, davon ließ sich der Landes-

37 Der offizielle Sanitätsbericht über den Deutsch-Französischen Krieg sah die Aufgabe der Rot-Kreuz-Vereine in der Bildung von Pflegekräften. Darüber hinaus sollten sie „Interesse und Verständnis für die Bedürfnisse der Krankenpflege [...] fördern und durch Linderung individueller oder allgemeiner Noth zu planmäßigem Handeln im Kriege erziehen." Sanitäts-Bericht 1870/71, Bd. 1, S. 419.

38 Riesenberger, Das Deutsche Rote Kreuz, S. 75. Leider gibt Riesenberger keine Quelle an.

39 Ebd., S. 60. Die Verordnung erschien als Fortsetzung in mehreren Nummern der Zeitschrift des Zentralkomitees des Roten Kreuzes „Kriegerheil" 1875, Nr. 4 bis 6.

40 ZADN Mutterhausarchiv, G II d 1.12 Bayerischer Verein zur Pflege und Unterstützung im Felde verwundeter und erkrankter Krieger, undatiertes Schreiben aus dem Jahr 1896.

vorstand aber nicht überzeugen und schickte noch jahrelang weitere Formulare für Jahresberichte.

Auf Seiten der meisten evangelischen Diakonissenmutterhäuser bestand die enge Verbindung zu den Johannitern fort. Wie bereits erwähnt, hatte der Orden jedoch in den Organisationen des Roten Kreuzes Konkurrenz bekommen, denn einige Diakonissenmutterhäuser hatten direkt zum Zentralkomitee Verbindung aufgenommen und von dort erhebliche Zuschüsse zur Ausbildung von Schwestern bezogen, die dann allerdings auch dem Roten Kreuz direkt zur Verfügung zu stellen waren. Dazu zählten Bethel in Bielefeld, Treysa in Nordhessen und das Elisabethstift Darmstadt. In Württemberg und Baden unterstanden dem Frauenverein des Roten Kreuzes im Kriegsfall ebenfalls die Diakonissen der dort ansässigen Mutterhäuser. Von den 5482 im Jahr 1890 in Deutschland lebenden Diakonissen standen etwa 1200 im Kriegsfall zur Verfügung, also etwa 21 %.[41]

Die Mehrzahl der übrigen Diakonissenmutterhäuser, insbesondere die preußischen, schlossen 1886 mit dem Johanniterorden Vereinbarungen zur Überlassung von Diakonissen in Kriegs- und Notfällen ab.[42] Das Kaiserswerther Mutterhaus nahm hier eine koordinierende Funktion für die anderen deutschen Häuser wahr, indem es mit dem Orden Musterabkommen aushandelte und sich bemühte, ein einheitliches Vorgehen zu erreichen. In den Verträgen wurde die temporäre Unterstellung der Schwestern unter den Johanniterorden bei fortdauernder Zugehörigkeit zu ihrem Mutterhaus festgeschrieben und die finanzielle Entschädigung im Falle eines Kriegseinsatzes in Höhe von 1 M pro Tag und Schwester geregelt.[43] Darüber hinaus behielten sich die Vorstände die Entsendung von Diakonissen in nahe gelegene Einrichtungen im Fall von Epidemien vor. Die Schwestern sollten auch im Kriegseinsatz von den Seelsorgern ihres Mutterhauses besucht und „in ihrem Beruf gestärkt werden.“[44] Den Einzelverträgen folgte im März 1887 eine vertrauliche Konferenz der Vertreter der deutschen Mutterhäuser und des Johanniterordens im Berliner Diakonissenhaus Bethanien. Dort erklärten sich die anwesenden Vorstände von 29 Mutterhäusern bereit, dem Orden im Kriegsfall so viele Diakonissen zur Verfügung zu stellen, wie entbehrlich waren. Es wurde ein zentrales Abkommen zwischen dem Johanniterorden und den Diakonissenmutterhäusern geschlossen, dessen Inhalt mit den im Jahr zuvor geschlossenen Einzelverträge im We-

41 Criegern-Thumitz, Lehrbuch der freiwilligen Kriegs-Krankenpflege, S. 217.

42 AFKSK, Bestand 2-1, 516 Zusammenarbeit mit dem Johanniterorden 1852–1886. Darin: Abkommen des Kaiserswerther Mutterhauses mit dem Johanniterorden betr. die Überlassung von Diakonissen in Kriegs- und anderen Notfällen vom 5.05.1886. Für die hessischen Mutterhäuser vgl. Waßmann, Die Johanniterschwestern in Hessen, S. 303 ff.

43 Das Zentralkomitee der deutschen Vereine vom roten Kreuz schloss sich im Juni 1887 für die von ihm angeforderten Diakonissen dieser Regelung an. AFKSK Bestand 2-1, 517 Zusammenarbeit mit dem Johanniterorden 1887–1909, Schreiben des Zentralkomitees vom 22.06.1887.

44 Ebd., Protokoll der am 9.03.1887 in Berlin gehaltenen vertraulichen Konferenz der deutschen Diakonissenhäuser, S. 2.

sentlichen übereinstimmte.[45] Von Seiten des Ordens erfolgte die Unterzeichnung durch den ab 1883 amtierenden Herrenmeister Prinz Albrecht von Preußen (1837–1906).[46] Auch der mühevollen Anwerbung des Diakonissennachwuchses fühlten sich die Johanniter verpflichtet: „Leider sind gerade die gebildeten Kreise in unserer Landeskirche ungleich mehr daran gewöhnt, die Dienste der Diakonissenanstalten in Anspruch zu nehmen als daran, dass sie auch durch ihre eigenen Töchter dazu beitragen, diese Dienste möglich zu machen,"[47] konstatierte der Wekmeister des Ordens 1904.

Um jederzeit einen genauen Überblick über die im Kriegsfall zur Verfügung stehenden „geschulten [...] und moralisch zuverlässigen"[48] Schwestern zu haben, erfolgten bereits ab 1882 reichsweit jährliche Meldungen der Anzahl durch die Mutterhausleitungen an den Landesverein des Roten Kreuzes bzw. an den Johanniterorden.[49] Im Gegenzug beteiligten sich diese Verbände an den Kosten der Ausrüstung und Ausstattung der Schwestern. Für jede Schwester wurde ein Koffer mit persönlichen Bedarfsgegenständen und Verbandsmaterial angeschafft, der ausschließlich für den Kriegseinsatz bestimmt war und in Friedenszeiten nicht benutzt werden durfte. Dabei wurde nach dem Grundsatz verfahren, dass jede Schwester so viel mitnehmen solle, wie sie in vier Wochen benötigte und so viel sie selbst tragen konnte.[50]

Eine einheitliche Tracht war für sie nicht vorgesehen. Die Kleidung der Mutterhäuser wurde lediglich durch die weiße Armbinde mit dem roten Kreuz ergänzt.[51] Die Gestellungsverträge, die die Mutterhäuser mit den von ihnen besetzten Gemeinden, Kindergärten, Krankenhäusern und sonstigen Einrichtungen abschlossen, wurden um einen Paragraf erweitert, der im Kriegsfall die sofortige Abberufung von Schwestern aus den Außenstationen

45 Ebd. Zu den Verhandlungen siehe auch: Waßmann, Die Johanniterschwestern in Hessen, S. 301 f. Dort wird fälschlicherweise 1886 als Jahr des zentralen Abkommens genannt.

46 Prinz Albrecht hatte das Amt von 1883 bis 1907 inne, ihm folgte Prinz Eitel Friedrich, ein Sohn Wilhelm II.

47 ZADN Mutterhausregistratur B IX e Fasc. 8, Auszug aus dem Bericht des Werkmeisters des Johanniter-Ordens für den 13. Rittertag am 12.04.1904, Bl. 211.

48 Criegern-Thumitz, Lehrbuch der freiwilligen Kriegs-Krankenpflege, S. 215.

49 Vgl. u. a. Archiv des Stifts Bethlehem Ludwigslust, Sign. 339 Einsatz von Schwestern im Kriegsfall 1882–1911. Die Zahl der von diesem Mutterhaus gemeldeten Schwestern erhöhte sich von 16 im Jahr 1882 auf 50 im Jahr 1908. Für das Mutterhaus Kaiserswerth betrug die Zahl gleichbleibend 130 bis 160 Diakonissen. Vgl. AFKSK Bestand 2-1, 517 Zusammenarbeit mit dem Johanniterorden 1887–1909 sowie 2-1, 1205 und 1209 Vorbereitungen für den Einsatz von Diakonissen im Kriegsfall 1887–1914. Für das Mutterhaus Neuendettelsau: ZADN, Mutterhausregistratur B IX e Fasc. 8 Ausbildung von Krankenpflegerinnen für den Krieg 1899–1908.

50 AFKSK Bestand 2-1, 517, Protokoll der am 9.03.1887 in Berlin gehaltenen vertraulichen Konferenz der deutschen Diakonissenhäuser, S. 1. Zur Ausstattung der Schwestern des Neuendettelsauer Mutterhauses, zu der auch eine Handtasche, ein Schnellkocher und Geschirr gehörte vgl.: ZADN Mutterhausarchiv, G II d 1.12 Bayerischer Verein zur Pflege und Unterstützung im Felde verwundeter und erkrankter Krieger, Brief des Werkmeisters des Johanniter-Ordens in Bayern vom 6.05.1912.

51 Criegern-Thumitz, Lehrbuch der freiwilligen Kriegs-Krankenpflege, S. 216.

Erinnerung an die Abreise zum Kriegsdienst in Trier
26. August 1914.

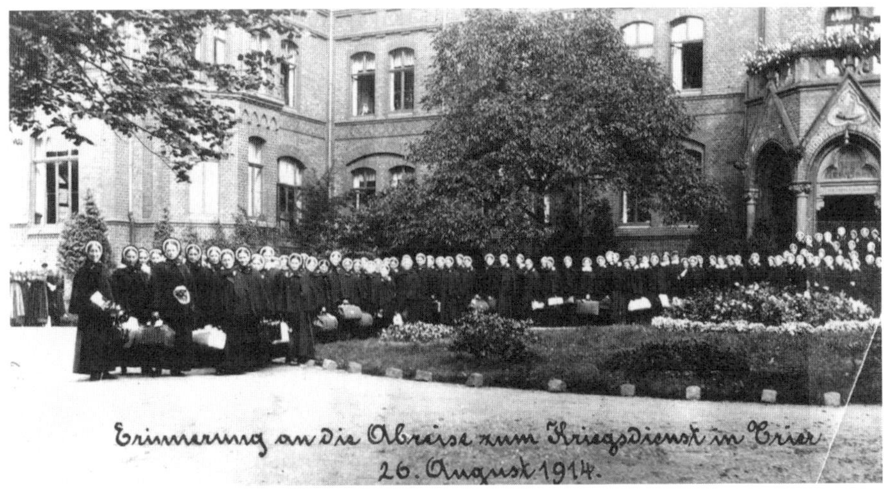

Abb. Kaiserswerther Schwestern bei ihrem Auszug in die Kriegslazarette 1914, Quelle Fotosammlung der Fliedner-Kulturstiftung Kaiserswerth

zum Lazaretteinsatz regelte.[52] Dadurch konnte die dem Militärsanitätswesen zur Verfügung stehende Schwesternzahl wesentlich erhöht werden. Der Einberufung von Gemeindeschwestern wurde der Vorzug gegeben, da sie am ehesten abkömmlich waren. Die Krankenhäuser sollten als Reservelazarette dienen und erwarteten im Kriegsfall eine erhöhte Patientenzahl. Allein die Diakonissenmutterhäuser hielten um die Wende zum 20. Jahrhundert 54 Reservelazarette bereit. Gemeinsam mit den 42 Johanniterkrankenhäusern und den 25 Hospitälern des Roten Kreuzes standen so im Kriegsfall rund 40.000 Betten in sogenannten Vereinslazaretten zur Verfügung.[53]

Der fachlichen Vorbereitung diente in vielen Fällen das vom Anstaltsarzt des Dresdner Mutterhauses herausgegebene Lehrbuch „Die Krankenpflege im Frieden und im Kriege", das von 1890 bis 1914 sieben Auflagen erlebte.[54] Andere Häuser benutzen das „Unterrichtsbuch für die freiwillige Krankenpflege".[55] Dies ist, neben der bereits im Kapitel 2.8. angesproche-

52 AFKSK Bestand 2-1, 517, Protokoll der am 9.03.1887 in Berlin gehaltenen vertraulichen Konferenz der deutschen Diakonissenhäuser, S. 2.; ZADN Mutterhausarchiv, G II d 2.9 Diakonissendienst im Krieg 1889, Entwurf eines Schreibens betr. den Diakonissendienst im Kriege, o.D.; Archiv des Stifts Bethlehem Ludwigslust, Sign. 339 Einsatz von Schwestern im Kriegsfall 1882–1911, Schreiben des Diakonissenhauses Stift Bethlehem Ludwigslust vom 31.07.1897.

53 Vgl. Cramer, Militärische und freiwillige Krankenpflege, S. 27.

54 Paul Rupprecht, Die Krankenpflege im Frieden und im Kriege, Leipzig 1890.

55 Unterrichtsbuch für die freiwillige Krankenpflege, Berlin 1887. Vgl. AFKSK Nachlass Fliedner VIc25 Umfrage der Vorstehrin Mina Fliedner über die in anderen Anstalten benutzten Krankenpflegelehrbücher 1896. 24 Mutterhäuser hatten geantwortet, von denen elf das Lehrbuch von Rupprecht und sechs das Unterrichtsbuch benutzten.

nen sprachlichen Annäherung, ein weiteres Beispiel für die schleichenden Militarisierung der Diakonissenmutterhäuser.

Im März 1898 erfolgte eine geheime Anweisung des Kaiserlichen Kommissars und Militär-Inspekteurs der freiwilligen Krankenpflege an die Zentralkomitees der Landesvereine vom Roten Kreuz, künftig nicht nur summarische, sondern namentliche Listen des zur Verfügung stehenden Pflegepersonals einzureichen. Damit sollte sichergestellt werden, „daß nur wirklich brauchbares, zuverlässiges, für den speziellen Dienst ausgewähltes, kurz erstklassiges Personal und Material zur Verwendung bestimmt wird.“ [56] Als Begründung der Notwendigkeit der jährlichen Aktualisierung führte der Kaiserliche Kommissar an: „Zur Aufstellung der fraglichen Listen muß, wenn sie sorgfältig und zweckentsprechend geschehen soll, eine eingehende Erwägung über die Eigenschaften der in Aussicht genommenen Schwestern Seitens der Oberin vorausgehen, welche sich auf den Gesundheitszustand, auf die Charaktereigentümlichkeiten und die Ausbildung zu erstrecken hat, da der Dienst auf dem Kriegsschauplatz neben körperlicher Rüstigkeit viel geistige Thatkraft, schnellen Entschluß, Findigkeit und besondere Anlage für die chirurgische Hülfeleistung erfordert.“[57] Ferner verfolgte die Aufstellung den Zweck, ständig aktuelle Ausweiskarten, welche die Schwestern zur kostenlosen Benutzung der Eisenbahn berechtigten, vorzuhalten. Diese Arbeit wurde offenbar von einigen Mutterhausvorständen als zu große organisatorische Belastung empfunden. Auch fürchteten sie das Eindringen in den geschlossenen Kreis der Schwesternverbände durch direkte persönliche Kontaktaufnahme mit einzelnen Diakonissen. Eingehende Beratung des Themas ermöglichte eine Konferenz der Mutterhäuser in Berlin am 26.10.1899. Nach weiterem Schriftwechsel mit dem Kaiserlichen Kommissar stimmte Pf. Wilhelm Zoellner (1860–1937), der Vorsteher des Kaiserswerther Mutterhauses und Vorsitzender der Kaiserswerther Generalkonferenz, der Aufstellung namentlicher Listen der Kriegsschwestern nur unter der Bedingung zu, dass die Mutterhäuser bei Bedarf auch andere als die angegebenen Diakonissen entsenden durften und diese formal vom Mutterhaus, und nicht von anderen Stellen berufen wurden.[58] Ein nennenswerter Widerstand der Mutterhäuser gegen die zunehmende Militarisierung und Einbeziehung in staatliche Sanitätsaufgaben er-

56 Archiv des Stifts Bethlehem Ludwigslust, Sign. 339 Einsatz von Schwestern im Kriegsfall 1882–1911. Schreiben des Kaiserlichen Kommissars und Militär-Inspekteurs der freiwilligen Krankenpflege Graf zu Solms-Baruth vom 1.03.1898. Auch die Diakonenanstalten kamen der Auforderung zur Aufstellung solcher Listen nach. Vgl. Hermann Giese, Evangelische männliche Felddiakonie 1914–16 der Duisburger Diakonen-Anstalt, Duisburg 1916, S. 3.

57 ZADN Mutterhausregistratur B IX e Fasc. 8, Schreiben des Kaiserlichen Kommissars und Militär-Inspekteurs der freiwilligen Krankenpflege an das Präsidium der Kaiserswerther Generalkonferenz vom 4.12.1899.

58 ZADN Mutterhausregistratur B IX e Fasc. 8, Schreiben des Präsidiums der vereinigten Diakonissen-Mutterhäuser Pf. Zoellner vom 28.12.1899. Namentliche Listen der für den Kriegsdienst einschließlich Küchenschwestern zur Verfügung stehenden 193 Neuendettelsauer Diakonissen, z. T. mit Nennung „durch wen zu ersetzen“, waren bereits seit 1889

folgte nicht.[59] Lediglich der Neuendettelsauer Rektor Hermann Bezzel (1861–1917)[60] befürchtete eine zunehmende Vereinnahmung durch preußische und weltliche Institutionen und war offensichtlich nicht begeistert von dem umfangreichen Schriftwechsel der verschiedenen Organisationen und deren Hilfsersuchen. Immer wieder finden sich seine handschriftliche Randbemerkungen wie „Einfach ad acta, bleibt alles beim Alten!" oder „Meine Ruhe!"[61] Gemeinsam mit den anderen bayerischen Mutterhäusern Augsburg und dem damals zu Bayern gehörenden Speyer wehrte Neuendettelsau im Jahr 1901 Begehrlichkeiten des Frauenvereins vom Roten Kreuz ab, der glaubte, im Kriegsfall über die Diakonissen verfügen zu können.[62] In einer gemeinsamen Eingabe an den Johanniterorden vom Februar 1902 erklärten sie, nicht gewillt zu sein, die Diakonissen „unter ein anderes Protektorat als das des Johanniter-Ordens zu stellen."[63] Diesem Ansinnen wurde auf Betreiben des Johanniter-Ordens Bayern entsprochen, indem der Frauenverein des Roten Kreuzes eine formale Erklärung in diesem Sinne abgab. Demnach unterstanden ihm nur die Schwestern vom Roten Kreuz.[64] Gegen letztere hegten die Leiter der Diakonissenmutterhäuser nicht nur wegen der organisatorischen Anmaßungen des Roten Kreuzes, sondern besonders hinsichtlich ihrer fachlichen Ausbildung großes Misstrauen, hatten sie doch schon in den Kriegen des 19. Jahrhunderts schlechte Erfahrungen mit freiwilligen Helferinnen gemacht. Inspektor Boeckh aus Augsburg schrieb: „Diese Vereine haben ja keine Leute, die ihnen irgend einen Verlaß böten. Alles Schein! Gestern hatte ich ein interessantes Gespräch mit dem Arzt, der hier die ‚Samariterkurse' leitet. ‚Seifenblasen', sagte er. Die Damen können nichts, lernen nichts gründlich u. wollen vor allem nicht gebunden sein. ‚Nur das Interesse wecken' – auf 14 Tage – Aber der Wirrwarr, der durch diese Vereine angerichtet wird, ist beklagenswerth."[65] Mit dem Johanniter-Orden verbanden die Mutterhäuser nicht nur weltan-

vorhanden. Aus diesem Kreis sollten zunächst 30, später 50 Schwestern zur Verfügung gestellt werden. Vgl.: ZADN Mutterhausregistratur G II d 2.9.

59 Vgl. auch Martin Greschat, Krieg und Kriegsbereitschaft im deutschen Protestantismus, in: Jost Düllfer/Karl Holl (Hg.), Bereit zum Krieg. Kriegsmentalität im wilhelminischen Deutschland 1890–1914, Göttingen 1986, S. 33–55.

60 Zur Amtszeit Bezzels vgl. Hans-Walter Schmuhl, Ulrike Winkler, Auf dem Weg in 20. Jahrhundert, Neuendettelsau 2009.

61 ZADN Mutterhausregistratur B IX e Ausbildung v. Krankenpflegerinnen für den Krieg 1899–1908.

62 ZADN Mutterhausregistratur B IX e Fasc. 8, Schreiben des Vorstehers des Ev. Diakonissenhauses Augsburg, Prof. Friedrich Boeckh, an den Rektor in Neuendettelsau Pf. Bezzel vom 16.12.1901.

63 Ebd., Teilabschrift der Eingabe der drei Diakonissenhäuser an den Johanniterorden vom Februar 1902, Bl. 145 a.

64 Ebd., Schreiben des Werkmeisters der bayerischen Genossenschaft des Johanniter-Ordens Fh. von Pechmann an das Direktorium der Diakonissenanstalt Neuendettelsau vom 25.02.1902, Bl. 151.

65 Ebd., Bl. 152f. Schreiben des Augsburger Vorstehers Boeckh an den Rektor von Neuendettelsau vom 07.03.1902.

schauliche Übereinstimmung, sondern auch enge fachliche Verflechtungen auf die im Weiteren noch eingegangen wird.

Wie bereits erwähnt, sollte der Einsatz der freiwilligen Krankenpflegerinnen in einem zukünftigen Krieg nur in Ausnahmefällen direkt an der Front geschehen, vielmehr war die weitgehende Übernahme der Etappen- und Reservelazarette bei der Besatzungsarmee und im Inland vorgesehen. Von diesen Feldern beabsichtigte sich das Militärsanitätswesen weitgehend zurück zu ziehen, um seine Kräfte auf den direkten Kriegsschauplatz zu konzentrieren.[66] Die Schwesternschaften arbeiteten nun nicht mehr selbständig, sondern wurden vom Kaiserlichen Kommissar den Lazarettdetachements von Armeekorps zugeordnet. Auf Bitten des Malteserordens sollte darauf geachtet werden, die Angehörigen eines Mutterhauses möglichst beisammen und von anderen Schwesternschaften getrennt arbeiten zu lassen. Ein weiteres Arbeitsgebiet stellte der Krankentransport dar. Dort waren die Schwestern den Etappendelegierten unterstellt und für den Einsatz in Sanitätszügen und auf Verbandsstationen vorgesehen. Disziplinarisch waren sie nun nicht mehr dem eigenen Mutterhaus, sondern den Chef- und Stationsärzten unterstellt.[67] Damit sollte sichergestellt werden, dass ausschließlich das Militärsanitätswesen während und nach den unmittelbaren Kampfhandlungen die Regie in der Hand hielt und die freiwillige Krankenpflege keine selbständige Parallelorganisation wurde.

Für die katholischen Orden und Kongregationen hatte der erfolgreiche Einsatz in den Reichseinigungskriegen unmittelbare Folgen während des Kulturkampfes.[68] Anders als die im Bildungssektor tätigen Genossenschaften, die ihre Tätigkeit ab 1875 wesentlich einschränken mussten, konnten die krankenpflegenden nicht nur ungestört weiterexistieren, sondern ihre Arbeit teilweise sogar massiv ausdehnen.[69] Durch ihre Einsätze in den vergangenen

66 §209 der Kriegs-Sanitäts-Ordnung vom 10.01.1878, S. 179ff. und Criegern-Thumitz, Lehrbuch der freiwilligen Kriegs-Krankenpflege, S. 214f.

67 Criegern-Thumitz, Lehrbuch der freiwilligen Kriegs-Krankenpflege, S. 214f. sowie §211 der Kriegs-Sanitäts-Ordnung vom 10.01.1878, S. 181.

68 Der Begriff des Kulturkampfes wurde vom liberalen Arzt und Politiker Rudolf Virchow in der Reichstagsdebatte vom 17.01.1873 geprägt. Er stellte im weiteren Sinn einen Weltanschauungskonflikt des jungen deutschen Nationalstaates mit der ultramontan geprägten katholischen Kirche dar, die im Unfehlbarkeitsdogma des Papstes von 1870 ihren sichtbarsten Ausdruck gefunden hatte. Im engeren Sinn werden darunter Maßnahmen des Staates in den 1870er Jahren verstanden, die den Einfluss der katholischen Kirche insbesondere auf das Volksbildungswesen einschränken sollten. Dazu zählen das Verbot der Schulorden, die Einführung der staatlichen Schulaufsicht und die Aussetzung staatlicher Zuschüsse für die katholische Kirche. Zahlreiche Ordensangehörige mussten daraufhin in ausländische Niederlassungen übersiedeln. Mehrere Bischöfe, die Widerstand geleistet hatten, wurden zu Gefängnisstrafen verurteilt. Vgl.: Manuel Borutta, Antikatholizismus. Deutschland und Italien im Zeitalter der europäischen Kulturkämpfe, Göttingen 2010 sowie zu den Auswirkungen auf die Krankenpflegeorden Relinde Meiwes, „Arbeiterinnen des Herrn“, Frankfurt u. a. 2000, S. 288ff.

69 Meiwes hat dies am Beispiel der Paderborner Vinzentinerinnen nachgewiesen, die ihre Mitgliederzahlen in der Periode des Kulturkampfes nahezu verdoppeln konnten.

Kriegen hatten sie ihre staatsbürgerliche Loyalität ausreichend unter Beweis gestellt und darüber hinaus waren sie für den Bereich der zivilen Krankenpflege unentbehrlich geworden. Außenpolitisch kam ihnen zudem die „Krieg in Sicht-Krise" Mitte des 1870er Jahre zu Hilfe, die einen erneuten Kriegseinsatz in den Bereich des Möglichen rückte.[70]

Der direkte Kriegseinsatz sollte wie bisher über die Malteser- und St. Georgsritter erfolgen. Im Sommer 1899 unterzeichneten der Johanniter-, der Malteser- und der St. Georgsorden, das Kriegsministerium und der Kaiserlichen Kommissar für die freiwillige Krankenpflege ein Abkommen über die Stellung der Ritterorden in der freiwilligen Krankenpflege.[71] Daraufhin schlossen diese Orden Verträge mit den einzelnen Mutterhäusern, und verpflichteten sie zur ausschließlichen Zusammenarbeit mit dem jeweiligen Orden, da sich in den vergangenen Kriegen die Berufung durch verschiedene Stellen als der einheitlichen Leitung unzuträglich erwiesen hatte.[72] Im Gegenzug garantierten beispielsweise die Malteser, die Schwestern zu ihren Einsatzorten zu begleiten und dort mit den Militärbehörden zu verhandeln bzw. auf die Einhaltung der Bestimmungen der Kriegsetappenordnung zu achten.

Eine Besonderheit stellte die Schwesternschaft des Johanniterordens dar. Die Diakonissenmutterhäuser, die ihre Angehörigen bisher in die ordenseigenen Krankenhäusern entsandt hatten, litten unter Schwesternmangel, es konnten nicht alle Anfragen auf Überlassung von Diakonissen befriedigt werden. Zudem hatten die Reichseinigungskriege ergeben, dass die Ausbildung eige-

Vgl. Meiwes, „Arbeiterinnen des Herrn", S. 298 ff. sowie Christoph Schweikardt, Cholera and Kulturkampf: Government Decisions Making and the Impetus to Establish Nursing as a Secular Occupation in Prussia in the 1870s, in: Nursing History Review 16 (2008), S. 99–114, hier S. 101 f. Andere Mutterhäuser, wie die Münsteraner Clemensschwestern, durften keine Neuaufnahmen vornehmen und behalfen sich mit der provisorischen Aufnahme als Dienstboten und heimlichen Einkleidungen in dem vom Kulturkampf nicht betroffenen Oldenburg. Vgl. dazu: Bernhard Wilking, Genossenschaft der Barmherzigen Schwestern, Münster 1927, S. 38 f. Insgesamt verringerte sich die Schwesternzahl allein im Bistum Köln während des Kulturkampfes um mehr als ein Drittel. Vgl. dazu: Eduard Hegel, Das Erzbistum Köln zwischen der Restauration des 19. Jahrhunderts und der Restauration des 20. Jahrhunderts:1815–1962, Köln 1987, S. 299.

70 Auslöser dieser Krise war die ab 1873 merklich anziehende Neuaufrüstung Frankreichs, die von der noch jungen deutschen Volkswirtschaft nicht adäquat erwidert werden konnte. Daher versuchte Bismarck durch lancierte Presseartikel, die Haltung der europäischen Großmächte Russland und England zu einem erneuten Präventivkrieg gegen Frankreich zu erkunden. Als diese signalisierten, dass ein weiterer Machtzuwachs Deutschlands nicht geduldet werden würde, lenkte Bismarck ein und verlegte sich zukünftig auf eine diplomatische Isolierung Frankreichs, um einem möglichen Zweifrontenkrieg zu entgehen. Vgl.: Johannes Janorschke, Bismarck, Europa und die „Krieg-in-Sicht"-Krise von 1875, Paderborn u. a. 2010.

71 Sein Titel lautete: „Allerhöchste Sonderbestimmungen über die Verwendung der Ritterorden und ihrer Pflegekräfte für Zwecke der Freiwilligen Krankenpflege" und wurde am 31.08.1899 vom Kaiser anerkannt. Vgl. Maximilian von Twickel, Die nationalen Assoziationen des Malteserordens in Deutschland, S. 462.

72 Vgl. u. a.: Mutterhausarchiv der Armen-Schwestern vom hl. Franziskus Aachen, 2-010, Bl. 33 f.

ner Krankenpflegerinnen nötig war, um dem akuten Pflegekräftemangel während eines Krieges zu begegnen. Die Kriegssanitätsordnung von 1878 verpflichtete die Organe der freiwilligen Krankenpflege zur ausschließlichen Bereitstellung von ausgebildeten Krankenpflegern und Krankenpflegerinnen."[73] Daher entschloss sich der Johanniterorden 1885 zur Gründung einer eigenen Schwesternschaft. Ihre Mitglieder wurden in den Folgejahren als sogenannten „Lehrpflegerinnen und dienende Schwestern" gegen eine finanzielle Entschädigung in einem sechsmonatigen Kurs in 27 Diakonissenmutterhäusern ausgebildet und sollten im Kriegs- und Seuchenfall für die dorthin ausgesandten Diakonissen einspringen.[74] In der Zwischenzeit waren sie überwiegend zur Gemeindepflege in ihren Heimatorten eingesetzt. Die Johanniterinnen bildeten quasi die Reserve der Diakonissenmutterhäuser für den Kriegsfall.[75]

Die Ausbildung von Lehrschwestern für den Orden lief zunächst nur schleppend an, steigerte sich aber in den 1890er Jahren auf Grund von Werbemaßnahmen in kirchennahen Publikationen, so dass bis zum Jahr 1900 reichsweit 1140 Johanniterschwestern durch die Diakonissenmutterhäuser ausgebildet wurden.[76] Für diesen Zweck hatte der Orden bis zu diesem Zeitpunkt 250.000 RM ausgegeben. Für jedes Mutterhaus wurde ein Obhutsritter ernannt, der die entsandten Schwestern betreute und die Verbindung zum Orden herstellte.

Die Johanniterritter hatten bereits ab 1878 mit den Planungen begonnen, welche Ordensmitglieder im Kriegsfall in der freiwilligen Krankenpflege tätig werden sollten.[77] 1887 setzte eine geordnete Vorbereitung in der Form ein, dass die Ritter schriftlich erklären mussten, in welcher Funktion sie mitarbeiten wollten. Diese Meldung wurde als eine Art „Dauer-Mobilmachung" institutionalisiert, die jährlich durchgeführt wurde. Aus den Meldungen erstellte

73 §§ 209 und 211 der Kriegs-Sanitäts-Ordnung vom 10.01.1878, S. 179 ff.

74 Die Lehrschwestern trugen keine Diakonissentracht, hatten sich aber den Hausordnungen der Mutterhäuser zu fügen. Die Mutterhausleitungen entschieden über eine eventuelle Entlassung wegen Untauglichkeit für den Krankenpflegeberuf. Die Regelung der Ausbildung erfolgte in denselben Abkommen vom Mai 1886, in denen auch die Zurverfügungstellung von Diakonissen für den Johanniterorden im Kriegsfall geregelt war. Vgl. AFKSK, Bestand 2-1 516 Zusammenarbeit mit dem Johanniterorden 1852–1886 sowie Criegern-Thumitz Lehrbuch der freiwilligen Kriegs-Krankenpflege, S. 217 f.

75 Im Ersten Weltkrieg konnte diese Konstruktion nicht aufrecht erhalten werden, so dass auch Johanniterschwestern beispielsweise auf den vom Johanniterorden eingerichteten Sanitätszügen eingesetzt wurden. Vgl. dazu Waßmann, Die Johanniterschwestern in Hessen, S. 308 ff. sowie: Hauptstaatsarchiv Stuttgart P7/1 Bü 237, Brief von Johanniterschwester Tamina an ihren Vater vom 30.11.1915. Frau Astrid Stölzle bin ich für den Hinweis auf diese Quelle zu Dank verpflichtet.

76 Waßmann, Die Johanniterschwestern in Hessen, S. 305. Von den 1088 dienenden Schwestern erklärten sich 902 im Jahr 1913 als „felddienstfähig", der Rest war entweder krank, bereits verlobt oder aus anderen Gründen nicht abkömmlich.

77 Linda Braun, „Im Rücken der Armee." Der Johanniterorden im Lazarettwesen von den Einigungskriegen bis zum Ersten Weltkrieg, in: JB der Hessischen Kirchengeschichtlichen Vereinigung 59/2008, S. 265–292, hier S. 287 f.

der Orden Listen, die denen der Diakonissenmutterhäuser ähnelten.[78] Die noch der militärischen Dienstpflicht unterliegenden Ordensmitglieder waren von der Mitarbeit in der freiwilligen Krankenpflege ausgenommen. Die zur Verfügung stehenden, meist älteren und gedienten Ritter, betrachteten diese Verpflichtung „als eine spezifische Form des Patriotismus, als Komplementärelement zum Wehrdienst für Volk und Staat."[79]

3.3 Die Genossenschaft freiwilliger Krankenpfleger im Kriege

Die männliche Felddiakonie blieb, von wenigen Ausnahmen abgesehen, eine auf die Reichseinigungskriege beschränkte Episode.[80] Ihre Nachfolge trat die „Genossenschaft freiwilliger Krankenpfleger im Kriege" an.

Der Königliche Kommissar für die freiwillige Krankenpflege leitete aus den Erfahrungen des Deutsch-Französischen Krieges die Notwendigkeit her, „über eine größere Anzahl eines im Frieden wirklich ausgebildeten Pflegepersonals zu verfügen und dasselbe im Kriege an die militairischen Einrichtungen anzuschließen."[81] Eine Krankenpflege gänzlich ohne männliche Pfleger war auf Grund der für einige Arbeiten notwendigen körperlichen Kräfte und aus sittlichen Erwägungen nicht vorstellbar. Rekurierend auf die Kriegssanitätsordnung von 1878 wies das Preußische Kriegsministerium in den Jahren 1883 und 1884 das Zentralkomitee des Roten Kreuzes auf die Beschaffung von ausgebildetem Krankenpflegepersonal als seine wichtigste Aufgabe hin.[82] Die notwendigen Schwestern konnten problemlos aus den konfessionellen und den Rot-Kreuz-Mutterhäusern rekrutiert werden. Die Diakone und Barmherzigen Brüder waren jedoch zahlenmäßig nicht in der Lage, eine ausreichende Anzahl männlicher Pfleger zur Verfügung zu stellen und alle Bemühungen zur Rekrutierung zuverlässiger und fachlich ausgebildeter Kranken-

78 Ebd. Der Beitrag bezieht sich auf die im Hessischen Ordensarchiv in Nieder-Weisel archivierten Unterlagen über die Verwendung von Ordensrittern im Kriegsfall.

79 Ebd., S. 291.

80 Zu Beginn des Ersten Weltkrieges entsandte die Duisburger Diakonenanstalt wieder Kolonnen aus hauptamtlichen und freiwilligen Felddiakonen, die unter der Leitung des Johanniterordens in Lazaretten an der Ost- und Westfront sowie in Sanitätszügen zum Einsatz kamen. Ihre Behandlung und Arbeitsmöglichkeiten waren jedoch derartig schlecht, dass ihr Einsatz in der Mitte des Krieges als gescheitert betrachtet werden kann. Vgl. Hermann Giese, Evangelische männliche Felddiakonie 1914–16 der Duisburger Diakonen-Anstalt, Duisburg 1916; Michael Häusler: „Dienst an Kirche und Volk." Die Deutsche Diakonenschaft zwischen beruflicher Emanzipation und kirchlicher Formierung (1913–1947), Stuttgart u. a. 1995, S. 76.

81 Bericht über die Thätigkeit der freiwilligen Krankenpflege 1870–1871, S. 42. Zum Thema der männlichen Krankenpfleger vgl. auch: Criegern-Thumitz, Lehrbuch der freiwilligen Kriegs-Krankenpflege, S. 228 ff.

82 Die Genossenschaft freiwilliger Krankenpfleger im Kriege, Hamburg 1898, S. 8 f. sowie § 209 der Kriegs-Sanitäts-Ordnung vom 10.01.1878, S. 179.

pfleger auf den Verbandstagen des Roten Kreuzes waren fehlgeschlagen.[83] Auch mehrfache Aufforderungen an die Männervereine des Roten Kreuzes, sich an der Ausarbeitung von Mobilisierungsplänen für den Kriegsfall zu beteiligen, blieben ungehört.[84] Dies lag zum einen am männlichen Rollenverständnis, das eine krankenpflegerische Arbeit, wie sie die Frauenvereine auch im Frieden praktizierten, kaum zuließ.[85] Andererseits wurde durch die restriktiven Bestimmungen der Kriegssanitätsordnung von 1878 die Initiative der Männervereine stark gebremst. Auf evangelischer Seite hatte man bisher auf temporär eingesetzte Freiwillige zurückgegriffen, die in den Kolonnen der Felddiakonie zum Einsatz kamen. Deren Krankenpflegeausbildung konnte wegen des Zeitdrucks nur eine rudimentäre sein, was beim direkten Kriegseinsatz zu fachlicher und psychischer Überforderung führte. Die unter dem Vorwand der Krankenpflege massenhaft auf den Kriegsschauplatz gekommen sonstigen Freiwilligen, die unter der Bezeichnung „Nothelfer“ oder gar „Schlachtenbummler“ zusammengefasst wurden, hatten dagegen oft mehr geschadet als Nutzen gebracht.[86] Die u. a. von Wichern in Hamburg und Berlin rekrutierten evangelischen Felddiakone wurden jedoch ausdrücklich von der Kritik ausgenommen. Das Zentralkomitee der deutschen Vereine vom Roten Kreuz richtete daher im Mai 1886 an den Verwaltungsrat des Rauhen Hauses in Hamburg den Antrag, „die Organisation einer für den Kriegsfall bereitstehenden männlichen Krankenpflege in die Hand zu nehmen.“[87] Die neue Institution mit der Bezeichnung „Genossenschaft freiwilliger Krankenpfleger im Kriege“ begann kurz darauf unter Nutzung der Infrastruktur der Diakonenanstalt ihre Arbeit und unterstand von vorn herein ausschließlich dem Zentralkomitee des Roten Kreuzes.[88] Lediglich die organisatorische Leitung oblag dem Vorsteher des Rauhen Hauses Johannes Wichern (1845–1914), dessen Erfahrungen im Rahmen der Felddiakonie für diesen Zweck nutzbar gemacht werden sollten.[89] Bis zum Rücktritt Wicherns von der Leitung der Genossenschaft zu Beginn der 1890er Jahre erhielt das Rauhe Haus vom Zentralkomi-

83 Wichern, Die freiwillige Pflege im Felde verwundeter und erkrankter Krieger, S. 85 ff. Zum Aufbau spezieller Träger- oder Sanitätskolonnen innerhalb des Roten Kreuzes vgl. Riesenberger, Das Deutsche Rote Kreuz, S. 65 u. 113 ff. sowie Vogel, Samariter und Schwestern, S. 322.

84 Riesenberger, Das Deutsche Rote Kreuz, S. 72 f.

85 Vgl. Kap. 2.7.

86 Vgl. dazu u. a. die Klagen auf dem Nürnberger Vereinstag 1871, in: Wichern, Die freiwillige Pflege im Felde verwundeter und erkrankter Krieger, S. 81 f. sowie Kap. 2.8.1.

87 Wichern, Die Genossenschaft freiwilliger Krankenpfleger im Kriege, ihre Geschichte und Organisation, Berlin 1891[2], S. 4.

88 Zur Gründungsgeschichte vgl.: O. A., Die Genossenschaft freiwilliger Krankenpfleger im Kriege, Hamburg 1898, S. 8–16.

89 Die ersten Statuten sind abgedruckt in: Wichern, Die freiwillige Pflege im Felde verwundeter und erkrankter Krieger, S. 94–97. Zur Leitungsstruktur vgl. §§ 1 und 2 der zweiten Satzung, in: Wichern, Genossenschaft freiwilliger Krankenpfleger im Kriege, S. 2, sowie: O. A., Die Genossenschaft freiwilliger Krankenpfleger im Kriege, S. 13 f.

tee eine jährliche Aufwandsentschädigung von 3000–5000 RM.[90] Während sich also die Männervereine vom Roten Kreuz der deutlichen Vereinnahmung durch das Militär durch Passivität entzogen, sprang das Rauhe Haus helfend in die Bresche und stellte seine Organisationsstruktur kritiklos zur Verfügung.

Die Intentionen der Gründer lagen nicht ausschließlich auf humanitärem Gebiet. Immer wieder wurde in den Publikationen betont, dass es sich um eine Ergänzung bzw. ein Pendant zur Wehrpflicht handelte. Nicht zufällig fielen Gründung und Ausbau der Genossenschaft in eine Zeit der Hochrüstung. Die Neugliederung und -ausrüstung sowie der zahlenmäßige Ausbau des Heeres erforderten auch eine Verstärkung der freiwilligen Krankenpflege, deren Umfang und Organisationsgrad sich im Deutsch-Französischen Krieg als zu gering herausgestellt hatte. In Anspielung auf die neue Wehrgesetzgebung vom 11. Februar 1888 erklärte der Abgeordnete des Preußischen Landtags Freiherr Hugo von Douglas (1837–1912) am 2. Mai 1888 es als heilige Pflicht der deutschen Einzelstaaten, den gewachsenen Streitkräften „eine würdige Krankenpflege zur Seite zu stellen", die der Armee organisch angegliedert sei.[91]

Insbesondere hoffte das Rote Kreuz auf nicht militärpflichtige Männer die finanziell dazu in der Lage waren, im Kriegsfall ihren patriotischen Beitrag zu leisten. Dazu zählten vor allem Studenten und junge Akademiker, mit denen die Felddiakonie bereits gute Erfahrungen gemacht hatte. Unter Einbeziehung des Vereins deutscher Studenten wurden sie durch Publikationen und Studentenversammlungen gezielt zum Eintritt aufgefordert. Als Abteilungsvorsitzende fungierten Professoren, Ärzte, höhere Verwaltungsbeamte und Militärs, daneben auch Pastoren, Lehrer und Unternehmer. Bereits im Gründungsjahr 1886 konnten fast einhundert Mitglieder aufgenommen werden. Bis 1905 stieg ihre Zahl allein in Preußen auf 2800 an und umfasste im Jahr 1911 reichsweit über 12.000 Mitglieder an 26 Standorten.[92] Die Mitgliedschaft war nicht an ein religiöses Bekenntnis gebunden, so dass, wie auch in anderen Gliederungen des Roten Kreuzes, jüdische Teilnehmer aufgenommen wurden.[93] Es fanden an verschiedenen Krankenhäusern und Garnisonlazaretten theoretische und praktische Kurse nach dem amtlichen Lehrbuch für Militärheilgehilfen statt, die in der Folge zu regelmäßigen Schulungen ausgebaut wurden und mit einer ärztlichen Prüfung endeten.[94] Das 1890 speziell für die Bedürfnisse

90 Anschließend lag die Leitung bei einem geschäftsführenden Ausschuss in Berlin, dessen Mitglied Wichern blieb. Vgl.: O. A., Die Genossenschaft freiwilliger Krankenpfleger im Kriege, S. 13f.

91 Hugo von Douglas, ein freikonservativer Politiker und Bergbauunternehmer, war auch einer der Gründer des Deutschen Samariterbundes, einer Organisation zur ersten Hilfe bei Unglücksfällen. Als Vertrauter Wilhelm II. beriet er ihn in sozialpolitischen Angelegenheiten. Vgl. NDB-Onlinefassung, gesehen am 5.08.2010; Riesenberger, Das Deutsche Rote Kreuz, S. 112f.

92 Riesenberger, Das Deutsche Rote Kreuz, S. 112.

93 Criegern-Thumitz, Lehrbuch der freiwilligen Kriegs-Krankenpflege, S. 234.

94 Wichern, Genossenschaft freiwilliger Krankenpfleger im Kriege, S. 51ff. Vgl. auch: Kriegsarchiv München, Kriegsministerium Mkr 10604, Schriftwechsel über die Ausbil-

der freiwilligen Krankenpflege erschienene Lehrbuch von Friedrich von Criegern professionalisierte die Ausbildung.[95] Nach der Konsolidierung der Genossenschaft ging man dazu über, öffentlichkeitswirksame „Generalprüfungen" von 200 bis 600 Absolventen der Kurse zu veranstalten, zu denen nicht nur Minister, ausländische Gesandte und ranghohe Vertreter von Armee und Wissenschaft, sondern auch die Kaiserin als Schirmherrin der freiwilligen Krankenpflege erschienen.[96] Da auch die Zahl der Militärwärter stark gestiegen war, wurde in der Öffentlichkeit der Eindruck erweckt, im Kriegsfall ein perfekt organisiertes Sanitätswesen zur Verfügung zu haben.[97]

Ein großer Vorteil der Organisation lag in der von Anfang an gegebenen Akzeptanz durch die Militärbehörden, die eine Zersplitterung der Kräfte wie in den Reichseinigungskriegen verhinderte und für eine planmäßige Vorbereitung des Einsatzes im Kriegsfall sorgte.[98] Der preußische Kriegsminister Hans Karl Georg von Kaltenborn-Stachau (1836–1898), in dessen Amtszeit die Erweiterung der Armee um 70.000 Personen fiel, formulierte seine Erwartungen an die Genossenschaft: „Meine Herren, die Heeresverwaltung rechnet auf Sie, sie weiß sehr wohl, daß in den Kriegen, welche die Zukunft uns bringen wird, so zahlreiche Opfer fallen werden, daß ihr jede hilfreiche Hand erwünscht und willkommen sein muß. Ich spreche deshalb im Namen der Heeresleitung aus, daß die Genossenschaft bei derselben Sympathie, Förderung und Unterstützung ihres Werkes überall und zu jeder Zeit finden wird."[99]

Bis 1898 unterstand die Organisation direkt dem Zentralkomitee, danach machte ihr zahlenmäßiges Anwachsen die Leitung durch die Landesverbände nötig. Eine enge Verzahnung mit den übrigen Institutionen der freiwilligen Krankenpflege und den militärischen Dienststellen erfolgte durch die Bereitstellung eigener Delegierter bei den Feld- und Besatzungsarmeen. [100]

Um ständig aktuelle Zahlen über die im Kriegsfall zur Verfügung stehenden freiwilligen Krankenpfleger zu haben, erfolgten ab 1894 jährliche na-

dung der Genossenschaftsmitglieder an Garnisonslazaretten und die Überlassung von Übungsmaterial, wie Tragbahren sowie von Unterrichtspersonal aus den Reihen der Sanitätskompanien 1889ff.

95 Criegern-Thumitz, Lehrbuch der freiwilligen Kriegs-Krankenpflege beim Heere des Deutschen Reiches, Leipzig 1890.

96 Die Genossenschaft freiwilliger Krankenpfleger im Kriege, Hamburg 1898, S. 51ff. und 93ff.

97 Vgl. dazu die Diskussion über das Militärmedizinalwesen in der 176. Sitzung des Reichtages am 18. Februar 1892, in Auszügen abgedruckt in: Die Genossenschaft freiwilliger Krankenpfleger im Kriege, Hamburg 1898, S. 149f.

98 In diesem Sinne äußerte sich 1889 der preußische Kriegsminister Paul Bronsart von Schellendorf (1832–1891), vgl. Die Genossenschaft freiwilliger Krankenpfleger im Kriege, S. 53.

99 Rede anlässlich der Generalprüfung am 4.03.1891, zit. nach: Die Genossenschaft freiwilliger Krankenpfleger im Kriege, S. 94.

100 Die Genossenschaft freiwilliger Krankenpfleger im Kriege, S. 23ff. Zum Institut der Delegierten vgl. auch: Criegern-Thumitz, Lehrbuch der freiwilligen Kriegs-Krankenpflege, S. 111ff. Zur grauen Uniform des männlichen Personals der freiwilligen Krankenpflege vgl. ebd., S. 210f.

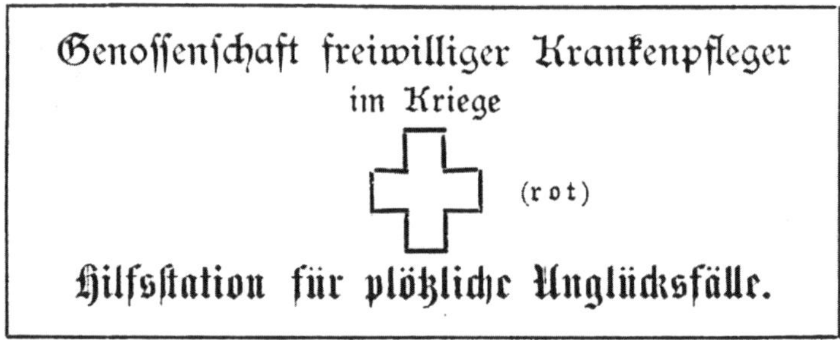

Muster für die Beschilderung einer Hilfsstation (Quelle: Die Genossenschaft freiwilliger Krankenpfleger im Kriege, S. 31)

mentliche Meldungen an die Provinzialvereine des Roten Kreuzes.[101] Damit war ein weiteres wichtiges Instrument geschaffen worden um die Mobilmachung auf das Gebiet der freiwilligen Krankenpflege auszudehnen und straff zu organisieren. Wie bereits erwähnt, folgten die Schwesternschaften einige Jahre später mit namentlichen Musterungslisten.

Die Genossenschaft verstand sich selbst als das im Kriegsfall „wohlvorbereitete, sicher funktionierende Organ für das gesamte Deutsche Reich, durch welches alle sich dann noch meldenden militärfreien, zum Pflegedienst geschickten jungen Leute anzunehmen und bereit zu stellen wären"[102] und hatte damit eine Monopolstellung für die männliche freiwillige Krankenpflege. Bei Bedarf sollte sie, ähnlich wie die verschiedenen Schwesternschaften, zur Unterstützung des militärischen Sanitätsdienstes den Lazaretten direkt zugeteilt werden.

In einigen Orten richteten Genossenschaftsmitglieder „Hilfsstationen für plötzliche Unglücksfälle" ein, die mit Verbandskasten und Trage ausgestattet waren und mit niedergelassenen Ärzten zusammenarbeiteten.[103] Sie wurden bei Unfällen in der ersten Hilfe tätig und bilden damit Vorläuferinstitutionen der späteren Rettungssanitäter.

Die Genossenschaft bestand bis zum Ersten Weltkrieg und darüber hinaus als integrierter Bestandteil der Landesvereine vom Roten Kreuz. Einen besonderen Schwerpunkt bildeten dabei die Hochschulvereine, da sich aus diesem Bereich der größte Teil der Mitglieder konstituierte.[104] Bereits vor Kriegsbe-

101 Vereinbarung vom 20.03.1894 zwischen dem Zentralkomitee der deutschen Vereine vom Roten Kreuz und dem geschäftsführenden Ausschuss der Genossenschaft freiwilliger Krankenpfleger im Kriege betr. Überweisung von ausgebildeten Genossenschaftsmitgliedern an die Provinzialvereine vom Roten Kreuz in Preußen und an die Landesverbände vom Roten Kreuz in Süddeutschland, in: Die Genossenschaft freiwilliger Krankenpfleger im Kriege, S. 152f.

102 Die Genossenschaft freiwilliger Krankenpfleger im Kriege, S. 188.

103 Ebd., S. 30f. und 92.

104 Vgl. Satzung für den Hochschulverband der Genossenschaft freiwilliger Krankenpfleger vom Roten Kreuz, Berlin 1930, S. 10 im Archiv des DRK Berlin, Rk 47. Dort werden zu Beginn des Ersten Weltkrieges 76 Orts- und 9 Hochschulvereine aufgeführt. Die Ortsver-

ginn erprobten die Vereinsangehörigen ihre Kenntnisse während der Choleraepidemie in Hamburg 1892 und mehrerer kleinerer Kriege in den Kolonien.[105] Sie kamen u.a. als Pfleger, Depotverwalter oder Delegierte mit koordinierender Funktion zum Einsatz. Die Rekrutierung männlicher Mitglieder für sämtliche Gliederungen des Roten Kreuzes hatten bis zum Ausbruch des Ersten Weltkrieges zu einer zahlenmäßigen Überlegenheit über die weiblichen Mitarbeiterinnen geführt. Vom 1. August 1914 bis zum 31. Dezember 1919 waren 117 988 Frauen und 132 782 Männer in der freiwilligen Krankenpflege eingesetzt. [106]

3.4 Ausblick auf den „Großen Krieg“

Wie Peter Kolmsee herausgearbeitet hat, folgte einer Phase des Aufschwungs des Sanitätswesens sowohl in medizinischer als auch in organisatorischer Hinsicht nach den Reichseinigungskriegen eine Phase der Ignoranz und der Stagnation zu Beginn des 20. Jahrhunderts. Die in den 1890er Jahren einsetzende Aufrüstung hatte zunächst das Interesse der Politik und der Öffentlichkeit wieder verstärkt auf das Thema der Versorgung der Verwundeten in einem zu erwartenden Krieg gerichtet. Im Deutsch-Französischen Krieg lag der durchschnittliche Verlust an Verwundeten bei 12,6% der Heeresstärke.[107] Auf Grund der gesteigerten Waffenwirkung insbesondere der neuen Gewehrtypen, auf die 80% der Verwundungen zurück zu führen waren, rechnete man 1892 mit einer Steigerung der Verwundeten in einem künftigen Krieg auf etwa 20%.[108] Dabei wurde eine geringere Anzahl von Schwerverwundeten und eine Zunahme von Leichtverwundeten erwartet, da die Schussverletzungen aus der Nähe meist tödlich verliefen, aus der Ferne jedoch glatte Durchschüsse die bisherigen Zersplitterungen ablösen und die Betroffenen nach relativ kurzer Zeit als geheilt wieder zur Armee würden zurück kehren können.[109] Um der

eine hatten sich überwiegend in Universitätsstädten ohne eigenen Hochschulverband gebildet und umfassten Studenten und Vertreter anderer Berufe gleichermaßen.

105 Ebd., S. 10f. sowie Die Genossenschaft freiwilliger Krankenpfleger im Kriege, Hamburg 1898, S. 56ff. u. S. 131ff.

106 Vgl. Satzung für den Hochschulverband der Genossenschaft freiwilliger Krankenpfleger vom Roten Kreuz, Berlin 1930, S. 10 im Archiv des DRK Berlin, Rk 47, S. 11. Etwa zwei Drittel der insgesamt 250.770 Rot-Kreuz-Mitarbeiter arbeiteten in den Heimatlazaretten. Bei diesen Zahlen sind die temporären freiwilligen Helfer in verschiedenen Einrichtungen des Roten Kreuzes noch nicht berücksichtigt.

107 Darin nicht mit eingerechnet sind die 2,2% der sofort Verstorbenen, die keiner ärztlichen Hilfe mehr bedurft hatten. Vgl. dazu die Diskussion über das Militärmedizinalwesen in der 176. Sitzung des Reichtages am 18. Februar 1892, in Auszügen abgedruckt in: Die Genossenschaft freiwilliger Krankenpfleger im Kriege, S. 149f.

108 Zu den neuen Waffen zählten das Maschinengewehr, neue Artilleriegeschütze und Feldhaubitzen. Vgl. Kolmsee, Unter dem Zeichen des Äskulap, S. 153.

109 Diese Schlussfolgerung zogen Militärärzte aus Testreihen der Schießschule Spandau unter Mitwirkung von Chirurgen. Vgl. Die Genossenschaft freiwilliger Krankenpfleger im Kriege, S. 149f.

zu erwartenden Zunahme von Leichtverwundeten zu begegnen, hatte die Armee bereits eine Erhöhung des militäreigenen Sanitätspersonals veranlasst, das im Kriegsfall für die Erstversorgung auf dem Schlachtfeld zuständig sein sollte. Um die Kampfkraft der Armee durch Heranziehung felddienstfähiger Kräfte zum Sanitätsdienst nicht unnötig zu schmälern, verließ sich die Armee auf die Unterstützung durch die freiwillige Krankenpflege, „so dass die Versorgung von Kranken und Verwundeten als eine durchaus geregelte gewährleistet“[110] sei, wie ein Zeitgenosse 1904 betonte. Gleichzeitig beruhigten Vertreter des Militärsanitätswesens die Öffentlichkeit mit der Beteuerung, dass die Sanitätsoffiziere und –mannschaften noch nie besser ausgebildet wären als in dieser Zeit. Um diese Behauptung emotional zu untermauern, zitierte der Autor aus dem seit dem Deutsch-Französischen Krieg zum festen Bestandteil des Volks- und Militärliedgutes gehörenden Refrain der „Wacht am Rhein“: „Lieb Vaterland magst ruhig sein!.“[111]

Ebenso wie die Organisationen des Roten Kreuzes hatte das Militär um die Jahrhundertwende zahlreiche Möglichkeiten, weitere Erfahrungen mit den neuen Waffensystemen und der daraus resultierenden veränderten Kriegsführung während der außereuropäischen Konflikte zu sammeln und neue Ausrüstungsgegenstände zu testen. Deutsche Sanitätskompanien wurden im chinesischen Boxeraufstand (1900–1901) tätig und betreuten die deutschen Truppen, die bei der Niederschlagung der Herero- und Namaaufstände (1904–1905) in Deutsch-Südwestafrika eingesetzt waren.[112] Beobachter wurden unter anderem zum Russisch-Japanischen Krieg (1904–1905) entsandt.[113] Dort kamen erstmals Maschinengewehre zum Einsatz, vor denen die Soldaten in Schützengräben und Feldbefestigungen Schutz suchten. Wirkungsvolles Artilleriefeuer ließ Angriffe schon im Ansatz stecken bleiben. Daraus hätte die Erkenntnis abgeleitet werden können, dass in einem künftigen Krieg weniger schnelle Angriffe, sondern vielmehr die „Erstarrung der Front im Stellungskrieg“[114] der Normalfall sein würden. Diesem Aspekt wurde jedoch von den deutschen Beobachtern keine Aufmerksamkeit gewidmet, die sich vielmehr in ihren Auswertungen auf kriegschirurgische Aspekte konzentrierten, während die Beobachter der Entente auch den flexiblen Einsatz der japanischen Sanitätseinrichtungen registrierten.

Mit der Anwendung von antiseptischen Wundverbänden und aseptischer Chirurgie glaubten die deutschen Militärmediziner für einen kommenden Krieg ausreichend gerüstet zu sein. Auch der von vielen Militärchirurgen ver-

110 Cramer, Militärische und freiwillige Krankenpflege, S. 4.

111 Ebd., S. 5. Das Lied „Es braust ein Ruf wie Donnerhall“, wie „Die Wacht am Rhein“ offiziell hieß, wurde im Deutsch-Französischen Krieg von zahlreichen Soldaten während des Aufmarsches gesungen und avancierte im Kaiserreich zur inoffiziellen Hymne.

112 Kolmsee, Unter dem Zeichen des Äskulap, S. 155f.

113 Der leitende japanische Militärarzt war zu dieser Zeit Mori Ogai, der seine Ausbildung u.a. in Deutschland bei Robert Koch bekommen hatte. Vgl.: Heike Schöche (Hrsg.), Deutschlandtagebuch 1884–1888/Mori Ôgai, Tübingen 1992; Harald Salomon, Mori Ôgai: a bibliography of western language materials, Wiesbaden 2008.

114 Kolmsee, Unter dem Zeichen des Äskulap, S. 157.

tretene Topos der „primären Sterilität der Schusswunde“ führte zur Fehleinschätzung, dass es künftig viel häufiger reine und glatte Schusswunden mit subkutanem Charakter geben würde, die nicht nur besser verheilten, sondern die Schrecken eines zukünftigen Krieges mildern würden.[115] In diesem Sinne ist auch der Beitrag eines Chirurgen in der Zeitschrift „Deutsche Revue“ von 1913 gehalten, der aus den Balkankriegen die Erkenntnis zog, dass die von den zunehmend kleinkalibrigen Waffen meist nur leicht verwundete Soldaten viel schneller geheilt und wieder zur Truppe geschickt werden könnten.[116] Anderslautende Forschungsergebnisse deutscher und französischer Ärzte, die von durch Sprenggranaten hervorgerufenen und durch Erde, Knochensplitter und Bekleidungsfetzen infizierten Wunden berichteten, wurden kaum zur Kenntnis genommen. „Insgesamt hielt die deutsche (aber auch die internationale) Literatur an der Euphorie der konservativen Wundbehandlung fest.“[117]

Ein weiterer scheinbar beruhigender Aspekt war die von führenden Chirurgen vertretene „Verpackungs- und Versandmethode“, bei der der frontnahe Verbandplatz lediglich als Ort der Vorbereitung auf einen schnellen Abtransport der Verwundeten konzipiert war, auf dem keine chirurgische Erstversorgung stattfinden sollte.[118] Skeptische Rufe eines Häuflein Andersdenkender, die weiterhin auf der chirurgischen Erstbehandlung von Verwundungen zur Infektionsprophylaxe bestanden, verhallten ungehört.

Auch breit angelegte Truppenmanöver unter Beteiligung der Sanitätsformationen erbrachten keinen Erkenntnisgewinn. „Dabei zeigte sich in erschreckendem Maße das Unverständnis der leitenden Militärs und Truppenkommandeure für die Spezifik der sanitätsdienstlichen Organisation. Andererseits erwiesen sich viele Militärärzte außerstande, die Dynamik in den Handlungen der Truppe zu erfassen. Mancher vermochte nicht einmal sich im Gelände zu orientieren und seine Sanitätsformation nach der Karte zu führen.“[119]

Rekurrierend auf die relativ kurzen Kriege in der zweiten Hälfte des 19. Jahrhunderts vertraten die meisten Militärs der europäischen Großmächte gegen Ende des Jahrhunderts die Ansicht, das ein zu erwartender Krieg durch konzentrierte Großoffensiven nur von kurzer Dauer sein werde.[120] Nur wenige besonnene Kräfte warnten vor einem lang andauernden Stellungskrieg. Zu ihnen gehörte der greise Generalfeldmarschall Helmuth von Moltke d. Ä. (1800–1891), der in seiner bekannten Rede vor dem Deutschen Reichstag am

115 In diesem Sinne u. a. die Aussagen des Ordinarius für Chirurgie in Tübingen, Paul von Bruns, im Jahr 1899 und des um die Einführung der Asepsis in die Chirurgie verdiente Ernst von Bergmann. Vgl. Kolmsee, Unter dem Zeichen des Äskulap, S. 158 sowie Ring, Zur Geschichte der Militärmedizin in Deutschland, S. 201.

116 Vgl. dazu: Gerd Krumeich, Vorstellungen vom Krieg vor 1914, in: Sönke Neitzel, 1900: Zukunftsvisionen der Großmächte, Paderborn u. a. 2002, S. 173–186, hier S. 182 f.

117 Kolmsee, Unter dem Zeichen des Äskulap, S. 160.

118 Ebd.

119 Ebd., S. 161.

120 Stig Förster, Der deutsche Generalstab und die Illusion des kurzen Krieges, 1871–1914. Metakritik eines Mythos, in: Militärgeschichtliche Mitteilungen 54(1995), S. 61–95 sowie Kolmsee, Unter dem Zeichen des Äskulap, S. 154.

14. Mai 1890 warnte: „Wenn der Krieg, der jetzt schon mehr als zehn Jahre lang wie ein Damoklesschwert über unsern Häuptern schwebt – wenn dieser Krieg zum Ausbruch kommt, so ist seine Dauer, sein Ende nicht abzusehen. [...] Es kann ein siebenjähriger, es kann ein dreißigjähriger Krieg werden, – und wehe dem, der Europa in Brand steckt, der zuerst die Lunte ins Pulverfaß schleudert!“[121] Dies ist nun keinesfalls als pazifistisches Statement aufzufassen, gehörte Moltke doch in seiner aktiven Zeit zu den Befürwortern eines Präventivschlages gegen Russland.[122] Es ist vielmehr die realistische Einschätzung eines erfahrenen Militärs angesichts der rasanten technischen Entwicklung der Kriegstechnik, die sich von der geradezu fatalistischen Herbeirufung eines zweiten finalen Krieges um die Absicherung der Machtstellung Deutschland durch die Generalität, die Mommsen als „Topos vom unvermeidlichen Krieg“[123] beschrieben hat, unterschied. Seine Nachfolger schlossen sich dieser Ansicht nicht an und kehrten zur Doktrin der großen Entscheidungsschlacht in einem kurzen Angriffskrieg zurück.[124] Für die Weiterentwicklung des Sanitätswesens bis zum Ersten Weltkrieg folgten daraus aber Fehlschlüsse, die sich im jahrelangen Stellungskrieg bei fortschreitender Erschöpfung der personellen und materiellen Ressourcen als verhängnisvoll herausstellen sollten.

Zur „Ehrenrettung“ der Militärmediziner und leitenden Beamten des Sanitätswesens sei jedoch hinzugefügt, dass vor 1914 „überall nur vage Vorstellungen von dem, was dann wirklich kam“ vorhanden waren.[125] In den Generalstäben der europäischen Großmächte ging man übereinstimmend davon aus, dass der kommende Krieg aus ökonomischen und politischen Gründen

121 Helmuth von Moltke, Ausgewählte Werke, Bd. 1, Berlin 1925, S. 139.

122 Sönke Neitzel, Außenpolitische Zukunftsvorstellungen in Deutschland um 1900, in: Ders. (Hg.): 1900: Zukunftsvisionen der Großmächte, Paderborn u.a. 2002, S. 55–79, hier S. 63 sowie Ders., Kriegsausbruch: Deutschlands Weg in die Katastrophe 1900–1914, München u.a. 2002, S. 142ff.

123 Wolfgang J. Mommsen, Der Topos vom unvermeidlichen Krieg, in: Ders. Der autoritäre Nationalstaat, Frankfurt/M., S. 380–406.

124 Auf den vieldiskutierten Plan des Generalstabschefs Alfred von Schlieffen (1833–1913) von 1905, über die Taktik in einem zukünftigen europäischen Krieg, soll an dieser Stelle nicht eingegangen werden. Er war nur einem kleinen Kreis von Eingeweihten bekannt und kann daher nicht als offizielle Grundlage für die Vorbereitung des Sanitätswesens und der freiwilligen Krankenpflege auf künftige Kriege angesehen werden. (Ich danke Herrn Prof. Krumeich für diesen Hinweis). Der Plan wurde vom Nachfolger Schlieffens, Helmuth von Moltke d.J., weiter ausgearbeitet. Es sah für den erfolgreichen Feldzug gegen Frankreich unter Bruch der belgischen Neutralität nur sechs Wochen vor. Vgl. dazu: Hans Ehlert, Michael Epkenhans, Gerhard P. Groß (Hg.): Der Schlieffenplan. Analysen und Dokumente. Paderborn 2006 sowie Christoph Cornelissen, Schlieffenplan, in: Gerhard Hirschfeld/Gerd Krumeich/Irina Renz, Enzyklopädie Erster Weltkrieg, Paderborn 2009, S. 819f.

125 Krumeich, Vorstellungen vom Krieg vor 1914, S. 173. Gerd Krumeich weist in diesem Aufsatz nach, dass vor dem Ersten Weltkrieg durchaus realistische Einsichten über die Formen eines künftigen Krieges kursierten, dass diese aber in einem „untrennbaren Durcheinander voller Realistik und unrealistischem Denken“ zutage traten, die jeden ernsthaften Versuch, sich die Dimensionen eines künftigen Krieges vorzustellen, scheitern lassen mussten.

von vornherein als ein kurzer konzipiert werden musste und die Ereignisse des ersten Kriegsjahres schienen diese These zunächst auch zu bestätigen.[126]

In ähnlichem Maße, wie die Militärmediziner noch bis zum Deutsch-Französischen Krieg der Hygiene und den Kenntnissen über Infektionskrankheiten wenig Wert beigemessen hatten, folgte nun eine einheitliche Fokussierung auf kurze Angriffskriege und schnell heilende Verwundungen. Leitende Chirurgen nahmen nicht an der Erörterung sanitätstechnischer Fragen teil, so dass das Sanitätswesen sich ähnlich wie die Politik kampflos dem Primat der Militärtaktik unterwarf. Die wissenschaftliche Diskussion moderner Chirurgie und Sanitätstaktik unter Beachtung der Lehren der letzten Kriege war abgerissen, neue Erkenntnisse der Schmerzausschaltung und der Bluttransfusion wurden nicht in die Überlegungen zur Herangehensweise an einen neuen Krieg einbezogen. Lediglich die in der Öffentlichkeit breit diskutierten Erfahrungen aus dem russisch-japanischen Krieg (1904/05) über die Notwendigkeit, die Zahl der im Kriegsfall zur Verfügung stehenden Schwestern noch weiter zu erhöhen, da auch die Anzahl der in einem künftigen Krieg zu erwartenden verwundeten Soldaten erheblich größer werden würde, führte zu Anstrengungen des Roten Kreuzes weitere neue Mutterhäuser zu gründen. Das Preußische Kriegsministerium begann 1907 mit der Ausbildung sogenannter „Armeeschwestern“ in den Garnisonslazaretten.[127]

Warnungen vor den Folgen künftiger industrialisierter Kriege verhallten auch in der öffentlichen Diskussion weitgehend ungehört und wurden lediglich von der Friedensbewegung rezipiert, die jedoch kaum politischen Einfluss hatte.[128] Die Erinnerungsliteratur über den Deutsch-Französischen Krieg zeigte an vielen Stellen durchaus realistisch die mit einem Krieg verbundenen Schrecken. Dieser Aspekt wurde aber in der Öffentlichkeit des Kaiserreiches weitgehend ignoriert.[129] Gerade zu Beginn des Ersten Weltkrieges, der wiederum zunächst gegen Frankreich ausgetragen wurde, beschwor man vielerorts noch einmal den Mythos des siegreichen Krieges von 1870/71 und nutzte ihn zur mentalen Mobilmachung.[130] Auf das Bild, das sich die protestantische Öffentlichkeit mit Hilfe der Publikationen des Kaiserswerther Diakonissenmutterhauses vom Lazarettalltag machen konnte, wurde bereits in Kap. 2.1.2. hingewiesen. In der Vorbereitungsphase des Ersten Weltkrieges verfolgte die Anstaltsleitung nicht nur die aktuellen Krisen in Europa, Afrika und Asien mit Interesse, sondern veröffentlichte immer noch Rückblicke auf die Einigungs-

126 Ebd., S. 175f. sowie Neitzel, Kriegsausbruch, S. 197.

127 Zur weiteren Entwicklung dieser Schwestern vgl. Riesenberger, Das Deutsche Rote Kreuz, S. 106ff. sowie Kolmsee, Unter dem Zeichen des Äskulap, S. 134.

128 Dieter Riesenberger, Geschichte der Friedensbewegung in Deutschland. Von den Anfängen bis 1933, Göttingen 1985 sowie James J. Sheehan, Kontinent der Gewalt: Europas langer Weg zum Frieden, München 2008, S. 23–94.

129 Kühlich, Die deutschen Soldaten im Krieg von 1870/71, S. 446.

130 Marcel van der Linden, Gottfried Mergner (Hg.), Kriegsbegeisterung und mentale Kriegsvorbereitung. Interdisziplinäre Studien, Berlin 1991.

kriege.[131] Erwartete einen jungen Rekrut nach seiner Verwundung die Pflege in einem sauber eingerichteten Lazarett durch eine mütterlich-freundliche Diakonisse, verlor der Krieg einen Teil seiner Bedrohlichkeit. Noch während des Krieges waren die an der Kriegswohlfahrtspflege beteiligten kommunalen und evangelischen Institutionen der Überzeugung, mit ihrer Arbeit wesentlich zur Linderung des Kriegsleides beizutragen. Nicht ohne Selbstgefälligkeit attestierte der Barmer Oberbürgermeister der im Dezember 1916 in der dortigen Stadthalle abgehaltenen „Ausstellung für Verwundeten- und Krankenfürsorge im Kriege", dass die Besucher „das tröstende Bewusstsein mit nach Hause nehmen, daß alles geschieht, um die Leiden des Krieges zu mildern."[132]

Auf Grund der politischen Vorgaben wurde die neue Kriegssanitätsordnung von 1907 erarbeitet. Sie stellte eine detaillierte Gesamtkonzeption des gesamten Systems der Heeressanität und der ärztlichen Betreuung der Heeresangehörigen dar, zu der es keine internationale Parallele gab.[133] Ihre Komplexität, in der scheinbar jede im Militärsanitätswesen vorkommende Situation bereits im Voraus berücksichtigt worden war, suggerierte die perfekte Vorbereitung auf einen kommenden Krieg. Da sie ganz auf das schnelle Vorgehen der Armee in Frankreich konzipiert war, bewährte sie sich im ersten Kriegsjahr, offenbarte ihre Schwächen jedoch im weiteren Verlauf des Krieges.[134] Eine ihrer Hauptmaximen war der schnelle Abtransport von Verwundeten aus dem Operationsgebiet in die Kriegslazarette und von dort in die Etappe. Das fehlende Glied in dieser Kette war jedoch der truppennahe Sanitätstransport in die Lazarette, der vor allem in herkömmlicher Weise mit requirierten Bauernwagen erfolgen sollte, denn die Feldlazarette hatten nur wenige Krankenwagen zur Verfügung. Dies wirkt in einem hochtechnisierten Krieg fast absurd und gehört zum „Phänomen partiell realistischer Wahrnehmung", das die Diskussion im Vorfeld des Ersten Weltkrieges geprägt hat.[135]

Hinsichtlich der freiwilligen Krankenpflege festigte die neue Kriegssanitätsordnung nochmals die Grundaussagen ihrer Vorgängerin, indem sie die strikte Unterordnung aller ihrer Mitarbeiter unter die Militärbehörden festschrieb und ihr ausschließlich Aufgaben in der Etappe und in der Heimat sowie beim Krankentransport zuwies.

Zuletzt sei noch in aller Kürze auf die Rolle der Kirchen in Vorbereitung des Krieges hingewiesen. In seltener Einmütigkeit standen beide Konfessio-

131 Johannes Stursberg, Jubilate! Denkschrift zur Jubelfeier der Erneuerung des apostolischen Diakonissen-Amtes, Kaiserswerth 1911, S. 233–245. Vgl. auch: Martin Greschat, Krieg und Kriegsbereitschaft im deutschen Protestantismus, in: Jost Dülffer, Karl Holl (Hg.), Bereit zum Krieg. Kriegsmentalität im wilhelminischen Deutschland 1890–1914. Beiträge zur historischen Friedensforschung, Göttingen 1986, S. 33–55.

132 FKSK 2-1 Diakonissenanstalt 47 Kriegsangelegenheiten 1915–1918, Schreiben des Barmer Oberbürgermeisters vom 2.01.1916.

133 Kolmsee, Unter dem Zeichen des Äskulap, S. 166f. sowie Ring, Zur Geschichte er Militärmedizin in Deutschland, S. 205ff.

134 Kolmsee, Unter dem Zeichen des Äskulap, S. 174ff. sowie Ring, Zur Geschichte er Militärmedizin in Deutschland, S. 215ff.

135 Krumeich, Vorstellungen vom Krieg vor 1914, S. 179.

nen hinter der staatlichen Kriegspropaganda und machten sich mit den Sondergottesdiensten zu Kriegsbeginn zu deren Multiplikatoren.[136] Wie schon 1870, wetterten sie gegen die moralische Verkommenheit der Franzosen und übertrugen ihren Völkerhass nun auch auf Briten und Russen. Der Ernüchterung, die sich im Laufe des Krieges in weiten Bevölkerungskreisen einstellte, schlossen sich nationalprotestantische Theologen und rechtskonservative Katholiken bis zum Schluss nicht an.

3.5 Fazit

In der Zeit zwischen den Reichseinigungskriegen und dem Ersten Weltkrieg unternahmen der Kaiserliche Kommissar und die Organe des Roten Kreuzes intensive Anstrengungen zum Ausbau der freiwilligen Krankenpflege. Die konfessionellen Schwestern wurden jährlich in Musterungslisten erfasst, zahlreiche Neugründungen von DRK-Schwesternschaften erhöhten die Anzahl der im Kriegsfall zur Verfügung stehenden Pflegerinnen deutlich. Während die Schwestern in die Mobilmachungspläne des Militärs systematisch einbezogen wurden, existierte die Felddiakonie im Ersten Weltkrieg als eigenständige Organisation nicht mehr. Neue Formen der männlichen Krankenpflege, wie die „Genossenschaft freiwilliger Krankenpfleger im Kriege“ entstanden mit organisatorischer Unterstützung durch Anstalten der Inneren Mission. Die hauptamtlichen Diakone wurden zum regulären Militärdienst eingezogen oder dienten in Lazaretteinrichtungen des Johanniterordens. „So wurde die Felddiakonie zu einem weiteren Beispiel für das allgemeine Phänomen, daß neuartige, aus sozialer Not entstandene Arbeiten der Inneren Mission durch den Staat übernommen wurden, der die freien Kräfte in der Folgezeit aus dem inzwischen zentral organisierten Arbeitsgebiet verdrängte.“[137]

Obwohl ihre Organisationen in den zurückliegenden Kriegen häufig noch vor dem militärischen Sanitätswesen auf dem unmittelbaren Kriegsschauplatz tätig waren, wies die Kriegs-Sanitäts-Ordnung von 1878 der freiwilligen Krankenpflege nur eine subalterne Position im Rücken der kämpfenden Armee zu. Als Teil der nationalen Heereslogistik hatte sie jede Selbständigkeit verloren.

Ihr umfassender Ausbau erweckte in der öffentlichen Wahrnehmung den Eindruck, dass in einem zukünftigen Konflikt für die Bedürfnisse der kranken und verwundeten Soldaten ausreichend gesorgt sei. Nur wenige warnten wie der Vorsteher des Kasseler Diakonissenmutterhauses vor den nicht zu bewältigenden Folgen einer künftigen großen Schlacht, obwohl auch er von der bestmöglichen Vorbereitung der Kriegskrankenpflege ausging: „In den Jahren

136 Vgl. Martin Vogt, „… und Gott wird mit unseren gerechten Waffen sein! Denn mit deutscher Gesittung hängt aufs engste zusammen deutscher Glaube und deutsche Frömmigkeit“ – Die Amtskirchen in Deutschland zu Beginn des Krieges, in: Newsletter des Arbeitskreises Militärgeschichte e. V., 18(2002), S. 10–15. Dort weitere Literaturhinweise.

137 Häusler, „Dienst an Kirche und Volk.“ Die Deutsche Diakonenschaft zwischen beruflicher Emanzipation und kirchlicher Formierung, S. 76.

1870/71 haben wir selbst es erfahren und werden, trotz unserer herrlichen Organisation der Kriegshilfe und den Hilfsmitteln unserer Zeit, es aufs neue erfahren, wenn wir, was Gott verhüten wolle, in einen größeren Krieg verwickelt würden.“[138]

138 Franz Sardemann, Kriegsnot und Opferwilligkeit in den Tagen der Väter, Kassel 1913, S. 11 f. Insbesondere die Einrichtungen der Diakonie sah er als Erziehungsinstitutionen des Volkes im Hinblick auf die freiwillige und die Militärkrankenpflege an. Ebd., S. 3.

4. Resümee

Das Problem der Versorgung verwundeter und erkrankter Soldaten besteht seit der Existenz von Kriegen, aber erst in der zweiten Hälfte des 17. Jahrhunderts entstand nach zahlreichen Entwicklungsschritten ein eigenständiges Militärsanitätswesen. Geldmangel und Unverständnis der Staats- und Armeeführungen verhinderten in der Folgezeit dessen bedarfsgerechte Entwicklung. Die Massenschlachten der antinapoleonischen Befreiungskriege offenbarten seine Missstände und erforderten umfassendere Hilfsangebote, die von breiten Bevölkerungsschichten getragen wurden. Mit den von Vertreterinnen des Adels und des gehobenen Bürgertums gegründeten Frauenvereinen traten hier erstmals freiwillige Krankenpflegerinnen temporär in Erscheinung.

In der darauffolgenden Jahrzehnte andauernden europäischen Friedensperiode genoss das Militärsanitätswesen weiterhin wenig staatliche Aufmerksamkeit und hatte nur ein geringes öffentliches Ansehen. Im Gegensatz dazu erlebte die zivile Krankenpflege durch die Blütezeit katholischer krankenpflegender Orden und Kongregationen und die Entstehung evangelischer Diakonissenmutterhäuser einen neuen quantitativen Aufschwung und eine zunehmende Professionalisierung.

Erst das Fiasko der Sanitätseinrichtungen auf der Krim und im Sardinischen Krieg zu Beginn der zweiten Hälfte des 19. Jahrhunderts hatte eine öffentliche Diskussion ihrer europaweiten Reformbedürftigkeit zur Folge. In deren Verlauf entwickelten Florence Nightingale und Henry Dunant, die ersten international wahrgenommenen Vertreter der freiwilligen Krankenpflege, unterschiedliche Vorschläge zur Versorgung verwundeter Soldaten. Während Nightingale für den Ausbau des militärischen Sanitätswesens plädierte, konnte sich Dunants Vorschlag, temporär Freiwillige einzusetzen, als kostengünstigere Variante durchsetzen. Die Neutralität der Sanitätseinrichtungen und ihres Personals wurden erstmals völkerrechtlich verankert. Auch weitsichtige Militärs, Ärzte und Politiker erkannten die Vorteile, die sich für die Staaten aus diesem System ergaben, so dass nach nur kurzer Vorbereitung im Herbst 1864 die Genfer Konvention unterzeichnet werden konnte. In den folgenden Jahren entstanden unter den verschiedensten Namen nationale und regionale Rot-Kreuz-Organisationen.

Auf den Deutsch-Dänischen Krieg als ersten der drei Reichseinigungskriege, hatte diese Entwicklung nur indirekte Auswirkungen. Die freiwillige Krankenpflege befand sich in ihrer Aufbauphase, bis auf wenige Ausnahmen, wie den badischen Frauenverein, existierten noch keine weltlichen Schwesternschaften. Das Genfer Komitee entsandte lediglich zwei Beobachter zu den kämpfenden Armeen, die erstmals mit dem Rot-Kreuz-Symbol gekennzeichnet waren. Die Hauptlast der freiwilligen Kranken- und Verwundetenversorgung trugen neben dem Militärsanitätswesen konfessionelle Pflegekräfte. Die Schwestern und Brüder waren aus eigener Initiative ihrer Mutterhäuser auf den Kriegsschauplatz gereist und hatten zunächst Probleme, überhaupt Einsatzmöglichkeiten zu finden. Die Militärbehörden duldeten bestenfalls ihre

Anwesenheit. Erst als sich im Verlauf des Krieges ihre Brauchbarkeit herausgestellt hatte, wurden sie gezielt in Lazarette gerufen. Insbesondere das vom heimatlichen Nachschub weit entfernte österreichische Militär war für die Unterstützung durch Freiwillige empfänglich. Das preußische Militärsanitätswesen wurde in diesem Krieg seinen Aufgaben im wesentlichen gerecht. Zu berücksichtigen ist dabei die kurze Dauer und die räumliche Begrenzung dieses Krieges, in dem keine größere Feldschlacht stattfand. Auch die geringe Truppenstärke hatte entsprechend niedrige Verwundetenzahlen zur Folge.

Mit dem Lazaretteinsatz folgten die konfessionellen Genossenschaften nicht nur einem christlich-humanitären Hilfsimpuls, sondern auch handfesten weltlichen Intentionen. Der hohe Rechtfertigungsdruck, dem sich Pfarrer Theodor Fliedner, der Gründer des weltweit ersten Diakonissenmutterhauses, auf Grund der Schaffung einer ordensähnlichen Gemeinschaft im protestantischen Bereich ausgesetzt sah, machte, verbunden mit einer knappen finanziellen Ausstattung, eine enge Verbindung zur bürgerlichen und adligen Oberschicht überlebensnotwendig. Insbesondere die über den Tod Fliedners hinaus anhaltende Fühlungnahme mit dem Hause Hohenzollern diente der Diakonissenanstalt als Mittel zur gesellschaftlichen Akzeptanz. Das Verhältnis zum (protestantischen) preußischen Staat kann als geradezu konstitutiv für die erfolgreiche Gründung und Entwicklung der Kaiserswerther Anstalt angesehen werden. So ist es nur folgerichtig, dass die Diakonissenanstalt diesem Staat in einem militärischen Konflikt zu Hilfe kam. Auch weitere, in Anlehnung an das Kaiserswerther Vorbild entstandene Diakonissenanstalten waren weitgehend nationalprotestantisch ausgerichtet. Die Koordinierung der Einsätze der freiwilligen Krankenpflege durch den, dem preußischen Herrscherhaus nahestehenden Johanniterorden, macht den staatstragenden Aspekt des Einsatzes ebenfalls deutlich. Sein katholisches Pendant, der Malteserorden, hatte sich erst kurz vor Beginn des Deutsch-Dänischen Krieges wieder restituiert und noch keine staatliche Anerkennung erlangt. Die aktive Teilnahme an der Kriegsverwundetenfürsorge bot ihm eine günstige Gelegenheit, seine Nützlichkeit unter Beweis zu stellen. Auch bei einigen katholischen Genossenschaften, wie den Grauen Schwestern, dürfte dieser Aspekt, neben dem Wunsch der Versorgung der eigenen Glaubensbrüder, ausschlaggebend für die Beteiligung an der Lazarettpflege gewesen sein. Alle katholischen Mutterhäuser erhofften sich gleichzeitig auch die weltliche Anerkennung ihrer Sozialarbeit, die insbesondere im protestantisch dominierten Preußen nicht von vorn herein gegeben war. Wie die Ereignisse des Kulturkampfes zeigten, hatten sie damit Erfolg. Anders als die Schulorden konnten sie ihre Arbeit weitgehend ungestört fortführen. Beide Konfessionen verfolgten nicht zuletzt volksmissionarische Ziele.

Der Einsatz im Preußisch-Österreichische Krieg wurde erstmals durch eine zentrale Instanz, den Königlichen Kommissar und Militär-Inspekteur der freiwilligen Krankenpflege geleitet. Diese Einrichtung bewährte sich und wurde bis zum Zweiten Weltkrieg beibehalten. In den ersten Jahrzehnten besetzten stets Vertreter des Johanniter-Ordens diesen Posten. Die Verbindung zu einzelnen Armeeeinheiten hielten Delegierte, die sich aus den Reihen der Johanniter- und Malteserritter rekrutierten. Der erste Kommissar, Graf Eberhard zu Stolberg-Wernigerode, trat sein Amt Ende Mai 1866 an. Die kurze bis zum Kriegsausbruch verbleibende Zeit reichte noch nicht aus, um effektive Organisationsstrukturen zu installieren. Daher kümmerten sich in diesem Krieg mehrere miteinander konkurrierende Organisationen um verwundete und kranke Soldaten: die Sanitätseinrichtungen der Armeen, die Vereine für die Pflege verwundeter Krieger (Rotes Kreuz), die Genossenschaften beider christlicher Konfessionen und lokale Behörden, wie Bürgermeister und Landräte, unterstützt durch weltliche Freiwillige. Dadurch kam es zu einem Überangebot von Lazarettbetten insbesondere im Inland auf der einen und gänzlich unversorgten Patienten vor allem auf dem böhmischen Kriegsschauplatz auf der anderen Seite. Die Militärbehörden hießen die freiwilligen Pflegekräfte zwar verbal willkommen, ebneten ihnen aber nicht den Weg in die Lazarette. Diakonissen, barmherzige Schwestern und Felddiakone irrten auf der Suche nach Pflegebedürftigen oft tagelang durchs Land oder wurden zur Untätigkeit verdammt. Dies führte insbesondere in Bayern zu einer starken interkonfessionellen Konkurrenz.

Wie in allen bisherigen größeren Kriegen, so überwogen auch 1866 die Ausfälle durch Infektionskrankheiten und Seuchen die durch Verwundungen. Daher lag ein Schwerpunkt dieses Kriegseinsatzes in den Cholera- und Typhuslazaretten in Böhmen und, nach Kriegsende, in den inländischen Seuchenhospitälern.

Erst im Deutsch-Französischen Krieg sind Ansätze einer konzeptionellen Planung der freiwilligen Krankenpflege festzustellen. So wurden beispielsweise die Schwestern bestimmten Armeeeinheiten zugeteilt. Nicht in jedem Fall rückten sie gemeinsam mit ihnen aus, sondern reisten in tagelangen Fahrten selbständig hinterher, nicht selten eigenmächtig umgeleitet durch Delegierte des Königlichen Kommissars. So konnten effektive Einsätze nicht in jedem Fall organisiert werden. Beim militärischen Sanitätswesen der beteiligten deutschen Armeen herrschten teilweise chaotische Zustände, es fehlte an ärztlichem und pflegerischem Personal und Ausstattungsgegenständen. Der Einsatz der medizinischen Kräfte wurde nicht bedarfsgerecht geregelt, so dass Verwundete oft tagelang unversorgt blieben, während an anderer Stelle Krankenpfleger untätig auf weitere Befehle warteten. Organisation aus Eigeninitiative und Improvisation unter widrigen äußeren Umständen waren die Hauptarbeitsweisen der Schwestern und Felddiakone im besetzten Frankreich.

Die ungenügenden Zustände in vielen Lazaretten stellte für die freiwilligen Pflegekräfte eine hohe physische und psychische Belastung dar, zumal der größte Teil von ihnen darauf während der Ausbildung nur ungenügend vorbereitet war. Eine psychologische Betreuung der Helfer existierte noch nicht, lediglich in ihrem christlichen Glauben fanden sie Halt und Ermunterung.

Das überwiegend positive Urteil zeitgenössischer und gegenwärtiger Militärmediziner über die Leistungen des Sanitätswesens in den Einigungskriegen erscheint angesichts der geschilderten Defizite insbesondere für die Kriege von 1866 und 1870/71 nicht gerechtfertigt. Im Vergleich zu den Befreiungskriegen zu Beginn des Jahrhunderts wurden zwar bedeutende Fortschritte hinsichtlich der personellen und materiellen Ausstattung der Sanitätseinrichtungen erzielt, den tatsächlichen Ansprüchen eines längeren Krieges waren sie noch immer nicht gewachsen. Allerdings entsprangen die wohlwollenden Einschätzungen meist einer Betrachtung aus militärischer und nicht aus humanitärer Perspektive. Der offizielle Sanitätsbericht über den Deutsch-Französischen Krieg sah es beispielsweise als unumstößlich an, dass das Sanitätswesen den ihm gesteckten engen Rahmen nicht verlassen konnte, ohne auf die Beweglichkeit der Heere hinderlich zu wirken. Das Primat der militärischen Erfordernisse, wie der Transport von Truppen und Munition an die Front vor dem militärischen Sanitätseinheiten, wurde von den meisten Zeitgenossen in keiner Weise in Frage gestellt, ja sogar von Militärärzten als wirklichkeitsfremd energisch zurückgewiesen. Personelle Verluste galten in einem Krieg als unumgänglich. Den grundlegenden Bedürfnissen der Mannschaften hinsichtlich Ernährung, Unterbringung und medizinischer Versorgung wurde nicht ausreichend Rechnung getragen. Paternalistische Besuche hoher Staatsrepräsentanten fanden nur in vorbildlich eingerichteten Lazaretten, nicht aber in den über Wochen hin existierenden Not- und Durchgangslazaretten statt.

Der flexibel agierenden freiwilligen Krankenpflege eröffneten sich angesichts der geschilderten Missstände neue Entwicklungsräume, da sie oft noch vor dem schwerfälligen Sanitätswesen vor Ort war. Ihre eigentlich subsidiär gedachte Arbeit verwandelte sich so nicht selten in eine primäre. Darüber hinaus machte sie öffentlichkeitswirksam auf Mängel in der Militärverwaltung aufmerksam, wie sie in den Reichseinigungskriegen etwa in fehlender Ausrüstung der kämpfenden Truppe mit Winterbekleidung und der schlechten Lebensmittelversorgung an der Front deutlich geworden waren. Auch der Verwundetentransport konnte durch den Einsatz der Transportwagen des Johanniterordens und der von der freiwilligen Krankenpflege komplett ausgestatteten Lazarettzüge wesentlich beschleunigt und professionalisiert werden.

Die konfessionellen Schwestern wurden nach anfänglicher Skepsis sehr schnell vom Militär akzeptiert, das ihr Eindringen in den als frauenfreien Raum konzipierten Bereich als nützlich erkannte. Sie hatten ihre geschlechterspezifische Rolle innerhalb der Nation, die der Frau haushaltsnahe und führsorgerliche Tätigkeiten nahe legte, vorbildlich ausgefüllt. Die Felddiakonie kämpfte, wie auch in Friedenszeiten, gegen ein Akzeptanzproblem, da ihre Arbeit oft als unmännlich angesehen wurde. Dagegen steht die überwiegend positive Selbsteinschätzung der im Bereich der Krankenpflege tätigen Diakone, die die gesellschaftliche Konstruktion von Geschlechterrollen deutlich macht. Zudem litten sie unter dem schlechten Image der „Schlachtenbummler", die aus Neugier und Sensationslust auf den Kriegsschauplatz gereist waren. Daher blieb die Felddiakonie auf die Reichseinigungskriege beschränkt. Ihre Institutionen wurden durch weltliche Organisationen der freiwilligen Krankenpflege, wie die Genossenschaft freiwilliger Krankenpfleger im Kriege, abgelöst.

Die Duldung und Billigung der konfessionellen Schwestern- und Bruderschaften auf dem Kriegsschauplatz resultierte auch aus Ähnlichkeiten im Ehren- und Verhaltenskodex, die zwischen der Armee und den Mutterhäusern bestanden. Letztere hatten hinsichtlich ihrer Organisationsstrukturen und inneren Ausrichtung eine große Affinität zum Militär und wurden dadurch zu den einzig akzeptierten Organisationen in der freiwilligen Kriegskrankenpflege bzw. zum Vorbild für weltliche Neugründungen, wie den Schwesternschaften des Roten Kreuzes. Organisatorisch ungebundenen Freiwillige wurden in und nach dem Deutsch-Französischen Krieg nicht mehr auf dem Kriegsschauplatz geduldet.

Die schnelle Akzeptanz der freiwilligen Krankenpflege durch staatliche und militärische Stellen hatte weitere Gründe. Ein wichtiger war der finanzielle Aspekt: sie ersparte dem Staat erheblich Finanzmittel und personelle Ressourcen. Das Bewusstsein dieser Tatsache zieht sich auch durch die Quellen der freiwilligen Krankenpflege, wurde aber von ihren Vertretern nie kritisch, sondern als Aspekt ihrer verdienstvollen Arbeit bewertet und entsprechend herausgestellt. Zudem handelte es sich seit der Einführung der allgemeinen Wehrpflicht bei den Soldaten nicht mehr um Söldner, sondern um Familienangehörige, die ihr Leben und ihre Gesundheit für das Vaterland einsetzten. Dies erhöhte den Druck auf die beteiligten Staaten, ein funktionierendes Sanitätswesen zu entwickeln, erklärt aber auch die große öffentliche Unterstützung der freiwilligen Krankenpflege, die sich in der Gründung zahlreicher regionaler Hilfsgesellschaften und der Spende von Geldmitteln und Naturalien manifestierte. Der Krieg an sich wurde von den Zeitgenossen nicht in Frage gestellt, es galt lediglich, dem humanitären Fortschritt entsprechend, seine negativen Folgen zu minimieren.

In und nach den Reichseinigungskriegen ist ein fortwährender Prozess der Institutionalisierung und Professionalisierung der freiwilligen Krankenpflege festzustellen, der sich aus der Interaktion von Organen der freiwilligen Krankenpflege und staatlichen Instanzen ergab. Die Aufgaben der freiwilligen Krankenpflege wurden zunächst überwiegend von den konfessionellen Genossenschaften wahrgenommen, in einem relativ kurzen Zeitraum vom Staat akzeptiert und schließlich absorbiert. Zahlreiche Neugründungen von DRK-Schwesternschaften erhöhten die Anzahl der im Kriegsfall zur Verfügung stehenden Pflegerinnen deutlich. Am Ende des 19. Jahrhunderts führte dieser Prozess zu einer starken Militarisierung der freiwilligen Kriegskrankenpflege. Durch namentlichen Musterungen der im Kriegsfall zur Verfügung stehenden Krankenpflegepersonen wurden sie zu einem festen Bestandteil der Mobilmachungsplanung. Obwohl ihre Organisationen in den zurückliegenden Kriegen häufig noch vor dem militärischen Sanitätswesen auf dem Kriegsschauplatz tätig waren, wies die Kriegs-Sanitäts-Ordnung von 1878 der freiwilligen Krankenpflege nur eine subalterne Position im Rücken der kämpfenden Armee zu. Als Teil der nationalen Heereslogistik hatte sie jede Selbständigkeit verloren.

Sowohl das Militärsanitätswesen, als auch die Organe der freiwilligen Krankenpflege gingen im Vorfeld des Ersten Weltkrieges von einer bestmöglichen Vorbereitung auf kommende Auseinandersetzungen aus und wurden, bis auf wenige Ausnahmen nicht müde, dies auch öffentlich zu propagieren.

Die in den Reicheinigungskriegen tätigen konfessionellen Schwestern und Brüder leisteten Pionierarbeit für die freiwilligen Krankenpflege. Bei aller Betonung ihrer staatstragenden Rolle sollte nicht vergessen werden, dass zahlreiche Soldaten ihrem Einsatz ihr Leben verdankten.

5. Anhang

5.1 Biogramme/Biographische Skizzen[1]

Billroth, Theodor (1829–1894), Arzt[2]

Billroth war einer der führenden Chirurgen seiner Zeit. Er habilitierte sich 1856 in Berlin und hatte ab 1860 eine Professur für Chirurgie in Zürich, ab 1867 in Wien. Im Krieg von 1870/71 leitete er die Lazarette in Weissenburg (Elsaß) und Mannheim. 1874 gelang ihm der Nachweis der Wundinfektion durch Streptokokken. Im gleichen Jahr erschien seine Studie über den Transport von Verwundeten und Kranken mit Eisenbahnen.

Disselhoff, Julius (1827–1896), Vorsteher der Kaiserswerther Diakonissenanstalt[3]

Der aus einem Bauerngeschlecht in Soest stammende Disselhoff studierte in Halle/S. Philosophie, Literatur und Theologie. 1850–51 arbeitete er als Gehilfe Fliedners in der Kaiserswerther Diakonissenanstalt. Anschließend trat er eine Pfarrstelle in Schermbeck an. 1855 heiratete er Fliedners älteste Tochter Luise und kehrte im selben Jahr zur Unterstützung Fliedners nach Kaiserswerth zurück. Bei der Herausgabe der zahlreichen Anstaltspublikationen konnte er seine literarischen Ambitionen einbringen. 1865 trat er die Nachfolge Fliedners im Vorsteheramt an, das er bis 1896 bekleidete.

Ehrenberg, Carl (1840–1914), Felddiakon[4]

Carl Ehrenberg wurde am 6.11.1840 im Dorf Dannau bei Oldenburg in Holstein geboren. Über seine familiäre Herkunft ist nichts bekannt. Seine erste Ausbildung als „Stubenmaler“ lässt aber auf eine kleinbürgerliche oder bäuerliche Herkunft schließen. Mit Hilfe einiger Oldenburger Familien gelang ihm der Schritt an die Kunstakademie in Kopenhagen. Später setzte er seine Studien in Dresden fort. Gefördert durch ein Stipendium, begab er sich zu einem dreijährigen Aufenthalt nach Rom. Von dort meldete er sich 1870 zu Beginn des Deutsch-Französischen Krieges zum Dienst in der freiwilligen Krankenpflege. Von Berlin aus wurde er mit der 4. Kolonne der von Johann Hinrich

1 Die Beiträge werden hier in alphabetischer Reihenfolge angeführt. Biogramme widmen sich Personen, die bereits Gegenstand wissenschaftlicher Arbeiten waren. Biographische Skizzen behandeln bisher weitgehend Unbekannte.

2 Michaela Schmitz, Theodor Billroth. Medicus et Musicus, Diss. Univ. Köln 2008.

3 Friedrich Wilhelm Bautz, Biographisch-bibliographisches Kirchenlexikon, Bd. I, Hamm 1990, Sp. 1331–1332.

4 Archiv des Generalsekretariats des DRK Berlin, SN 036, Carl Ehrenberg: Drei Berichte über die Thätigkeit der IV. und XII. Diaconencolonne des Oberconsistorialraths Dr. Wichern während des Krieges 1870–71; Ernst Sigismund, Carl Ehrenberg, in: Felix Becker, Ulrich Thieme (Hg.), Allgemeines Lexikon der Bildenden Künste, Bd. 10, Leipzig 1914, S. 392–393.

Wichern (1808–1881) ins Leben gerufenen „Preussischen Felddiakonie“ nach Frankreich geschickt und arbeitete in den Lazaretten von Gravelotte, Aubigny und Corny. Über die für viele Freiwillige ungewohnte Tätigkeit in der Krankenpflege schrieb einer seiner Kameraden im Jahre 1870 in den „Fliegenden Blätter aus dem Rauen Hause“: „Die Anfangs hier bei den so zahlreich Verwundeten oft sehr schwierigen Dienste, als da sind: Nachtwachen, verbinden und Eiskühlungen der Wunden, Assistieren bei den ärztlichen Besuchen, Lüften und Reinhalten der Localitäten (oft Pferdeställe), Speisung und Transportierung der Kranken, Heranholen der Getränke, Umkleiden und Waschen der Patienten, ja selbst die gröbsten Dienstleistungen durfte man sich nicht scheuen zu verrichten, obwohl es uns Allen mehr oder minder Ueberwindung und Ablegung der natürlichen Scheu kostete, denn die Mitglieder der 4ten Colonne, der anzugehören ich die Ehre habe, sind meist Doctoren, Candidaten oder Studenten, Theologen, Mediciner oder Philologen und von den verschiedenen Hochschulen unseres Vaterlandes zusammengekommen, ja selbst aus Rom ist ein deutscher Kunstmaler nach Berlin geeilt und hat den Pinsel und die Palette mit der Pincette und dem Eiterkissen für jetzt vertauscht, fast alle Nichtmediciner haben erst einen Cursus in der Krankenpflege durchgemacht und sich zu diesem Dienst vorbereitet.“[5]

Ende Oktober 1870 übernahm Carl Ehrenberg die Leitung der 12. Kolonne, mit der er nach Chateau Thierry und nach Lagny beordert wurde. Dort verblieb er bis zum Dezember. Für die Weihnachtsfeier in diesem Lazarett malte er – laut einem Bericht, der 1871 in den „Fliegenden Blätter aus dem Rauen Hause“ erschien – ein Bild vom Schlachtfeld mit Verwundeten und Toten, die von ihren Angehörigen aufgesucht wurden, über der Szene schwebte das Christuskind von Engeln umgeben. Die von einem Theologiestudenten in der Funktion eines Felddiakons abgehaltene Weihnachtsandacht fand in einem Saal unter diesem Bild statt. Erst im März 1871 beendete Carl Ehrenberg seine Tätigkeit in den Kriegslazaretten. Über seine Tätigkeit verfasste er ausführliche Berichte, die sich im Archiv des DRK in Berlin erhalten haben und tiefe Einblicke in die Kriegskrankenpflege des 19. Jahrhunderts gewähren.

Besonders bemerkenswert ist das Organisationstalent von Carl Ehrenberg bei der Einrichtung von Lazaretten sowie die Geduld, mit der er die oft tagelangen Wartezeiten auf den nächsten Einsatz und die damit verbundenen Schwierigkeiten ertrug. Nach Kriegsende kehrte Carl Ehrenberg über Rom, Antwerpen und München nach Dresden zurück und widmete sich der Porträtmalerei und der Darstellung religiöser und mythologischer Stoffe, insbesondere aus der germanischen Sagenwelt. Er starb am 21. Mai 1914 in Dresden.

5 Brief eines unbekannten Felddiakons aus Gravelotte, Ende September 1870, zit. nach: Fliegende Blätter aus dem Rauen Hause, 11 u. 12/1870, Seite 382.

Fliedner, Caroline (auch Karoline), geb. Bertheau (1811–1892), Vorsteherin der Kaiserswerther Diakonissenanstalt[6]

Caroline Fliedner wurde als Tochter hugenottischer Einwanderer in Hamburg geboren. Nach ihrer Ausbildung bei Amalie Sieveking arbeitete sie zunächst als Privatlehrerin, bevor sie die Stelle der Oberaufseherin der chirurgischen Frauenstation des Hamburger Allgemeinen Krankenhauses St. Georg bekleidete. 1843 heiratete sie Theodor Fliedner und wurde dadurch zur Vorsteherin des Kaiserswerther Mutterhauses. In dieser Funktion, die sie auch nach dem Tode Fliedners gemeinsam mit ihrem Schwiegersohn Julius Disselhoff ausübte, hatte sie erheblichen Einfluss auf dessen weitere Entwicklung.

Fliedner, Fritz (1845–1901), Felddiakon[7]

Fritz Fliedner war der Sohn des Gründers des ersten Diakonissenmutterhauses in Kaiserswerth. Während seines Theologiestudiums betätigte er sich 1866 als Diakon in der Preußischen Felddiakonie in Böhmen. 1870 ging er in die Missionsarbeit nach Spanien und gründete die dortige evangelische Kirche. Auf seine Arbeit geht die Fritz-Fliedner-Stiftung (Fundación Federico Fliedner) in Madrid zurück, die bis heute im Bildungsbereich tätig ist (s. Abb. S. 434).

Fliedner, Theodor (1800–1864), Vorsteher der Kaiserswerther Diakonissenanstalt[8]

Der Sohn eines Pfarrers aus Eppstein im Taunus studierte selbst Theologie und trat 1822 in Kaiserswerth vor den Toren Düsseldorfs seine erste Pfarrstelle an. Die Folgen der Frühindustrialisierung veranlassten ihn, nach neuen sozialen Hilfsangeboten zu suchen. 1836 gründete er gemeinsam mit seiner ersten Frau Friederike, geb. Münster (1800–1842) das weltweit erste Diakonissenmutterhaus, das zum Vorbild für zahlreiche weitere Gründungen wurde. Seine ausgedehnte Sozialarbeit auf den Gebieten der Alten-, Kranken- und Gefangenenfürsorge sowie der qualifizierten Kinderbeutreuung machen ihn zu einer der führenden Persönlichkeiten der evangelischen Inneren Mission. Gleichzeitig setzte er mit einer auch theoretisch fundierten Ausbildung neue Maßstäbe in der Krankenpflege. Fliedner verstarb nach langer Krankheit 1864 in Kaiserswerth.

6 Irle, Katrin: „Durch die so viel, viel Segen mir der Herr beschert hat" – Leben und Werk Caroline Fliedners, der zweiten Vorsteherin der Diakonissenanstalt Kaiserswerth, in: Norbert Friedrich; Traugott Jähnichen (Hg.): Sozialer Protestantismus im Kaiserreich: Problemkonstellationen-Lösungsperspektiven-Handlungsprofile (= Bochumer Forum zur Geschichte des Sozialen Protestantismus, Bd. 69), Münster 2005, S. 257–277.

7 Vgl. Wilhelm Bautz, Fritz Fliedner, in: Biographisch-Bibliographisches Kirchenlexikon, Bd. II, Hamm 1990, Sp. 56–57; Fliedner, Fritz: Aus meinem Leben. Erinnerungen und Erfahrungen, Berlin 1901.

8 Martin Gerhardt, Theodor Fliedner. Ein Lebensbild, 2 Bd., Düsseldorf-Kaiserswerth 1933, 1937; Norbert Friedrich, Der Kaiserswerther: Wie Theodor Fliedner Frauen einen Beruf gab, Berlin 2010.

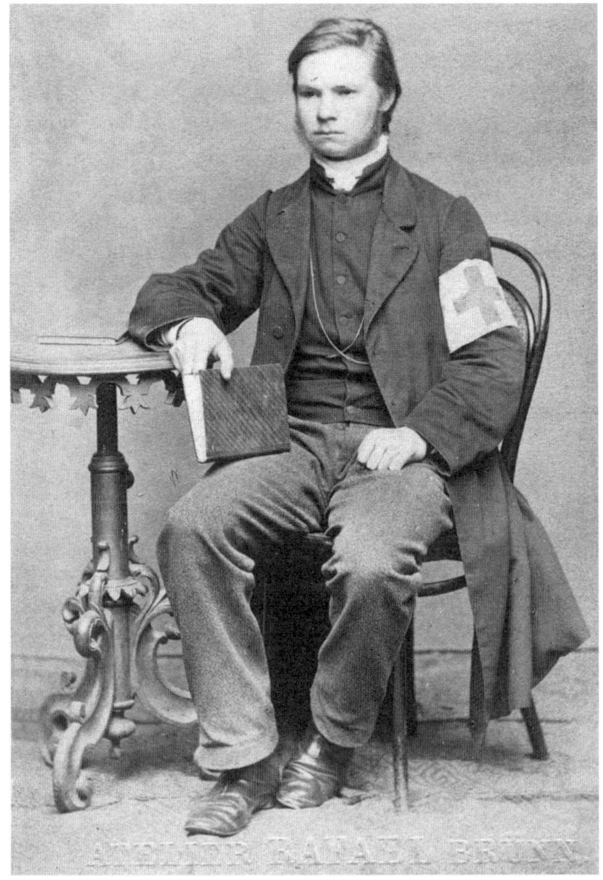

Fritz Fliedner als preußischer Felddiakon in Brünn 1866 (Quelle: Fotosammlung der Fliedner-Kulturstiftung Kaiserswerth)

Hahn, Sara (1835–1916), Diakonisse[9]

Sara Hahn wurde im schlesischen Dorf Heiligensee bei Bunzlau als Tochter eines Lehrers geboren. Schon bald darauf musste sie mit ihrer Familie die Heimat verlassen. Ihr Vater war als ausgewiesener Lutheraner in die Auseinandersetzungen um die Einführung der vom preußischen König Friedrich Wilhelm III. ausgearbeiteten einheitlichen Kirchenagende in der Evangelischen Unierten Preußischen Kirche verwickelt und wurde wegen seiner Treue zur lutherischen Lehre sogar kurzzeitig inhaftiert. In Rostock fand er eine neue Anstellung, so dass Sara Hahn dort ihre Kindheit und Jugend verbrachte. Von ihrem Vater und mit ihm befreundeten Lehrern wurde sie bis zum 16. Lebens-

9 Vgl.: Annett Büttner, Sara Hahn, in: Hubert Kolling (Hg.): Biographisches Lexikon zur Pflegegeschichte, Bd. 5, Hungen 2011, S. 109–111; ZADN, Schwesternakte Sara Hahn.

jahr unterrichtet und in diesem Alter auch konfirmiert. Anschließend erlernte sie zunächst das Schneiderhandwerk und betrieb in dem neuen Wohnort Dargun/Mecklenburg, in den die Familie 1852 gezogen war, eine Handarbeitsschule. Durch Publikationen der im Frühjahr 1854 gegründeten Diakonissenanstalt im fränkischen Neuendettelsau wurde ihr Vater auf die Möglichkeit einer Lehrerinnenausbildung in diesem Haus aufmerksam und entsandte Sara Hahn gemeinsam mit ihrer Schwester Gertrud im Jahr 1855 dorthin. Ausschlaggebend für die Wahl eines so weit vom Elternhaus entfernt liegenden Mutterhauses war neben der möglichen Ausbildung offenbar seine explizit lutherische Orientierung. Beides schien in dem näher gelegenen 1851 gegründeten Diakonissenstift „Bethlehem" in Ludwigslust nicht gegeben zu sein. Sara Hahn und ihre Schwester fielen so in zweifacher Hinsicht aus dem üblichen gesellschaftlichen Kontext, aus dem sich die Diakonissenschwesternschaft in Neuendettelsau konstituierte. Zum einen gehörten sie zu dem Viertel von jungen Frauen, die nicht aus Bayern stammten. Auch in sozialer Hinsicht bildeten die aus einem Lehrerhaushalt stammenden Geschwister eine Ausnahme. Gemäß den Vorstellungen des Neuendettelsauer Diakoniegründers Pfarrer Wilhelm Löhe kamen zwei Drittel der Probeschwestern aus Handwerker-, Bauern- und Pfarrhaushalten und nur ca. 5% aus Lehrerfamilien. In der für die Ausbildung von Lehrerinnen konzipierten sogenannten „Grünen Schule" erhielt Sara Hahn vom Mai 1855 bis Januar 1857 ihre Ausbildung. Am 4. Januar 1857 wurde sie als Diakonisse eingesegnet. Ihre gute Vorbildung ermöglichte es Schwester Sara, bald nach ihrer Ankunft selbst Schreib-, Zeichen- und Handarbeitsunterricht zu erteilen und der Oberin bei Büroarbeiten zur Hand zu gehen. Die von einer Diakonisse erwartete omnipotente Begabung stellte sie auf vielen weiteren Arbeitsfeldern unter Beweis, so u. a. als Gesangslehrerin, Leiterin der örtlichen Kleinkinderschule, bei der Beaufsichtigung der Anstaltsbibliothek und der Anfertigung von Paramenten, d. h. Textilien für den kirchlichen Gebrauch. In der Paramentenwerkstatt fand sie dann auch ihre eigentliche Wirkungsstätte. Unterbrochen wurde ihre handwerkliche Tätigkeit immer wieder durch Arbeiten in der Anstaltsapotheke, die sie von 1860 bis 1867 leitete.

Auch als „Krankendiakonisse" hatte sie sich bei der Versorgung von Kriegsverwundeten zu bewähren. Im Preußisch-Österreichischen Krieg arbeitete sie mit sechzehn weiteren Neuendettelsauer Schwestern vom Juli bis zum Oktober 1866 in verschiedenen Etappenlazaretten, so u. a. in Hammelburg und Würzburg. Dieser Einsatz der evangelischen Diakonissen für das überwiegend katholisch geprägte bayrische Vaterland brachte einen erheblichen Imagegewinn für die junge Anstalt, der sich u. a. in einem Besuch der Königin in Neuendettelsau manifestierte.

Den Deutsch-Französischen Krieg erlebte Sara Hahn in Lazaretten in unmittelbarer Nähe der Kampfhandlungen auf französischem Boden. Die mangelnde Vorbildung der Diakonissen für die Kriegsverwundetenpflege und die schlechte Versorgungslage zwangen sie zum improvisieren. Dies war nicht untypisch für einen Beruf, bei dem die christliche Motivation zum Dienst an lei-

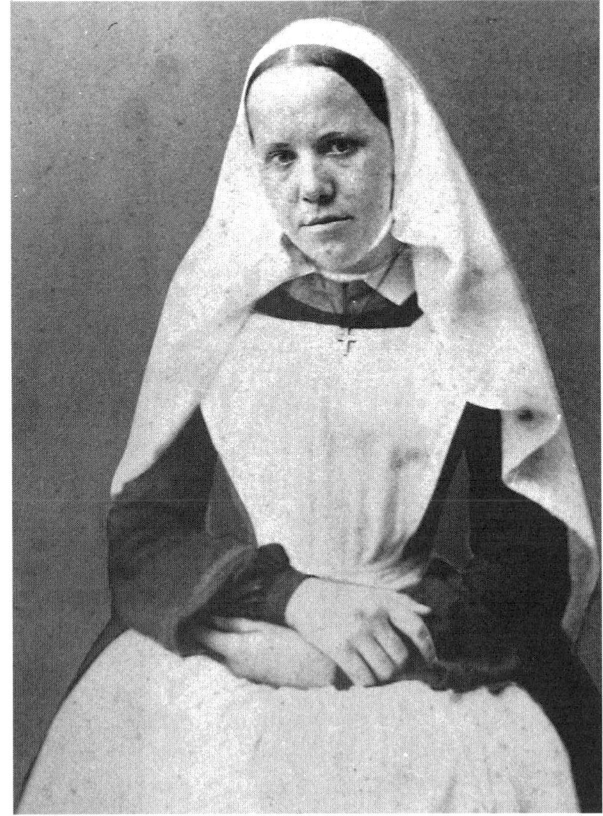

Diakonisse Sara Hahn (Quelle: Zentralarchiv der Diakonie Neuendettelsau)

denden Menschen letztendlich entscheidender war als die fachlichen Kenntnisse. Nach der verlustreichen Schlacht bei Wörth im Elsaß Anfang August 1870 schrieb sie aus einem Notlazarett des IX. bayrischen Feldspitals: „O Gott, jetzt weiß ich, was ein Kriegsschauplatz ist! Sie können sich keine Vorstellung machen von dem namenlosen Elend [...] Viele Privathäuser mußten Verwundete aufnehmen, alle liegen auf der Erde auf purem Stroh. Als wir ankamen, fanden wir die Armen noch mit dem Notverband vom Schlachtfeld her, in drei Tagen nichts gegessen. Waschen sollten wir vor allem die Kranken, vom Blute reinigen, das thaten wir treulichst, aber Ärzte waren keine zur Hand. So gut wir's verstanden, legten wir Verbände an [...] Wir thun was wir können, arbeiten Tag und Nacht. An Versorgung des Pflegepersonals ist nicht zu denken, zu essen haben wir kaum nothdürftig, Brot müssen wir betteln; an ein Bett für uns ist kein Gedanke, nicht mal ein Strohsack".

Als herausragendes Ereignis ihres Lebens ist die Teilnahme an der Kaiserproklamation am 18. Januar 1871 im Schloß von Versailles anzusehen, von der sie voller Stolz nach Neuendettelsau berichtete.[10] Nach ihrer Rückkehr widmete sie sich wieder überwiegend der Herstellung von Paramenten. Kurz nach ihrem 81. Geburtstag verstarb Schwester Sara friedlich in ihrem Diakonissenmutterhaus, das sie in ihrem Testament als ihre eigentliche irdische Heimat bezeichnete. Weiter führte sie darin aus: „... hier bin ich geworden von Gottes Gnaden, was ich bin; Gott hat hier Geduld gehabt mein Lebenlang mit meiner Schwachheit, hat sich meinen elenden Dienst gefallen lassen, und wenn er mir ausgeholfen hat zu seinem himmlischen Reich, wird mein Leib auch hier auf unserem Gottesacker neben meiner Schwester Gertrud ruhen bis zur fröhlichen Urständ".

Hepp, Elise (1819–1864), Diakonisse[11]

Elise Hepp wurde als Tochter eines Pfarrers am 3. Mai 1819 im bayrischen Dorf Alsenborn geboren und entsprach damit in idealer Weise den Vorstellungen des Gründers des Kaiserswerther Diakonissenmutterhauses, der Zeit seines Lebens um den Eintritt der Töchter von Pfarrern, Lehrern und anderen, dem bürgerlichen Mittelstand angehörenden Familien als Diakonissen geworben hat. Nach Abschluss der Volksschule entwickelte sich ihr Leben in ähnlicher Weise wie das anderer unverheirateter bürgerlicher Frauen. Sie wurde zunächst zur Pflege ihres Großvaters, eines verwitweten Kirchenrates, nach Kaiserslautern gerufen und half ihrer Mutter zwischenzeitlich bei der Versorgung der jüngeren Geschwister. Trotz ihrer Herkunft aus einem Pfarrhaus wurde sie erst durch ihren Großvater zu einem wahrhaft gläubigen Leben angeregt, so dass in ihr der Wunsch entstand, „in einer christlichen Anstalt ihre Kräfte dem Dienst des Herrn zu weihen".[12] Ihr Augenmerk richtete sich auf Kaiserswerth, doch zunächst wurde sie für weitere zehn Jahre vom Eintritt abgehalten, da sie für die Betreuung der Kinder ihres Bruders benötigt wurde, dessen Frau früh verstorben war. Aus diesen Gründen konnte sie erst 1859, im Alter von 40 Jahren in das Kaiserswerther Mutterhaus eintreten. Ihre jahrelange Tätigkeit an Krankenbetten ließen sie für diesen Arbeitszweig besonders prädestiniert erscheinen. Nach Ablauf der Probezeit wurde sie im September 1861 zur Diakonisse eingesegnet und anschließend zu einer schwierigen Arbeit entsandt, für die sie auf Grund ihres „schlichten, herzlichen Glaubens" und ihres „offenen, sanften und geduldigen Wesens" besonders geeignet erschien, zur Pflege von geschlechtskranken Frauen in der Berliner Charite. Von dort wurde sie im Februar 1864 zurückgerufen, um in die Lazarettpflege nach Schleswig-Holstein zu gehen. Geschwächt durch eine längere Fahrt durch Sturm und Schnee auf einem offenen Bauernwagen, steckte sie sich bereits

10 Rößler, Hans: „Heil Dir im Siegerkranz, Herrscher des Vaterlands!". Neuendettelsau und der Krieg 1870/71. In: ders., Unter Stroh- und Ziegeldächern. Aus der Neuendettelsauer Geschichte, Freimund-Verlag Neuendettelsau 1982, S. 184–191; siehe Abschrift des Briefes im Quellenanhang.

11 Kurzer Lebenslauf der Diakonissin Elise Hepp, in: AuKF, Mai/Juni 1864, S. 98–104; AFKSK, Bestand 4-1 Schwesternakte 217.

12 Kurzer Lebenslauf der Diakonissin Elise Hepp, ebd., S. 99.

kurz nach ihrer Ankunft in Hadersleben mit Typhus an und verstarb nach einem wochenlangen Krankenlager am 17. Mai 1864. Ihre Beerdigung erfolgte mit militärischen Ehren und unter großer Anteilnahme der deutschen und dänischen Bevölkerung. Auf dem Friedhof Hadersleben/Haderslev wurde sie inmitten der preußischen und österreichischen Soldaten, die sie zuvor gepflegt hatte, beerdigt. Die Gestaltung des Grabsteins mit einer Taube, die hier die Seele der Verstorbenen symbolisiert, die zu den Sternen und damit in die Ewigkeit aufsteigt, orientierte sich am Vorbild des Kaiserswerther Diakonissenfriedhofs. Schwester Elise Hepp ist das erste Opfer der Kriegskrankenpflege aus dem Kaiserswerther Diakonissenmutterhaus.[13]

Loeffler, Friedrich (1815–1874), Militärarzt[14]

Nach einem Studium am Medizinisch-Chirurgischen Friedrich-Wilhelms-Institut in Berlin (Pépinière) bekleidete Loeffler verschiedene militärärztliche Posten in der preußischen Armee. 1863 und 1864 nahm er als preußischer Gesandter aktiv an den Verhandlungen teil, die zur Unterzeichnung der Genfer Konvention führten. Seine Erfahrungen aus dem Einsatz im Preußisch-Österreichischen Krieg veröffentlichte er 1868 und 1869 in zwei Bänden unter dem Titel: Das Preußische Militär-Sanitätswesen und seine Reform nach der Kriegserfahrung von 1866. Auch am Deutsch-Französischen Krieg nahm er als Arzt der 2. preußischen Armee teil. Ab 1867 übernahm er in Berlin eine Professur für Kriegsheilkunde.

Sein Sohn ist der bekannte Mikrobiologe und Hygieniker Friedrich Loeffler (1852–1915).

Löhe, Wilhelm (1808–1872), Vorsteher des Neuendettelsauer Diakonissenmutterhauses[15]

Als Sohn eines Kaufmanns wurde Löhe in Fürth geboren. Nach dem Studium der evangelischen Theologie in Erlangen und Berlin hatte er verschiedene Pfarrstellen inne, bevor er sich 1837 endgültig im fränkischen Neuendettelsau niederließ. Dort gründete er 1854 ein Diakonissenmutterhaus, dass nicht nur der ländlichen Sozialarbeit, sondern auch der lutherischen Mission, insbesondere in Nordamerika, wichtige Impulse gab. Löhe gilt als einer der wichtigsten Vertreter des Neuluthertums.

13 Gerd Stolz, Diakonisse Elise Hepp – das einzige Kriegsgrab von 1864 für eine Frau, in: Natur- und Landeskunde. Zeitschrift für Schleswig-Holstein, Hamburg und Mecklenburg 4–6 (2011), S. 96–99.

14 Hermann Frölich, Löffler, Friedrich Gottfried Franz, in: Allgemeine Deutsche Biographie (ADB), Bd. 19, Leipzig 1884, S. 102–105.

15 Frank Schumann, Wilhelm Löhe, in: Friedrich Wilhelm Bautz, Biographisch-bibliographisches Kirchenlexikon, Bd. V, Herzberg 1993, Sp. 163–167; Harald Jenner, Von Neuendettelsau in alle Welt. Entwicklung und Bedeutung der Diakonissenanstalt Neuendettelsau/Diakonie Neuendettelsau 1854–1891/1900, Neuendettelsau 2004;Hermann Schoenauer, Wilhelm Löhe (1808–1872): Seine Bedeutung für Kirche und Diakonie, Stuttgart 2008.

Stählin, Therese (1839–1928), Diakonisse und Oberin[16]

Therese Stählin war die Tochter eines Pfarrers. im November 1855 trat sie als Schülerin in die Diakonissenanstalt Neuendettelsau ein, in der sie 1857 als Diakonisse eingesegnet wurde. Von 1861 bis 1883 war sie als Lehrerein an der anstaltseigenen „Blauen Schule" (Allgemeinbildende Mädchenschule) tätig, von 1883 bis 1921 bekleidete sie das Amt der Oberin.

Stolberg-Wernigerode, Eberhard von (1810–1872)[17]

Der aus dem schlesischen Zweig der hochadligen Familie Stolberg stammende Eberhard zu Stolberg-Wernigerode widmete sich nach seiner militärischen Laufbahn ab den 1840er Jahren der Politik. Er war Abgeordneter des preußischen Landtages und ab 1849 Landrat in Landshut. Er war Mitbegründer und 1861/62 erster Vorsitzender des konservativen preußischen Volksvereins und von 1860 bis zu seinem Tod Oberpräsident der preußischen Provinz Schlesien. Nach der Restituierung des protestantischen Zweigs des Johanniterordens bekleidete er die Funktion des Kanzler. Im Deutsch-Dänischen Krieg stellte er den Orden in den Dienst der freiwilligen Krankenpflege. Am 31. Mai 1866 wurde er zum ersten königlichen Kommissar und Militär-Inspekteur der freiwilligen Krankenpflege ernannt. Diesen Posten bekleidete er bis zum Juli 1870.

Tigges, Elise (1825–1866), Diakonisse[18]

Elise Tigges wurde am 19. März 1825 in Gelsenkirchen als Tochter eines Elementarlehrers geboren. Nach einer langjährigen Tätigkeit als Haushälterin in verschiedenen Familien trat sie im Jahr 1860 als Probeschwester in die Kaiserswerther Diakonissenanstalt ein. Nach ihrer Krankenpflegeausbildung war sie in der Privatpflege und im Stadthospital Erfurt tätig, bevor sie am 4. Mai 1862 zur Diakonisse eingesegnet wurde. Anschließend ging sie zur Unterstützung ein Jahr in das Diakonissenmutterhaus Bethanien/Breslau. Als Leiterin des Hospitals in Solingen überlebte sie nur knapp den Mordversuch durch eine entlassenen ehemaligen Mitarbeiter. Ihr seelisches Gleichgewicht fand sie im Glauben. In einem Brief aus Solingen schrieb sie: „Das der Herr mich ihm und meinem Beruf stets treu erhalten, mich aus allen Versuchungen und Kämpfen immer siegreicher hervorgehen lassen und mich immer demüthiger und stiller machen möge, ist mein innigster Wunsch und mein tägliches Gebet."[19] Im Juli 1866 fuhr sie mit acht Schwestern ins Lazarett nach Dresden. Von dort schrieb sie an ihre Schwester Emilie nach Worms, die ebenfalls Diakonisse war: „Der Krieg hat jetzt begonnen. Ich bin ruhig und getrost. Mag da

16 Vgl. Therese Stählin, Meine Seele erhebet den Herrn. Briefe von Frau Oberin Therese Stählin 1854–1883, Neuendettelsau 1957.

17 Eduard Jacobs: Stolberg-Wernigerode, Eberhard Graf zu, in: Allgemeine Deutsche Biographie (ADB), Bd. 36, Leipzig 1893, S. 391–393.

18 Nachruf Elise Tigges, in: Julius Disselhoff in Der Armen- und Krankenfreund. Eine Zeitschrift für die Diakonie der evangelischen Kirche, 18. Jg., Juli/Aug. 1866, S. 113–116.

19 Ebd., S. 114.

kommen, was will, der Herr sitzt im Regimente und leitet Alles Seinen weisen Absichten gemäß. Möchten wir nur recht innig mit Ihm verbunden sein, uns immer freudiger Ihm übergeben, mit Leib und Seele, daß auch wir von Herzen sagen können: ‚Wenn ich nur dich habe, so frage ich nichts nach Himmel und Erde. Und ich bin gewiß, daß weder Tod noch Leben, weder Engel, noch Fürstenthum, noch Gewalt, weder Gegenwärtiges noch Zukünftiges, weder Hohes noch Tiefes, noch keine andere Kreatur mag uns scheiden von der Liebe Gottes, die in Christo Jesu ist, unserem Herrn. Darnach laß uns trachten, daß wir die Schmach Christi für größern Reichthum erachten, als alle Schätze der Welt".[20] Diakonisse Elise Tigges starb am 24. Juli 1866 in Dresden an der Cholera, die sie sich im Lazarettdienst zugezogen hatte. In ihrem Nachruf schrieb der Mutterhausvorsteher Disselhoff: „Sie ist gefallen, eine Streiterin Jesu Christi im heiligen Kampfe, den die Barmherzigkeit gegen die Not der armen Sündenwelt führt".[21]

5.2 Instruktionen und Verträge

Auszug aus der Instruktion für die Krankenwärter bei den Garnisonlazaretten von 1852[22]

§ 1 Die Krankenwärter die den Garnison-Lazarethen sind zur Pflege und Wartung der Kranken, sowie zur Erhaltung der häuslichen Ordnung und Reinlichkeit bestimmt.

§ 2 Ordnungsliebe und Reinlichkeit, unverdrossene Thätigkeit, Rechtschaffenheit, Nüchternheit, und ein bescheidenes und menschenfreundliches Benehmen sind nothwendige Eigenschaften derjenigen Personen, welche sich dem Krankenwärterdienste widmen wollen.

§ 3 Die Annahme und Entlassung der Krankenwärter erfolgt [...] durch die Lazareth-Commission. Zu dieser stehen sie in demselben Verhältniß, wie das Gesinde zur Herrschaft.

§ 4 Die unmittelbaren Vorgesetzten der Krankenwärter sind in größeren Lazarethen der Ober-Lazareth-Insprector und der Lazareth-Inspector, oder deren Stellvertreter; in kleineren Lazarethen, wo kein Lazareth-Inpector, also kein besonderes ökonomisches Mitglied angestellt ist, das militairische Mitglied der Lazareth-Commission; in Beziehung auf Pflege und Wartung der Kranken aber der vorstehende obere Militairarzt und der wachhabende Arzt.

§ 5 [...]

20 Ebd.

21 Julius Disselhoff, Die Arbeit unserer Diakonissen im Krieg, in: Jubilate! Denkschrift zur Jubelfeier der Erneuerung des apostolischen Diakonissen-Amtes und der fünfzigjährigen Wirksamkeit des Diakonissen-Mutterhauses zu Kaiserswerth a. Rhein, Kaiserswerth 1886, S. 211.

22 Instruction für die Krankenwärter bei den Garnison-Lazarethen in: Reglement für die Friedens-Lazarethe der Königlich Preußischen Armee vom 5. Juli 1852, Berlin 1852, Beilage B.

§ 6 An ihrem Körper und in ihrer Kleidung müssen sie sich reinlich und anständig halten. Ihren Dienst müssen die mit Pünktlichkeit, unverdrossener Thätigkeit und Rechtschaffenheit wahrnehmen, und bei dessen Ausübung möglichst geräuschlos zu Werke gehen, also z. B. die Thüren leise öffnen und zumachen, nicht mit dem [Feuer]Holze werfen, die Treppen leise hinauf- und hinabgehen; ferner müssen sie jeden Gegenstand, der ihrer Fürsorge anvertraut ist, so behandeln, wie sie ihn von Andern behandelt sehen wünschen würden, wenn er ihr Eigenthum wäre. [...] Vor allen Dingen aber müssen sie die Kranken mit unermüdeter Sorgfalt pflegen und warten, nichts scheuen oder versäumen, wodurch deren leiden gemildert werden können; durch ein gefälliges und menschenfreundliches betragen sich das Vertrauen derselben zu erwerben suchen, und, um überhaupt in ihrem benehmen gegen sie die rechte Bahn zu finden, sich oft selbst in Gedanken in die Lage eines Kranken versetzen, der, entfernt von seinen nächsten Angehörigen, des tröstenden Zuspruchs und er liebreichen Fürsorge derselben entbehren.

§ 7 [...]

§ 8 Die Krankenwärter in denjenigen Lazarethen, in denen für diese Verrichtungen nicht besondere Individuen (Hausknechte) angenommen sind, besorgen die Stubenheizung, das Anmachen und Unterhalten des Feuers in den Thee- und Badeküchen [...]

§ 9 Das Kleinmachen des in der Lazarethökonomie erforderlichen Holzes gehört zwar nicht eigentlich zu den Obliegenheiten der Krankenwärter, indem sie durch diese Verrichtung dem Dienst der Krankenpflege entzogen werden würden, daher denn auch hierzu besondere Individuen angenommen werden dürfen. Da in kleineren Lazarethen jedoch der Fall nicht selten vorkommt, daß vorübergehend gar keine Kranke darin befindlich sind, so haben die Krankenwärter in solchen Fällen die Verpflichtung [...] das Holz unentgeltlich klein zu machen.

§ 10 [...]

§ 11 Die Krankenstuben haben sie so oft, als es von ihren Vorgesetzten für nöthig erachtet und auf die Art, wie es ihnen vorgeschrieben wird, zu reinigen. Die gewöhnliche tägliche Reinigung, soweit sie den Fußboden betrifft, geschieht mit einem Reisbesen, indem feuchter Sand auf den Boden gestreut wird, und erstreckt sich auch auf den Raum unter den Lagerstätten. Ob während des Reinmachens, oder nach demselben, Thüren oder Fenster geöffnet werden dürfen, bestimmt der wachhabende Arzt. [...]

§ 12 Eine gleiche Verpflichtung, wie hinsichtlich der Krankenzimmer, haben die Krankenwärter auch zur Reinigung der Flure, Treppen, Corridore und der übrigen Lazarethlokale, imgleichen der Lazarethhöfe und der Straße vor dem Gehöft. Da, wo Hausknechte vorhanden sind, gehört dies zu den Obliegenheiten der letzteren. [...]

§ 13 Die Lazarethgeräte werden den Krankenwärtern mittelst besonderen Verzeichnisses übergeben. Sie müssen auf die Conservation derselben ein wachsames Auge haben, und, nach Maßgabe ihrer Beschaffenheit, dafür sorgen, daß sie weder leck werden, noch Beulen, Rost- und Stockflecke, Risse, oder sonst durch Vernachlässigung Beschädigungen erhalten. [...]

§ 14 Wie oft und auf welche Weise die Krankenwärter die Reinigung der Geräthe (wohin auch das Abwaschen der Eßnäpfe nach deren jedesmaligem Gebrauche gehört, wenn diese Arbeit nicht dem Küchenpersonal besonders übertragen ist) zu besorgen haben, bleibt zwar der näheren Anweisung ihrer Vorgesetzten vorbehalten; doch müssen Nachttöpfe, Nachteimer, Steckbecken und alle sonstigen Geschirre, deren Gebrauche aus den Zimmern geschafft und sofort gehörig gereinigt werden. Speibüchsen und Spucknäpfe werden so oft ausgeleert, als es ihr Gebrauch nöthig macht, und letztere alsdann wieder mit feuchtem Sande angefüllt.

§ 15 Um den Krankenwärtern jede zulässige Erleichterung im Dienste zu verschaffen, ist gestattet, daß sie solche Kranke, die nach dem Ermessen der Aerzte zur Befriedigung ihrer natürlichen Bedürfnisse zu den Abtritten gehen können, dahin verweisen und nicht zulassen, daß jene sich der für die Schwerkranken bestimmten Nachttöpfe bedienen.

§ 16 [...] Um in eigenen Angelegenheiten auszugehen, bedürfen sie der Erlaubniß des wachhabenden Arztes und des Lazareth-Inspectors, oder dessen Stellvertreters.

§ 17 in Bezug auf die eigentliche Krankenpflege und Wartung haben die Krankenwärter folgende Pflichten:

§ 18 Alle Morgen muß von ihnen frisches Wasser zum Waschen für die Kranken geholt werden.

§ 19 Denjenigen Kranken, die sich selbst nicht helfen können, müssen sie des Morgens das Gesicht und die Hände (und zu jeder Zeit, wenn es nöthig ist, alle übrigen beschmutzten Theile des Körpers) waschen und gehörig abtrocknen, und ist dabei auf die Verordnung des Arztes, ob das Waschen mit kaltem oder lauwarmem Wasser geschehen solle, sowie auf sorgfältige Schonung etwaniger Wunden, Geschwüre und sonst schmerzhafter Theile des Körpers der Patienten zu achten. Hiernächst sind solchen Kranken auch täglich die Haare zu kämmen. Es muß überhaupt denselben Seitens der Krankenwärter mit dem besten Willen und ohne den geringsten Eigennutz jede Hülfe geleistet werden, die zu deren Erleichterung und ihrem Wohlsein beitragen kann.

§ 20 Bei denjenigen Kranken aber, die sich selbst helfen können, ist darauf zu sehen, daß sie auf ihren Körper dieselbe Sorgfalt verwenden, welche den Krankenwärtern hinsichtlich der Schwerkranken vorstehend vorgeschrieben ist.

§ 21 Für diejenigen Kranken, welche so schwach sind, daß sie sich ihre Lagerstelle nicht selbst machen können, übernehmen die Krankenwärter dieses Geschäft. [...]

§ 22 Die Krankenwärter haben dafür zu sorgen, daß die Bett- und Leibwäsche der Kranken zu rechter Zeit gewechselt werde. Ferner haben sie denjenigen Kranken, die sich oft verunreinigen, ein Wachstuch unterzulegen; es müssen solche Kranke aber wo möglich gleich nach jeder Verunreinigung wieder gereinigt werden, und ist selbst ihr Lager oder deren Bettwäsche zu wechseln, falls die Verunreinigung sich auch hierauf erstreckt haben sollte.

§ 23 Sie haben auch besondere Aufmerksamkeit darauf zu richten, ob ein Kranker sich etwa durchliegt. Wird dies von ihnen wahrgenommen, so müssen sie sofort dem wachhabenden Arzte davon Anzeige machen.

§ 24 Das Essen für die Kranken wird Ihnen im Beisein des Ober-Inspectors, oder des Inspectors, oder sonst einer mit der Beaufsichtigung beauftragten Person übergeben. Sobald dies geschehen ist, muß von dem Wärter jedem Kranken seine Portion vorgesetzt werden. Schläft aber einer oder der andere Kranke, so ist derselbe deshalb nicht ohne Einwilligung des wachhabenden Arztes zu wecken, vielmehr sein erwachen abzuwarten, und sind ihm alsdann die Speisen zu reichen, die bis dahin warm gehalten werden müssen. Wenn der Kranke zu schwach ist, die Speisen selbst zum Munde zu führen, so sind ihm solche vom Wärter einzugeben.

§ 25 [...]

§ 26 Die Wärter haben darauf zu sehen, daß kein Kranker seine Portion an andere vertausche, abgebe oder gar verkaufe. Alles übrig gebliebene Essen müssen sie vielmehr in die Kochküche zurückliefern.

§ 27 Die Krankenwärter dürfen sich nicht erlauben, von den für die Kranken bestimmten Speisen und Getränken selbst etwas zu genießen, oder auf irgend eine Weise die gegebenen Portionen zu verkürzen [...] Vorkommenden Falls würden sie nicht allein sofortige Dienstentlassung, sondern auch die gesetzliche Strafe der Veruntreuung zu gewärtigen haben.

§ 28 Sie dürfen auch nicht zugeben, daß irgend ein Fremder den Kranken Speisen oder Getränke zuführe; noch weniger aber dürfen sie, ebenfalls bei Strafe sofortiger Entlassung, für die Kranken Brod, Branntwein oder andere Lebensmittel und Getränke ankaufen, oder ihnen solche zustecken. Sie haben überhaupt, ohne Genehmigung des vorstehenden Arztes, keinem Fremden den Zutritt in die Krankenstuben zu gestatten.

§ 29 Ob und inwieweit sie ihr Augenmerk auch darauf richten sollen, daß die Kranken die Arzneien regelmäßig einnehmen, wird von dem wachhabenden Arzte bestimmt.

§ 30 Thee, Umschläge und dergleichen bereiten sie nach der Verordnung der Ärzte. Auch tragen sie, oder da, wo Hausknechte vorhanden sind, diese das Wasser zu den Bädern, die den Kranken in vorkommenden Fällen auf den Stationen selbst verabreicht werden, heran.

§ 31 Sie müssen mit den Kranken Geduld haben, in allen billigen Dingen nachgiebig sein, ihnen mit Sanftmuth begegnen, und die unruhigen Kranken durch liebreiches zureden zu einem guten verhalten bewegen. Auch müssen sie selbst sich in den Stationen still und ruhig betragen und dafür sorgen, daß der Schlaf der Kranken so wenig als nur irgend möglich gestört werde. [...]

§ 32 Bei gefährlich Kranken, welche der wachhabende Arzt als solche zu bezeichnen hat, übernehmen die Wärter auch die Nachtwachen ohne besondere Vergütung, und lösen sich in diesem Dienste nach der Bestimmung des Ober-Inspectors und der näheren Anweisung des Inspectors ab. Besondere Aufmerksamkeit der Wärter wird bei solchen Kranken erfordert, welche, wie z. B. Nervenfieberkrank[23]e im Fieber-Delirium, zu Handlungen geneigt sind, die ihren Krankheitszustand verschlimmern oder selbst ihr Leben gefährden

23 Unter Nervenfieber verstand man eine durch Salmonellen verursachte Typhuserkrankung.

können, und sind die Wärter, denen solche zur Wartung und Bewachung übergeben sind, für die nachtheiligen Folgen verantwortlich, welche etwa durch mangelhafte Erfüllung ihrer Berufspflichten entstehen möchten.

§ 33 Verlangt ein Kranker den Geistlichen seiner Confession, so muß der Wärter dies ohne Verzug anzeigen.

§ 34 Die Krankenwärter müssen sich auch der Sterbenden besonders annehmen und ihnen die letzten Stunden des Lebens möglichst erleichtern.

§ 35 Sobald sie bemerken, daß ein Kranker im Sterben ist, oder ihn eine Ohnmacht, oder ein anderer bedenklicher Zufall anwandelt, rufen sie augenblicklich den wachhabenden Arzt.

§ 36 Um den Anblick eines Sterbenden anderen, in derselben Stube befindlichen Kranken zu entziehen, haben die Krankenwärter um das Bett desselben einen Schirm zu setzen.

§ 37 Die Todten haben sie mit der ganzen Lagerstelle aus dem Krankenzimmer zu tragen, sobald der betreffende obere oder der wachhabende Arzt die Wegschaffung anordnet.

§ 38 [...]

§ 39 Den Krankenwärtern ist es auf das Strengste untersagt, von den Kranken Geschenke an Geld oder Sachen anzunehmen. Am allerwenigsten aber dürfen sie sich beikommen lassen, von Schwerkranken oder Sterbenden Geschenke von ihrem Eigenthum zu verlangen. Sollte ein solcher Fall dennoch vorkommen, so muß der Krankenwärter nicht allein das Empfangene wieder zurückgeben, sondern es wird derselbe außerdem unnachsichtlich seines Dienstes entlassen.

§ 40 Von dieser Instruction wird jedem Krankenwärter bei seiner Annahme ein Exemplar eingehändigt, und derselbe, nachdem ihm deren Inhalt zuvor gehörig erläutert worden, zu ihrer gewissenhaften Erfüllung durch Handschlag mit der Zusicherung verpflichtet, daß bei guter Dienstführung ihm das accordmäßige Lohn unverkürzt und pünktlich werde gewährt werden, außerdem auch zur Verbesserung seiner Lage jede zulässige Berücksichtigung eintreten solle.

Genfer Konvention vom 22. August 1864[24]

Konvention zur Verbesserung des Schicksals der verwundeten Soldaten der Armeen im Felde

Seine Königliche Hoheit der Großherzog von Baden,
Seine Majestät der König der Belgier,
Seine Majestät der König von Dänemark,
Ihre Majestät die Königin von Spanien,
Seine Majestät der Kaiser der Franzosen, Seine Königliche Hoheit der Großherzog von Hessen-Darmstadt,
Seine Majestät der König von Italien,
Seine Majestät der König der Niederlande,

24 Zitiert nach Heudtlass, J. Henry Dunant, S. 77–79.

Seine Majestät der König von Portugal und Algarbien,
Seine Majestät der König von Preußen,
Die Schweizer Eidgenossenschaft,
Seine Majestät der König von Württemberg

Von dem gleichen Wunsche beseelt, soweit es von ihnen abhängt, die vom Kriege unzertrennlichen Leiden zu mildern, unnötige Härten zu beseitigen und das Los der auf dem Schlachtfelde verwundeten Soldaten zu verbessern, haben zu diesem Behufe beschlossen, eine Konvention zu vereinbaren, und zu ihren Bevollmächtigten ernannt: [Es folgen die Namen der Fürsten und ihrer Vertreter]

Welche nach Austausch ihrer in guter und vorschriftsmäßiger Form befundenen Vollmachten über folgende Artikel übereingekommen sind:

Art. 1. Die leichten und Haupt-Feldlazarette sollen neutral anerkannt und demgemäß von den Kriegführenden geschützt und geachtet werden, solange sich Kranke oder Verwundete darin befinden.

Die Neutralität würde aufhören, wenn diese Feldlazarette mit Militär besetzt worden wären.

Art. 2. Das Personal der leichten und Haupt-Feldlazarette, inbegriffen die mit der Aufsicht, der Gesundheitspflege, der Verwaltung, dem Transport der Verwundeten beauftragten Personen, sowie die Feldprediger, nehmen so lange an der Wohltat der Neutralität teil, als sie ihren Verpflichtungen obliegen, und als Verwundete aufzuheben oder zu verpflegen sind.

Art. 3. Die im vorhergehenden Artikel bezeichneten Personen können selbst nach der feindlichen Besitznahme fortfahren, in den von Ihnen bedienten leichten oder Haupt-Feldlazaretten ihrem Amte obzuliegen, oder sich zurückziehen, um sich den Truppen anzuschließen, zu denen sie gehören. Wenn diese Personen unter solchen Umständen ihre Tätigkeit einstellen, wird die den Platz behauptenden Armee dafür sorgen, daß sie den feindlichen Vorposten zugeführt werden.

Art. 4. Das Material der Haupt-Feldlazarette unterliegt den Kriegsgesetzen und die zu diesen Lazaretten gehörigen Personen dürfen daher bei ihrem Rückzug nur diejenigen Gegenstände mitnehmen, welche ihr Privateigentum sind. Das leichte Feldlazarett dagegen bleibt unter gleichen Umständen im Besitz seines Materials.

Art. 5. Die Landesbewohner, welche den Verwundeten zu Hilfe kommen, sollen geschont werden und frei bleiben. Die Generale kriegführender Mächte haben die Aufgabe, die Einwohner von dem an ihre Menschlichkeit ergehenden Rufe und der daraus sich ergebenden Neutralität in Kenntnis zu setzen. Jeder in einem Hause aufgenommene und verpflegte Verwundete soll demselben als Schutz dienen. Der Einwohner, welcher Verwundete bei sich aufnimmt, soll mit Truppeneinquartierung sowie mit einem Teil der etwa auferlegten Kriegskontributionen verschont werden.

Art. 6. Die verwundeten oder erkrankten Militärs sollen ohne Unterschied der Nationalität aufgenommen und verpflegt werden. Den Oberbefehlshabern soll es freistehen, die während des Gefechts verwundeten feindlichen Militärs sofort den feindlichen Vorposten zu übergeben, wenn die Umstände dies gestatten und beide Parteien einverstanden sind. Diejenigen, welche nach ihrer Heilung als dienstunfähig befunden worden sind, sollen in ihre Heimat zurückgeschickt werden. Die anderen können ebenfalls zurückgeschickt werden unter der Bedingung, während der Dauer des Krieges die Waffen nicht wieder zu ergreifen.

Die Verbindeplätze und Depots nebst dem sie leitenden Personal genießen unbedingte Neutralität.

Art. 7. Eine deutlich erkennbare und übereinstimmende Fahne soll bei den Feldlazaretten, den Verbindeplätzen und Depots aufgesteckt werden. Daneben muß unter allen Umständen die Nationalflagge aufgepflanzt werden. Ebenso soll für das unter dem Schutz der Neutralität stehende Personal eine Armbinde zulässig sein; aber die Verabfolgung einer solchen bleibt der Militärbehörde überlassen. Die Fahne und die Armbinde sollen ein rotes Kreuz auf weißem Grunde tragen.

Art. 8. Die Einzelheiten der Ausführung der gegenwärtigen Konvention sollen von den Oberbefehlshabern der kriegführenden Armeen nach den Anweisungen ihrer betreffenden Regierungen und nach Maßgabe der in dieser Konvention ausgesprochenen allgemeinen Grundsätzen angeordnet werden.

Art. 9. Die hohen vertragschließenden Mächte sind übereingekommen, gegenwärtige Konvention denjenigen Regierungen, welche keine Bevöllmächtigten zur internationalen Konferenz nach Genf haben schicken können, mitzuteilen und sie zum Beitritt einzuladen. Das Protokoll wird zu diesem Zweck offen gelassen.

Art. 10. Die gegenwärtige Konvention soll ratifiziert und die Ratifikationsurkunden sollen in Bern binnen vier Monaten oder, wenn es sein kann, früher ausgewechselt werden.

Zu Urkund dessen haben die betreffenden Bevollmächtigten dieselbe unterzeichnet und den Abdruck ihrer Wappen beigefügt.

Geschehen zu Genf den zweiundzwanzigsten August des Jahres eintausendachthundertvierundsechzig.

Instruction betreffend die Wirksamkeit des Königlichen Commissars für die freiwillige Krankenpflege[25]

§ 1

Bei ausbrechendem Kriege kann die nach früheren Erfahrungen vom Patriotismus des Preussischen Volkes von neuem zu erwartende freiwillige Betheiligung an der Fürsorge für die Pflege der Verwundeten und Kranken der Armee die Militair-Verwaltung in ihrer bezüglichen Aufgabe d a n n in der wirksamsten Weise unterstützen, wenn einerseits die Organe der Privatwohlthätigkeit stets schnell und sicher erfahren, nach welcher Richtung hin sie ihrer Fürsorge in

25 Friedrich Loeffler, Das Preußische Militär-Sanitätswesen und seine Reform nach der Kriegserfahrung von 1866, 1. Teil, Berlin 1868, S. 81–83.

zweckentsprechender Weise Ausdruck geben können, und wenn andererseits die Vertheilung aller freiwillig dargebrachten Spenden und Dienste auf die von amtlichen Organen bezeichneten Bedarfspunkte zweckmäßig organisirt ist.

§ 2

Deshalb wird in der Person des Königlichen Commissars für die der Armee zugewendete Privat-Krankenpflege ein Centralorgan geschaffen, welches einerseits durch directe Communication mit den betreffenden Feldbehörden ermitteln soll, woran, wann und wo sich ein Bedarf für die Feld- und stehenden Kriegslazarethe geltend macht – und andererseits durch Mittheilung hiervon an die für die freiwillige Krankenpflege bereits bestehenden Genossenschaften, wie die der Johanniter, der Malteser, des Preussischen Vereins zur Pflege im Felde verwundeter und erkrankter Krieger, resp. noch zu bildender Vereine dahin zu wirken hat, dass die diesen Vereinen zur Verfügung stehenden Personen und Sachen den richtigen Bedarfspunkten zugewiesen werden.

§ 3

Die im Rücken der operirenden Armee etablirten Lazareth-Reserve-Depots sind angewiesen, sich nicht nur über den augenblicklichen, sondern auch über den voraussichtlich später eintretenden Bedarf der feld- und stehenden Kriegslazarethe an Materialien und freiwilligen Krankenpflegern stets in Kenntnis zu erhalten und hierüber dem Königlichen Commissar fortlaufend Mittheilung zu machen.

Letzterem bleibt es zur Beschleunigung des Geschäftsganges ausserdem überlassen, den Lazareth-Reserve-Depots noch Special-Commissarien als seine Lokal-Organe zu überweisen.

§ 4

Alle zur freiwilligen Krankenpflege bereiten Genossenschaften und Personen werden durch eine öffentliche Bekanntmachung ersucht werden, ihre Offerten dem Königlichen Commissar zugehen zu lassen und dessen Einberufung und Verwendung seiner Zeit Folge zu leisten.

An die Vereine für die freiwillige Krankenpflege wird in gleicher Weise das Ersuchen gerichtet werden, ihre Gaben an Lazareth-Bedürfnissen den ihnen von dem königlichen Commissar bezeichneten Bedarfspunkten zuzuweisen.

§ 5

Hinsichtlich der Versorgung der von den Provinzial-Behörden errichteten Reserve-Lazarethe mit Gaben der Privat-Wohltätigkeit für die Krankenpflege, resp. mit freiwilligen Krankenpflegern werden Lokal-Vereine am Orte des Lazareths – da, wo sich dergleichen bilden – zwar am erspriesslichsten durch directe Communication mit den Lazarethen wirken können; dem Königlichen Commissar wird indess durch Mittheilungen über die stattfindende Etablirung von Reserve-Lazarethen und die etwa dort erfolgte Bildung von Lokal-Vereinen Veranlassung gegeben werden, auch diesen Lazarethen seine Fürsorge zuzuwenden.

§ 6

Die Anerbietung zur Aufnahme von Reconvalescenten der Armee zur Pflege in Familien sind ebenfalls an den Königlichen Commissar zu richten, welcher diese Offerten den einzelnen Reserve-Lazarethen, je nach der Lage des Wohnortes der Privatpfleger, in der Nähe der gedachten Lazarethe zur Benutzung in geeigneten Fällen mittheilen wird.

§7

Die etwa im Rücken der operirenden Armeen von Genossenschaften und Einzelnen aus Privatmitteln errichteten Hospitäler für die Pflege verwundeter und erkrankter Offiziere und Soldaten stehen unter der speciellen militairischen Oberaufsicht des mehrgenannten Königlichen Commissars, dem zu seiner Information selbstverständlich auch die Besichtigung aller Militair-Lazarethe jederzeit gestattet ist. Ihm wird anzuempfehlen sein, allen etwa bemerkten Mängeln nach Kräften abzuhelfen und für die Privat-Hospitäler erforderlichenfalls die subsidiäre Beihülfe der Militair-Verwaltung in Anspruch zu nehmen.

§8

Alle Staatsbehörden werden in ihren Ressorts dem Königlichen Commissar die zur Ausübung seiner Thätigkeit erforderliche Auskunft geben, sowie in bereitwilligster Weise alle diejenige Unterstützung und Hülfe gewähren, welche nach den bestehenden Vorschriften zulässig ist.

Berlin, den 31. mai 1866
Der Kriegs- und Marine-Minister v. Roon

5.3 Quellenabschriften

1866

Brief der Neuendettelsauer Diakonisse Magdalene Wunner vom 18. Juli 1866 an den Vorsteher Wilhelm Löhe. Sie war als Gemeindeschwester in Würzburg tätig und berichtet über ihre Erlebnisse bei der Begleitung zweier Mitschwestern zum Lazaretteinsatz in das preußisch besetzte Kissingen.[26]

Hochwürdiger Herr Pfarrer!
Dieses Schreiben hat den Zweck Ihnen von dem Thun und Treiben der von Ihnen ausgesandten Schwestern Caroline Kienlein und Elisabeth Buder [Nachricht] zu geben. Sie baten mich darum, weil sie keine Zeit dazu haben und ich alles mit ihnen erlebte; ich war bis Montag Abend mit ihnen zusammen.

Schw. Caroline schrieb Ihnen zuletzt, daß Hr. Medizinalrath sich für sie verwendete, er brachte uns aber die Nachricht, daß von Kißingen noch keinerlei Nachricht eingetroffen wäre, also der Weg dorthin noch nicht frei sei; sie sollten noch warten bis Erkundigungen eingezogen wären. Es wurde den Schwestern schwer ruhig zu bleiben und würden gerne sich der Gefahr ausgesetzt haben, allein es war kein Kutscher auf zufinden, der den Muth hatte nach

26 ZADN, Mutterhausregistratur B IX, Briefe der auswärtigen Schwestern über den Dienst in Lazaretten 1866, Schreiben von Diakonisse Magdalene Wunner an Löhe aus Würzburg 18.07.1866.

Kißingen zu fahren, weil es schon vorgekommen, daß die Preußen die Pferde von den Kutschen weggenommen haben. Sonntag Morgens waren wir zusammen in der 8 Uhr Predigt; darauf hörten wir, daß von Kißingen ein Curier gekommen sei um augenblicklich ärztl. Hilfe zu bitten und daß Hr. Hofrath Linhardt mit seinen Assistenten um 10 Uhr hinreise. Wir gingen sogleich zu ihm und baten ihn uns mitzunehmen, wozu er sich freudigst bereit erklärte. Hr. von Stein war so gütig die Papiere der Schwestern sogleich von der Commandantschaft unterschreiben zu lassen. Nun wurde aber große Berathung gehalten auf welche Weise nach Kißingen zu kommen sei; per Bahn ist unmöglich, weil die Schienen aufgerißen waren, per Postwagen wieder nicht, weil die Wagen alle weiter geschafft worden sind um nicht in Preußische Hände zu kommen; endlich wurde beschloßen vom Oberpostmeister, daß die Schienen eiligst gelegt werden sollen bis Schweinfurt. Unser Aufenthalt verzögerte sich dadurch noch um 2 Stunden; ein Wagen wurde mit 12 Ärzten, etlichen Chirurgen und 2 Sanitätern, einem Baurath, dem Oberpostmeister und uns 3 Schwestern angefüllt; ein zweiter mit Verbandszeug und Chirurgischen Instrumenten. Ich begleitete die Schwestern um im Nothfall dort zu bleiben bis mehr Schwestern nachgekommen wären. In Schweinfurt erfuhren wir Gottes besonderen gnädigen Schutz. Vor Schweinfurt an der Marienbrücke waren ein Theil der Schienen noch nicht gelegt was aber dem Locomotivführer nicht angezeigt wurde. Als wir am Schweinfurter Lazareth vorüber fuhren, winkten alle Soldaten mit weißen Tüchern heraus, was wir als Freudenbezeugniß über unser Kommen deuteten, obwohl es ein Zeichen zum Halten sein sollte. Plötzlich wurden wir durch einen furchtbaren Stoß erschreckt; die Locomotive war entgleist und bohrte sich mit aller Gewalt in die Steinbrüstung der Marienbrücke ein, aber so, daß die Räder in der Höhe waren und das Obertheil der Maschine in den Main hinunter hing; unsere Wagen blieben aufrecht stehen und weder Menschen noch Gepäck wurde beschädigt; sogar ein Körbchen mit Flaschen Himbeersaft, das wir in Würzb. für Verwundete erhielten, wurde durch den Stoß vom Sitz hinunter geschleudert ohne die geringste Beschädigung zu erleiden. Ein Jeder mußte darin Gottes besonderen gnädigen Schutz erkennen und auch öffentlich preißen. Auch die Arbeiter auf der Maschine selbst wurden vor Schaden bewahrt. – Schon auf dem Wege nach Kißingen entrollte sich ein trauriges Bild vor unsern Augen, das immer schrecklicher wurde je näher wir dem Orte kamen. Die schönen reifen Getreidefelder waren in den Boden getreten, alle Äcker und Wiesen verheert, überall Haufen Kohlen vom Bivauakiren der Truppen, wozu die Soldaten die nächststehenden Bäume umhieben und verbrannten. In Kißingen stiegen wir an der Hauptwache, welche von preuß. Truppen besetzt ist, ab und wurden von der uns begleitenden Kommission der Commandantur vorgestellt. Im Curhause wurden uns sogleich 2 Zimmer angewiesen als unsere Wohnung, wir konnten uns aber kaum ein wenig restaurieren als wir dem Bezirksamtmann vorgestellt wurden und von demselben in den Cursaal zu den Verwundeten gebracht. Der dortige Arzt übergab uns sogleich die Pflege für die Nacht, ich hatte 86 Schwerverwundete in der Säulenhalle des Cursaals zu versorgen mit Hilfe eines barmherzigen Bruders aus Posen. Die beiden anderen Schwestern hatten die Verwundeten im Saal mit der Zahl ungefähr 100–130. Das war ein wirklicher Samariterdienst; man mußte in größter Eile von einem Patienten zum anderen zu kommen suchen, ihm die Wunden, die meistens brandig sind, auswaschen und frischen Umschlag auflegen. Die Schwestern hatten im Saal auch etliche Amputierte, 2 davon starben in der einen Nacht. Was die Pflege sehr erschwerte war, daß die Kranken alle auf Strohsäcken auf der Erde herumlagen, weshalb man die Kranken schwer heben konnte und durch die immerwährend gebückte Stellung man sehr bald müde wird. Morgens 6 Uhr wurden wir von den barmherzigen Schwestern aus Paderborn und Münster abgelöst. Bei Tage kommen nur auf 1 Pflegerin 10–20 Verwundete, was dann leichter ist; freilich brauchen sie am Tage auch mehr Pflege. Unter all diesen Kranken waren höchstens 10 Bayern, sonst lauter Preußen. Auch sind es fast lauter Katholiken, meistens Westphalen und Posen. Zu gleicher Zeit mit uns kam ein Leiterwagen voll barmherz. Schwestern ungefähr 20–26 aus München an mit Begleitung eines Geistlichen.

Der Anblick so vieler meist Schwerverwundeter ist ein furchtbarer, herzzerreißender, man könnte Weinen. Von allen Ecken und Enden hört man ein Stöhnen und Winseln, das natürlich durch die schlechte Lagerstätte noch vermehrt wird; es ist unmöglich da Verwundete in richtiger, fester Lage zu erhalten. Die Wunden verbreiten einen durchdringenden Geruch. Die Preußen haben ihre Schwestern sogleich nach der Schlacht kommen laßen, und sie kamen noch ehe das Blut und die Leichen von den Straßen entfernt war.

Ich sollte Hr. Pfarrer noch um 3 Schwestern bitten, was aber jetzt ganz unnöthig ist, dann soviel ich von Hr. Dct. Riedel[27] vorgestern hörte sind 2 Schwestern nach Münnersstadt; in Kißingen erkundigte ich mich aber und hörte, daß in Münnerstadt nicht so viel Verwundete sind; die Meisten sind weiter transportiert worden u. das Spital ist von barmh. Schwestern reichlich versorgt. Ich denke, daß die Schwestern von dort sich dann nach Kißingen wendeten. Gestern sind auch noch 6 Diaconen vom Puckenhof nach Kißingen abgegangen, und die Zahl der Pflegerinnen ist schon sehr groß. Schw. Caroline trug mir extra auf Ihnen zu schreiben, daß von Bedingungen und Bezahlung für Pflege keine Rede sein kann; man darf froh sein, wenn man die Kost erhält und sich nicht noch selbst verköstigen muß.

Aber ich glaube, daß die Schwestern wenigstens freie Reise haben könnten, wenn Sie denselben etliche Zeilen an den Oberpost oder Bahnmeister mitgeben würden. Heute wird Nachricht von Hammelburg oder Gemünden eintreffen ob es dort an Pflege mangelt; dann werde ich sogleich nach Dettelsau telegraphieren laßen; bitte aber sehr keine junge oder schwache Schwestern zu schicken, denn es kommt alles mögliche vor und die Anstrengung ist sehr groß. Ich glaube, daß sogar Schwester Sibylla nicht lange aushalten könnte diese Strapazen.

Schw. Friederike und ich waren im hiesigen Lazareth; ich ging nach 2 Tagen wieder heim, weil ich nicht genug zu thun hatte und Schw. Friederike die

27 Dr. Alfred Riedel war der Neuendettelsauer Anstaltsarzt.

beiden Säle versehen konnte. Gestern übernahmen die Schwestern aus Zell auch die Krankenpflege, bisher hatten sie nur die Wirtschaft.[28] Schw. Friederike kam jetzt auch nach Haus. Wir sollen wohl hier ein Lazareth ganz übernehmen, wenn es noch mehr Verwundete gibt, dann bitte ich zur Uebernahme der Küche Schwester Caroline Kienlein her zu schicken, weil ich die Führung einer größeren Küche nicht verstehe. Soll aber jetzt Waffenstillstand oder gar Frieden eintreten, dann ist ja ohne dem nicht mehr nötig.

Um aber auf Kißingen wieder zu kommen und meinen Bericht weiter auszuführen muß ich zurückgreifen in meiner Erzählung. – Nach der Nachtwache dictirte uns der Arzt Ruhe bis 12 Uhr Mittags und von da bis Abend 6 Uhr wieder Pflege. Wir beriethen uns was wir thun sollten bleiben oder wieder zurückreisen weil ganz Kißingen in preußischen Händen ist, demnach auch die Sorge für die Verwundeten. Wir sprachen mit dem Bezirksamtmann, welcher zum Bleiben rieth und die Schwestern gern in einem Privathause bei bairischen Soldaten verwenden will; es lägen außer dem Curhause noch 40 Privathotels voll Verwundeter, welche theils von Freiwilligen, theils von engl. Fräulein verpflegt werden.[29] Ich zog vor Mittags wieder mit der Commission nach Würzburg zurückzukehren, wozu mir auch die Schwestern riethen. – In Schweinfurt mußten wir bis über die Unglücksstelle hin zu Fuß gehen und konnten darüber erst einsteigen. Es drängte mich mein Herz an dieser Stelle dem lieben Gott nochmals für seinen gnädigen Schutz zu danken. Sehr erfreut war ich, als ich einen Bataillonsarzt einsteigen sah und erst an der Stimme erkannte, daß es Hr. Dct. Riedel ist. Ich freute mich und ließ mir von ihm erzählen; er sagte, daß er eben die beiden Schwestern, welche er mitgenommen, Hr. Prof. Thiersch übergeben habe und derselbe mit ihnen nach Münnerstandt sei. Hr. Doctor konnte sein Regiment nirgend finden und war darüber ganz verstimmt; er mußte nach Würzb. um es im Hauptquartier zu erfragen, welches seit Sonntag hier ist. Würzb. ist jetzt in sehr kriegerischem Zustand, seit Montag Durchmärsche von vielen tausenden von Soldaten; auch ein preußischer Parlamentär und einem Trompeter wurde mit verbundenen Augen auf die Festung geführt und wollte Durchzug der Preußen auswirken, allein er mußte unverrichteter Sache wieder abziehen. Hr. Doctor war bis heute Morgen hier, er läßt Sie grüßen und sagen, daß keine Schwestern mehr ausgesendet werden bis sie verlangt werden und der Ort ihrer Wirksamkeit bestimmt ist. Hr. Doctor muß sein Regiment über Remlingen, Holzkirchen, Büdingen und gegen Aschaffenburg zu suchen, deßen Aufenthalt konnte selbst beim Stab nicht näher angegeben werden.

Am Sonntag fanden Gefechte im Speßart statt, von denen der Kanonendonner bei uns gehört wurde. Es sollen aber die Preußen, welche überall durch mindestens 6 mal stärkere Heeresmacht das Feld behaupten, auch hier die Bundestruppen zurückgetrieben haben. Durch das kommen die Verwun-

28 Gemeint sind die in Markt Zell im Fichtelgebirge eingesetzten Neuendettelsauer Diakonissen, die vorübergehend in der Lazarettarbeit eingesetzt waren.

29 Die „Englischen Fräulein" (eigentlich Institutum Beatae Mariae Virginis) sind ein katholischer Orden, der sich überwiegend der Mädchenbildung widmet.

deten immer in preuß. Hände, weshalb unsere Lazarethe leer stehen. Im Durchschnitt verlieren aber die Preußen auch immer 6 Mann bis ein Baier fällt. Auch werden die Preußen von den baierischen Kugeln ärger und gefährlicher verletzt als umgekehrt. Das wäre nun alles was ich zu berichten habe und bitte schließlich meine schlechte Schreiberei zu entschuldigen; ich eile den Brief noch Vormittags auf die Post zu bringen.

Sollten Sie den Schwestern in Kißingen schreiben wollen, dann möchten Sie, hochverehrter Herr Pfarrer, erst an mich addreßiren, weil die Postverbindung nach Kißingen noch nicht besteht und ich von hier aus doch öfter Gelegenheit habe Briefe hin zu bringen.

Die Zahl der Verwundeten in Kißingen beträgt sich im Ganzen auf 1800 bis 2000.

Die Schwestern grüßen mit mir Sie und die würdige Frau Oberin ehrerbietigst, auch allen Schwestern herzliche Grüße.

Mit Ehrerbietung und Hochachtung verbleibe ich
Ihre ergebene Diaconißin Magdalene Wunner
Würzburg 18.7.66

Brief des Felddiakons Friedrich (genannt Fritz) Fliedner (1845–1901)[30] vom 1. August 1866 aus Brünn an seinen Schwager, den damaligen Vorsteher der Kaiserswerther Diakonissenanstalt, Pfarrer Julius Disselhoff, aus den Lazaretten in Mähren

Lieber Julius!
Heute morgen erhielt Graf Solms, der jetzt hier stationiert ist[31], die Depesche, in der du nach den Schwestern u nach mir fragtest. Ich ging gleich aufs Telegrafenamt, um dir zu antworten, dort ward aber die Depesche nicht angenommen, denn das seien Privatnachrichten. Nun werde ich's heute Nachmittag doch noch versuchen. Doch will ich dir gleich jetzt genaue Nachrichten über die Schwestern geben. Schwester Karoline Kleb, Hanna Deppe u Catharine Dietrichkeit kamen zuerst hier an, am Dienstag, gestern vor acht Tagen. Sie kamen zuerst in die Technik, wo aber die Cholerastation fast ganz schon evakuiert war, dann in die Artilleriekaserne auch zu Cholerakranken, und seit Donnerstag sind sie auf dem Spielberg[32], in einem dort neu eingerichteten Choleralazareth. Von Donnerstag bis gestern war ich weiter vor, zuerst in Lundenburg[33] u von dort nach Poisdorf[34] mit einem Transport Sachen für die Kranken. Am Freitag war ich in Poisdorf u ging dort gleich in die Arbeit, denn das Elend war dort

30 Vgl. Biogramm im Quellenanhang.
31 Es handelte sich mit großer Wahrscheinlichkeit um einen Johanniterritter, dessen Vornamen nicht ermittelt werden konnte und nicht um Karl August Adalbert Graf zu Solms-Wildenfels (1823–1918), der als preußischer Major am böhmischen Feldzug teilnahm.
32 Die Festung Spielberg liegt auf einer Anhöhe oberhalb der Altstadt von Brünn. Sie wurde im 19. Jahrhundert als Kaserne und Militärgefängnis genutzt.
33 Lundenburg (tschech. Břeclav) liegt in Südmähren unmittelbar an der Grenze zu Niederösterreich und ist von Wien ca. 50 km entfernt.
34 Schreibweise auch: Poysdorf, Ort in Niederösterreich.

außerordentlich groß. Ich hab ja hier in Brünn in der ersten Zeit besonders schon genug gesehen, aber dort kam nun noch das elendste Lokal dazu, was man sich denken kann. 3 Lazarethe waren dort, die Schule, der Schüttboden u Röwositz. Der Schüttboden, wo's am allerschlimmsten aussah, ward bald geräumt. Dort und in Röwositz wirkten seit Freitag 3 Diakone, welche von Grashoff[35] dort zurückgelassen waren; aber die Schule war one [sic] alle Pflege, die Kranken lagen fast nur auf Stroh, der fürchterlichste Geruch herrschte im ganzen Haus, denn alle vorhandenen Desinfektionsmittel waren verbraucht, u die Wärter ließen alle Abgänge in den Zimmern bei den Lagern der Kranken stehen. An Bettstellen war gar nicht zu denken. Wir waren froh, als wir endlich hinreichend Strohsäcke hatten. Das Notwendigste hatte ich mitgebracht und so fingen wir gleich bei der Einrichtung an. Die Ärzte, die dort waren, waren blos per Zufall mit ihrem Truppenteil im Ort u mußten ihn auch bald mit den Truppen wieder verlassen. Nur ein junger Arzt, Freiwilliger, Dr. Büren aus Gummersbach, hatte sich der Kranken sehr angenommen. Dort blieb ich nun bis zum Montag und arbeitete zuerst mit fast immer halbbetrunkenen Zivilwärtern, bis endlich Soldaten als Wärter kamen. [...] Natürlich schrieb ich gleich nach Brünn, u am Montag Abend kamen von dort 5 Diakone aus Duisburg. Nun waren also 8 da, 3 davon setzte ich in meine Schule, wo's jetzt doch viel besser aussieht, nachdem freilich manche Soldaten der Cholera erlegen sind. Aber ich habe recht viel Freude gehabt unter u an ihnen. Anders als mit Kamerad u du rede ich sie nie an, und sie sind meist so empfänglich und dankbar. [...] Am Dienstag Abend um 6 Uhr kam ich hier an u fand auf dem Bahnhof die 3 Schwestern Julie Fuchs, Angelika Bick und Regina Scheppler, die gleich mit dem Zuge nach Lundenburg weiterfahren sollten. Dort wären sie also wieder in der Nacht angekommen, u hätten wahrscheinlich in dem überfüllten Örtchen, aus dem ich eben kam, kein Quartier bekommen, nachdem sie Tag und Nacht bisher durchgereist sind. Sie bedurften auch dringend der Erholung. Das stellte ich dem Grafen Solms vor, der gerade auf dem Bahnhof war, u er willigte ein, das die Schwestern erst heute früh abfahren. So nahm sie denn Schwester Karoline Kleb, die gerade auf dem Bahnhof war, um für ihr Lazareth Sachen aus dem Johanniterdepot dort zu holen, mit auf den Spielberg, und ich holte sie dort ab, besorgte ihnen in der Stadt Quartier in dem Haus neben mir Nonnengasse 224 u habe sie heute Morgen auf den Bahnhof gebracht, wo sie allein in einem Coupé bis Lundenburg fahren. Dort nimmt Graf Theodor Stolberg[36], der davon benachrichtigt ist, sie in Empfang, u sie kommen dann wahrscheinlich ins Lazareth in Lundenburg selbst oder doch in der Nähe. Es geht ihnen allen ganz gut und sie lassen herzlich grüßen [...]

35 Es handelte sich um den evangelischen Pfarrer August Grashof aus Süchteln, der als Armeegeistlicher des 8. Armeekorps der Preußischen Elbarmee tätig war und die Duisburger Diakone zu Hilfe gerufen hatte. Vgl. Kap. 2.2.3.

36 Der Johanniterritter Graf Theodor zu Stolberg-Wernigerode (1827–1902), Bruder des Kanzlers des Johanniterordens Eberhard zu Stolberg-Wernigerode, war zu diesem Zeitpunkt für Lundenburg verantwortlich.

Es ist ein Jammer, unsere braven Soldaten, die durch die Kugeln glücklich durchgekommen sind, jetzt in den Choleralazareten verderben zu sehen. Freilich haben sie sich's meist durch eigenen Unvernunft zugezogen. Schwestern sind gewis noch nötig, aber Gott allein weis, wo. Hier in Brünn ist alles jetzt ziemlich versorgt, aber in den Lazareten vorn, fehlen noch Pflegekräfte. [...] Womöglich will ich mir ein Pferd zu bekommen suchen, u dann vorne nach den Lazarethen ausschauen, denn das ist meiner Meinung nach das Notwendigste. Nur Graf Theodor Stolberg ist in Lundenburg, sonst ist keiner da vorne, und ist es nicht traurig, das die Johanniter erst von mir erfuhren, wie es mit den Lazareten dort steht, ja das überhaupt Lazarethe dort sind?[37] Die Herrn tun wirklich viel, aber-aber-doch ich will jetzt nicht klagen, denn ich habe viele Freude. Mir geht's ganz gut, ich bin die ganze Zeit durch ganz wohl gewesen, zuweilen was abgespannt, aber immer ganz gesund, Gott sei Dank. Wis nun mit mir in den nächsten Tagen wird, weiß ich nicht. [...]

Fürs erste sind also hier noch keine Schwestern mehr nötig, weil wir nicht wissen, wo sie nötig sind. Aber was ich für Freude habe, das die 9 nun hier vorn sind u[nd] tüchtig mit arbeiten, könntest du erst recht begreifen, wenn du hier wärest. [...]

Nun Gott segne dich und schütze Euch alle! In Liebe u Treue dein Fritz

1870/71

Brief der Diakonisse Sara Hahn aus dem Schloss von Versailles an die befreundete Familie des Dekans Friedrich Mergner in Muggendorf[38]

[...] Wenn in der nächsten Nummer des ‚Daheim' etwa eine Abbildung der Proklamationsfeier des deutschen Kaisers im Prunksaale des Schlosses zu Versailles nebst Beschreibung zu sehen und zu lesen sein wird, geben Sie fein Obacht, ob Sie nicht unter den dort abgezeichneten Personen fünf Dettelsauer Diakonissinnen erblicken. Mein Portrait werden Sie doch auf den ersten Blick erkennen. Hinter den Fähnrichen müssen Sie uns suchen, ganz gewiß werden wir dort zu sehen sein. Die Beschreibung aber liefere ich Ihnen hier zu dem Bilde, denn freilich sind wir dagewesen, glauben Sie's denn nicht? Den nachfolgenden Generationen werden wirs noch erzählen, was wir am 18. Januar 1871 gesehen haben bei der Proklamation des deutschen Kaisers Wilhelm!!

37 Die Rolle des Johanniterordens wurde auch von den Diakonissen ambivalent beurteilt, einige Ritter waren sehr bemüht, während andere kaum auf die Wünsche und Vorschläge der Schwestern eingingen. Zu berücksichtigen ist dabei aber der immense Arbeitsanfall in den ersten Tagen nach den Schlachten und die Tatsache, dass es sich bei den Johanniterrittern in der Regel nicht um Personen handelte, die über Erfahrungen in der Organisation von Lazaretten verfügten.

38 Zitiert nach: Rößler, Hans: „Heil Dir im Siegerkranz, Herrscher des Vaterlands!". Neuendettelsau und der Krieg 1870/71. in: ders., Unter Stroh- und Ziegeldächern. Aus der Neuendettelsauer Geschichte, Neuendettelsau 1982, S. 185–189. Das Original des Briefes ist nicht mehr erhalten. Eine Abschriften befindet sich auch in folgender Publikation: Julie Mergner, Friedrich Mergner – ein Lebensbild: Mit einem Vorwort von August Sperl, Leipzig 1910, S. 216–221.

Hätte doch jemand gefehlt, wenn wir nicht hingegangen wären, waren obendrein die einzigen Damen in dem weiten Raum voll uniformierter Größen und Kleinen des deutschen Reiches. Das hätte doch auch niemand von uns geglaubt, daß wir diesen wichtigen Tag in Versailles erleben und in unmittelbarer Nähe Zeuginnen des erhabenen Schauspiels sein würden! Ich glaube sogar, wir hatten den besten Platz, es entging uns von dem, was öffentlich geredet wurde, gar nichts, und übersehen konnten wir von unserem Versteck aus den ganzen weiten Raum mit allen Größen des Reiches. Das aber trug sich folgendermaßen zu: Erfahren mußten wir doch absolut etwas von dem großen Ereignis des Tages, es mochte nun werden, wie es wollte. So zogen wir denn gegen ½ 11 Uhr mittags alle fünf aus und begaben uns auf den Schloßplatz. Dort herrschte bereits reges Leben. Welche bunte Menge! In den prachtvollsten Gala-Uniformen konnte man die bekannten und unbekannten Größen des zukünftigendeutschen Kaiserreiches zu Wagen und per pedes herankommen sehen. Eine Karosse nach der anderen rollte auf den Schloßplatz und ihre Insassen verschwanden in den weiten Hallen des kaiserlichen Schlosses. Aber wohin sollten wir verschwinden? Noch standen wir unter dem ehernen Ludwig XIV., der auf seinem Rosse den Arm mit dem Revolver gebieterisch ausstreckt, wie Tod und Verderben predigend. Aber es hilft ihm nichts, heute sieht man ihn nicht einmal mitleidig an; aller Augen sind auf die Einfahrt zum Schloßplatz gerichtet. Der greise Held des Tages muß erscheinen; es ist bald 12 Uhr. [...] Plötzlich fröhliche Begrüßung. Das bekannte Gesicht eines freundlichen preußischen Postbeamten, den wir während unseres dienstlichen 14tägigen Aufenthaltes im Schlosse täglich sahen, weil er uns immer unsere Briefe einhändigte, tritt uns entgegen, und der Herr bietet sich an, uns an einen Ort zu führen, von dem aus wir unbemerkt die ganze Szene beobachten könnten. Daß wir uns das nicht zweimal sagen lassen, ist wohl denkbar. Wir folgen ihm sofort, er führt uns durch etliche Krankensäle, in denen Verwundete liegen, so gelangen wir in eine Art Vorzimmer, in welchem eben etliche Preußen beschäftigt waren, einen langen roten Samtvorhang zu befestigen, der dasselbe von dem Proklamationssaale trennte. Einstweilen begnügten wir uns, hinter dem Vorhange vorzulugen und den rotsamtenen Schleier auf den Seiten zu lüften, auf einem erhöhten Platze standen die Fähnriche mit ihren Fahnen im Halbkreise. Wir sahen ihr ‚Photographie von hinten'. Die Fahnen waren teils gestickte, teils gemalte, unter letzteren trugen mehrere die Spuren entweder des Krieges oder des Alters, waren ziemlich defekt. Tiefe Stille folgte jetzt dem bisherigen dumpfen Gemurmel; der König mußte wohl den Saale betreten haben. Ein mehrstimmiger Choralgesang begann. Wir aber folgten dem Beispiele mehrerer mit uns ins Vorzimmer eingedrungener deutscher Herren in Zivilkleidern, schlüpften hinter den Kulissen hervor, stiegen hinter den Fähnrichen empor und standen nun mit auf dem großen kaiserlichen Teppich, die wachthabenden Preußen im Vorzimmer ignorierend, deren einer auf der Leiter stehend den Vorhang bewachte und ein ‚unverschämt'! zwischen den Zähnen murmelte. Die Feier begann mit einem Gottesdienst, der mein Herz und Gemüt erquickte. In der Mitte des Saales war ein Altar und ein siebenarmiger Leuchter sichtbar, vor welchem der fungierende Geistliche Liturgie und Ansprache hielt. [...] Als Text las der Geistliche nun Psalm 21, an welchen sich der Vortrag anschloß. Nun sollte ich wohl den Inhalt der Rede angeben, aber jedenfalls wird dieselbe in Druck erscheinen und die sich dafür interessierenden Leser besser befriedigen, als es meine Feder vermöchte. Schön war sie, jedenfalls aber für ein hyperpatriotisches Bayernherz zu preußisch. Bekanntlich ist das meine kein solches.

Nach dem Vortrag folgte ein allgemeines Kirchengebet, welches mit dem ‚Unser Vater' schloß. Hierauf Gesang des bei allen norddeutschen feierlichen Gelegenheiten üblichen Liedes: ‚Nun danket alle Gott' mit Blasinstrumentenbegleitung, Friedensgruß, Segen und dreimal gesungenes Amen.

Es wird beweglich im Saale und für uns auf unserem Posten gefährlich; wir ducken uns ein wenig hinter den Fähnrichen; die stehen wie die Mauern aneinander, haben übrigens Mühe fest zu stehen und nicht vorgeschoben zu werden von den Neugierigen hinter ihnen. Er kommt näher, – Wer? Der König, der Kaiser in spe, seine Gewaltigen mit ihm. Alles wendet das Angesicht gegen die erhöhte Stelle, er tritt auf die Stufen, hinter ihm und um ihn herum seine Getreuen. Nun steht er unter seinen Fahnen. Lautlose Stille! Zum ersten Male in meinem Leben höre ich ihn reden, den Gefeierten, den Geliebten seines Volkes, Wilhelm den Siegreichen! Wir stehen ja keine drei Schritte hinter ihm. Seitwärts gewendet, so daß wir sein Profil sehen, verkündigt der greise Held, das Bayerns Monarch den anderen Bundesfürsten vorangegangen und im Einverständnis mit jenen ihm die Kaiserkrone angetragen habe. In seiner Hand zittert das Blatt, von dem er liest. Dem aufmerksamen Ohr entgeht es auch nicht, wie trotz der männlichen Stärke die Stimme schwankt. Er beauftragt nun seinen Kanzler, die Proklamation vorzutragen. Bismarcks Stimme, silberklar, ertönt und gibt dem deutschen Volk den Kaiser. Der Tost, ausgebracht von Badens Regenten, ruft dreimal donnerndes Hoch hervor, bei dem alle Fahnen in die Höhe fliegen und die Federbüsche auf den emporgehobenen Kopfbedeckungen der Großen sich fröhlich schütteln. ‚Heil Dir im Siegerkranz, Herrscher des Vaterlands' braust es daher.[39] Die Nationalhymne reißt das begeisterte deutsche Herz mit sich fort. Es war der ergreifendste Moment. Da seht hin! Der Kronprinz kniet vor dem Kaiser! Dieser aber nimmt sein Haupt in beide Hände und drückt ihm einen Kuß auf die Stirne, dicke Tränen rollen über die kaiserlichen Wangen hinunter; mehrere Umarmungen und Küsse mit anderen Großen finden noch statt.

Jetzt folgte ein wohl über eine Stunde währender Verneigungsakt. Der deutsche Kaiser stand in fortwährendem Hauptneigen, während alle Anwesenden im Saal nacheinander vortraten, eine tiefe Verbeugung schweigend machten und sich wieder zurückzogen. Es mochte ihm schier sein kaiserliches Genick weh tun. Plötzlich wendete er sich um und redete die Fähnriche nacheinander huldreich an, von einem zum anderen gehend. Uns wurde dabei etwas schwül zu Mute; verbergen war nicht möglich, er war zu nahe. Wir duck-

39 Bei diesem Lied handelte es sich eher um ein Repräsentationslied, da das Deutsche Reich keine offizielle Hymne hatte. Vgl. dazu: Harry D. Schurdel, Die Kaiserhymne, in: G -Geschichte: Menschen, Ereignisse, Epochen 2, Nr. 3, Nürnberg, März 2002, S. 53.

ten uns und fürchteten, er käme gar noch weiter hinter zu uns, aber die Gefahr ging vorüber. Der Kaiser stieg herunter und ging in den Saal, der sich allmählich leerte. Wir standen noch immer hinter den Fähnrichen und machten wieder lange Hälse. Plötzlich wie ein Mann marschierten sämtliche Fähnriche ab durch den Saal. Da standen wir unbedeckt und hatten nichts eiligeres zu tun, als so schleunig wie möglich hinter den rotsamtenen Kulissen zu verschwinden und den Rückzug anzutreten – ein höchst ergötzlicher Moment.

Unten auf dem Schloßplatz harrte die Menge des neuen Kaisers, der aus den Hallen des Schlosses heraustrat, seinen viergespannten Wagen bestieg und unter dreimaligem jubelnden Hurra! dahin fuhr. Mit der einen Hand grüßte er sein Volk, mit der anderen wischte er die feuchten Augen.

Um 2 Uhr kamen wir nach Hause und wurden von unseren Spitalherren zum Teil beneidet, die in Rom gewesen und den Papst nicht gesehen, d. h. schlechte Stellungen trotz ihrer Gala-Uniformen gehabt hatten, weshalb ihnen manches entgangen war, was wir genau beobachten konnten.

6. Quellen- und Literaturverzeichnis

Archivalien

Aachen:
Archiv der Armen Schwestern vom Hl. Franziskus
Mutterhausarchiv 2-006 Krieg 1864
Mutterhausarchiv 2-007 Krieg 1866
Mutterhausarchiv 02-045 Krieg 1866
Mutterhausarchiv 02-008 Krieg 1870–71
Schervierpost (Mitteilungen des Mutterhauses Aachen)

Berlin:
Archiv des Diakonischen Werkes der EKD
CAZ 212 Mission unter den Soldaten 1861–1890
CAZ 22, Agentenschreiben über den Einfluss des Krieges von 1866 auf die Arbeiten des Reiches Gottes 1866–1868
CAZ 125 Felddiakonie 1870
Archiv des DRK-Generalsekretariats
SN 036, Drei Berichte über die Thätigkeit der IV. und XII. Diaconencolonne des Oberconsistorialraths Dr. Wichern während des Krieges 1870–71 von Historienmaler Carl Ehrenberg
Rk 47, Satzung für den Hochschulverband der Genossenschaft freiwilliger Krankenpfleger vom Roten Kreuz, Berlin 1930

Bundesarchiv
Bestand R 1501 Reichsministerium des Innern
112504 Das Militärsanitätswesen 1873–1899

Geheimes Staatsarchiv Preußischer Kulturbesitz
I HA Rep. 76 Kultusministerium:
VIII B 4415 Reorganisation des Militärmedizinalwesens 1848–1875
VIII B Nr. 1681 Rotes Kreuz 1864–1869
Sekt. 1 Tit. XXI Nr. 95, Seelsorge f. d. in den Lazaretten befindlichen Militärpersonen 1864–1919
I HA Rep. 89 Geh. Zivilkabinett
24390 Verein zu Düsseldorf für christl. Krankenpflege in der Rheinprovinz und in Westfalen 1836–1843
I HA Rep. 77, Ministerium des Innern
Abt. I Generalabteilung Sect. 27 Tit. 530 Nr. 6: Tätigkeit des Johanniterordens im Falle eines Krieges 1857–1871
I HA Rep. 90A Staatsministerium
1744 Diakonissen-Anstalten 1848–1939

Hist. Archiv des Evangelischen Johannesstift Berlin
Bestand 1/8 Kuratoriumsprotokolle 1864–1866
Bestand 10-01 Bruderakte Moritz Jentzsch

Dresden:
Sächsisches Hauptstaatsarchiv
Bestand Sächsisches Kriegsministerium
1066 Feldlazarett Annet/Frankreich 1870/71
1075 Reserve-Lazarette 1870/71
1076 Freiwillige Krankenpflege außerhalb Sachsens 1870/71

7624 Beamte und Personal der Reserve-Lazarette 1870/71
Bestand Ministerium der Auswärtigen Angelegenheiten
8569 Internationales Rotes Kreuz 1863–1904
Bestand Ministerium des Innern
02126 a Lazarettkommission Dresden 1866–1867
02126 b Lazarett Palais-Kaserne und Diakonissenanstalt 1866
02126 d Lazarett im Kadettenhaus 1866
02126 e Lazarett in der Pionierkaserne Dresden 1866
02126 g Lazarette in Böhmen 1866
02126 u Ausstattung der Lazarette 1866
02126 l Preußisches Reservedepot Dresden 1866–1867
02126 h Lazarette in Zittau und Bautzen 1866
02126 m Lazarett Augustusbad 1866
17688 Internationale Krankenpflege 1870/71
17690 Behandlung französischer Kriegsgefangener 1870
17694 Geld- und Naturalverpflegung 187 = 71
17695 Französisches Bronzekreuz an dt. Staatsbürger 1871
17696 Sächsischer Sidonienorden 1871–1875
17697 Kriegsdenkmünze des Kaisers 1871–1872

Düsseldorf-Kaiserswerth:
Archiv der Fliedner-Kulturstiftung (Diakonissenanstalt Kaiserswerth)
Bestand 2-1 Diakonissenanstalt (DA):
516 Zusammenarbeit mit dem Johanniterorden 1852–1886
517 Zusammenarbeit mit dem Johanniterorden 1887–1909
631 Kriegslazarette 1870
1046 Briefe aus dem Kaiserhaus 1870–1886
1191 Kriegslazarette in Kaiserswerth 1870–1873
1192 Freiwillige Krankenpflegerinnen während des Krieges von 1866
1193 Diakonissen in den Kriegslazaretten 1866–1867
1194 Schwesternbriefe aus den Lazaretten in Schleswig u.a. Orten 1864
1195 Krankenpflege durch Diakonissen im Deutsch-Dänischen Krieg 1864
1196 Spenden für Kriegslazarette 1870–71
1197 Finanzielle Unterstützung von Soldaten und ihren Familien 1870–1872
1198 Meldungen von freiwilligen Krankenpflegerinnen 1870–1871
1199 Schwesternbriefe aus den französischen Kriegslazaretten
1200 Schwesternbriefe aus den Kriegslazaretten in Deutschland 1870–1871
1201 Aussendung von Diakonissen auf den Kriegsschauplatz 1870–1871
1202 Anmeldungen zur freiwilligen Krankenpflege in Militärlazaretten 1866–1870
1205 Vorbereitung für den Einsatz von Diakonissen im Kriegsfall 1905–1914
1206 Bereitschaftserklärungen von Schwestern für den Lazaretteinsatz 1887
1209 Vorbereitung für den Einsatz von Diakonissen im Kriegsfall 1887–1905
1477 Lehrgänge und Treffen der Lazarettschwestern im Mutterhaus 1943–1947
Bestand 5 Kaiserswerther Verband
386 12. Kaiserswerther Generalkonferenz 1898
Nachlass Fliedner
Rep. II Kb3 Briefwechsel mit Florence Nightingale 1851
Rep. IV a Vol. 2 Briefwechsel Caroline und Theodor Fliedner 1849
Rep. VI c25 Umfrage nach den in anderen Anstalten benutzten Krankenpflegelehrbüchern 1896

Hamburg:
Archiv des Rauhen Hauses
81 AB Nr. 2,6,7,10,13,14,15: Briefe der Diakone aus dem Deutsch-Dänischen Krieg 1864

Kassel:
Landeskirchliches Archiv der Ev. Kirche von Kurhessen-Waldeck
Bestand G 2.6 Kurhessisches Diakonissenhaus Kassel (früher Diakonissenhaus Treysa): Sign. 485 und 486 Lazaretteinsatz 1866

Köln:
Archiv des Erzbistums
Erzbischöfliche Cabinets-Registratur CR 25.13,1: Krankenpflege in den Feldlazaretten sowie die Tätigkeit des Johanniter- und Malteser-Ordens 1859–1934

Ludwigslust:
Archiv des Diakonissenstifts Bethlehem
Sign. 324 Kriegspflege 1866, 1870/71
Sign. 325 Kriegsarbeit 1870/71
Sign. 339 Einsatz von Schwestern im Kriegsfall 1882–1911
München:
Abt. Kriegsarchiv des Bayrischen Hauptstaatsarchivs
Kriegsministerium
Mkr 10604 Freiwillige Krankenpflege 1872–1914
A XII Bd. 49 Sanitätswesen im Deutsch-Französischer Krieg 1870–1871
A XII a Bd. 61 Freiwillige Krankenpflege 1870–1872
Alter Bestand/Bestand B
B 948 Sanitätsdienst 1870–1871
B 991 Eisenbahntransport von Verwundeten 1870–1871
B 1212 Freiwillige Krankenpflege im Deutsch-Französischer Krieg 1870–71

Münster:
Archiv der Clemensschwestern
Chronik Bd. 13 und 14
Handschriften Krieg (Schwesternbriefe)
Registrande 946–950
Registrande 968–973
Registrande 984–988
Registrande 997–1002
Registrande 2850–2852

Neuendettelsau:
Zentralarchiv der Diakonissenanstalt
Mutterhausregistratur
B IX Briefe der auswärtigen Schwestern 1866
B IX Dienst der Diakonissen in den Lazaretten des bayrischen Heeres 1866
B IX e Übersendung von Gaben 1866, 1870
B IX e Anmeldung von Freiwilligen zum Lazarettdienst 1866, 1871
B IX e Zeugnisse für die Lazarettschwestern 1866
B IX e Übersendung von Gaben für die Verwundeten 1866,1870
B IX e Nachtrag zu den Lazarethsachen 1866
B IX e Fasc. 8 Ausbildung v. Krankenpflegerinnen für den Krieg 1899–1908
B IX l Vorweis für die in die Lazarethe gehenden Schwestern 1866

Bestand Mutterhausarchiv
G II d 2.9 Diakonissendienst im Krieg 1889
G II d 1.12 Bayrischer Verein zur Pflege u. Unterstützung im Felde verwundeter und erkrankter Krieger 1895–1914
Schwesternschaft
E II h 3 Schwesternakte Sara Hahn
E III c 5 Tagebuch eines unbekannten dt. Soldaten 1870/71 aus dem Nachlass von Schwester Johanna Zwanziger

Stuttgart:
Hauptstaatsarchiv
E 40/72 Ministerium der auswärtigen Angelegenheiten
Bü 409 Pflege von kranken und verwundeten Soldaten 1866
E 271 c Kriegsministerium
2148 Einrichtung von Feldspitälern, Reorganisation des Sanitätswesens 1848–1869
873 Aufnahmespital Mergentheim 1866
897 Entschädigungsforderungen für Lieferungen an das Militärspital Mergentheim 1866
2151 Ausrüstung der Feldspitäler und des Sanitätsdienstes 1855–1867
2153 Bedarf an Packpferden und Ausrüstungsgegenständen 1864–1866
E 289 b Mobile Kommandobehörden
Bü 187 Behandlung von kranken und verwundeten Soldaten 1870–1871
Bü 191 Freiwillige Krankenpflege 1870–1871
Bü 466 Dislokationen etc. 1870–1871
Bü 491 Armeebefehle 1870–1871
E 296b Sanitätsformationen
Bü 84 Bezahlung der freiwilligen Krankenpfleger 1870–1871
Bü 122 Freiwillige Krankenpflege 1870

Gedruckte Quellen

Periodika

Der Armen- und Krankenfreund. Eine Zeitschrift für d. Diakonie d. evangelischen Kirche, Kaiserswerth 1839–1871
Bericht der ev.-luth. Diakonissen-Anstalt Dresden auf das Jahr 1866, 1871
Christlicher Volkskalender und Jahrbuch für christliche Unterhaltung, Hg von der Diakonissen-Anstalt zu Kaiserswerth, Kaiserswerth 1864–1871
Correspondenzblatt der Diaconissen von Neuendettelsau 1866–1871
Die Evangelische Johannes-Stiftung und das Johannes-Stift in Berlin, Nachricht, Berlin 1859–1864
Fliegende Blätter aus dem Rauhen Hause zu Horn bei Hamburg. Organ des Central-Ausschusses für die Innere Mission der Deutschen Evangelischen Kirche, Agentur des Rauhen Hauses, Hamburg 1864–1871
Jahresberichte über die Diakonissenanstalt zu Kaiserswerth, Kaiserswerth 1864–1871
Jahresberichte der Diakonissenanstalt Neuendettelsau, Neuendettelsau 1853–1871
Jahresberichte der Evangelischen Johannes-Stiftung und das Johannes-Stift in Berlin, Berlin 1864–1871
Jahresberichte der Rheinisch-Westphälischen Pastoralgehülfen- oder Diakonen-Anstalt, Duisburg 1864–1873
Kriegerheil: Organ der deutschen Vereine vom Rothen Kreuz, Berlin 1866–1889

Sonstige gedruckte Quellen

Der Antheil des Königlich Sächsischen Armeecorps am Feldzuge 1866 in Oesterreich. Bearbeitet nach den Feldacten des Generalstabes, Dresden 1869[2]

Appia, Louis: Les Blessés dans le Schleswig pendant la guerre de 1864: rapport présenté au comité international de Genève, Genf 1864

Arndt, Fanny: Die deutschen Frauen in den Befreiungskriegen, Halle 1867

Bauer, Max: Civil im Kriege: Studien und Skizzen zum Versuch einer Reorganisation der freiwilligen Krankenpflege im Felde und Daheim, Berlin 1875

Bericht der vom Kriegs-Ministerium am 16. August 1848 zur Einleitung einer Reform des Militair-Medizinalwesens niedergesetzten Kommission, Berlin 1848

Bericht über die Thätigkeit der vom Militair-Inspecteur geleiteten Deutschen freiwilligen Krankenpflege während des Krieges 1870–1871, Berlin 1871

Bethanien. Die ersten fünfzig Jahre und der gegenwärtige Stand des Diakonissenhauses Bethanien, Berlin 1897

Biefel, Richard: Tagebuch und Bemerkungen aus dem Feldzuge 1864, Breslau 1865

Billroth, Theodor: Historische Studien über die Beurtheilung und Behandlung der Schusswunden vom 15. Jahrhundert bis auf die neueste Zeit, Berlin 1859

Ders.: Die Krankenpflege im Hause und im Hospitale: ein Handbuch für Familien und Krankenpflegerinnen, Wien 1881

Bodelschwingh, Friedrich von: Tagebuch-Aufzeichnungen aus dem Feldzuge 1870, Gadderbaum bei Bielefeld 1896

Brentano, Clemens: Die barmherzigen Schwestern in Bezug auf Armen- und Krankenpflege; nebst einem Bericht über das Bürgerhospital in Coblenz und erläuternden Beilagen, Koblenz 1831

Brinkmann, Wilhelm: Die freiwillige Krankenpflege im Kriege. Mit besonderer Berücksichtigung ihrer Leistungen im Jahre 1866, Berlin 1867

Bruhn, E.: Die erste Kriegsschwester, in: Der Reichsbote. Deutsche Wochenzeitung für Christentum und Volkstum, Sonntagsblatt 14.5.1916, S. 79–80

Caemmerer, Charlotte von: Berufskampf der Krankenpflegerinnen in Krieg und Frieden, München u. a. 1915

Cramer, Hermann: Militärische und freiwillige Krankenpflege in ihren gegenseitigen Beziehungen, unter besonderer Berücksichtigung des neuen Teils VI der Kriegssanitätsordnung vom 18.12.1902, Stuttgart 1904

Criegern-Thumitz, Friedrich von: Lehrbuch der freiwilligen Kriegs-Krankenpflege beim Heere des Deutschen Reiches, Leipzig 1890

Dahn, Felix: Das Kriegsrecht. Kurze, volksthümliche Darstellung für Jedermann zumal für den deutschen Soldaten, Würzburg 1870

Der deutsch-französische Krieg 1870–71, hg. von der kriegsgeschichtlichen Abteilung des Großen Generalstabes, 2 Teile/5 Bd., Berlin 1874–1881

Diakonissenanstalt Kaiserswerth (Hg.): Hausordnung und Dienst-Anweisung für die Diakonissen und Probeschwestern, Kaiserswerth o. J. (um 1864)

Dickens, Charles: The life and adventures of Martin Chuzzlewit, übers. von Gustav Meyrink, Waltorp 2004

Dieffenbach, Johann Friedrich: Anleitung zur Krankenwartung, Berlin 1832

Diestelkamp, Ludwig: Freuden und Leiden eines geistlichen freiwilligen Krankenpflegers im glorreichen Feldzuge des Jahres der Gnade 1870, Gütersloh 1871

Disselhoff, Julius: Aufruf zum Kampfe, der größer ist und heiliger, als der große Krieg der Gegenwart. Eine Predigt gehalten in der Kirche des Johanniter- und Diakonissen-Kriegs-Lazareths zu Kaiserswerth am Rhein, Kaiserswerth 1871

Ders: Der große Krieg zwischen Frankreich und Deutschland, in: Jahrbuch für christliche Unterhaltung, Kaiserswerth 1872, S. 4–98

Ders.: Die Arbeit unserer Diakonissen im Krieg, in: Jubilate! Denkschrift zur Jubelfeier der Erneuerung des apostolischen Diakonissen-Amtes und der fünfzigjährigen Wirksamkeit des Diakonissen-Mutterhauses zu Kaiserswerth a. Rhein, Kaiserswerth 1886, S. 207–221

Ders.: Der große Krieg zwischen Frankreich und Deutschland in den Jahren 1870 und 1871, Kaiserswerth 1895[7]

Droste zu Vischering, Clemens: Ueber die Genossenschaften der barmherzigen Schwestern, insbesondere ueber die Einrichtung Einer derselben, und deren Leistungen in Münster, Münster 1838

Bois-Reymond, Emil Du: Der deutsche Krieg, in: Ders.: Reden in zwei Bänden, Bd. 1, Leipzig 1912[2]

Dunant, J. Henry: Eine Erinnerung an Solferino, Nachdruck in: Rudolf Müller, Entstehungsgeschichte des Roten Kreuzes und der Genfer Konvention, Stuttgart 1897, S. 1–63

Ders.: Der preussische Hof und seine Sympathien für das internationale Humanitätswerk. Aufgabe der Frauen in Kriegs- und Friedenszeiten, in: Rudolf Müller, Entstehungsgeschichte des Roten Kreuzes und der Genfer Konvention, Stuttgart 1897, S. 332–380

Ebrard, August: Die evangelische Felddiakonie in Baiern in dem deutschen Bundeskriege 1866, Erlangen 1866

Ders.: Bericht des Erlanger Vereins für Felddiakonie über seine Thätigkeit im Kriege 1870–1871, Erlangen 1871

Engelbert, Jakob: Richard Engelbert der Diakonenvater. Ein Lebensbild, Duisburg 1920

Erfahrungen aus dem Krieg von 1866 über die Organisation der freiwilligen Hülfsthätigkeit und die Genfer Uebereinkunft von 1864 zur Verbesserung des Looses der im Felddienst verwundeten Militär-Personen, in: Mittheilungen der in den Feldhospitälern am Main thätig gewesenen Herren… an den Hülfsverein im Grossh. Hessen für die Krankenpflege und Unterstützung der Soldaten im Felde; Darmstadt u. a. 1867

Esmarch, Friedrich: Der erste Verband auf dem Schlachtfelde, Kiel 1869

Fischer, Hermann E.: Handbuch der Kriegschirurgie, 2 Bd., Stuttgart 1882

Fliedner, Fritz: Aus meinem Leben. Erinnerungen und Erfahrungen, Berlin 1901

Fliedner, Theodor: Aus der Entstehungsgeschichte der ersten evangelischen Liebesanstalten zu Kaiserswerth, nach Aufzeichnungen des Diakonissenvaters Theodor Fliedner 1856 den Freunden und Helfern von Kaiserswerth zur Hundertjahrfeier der Diakonissen-Anstalt gewidmet, Kaiserswerth 1936

Fontane, Theodor: Der schleswig-holsteinische Krieg im Jahre 1864. Reprint der Erstausgabe Berlin 1866, Düsseldorf 1978

Ders.: Der deutsche Krieg von 1866. Reprint der Erstausgabe Berlin 1870/71, 2 Bd. Düsseldorf 1979

Ders.: Der Krieg gegen Frankreich 1870–1871. 3 Bd., Reprint der Ausg. von 1873/1876, Bad Langensalza 2004

Fröhlich, Heinrich: Dresdner Diakonissen in den Spitälern der Sächsischen Armee, in: Der Pilger aus Sachsen, 33/1866, S. 261

Ders.: Die Thätigkeit des Dresdner Diakonissenhauses in dem deutsch-französischen Kriege, Dresden o.J. (um 1880)

Frölich, Hermann: Geschichte des Königl. Sächs. Sanitätskorps, Leipzig 1888

Gedike, Karl Emil: Anleitung zur Krankenwartung, Berlin 1837

General-Bericht der Zentralstelle der Johanniter-Malteser-Genossenschaft in Rheinland-Westfalen, Krieg 1870–1871, Köln 1871

Die Genossenschaft freiwilliger Krankenpfleger im Kriege, Hamburg 1898

Geschichte der Genossenschaft der Barmherzigen Schwestern des hl. Vincenz von Paul aus dem Mutterhause in Paderborn, Manuskriptdruck, Paderborn 1909

Giese, Hermann (Hg.): Evangelische männliche Felddiakonie 1914–16 der Duisburger Diakonen-Anstalt, Duisburg 1916

Gurlt, Ernst J.: Über den Transport Schwerverwundeter und Kranker im Kriege, nebst Vorschlägen über die Benutzung der Eisenbahn dabei, Berlin 1860

Ders.: Zur Geschichte der internationalen und freiwilligen Krankenpflege im Kriege. Unveränderter. Nachdr. d. Ausg. von 1873. Wiesbaden, 1972

Haurowitz, Harry von: Das Militärsanitätswesen der Vereinigten Staaten von Nord-Amerika während des letzten Krieges nebst Schilderungen v. Land u. Leuten, Stuttgart 1866

Herrlich, Carl: Die Balley Brandenburg des Johanniter-Ordens von ihrem Entstehen bis zur Gegenwart und in ihren jetzigen Einrichtungen, Berlin 1874

Heudtlass, Willy: Acht Dokumente aus der Gründungszeit des Roten Kreuzes, in: Deutsches Rotes Kreuz 1963, H. 5, Nr. 1

Hohnbaum-Hornschuch, Ehrhardt: Eisenbahntransport Verwundeter auf Sanitätszügen, Diss. med., Berlin 1876

Huyskens, Viktor: Die Klemensschwestern zu Münster. Münsterische Heimatblätter: Beitr. z. Kulturgeschichte u. Heimatkunde d. westfäl. Lande u. Nachbargebiete/unter Mitw. d. Westfälischen Kommission für Heimatschutz; Westfälischer Heimatbund, 1,1913/14, S. 162–167

Illustrierte Kriegs-Berichte aus Schleswig-Holstein, Leipzig 1864

Instruktion über das Sanitätswesen der Armee im Felde vom 29. April 1869, Berlin 1870

Instruktionen für den Transport der Truppen und des Armee-Materials auf Eisenbahnen mit Anlage: Anleitung zur Ausführung der Beförderung verwundeter und kranker Militairs auf Eisenbahnen, Berlin 1861

Jansen, Heinz (Hg.): Briefe aus dem Stolberg- und Novalis-Kreis, nebst Lebensbild u. ungedruckten Briefen von Tiecks Schwägerin, der Malerin u. Ordensoberin Maria Alberti, Nachdruck der Ausgabe 1932, Münster 1969

Jeiler, Ignatius: Die gottselige Mutter Franziska Schervier, Stifterin der Genossenschaft der Armenschwestern vom hl. Franziskus, Freiburg i. B. 1927[4]

Jubilate! Denkschrift zur Jubelfeier der Erneuerung des apostolischen Diakonissen-Amtes und der fünfzigjährigen Wirksamkeit des Diakonissen-Mutterhauses zu Kaiserswerth a. Rhein, Kaiserswerth 1886

Jubilate! Denkschrift zur Jubelfeier der Erneuerung des apostolischen Diakonissen-Amtes, Kaiserswerth 1911

Jubiläumsbericht zum 50-jährigen Bestehen des Rettungshauses Puckenhof mit dem 47. Jahresbericht nebst Rechnungsablage, Erlangen 1900

Kaiserliches Statistisches Amt (Hg.): Die Aerzte und das medizinische Hülfspersonal, die Apotheken und die Heilanstalten, sowie die wissenschaftlichen, medizinischen und pharmazeutischen Vereine im deutschen Reiche nach dem Bestande vom 1. April 1876, in: Monatshefte zur Statistik des deutschen Reichs für 1877, Berlin, Sept. 1877

Kaiserliches Gesundheitsamt (Hg.): Die Verbreitung des Heilpersonals, der pharmazeutischen Anstalten und des pharmazeutischen Personals im Deutschen Reich. Nach den amtl. Erhebungen vom 01.04.1887 bearbeitet im Kaiserlichen Gesundheitsamt, Berlin 1889

Karstädt, Otto: Heldenmädchen und Frauen aus großer Zeit, Hamburg 1913

Klönne, Friedrich: Über das Wiederaufleben der Diakonissinnen der altchristlichen Kirche in unseren Frauenvereinen, Leipzig 1820

Körting, Georg: Unterrichtsbuch für die weibliche freiwillige Krankenpflege, Berlin 1907[3]

Kriegsgeschichtliche Abteilung d. Grossen Generalstabes (Hg.): Der Feldzug von 1866 in Deutschland, Berlin 1867

Kriegs-Sanitäts-Ordnung vom 10. Januar 1878, Berlin 1878

Kühnhauser, Florian: 1870–71. Kriegserinnerungen eines Soldaten des königlich bayrischen Infanterie-Leibregiments, Nachdruck der Originalausgabe von 1898, Waging am See 2002

Zur Lazarethfrage. Erwiderung von Prof. Dumreicher an Prof. von Langenbeck, Wien 1867

Leithold, Friederike: Erinnerungen aus meinem Diakonissenleben, hg. von Luise von Ketelhodt, Leipzig 1899

Loeffler, Friedrich: Das Preußische Militär-Sanitätswesen und seine Reform nach der Kriegserfahrung von 1866, 1. Teil, Berlin 1868, 2. Teil, Berlin 1869

Ders.: Generalbericht über den Gesundheitsdienst im Feldzuge gegen Dänemark, Berlin 1867

Löhe, Wilhelm: Gesammelte Werke, 7 Bd., Neuendettelsau 1953–2008
Loewenhardt, Paul Eduard: Die Organisation der Privatbeihilfe zur Pflege der im Felde verwundeten und erkrankten Krieger, Berlin 1867
Lueder, Carl: Die Genfer Convention. Historisch und kritisch-dogmatisch mit Vorschlägen zu ihrer Verbesserung, unter Darlegung und Prüfung der mit ihr gemachten Erfahrungen und unter Benutzung der amtlichen, theilweise ungedruckten Quellen bearbeitet, Erlangen 1876
Luley, Amalie: An Gottes Hand. Erinnerungen aus einem Diakonissenleben, Zürich 1891[2]
Magazin für die gesamte Heilkunde mit besonderer Rücksicht auf das Militair-Sanitäts-Wesen im Königl. Preußischen Staate, Bd. 23, Berlin 1826
Meyers Konversationslexikon, Bd. 11, Leipzig 1888
Mc Donald, Lynn: The collected works of Florence Nightingale. Vol. 1–13, Waterloo 2001–2009
Mierisch, Helene: Kamerad Schwester 1914–1918, Leipzig 1934
Mirbach, Ernst von: Die deutschen Festtage im April 1910 in Jerusalem. Die Einweihung der Kaiserin Auguste Victoria-Stiftung mit der Himmelfahrt-Kirche auf d. Oelberge u. d. Kirche Mariä Heimgang auf d. Zion, Potsdam 1911
Misch, Carl: Geschichte des Vaterländischen Frauen-Vereins vom Roten Kreuz 1866–1916, Berlin 1917
Moltke, Helmuth von: Ausgewählte Werke, Bd. 1, Berlin 1925
Molwitz, Gustav: Jubiläums-Bericht der evangelisch-lutherischen Diakonissenanstalt zu Dresden, Dresden 1894
Moynier, Gustave: Das Rote Kreuz, seine Vergangenheit und seine Zukunft, Minden 1883
Müller, Rudolf: Entstehungsgeschichte des Roten Kreuzes und der Genfer Konvention, Stuttgart 1897
Naranowitsch, Pavel von: Das Sanitätswesen in der preussischen Armee während des Krieges im Sommer 1866, Berlin 1866
Nieden, Julius zur: Der Eisenbahn-Transport verwundeter und erkrankter Krieger, Berlin 1883
Nightingale, Florence: The institution of Kaiserswerth on the Rhine, London 1851
Dies.: Army sanitary administration and its reform under the late Lord Herbert, London 1862
Dies.: Bemerkungen zur Krankenpflege. Die „Notes on Nursing“ neu übersetzt und kommentiert von Christoph Schweikardt und Susanne Schulze-Jaschok, Frankfurt/M., 2005
Pfleger, Luzian: Die Kongregation der Schwestern vom Allerheiligsten Heilande, genannt „Niederbronner Schwestern“: Ein Beitrag zur Geschichte der christlichen Liebestätigkeit der neuesten Zeit, Freiburg i. B. 1921
Pflugk-Harttung, Elfriede (Hg.): Frontschwestern: Ein dt. Ehrenbuch, Berlin 1936
Pinthus, Kurt (Hg.): Deutsche Kriegsreden, München 1916
Pirogov, Nikolai I.: Grundzüge der allgemeinen Kriegschirurgie. Nach Reminiscenzen aus den Kriegen in der Krim und im Kaukasus und aus der Hospitalpraxis, Leipzig 1864
Plitt, Gustav: Bericht über die bairische Felddiakonie, in: Fliegende Blätter, 10/1870, S. 318–325
Rechenschaftsbericht des Preußischen Central-Comitees des Vereins zur Pflege im Felde verwundeter und erkrankter Krieger, Berlin 1865
Reglement für die Friedens-Lazarethe der Preußischen Armee vom 5. Juli 1852, Berlin 1852
Reglement über den Dienst der Krankenpflege im Felde bei der Königlich Preußischen Armee, Berlin 1863
Ressel, Julius: Die Kriegs-Hospitäler des St. Johanniter-Ordens im dänischen Feldzuge von 1864, Breslau 1866
Richter, Adolph Leopold: Das Institut der Chirurgen-Gehülfen oder Krankenpfleger, eine Humanität-Anstalt der Königl. Preuss. Armee und ein Bedürfniss für alle Heere im Frieden und Kriege, Düsseldorf 1847
Ders.: Welche Maßregeln hat Preußen in militärärztlicher Beziehung in diesem Augenblick zu ergreifen?, Düsseldorf 1848

Ders.: Geschichte des Medizinal-Wesens der Königlich Preussischen Armee bis zur Gegenwart, Erlangen 1860
Riedel, Alfred: Handbuechlein zum ärztlichen Unterrichte für die Diaconissen-Schülerinnen, Ansbach 1866
Rupprecht, Paul: Die Krankenpflege im Frieden und im Kriege, Leipzig 1905[5]
Sanitäts-Bericht über die Deutschen Heere im Krieg gegen Frankreich 1870/71, hg. von der Militär-Medizinal-Abtheilung des Königlich Preussischen Kriegsministeriums, Bd. 1–8, Berlin 1884–1891
Sardemann, Franz: Kriegsnot und Opferwilligkeit in den Tagen der Väter, Kassel 1913
Schiller, Carl: Verband- und Transportlehre für Sanitäts-Truppen, Würzburg 1870
Schreyer, Lioba: Geschichte der Dillinger Franziskanerinnen, Vol. 2.: 19. Jahrhundert seit der Restauration, Reimlingen 1980
Sick, Paul von: Die Krankenpflege in ihrer Begründung auf Gesundheitslehre, Stuttgart 1884
Ders.: Die Stuttgarter Diakonissen im Kriegsjahr 1870/71, Stuttgart 1904
Stählin, Therese: Meine Seele erhebet den Herrn. Briefe von Frau Oberin Therese Stählin 1854–1883, Neuendettelsau 1957
Stromeyer, Louis: Maximen der Kriegsheilkunst, Hannover 1861
Ders.: Erfahrungen über Schusswunden im Jahre 1866 als Nachtrag zu den Maximen der Kriegsheilkunst, Hannover 1867
Stursberg, Johannes (Hg.): Jubilate! Denkschrift zur Jubelfeier der Erneuerung des apostolischen Diakonissen-Amtes, Kaiserswerth 1911
Unschuld, Paul U.; Wolfgang Locher (Hg.): Der freiwillige Sanitätsdienst im Krieg 1870/71 im Spiegel eines Tagebuchs des Felddiakons Franz Glarus, München 1987
Unterrichtsbuch für freiwillige Krankenpfleger: Auszug aus dem Unterrichtsbuch für Lazarettgehülfen, Berlin 1887
Volz, Robert: Die Cholera auf dem badischen Kriegsschauplatze im Sommer 1866. Amtlicher Bericht. Erstattet an das Großherzoglich Badische Ministerium des Innern, Karlsruhe 1867
Vorschriften über den Dienst der Krankenpflege im Felde bei der Königlich Preußischen Armee, Berlin 1834
Wasserfuhr, August Ferdinand: Beitrag für die Reform der Königlich Preussischen Militär-Medizinal-Verfassung, Koblenz 1820
Wichern, Johann Hinrich: Der Dienst der Frauen in der Kirche, Hamburg 1880[3]
Ders.: Sämtliche Werke, Hg. von Peter Meinhold 8 Bd., Hamburg, Berlin 1958–1980
Wichern, Johannes: Die freiwillige Pflege im Felde verwundeter und erkrankter Krieger durch die deutschen Vereine vom roten Kreuz. Handbuch zur allgemeinen Orientierung für die auf Anregung des Zentral-Komitees der deutschen Vereine vom roten Kreuz 1886 gegründeten „Genossenschaft freiwilliger Krankenpfleger im Kriege", Hamburg 1886
Ders.: Genossenschaft freiwilliger Krankenpfleger im Kriege. Mitteilungen über die Begründung, bisherige Entwicklung und den gegenwärtigen Bestand der Genossenschaft, Berlin 1889
Ders.: Die Genossenschaft freiwilliger Krankenpfleger im Kriege, ihre Geschichte und Organisation, Berlin 1891[2]
Wellmer, Arnold: Anna Gräfin zu Stolberg-Wernigerode. Oberin von Bethanien, Bielefeld 1868
Wallmenich, Klementine von: Die Krankenpflege von Männern durch Frauen, München 1902
Wilking, Bernhard: Genossenschaft der Barmherzigen Schwestern von der allerseligsten Jungfrau und schmerzhaften Mutter Maria „Klemensschwestern", Münster 1927

Literatur

Arnold, Doris: Pflege und Macht. Der Beitrag Foucaults, in: Sabine Braunschweig (Hg.), Pflege-Räume, Macht und Alltag (7. Internationaler Kongress zur Geschichte der Pflege am 17.03.2006 an der Universität Basel; Kongressband), Zürich 2006, S. 158–159

Baly, Monica: Florence Nightingale and the nurcing legacy, London 1986

Bautz, Friedrich Wilhelm: Art. Ebrard, in: Biographisch-Bibliographisches Kirchenlexikon, Bd. 1, Nordhausen 1990, Sp. 1449–1450

Beck, Rainer: Der Tod. Ein Lesebuch von den letzten Dingen, München 1995

Becker, Frank: Bilder von Krieg und Nation. Die Einigungskriege in der bürgerlichen Öffentlichkeit 1864–1913 (= Ordnungssysteme. Studien zur Ideengeschichte der Neuzeit 7), München 2001

Ders.: Synthetischer Militarismus, in: Michael Epkenhans, Gerhard P. Groß (Hg. im Auftrag des Militärgeschichtlichen Forschungsamtes und der Otto-von-Bismarck-Stiftung), Das Militär und der Aufbruch in die Moderne 1860 bis 1890 (= Beiträge zur Militärgeschichte 60), München 2003, S. 125–142

Benad, Matthias: „Komme ich um, so komme ich um ..." Sterbelust und Arbeitslast in der Betheler Diakonissenfrömmigkeit, in: Jahrbuch für westfälische Kirchengeschichte 98(2002), S. 195–213

Berlis, Angela: Eine Borromäerin im Deutsch-Dänischen Krieg (1864): Amalie Augustine von Lasaulx und die Pflege Verwundeter, in: Schriften des Vereins für Schleswig-Holsteinische Kirchengeschichte, 54 (2009), S. 87–112

Besier, Gerhard: Religion-Nation-Kultur. Die Geschichte der christlichen Kirchen in den gesellschaftlichen Umbrüchen des 19. Jahrhunderts, Neukirchen-Vluyn 1992, S. 62–70

Beyrau, Dietrich; Michael Hochgeschwender; Dieter Langewiesche (Hg.): Formen des Krieges. Von der Antike bis zur Gegenwart (= Krieg in der Geschichte 37), Paderborn u. a., 2007

Beyreuther, Erich: Geschichte der Diakonie und inneren Mission in der Neuzeit, Berlin 1983[3]

Bischoff, Claudia: Frauen in der Krankenpflege. Zur Entwicklung von Frauenrolle und Frauenberufstätigkeit im 19. und 20. Jahrhundert, Frankfurt/M. u. a. 1992

Blaschke, Olaf: Das 19. Jahrhundert: Ein Zweites Konfessionelles Zeitalter? Geschichte und Gesellschaft 26(2000), S. 38–75

Ders. (Hg.): Konfessionen im Konflikt. Deutschland zwischen 1800 und 1970: Ein zweites konfessionelles Zeitalter, Göttingen 2002

Bleker, Johanna; Heinz-Peter Schmiedebach (Hg.): Medizin und Krieg. Vom Dilemma der Heilberufe 1865 bis 1985, Frankfurt/M. 1987

Dies.: Medizin im Dienst des Krieges-Krieg im Dienst der Medizin, in: Dies./Schmiedebach (Hg.), Medizin und Krieg, Frankfurt/M., S. 13–28

Bock, Gisela: Geschichte, Frauengeschichte, Geschlechtergeschichte, in: Geschichte und Gesellschaft 14(1988), S. 364–391

Boissier, Pierre: Henry Dunant, Genf 1977

Bollmeyer, Heiko: Nation und Protestantismus. Zu einem Wechselverhältnis bei Friedrich von Bodelschwingh (1831–1910), in: JB für Westfälische Kirchengeschichte, 97/2002

Bork, Dagmar: Diakonisser i lazaretpleje 1864, in: Sonderjyks manedsskrift, 11/12 (2004), S. 283–291

Borutta, Manuel: Antikatholizismus. Deutschland und Italien im Zeitalter der europäischen Kulturkämpfe, Göttingen 2010

Brändli, Sabina: Von „schneidigen Offizieren" und „Militärcrinolinen": Aspekte symbolischer Männlichkeit am Beispiel preußischer und Schweizer Uniformen des 19. Jahrhunderts, in: Ute Frevert (Hg.): Militär und Gesellschaft im 19. und 20. Jahrhundert, Stuttgart 1997, S. 201–228

Bräutigam, Helmut: Mut zur kleinen Tat. Das Evangelische Johannesstift 1858–2008, Berlin 2008

Braun, Linda: „Im Rücken der Armee“: Der Johanniterorden im Lazarettwesen von den Einigungskriegen bis zum Ersten Weltkrieg, in: JB der Hessischen Kirchengeschichtlichen Vereinigung 59(2008), S. 265–292

Bremm, Klaus-Jürgen: Von der Chaussee zur Schiene. Militärstrategie und Eisenbahnen in Preußen von 1833 bis zum Feldzug von 1866 (= Militärgeschichtliche Studien 40), München 2005

Ders., Moderner Krieg gegen den alten Feind? – Die Eisenbahnen im Deutsch-Französischen Krieg 1870/71, in: MGZ 65(2006), S. 389–416

Büttner, Annett: Das internationale Netzwerk der evangelischen Mutterhausdiakonie, in: Women in Welfare – Soziale Arbeit in internationaler Perspektive (= Ariadne – Forum für Frauen- und Geschlechtergeschichte 49), Kassel 2006, S. 64–71

Dies.: Kleidung und Symbole, in: Kaiserswerther Schwesterngrüße. Sonderausgabe zum fünfjährigen Bestehen der Kaiserswerther Schwesternschaft, Jg. 106, 3(2006), S. 53–55

Dies.: Das Archiv der Kaiserswerther Diakonie in der Fliedner-Kulturstiftung, in: Die Bilker Sternwarte. Zeitschrift des Heimatvereins Bilker Heimatfreunde, 53(2007)8, S. 238–240

Dies.: »Nachricht aus der Stadt des großen Elends»: Die Pflege von Cholerakranken in Hamburg im Jahr 1892 durch Kaiserswerther Diakonissen, in: Zeitschrift des Vereins für Hamburgische Geschichte, 93(2007), S. 179–198

Dies., Quellenedition und Kommentar: Briefe und Berichte von Kaiserswerther Diakonissen aus der Cholerapflege in Hamburg 1892, Quelle III,19, in: Sylvelyn Hähner-Rombach/ Christoph Schweikardt (Hg.), Quellensammlung zur Geschichte der Krankenpflege, Frankfurt/Main 2008, S. 305–313

Dies.: „Der Herr ist meines Lebens Kraft, vor wem sollte ich mich fürchten?“ Die religiöse Deutung des vorzeitigen Todes durch evangelische Diakonissen im 19. Jahrhundert, in: Silke Fehlemann, Jörg Vögele (Hg.), Vorzeitiger Tod: Identitäts- und Sinnstiftung in historischer Perspektive, Historische Sozialforschung 34 (2009) 4, S. 133–153

Dies.: Pflege über Grenzen: Die Konfessionelle Krankenpflege in den Deutschen Reichseinigungskriegen, in: Vlastimil Kozon (Hg.): Geschichte der Pflege – Der Blick über die Grenzen, Wien 2011, S. 233–244

Dies.: Geschlechterhierarchien in der konfessionellen Kriegskrankenpflege des 19. Jahrhunderts, in: Wolfgang U. Eckart, Philipp Osten (Hg.), Schlachtenschrecken, Konventionen. Das Rote Kreuz und die Erfindung der Menschlichkeit im Kriege, Freiburg 2011, S. 107–127

Dies.: Kaiserswerth als Lazarettstandort, in: Düsseldorfer Jahrbuch 82(2012), S. 243–259

Dies.: Conflicts around the resignation of deaconesses from the Kaiserswerth sisterhood, in: Bettina Blessing, Carmen Mangion (Hg.), Conflicts in nursing history, (erscheint 2013)

Buk-Swienty, Tom: Schlachtbank Düppel. 18. April 1864. Die Geschichte einer Schlacht, Berlin 2011

Buschmann, Nikolaus/Horst Carl (Hg.): Die Erfahrung des Krieges. Erfahrungsgeschichtliche Perspektiven von der Französischen Revolution bis zum Zweiten Weltkrieg (= Krieg in der Geschichte 9), Paderborn u. a. 2001

Buschmann, Nikolaus; Dieter Langewiesche (Hg.): Der Krieg in den Gründungsmythen europäischer Nationen und der USA. Frankfurt/M. u. a. 2003

Ders.: „Im Kanonenfeuer müssen die Stämme Deutschlands zusammen geschmolzen werden“. Zur Konstruktion nationaler Einheit in den Kriegen der Reichsgründungsphase, in: Ders./Dieter Langewiesche (Hg.), Der Krieg in den Gründungsmythen europäischer Nationen und der USA. Frankfurt/M. u. a. 2003, S. 99–119

Clark, Christopher: Preußen. Aufstieg und Niedergang 1600–1947, München 2008[2]

Connell, Robert W.: Der gemachte Mann. Konstruktion und Krise von Männlichkeiten, hg. von Ursula Müller, Wiesbaden 2006[3]

Cornelissen, Christoph: Schlieffenplan, in: Gerhard Hirschfeld/Gerd Krumeich/Irina Renz, Enzyklopädie Erster Weltkrieg, Paderborn 2009, S. 819–821

Creveld, Martin van: Frauen und Krieg, München 2001

Daniel, Ute: Der Krieg der Frauen 1914–1918. Zur Innenansicht des Ersten Weltkrieges in Deutschland, in: Hirschfeld/Krumeich (Hg.): Keiner fühlt sich hier mehr als Mensch…, Erlebnis und Wirkung des Ersten Weltkrieges, Essen 1993, S. 131–150

Dies.: Der Krimkrieg 1853–1856 und die Entstehungskontexte medialer Kriegsberichterstattung, in: Dies. (Hg.), Augenzeugen. Kriegsberichterstattung vom 18. bis zum 21. Jahrhundert, Göttingen 2006, S. 40–67

Daur, Georg: Praxis aus dem Glauben. Das Rauhe Haus in Hamburg, Hamburg 1971

Degen, Johannes: Totale Hingabe. Festreden und große Politik bei den vier Hundertjahrfeiern der Diakonissen-Anstalt in Kaiserswerth am Rhein: 1933, 1935 und 1936, in: Kaiserswerther Mitteilungen 2(1986), S. 74–76

Deist, Wilhelm: Remarks on the Preconditions to Waging War in Prussia-Germany, 1866–1871, in: Förster, Stig (Hg.): On the road to total war, Cambridge u. a. 1997, S. 311–325

Devantier, Sven Uwe: Das Heeresarchiv Potsdam, in: Archivar. Zeitschrift für Archivwesen 4(2008), S. 361–369

Dross, Fritz: „Der Kampfplatz der Liebe". Das Fronberg-Krankenhaus der Kaiserswerther Diakonie. Medizinhistorisches Journal 43(2008), S. 149–182

Ders.: Lazarett, in: Enzyklopädie der Neuzeit, Bd. 7, Stuttgart 2008, Sp. 670–673

Ders.: Militärmedizin, in: Enzyklopädie der Neuzeit, Bd. 8, Stuttgart 2008, Sp. 510–514

Dülmen, Richard van: Historische Anthropologie. Entwicklung, Probleme, Aufgaben, Köln 2000

Echternkamp, Jörg; Wolfgang Schmidt; Thomas Vogel (Hg.): Perspektiven der Militärgeschichte. Raum, Gewalt und Repräsentation in historischer Forschung und Bildung (= Beiträge zur Militärgeschichte 67), München 2010

Eckart, Wolfgang U.; Gradmann, Christoph: Medizin, in: Hirschfeld, Gerhard (Hg.): Enzyklopädie Erster Weltkrieg, Paderborn u. a., 2009[3]

Ders.; Max Plassmann: Verwaltete Sexualität. Geschlechtskrankheiten und Krieg, in: Larner, Melissa u. a. (Hg.): Krieg und Medizin, Göttingen 2009, S. 12–29

Ders.: Geschichte der Medizin, Heidelberg 2009[6]

Eggert-Vockerodt, Friedrich-Wilhelm: Das Militärsanitätswesen im späten Deutschen Bund. Das bayrische Heersanitätswesen unter Einfluß der Reformen aus Preußen und Österreich in der Zeit 1848–1866 (= Deutsche Hochschuledition 50), Neuried 1997

Ehlert, Hans; Michael Epkenhans; Gerhard P. Groß (Hg.): Der Schlieffenplan. Analysen und Dokumente. Paderborn 2006

Engelen, Beate: Soldatenfrauen in Preußen: eine Strukturanalyse der Garnisonsgesellschaft im späten 17. und 18. Jahrhundert, Münster 2005

Epkenhans, Michael; Stig Förster; Karen Hagemann (Hg.): Militärische Erinnerungskultur. Soldaten im Spiegel von Biographien, Memoiren und Selbstzeugnissen (= Krieg in der Geschichte, 29), Paderborn u. a., 2006

Eulenhöfer-Mann, Beate: Frauen mit Mission. Deutsche Missionarinnen in China (1891–1914) (= Historisch-theologische Genderforschung 4), Leipzig 2010

Evangelische Jugendheimstätte Puckenhof 1850–1975, Puckenhof 1975

Felgentreff, Ruth: 125 Jahre Kaiserswerther Generalkonferenz, Düsseldorf 1986

Dies.: Das Diakoniewerk Kaiserswerth 1836–1998. Von der Diakonissenanstalt zum Diakoniewerk – ein Überblick. (= Kaiserswerther Beiträge zur Geschichte und Kultur am Niederrhein 2), Düsseldorf 1998

Dies., Die Anfänge der Mutterhausdiakonie, in: Pietismus und Neuzeit. Ein Jahrbuch zur Geschichte des neueren Protestantismus, 23(1997), S. 69–79.

Dies., Die Diakonisse. Beruf und Religion im 19. und frühen 20. Jahrhundert, in: Frank-Michael Kuhlemann, Hans-Walter Schmuhl (Hg.), Beruf und Religion im 19. und 20. Jahrhundert, Stuttgart 2003, S. 195 –209.

Dies.: Die Kaiserswerther Diakonie und der Johanniter Orden, o. O., o. J. (Düsseldorf-Kaiserswerth, 2005)

Fiebig, Eva Susanne: Hanseatenkreuz und Halbmond. Die hanseatischen Konsulate in der Levante im 19. Jahrhundert, Marburg 2005

Fieseler, Beate; Jörg Ganzenmüller (Hg.): Kriegsbilder. Mediale Repräsentationen des „Großen Vaterländischen Krieges“(Veröffentlichungen zur Kultur und Geschichte im östlichen Europa 35), Essen 2010

Fischer, Michael; Christian Senkel; Klaus Tanner (Hg.): Reichsgründung 1871. Ereignis – Beschreibung – Inszenierung, Münster u.a. 2010

Fischer, Norbert: Geschichte des Todes in der Neuzeit, Erfurt 2001

Fleckenstein, Gisela; Joachim Schmiedl (Hg.): Ultramontanismus. Tendenzen der Forschung (Einblicke 8), Paderborn 2005

Floto, Henning: Der Rechtsstatus des Johanniterordens: Eine rechtsgeschichtliche und rechtsdogmatische Untersuchung zum Rechtsstatus der Balley Brandenburg des ritterlichen Ordens St. Johannis vom Spital zu Jerusalem (=Juristische Zeitgeschichte: Abt. 5 Juristisches Zeitgeschehen 12), Berlin 2002

Foerster, Roland G. (Hg.): Die Wehrpflicht, München 1994

Förster, Stig: Der deutsche Generalstab und die Illusion des kurzen Krieges, 1871–1914. Metakritik eines Mythos, in: Militärgeschichtliche Mitteilungen 54(1995), S. 61–95

Ders.(Hg.): On the road to total war: the American Civil War and the German Wars of Unification, 1861–1871, Cambridge u.a. 1997

Ders. (Hg.): An der Schwelle zum Totalen Krieg. Die militärische Debatte über den Krieg der Zukunft (= Krieg in der Geschichte 13), Paderborn 2002

Ders.: Angst und Panik. „Unsachliche Einflüsse“ im politisch-militärischen Denken des Kaiserreiches und die Ursachen des Ersten Weltkrieges, in: Birgit Aschmann (Hg.), Gefühl und Kalkül, der Einfluss von Emotionen auf die Politik des 19. und 20. Jahrhunderts, Stuttgart 2005, S. 74–85

Foucault, Michel: Die Geburt der Klinik. Eine Archäologie des ärztlichen Blicks, Frankfurt am Main 1976

Frank, Karl Suso: Barmherzige Schwestern, in: Lexikon für Theologie und Kirche, Freiburg i. Br. 2006[3], Bd. 2, Sp. 12

Frevert, Ute: „Mann und Weib und Weib und Mann“ Geschlechter-Differenzen in der Moderne, München 1995

Dies.: Nation, Krieg und Geschlecht im 19. Jahrhundert, in: Manfred Hettling; Paul Nolte (Hg.), Nation und Gesellschaft in Deutschland, München 1996, S. 151–170

Dies.: Das Militär als „Schule der Männlichkeit“, Erwartungen, Angebote, Erfahrungen im 19. Jahrhundert, in: Dies. (Hg.): Militär und Gesellschaft im 19. und 20. Jahrhundert, Stuttgart 1997, S. 145–173

Dies. (Hg.): Militär und Gesellschaft im 19. und 20. Jahrhundert, Stuttgart 1997

Dies.: Die kasernierte Nation. Militärdienst und Zivilgesellschaft in Deutschland, München 2001

Friedrich, Martin: Kirche im gesellschaftlichen Umbruch. Das 19. Jahrhundert. Göttingen 2006

Friedrich, Norbert: Mutterhaus- und Anstaltsdiakonie. Zu einer spezifischen Form der protestantischen Vereinsbildung im 19. und 20. Jahrhundert, in: Korrespondenzblatt der diakonischen Gemeinschaften von Neuendettelsau, 10(2004), S. 144–154

Ders.: Sozialer Protestantismus im Kaiserreich, Münster 2005.

Ders.: Gedächtnisorte der Mutterhausdiakonie – die Archive und historischen Sammlungen in den Mutterhäusern und ihre Bedeutung, in: Claudia Brack, Johannes Burkardt, Wolfgang Günther, Jens Murken (Hg.), Kirchenarchiv mit Zukunft. Festschrift für Bernd Hey zum 65. Geburtstag (= Schriften des Landeskirchlichen Archivs der Evangelischen Kirche von Westfalen 10), Bielefeld 2007, S. 245–251

Ders.: Die Fliedners von Kaiserswerth. Theodor, Friederike und Caroline Fliedner. Ein gemeinsames Lebensbild, in: *Protestantismus in Preußen. Lebensbilder aus seiner Geschichte,* Bd. 2: Vom Unionsaufruf 1817 bis zur Mitte des 19. Jahrhunderts, hg. von Rudolf Mau, Frankfurt/M. 2009, S. 215–241

Ders.: Der Kaiserswerther: Wie Theodor Fliedner Frauen einen Beruf gab, Berlin 2010

Fritsche, Gerd-Walter: Bedingungen des individuellen Kriegserlebnisses, in: Peter Knoch (Hg.): Kriegsalltag. Die Rekonstruktion der Kriegsalltags als Aufgabe der historischen Forschung und der Friedenserziehung, Stuttgart 1989, S. 114–151

Gaehtgens, Thomas W.: Anton von Werner. Die Proklamierung des deutschen Kaiserreiches, Frankfurt/M. 1990

Gatz, Erwin: Kirche und Krankenpflege im 19. Jahrhundert. Katholische Bewegung und karitativer Aufbruch in den preußischen Provinzen Rheinland und Westfalen, München u. a. 1971

Gause, Ute; Lissner, Cordula (Hg.): Kosmos Diakonissenmutterhaus. Geschichte und Gedächtnis einer protestantischen Frauengemeinschaft, Leipzig 2005

Dies.: Kirchengeschichte und Genderforschung. Eine Einführung in protestantischer Perspektive, Tübingen 2006

Dies.: „Aufbruch der Frauen" – das vermeintlich ‚Weibliche' der weiblichen Diakonie, in: Jochen-Christoph Kaiser, Rajah Scheepers (Hg.), Dienerinnen des Herrn. Beiträge zur weiblichen Diakonie im 19. und 20. Jahrhundert (= Historisch-theologische Genderforschung 5), Leipzig 2010, S. 57–71

Gerhardt, Martin: Johann Hinrich Wichern. Ein Lebensbild, Bd. 3: Ausbau und Ende 1857–1881, Hamburg 1931

Ders.: Theodor Fliedner. Ein Lebensbild, 2 Bd., Düsseldorf–Kaiserswerth 1933, 1937

Ders.: Ein Jahrhundert Innere Mission. Die Geschichte des Central-Ausschusses für die Innere Mission der deutschen Evangelischen Kirche, 1. Teil: Die Wichernzeit, Gütersloh 1948

Götz von Olenhusen, Irmtraud (Hg.): Frauen unter dem Patriarchat der Kirchen. Katholikinnen und Protestantinnen im 19. und 20. Jahrhundert (= Konfession und Gesellschaft 7), Stuttgart u. a. 1995

Goffman, Erving: Asyle. Über die soziale Situation psychiatrischer Patienten und anderer Insassen, Frankfurt/M. 1973

Goldstein, Joshua S: War and gender, Cambridge 2001

Goldie, Sue M.: „I have done my duty": Florence Nightingale in the Crimean War 1854–56, Manchester 1987

Grebing, Helga (Hg.): Geschichte der Sozialen Ideen in Deutschland (= Veröffentlichungen des Instituts für soziale Bewegungen 13), Essen 2000

Greschat, Martin: Krieg und Kriegsbereitschaft im deutschen Protestantismus, in: Jost Düllfer; Karl Holl (Hg.), Bereit zum Krieg. Kriegsmentalität im wilhelminischen Deutschland 1890–1914, Göttingen 1986, S. 33–55

Grüneisen, Felix: Das Deutsche Rote Kreuz in Vergangenheit und Gegenwart, Berlin 1939

Grundkurs deutsche Militärgeschichte, Bd. 1: Die Zeit bis 1914, München 2006

Grundhewer, Herbert: Von der freiwilligen Kriegskrankenpflege bis zur Einbindung des Roten Kreuzes in das Heeressanitätswesen, in: Johanna Bleker, Heinz-Peter Schmiedebach (Hg.): Medizin und Krieg. Vom Dilemma der Heilberufe 1865 bis 1985, Frankfurt/M. 1987, S. 29–44

Gustafsson, Tomas: Svenska läkare vid fronten i dansk-tyska kriget 1864 (Swedish doctors at the front in the second Schleswig war in 1864), in: Läkartidningen. Newspaper for the Swedish medical association paper, 18/2010, S. 1249–1251

Habermas, Rebekka: Weibliche Religiosität – oder: Von der Fragilität bürgerlicher Identitäten, in: Klaus Tenfelde und Hans-Ulrich Wehler (Hg.): Wege zur Geschichte des Bürgertums, Göttingen 1994, S. 125–148

Hähner-Rombach, Sylvelyn (Hg.): Quellen zur Geschichte der Krankenpflege, Frankfurt/M. 2008

Häusler, Michael: „Dienst an Kirche und Volk". Die Deutsche Diakonenschaft zwischen beruflicher Emanzipation und kirchlicher Formierung (1913–1947), Stuttgart u. a. 1995

Ders.: „Können Männer pflegen?" Das Berufsbild des Diakons und der soziale Frauenberuf, in: Jochen-Christoph Kaiser, Rajah Scheepers (Hg.), Dienerinnen des Herrn. Beiträge zur weiblichen Diakonie im 19. und 20. Jahrhundert (= Historisch-theologische Genderforschung 5), Leipzig 2010, S. 72–82

Hagemann, Karen: Heldenmütter, Kriegerbräute und Amazonen. Entwürfe „patriotischer" Weiblichkeit zur Zeit der Freiheitskriege, in: Ute Frevert (Hg.), Militär und Gesellschaft im 19. und 20. Jahrhundert, Stuttgart 1997, S. 174–200

Dies.; Ralf Pröve (Hg.): Landsknechte, Soldatenfrauen und Nationalkrieger: Militär, Krieg und Geschlechterordnung im historischen Wandel, Frankfurt/M. 1998

Dies.: Venus und Mars. Reflexionen zu einer Geschlechtergeschichte von Militär und Krieg, in: Dies. (Hg.): Landsknechte, Soldatenfrauen, Nationalkrieger. Frankfurt/M. 1998, S. 13–48

Handbuch zur deutschen Militärgeschichte: Militärgeschichte im 19. Jahrhundert, Bd. IV, München 1975

Harrison, Mark: Krieg und Medizin im Zeitalter der Moderne, in: Melissa Larner u. a. (Hg.): Krieg und Medizin, Göttingen 2009, S. 12–29

Hausen, Karin: Die Polarisierung der „Geschlechtscharaktere" – Eine Spiegelung der Dissoziation von Erwerbs- und Familienleben, in: Werner Conze (Hg.), Sozialgeschichte der Familie in der Neuzeit Europas. Neue Forschungen, Stuttgart 1976, S. 363–393

Hegel, Eduard: Das Erzbistum Köln zwischen der Restauration des 19. Jahrhunderts und der Restauration des 20. Jahrhunderts: 1815–1962, Köln 1987

Helmert, Heinz; Hansjürgen Usczeck: Preußischdeutsche Kriege von 1864 bis 1871. Militärischer Verlauf, Berlin 1975

Hentschel, Anni: Diakonia im Neuen Testament. Studien zur Semantik unter besonderer Berücksichtigung der Rolle von Frauen, Tübingen 2007

Hesse von Hessenthal, Waldemar; Georg Schreiber: Die tragbaren Ehrenzeichen des Deutschen Reiches, Berlin 1940

Heudtlass, Willy J.: Henry Dunant. Eine Biographie in Dokumenten und Bildern, Stuttgart u. a. 1977[2]

Hinz, Uta: Gefangen im Großen Krieg. Kriegsgefangenschaft in Deutschland 1914–1921 (= Schriften der Bibliothek für Zeitgeschichte N. F. 19), Essen 2006

Hirschfeld, Gerhard; Gerd Krumeich (Hg.): Keiner fühlt sich hier mehr als Mensch…: Erlebnis und Wirkung des Ersten Weltkrieges, Essen 1993

Ders.; Gerd Krumeich; Dieter Langewiesche; Hans-Peter Ullmann (Hg.): Kriegserfahrungen. Studien zur Sozial- und Mentalitätsgeschichte des Ersten Weltkrieges (= Schriften der Bibliothek für Zeitgeschichte, N. F. 5), Essen 1997

Ders; Gerd Krumeich; Irina Renz (Hg.): Enzyklopädie Erster Weltkrieg, Paderborn 2009

Hölscher, Lucian: Geschichte der protestantischen Frömmigkeit in Deutschland, München 2005

Höß, Johannes: Geschichte der Militärlazarette in den südlichen deutschen Staaten (1631–1870), Diss. Med., Köln 1995

Holzem, Andreas: Religion und Kriegserfahrungen. Christentum und Judentum des Westens in der Neuzeit, in: Georg Schild (Hg.), Kriegserfahrungen, Paderborn u. a. 2009, S. 135–178

Ders. (Hg.): Krieg und Christentum. Religiöse Gewalttheorien in der Kriegserfahrung des Westens (= Krieg in der Geschichte 50), Paderborn u. a. 2009

Hubatsch, Walter: Die Geschichte der Ballei Brandenburg bis zur Säkularisation, in: Adam Wienand, Der Johanniterorden; Der Malteserorden, Köln 1988[3], S. 303–311

Hubenstorf, Michael: Von der Medizinischen Reform zum „Leibregiment des Hauses Hohenzollern" – Ärzte, Krieg und Frieden im Jahre 1870/71, in: Bleker, Johanna; Heinz-Peter Schmiedebach (Hg.): Medizin und Krieg. Vom Dilemma der Heilberufe 1865 bis 1985, Frankfurt/M. 1987, S. 45–89

Hübinger, Gangolf: Kulturprotestantismus und Politik. Zum Verhältnis von Liberalismus und Protestantismus im wilhelminischen Deutschland, Tübingen 1994

Ders.: Sakralisierung der Nation und Formen des Nationalismus im deutschen Protestantismus, in: Gerd Krumeich, Hartmut Lehmann (Hg.), „Gott mit uns": Nation, Religion und Gewalt im 19. und frühen 20. Jahrhundert, Göttingen 2000, S. 233–248

Hürten, Heinz: Kurze Geschichte des deutschen Katholizismus: 1800–1960, Mainz 1986

Hüser, Dietmar: Selbstfindung durch Fremdwahrnehmung in Kriegs- und Nachkriegszeiten. Französische Nation und deutscher Nachbar seit 1870, in: Birgit Aschmann; Michael Salewski (Hg.), Das Bild „des Anderen" (= Historische Mitteilungen, Beiheft 40), Stuttgart 2000, S. 55–79

Hüwelmeier, Gertrud: Närrinnen Gottes. Lebenswelten von Ordensfrauen, Münster 2004

Dies.: Negotiating Diversity. Catholic Nuns as Cosmopolitans. Schweizerische Zeitschrift für Religions- und Kulturgeschichte, 102 (2008), S. 105–117

Hummel, Eva-Cornelia: Krankenpflege im Umbruch (1876–1914), Freiburg i. Br. 1986

Imhoff, Christoph von: Der Johanniterorden im 19. und 20. Jahrhundert, in: Adam Wienand, Der Johanniterorden; Der Malteserorden, Köln 1988[3], S. 500–533

Irle, Katrin: „Durch die so viel, viel Segen mir der Herr beschert hat" – Leben und Werk Caroline Fliedners, der zweiten Vorsteherin der Diakonissenanstalt Kaiserswerth, in: Norbert Friedrich; Traugott Jähnichen (Hg.): Sozialer Protestantismus im Kaiserreich: Problemkonstellationen-Lösungsperspektiven-Handlungsprofile (= Bochumer Forum zur Geschichte des Sozialen Protestantismus, Bd. 69), Münster 2005, S. 257–277

Jähnichen, Traugott; Norbert Friedrich: Geschichte der sozialen Ideen im deutschen Protestantismus, in: Helga Grebing (Hg.), Geschichte der sozialen Ideen in Deutschland, Essen 2000, S. 867–921

Jahn, Johannes; Wolfgang Haubenreißer: Wörterbuch der Kunst, Stuttgart 1995

Janorschke, Johannes: Bismarck, Europa und die „Krieg-in-Sicht"-Krise von 1875, Paderborn u.a. 2010

Janssen, Wilhelm: Krieg, in: Geschichtliche Grundbegriffe, Bd. 3, Stuttgart 1982, S. 567–615

Jenner, Harald: Von Neuendettelsau in alle Welt. Entwicklung und Bedeutung der Diakonissenanstalt Neuendettelsau/Diakonie Neuendettelsau 1854–1891/1900, Neuendettelsau 2004

Jones, Ilse-Angelika: „Ja, wir sind arme Schweine geworden…" Feldpostbriefe aus dem Ersten und Zweiten Weltkrieg, in: Osnabrücker Beiträge zur Sprachtheorie, 64 (2002), S. 125–160

Jungnitz, Bernhard: Von Andalusien nach Schlesien. Entwicklung neuzeitlicher Krankenpflege am Beispiel der schlesischen Kongregation der Schwestern von der heiligen Elisabeth, in: Historia Hospitalium, 26 (2008–2009), S. 13–56.

Kaiser, Jochen-Christoph, Rajah Scheepers (Hg.): Dienerinnen des Herrn. Beiträge zur weiblichen Diakonie im 19. und 20. Jahrhundert (= Historisch-theologische Genderforschung 5), Leipzig 2010

Karmon, Yehuda: Die Johanniter und Malteser: Ritter und Samariter, die Wandlungen des Ordens vom heiligen Johannes, München 1987

Keinemann, Friedrich: Das Kölner Ereignis, sein Wiederhall in der Rheinprovinz und in Westfalen, 2 Bd., Münster 1974

Kaiser, Jochen-Christoph: Volksmission als gesellschaftliche Sinnstiftung: Der kulturelle Formierungsanspruch der Inneren Mission, in: Ders. (Hg.): Soziale Arbeit in historischer Perspektive. Zum geschichtlichen Ort der Diakonie in Deutschland, Stuttgart 1998, S. 24–38

Kaiserswerther Diakonie (Hg.), Florence Nightingale. Kaiserswerth und die britische Legende, Düsseldorf 2001

Kittel, Manfred: „Nationalprotestantismus" in Neuendettelsau 1870–1933, in: Hans Rößler (Hg.), 700 Jahre Neuendettelsau, Neuendettelsau 1998, S. 95–110

Knipper, Michael: Der „Morbus mediterraneus", in: Thorsten Noack, Heiner Fangerau, Jörg Vögele (Hg.): Querschnitt Geschichte, Theorie und Ethik der Medizin, München u.a. 2007, S. 42–43

Knoch, Peter (Hg.): Kriegsalltag. Die Rekonstruktion der Kriegsalltags als Aufgabe der historischen Forschung und der Friedenserziehung, Stuttgart 1989

Köser, Silke: Denn eine Diakonisse darf kein Alltagsmensch sein. Kollektive Identitäten Kaiserswerther Diakonissen 1836–1914 (Historisch-theologische Genderforschung 2), Leipzig 2006

Kolling, Hubert (Hg.): Biographisches Lexikon zur Pflegegeschichte, Bd. 4, München 2008
Ders., Biographisches Lexikon zur Pflegegeschichte, Bd. 5, Hungen 2011
Kolmsee, Peter: Unter dem Zeichen des Äskulap. Eine Einführung in die Geschichte des Militärsanitätswesens von den frühesten Anfängen bis zum Ende des Ersten Weltkrieges (= Beiträge Wehrmedizin und Wehrpharmazie 11), Bonn 1997
Koselleck, Reinhart: Vergangenen Zukunft. Zur Semantik geschichtlicher Zeiten, Frankfurt/M. 1976
Kreutzer, Susanne; Karen Nolte: Seelsorgerinnen „im Kleinen" – Krankenseelsorge durch Diakonissen im 19. und 20. Jahrhundert, in: Zeitschrift für medizinische Ethik 56 (2010), S. 45–56
Kroll, Renate: Metzler-Lexikon Gender Studies, Geschlechterforschung. Ansätze – Personen – Grundbegriffe, Stuttgart 2002
Krumeich, Gerd: Kriegsgeschichte im Wandel, in: Gerhard Hirschfeld; Gerd Krumeich (Hg.): Keiner fühlt sich hier mehr als Mensch...: Erlebnis und Wirkung des Ersten Weltkrieges, Essen 1993, S. 11–24
Ders.: Vorstellungen vom Krieg vor 1914, in: Sönke Neitzel, 1900: Zukunftsvisionen der Großmächte, Paderborn u. a. 2002, S. 173–186
Kruse, Anna-Paula: Krankenpflegeausbildung seit Mitte des 19. Jahrhunderts, Stuttgart 1995[2]
Krusenstjern, Benigna von: Was sind Selbstzeugnisse? In: Historische Anthropologie: Kultur, Gesellschaft, Alltag, 2/1994, S. 462–471
Dies.: Selbstzeugnisse der Zeit des Dreißigjährigen Krieges (= Selbstzeugnisse der Neuzeit 6), Berlin 1997
Kühlich, Frank: Die deutschen Soldaten im Krieg von 1870/71. Eine Darstellung der Situation und der Erfahrungen der deutschen Soldaten im Deutsch-Französischen Krieg (Europäische Hochschulschriften III, 672), Frankfurt/M. u. a. 1995
Küry, Urs: Die Altkatholische Kirche – ihre Geschichte, ihre Lehre, ihr Anliegen. Erg. und mit einem Nachtr. vers. hg. von Christian Oeyen; Frankfurt am Main 1982[3]
Kuhn, Thomas: Religion und neuzeitliche Gesellschaft. Studien zum sozialen und diakonischen Handeln in Pietismus, Aufklärung und Erweckungsbewegung, Tübingen 2003
Kunz, Irene: Grundausbildung und Spezialisierung in der Krankenpflege zwischen 1800 und 1960. Diss. Univ. München 1984, Freiburg i. Br. 1984
Labisch, Alfons; Reinhard Spree (Hg.): „Einem jeden Kranken in einem Hospitale sein eigenes Bett". Zur Sozialgeschichte des Allgemeinen Krankenhauses in Deutschland im 19. Jahrhundert, Frankfurt/M. 1996
Langewiesche, Dieter; Nikolaus Buschmann: ‚Dem Vertilgungskrieg Grenzen setzen' Kriegstypen des 19. Jahrhunderts und der deutsch-französische Krieg 1870/71, Gehegter Krieg – Volks- und Nationalkrieg – Revolutionskrieg-Dschihad, in: Dietrich Beyrau u. a. (Hg.), Formen des Krieges, Paderborn u. a. 2007, S. 163–195
Langer, Wilhelm: Hundert Jahre Central-Diakonissenhaus Bethanien zu Berlin,1847–1947, Berlin 1947
Larner, Melissa u. a. (Hg.): Krieg und Medizin, Göttingen 2009
Latzel, Klaus Kriegsbriefe und Kriegserfahrung: Wie können Feldpostbriefe zur erfahrungsgeschichtlichen Quelle werden?, in: Werkstatt Geschichte 22(1999), S. 7–23
Lehmann, Hartmut; Manfred Gailus (Hg.): Nationalprotestantische Mentalitäten in Deutschland (1870–1970). Konturen, Entwicklungslinien und Umbrüche eines Weltbildes (= Veröffentlichungen des Max-Planck-Instituts für Geschichte 214), Göttingen 2005
Lemmens, Franz; Rolf Rehe: Zu den Beziehungen zwischen Deutschland und Rußland auf dem Gebiet der Militärmedizin, in: Ingrid Kästner Hg.), Deutsch-russische Beziehungen in der Medizin des 18. und 19. Jahrhunderts, Aachen 2000, S. 77–82
Lengwiler, Martin: Jenseits der „Schule der Männlichkeit." Hysterie in der deutschen Armee vor dem Ersten Weltkrieg, in: Karen Hagemann, Ralf Pröve (Hg.), Landsknechte, Soldatenfrauen und Nationalkrieger: Militär, Krieg und Geschlechterordnung im historischen Wandel, Frankfurt/M. 1998, S. 145–167

Lescaze, Bernard: La societé genevoise d'utilité publique, Genf 1973
Leugers, August Hermann: Einstellungen zu Krieg und Frieden im deutschen Katholizismus, Göttingen 1986
Lindemann, Ruud; Yvonne Scherf; Rudolf Dekker: Egodokumenten von Noord-Nederlanders uit de zestiende tot begin negentiende eeuw. Een chronologische lijst, Rotterdam 1993
Linden, Marcel van der; Gottfried Mergner (Hg.): Kriegsbegeisterung und mentale Kriegsvorbereitung. Interdisziplinäre Studien, Berlin 1991
Lorenzen-Schmidt, Klaus-Joachim: Orden, in: Franklin Kopitzsch und Daniel Tilgner (Hg.), Hamburg Lexikon, Hamburg 1998, S. 361
Luhmann, Niklas: Formen des Helfens im Wandel gesellschaftlicher Bedingungen, in: Hans-Uwe Otto/Siegfried Schneider (Hg.), Gesellschaftliche Perspektiven der Sozialarbeit, Bd. 1, Neuwied/Darmstadt 1975[3], S. 35–51
Ders.: Die Realität der Massenmedien, Opladen 1996[2]
Lutzer, Kerstin: Der Badische Frauenverein 1859–1918. Rotes Kreuz, Fürsorge und Frauenfrage (= Veröffentlichungen der Kommission für Geschichtliche Landeskunde in Baden-Württemberg 146), Stuttgart 2002
Lynn, John A.: Women, Armies, and Warfare in Early Modern Europe, Cambridge
Magen, Ferdinand: Die Duisburger Pastoralgehilfen- und Diakonenanstalt von der Gründung im Jahr 1844 bis zum Ende des Ersten Weltkrieges, in: Klaus D. Hildemann, Uwe Kaminsky, Ferdinand Magen: Pastoralgehilfenanstalt – Diakonenanstalt – Theodor Fliedner Werk. 150 Jahre Diakoniegeschichte, Köln 1994, S. 3–108
Malleier, Elisabeth: „Das Débacle der Frau als Pflegerin" – Sexismus und Nationalismus in österreichischen Debatten zur Kriegskrankenpflege im frühen 20. Jahrhundert. Frauen und Männer im Lazarettdienst, in: Andrea Thiekötter u. a. (Hg.): Alltag in der Pflege – Wie machten sich Pflegende bemerkbar? Frankfurt/M. 2008, S. 231–244
Marko, Eve: Clara Barton and the American Red Cross, New York 1996
Martschukat, Jürgen; Olaf Stieglitz: Es ist ein Junge! Einführung in die Geschichte der Männlichkeiten in der Neuzeit, Frankfurt/M. 2008
Mehrkens, Heidi: Statuswechsel: Kriegserfahrung und nationale Wahrnehmung im Deutsch-Französischen Krieg 1870/71, Essen 2008
Meiwes, Relinde: „Arbeiterinnen des Herrn". Katholische Frauenkongregationen im 19. Jahrhundert, Frankfurt/M. u. a. 2000
Dies.: Katholische Frauenkongregationen und die Krankenpflege im 19. Jahrhundert, in: L'Homme. Europäische Zeitschrift für Feministische Geschichtswissenschaft 1(2008), S. 39–60
Dies.: Von Ostpreußen in die Welt. Die Geschichte der ermländischen Katharinenschwestern (1772–1914), Paderborn u. a., 2011
Mertens, Johannes: Geschichte der Kongregation der Schwestern von der heiligen Elisabeth 1842–1992, 2 Bd., Reinbek 1998
Messerschmidt, Manfred: Die politische Geschichte der preußisch-deutschen Armee, in: Handbuch zur deutschen Militärgeschichte 1648–1939, Bd. IV: Militärgeschichte im 19. Jahrhundert, München 1975, 5. Lieferung, S. 205–217
Ders.: Das preußische Militärwesen, in: Wolfgang Neugebauer (Hg.), Handbuch der preussischen Geschichte, 3. Vom Kaiserreich zum 20. Jahrhundert und große Themen der Geschichte Preußens, Berlin u. a. 2001, S. 319–546
Mienert, Marion: Krankenschwestern für das Vaterland. Krankenpflege im Krimkrieg und ihre Auswirkungen auf die „Frauenfrage" in Russland, in: Sopia Kemlein (Hg.): Geschlecht und Nationalismus in Mittel- und Osteuropa 1848–1918, Osnabrück 2000, S. 181–196
Militärgeschichtliches Forschungsamt (Hg.): Handbuch zur deutschen Militärgeschichte, 6 Bd., München 1964–1979
Minkner, Detlef: Pfarrer Ludwig Diestelkamp: ein christlich-sozialer Gründer und Organisator im ausgehenden 19. Jahrhundert, in: Berliner theologische Zeitschrift. Halbjahresschrift für Theologie in der Kirche 7(1990), S. 243–259

Mühling, Markus: Grundinformation Eschatologie. Systematische Theologie aus der Perspektive der Hoffnung, Göttingen 2007

Müller, Sabrina: Soldaten in der deutschen Revolution von 1848/49 (= Krieg in der Geschichte 3), Paderborn u. a. 1999

Nachtigall, Andrea; Anette Dietrich: (Mit-)Täterinnen. Weiblichkeitsdiskurse im Kontext von Gewalt, Krieg und Nation, in: „Kriegsfrauen“ und „Friedensmänner.“ Geschlechterrollen im Krieg (= Ariadne-Forum für Frauen- und Geschlechtergeschichte 47), Kassel 2005, S. 6–13

Neitzel, Sönke: Außenpolitische Zukunftsvorstellungen in Deutschland um 1900, in: Ders. (Hg.): 1900: Zukunftsvisionen der Großmächte, Paderborn u. a. 2002, S. 55–79

Ders., Kriegsausbruch: Deutschlands Weg in die Katastrophe 1900–1914, München u. a. 2002

Ders.; Harald Welzer, Soldaten. Protokolle vom Kämpfen, Töten und Sterben, Frankfurt/M. 2011

Neugebauer, Karl-Volker: Grundkurs deutsche Militärgeschichte. Die Zeit bis 1814, München 2006

Neuner, Stephanie: Medizin und Militär in der Moderne. Deutschland 1814–1918, in: Larner, Melissa u. a. (Hg.): Krieg und Medizin, Göttingen 2009, S. 31–43

Neuß, Erich; Klaus Pfeifer: Die Schlacht bei Langensalza am 27. Juni 1866 und der weltweit erste Einsatz des Roten Kreuzes auf dem Schlachtfeld, Bad Langensalza 2007[2]

Nipperdey, Thomas: Deutsche Geschichte 1800–1866. Bürgerwelt und starker Staat, München 1998

Ders.: Deutsche Geschichte 1866–1918: Bd. 1. Arbeitswelt und Bürgergeist; Bd. 2. Machtstaat vor der Demokratie, München 1998

Noack, Thorsten; Heiner Fangerau; Jörg Vögele: Querschnitt Geschichte, Theorie und Ethik der Medizin, München u. a. 2007

Nolte, Karen: Vom Umgang mit Tod und Sterben in der klinischen und häuslichen Krankenpflege des 19. Jahrhunderts, in: Sabine Braunschweig (Hg.), Pflege-Räume, Macht und Alltag (7. Internationaler Kongress zur Geschichte der Pflege am 17.03.2006 an der Universität Basel; Kongressband), Zürich 2006,S. 165–174

Dies.: Pflege von Sterbenden im 19. Jahrhundert. Eine ethikgeschichtliche Annäherung, in: Susanne Kreutzer (Hg.), Transformationen im Verhältnis Pflegende – Patienten. Konzepte – Praxis – Erfahrungen vom 19. bis 21. Jahrhundert, Göttingen 2010, S. 87–108

Nutting, Adelaide, Lavinia L. Dock (übers. von Agnes Karll): Geschichte der Krankenpflege, Berlin 1911

Opitz, Claudia: Um-Ordnung der Geschlechter, Tübingen 2005

Ortenburg, Georg: Waffe und Waffengebrauch im Zeitalter der Einigungskriege, Koblenz 1990

Osten, Philipp: Krankenhäuser, in: Thorsten Noack, Heiner Fangerau, Jörg Vögele (Hg.), Querschnitt Geschichte, Theorie und Ethik der Medizin, München u. a., 2007, S. 98–108

Panke-Kochinke, Birgit; Monika Schaidhammer-Placke: Frontschwestern und Friedensengel, Kriegskrankenpflege im Ersten und Zweiten Weltkrieg. Ein Quellen- und Fotoband, Frankfurt/M. 2002

Dies.: Unterwegs und doch daheim. (Über-) Lebensstrategien von Kriegskrankenschwestern im Ersten Weltkrieg in der Etappe, Frankfurt/M. 2003

Parrish, John A.: Geleitwort: Krieg und Medizin in Vergangenheit und Zukunft, in: Larner, Melissa u. a. (Hg.): Krieg und Medizin, Göttingen 2009, S. 8–9

Parth, Susanne: Zwischen Bildbericht und Bildpropaganda. Kriegskonstruktionen in der deutschen Militärmalerei des 19. Jahrhunderts (= Krieg in der Geschichte 56), Paderborn 2010

Paul, Norbert: Zwischen „christlichem Frauenamt“ und professioneller Krankenversorgung. Zur Entstehung der institutionellen Krankenpflege am Beispiel der Diakonissenanstalt in Kaiserswerth, in: Medizin-historisches Journal 33(1998), S. 143–160

Pellnitz, Dietrich: Beiträge zur Geschichte der Pépinière, Berlin 1993

Philippi, Paul: Die Vorstufen des modernen Diakonissenamtes (1789–1848) als Elemente für dessen Verständnis und Kritik. Eine motivgeschichtliche Untersuchung zum Wesen der Mutterhausdiakonie, Neukirchen–Vluyn 1966

Planert, Ute (Hg.): Nation, Politik und Geschlecht. Frauenbewegung und Nationalismus in der Moderne (= Reihe Geschichte und Geschlechter 31), Frankfurt/M. u. a. 2000

Dies.: „Wo jeder Franzmann heisset Feind"? Die vielfältigen Facetten des deutsch-französischen Verhältnisses im Zeitalter Napoleons, in: Michael Epkenhans; Stig Förster; Karen Hagemann (Hg.): Militärische Erinnerungskultur. Soldaten im Spiegel von Biographien, Memoiren und Selbstzeugnissen (= Krieg in der Geschichte 29), Paderborn u. a. 2006, S. 86–105

Presser, Jacob: Memoires als geschiedsbron, in: Algemene Winkler Prins Encyclopedie, Bd. 7, Amsterdam–Brussel 1958, S. 208–210

Pröve, Ralf: Militär, Staat und Gesellschaft im 19. Jahrhundert (= Enzyklopädie Deutscher Geschichte 77), München 2006

Prühlen, Sünje: Mittelalter und frühe Neuzeit, in: Sylvelyn Hähner-Rombach (Hg.), Quellen zur Geschichte der Krankenpflege, Frankfurt/M., S. 35–42

Quataert, Jean H.: „Damen der besten und besseren Stände". „Vaterländische Frauenarbeit" in Krieg und Frieden 1864–1890, in: Karen Hagemann, Ralf Pröve (Hg.), Landsknechte, Soldatenfrauen und Nationalkrieger, Frankfurt/M. 1998, S. 247–275

Rak, Christian: Kriegsalltag im Lazarett. Jesuiten im deutsch-französischen Krieg 1870/71, in: Nikolaus Buschmann;Horst Carl(Hg.), Die Erfahrung des Krieges, Erfahrungsgeschichtliche Perspektiven von der Französischen Revolution bis zum Zweiten Weltkrieg (= Krieg in der Geschichte 9), Paderborn u. a. 2001, S. 125–145

Ders.: Krieg, Nation und Konfession. Die Erfahrung des deutsch-französischen Krieges (= Veröffentlichungen der Kommission für Zeitgeschichte 97), Paderborn 2004

Rauscher, Anton (Hg.): Der soziale und politische Katholizismus. Entwicklungslinien in Deutschland 1803–1963, 2 Bd., München u. a. 1981

Reder, Dirk Alexander: Frauenbewegung und Nation: patriotische Frauenvereine in Deutschland im frühen 19. Jahrhundert (1813–830), (= Kölner Beiträge zur Nationsforschung 4), Köln 1998

Reimann, Aribert: Die heile Welt im Stahlgewitter: Deutsche und englische Feldpost aus dem Ersten Weltkrieg, in: Gerhard Hirschfeld; Gerd Krumeich; Dieter Langewiesche; Hans-Peter Ullmann (Hg.): Kriegserfahrungen. Studien zur Sozial- und Mentalitätsgeschichte des Ersten Weltkrieges, Essen 1997, S. 129–145

Renger-Berka, Peggy: Die Gründung und Entwicklung des Dresdner Diakonissenhauses im 19. Jahrhundert in institutionentheoretischer Perspektive, in: Jochen-Christoph Kaiser, Rajah Scheepers (Hg.), Dienerinnen des Herrn. Beiträge zur weiblichen Diakonie im 19. und 20. Jahrhundert (= Historisch-theologische Genderforschung 5), Leipzig 2010, S. 123–145

Dies.: „Der Feldzug der Dresdner Diakonissen". Die deutsche Frage im Königreich Sachsen und die Dresdner Diakonissen im deutsch-französischen Krieg 1870/71, in: Michael Fischer; Christian Senkel; Klaus Tanner (Hg.), Reichsgründung 1871, Münster u. a. 2010, S. 38–58

Reulecke, Jürgen: Neuer Mensch und neue Männlichkeit. Die „junge Generation" im ersten Drittel des 20. Jahrhunderts, in: JB des historischen Kollegs, 7/2001, S. 109–138

Richter, Manuel: Die Nation im Leib. Zur alltäglichen Konstitution ‚deutscher Männlichkeit' in zwei Briefwechseln aus dem deutsch-französischen Krieg von 1870/71, in: Michael Epkenhans; Stig Förster; Karen Hagemann (Hg.): Militärische Erinnerungskultur. Soldaten im Spiegel von Biographien, Memoiren und Selbstzeugnissen, Paderborn u. a. 2006, S. 106–131

Riesenberger, Dieter: Geschichte der Friedensbewegung in Deutschland: Von den Anfängen bis 1933, Göttingen 1985

Ders.: Für Humanität in Krieg und Frieden. Das Internationale Rote Kreuz 1863–1977, Göttingen 1992

Ders.: Katholische Militarismuskritik im Kaiserreich. in: Wolfram Wette (Hg.), Militarismus in Deutschland 1871 bis 1945. Zeitgenössische Analysen und Kritik (=Jahrbuch für historische Friedensforschung 8), Hamburg 1999, S. 97–114

Ders.: Das Deutsche Rote Kreuz. Eine Geschichte 1864–1990, Paderborn u. a. 2002

Ders.; Gisela Riesenberger: Rotes Kreuz und weiße Fahne: Henry Dunant 1828 – 1910, der Mensch hinter seinem Werk, Bremen 2010

Ring, Friedrich: Zur Geschichte der Militärmedizin in Deutschland, Berlin 1962

Röper, Ursula: Mariane von Rantzau und die Kunst der Demut. Frömmigkeitsbewegung und Frauenpolitik in Preußen unter Friedrich Wilhelm IV., Stuttgart u. a. 1997

Dies.; Carola Jüllig (Hg.), Die Macht der Nächstenliebe: einhundertfünfzig Jahre Innere Mission und Diakonie 1848–1998, Berlin 1998

Rößler, Hans: „Heil Dir im Siegerkranz, Herrscher des Vaterlands!“ Neuendettelsau und der Krieg 1870/71, in: Ders. (Hg.), Unter Stroh- und Ziegeldächern. Aus der Neuendettelsauer Geschichte, Neuendettelsau 1982

Sachße, Christoph: Mütterlichkeit als Beruf. Sozialarbeit, Sozialreform und Frauenbewegung 1871–1929, Opladen 1994[2]

Sack, Hilmar: Der Krieg in den Köpfen, Berlin 2008

Schaffer, Wolfgang: Ordensentwicklung seit dem 19. Jahrhundert (Geschichtlicher Atlas der Rheinlande, Teil 9, Lg. 11), Bonn 2008

Schalcha, Alexander von: Der Verein der schlesischen Malteserritter, in: Adam Wienand, Der Johanniterorden; Der Malteserorden, Köln 1988[3], S. 482–499

Schaper, Hans-Peter: Krankenwartung und Krankenpflege. Tendenzen der Verberuflichung in der ersten Hälfte des 19. Jahrhunderts (= Sozialwissenschaftliche Studien 22), Opladen 1987

Scheutz, Martin (Hg.): Totale Institutionen. Wiener Zeitschrift zur Geschichte der Neuzeit 8/1 (2008)

Schild, Georg (Hg.): Kriegserfahrungen, Paderborn u. a. 2009

Schilling, René: „Kriegshelden“ Deutungsmuster heroischer Männlichkeit in Deutschland 1813–1945 (= Krieg in der Geschichte 15), Paderborn u. a. 2002

Schmidt, Jutta: Beruf Schwester. Mutterhausdiakonie im 19. Jahrhundert, Frankfurt u. a., 1995

Schmuhl, Hans-Walter: Friedrich von Bodelschwingh, Reinbek 2005

Ders: Senfkorn und Sauerteig. Die Geschichte des Rauhen Hauses zu Hamburg 1833–2008, Hamburg 2008

Ders.; Ulrike Winkler: Auf dem Weg in 20. Jahrhundert. Die Diakonissenanstalt Neuendettelsau unter den Rektoren Hermann Bezzel (1891–1909) und Wilhelm Eichhorn (1909–1918), Neuendettelsau 2009

Schreyer, Lioba: Geschichte der Dillinger Franziskanerinnen. Vol. 2.: 19. Jahrhundert seit der Restauration. Reimlingen 1980

Schuessler Poplin, Irene: Nursing Uniforms: Romantic Idea, Functional Attire or Instrument of Social Change?, in: Nursing history review: official review of the American Association for the History of Nursing, New York 2/1994, S. 153–167

Schulze, Winfried (Hg.): Ego-Dokumente: Annäherung an den Menschen in der Geschichte? (= Selbstzeugnisse der Neuzeit, Bd. 2), Berlin 1996

Schweikardt, Christoph; Ralf Wiering: Pflege von Männern durch Schwestern?, in: Historia Hospitalium, 24 (2004–2005), S. 129–156

Ders.: Die Entwicklung der Krankenpflege zur staatlich anerkannten Tätigkeit im 19. und frühen 20. Jahrhundert: das Zusammenwirken von Modernisierungsbestrebungen, ärztlicher Dominanz, konfessioneller Selbstbehauptung und Vorgaben preußischer Regierungspolitik, München 2008

Ders.: Cholera and Kulturkampf: Government Decisions Making and the Impetus to Establish Nursing as a Secular Occupation in Prussia in the 1870s, in: Nursing History Review 16 (2008), S. 99–114

Seidler, Eduard; Karl-Heinz Leven, Geschichte der Medizin und der Krankenpflege, Stuttgart 2003[7]

Seifert, Ruth: Militär, Nation und Geschlecht. Analyse einer kulturellen Konstruktion, in: Wiener Philosophinnen Club (Hg.): Krieg/War. Eine philosophische Auseinandersetzung aus feministischer Sicht, S. 41–49

Seyferth, Alexander: Kollekten für den Krieg. Unterstützungsvereine im Deutsch-Französischen Krieg 1870/71, in: MGZ 64 (2005) 1, S. 31–66
Ders.: Die Heimatfront 1870/71. Wirtschaft und Gesellschaft im deutsch-französischen Krieg, Paderborn u. a. 2007
Sheehan, James J.: Kontinent der Gewalt: Europas langer Weg zum Frieden, München 2008
Sikora, Michael: Militarisierung und Zivilisierung. Die preußischen Heeresreformen und ihre Ambivalenzen, in: Peter Baumgart u. a. (Hg.), Die preußische Armee. Zwischen Ancien Régime und Reichsgründung, Paderborn u. a. 2008, S. 164–195
Staehle, Ernst Eugen: Die Johanniter und Malteser der deutschen und bayrischen Zunge. International und überregional (= Geschichte der Johanniter und Malteser 4), Gnas 2002
Stegmann, Franz Josef; Peter Langhorst: Geschichte der sozialen Ideen im deutschen Katholizismus, in: Helga Grebing (Hg.), Geschichte der Sozialen Ideen in Deutschland, Essen 2000, S. 599–712
Stein, Oliver: Die deutsche Heeresrüstungspolitik 1890–1914. Das Militär und der Primat der Politik (= Krieg in der Geschichte 39), Paderborn u. a. 2007
Steinbach, Matthias: Abgrund Metz. Kriegserfahrung, Belagerungsalltag und nationale Erziehung im Schatten einer Festung 1870/71(= Pariser Historische Studien 56), München 2002
Steppe, Hilde: „… den Kranken zum Troste und dem Judenthum zur Ehre …“ Zur Geschichte der jüdischen Krankenpflege in Deutschland, Frankfurt/M. 1997
Sticker, Anna: Maria Alberti, 150 Jahre Barmherzige Schwestern in Deutschland, in: Deutsche Schwesternzeitung, 12/1959, S. 60–62
Dies.: Die Entstehung der neuzeitlichen Krankenpflege. Deutsche Quellenstücke aus der ersten Hälfte des 19. Jahrhunderts, Stuttgart 1960
Dies.: Friederike Fliedner und die Anfänge der Frauendiakonie. Ein Quellenbuch, Neukirchen-Vluyn 1963[2]
Dies. (Hg.), Florence Nightingale. Curriculum Vitae, Düsseldorf–Kaiserswerth 1965
Stolz, Gerd: Die freiwillige Verwundetenpflege im dänisch-deutschen Krieg von 1864, in: Sabine Braunschweig (Hg.), Pflege-Räume, Macht und Alltag (7. Internationaler Kongress zur Geschichte der Pflege am 17. März 2006 an der Universität Basel; Kongressband), Zürich 2006, S. 247–260
Ders.: Das deutsch-dänische Schicksalsjahr 1864: Ereignisse und Entwicklungen, Husum 2010
Ders.: Diakonisse Elise Hepp – das einzige Kriegsgrab von 1864 für eine Frau, in: Natur- und Landeskunde. Zeitschrift für Schleswig-Holstein, Hamburg und Mecklenburg 4–6(2011), S. 96–99
Stribny, Wolfgang: Die Könige von Preußen als Fürsten von Neuenburg–Neuchâtel (1707–1848), Berlin 1998
Ders.: Der Johanniter-Orden und das Haus Hohenzollern (Schriftenreihe der Hessischen Genossenschaft des Johanniter-Ordens 24), Nieder-Weisel 2004
Stubenhöfer, Erika: „Mit Gott für König und Vaterland!“ Soldatenbriefe aus dem Deutsch-Französischen Krieg, in: Militärgeschichtliche Zeitschrift 63(2004), S. 79–113
Stübig, Heinz: Die Wehrverfassung Preußens in der Reformzeit, in: Roland G. Foerster (Hg.): Die Wehrpflicht, München 1994, S. 39–53
Talazko, Helmut: Märzrevolution und Wittenberger Kirchentag, in: Ursula Röper; Carola Jüllig (Hg.), Die Macht der Nächstenliebe: einhundertfünfzig Jahre Innere Mission und Diakonie 1848–1998, Berlin 1998, S. 58–67
Theweleit, Klaus: Männerphantasien, 2 Bd. Frankfurt/M. 1977
Tonn, Horst: Medialisierung von Kriegserfahrungen, in: Georg Schild (Hg.), Kriegserfahrungen, Paderborn u. a. 2009, S. 109–134
Tüscher, Hans Peter: Die völkerrechtliche Regelung des Loses der Kriegsopfer vor Abschluss der Genfer Konvention von 1864, Zürich 1969
Twickel, Maximilian von: Die nationalen Assoziationen des Malteserordens in Deutschland. Die rheinisch-westfälische Malteser-Genossenschaft, in: Adam Wienand, Der Johanniterorden; Der Malteserorden, Köln 1988[3], S. 453–481

Unschuld, Paul U.; Wolfgang Locher (Hg.): Der freiwillige Sanitätsdienst im Krieg 1870/71 im Spiegel eines Tagebuchs des Felddiakons Franz Glarus, München 1987

Viertel, Gerlinde: Anfänge der Rettungshausbewegung unter Adelberdt Graf von der Recke-Volmerstein (1791–1878), Köln 1993

Vogel, Jakob: Samariter und Schwestern. Geschlechterbilder und -beziehungen im „Deutschen Roten Kreuz“ vor dem Ersten Weltkrieg, in: Karen Hagemann, Ralf Pröve (Hg.), Landsknechte, Soldatenfrauen und Nationalkrieger: Militär, Krieg und Geschlechterordnung im historischen Wandel, Frankfurt/M. 1998, S. 322–344

Vogt, Martin: „... und Gott wird mit unseren gerechten Waffen sein! Denn mit deutscher Gesittung hängt aufs engste zusammen deutscher Glaube und deutsche Frömmigkeit“ – Die Amtskirchen in Deutschland zu Beginn des Krieges, in: Newsletter des Arbeitskreises Militärgeschichte e.V., 18(2002), S. 10–15

Vollnhals, Clemens: „Mit Gott für Kaiser und Reich“, Kulturhegemonie und Kriegstheologie im Protestantismus 1870–1918, in: Andreas Holzem (Hg.), Krieg und Christentum, S. 658–679

Vondung, Klaus (Hg.): Kriegserlebnis. Der Erste Weltkrieg in der literarischen Gestaltung und symbolischen Deutung der Nationen, Göttingen 1980

Wagener-Esser, Meike: Organisierte Barmherzigkeit und Seelenheil. Das caritative Sozialnetzwerk im Bistum Münster von 1803 bis zur Gründung des Diözesancaritasverbands 1916, Altenberge 1999

Walter, Dierk: Preußische Heeresreformen 1807–1870. Militärische Innovation und der Mythos der „Roonschen Reform“ (= Krieg in der Geschichte 16), Paderborn u.a. 2003

Wahner, Klaus Peter: Die Bedeutung Anna Stickers (1902–1995) für die Traditionsbildung und die Geschichtsschreibung der Kaiserswerther Diakonie: das Beispiel Florence Nightingale, Diss. Ruhr-Univ. Bochum, 2008

Waßmann, Dieter: Die Johanniterschwestern in Hessen. Ein Bindeglied zwischen der Hessischen Genossenschaft und den hessischen Diakonissenhäusern (1853–1933), in: JB der Hessischen Kirchengeschichtlichen Vereinigung 59(2008), S. 293–318

Wecker, Regina: Geschlecht macht Beruf – Beruf macht Geschlecht, in: Braunschweig, Pflege-Räume, Macht und Alltag, S. 15–28

Wette, Wolfram (Hg.): Der Krieg des kleinen Mannes. Eine Militärgeschichte von unten, München u.a. 1992

Wetterer, Angelika: Arbeitsteilung und Geschlechterkonstruktion. „Gender at Work“ in theoretischer und historischer Perspektive, Konstanz 2002

Wienand, Adam (Hg.): Der Johanniterorden; Der Malteserorden, Köln 1988[3]

Winkle, Stefan: Geißeln der Menschheit. Kulturgeschichte der Seuchen, Düsseldorf 2005[3]

Winkler, Ulrike: Männliche Diakonie im Zweiten Weltkrieg. Kriegserleben und Kriegserfahrung der Kreuznacher Brüderschaft Paulinum von 1939 bis 1945 im Spiegel ihrer Feldpostbriefe (= Forum Deutsche Geschichte 15), München 2007

Wirtgen, Rolf [Bearb.]: Das Zündnadelgewehr, Herford u.a. 1991

Wischmeyer, Johannes: Buße, Andacht, patriotische Erhebung. Protestantische Inszenierungen der Reichsgründung 1871, in: Michael Fischer u.a. (Hg.), Reichsgründung 1871, Münster u.a. 2010, S. 15–36

Wittneben, Karin: Die Entwicklung der beruflichen und wissenschaftlichen Pflegeausbildung in den USA von 1872–1990, in: Maria Mischo-Kelling, Karin Wittneben (Hg.): Pflegebildung und Pflegetheorien, München 1995, S. 11–33

Wolff, Jutta und Horst-Peter: Geschichte der Krankenpflege, Basel/Eberswalde 1994

Wolff, Horst-Peter: Biographisches Lexikon zur Pflegegeschichte, Bd. 2, München 2001

Ders.: Zu chirurgischen und medizinisch-chirurgischen Lehranstalten in deutschsprachigen Ländern vom 18. bis zur Mitte des 19. Jahrhunderts, Fürstenberg/Havel 2009

Abkürzungsverzeichnis

ACS Münster	Archiv der Clemensschwestern Münster
AEB Köln	Archiv des Erzbistums Köln
AF Aachen	Archiv der Armen Schwestern vom Hl. Franziskus in Aachen
AFKSK	Archiv der Fliedner-Kulturstiftung Kaiserswerth (Kaiserswerther Diakonie)
AuKF	Der Armen- und Krankenfreund. Eine Zeitschrift für die Diakonie der evangelischen Kirche
BA	Bundesarchiv Berlin
DA	Diakonissenanstalt
GehStA Berlin	Geheimes Staatsarchiv Preußischer Kulturbesitz Berlin
KA München	Kriegsarchiv des Bayrischen Hauptstaatsarchivs München
MdI	Ministerium des Innern
SHSA	Sächsisches Hauptstaatsarchiv Dresden
ZADN	Zentralarchiv der Diakonie Neuendettelsau

MEDIZIN, GESELLSCHAFT UND GESCHICHTE – BEIHEFTE

Herausgegeben von Robert Jütte.

Franz Steiner Verlag

ISSN 0941–5033

1. Jens Lachmund / Gunnar Stollberg (Hg.)
The Social Construction of Illness
Illness and Medical Knowledge in Past and Present
1992. 183 S. mit 8 Abb., kt.
ISBN 978-3-515-05839-1
2. Francisca Loetz
Vom Kranken zum Patienten
„Medikalisierung" und medizinische Vergesellschaftung am Beispiel Badens 1750–1850
1993. 428 S. mit 30 Abb. und 25 Tab., kt.
ISBN 978-3-515-06245-9
3. Wolfgang U. Eckart / Robert Jütte (Hg.)
Das europäische Gesundheitssystem
Gemeinsamkeiten und Unterschiede in historischer Perspektive
1994. 211 S. mit 4 Abb., 7 Tab. und 2 Graf., kt.
ISBN 978-3-515-06485-9
4. Cornelia Regin
Selbsthilfe und Gesundheitspolitik
Die Naturheilbewegung im Kaiserreich (1889 bis 1914)
1995. 492 S., kt.
ISBN 978-3-515-06432-3
5. Beate Witzler
Großstadt und Hygiene
Kommunale Gesundheitspolitik in der Epoche der Urbanisierung
1995. 264 S. mit 25 Tab., kt.
ISBN 978-3-515-06590-0
6. Martin Dinges / Thomas Schlich (Hg.)
Neue Wege in der Seuchengeschichte
1995. 251 S. mit 9 Abb., kt.
ISBN 978-3-515-06692-1
7. Christian Oberländer
Zwischen Tradition und Moderne
Die Bewegung für den Fortbestand der Kanpô-Medizin in Japan
1995. 253 S., kt.
ISBN 978-3-515-06612-9
8. Annemarie Kinzelbach
Gesundbleiben, Krankwerden, Armsein in der frühneuzeitlichen Gesellschaft
Gesunde und Kranke in den Reichsstädten Überlingen und Ulm, 1500–1700
1995. 496 S. mit 20 Abb., kt.
ISBN 978-3-515-06697-6
9. Martin Dinges (Hg.)
Medizinkritische Bewegungen im Deutschen Reich (ca. 1870 – ca. 1933)
1997. 206 S., kt.
ISBN 978-3-515-06835-2
10. Eberhard Wolff
Einschneidende Maßnahmen
Pockenschutzimpfung und traditionale Gesellschaft im Württemberg des frühen 19. Jahrhunderts
1998. 524 S., kt.
ISBN 978-3-515-06826-0
11. Hans-Christoph Seidel
Eine neue „Kultur des Gebärens"
Die Medikalisierung von Geburt im 18. und 19. Jahrhundert in Deutschland
1998. 469 S., kt.
ISBN 978-3-515-07075-1
12. Lutz Sauerteig
Krankheit, Sexualität, Gesellschaft
Geschlechtskrankheiten und Gesundheitspolitik in Deutschland im 19. und frühen 20. Jahrhundert
1999. 542 S. mit 9 Abb., kt.
ISBN 978-3-515-07393-6
13. Barbara Leidinger
Krankenhaus und Kranke
Die Allgemeine Krankenanstalt an der St. Jürgen-Straße in Bremen, 1851–1897
2000. 298 S., kt.
ISBN 978-3-515-07528-2
14. Sylvelyn Hähner-Rombach
Sozialgeschichte der Tuberkulose vom Kaiserreich bis zum Ende des Zweiten Weltkriegs unter besonderer Berücksichtigung Württembergs
2000. 404 S., kt.
ISBN 978-3-515-07669-2
15. Thomas Faltin
Heil und Heilung

Geschichte der Laienheilkundigen und Struktur antimodernistischer Weltanschauungen in Kaiserreich und Weimarer Republik am Beispiel von Eugen Wenz (1856–1945)
2000. 458 S., kt.
ISBN 978-3-515-07390-5

16. Karin Stukenbrock
„Der zerstückte Cörper"
Zur Sozialgeschichte der anatomischen Sektionen in der frühen Neuzeit (1650–1800)
2001. 309 S., kt.
ISBN 978-3-515-07734-0

17. Gunnar Stollberg / Ingo Tamm
Die Binnendifferenzierung in deutschen Krankenhäusern bis zum Ersten Weltkrieg
2001. 624 S. mit 4 Abb., kt.
ISBN 978-3-515-07733-0

18. Jens-Uwe Teichler
„Der Charlatan strebt nicht nach Wahrheit, er verlangt nur nach Geld"
Zur Auseinandersetzung zwischen naturwissenschaftlicher Medizin und Laienmedizin im deutschen Kaiserreich am Beispiel von Hypnotismus und Heilmagnetismus
2002. 233 S. mit 16 Abb., kt.
ISBN 978-3-515-07976-1

19. Claudia Stein
Die Behandlung der Franzosenkrankheit in der Frühen Neuzeit am Beispiel Augsburgs
2003. 293 S., kt.
ISBN 978-3-515-08032-3

20. Jörg Melzer
Vollwerternährung
Diätetik, Naturheilkunde, Nationalsozialismus, sozialer Anspruch
2003. 480 S., kt.
ISBN 978-3-515-08278-5

21. Thomas Gerst
Ärztliche Standesorganisation und Standespolitik in Deutschland 1945–1955
2004. 270 S., kt.
ISBN 978-3-515-08056-9

22. Florian Steger
Asklepiosmedizin
Medizinischer Alltag in der römischen Kaiserzeit
2004. 244 S. und 12 Taf. mit 17 Abb., kt.
ISBN 978-3-515-08415-4

23. Ulrike Thoms
Anstaltskost im Rationalisierungsprozeß
Die Ernährung in Krankenhäusern und Gefängnissen im 18. und 19. Jahrhundert
2005. 957 S. mit 84 Abb., kt.
ISBN 978-3-515-07935-8

24. Simone Moses
Alt und krank
Ältere Patienten in der Medizinischen Klinik der Universität Tübingen zur Zeit der Entstehung der Geriatrie 1880 bis 1914
2005. 277 S. mit 61 Tab. und 27 Diagr.
ISBN 978-3-515-08654-7

25. Sylvelyn Hähner-Rombach (Hg.)
„Ohne Wasser ist kein Heil"
Medizinische und kulturelle Aspekte der Nutzung von Wasser
2005. 167 S., kt.
ISBN 978-3-515-08785-8

26. Heiner Fangerau / Karen Nolte (Hg.)
„Moderne" Anstaltspsychiatrie im 19. und 20. Jahrhundert
Legimitation und Kritik
2006. 416 S., kt.
ISBN 978-3-515-08805-3

27. Martin Dinges (Hg.)
Männlichkeit und Gesundheit im historischen Wandel ca. 1800 – ca. 2000
2007. 398 S. mit 7 Abb., 22 Tab. und 4 Diagr., kt.
ISBN 978-3-515-08920-3

28. Marion Maria Ruisinger
Patientenwege
Die Konsiliarkorrespondenz Lorenz Heisters (1683–1758) in der Trew-Sammlung Erlangen
2008. 308 S. mit 7 Abb. und 16 Diagr., kt.
ISBN 978-3-515-08806-0

29. Martin Dinges (Hg.)
Krankheit in Briefen im deutschen und französischen Sprachraum
17.–21. Jahrhundert
2007. 267 S., kt.
ISBN 978-3-515-08949-4

30. Helen Bömelburg
Der Arzt und sein Modell
Porträtfotografien aus der deutschen Psychiatrie 1880 bis 1933
2007. 239 S. mit 68 Abb. und 2 Diagr., kt.
ISBN 978-3-515-09096-8

31. Martin Krieger
Arme und Ärzte, Kranke und Kassen
Ländliche Gesundheitsversorgung und

kranke Arme in der südlichen Rheinprovinz (1869 bis 1930)
2009. 452 S. mit 7 Abb., 16 Tab. und 5 Ktn., kt.
ISBN 978-3-515-09171-8

32. Sylvelyn Hähner-Rombach
Alltag in der Krankenpflege / Everyday Nursing Life
Geschichte und Gegenwart / Past and Present
2009. 309 S. mit 22 Tab., kt.
ISBN 978-3-515-09332-3

33. Nicole Schweig
Gesundheitsverhalten von Männern
Gesundheit und Krankheit in Briefen, 1800–1950
2009. 288 S. mit 4 Abb. und 8 Tab., kt.
ISBN 978-3-515-09362-0

34. Andreas Renner
Russische Autokratie und europäische Medizin
Organisierter Wissenstransfer im 18. Jahrhundert
2010. 373 S., kt.
ISBN 978-3-515-09640-9

35. Philipp Osten (Hg.)
Patientendokumente
Krankheit in Selbstzeugnissen
2010. 253 S. mit 3 Abb., kt.
ISBN 978-3-515-09717-8

36. Susanne Hoffmann
Gesunder Alltag im 20. Jahrhundert?
Geschlechterspezifische Diskurse und gesundheitsrelevante Verhaltensstile in deutschsprachigen Ländern
2010. 538 S. mit 7 Abb., kt.
ISBN 978-3-515-09681-2

37. Marion Baschin
Wer lässt sich von einem Homöopathen behandeln?
Die Patienten des Clemens Maria Franz von Bönninghausen (1785–1864)
2010. 495 S. mit 45 Abb., kt.
ISBN 978-3-515-09772-7

38. Ulrike Gaida
Bildungskonzepte der Krankenpflege in der Weimarer Republik
Die Schwesternschaft des Evangelischen Diakonievereins e.V. Berlin-Zehlendorf
2011. 346 S. mit 12 Abb., kt.
ISBN 978-3-515-09783-3

39. Martin Dinges / Robert Jütte (ed.)
The transmission of health practices (c. 1500 to 2000)
2011. 190 S. mit 4 Abb. und 1 Tab., kt.
ISBN 978-3-515-09897-7

40. Sylvelyn Hähner-Rombach
Gesundheit und Krankheit im Spiegel von Petitionen an den Landtag von Baden-Württemberg 1946 bis 1980
2011. 193 S. mit 27 Tab., kt.
ISBN 978-3-515-09914-1

41. Florian Mildenberger
Medikale Subkulturen in der Bundesrepublik Deutschland und ihre Gegner (1950–1990)
Die Zentrale zur Bekämpfung der Unlauterkeit im Heilgewerbe
2011. 188 S. mit 15 Abb., kt.
ISBN 978-3-515-10041-0

42. Angela Schattner
Zwischen Familie, Heilern und Fürsorge
Das Bewältigungsverhalten von Epileptikern in deutschsprachigen Gebieten des 16.–18. Jahrhunderts
2012. 299 S. mit 5 Abb. und 2 Tab., kt.
ISBN 978-3-515-09947-9

43. Susanne Rueß / Astrid Stölzle (Hg.)
Das Tagebuch der jüdischen Kriegskrankenschwester Rosa Bendit, 1914 bis 1917
2012. 175 S. mit 6 Abb., kt.
ISBN 978-3-515-10124-0

44. Sabine Herrmann
Giacomo Casanova und die Medizin des 18. Jahrhunderts
2012. 214 S. mit 8 Abb., kt.
ISBN 978-3-515-10175-2

45. Florian Mildenberger
Medizinische Belehrung für das Bürgertum
Medikale Kulturen in der Zeitschrift „Die Gartenlaube“ (1853–1944)
2012. 230 S. mit 11 Abb., kt.
ISBN 978-3-515-10232-2

46. Robert Jütte (Hg.)
Medical Pluralism
Past – Present – Future
2013. 205 S. mit 3 Abb., kt.
ISBN 978-3-515-10441-8

47. Annett Büttner
Die konfessionelle Kriegskrankenpflege im 19. Jahrhundert
2013. 481 S. mit 22 Abb., kt.
ISBN 978-3-515-10462-3